GYÖRGY LUZSA

Röntgenanatomie des Gefäßsystems

Röntgenanatomie des Gefäßsystems

VON

Dr. GYÖRGY LUZSA
CHEFARZT DER RÖNTGENABTEILUNG
IM STÄDTISCHEN KRANKENHAUS
MOSONMAGYARÓVÁR (UNGARN)

MIT EINEM GELEITWORT VON
Prof. Dr. HEINZ VIETEN
DIREKTOR DES INSTITUTS UND DER KLINIK
FÜR MEDIZINISCHE STRAHLENKUNDE DER UNIVERSITÄT
DÜSSELDORF

MIT 222 ABBILDUNGEN IN 346 EINZELDARSTELLUNGEN

1972

VERLAG JOHANN AMBROSIUS BARTH

Aus dem Ungarischen übertragen von
ÁDÁM FARAGÓ

Deutsche Bearbeitung von
Dr. WERNER BEVERUNGEN
Strahlenklinik Janker, Bonn

ISBN 978-3-642-88115-2 ISBN 978-3-642-88114-5 (eBook)
DOI 10.1007/978-3-642-88114-5

© Akadémiai Kiadó, Budapest 1972
Softcover reprint of the hardcover 1st edition 1972

Gemeinschaftsausgabe des Verlags Johann Ambrosius Barth, Frankfurt/M.
und des Akadémiai Kiadó, Budapest

Gesamtherstellung: Akadémiai Nyomda, Budapest

Meiner lieben Frau
DR. MÁRIA ISTVÁNFFY
gewidmet

GELEITWORT

In den letzten Jahren sind in den deutschen Verlagen mehrere bemerkenswerte Bücher ungarischer Autoren erschienen. Das Werk von Dr. GYÖRGY LUZSA über die *Röntgenanatomie des Gefäßsystems* setzt diese Reihe in hervorragender Weise fort.

Der Autor verfügt über eine solide anatomische und radiologische Ausbildung. Seine radiologisch-anatomischen Studien betreibt er seit 17 Jahren.

Hinsichtlich der Methode bedient er sich der postmortalen Angiographie. Als Anatom erhält er so ein vollständiges und getreues Bild der Gefäßmorphologie. Diese Methodik ist nicht neu und wurde bei einzelnen Organen und Organsystemen schon früher angewandt. Neu ist aber eine zusammenfassende Darstellung aller wichtigen Gefäßregionen zu einem Atlas, in dem neben dem knappen Text zu den Röntgenbildern zahlreiche erläuternde Skizzen eingefügt sind. Dabei werden auch mögliche Varianten, zumindest in Strichzeichnungen, berücksichtigt.

Jeder angiologisch tätige Radiologe kennt die mannigfaltigen Schwierigkeiten bei der Auswertung seiner Angiogramme. Auch ihn interessiert zunächst die Gefäßmorphologie. Leider lassen ihn schon bei der Nomenklatur die klassischen anatomischen Atlanten oft im Stich, wenn es z. B. für einen Befundbericht um die eindeutige Benennung bestimmter Gefäße geht.

Noch viel wichtiger ist es für den Radiologen, aus Serienangiogrammen die Funktion bestimmter Gefäßbereiche ersehen zu können. Das muß in vitro auch dann möglich werden, wenn in weniger »aktuellen« Funktionsphasen nicht selten die Kontrastmitteldarstellung zu wünschen übrig läßt. Gerade hier helfen postmortal-angiographisch gewonnene Vergleichsmöglichkeiten, wie sie die Monographie von LUZSA reichlich bietet.

HEINZ VIETEN

VORWORT

Unter den morphologischen Zweigen der Medizin zeigt sich die Notwendigkeit der funktionellen Betrachtungsweise vielleicht am ehesten in der Röntgenologie. Die Darstellung des Gefäßsystems in vivo mit einem Kontrastmittel veranschaulicht stets die aktuelle Funktionsphase eines Gefäßabschnitts. Die postmortale Angiographie hingegen demonstriert sämtliche Möglichkeiten der Gefäßauffüllung. So bietet die »anatomische« Röntgenaufnahme in anatomischer Hinsicht mehr, in funktioneller Beziehung dagegen weniger als die Darstellung in vivo. Die besondere Bedeutung der postmortalen Angiographie gründet auf der Gesamtdarstellung der anatomischen Gefäßarchitektur. Erst die detaillierte Kenntnis der Röntgenanatomie ermöglicht die richtige Auswertung der klinisch-funktionellen Angiographie. Die vorliegende Arbeit bietet als postmortale Angiographie Aufschlüsse zur Deutung der in vivo erfolgten Gefäßauffüllungen, und zwar durchweg nach klinischen Gesichtspunkten.

Auf diesen Umstand hinzuweisen, schien mir notwendig, um die postmortale Angiographie zu motivieren. Auch ist es auf diese Weise gelungen, einen möglichst großen Bereich des Gefäßsystems darzustellen. Das ständige Anwachsen der Literatur setzte dem Bestreben nach Vollständigkeit der Arbeit eine Grenze; indessen war ich bemüht, das wesentliche Wissensmaterial in ausgewogener Form zu vermitteln.

Die theoretisch-anatomischen Grundlagen für meine Arbeit habe ich mir seinerzeit in dem unter Leitung des inzwischen verstorbenen Professors FERENC KISS stehenden Anatomischen Institut der Budapester Medizinischen Universität Semmelweis, die röntgenologische Betrachtungsweise als Mitarbeiter des Röntgen-Chefarztes JÓZSEF HALMI im Krankenhaus Győr angeeignet. Beider gedenke ich in aufrichtiger Dankbarkeit. Zu Dank verpflichtet fühle ich mich auch Professor JÁNOS SZENTÁGOTHAI, Direktor des Anatomischen Instituts der Budapester Medizinischen Universität Semmelweis, dessen Unterstützung und Ermutigung diese Arbeit ermöglichte. Für zahlreiche nützliche Ratschläge und für die Lektoratsarbeit danke ich sowohl ihm als auch Dr. WERNER BEVERUNGEN (Strahlenklinik Janker, Bonn) sowie Professor MIHÁLY ERDÉLYI, Leiter der Röntgenabteilung im Institut für Ärztliche Fortbildung in Budapest. Für die hingebende und ausdauernde Hilfe bei den Sektionen, bei der Herstellung der Röntgenaufnahmen und Zeichnungen sowie bei der Niederschrift des Manuskriptes sei meinen Mitarbeitern ERZSÉBET GINCSAY, TERÉZIA SCHWENDTNER, SÁNDOR MESZLÉNYI, ESZTER VAGYON, KORNÉLIA NAGY und ZOLTÁN TATÁR auch an dieser Stelle herzlich gedankt. Dank gebührt fernerhin Dipl.-Ing. MIKLÓS SEREGDY und seiner Gattin sowie MIHÁLY BORSA für die präzise Anfertigung der Tuschzeichnungen und Photos. Schließlich danke ich Dr. med. habil. ISTVÁN GORÁCZ und Dr. med. habil. SÁNDOR SZŰCS für die Überlassung von Röntgenaufnahmen, Cheflektor Dr. KARL PAUER, München, der Korrektur gelesen hat, sowie dem Verlag und der Druckerei der Ungarischen Akademie der Wissenschaften für die vorzügliche Ausstattung des Buches.

GYÖRGY LUZSA

INHALTSVERZEICHNIS

Einleitung 11
Methodik 13
Die Unterschiede zwischen der in vivo und postmortal erfolgten Angiographie 16

Die Blutgefäße des Thorax

Das Herz 19
    Topographie und Projektionsanatomie . . 19
    Röntgenanatomie 22
    Röntgenologische Methoden zur Bestimmung der normalen Herzgröße 24
    Die physiologischen Veränderungen der Röntgenmorphologie 26
    Die Lageveränderungen des Herzens . . 28
    Angiokardiographie 28
    Die Herzarterien (Arteriae coronariae) . . . 30
    Die Herzvenen (Venae cordis) 33

Die thorakalen Arterien des Körperkreislaufs. Die thorakale Aorta und ihre Zweige 35
    Aorta ascendens 35
    Arcus aortae 35
    Aorta descendens (thoracica) 40
    Die Röntgenanatomie der thorakalen Aorta 41
    Verfahren zur Aortenmessung 42
    Physiologische Veränderungen der Röntgenmorphologie 43
    Aortographie 43

Die thorakalen Venen des Körperkreislaufs. Das System der Vena cava superior und Vena azygos 44
    Vena cava superior 44
    Das System der Vena azygos und Vena hemiazygos 45
    Venae brachiocephalicae 47
    Vena subclavia 48
    Die Kollateralen zwischen den thorakalen und abdominalen großen Venen . . 48
    Untersuchung der thorakalen Venen mittels Kontrastauffüllung 48

Die Blutgefäße der Lunge 50
    Vasa publica 50
    Der Truncus pulmonalis und seine Zweige 50
    Röntgenanatomie der Lungenarterien . . 58
    Pneumoangiographie 59
    Die Venae pulmonales und ihre Zweige 60
    Röntgenanatomie der Lungenvenen . . . 64
    Pneumovenographie 65
    Vasa privata 65
    Die Bronchialarterien 65
    Die Bronchialvenen 67
    Bronchialisangiographie 67
    Der Kollateralkreislauf der Lungengefäße . . 67

Die Blutgefäße des Halses und Kopfes

Das Verzweigungssystem der Arteria carotis communis und Arteria subclavia 120
    Arteria carotis communis 120
    Die Arteria carotis externa und ihre Zweige 121
    Angiographie der Arteria carotis communis und Arteria carotis externa 125
    Die Arteria carotis interna und ihre Zweige 128
    Die Pars intracranialis der Arteria vertebralis, die Arteria basilaris, Arteria cerebri posterior und ihre Zweige 134
    Circulus arteriosus cerebri 139
    Die Blutversorgung der Stammganglien und der Capsula interna 141
    Der Kollateralkreislauf des Gehirns . . . 142
    Die zerebrale Angiographie 143
    Die Arteria subclavia und ihre Zweige . . 147
    Angiographie der Arteria subclavia und ihrer Zweige 152

Die Vena jugularis interna und ihr Sammelbereich 153
    Die Vena jugularis interna und ihr extrazerebraler Sammelbereich 154
    Die Gehirnvenen und -sinus, die Augenhöhlenvenen sowie die Venen der Schädelknochen 155
    Der Kollateralkreislauf der Schädelvenen . 159
    Die Kopf- und Halsphlebographie 160

Die Blutgefäße der oberen Extremitäten

Die Arteria axillaris und ihr Zweigsystem 200
    Die Arteria axillaris, Arteria brachialis, Arteria ulnaris, Arteria radialis und ihre Zweige 200

Der Kollateralkreislauf der oberen Extremitäten 203
Arteriographie der oberen Extremitäten . . 204

Die Vena axillaris und ihr Sammelbereich 205

Die Vena axillaris und ihre Zweige 205
Phlebographie der oberen Extremitäten . . 206

Die Blutgefäße der Bauchhöhle

Die Aorta abdominalis und ihre Zweige 224

Der Stamm der Aorta abdominalis und ihr Kollateralkreislauf 224
Die Arteria phrenica inferior, Arteriae lumbales, Arteria suprarenalis media, Arteria testicularis und ihre Zweige 225
Die Arteria renalis, ihre Zweige und ihr Kollateralkreislauf 227
Der Truncus celiacus und seine Zweige . . 231
Die Arteria mesenterica superior und ihre Zweige 236
Die Arteria mesenterica inferior und ihre Zweige 237
Der Kollateralkreislauf der unpaarigen Baucharterien 238
Die Arteriographie der Aorta abdominalis und ihrer Zweige 239

Die Vena cava inferior und ihre Zweige 243

Anatomie der Vena cava inferior und ihrer Zweige 243
Kontrastauffüllung der Vena cava inferior, Cavographie (»inferior«) 246

Das Pfortadersystem 247

Die Vena portae und ihre Zweige ... 247

Der portokavale Kollateralkreislauf . . . 249
Kontrastuntersuchung des Pfortadersystems, Splenoportographie 250

Die Blutgefäße des Beckens und der unteren Extremitäten

Die Arteria iliaca communis und ihre Zweige ... 294

Arteria iliaca communis 294
Die Arteria iliaca interna und ihre Zweige 294
Die Arteria iliaca externa, Arteria femoralis und ihre Zweige 296
Die Arteria poplitea, Arteria tibialis anterior, Arteria tibialis posterior und ihre Zweige 298
Der Kollateralkreislauf der Arterien des Beckens und der unteren Extremitäten 300
Die Arteriographie des Beckens und der unteren Extremitäten 301

Die Vena iliaca communis und ihre Zweige ... 304

Die Vena iliaca communis, Vena iliaca interna, Vena iliaca externa und ihre Zweige . . 304
Eigentümlichkeiten der Venen in den unteren Extremitäten 305
Die Vena femoralis und ihre Zweige ... 306
Der Kollateralkreislauf der Venen des Beckens und der unteren Extremitäten 308
Die Phlebographie des Beckens und der unteren Extremitäten 308

Anhang

Die Röntgenmorphologie der Blutzirkulation des Neugeborenen 342

Literatur 351
Namenverzeichnis 373
Sachverzeichnis 378

EINLEITUNG

Die Röntgenanatomie des Gefäßsystems stellt — den speziellen radiologischen Gegebenheiten entsprechend — eine auf funktionelle Betrachtungsweise gegründete morphologische Wissenschaft dar. Bereits im Jahr der Entdeckung der Röntgenstrahlen gelang es, die Gefäße an Leichenorganen sichtbar zu machen (HASCHEK und LINDENTHAL 1896; ADDISON 1896, zit. SUTTON 1962), aber die technischen Möglichkeiten setzten der Anwendung in vivo lange Zeit hindurch eine Schranke. Nach postmortalen angiographischen Studien (JAMIN und MERKEL 1907; CRAINICIANU 1922; LAUBRY und Mitarbeiter 1939; CZMÓR und URBÁNYI 1939) wurde das Kontrastauffüllungsverfahren zur Untersuchung der Gefäße in vivo, die Angiographie, ausgearbeitet (MONIZ und LIMA 1927; SICARD und FORESTIER 1923; BERBERICH und HIRSCH 1923; DOS SANTOS 1935; CASTELLANOS und Mitarbeiter 1937; ROBB und STEINBERG 1940). In die Praxis eingeführt wurde die Methode in den letzten 20 Jahren.

Mit der Entwicklung der chirurgischen und internistischen Heilverfahren hat die Diagnosestellung bei Gefäßkrankheiten stark an Bedeutung gewonnen. Zu Beginn des 20. Jahrhunderts war die Anatomie des Gefäßsystems reine Morphologie. Seitdem sich die Angiographien zu einer Routinemethode entwickelt haben, eröffnet sich die Möglichkeit, das »morphologische Bild« aus einer funktionellen Betrachtungsweise heraus zu bewerten. Die Röntgenologie ist zwar ein junger Wissenschaftszweig, seit Einführung der angiographischen Untersuchungen ist ihre Bedeutung aber noch gestiegen. Um die pathologischen Fälle richtig beurteilen zu können, bedarf es unbedingt der präzisen Kenntnis der Anatomie. Die anatomischen und topographisch-anatomischen Lehrbücher beschreiben den Verlauf und die Lokalisation der Gefäße in mehreren Ebenen. Indessen gibt es Bereiche — Anastomosen, organische Angioarchitektur, das Verhältnis zu den Knochen, bei der Obduktion schwer zugängliche Regionen sowie das Gebiet der Projektionsanatomie —, die nur mit Hilfe der Röntgenangiographie erschlossen werden können. Seitdem die Gefäßauffüllungen serienweise durchgeführt werden, haben sich unsere Kenntnisse über die Polymorphie des Gefäßsystems in außerordentlichem Maße vermehrt. Früher kam den Gefäßvarianten lediglich theoretisch-wissenschaftliche Bedeutung zu; heute ist ihre Kenntnis für die tägliche Praxis des angiologischen Untersuchers unentbehrlich. Die Anatomie der Gefäße und ihrer Varianten ist bereits von zahlreichen Autoren in vielen Fällen anhand anatomischer Präparate aufgearbeitet worden. Die angiographischen Arbeiten befassen sich, zumeist dem eigenen Spezialgebiet des Autors entsprechend, mit der normalen Morphologie in einem zum Verständnis der pathologischen Veränderungen erforderlichen Maße. Umfangreiche Untersuchungsserien wurden ausgewertet. Es hat sich daher die Notwendigkeit der Synthese, der einheitlichen Aufarbeitung der röntgenanatomischen Kenntnisse über das Gefäßsystem des Menschen ergeben. In diesem Sinne stellten wir uns eine doppelte Aufgabe: 1. dem sich mit der Angiographie beschäftigenden Kliniker und Röntgenologen auf Grund einheitlicher Prinzipien genaue röntgenanatomische Kenntnisse über das gesamte Gefäßsystem zu vermitteln, die sich auch auf die normalen Varianten erstrecken; 2. den sich mit der Anatomie eingehend befassenden Medizinstudenten und Fachärzten ein zutreffendes Bild über das Verhältnis der Gefäße zu den benachbarten Organen und über ihre Verteilung in den Organen in den mit sonstiger Technik nicht erschließbaren Bereichen zu geben.

Vorliegende Arbeit stellt somit eine röntgenologische Gefäßanatomie dar, in der die typischen Gefäßbahnen in Röntgenaufnahmen aus zwei oder drei Richtungen dargestellt werden. Die in der anatomischen Nomenklatur erwähnten kleinsten Gefäße werden nach Auffüllung in situ unter isolierter Hervorhebung einzelner Organe oder Organkomplexe regionär, ohne die störenden Knochen- und Weichteilschatten, sichtbar. Neben einer Beschreibung der typischen Gefäße müssen die Ursprungs-, Verlaufs- und Teilungsvarianten demonstriert werden, die wir in Skizzen veranschaulichen.

In der Literatur benutzt man die Bezeichnungen *Variante* und *Anomalie* sehr unterschiedlich. So beschäftigt sich unsere Arbeit mit den durch normale hämodynamische Verhältnisse bedingten Varianten, behandelt aber nicht die zu einer pathologischen Durchblutung führenden Anomalien. Die Differenzierung bereitet oft Schwierigkeiten, da einzelne Gefäßveränderungen das ganze Leben hindurch ohne jede Bedeutung vorhanden sind, während sie, wenn der Kreislauf insuffizient wird, die benötigte Blutversorgung nicht mehr gewährleisten. Ein gutes Beispiel hierfür ist die mangelhafte Ausbildung des Circulus arteriosus cerebri, dessen richtige Beurteilung allein die Angiographie ermöglicht. Mit diesen Fragen muß man sich naturgemäß durch weitgehende Deutung der Varianten beschäftigen. Die Einmündung der Vv. pulmonales mit gemeinsamem Stamm in den linken Vorhof stellt eine Variante dar, aber ihr Verlauf in die V. portae rechnet bereits als Anomalie. Wir beabsichtigen, eine möglichst ausführliche Darstellung der Varianten im Rahmen der klinischen Bedeutung des entsprechenden Gefäßsystems zu geben. Die Beschreibung des Kollateralkreislaufs der Organe und Körperregionen in Ergänzung der klinischen Anatomie verfolgt die Absicht, dem Untersucher zu ermöglichen, bei der Beurteilung eines pathologischen Bildes die anatomischen Möglichkeiten sicher abzugrenzen. Die Kapitel über die Kontrastauffüllung verweisen kurz auf die Anwendung in vivo, während die Ausführungen über die postmortale Angiographie zu einer genauen Bildauswertung verhelfen sollen.

Es sei hier bemerkt, daß die postmortale Angiographie keinen Ersatz für die Kenntnis von Normalbildern der Angiographie in vivo bietet, weil sie von der letzteren in mehrfacher Hinsicht abweicht. Mit dieser Frage beschäftigt sich das Buch ausführlicher. Das Bild- und Wissensmaterial bietet eine Morphologie des Gefäßsystems, welche die nötigen Grundkenntnisse für die Auswertung der Angiographien in vivo vermittelt.

METHODIK

Die Herstellung einwandfreier postmortaler Angiogramme setzt eine richtige Injektions- und Präparationstechnik voraus.

Als **Kontrastmittel** kommt nur ein leicht injizierbarer, sich gleichmäßig verteilender, gut kontrastierender Stoff in Frage. Das für diesen Zweck allgemein benutzte *Barium sulfuricum purissimum* füllt nach Zugabe einer viskositätssteigernden kolloidalen Substanz die etwa 0,5—1 mm großen Gefäße an. Um die Darstellung kleinerer Gefäßbezirke erhaben wir uns nicht bemüht, da es unsere Absicht war, eine postmortale Rekonstruktion des intravitalen angiographischen Bildes zu geben. Das Kontrastmittel wurde auf dem Röntgentisch eingespritzt, und die Aufnahmen erfolgten sogleich nach der Injektion. So erübrigte sich oft eine Anwendung der allgemein verwendeten 5—10%igen Formalinlösung. Das wasserlösliche Bariumpräparat *(Novobarium oralis)* hat sich, im allgemeinen in rahmartiger Konsistenz verwendet, als zweckmäßig erwiesen. Durch Erhöhung der Konzentration wird der Kontrasteffekt verstärkt, aber eine Steigerung der Viskosität führt durch den zur Einspritzung erforderlichen größeren Druck über eine gewisse Grenze hinaus zur falschen Überfüllung der zentralen Gefäße zu Lasten der Peripherie. Sofern eine Verdünnung des Kontrastmittels mit Blut stattgefunden hat — z. B. im Falle von größeren Venen — ist diese Methode anwendbar, weil ein Nachlassen der Schattenintensität vermieden wird. Bei der Auffüllung von Arterien muß man sich aus obigen Gründen vor dem Gebrauch eines allzu dichten Kontrastmittels hüten, weil in dem dichten Gemisch mehr Luftblasen entstehen, welche die Auswertung des Bildes beeinträchtigen.

Injektionstechnik. Eine gleichmäßige Auffüllung der peripheren Gefäße wird mit einer leichtgehenden Spritze unter Anwendung von mittelmäßigem Druck und bei rhythmischer Dosierung erreicht. Sobald die Kontrastmittelzufuhr ohne kraftvolle Steigerung des Drucks nicht mehr erhöht werden kann, ist die Auffüllung beendet. Unter Wirkung von Überdruck geht der Spritzenkolben rückwärts. Das Injizieren mit einer Apparatur, die den normalen Blutdruck ersetzt (Tucker und Krementz 1957), erübrigt sich, weil die Auffüllung postmortal ausschließlich von den physikalischen Gegebenheiten der Gefäßwand und vom Kontrastmittel abhängt. Ähnliche hämodynamische Verhältnisse wie in vivo bestehen nicht (Schoenmackers 1960). Eine zweckdienliche Auffüllung wird allein durch eine mit entsprechender Routine verabreichte Injektion gewährleistet.

Die der Kontrastauffüllung vorangehende **Präparation** besteht immer aus einer stumpfen Erschließung unter geringstmöglicher Läsion der Gewebe. Nach Freilegung des fraglichen Gefäßabschnitts ist proximal und distal von der Auffüllungsstelle eine Unterbindung vorzunehmen. Der proximale Abschnitt wird unterbunden, der distale liegt in einer lockeren Schlinge. Anschließend bildet man am Gefäß eine Öffnung, die etwas enger sein soll als die benutzte Kanüle. In diese Öffnung wird eine entsprechend große Kanüle eingeführt, die das Kontrastmittel enthält. Die Kanüle ist sogleich zu fixieren, weil sie sonst — insbesondere bei Arterien — leicht zurückgleitet. Das vom Körper im größeren Abstand befindliche Röhrenende ist durch einen Gummischlauch mit der Spritze verbunden. Vor der Injektion zieht man den Saugkolben der Spritze zurück, um die in das Gefäß gelangte Luft zu desufflieren. Das Schattenbild größerer Gefäße wird durch die fein emulgierte Luft nicht gestört, aber in den kleineren beeinträchtigen die sichtbaren Luftblasen eine Analyse der Angioarchitektur.

Die **Kontrastauffüllung** kann über die A. subclavia unter Verwendung von etwa 170—220 ml Kontrastmittel in das *gesamte Arteriensystem* erfolgen. In diesem Fall ist zu Beginn der Injektion ein größerer Druck anzuwenden, damit sich die Aortenklappen schließen. Bei Auffüllung der *Venen* (1000—1500 ml) lassen sich auch die Pulmonalgefäße darstellen. Mit 100—150 ml kann das *Pfortadersystem*, mit 100—200 ml können die *Zweige des Truncus pulmonalis* nachgewiesen werden. Oft haben wir einzelne Körperregionen isoliert aufgefüllt. In diesen Fällen war die Kontrastmittelmenge dem Bedarf entsprechend verschieden, wodurch es auch zu Änderungen in der Lokalisation und Durchführung der Auffüllung kam.

Die *Extremitätenarterien* müssen über die A. subclavia bzw. den distalen Abschnitt der Abdominalaorta anterograd aufgefüllt werden. Dadurch wird zugleich eine gleichmäßige Darstellung von Schultergürtel und Beckenarterien herbeigeführt. Ein Nachweis der *arteriellen Durchströmung des Kopfes* ist nach Unterbindung des isthmusnahen Aortenabschnitts durch Einspritzung von Kontraststoff in die Aorta ascendens möglich. Dabei kommt es zur gleichzeitigen Auffüllung des Gefäßsystems der Carotis und Subclavia. Nach isolierter Unterbindung der A. carotis externa bzw. interna besteht die Möglichkeit, die Hirn- oder Gesichtsschädelgefäße individuell darzustellen. Die seitliche Aufnahme der Carotis externa wird zweckmäßigerweise nur mittels unilateraler Auffüllung gemacht, weil die bilaterale Aufeinanderprojektion störend wirkt. Im Bereich der Carotis interna ist diese Methode infolge der zahlreichen Verbindungen der beiden Seiten nicht anwendbar. MONIZ (1940) hat sich durch Herstellung postmortaler Angiogramme sogleich nach unilateraler Einspritzung von Wasser und Kontrastmittel auf der anderen Seite bemüht, die isolierte Auffüllung der einen Gehirnhemisphäre zu erreichen. Wir haben die totale Gehirnauffüllung von den vier Arterien her gleichzeitig vorgenommen. Im Vergleich zu der üblichen In-vivo-Untersuchung bedeutet dies einen großen Unterschied. Bei der Analyse des Bildes lernt man jedoch die aufeinanderprojizierten Einzelheiten der A. carotis interna und A. vertebralis besser kennen. In diesem Fall zeigen wir auch ein In-vivo-Angiogramm, das die postmortalen Bilder durch Demonstration der normalen hämodynamischen Verhältnisse ergänzt (Aufnahmen von GORÁCZ). Die *Thoraxarterien* lassen sich von der Abdominalaorta oder von der A. subclavia her auffüllen. Die Aorta ist in der Höhe des Diaphragmas zu unterbinden. Die Aa. coronariae füllen sich gleichfalls an. Obwohl ihr Anfangsabschnitt in den Schatten des Bulbus aortae projiziert wird, vermag man so doch ein vollständigeres Bild von den topographischen Verhältnissen zu gewinnen als durch isolierte Coronaria-Auffüllung nach der Freilegung (SCHOENMACKERS und VIETEN 1954). Die Auffüllung der *Bauchorgane* mit Kontrastmittel kann von der Aorta thoracica her anterograd oder von den beiden Aa. femorales her synchron retrograd erfolgen. Eine isolierte Darstellung von Bauchorganen kann erst nach einer entsprechenden Organpräparation durchgeführt werden. Die mit Kontrastmittel gefüllten Organe werden zur Röntgenaufnahme aus der Bauchhöhle herausgehoben. So vermeidet man, daß die akzessorischen Gefäße aus der Darstellung herausbleiben. Die mit dem weißen Kontrastmittel aufgefüllten Arterien treten bei der Obduktion deutlich in Erscheinung.

Die Röntgendarstellung der *Extremitätenvenen* an den Akren wird durch Präparation einer kleinen Vene möglich. Nach zentripetaler Auffüllung lassen sich die proximal von der Injektionsstelle gelegenen Venen füllen. Die Finger- und Zehenvenen vermag man so wegen der Klappen naturgemäß nicht nachzuweisen. Eine Auffüllung über die Kapillaren mit Hilfe des arteriellen Kreislaufs ist — mit schwachem Kontrastschatten — nur in vivo durchführbar. Die *Kopfvenen* lassen sich am besten über die V. cava superior darstellen. Nach isolierter Auffüllung der V. jugularis interna fließt das Kontrastmittel meistens über die Kollateralen ab, ohne daß es zu einer verwertbaren Anfüllung der Gehirnvenen käme. Im Röntgenbild wird am Halsabschnitt eine Differenzierung durch die Aufeinanderprojektion der großen Venen und der venösen Plexus erschwert. Die *Thoraxvenen* kann man über eine in das rechte Herzohr eingeführte Kanüle nachweisen. Wird der Truncus pulmonalis unterbunden, so gelangt kein Kontrastmittel in den Lungenkreislauf. Die Interkostalvenen zeigen wir in einem nach einer intraspongiösen Methode aufgefüllten Bild (Aufnahme von SZÜCS). Die *Bauchvenen* vermag man retrograd über den thorakalen Abschnitt der V. cava inferior oder anterograd über die V. femoralis darzustellen. Die Vv. hepaticae werden leicht lädiert, weshalb es bei Anwendung mäßigen Drucks mehrmaliger Kontrollaufnahmen zwecks Bestimmung der Auffüllung bedarf.

Die präkapillare Angiographie des *Lungenkreislaufs* kann mit gleichzeitiger Phlebographie der thorakalen Venen mittels Auffüllung der rechten Herzhälfte oder durch isolierte Präparation des Truncus pulmonalis erfolgen. Hierbei ist darauf zu achten, daß die Pleura nicht verletzt wird, weil die Lungengefäße, die wegen des entstandenen Pneumothorax kollabiert wurden, nicht mehr die in vivo sichtbaren Verhältnisse zeigen. Die postkapillare Füllung der Lungengefäße geht über das linke Herzohr oder über die Aorta retrograd. Im letzteren Fall wird die Kanüle über die Aortenklappe in die linke Kammer eingeführt. Durch den zum Nachweis der kleinen peripheren Zweige erforderlichen Druck wird der linke Vorhof häufig mehr als normal erweitert. Im Röntgenbild tragen zur Vergrößerung der Vorhofkontur auch die an ihrem Ende aufeinanderprojizierten Vv. pulmonales bei.

Das *Pfortadersystem* kann man über eine Mesenterialvene darstellen. Das Kontrastmittel, welches erheblich viskoser ist als Blut, tritt im Falle von normaler Weite der Pfortader nicht über die Kollateralen ins Cavasystem, sondern nur über die rektalen Anastomosen. Dies wird dadurch bestätigt, daß nach Unterbindung der Mastdarmverbindung bei aufgefülltem Pfortadersystem der ganze abdominale Organkomplex herausgehoben werden kann, ohne daß aus dem an zahlreichen Stellen durchtrennten Cavasystem auch nur ein Tropfen Kontrastmittel aussickert.

Das Arteriensystem des *Neugeborenen* kann zusammen mit den Arterien des kleinen Kreislaufs am einfachsten über die Aorta oder A. umbilicalis, das Venensystem über das rechte Herzohr aufgezeigt werden. Im letzteren Fall lassen sich auch die Vv. pulmonales und die V. portae auffüllen. Hierbei sind die Aorta und der Anfang des Truncus pulmonalis zu unterbinden. Im Hinblick auf die retrograde Auffüllung kommt es nicht mehr zur Darstellung der Extremitätenvenen distal von den proximalen Klappen.

Die nach vorstehenden Verfahren ausgeführte Kontrastauffüllung kann im gegebenen Fall durch die Röntgendarstellung *isolierter Organpräparate* ergänzt werden, die in jedem Fall nach Injektion in situ und sekundärem Herauspräparieren des Organs vorgenommen werden muß. Von den Gefäßen des Gehirns, des Herzens, der Lungen, der Leber, der Milz, des Magens, der Därme, der Nieren und der Geschlechtsorgane läßt sich auf diese Weise ein die Angioarchitektur schärfer und besser veranschaulichendes Teilbild herstellen. Im Falle der Leber bietet der kombinierte Nachweis der A. hepatica und V. portae bzw. der Gallenwege einen besseren Überblick über die Beziehungen der Organteile zueinander. Eine ähnliche Lage ist bei der gleichzeitigen Auffüllung der Zweige der Vv. hepaticae und der V. portae. Nach Auffüllung des arteriellen oder portalen Teils der Bauchgefäße und Herausnahme sämtlicher Abdominalorgane gewinnt man ein vom störenden Schatten der Knochen- und Bauchwandweichteile freies Röntgenbild von den Organen. Die gleichzeitige Darstellung der Arterien des kleinen Kreislaufs und der thorakalen Venen bzw. der Vv. pulmonales und der Aorta in situ verhilft zu einer richtigen Anschauung der räumlichen Verhältnisse. Ebenso bezweckt die gleichzeitige Auffüllung der V. cava inferior und des Pfortadersystems die Demonstration der Projektionsverhältnisse der Leber und ihrer Umgebung. Die isolierten Organkomplexe bewahren, da es sich um unfixierte Präparate handelt, nach der Herausnahme nicht ihre Form, so daß die Röntgenaufnahme nicht zur topographischen Orientierung dient, sondern dazu, die Gefäßverzweigungen kennenzulernen und die feinere Angioarchitektur nachzuweisen.

Mit der angewendeten **Röntgentechnik** wurden die fraglichen Gefäßbereiche mittels typischer Darstellung so gezeigt, wie es bei der Untersuchung in vivo üblich ist. Die räumliche Veranschaulichung erfolgte demnach nicht in den Stereoskopaufnahmen (JAMIN und MERKEL 1907; VASTESAEGER und Mitarbeiter 1955; HEINZ 1968), sondern in Bildern, die aus zwei Richtungen aufgenommen wurden. Die Aufnahmen, die in den meisten Fällen erheblich mehr Projektionsschatten bieten als die angiographischen Methoden in vivo, sollen das spätere Verständnis der in vivo gemachten Angiographien fördern. Eine Erweiterung dieses Verfahrens stellen die aus drei Richtungen aufgenommenen Bilder von Hals und Schädel dar.

Angesichts der bei Leichen aufgetretenen Starre bereitet die *Einstellung* von Röntgenaufnahmen aus zwei oder mehr Richtungen Schwierigkeiten und beansprucht viel Zeit. In manchen Fällen lassen sich — wie in dem Halsbild aus seitlicher Richtung — die in vivo vorhandenen röntgentechnischen Gegebenheiten gar nicht vollkommen reproduzieren. Die eigenen *Röntgenbilder* wurden mit der Apparatur Auto-Heliophos 500 auf Ferrania-, Supervidox- und Forte-Filme aufgenommen. Die typischen Aufnahmen machten wir auf Filme in einer mit Verstärkerschirm versehenen Kassette. Bei den isolierten Organpräparaten benutzten wir Filme ohne Folie, um die Bildschärfe zu steigern. In diesen Fällen erfolgte die Untersuchung wiederholt mit einer Siemens-Röntgenkugel (10 mA). Bemerkt sei, daß der Expositionswert der Typusaufnahmen um 15—20% niedriger ist als bei den von denselben Regionen in vivo hergestellten Bildern. In Anbetracht dessen, daß die Röntgenuntersuchung zumeist 2—6 Stunden nach dem Tode geschah, bildet nur die bei der Leiche erfolgte Senkung des Blutes eine Abweichung von den Verhältnissen bei Lebenden. Dadurch werden aber die strahlenphysikalischen Eigenschaften nicht beeinflußt. Diesbezügliche Literaturangaben haben wir nicht gefunden. Zur Klarstellung der Frage bedarf es weiterer Beobachtungen, Messungen und Phantomversuche.

DIE UNTERSCHIEDE ZWISCHEN DER IN VIVO UND POSTMORTAL ERFOLGTEN ANGIOGRAPHIE

Die Gefäßauffüllungen in vivo und post mortem unterscheiden sich in mannigfacher Hinsicht voneinander. Bei den postmortalen Injektionen wird die Gefäßauffüllung von der Weite der Gefäße und den physikalischen Eigenschaften des Kontrastmittels sowie vom angewendeten Druck determiniert. Postmortal sinkt der Blutdruck auf Null. Wegen der zur Peripherie hin zunehmenden glatten Muskelfasern erscheint das Lumen der Arterien weiter als in den reichlicher mit elastischen Fasern versehenen zentralen Gefäßen. Im Röntgenbild tritt eine »gefäßreichere« Zeichnung zutage als in vivo. Bei den Venen ist der strukturelle Unterschied zwischen den großen und kleinen Venen der Gefäßwand kaum ausgeprägt, so daß mit dieser Abweichung nicht gerechnet zu werden braucht (SCHOENMACKERS und VIETEN 1954).

Bei der Untersuchung in vivo ist die Gefäßauffüllung vom Muskeltonus, von der direkten Wirkung der den Kreislauf regulierenden Stoffe, von der Temperatur und der Innervation der Gefäße abhängig. Dies manifestiert sich in der Auffüllung der Gefäße, welche die Durchblutung des Organs gewährleisten. Hierbei können auch ausgeprägte Kollateralen unsichtbar bleiben, die sich zwischen zwei Gefäßbereichen entwickelt haben. Auffüllungsdefekte der Gefäße stellen dann nicht Folgeerscheinungen ihrer Unterentwicklung oder von pathologischen Veränderungen dar, sondern sind auf die notwendige humorale und neurogene Kreislaufsregulation zurückzuführen. Im Ruhezustand nehmen unter normalen Bedingungen nur verhältnismäßig wenige Gefäße am Blutkreislauf teil, während sich bei gesteigerter Inanspruchnahme auch die Kollateralen anfüllen (RÁNKY 1962). Bei der postmortalen Untersuchung beruht demgegenüber die mangelnde Gefäßzeichnung auf angeborenen oder erworbenen anatomischen Veränderungen bzw. auf technischen Fehlern bei der Auffüllung. Ein weiterer Unterschied besteht darin, daß der in vivo mit Blut verdünnte Kontraststoff in der schnellsten Strömungsbahn, in der Mittellinie des Gefäßes, verläuft, so daß die Randteile strahlendurchlässiger bleiben. FRIK und PERSCH (1969) fanden beim Gebrauch der wasserunlöslichen, im Blut einen Embolus bildenden Kontrastmittel das Gefäßlumen erheblich größer als bei Anwendung von wasserlöslichen, sich mit dem Blut vermischenden Stoffen. In der Leiche zeichnet sich der ganze Querschnitt gleichmäßig ab. Das auffallendste Beispiel ist die schmale streifenartige Auffüllung des Sinus sagittalis superior in vivo, im Gegensatz zur entsprechenden Darstellung der anatomischen Form bei der Leiche. Aus diesen Gründen unterrichten die postmortalen Angiogramme naturgemäß nur über die Morphologie. Über die Funktionen in vivo kann aus diesen keine Schlußfolgerung abgeleitet werden. Die Kreislaufsgeschwindigkeit läßt sich nicht beurteilen, und die angiographische »Kapillarphase« fehlt, weil sich die weniger als 0,5—1 mm großen Gefäße von keiner Seite her anfüllen. Die Benutzung eines Kontrastmittels, das auch die Auffüllung noch kleinerer Gefäßbezirke herbeiführt, ergibt angesichts der aufeinanderprojizierten, konfluierenden Schatten ein Bild, das sich nicht auswerten läßt. Anders verhält es sich natürlich bei der Mikroradiographie.

Die Auswertung der in vivo und postmortal gemachten Angiographien wird von den physikalischen Eigenschaften der Röntgenbilder beeinflußt. Anstelle der Stereoaufnahmen macht man für die Darstellung der räumlichen Verhältnisse auf ebener Fläche in der radiologischen Praxis Aufnahmen aus zwei Richtungen. Bei der Kontrastauffüllung in vivo ergeben sich hierbei viele Schwierigkeiten, während sich dies bei der postmortalen Auffüllung, welche die pathologisch-anatomischen Veränderungen der Gefäße erforscht, häufig entfällt. Um eine zutreffende anatomische Auffassung zu gewinnen, ist es jedoch unerläßlich, den genauen Gefäßverlauf zu studieren. In dem aus einer Richtung aufgenommenen Bild verhilft das gleichzeitige Betrachten der aus der anderen Richtung gemachten Aufnahme zur richtigen Beurteilung der Gefäßkreuzungen und -teilungen. Die tatsächliche — und nicht die projizierte — Länge der Gefäße sowie ihr Querschnitt lassen sich auf diese Weise mit größerer Genauigkeit bestimmen. Auf Grund der Untersuchungen von FRIK und PERSCH (1969) muß jedoch festgestellt werden, daß aus den Gefäßausmaßen von postmortalen Angiogrammen nur im Falle größerer Gefäße auf die Verhältnisse in vivo geschlossen werden kann. Man vermag die Verzweigungen der größeren Gefäße in kleinere und den Teilungswinkel der Projektionsveränderung mit Hilfe von aus zwei Richtungen aufgenommenen Bildern besser zu studieren. Zur weiteren Ergänzung der in vivo an Einzelheiten reicheren Darstellung dient die isolierte postmortale Untersuchung der Organkomplexe. Die Angioarchitektur ist bei den postmortalen Angiographien unverändert, lediglich ihr gefäßreicherer Charakter unterscheidet sich von der Untersuchung am Lebenden. Obschon die verschiedenen Korrosionsverfahren sowie andere anatomische Verfahren demselben Ziel dienen, vermag der an die Analyse von Röntgenbildern gewohnte Untersucher dennoch die postmortalen Angiographien als Vorstudium bei der täglichen klinischen Praxis am zweckmäßigsten zu verwerten.

DIE BLUTGEFÄSSE DES THORAX

DAS HERZ

Topographie und Projektionsanatomie

Das Herz liegt im Mediastinum, zu $2/3$ links, zu $1/3$ rechts von der Mittellinie, als Ganzes in der Duplikatur des Perikards. Durch die großen Gefäße und durch das Perikard steht es in enger Beziehung zu seiner Umgebung. Mit seinen drei Seiten und der Basis bildet das pyramidenförmige Organ zur Nachbarschaft hin gut definierbare Flächen. Durch die am linken Hauptbronchus reitende Aorta sowie die V. cava superior, die unter Vermittlung der V. azygos mit dem rechten Hauptbronchus in enger Verbindung steht, ist das Herz an den Atmungsapparat und an die großen Gefäße aufgehängt. Die V. cava inferior stellt eine Verbindung zum Diaphragma und zur Leber her. Die Aa. und Vv. pulmonales sichern im engen Zusammenhang mit dem Bronchialsystem die anatomische Einheit von Herz und Atmungsapparat.

Projektionstopographie der Oberflächen und Ostien. Die die *Herzvorderfläche* bildende *Facies sternocostalis* liegt teils direkt, teils von der bilateralen Lunge etwas verdeckt der vorderen Thoraxwand an. Die linke Pleuraplatte neigt sich hinter dem 4. Sternokostalgelenk nach zwei Seiten, während die rechte weiter abwärts geht. So liegt das Perikard frei in einem ungefähr dreieckigen Bereich, dessen Größe sich je nach der Lage des Herzens ändert. Im allgemeinen reicht es bis zur Höhe des Vorderendes der 4.—6. Rippe. Das freiliegende Gebiet steht mit dem Sternum und den Rippen in Kontakt. Der Abstand zwischen dem Perikard und dem Sternum beträgt 1—5 cm. Nach oben vergrößert sich der Abstand (TESTUT und JACOB 1921). Bei tiefer Einatmung vergrößert sich der Retrosternalraum (ZDANSKY 1962). In der Projektion der Thoraxvorderfläche fällt $1/3$ des Herzens rechts von der Mittellinie. Der rechte Vorhof — mit Ausnahme der Herzohrspitze —, das Septum interatriale, die Hälfte des linken Vorhofs und ein kleiner Teil der rechten Kammer bzw. die aneinanderliegenden Flächen der Aorta und des Tr. pulmonalis fallen hierhin (JOESSEL 1889). Links von der Mittellinie fallen die Hälfte des linken Vorhofs mit dem linken Herzohr, die Spitze des rechten Herzohrs, der größere Teil der rechten Kammer, die linke Kammer und das Septum interventriculare.

Das an die vordere Thoraxwand projizierte Herz ergibt im großen und ganzen ein viereckiges Bild (Abb. 1). Der *obere Rand* verläuft im 2. Interkostalraum quer durch den oberen Teil des Corpus sterni abwärts in 1—1,5 cm Abstand vom kaudalen Rand des Manubrium sterni (PATURET 1958). Der *rechte Rand* geht in 1 cm Abstand vom Sternum vom 2. Interkostalraum oder vom oberen Rand der 3. Rippe steil abwärts bis zum 5. Sternokostalgelenk. Diese Linie besteht aus der V. cava superior und dem Rand des rechten Vorhofs. Die Projektion des rechten Herzrandes geht oben über die Wirbelsäule hinaus, während sie unten mit dem Wirbelsäulenrand zusammenfällt. Der *linke Rand* geht 2 cm vom Rand des Sternums im 2. Interkostalraum oder vom oberen Rand der 3. Rippe aus und verläuft schräg seitlich-abwärts bis zur Herzspitze.

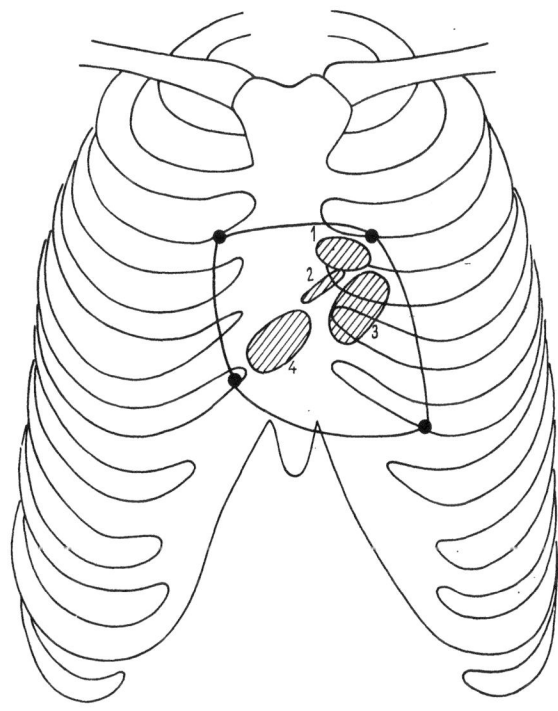

Abb. 1. Die Projektion der Herzgrenzen und Ostien an der vorderen Thoraxwand. *1* Ostium trunci pulmonalis; *2* Ostium aortae; *3* Ostium atrioventriculare sinistrum; *4* Ostium atrioventriculare dextrum

Die Herzspitze ist im 5. Interkostalraum in der Medioklavikularlinie 8—10 cm von der Medianlinie anzutreffen. Im Kindesalter liegt die Herzspitze im 4., im hohen Alter im 6. Interkostalraum (KNESE 1963). Die Projektionslinie des linken Herzrandes besteht aus einer Geraden, die vom linken Herzohr und der linken Kammer gebildet wird. Daran schließt sich nach oben hin die Projektion des Tr. pulmonalis und des Aortenbogens an. Der *untere Rand* zieht sich, am rechten 6. Sternokostalgelenk beginnend, von rechts nach links bis zur Herzspitze. Diese Linie entspricht dem am Diaphragma ruhenden Margo dexter; in ihrer rechtsseitigen Spitze befindet sich das untere Ende des rechten Vorhofs.

Verbindet man die rechte untere und linke obere Ecke des beschriebenen Vierecks mit einer Linie, so fällt diese ungefähr auf die Projektion des Sulcus coronarius. Das darüber gelegene Dreieck entspricht dem Gebiet der Vorhöfe, das darunter befindliche dem Gebiet der Kammern (KNESE 1963).

Die Projektionen der einzelnen Herzostien an der vorderen Thoraxwand lassen sich folgendermaßen zusammenfassen:

Die Längenachse des *rechten Venenostiums* (Abb. 1/4, 10/1, 37/4, 38/4, 39/4, 40/2) kann man durch eine Linie kennzeichnen, die das Vorderende der rechten 6. Rippe mit dem Sternalende der linken 3. Rippe verbindet. Der rechte Rand des Ostiums liegt in Höhe des Sternalendes der rechten 5. bzw. 6. Rippe (JOESSEL 1889). Der Mittelpunkt des Ostiums befindet sich am Fußpunkt der diese Linie in Höhe der 5. Rippe überschneidenden Vertikalen. Die Länge des Ostiums beträgt im Durchschnitt 40—42 mm (DEBIERRE 1908).

Das *linke Venenostium* (Abb. 1/3, 10/3, 37/13, 38/12, 39/13, 40/5) wird auf das knorpelige Sternalende der linken 4. Rippe bzw. in den parasternalen Teil des 3. und 4. Interkostalraums projiziert. Das Zentrum des Ostiums befindet sich ungefähr hinter dem Rand des Sternums. Die Länge des Ostiums beträgt durchschnittlich 38—44 mm (DEBIERRE 1908).

Das *Pulmonalostium* (Abb. 1/1, 10/2, 37/5, 38/5, 39/5, 40/3) ist in der Projektion des Sternalendes der linken 3. Rippe (SICK 1885) bzw. etwas links davon mit einem Durchmesser von 20—22 mm zu finden (DEBIERRE 1908). Sein Zentrum liegt 28 mm links von der Medianebene (VIRCHOW 1913).

Das *Aortenostium* (Abb. 1/2, 10/4, 37/14, 38/13, 39/14, 40/6) läßt sich durch eine Linie charakterisieren, die vom Sternalende der linken 3. Rippe in die rechte 4. Interkostalspalte verläuft. Sein rechter Rand erreicht die Medianebene, seine Mitte befindet sich am Sternalende der linken 4. Rippe, 16 mm von der Mittellinie (VIRCHOW 1913).

Die *untere Fläche* des Herzens ruht auf dem Diaphragma. Die linke und rechte Kammer sowie die in den rechten Vorhof mündende V. cava inferior nehmen dieses Gebiet ein. Das Diaphragma ist frontal leicht bogenförmig, sagittal hingegen schräg. Vom Perikard und Diaphragma getrennt, liegt hier unter dem Herzen der linke Leberlappen und links von ihm der Magenfundus. Die unterschiedliche Größe des linken Leberlappens und das Ausmaß der Magenblase ergeben für die Lage dieser Organe große individuelle Unterschiede. Bei leerem Magen gelangt die Flexura coli sinistra zwischen dem linken Leberlappen und der Milz in die Nachbarschaft der unteren Herzfläche.

Die dem *Mediastinum zugewendeten Flächen* stehen mit den benachbarten Lungenlappen in Kontakt. Auf der rechten Seite verursacht der rechte Vorhof mit einem kleinen Teil der Kammer am Ober- und Mittellappen, auf der linken Seite die linke Kammer und das Herzohr am Ober- bzw. Unterlappen eine Impression (Impressio cardiaca). Zu beiden Seiten des Perikards verlaufen die Vasa pericardiacophrenica und der N. phrenicus zum Diaphragma.

Die *Rückfläche* wird auf die 4.—8. Thoraxwirbel projiziert (TESTUT und JACOB 1921). Hier bilden neben einem kleinen Teil des rechten Vorhofs der linke Vorhof und die linke Kammer die mit den benachbarten Organen in Kontakt stehende Oberfläche. Der linke Vorhof liegt vor und etwas abwärts vom Lungenhilus. Über den linken Vorhof und hinter dem rechten Vorhof zieht sich die A. pulmonalis dextra entlang, deren hintere Seite mit der Bifurcatio tracheae in Kontakt steht. Der linke Hauptbronchus liegt an den Vv. pulmonales, der rechte Hauptbronchus schmiegt sich vor und über der V. pulmonalis inferior dextra dem oberen rechten Rand des linken Vorhofs an. Den linken Vorhof trennt vom Ösophagus nur das Perikard. Die Kontaktfläche hat eine Länge von 2—4 cm (GÄBERT 1924). Hinter dem Ösophagus und links von diesem findet man die Aorta descendens, hinter ihr und rechts die V. azygos.

Die Projektion der Herzhöhlen im Verhältnis zueinander. Die Projektionen des Höhlensystems im Herzen lassen sich einerseits in Serienschnitten (PERNKOPF 1937; TÖNDURY 1959), anderseits in Höhlengußpräparaten (PERNKOPF 1937; SPRER 1959), drittens mit Hilfe der Kontrastmittel-Angiokardiographie (THURN 1958; ZDANSKY 1962 u. v. a.) vergleichend untersuchen. Die Serienschnitte vermögen für die dreidimensionale Anschauung nur als Grundlage zu dienen, während Gußpräparate in situ nicht angefertigt werden können. Die Auswertung der in vivo gemachten Angiokardiographien wird durch die postmortalen Untersuchungen deswegen er-

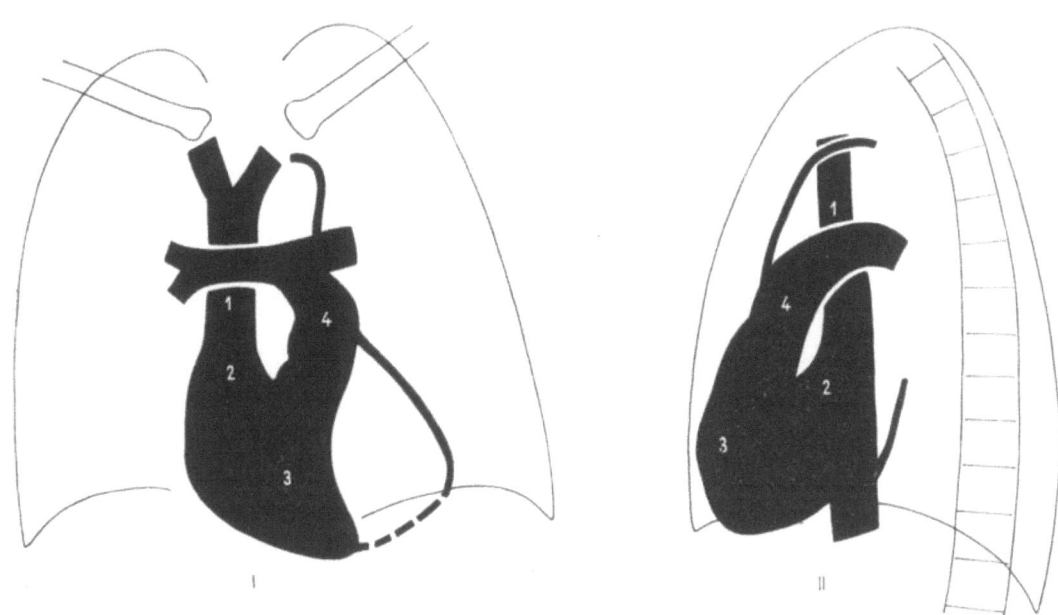

Abb. 2. Die röntgenanatomischen Projektionsverhältnisse der Herzhöhlen und der großen Gefäße, I (Dextrogramm). *I* a.-p.; *II* seitliche Richtung; *1* V. cava superior; *2* Atrium dextrum; *3* Ventriculus dexter; *4* Tr. pulmonalis

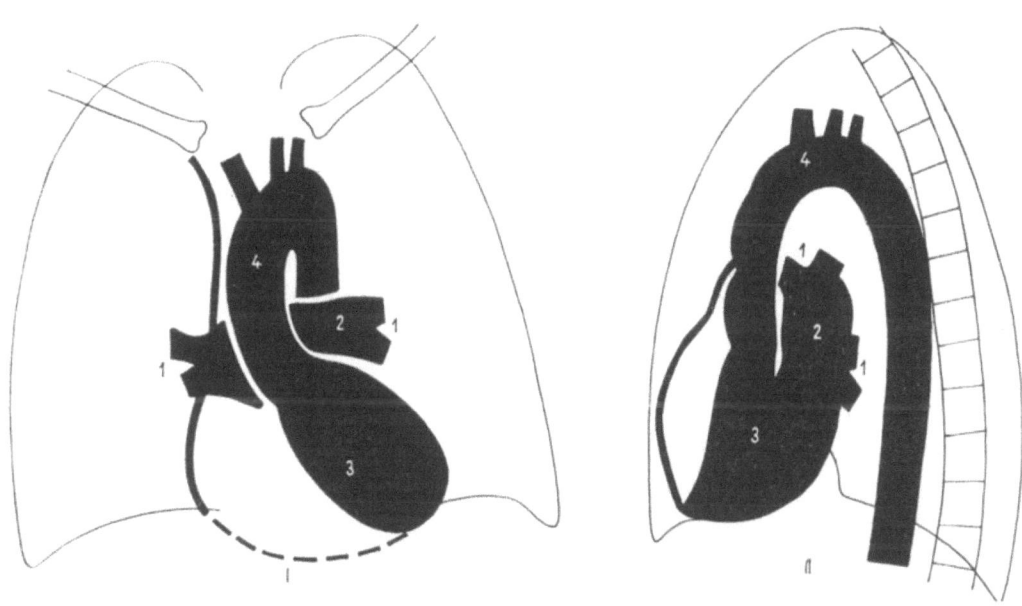

Abb. 3. Die röntgenanatomischen Projektionsverhältnisse der Herzhöhlen und der großen Gefäße, II (Lävogramm). *I* a.-p.; *II* seitliche Richtung; *1* Vv. pulmonales; *2* Atrium sinistrum; *3* Ventriculus sinister; *4* Aorta

leichtert, weil mittels gleichzeitiger Auffüllung des Gefäßsystems im Lungen- und Körperkreislauf ein größerer Gefäßbereich dargestellt werden kann. So vermag man die Projektionsverhältnisse im Verhältnis zueinander besser zu studieren. Auf Grund der Angaben obiger Autoren und eigener Arbeiten sei die Projektion des Herzens und der großen Gefäße nachfolgend zusammengefaßt (Abb. 2, 3, 4).

Der *rechte Vorhof* (Abb. 2/2, 4/3, 36/1, 43/1, 47/7, 48/5, 52/3, 55/5, 56/6) liegt rechts und dorsal von der rechten Kammer. Auf dem Gebiet zwischen dem unteren Sternalrand der rechten 4. Rippe und der Mitte des rechten 3. Rippenknorpels befindet er sich rechtsseitig, zum kleineren Teil hinter der rechten Kammer, am rechten Rand des Herzens. Das Öhrchen ist vor die Aorta projiziert. Hinter seinem oberen

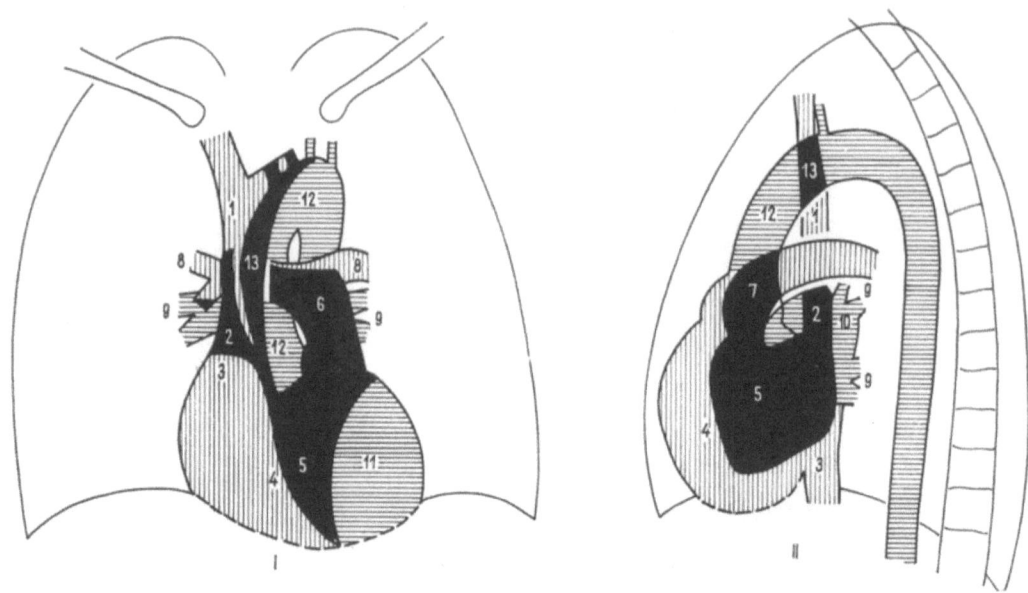

Abb. 4. Die röntgenanatomischen Projektionsverhältnisse der Herzhöhlen und der großen Gefäße, III (Superposition des Lävogramms und Dextrogramms). *I* a.-p.; *II* seitliche Richtung; *1* V. cava superior; *2* Atrium dextrum + sinistrum; *3* Atrium dextrum; *4* Ventriculus dexter; *5* Ventriculus dexter + sinister; *6* Tr. pulmonalis + Atrium sinistrum; *7* Tr. pulmonalis + Aorta; *8* A. pulmonalis dextra et sinistra; *9* Vv. pulmonales; *10* Atrium sinistrum; *11* Ventriculus sinister; *12* Aorta; *13* Aorta + V. cava superior

Rand zieht sich die V. pulmonalis inferior dextra in Querrichtung, während die V. pulmonalis superior dextra hinter der V. cava superior sichtbar ist. Die *rechte Kammer* (Abb. 2/3, 4/4, 36/3, 43/3, 47/25, 52/4, 55/6, 56/7) liegt vorn; ihr Margo dexter bildet zugleich den unteren Rand der Herzkontur. Sie verdeckt den unteren-medialen Teil des rechten Vorhofs und mehr als $2/3$ der linken Kammer. In Seitenansicht überdeckt die hintere Hälfte der rechten Kammer $3/4$ der linken Kammer, während ihre vordere Hälfte mit dem ganzen Conus arteriosus frei zu sehen ist. Der Conus verdeckt in a.-p. Richtung die linke Hälfte des linken Vorhofs und das Aortenostium. Der *linke Vorhof* (Abb. 3/2, 4/10, 36/2, 43/2, 59/14) stellt den am weitesten hinten gelegenen Abschnitt des Herzens dar, der nach unten etwas unter und hinter das Infundibulum reicht. Seine linke Hälfte wird von der rechten Kammer, das untere Drittel von beiden Kammern, die Mitte von der Aorta, der rechte Rand vom rechten Herzohr verdeckt. Von der Seite gesehen liegt sein größerer Teil frei und bildet die hintere Herzkontur. Auf seinen unteren vorderen Rand werden die linke Kammer, auf den vorderen Rand die V. cava inferior und der rechte Vorhof projiziert. Die *linke Kammer* (Abb. 3/3, 4/11, 36/4, 43/4, 52/5, 59/5, 60/6, 61/3) wird vorn von mehr als $2/3$ der rechten Kammer verdeckt. In Seitenansicht werden $3/4$ der linken Kammer und die rechte Kammer bzw. hinten ein kleinerer Abschnitt von beiden Vorhöfen aufeinanderprojiziert.

Röntgenanatomie

Röntgenanatomisch analysiert man das Herz aus 4 Standardrichtungen (posterior-anterior, I. und II. Schrägstellung, dextrosinister; Abb. 5).

In der **Thoraxaufnahme aus Sagittalrichtung** (p.-a.; Abb. 37) erscheint der Schatten des Herzens und der großen Gefäße als Bestandteil des sog. *Mittelschattens* zwischen den strahlendurchlässigen Lungen. Es handelt sich um einen größtenteils homogenen Schatten, der unter dem Sternalende der Schlüsselbeine sowie in der Zwerchfellprojektion ohne

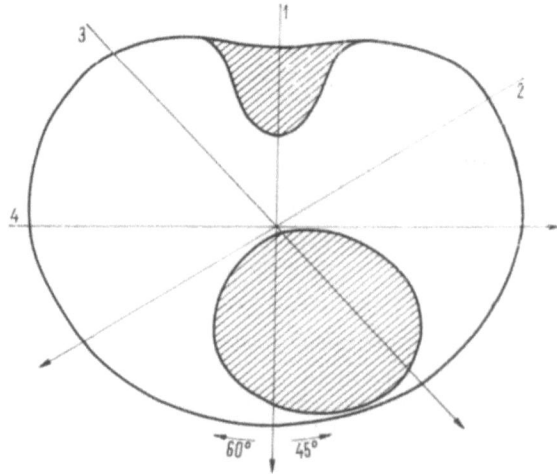

Abb. 5. Standard-Strahlenrichtungen für die Herzuntersuchung. *1* p.-a.; *2* I. Schrägstellung; *3* II. Schrägstellung; *4* seitliche Richtung

scharfe Grenze in die Umgebung übergeht. In der Mittellinie scheint die intensivere Wirbelsäulenzeichnung in härter exponierten Aufnahmen hindurch. Der Luftstreifen der Trachea ist in der Mittellinie oder etwas mehr rechts wahrnehmbar. Bei mageren Individuen vermag man ihn bis zur Bifurkation zu verfolgen. Im rechten Tracheobronchialwinkel (Th 5—6) ist insbesondere bei Kindern die orthograde Projektion eines Teiles der V. azygos, der in die V. cava superior mündende proximale Abschnitt, zu beobachten. Von hier aufwärts geht der Mittelschatten mit einem verschwommenen Rand lateral- und aufwärts-seitwärts in Form eines konkaven Bogens und verliert sich dann in der Projektion des Schlüsselbeins. Dieses Gebiet ist der Anfangsabschnitt der V. brachiocephalica dextra. An der *rechten Kontur* des Mittelschattens sieht man zwei etwa gleich lange gebogene Teile zwischen dem Anfang der V. brachiocephalica und dem Diaphragma. Den *oberen flacheren Bogen* bildet der rechte Rand der V. cava superior. Je nach der konstitutionellen Variation liegt die Aorta ascendens — deren Rand kaum in diesen Schatten fällt — mitunter über dem Saum der V. cava superior. Der obere Bogen geht mit schwachem Winkel in den unteren konvexen Bogen über, der vom rechten Vorhof gebildet wird. Die rechte Kammer fängt erst links von der Vorhof-Zwerchfellgrenze an. Bei tiefem Zwerchfellstand bzw. asthenischen Individuen bildet sie zuweilen einen Rand. Im *unteren Bogen-Diaphragma-Übergang* ist bisweilen ein diesen Winkel ausfüllender blasser Schatten wahrnehmbar, der Fettgewebe oder dem über dem Zwerchfell einmündenden Abschnitt der V. hepatica dextra entspricht. Am *linken Rand* des Mittelschattens ist zwischen zwei kräftigen Bogen ein vertieftes Gebiet, die sog. *Herzbucht*, zu sehen. Der *obere Bogen* fängt unter dem Schlüsselbein an und springt stark vor. Diese regionäre Projektion des Aortenisthmus nennt man kurz *Aortenknopf* (Abb. 37/16). Vom oberen Rand des Aortenknopfes bis zum Schlüsselbein zieht sich ein Schatten mit lateral konkavem Rand, die A. subclavia sinistra, entlang. Die Tiefe der Herzbucht unter dem Aortenknopf ist individuell verschieden. Bei jungen Individuen mehr, bei Erwachsenen weniger ausgeprägt, erscheinen unter dem Aortenknopf der Pulmonalbogen und das linke Herzohr. Der *Pulmonalbogen* (Abb. 37/6) stellt den Anfangsabschnitt des Tr. pulmonalis dar. Die Teilung dieses Gefäßes ist nicht sichtbar. Der *Bogen des linken Herzohrs* wölbt sich je nach den individuellen Gegebenheiten zwischen dem Pulmonalbogen und dem linken unteren Herzbogen in verschiedenem Maße vor. Zumeist verschmilzt er mit dem unteren Bogen. Den *linken unteren Bogen*, der am ausgeprägtesten und am längsten ist, bildet der Rand der linken Kammer;

in seinem unteren Ende befindet sich die *Herzspitze*. Am Zustandekommen des linken Herzrandes nimmt die linke Kammer in unterschiedlichem Maße je nach dem Zwerchfellstand und der Atmungsphase teil. Bei Kindern und mageren Erwachsenen vermag man die Projektion der Herzspitze sicherer zu bestimmen. Häufig sieht man hier eine geringe Menge Fettgewebe, das meistens lateralwärts einen konkaven Rand bildet, innerhalb dessen die Herzspitze bei tiefer Inspiration besser zu sehen ist. *Der untere Herzrand* verschmilzt mit dem Diaphragma und läßt sich von diesem nicht differenzieren. Verbindet man die Herzspitze und den rechten Herz-Diaphragma-Winkel abwärts mit einer konvexen, schwach gewölbten Linie, so läßt sich auch diese Grenze annähernd genau bestimmen.

In der **I. Schrägstellung** (rechte Schrägstellung, Fechterstellung; Abb. 38) werden nach Linksdrehung des Thorax um 60° hinten der linke Vorhof und vorne die Wand der rechten Kammer randbildend. In dieser Projektion sieht man die Wirbelsäule getrennt hinter dem Herzen. Der HOLZKNECHTsche Raum, dessen oberer Teil retrovasal und dessen unterer Teil retrokardial liegt, kommt als helle Fläche zwischen Herz und Wirbelsäule zur Darstellung. Den *rechten Rand* des Herzschattens bildet der nach hinten einen leicht konvexen Bogen zustande bringende linke Vorhof, der sich in dem zum Diaphragma fallenden Abschnitt von der Wirbelsäule entfernt. Hier bildet der Herzschatten mit dem Zwerchfell einen Winkel, den der blasse Schatten der V. cava inferior ausfüllt. Über dem Herzschatten, hinter der Rückwand der Aorta ascendens, zieht sich der helle Streifen der Trachea bzw. des rechten Hauptbronchus entlang, in der Projektion des Schattens der V. cava superior. Der linke Hauptbronchus verliert sich in der Projektion des Herzschattens. Ganz oben im HOLZKNECHTschen Raum wird der linke Angulus scapulae in den hinteren Teil des Arcus aortae projiziert, während die Aorta descendens vor der Wirbelsäule bis zum Diaphragma verfolgt werden kann. Wegen der Mediastinalgebilde vermag man den Retrokardialraum leichter in tiefer Inspiration oder während der Ösophaguspassage zu beurteilen. Am *linken Rand* des Herzschattens ist in dieser Projektion oben die Aorta ascendens und die vordere Kontur der V. brachiocephalica sinistra zu beobachten. Der Schatten der letzteren verliert sich in der Schlüsselbeinprojektion. Unter dem unteren Rand der Aorta ascendens wölbt sich schwach gebogen der Anfang des Tr. pulmonalis vor. Das Ausmaß der Vorwölbung richtet sich nach den individuellen Gegebenheiten. Der vom Truncus gebildete Bogen geht ohne scharfe Grenze in die Kontur der rechten Kammer bzw. in das untere Drittel der linken Kammer über. Die beiden Kammern vermag man nicht voneinander zu differenzieren. Die Größe des an der Bildung der Randkontur beteiligten Gebietes ist außer vom Drehungswinkel von der konstitutionellen Herzkonfiguration abhängig.

In der **II. Schrägstellung** (linke Schrägstellung, Boxerstellung, Abb. 39) werden die Projektionsverhältnisse nach Rechtsdrehung um 45° deutlich und lassen eine Beurteilung der Beziehungen der Kammern, der Vorhöfe und der thorakalen Aorta zu. Das Herz wird vor den Wirbelsäulenschatten projiziert. Ganz oben wird der Bogen der linken Kammer in den Rand der Wirbelsäule projiziert. An der Bildung des *linken Herzrandes* nehmen oben der linke Vorhof, darunter die linke Kammer teil. Die Grenze dieser beiden Bogen zeigt eine schwache Einschnürung. Der linke Herzrand ist erheblich konvexer als der rechte. Bei tiefem Zwerchfellstand läßt sich in dieser Lage der Herzschatten am besten von der homogenen Masse der Bauchorgane differenzieren. Am unteren Ende des von der Kammer gebildeten Bogens zieht sich der Schatten der V. cava inferior steil in die Kontur des Diaphragmas. Das Herz ist dann bei tiefem Zwerchfellstand oval, bei hohem Zwerchfellstand dagegen rund. Über dem Herzschatten zieht sich der zu einem erheblichen Teil in die Aorta ascendens projizierte Schatten der V. cava superior. Den Anfang der Vv. brachiocephalicae sieht man über dem Aortenbogen. Nach oben hin verliert sich ihr Schatten in der Schlüsselbeinprojektion. In dieser Schrägstellung vermag man den ganzen thorakalen Abschnitt der Aorta am besten zu untersuchen. Am Arcus zieht sich quer der Luftstreifen der Trachea entlang, während der linke Hauptbronchus hinter das Herz und der rechte in den Herzschatten projiziert wird. Den oberen Rand der A. pulmonalis dextra vermag man in der Projektion des rechten Hilus gut, den des Tr. pulmonalis dagegen nicht wahrzunehmen. Die A. pulmonalis sinistra wird in das Aortenfenster projiziert. Am *rechten Herzrand* ist ein doppelter Bogen nachweisbar. Der *obere* stellt die vordere Kontur der Aorta ascendens dar, die in leichter Krümmung in den *unteren Bogen*, in die Schattengrenze der rechten Kammer übergeht. Letzterer ist weniger gebogen als die Randprojektion der linken Kammer. Die Kontur geht mit scharfer Grenze in den Zwerchfellschatten über.

In der **seitlichen Aufnahme** (dextrosinister; Abb. 40) erkennt man zwischen Sternum und Herz den *Retrosternalraum*, der — sich abwärts verengend — etwa bis zur Höhe des Brustbeinendes der 4. Rippen reicht. Von hier abwärts steht der vordere Herzrand in Kontakt mit der Thoraxwand. Bei tiefer Einatmung erweitert sich dieses Gebiet, bei der Ausatmung engt es sich ein. Den *vorderen Rand* des Herzschattens bildet oben, fast steil aufsteigend, die Aorta ascendens. Diese geht nach oben hin mit unscharfem Rand in den Schatten des Tr. brachiocephalicus über. Unter der Aorta sieht man den konfluierenden, sich etwas vorwölbenden Rand des Tr. und Conus pulmonalis. Der Conus pulmonalis setzt sich nach unten hin ohne scharfe Grenze in der Schattengrenze der sich bis zum Diaphragma hinziehenden rechten Kammer fort. Am *hinteren Rand* läßt sich der konfluierende Rand des linken Vorhofs und der linken Kammer nicht differenzieren. Den größeren Teil bildet der Vorhof, den Kammerabschnitt verdeckt zumeist der blasse Saum der V. cava inferior. Im Retrokardialraum ist der vordere Saum der Aorta descendens vor der Wirbelsäule oft vollständig zu sehen.

Röntgenologische Methoden zur Bestimmung der normalen Herzgröße

Im Hinblick auf den unregelmäßig ellipsoiden Herzkörper ist es schwierig, die Form- und Größenabweichungen des Herzens und der einzelnen Herzteile mit objektiven röntgenologischen Methoden zu bestimmen. Von ausschlaggebendem Einfluß für die Beurteilung sind die Veränderungen der Größen- und morphologischen Faktoren unter physiologischen Bedingungen. Man kann die Größen- und Formverhältnisse mit Hilfe der linearen Durchmesser, mittels Oberflächen- und Herzvolumenbestimmung untersuchen.

Lineare Herzdurchmesser. *Sagittalaufnahme* (Abb. 6): *Medianlinie* ist die in der Median-Sagittalebene verlaufende Gerade (M). Als *rechte* und *linke Mediandiagonale* gilt der von der Medianlinie gemessene größte Abstand vom rechten bzw. linken Herzrand (Md und Ms). Der linke Durchmesser ist länger als der rechte. Der Zwerchfellstand beeinflußt den gewonnenen Wert. Bei hohem Zwerchfellstand beträgt das Verhältnis der rechten und linken Diagonalen $1 > 2$, bei tiefem Zwerchfellstand $1 < 2$. *Transversaler Durchmesser (Tr)* ist die Summe des rechten und linken Mediandurchmessers ($Md + Ms$). Dieser Wert entspricht nicht der wirklichen Herzlänge, weil die Linie schräg im Thorax liegt. Bei tiefem Zwerchfellstand wird der Durchmesser kleiner, bei hohem Zwerchfellstand größer. Den *Longitudinaldurchmesser* bildet die Linie, welche die Herzspitze mit dem Treffpunkt der Bögen des rechten Herzrandes verbindet (L). Diesen Durchmesser vermag man, weil sich die Lokalisation der Herzspitze schwer feststellen läßt, oft nur unsicher zu bestimmen. Der *Herzneigungswinkel* ist derjenige Winkel, den der Transversal- mit dem Longitudinaldurchmesser bildet (α), er ist die genaueste

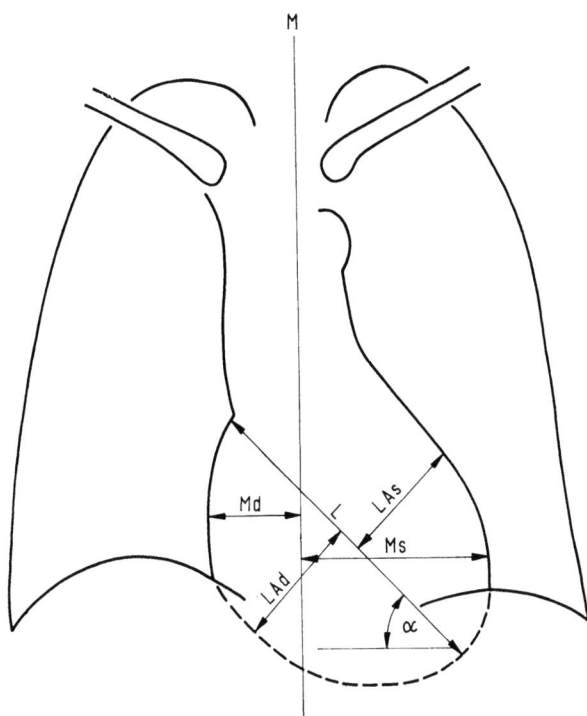

Abb. 6. Lineare Durchmesser für die Bestimmung der Herzgröße in einer Sagittalaufnahme. *Md* rechte Mediandiagonale; *Ms* linke Mediandiagonale; *Md + Ms = Tr* (Transversaldurchmesser); *M* Medianlinie; *L* Longitudinaldurchmesser; α Herzneigungswinkel; *LAd* rechter Breitendurchmesser; *LAs* linker Breitendurchmesser

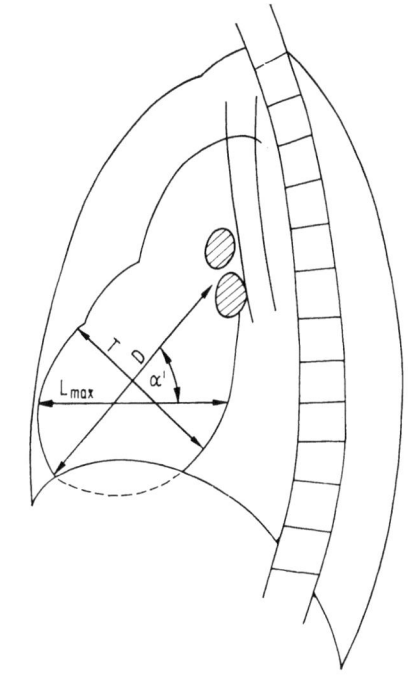

Abb. 7. Lineare Durchmesser für die Bestimmung der Herzgröße in einer Frontalaufnahme (aus E. ZDANSKY: Röntgendiagnostik des Herzens und der großen Gefäße. 3. Aufl., Springer Verlag, Berlin—Göttingen—Heidelberg 1962). L_{max} transversaler Tiefendurchmesser; *D* longitudinaler Tiefendurchmesser; *T* Tiefen-Breitendurchmesser; α′ Neigungswinkel

Determinante der Herzlage. Der Mittelwert ist 45°. Im Falle eines kleineren Winkels spricht man von einem liegenden, bei einem größeren von einem stehenden Herzen. Als *Breitendurchmesser* gilt die Summe der Entfernungen zwischen dem linken oberen und rechten unteren Herzpunkt vom Longitudinaldurchmesser (*LAd+LAs*). Den linken oberen Punkt ergibt der Treffpunkt des Pulmonalbogens mit dem Herzohrbogen. Den rechten unteren Punkt kann man häufig nur schätzungsweise bestimmen, weil dieser Punkt in die Zwerchfellprojektion fällt.

Frontalaufnahme (Abb. 7): Der *transversale Tiefendurchmesser* ist die Gerade, die den vorn bzw. hinten gelegenen entferntesten Herzpunkt verbindet (*Lmax*). Dieser Wert ist in hohem Maße vom Zwerchfellstand abhängig (ROHRER 1916). Der *longitudinale Tiefendurchmesser* ist die in der Herzlängsachse gelegene Gerade, sein oberer Punkt ist der Treffpunkt der Lungenarterien und des vorderen Randes des linken Hauptbronchus, der untere dagegen die Herzspitze (*D*; ASSMANN 1934). Den *Tiefen-Breitendurchmesser* bildet die zum Longitudinaldurchmesser vertikal stehende Gerade, welche die entferntesten vorderen und hinteren Punkte verbindet (*T*). *Neigungswinkel* ist der vom longitudinalen und transversalen Tiefendurchmesser gebildete Winkel (α′), dessen Mittelwert 45° ausmacht.

Bestimmung der Herzoberfläche (Abb. 8). In der Herzaufnahme aus Sagittalrichtung läßt sich mit Hilfe eines Planimeters oder von Millimeterpapier

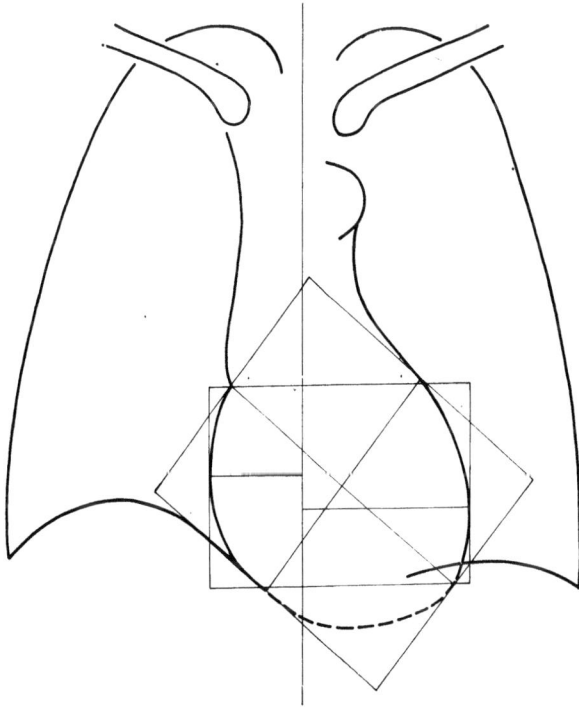

Abb. 8. Hilfslinien für die Bestimmung der Herzoberfläche

die im Röntgenbild sichtbare Herzoberfläche bestimmen (KIRSCH 1929; MORITZ 1931, 1932, 1934).

Bestimmung des Herzvolumens. Bei den röntgenologischen Messungen wäre die Volumenbestimmung die ideale Lösung. Indessen arbeiten sämtliche dreidimensionalen Meßverfahren mit einer großen Fehlergrenze, so daß sie nur von beschränktem Nutzen sind (ROHRER 1929).

Die zur röntgenologischen Bestimmung des Herzens dienenden Meßmethoden sind von der Angiokardiographie größtenteils aus der Praxis verdrängt worden.

Die physiologischen Veränderungen der Röntgenmorphologie

Im Laufe des Lebens befindet sich das normale Herz in dynamischem Gleichgewicht mit der ihm auferlegten Belastung. Die Faktoren, die seine Form und Größe beeinflussen, sind nachfolgend zusammengefaßt.

Pulsation. Je nach seiner Tätigkeitsphase verändern sich Größe und Form des Herzens. In der Kammersystole ist zur gleichen Zeit mit der Kontraktion der Kammern eine expansive Erweiterung der Aorta und des Tr. pulmonalis zu beobachten. Auf eine schnelle mediale Amplitude (Systole) des Herzens folgt eine langsame laterale (Diastole). Im Falle einer an der Herzspitze bzw. -basis wahrnehmbaren stärkeren Amplitude spricht STUMPF (1928) vom I. bzw. II. Pulsationstyp. Die Bewegung macht im Ruhezustand durchschnittlich 2,5—6 mm aus. Neben den Kammeramplituden kommt gleichzeitig mit der Systole eine von links nach rechts gerichtete Pendelbewegung, eine Erhöhung und Abrundung der Herzspitze zustande. Die am linken Herzohr sichtbare Bewegung besteht einerseits aus eigener Bewegung, anderseits aus übernommener Pulsation, die erheblich kleiner ist (1—2,6 mm). Die Bewegungen am rechten Herzrand, am oberen Teil des Vorhofbogens, zeigen Vorhof-, die am unteren Teil eher Kammercharakter. Die pulsationsbedingten Bewegungen vermag man kymographisch zu studieren.

Alter. Dem Alter entsprechend ändern sich Größe und Form des Herzens (Abb. 9). LAËNNEC (zit. RAUBER—KOPSCH 1951) setzte die Herzgröße zur Faust des Menschen in Verhältnis. Im *höheren Alter* (Abb. 9/IV) wird bei tiefgelegenem Zwerchfellstand das Herz — paradoxerweise — im allgemeinen größer, zumeist infolge Übergewichtes der linken Herzhälfte. Das Herz des *Neugeborenen* (Abb. 9/I) ist verhältnismäßig groß. Der Herzschattenrand ist weniger gegliedert, der Schatten der großen Gefäße breiter, der Aortenknopf fehlt meistens. Diese Form stellt eine natürliche Folge des hohen Zwerchfellstandes und breiten Thorax dar. Bis zum *Schulalter* wird der obere Teil des Herzschattens infolge Atrophie der Thymusdrüse schmaler. Die Thoraxform verändert sich: die Längsachse verlängert sich, der Querdurchmesser wird kleiner und die Herzkonfiguration wird der im Erwachsenenalter ähnlicher. Häufig kommt es hierbei zur stärkeren Vorwölbung des Pulmonalbogens (pueriles Herz), die sich oft erst nach der Pubertät zurückbildet.

Geschlecht. Beim weiblichen Geschlecht (Abb. 9/III) ist das Herz den konstitutionellen Gegebenheiten und dem Körpergewicht entsprechend kleiner als beim männlichen (Abb. 9/II). Angesichts des verhältnismäßig höheren Zwerchfellstands kommt das querliegende Herz bei Frauen häufiger vor (HOLZMANN 1952). LUDWIG (1941) fand das weibliche Herz im Vergleich zu dem von ebenso großen Männern um 20% kleiner.

Konstitution. Der Einfluß von konstitutionellen Faktoren auf die Herzgröße bzw. auf die Formvarianten ist allgemein bekannt. Das querliegende Herz der *Pykniker* (Abb. 9/VI) erscheint nicht nur wegen des Körpergewichts, sondern auch wegen des höheren Zwerchfellstandes größer. Die Herzmuskelhypertrophie der *Athleten* stellt eine physiologische Anpassung an die stärkere Belastung dar. Bekannt ist das Tropfenherz (Cor pendulum) der *Astheniker* (Abb. 9/V). Als hypoplastisch ist diese Herzkonfiguration nur dann anzusehen, wenn das Herz auch im Liegen kleiner ist als normalerweise (DIETLEN 1909). Von den konstitutionellen Faktoren wirken sich auf die Herzgröße noch die Körpergröße, das Gewicht, ferner der Thoraxumfang und die Körperoberfläche aus.

Mit Zunahme der *Körpergröße* ändert sich der transversale Herzdurchmesser in geringerem Maße als der longitudinale. Bei gleichem Körpergewicht, aber größerer Körperlänge dagegen wächst die longitudinale und verringert sich stark die transversale Herzlänge. Das Herzvolumen wächst im Verhältnis zur Herzgröße, vermindert sich aber im Falle des Wachstums der Körpergröße bei gleichem Körpergewicht (LUDWIG 1939).

Die Wirkung des *Körpergewichts* auf die Herzgröße steht nicht zur Volumenvermehrung, sondern zur Entwicklung der Muskulatur im Verhältnis. Mit zunehmendem Körpergewicht ändert sich proportional der transversale und longitudinale Herzdurchmesser.

Der *Thoraxumfang* steht in geradem Verhältnis zur Herzgröße und wird von der gleichzeitigen Gewichtszunahme beeinflußt. Laut RAUTMANN (1951) wird bei gleichem Körpergewicht und gleicher Größe der transversale Durchmesser nach Anwachsen des

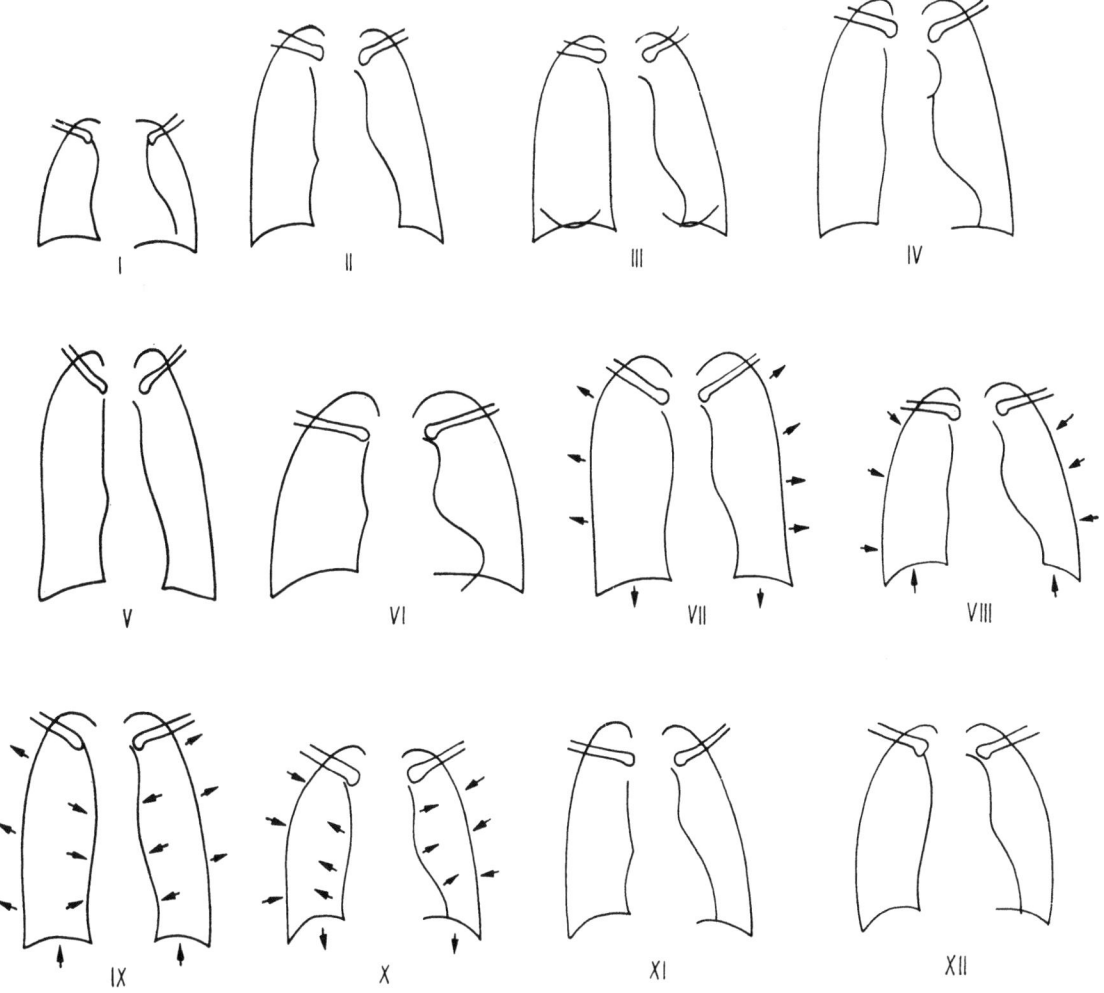

Abb. 9. Röntgenmorphologische Veränderungen des normalen Herzschattens. *I* Kleinkind; *II* Mann; *III* Frau; *IV* Greis; *V* Astheniker; *VI* Pykniker; *VII* maximales Inspirium; *VIII* maximales Exspirium; *IX* Valsalvascher Versuch; *X* Müllerscher Versuch; *XI* im Stehen; *XII* im Liegen

Thoraxumfangs nicht größer, der longitudinale Durchmesser hingegen kleiner.

Vergleicht man die Größe der *Körperoberfläche* mit dem Herzvolumen, so findet man eine direkte proportionale Korrelation (Liljestrand und Mitarbeiter 1939).

Zwerchfellstand. Der Einfluß des Zwerchfellstandes auf Herzform und -größe manifestiert sich über die Alters-, Geschlechts- und Konstitutionsfaktoren. Unter Berücksichtigung der Mittelwerte zwischen Aus- und Einatmung zeigt das Herz Abweichungen bei hohem bzw. tiefem Zwerchfellstand.

Bei *hohem Zwerchfellstand* wird der von der Herzachse und dem thorakalen Querdurchmesser gebildete Winkel kleiner. Nicht das relativ fixierte Centrum tendineum rückt höher, sondern die Diaphragmakuppeln (Klaften und Palugyay 1927). Das Herz dreht sich links um seine Längsachse. Im Röntgenbild kommt eine Querdrehung zustande, die Herzbucht vertieft sich, die Wölbung der Aorta steigert sich, der Abstand zwischen Aorta ascendens und descendens wird größer. Die so entstandene Herzkonfiguration bezeichnet Zdansky (1962) als *Erwachsenentyp.* Demgegenüber nennt er den bei Kleinkindern und graviden Frauen wahrnehmbaren hohen Zwerchfellstand *infantilen Typ.* Beim letzteren ist die Herzform infolge der ausgefüllten Herzbucht eher der mitralen Konfiguration ähnlich.

Bei *tiefem Zwerchfellstand* vergrößert sich der von Herzachse und Querdurchmesser gebildete Winkel auf mehr als 45°. Das Herz liegt tiefer, seine Längsachse neigt sich nach rechts. Im Röntgenbild wird der linke Herzrand in größerem Maße von der linken Kammer gebildet, während die rechte Kammer am rechten Herzrand randbildend wird (Dietlen 1923). Infolge Verkürzung des Herzquerdurchmessers erscheint die Herzbucht ausgefüllter.

Neben den konstitutionellen Faktoren beeinflußt der Zwerchfellstand bei ein und demselben Individuum noch die Herzform je nach den Veränderungen des intraabdominellen und intrathorakalen Drucks und der Atmungsphase. Letztere Faktoren stehen in engem Zusammenhang mit dem

Blutfüllungsgrad des Herzens. Durch Steigerung des *intraabdominalen Drucks* hebt sich das Zwerchfell. Durch Steigerung des *intrathorakalen Drucks* wird das Diaphragma niedergedrückt und abgeflacht, während die Druckverminderung entgegengesetzt wirkt. Auf dieser Erkenntnis beruht der sog. VALSALVAsche Versuch: Ausatmung bei geschlossener Glottis nach maximaler Einatmung (Abb. 9/IX). Infolge des stärkeren Intrathorakaldrucks läßt die venöse Einströmung nach, das Herz wird kleiner. Der MÜLLERsche Versuch: nach maximaler Ausatmung ein forcierter Einatmungsversuch bei geschlossener Glottis (Abb. 9/X). Der Intrathorakaldruck vermindert sich, der Herzschatten wird größer (TESCHENDORF 1952).

Die *Atmung* wirkt sich außer auf die Veränderungen im Zwerchfellstand im wesentlichen über die Schwankungen des Intrathorakaldrucks auf das Herz aus. Bei maximaler Ausatmung wird der longitudinale Herzdurchmesser kürzer, das Herz breiter, das Diaphragma steht höher (Abb. 9/VIII). Bei maximaler Einatmung wird der longitudinale Durchmesser länger, das Herz wegen des tiefen Zwerchfellstandes schmaler (Abb. 9/VII; DIETLEN 1910). Hierbei sind sämtliche Herzbogen besser sichtbar als in der Ausatmungsphase

Körperlage. Größe, Form und Lokalisation des Herzens ändern sich in den verschiedenen Körperhaltungen. Im Stehen (Abb. 9/XI) ist das Herz um 25% kleiner als im Liegen (Abb. 9/XII). Untersuchungen von KÖNIG und BICHMANN (1967) ergaben, daß Veränderungen im Liegen (Bauch- bzw. Rückenlage) keinen Unterschied im Herzvolumen herbeiführen. In Seitenlage kommt es infolge der Schwerkraft zu Veränderungen in der Herzform. Beim Liegen auf der rechten Seite verlagert sich das Herz nach rechts, die Herzbucht wird flach, die rechte Herzhälfte wölbt sich stark vor. Beim Liegen auf der linken Seite verlagert sich die Herzspitze nach links und rotiert, die Herzbucht vertieft sich. Der rechte Herzrand verändert seine Form weniger (ZDANSKY 1962). Die Abweichungen der Herzkonfiguration im Stehen und Liegen weisen große individuelle Unterschiede auf (DIETLEN 1909).

Die Lageveränderungen des Herzens

Thorax- und Abdominalorgane entwickeln sich im embryonalen Leben in engem Zusammenhang. Sofern dieser Zusammenhang im Verlauf der Entwicklung eine Veränderung erleidet, können sich schwere Anomalien am Herzen und den großen Gefäßen ergeben. Falls die Veränderungen mit normalen hämodynamischen Verhältnissen einhergehen, kommen anatomische Varianten zustande (BAUER 1944). Anatomische Lageveränderungen des Herzens entstehen bisweilen durch inverse Lokalisation der Thorax- und Bauchorgane: infolge von intrathorakaler oder intraabdominaler Inversion bzw. durch anomale Rotation oder Inversion und Rotation des Herzens (BOPP 1947). Bei *Dextrokardie* ist das Herz zum großen Teil rechtsseitig gelegen. Hierbei liegen die Bauchorgane umgekehrt oder normal. Bei *Lävokardie* befindet sich neben dem linksseitig gelagerten Herzen der Bauchsitus in umgekehrter Lokalisation.

Situs inversus totalis besteht bei totaler Umdrehung der Thorax- und Bauchorgane. Die Herz- und Kreislaufverhältnisse sind intakt. Diese Lage ist oft familiär anzutreffen. Ursprungsvarianten des Aortenbogens kommen vor (SANDERS und POORMAN 1968). Unter 70 000 Thoraxdurchleuchtungen haben wir einen Situs inversus totalis in 5 Fällen beobachtet, von denen 4 aus einer Familie stammten.

Dextrokardie bei normalem Bauchsitus entsteht infolge von isolierter Herzinversion. Andere Entwicklungsanomalien können sich zugesellen (CHRISTIAENS und Mitarbeiter 1964). In diesem Fall befindet sich die venöse Herzhälfte mit der Trikuspidalklappe linksseitig vorn, die arterielle mit der Bikuspidalklappe rechtsseitig hinten.

Dextrokardie kann *aus der Dextrorotation des Herzens* zustande kommen (PALTAUF 1901). Dieser Zustand geht in der Regel mit anderen Entwicklungsanomalien einher (AYRES und STEINBERG 1963). VAN PRAAGH und Mitarbeiter (1964) beobachteten in 18% ihrer 51 Dextrokardiefälle normale hämodynamische Verhältnisse

Man unterscheidet zwei Formen der *Lävokardie*. Bei der einen bleibt das Herz unter gleichzeitigem Situs inversus abdominalis mit normaler Lokalisation und Konfiguration linksseitig. Bei der anderen entsteht neben Situs inversus totalis eine *Lävotorsion*. Bei der ersten bestehen normale anatomische Verhältnisse, bei der zweiten gesellen sich auch andere Anomalien hinzu (CAMPBELL und FORGACS 1953). Lävokardien kommen erheblich seltener vor als Dextrokardien.

Angiokardiographie

Der anatomische Aufbau des Herzens und der großen Gefäße bildet seit langem ein Zentralproblem der Forschung. Angesichts der engen Beziehungen zwischen Morphologie und Funktion ergab sich eine Erweiterung unserer Kenntnisse erst durch Untersuchungen in vivo. Am geeignetsten erwies sich hierbei die Untersuchung der Herzhöhlen in vivo mit Hilfe der Angiokardiographie. Die Selbst- und Tierversuche von FORSSMANN (1931) gelten als

Meilenstein in der Erforschung des Herzens durch Auffüllung mittels Kontraststoffs. CASTELLANOS und Mitarbeiter (1937) haben das Herz und das Gefäßsystem der Lunge aufgefüllt und kongenitale Vitien mit Hilfe der Angiokardiographie erstmals dargestellt. ROBB und STEINBERG (1938) bestimmten die Kreislaufzeit. Die Darstellung des Herzens und der großen Gefäße mittels postmortaler Auffüllung hat zu einer Bereicherung unseres Wissens über die topographischen Verhältnisse geführt (LAUBRY und Mitarbeiter 1935, 1936). Zahlreiche Verfahren für Herzuntersuchungen mittels Kontraststoffauffüllung wurden von JANKER und Mitarbeitern (1936, 1950) ausgearbeitet. Die Serien-Angiographien (WEGELIUS und LIND 1950) sowie die Cine-Angiokardiographie (JANKER 1950) bedeuten eine große Hilfe bei der Klarstellung der Kreislaufdynamik.

Laut ZDANSKY (1951) erfolgt die *Kontrastauffüllung in vivo* erst der rechten, dann der linken Herzhälfte *(Dextrogramm* und *Lävogramm)* auf folgende Weise: in der Systole gelangen beide Kammern in maximal kontrahierten Zustand. Die rechte Kammer ist erheblich kleiner als die linke, die Vorhöfe sind erweitert. Zwischen rechtem Vorhof und rechter Kammer sieht man eine Einkerbung, die Crista supraventricularis. Der Conus pulmonalis ist etwas nach links verlagert. In der Diastole sind die Kammern weit und glatt konturiert und die Vorhöfe im Verhältnis zur Systole eingeengt. Die Crista supraventricularis ist nicht zu sehen und der Conus pulmonalis ist nach rechts verlagert. Wegen der Herzrotation in der Systole tritt die Bewegung des rechten Ausströmungsabschnittes sehr ausgeprägt zutage (Abb. 10). In der Systole dringt die Herzspitze von links unten nach vorn, während sich ihr der Conus nähert. Ebenso ist die Erhebung und Erweiterung der Pulmonaliswurzel zu beobachten, welcher in der Diastole eine Senkung folgt. Die Erweiterung der Kammern in der Diastole geht rasch, ihre Entleerung in der Systole langsamer vor sich. Bei der Angiographie kommt es nach Auffüllung der V. cava superior binnen 1—2 sec zur Auffüllung des rechten Vorhofs, innerhalb von 1,5— 2,5 sec zur Auffüllung der rechten Kammer, binnen 5—7 sec zur Auffüllung des linken Vorhofs und nach 8—10 sec zu der der linken Kammer (ZSEBŐK 1967).

Im Verlauf der *postmortalen Angiographie* konfluiert die *Auffüllung des rechten Vorhofs und der rechten Kammer;* die Crista supraventricularis ist aber auch hier erkennbar. Im **a.-p. Bild** (Abb. 47) sieht man in der Projektion des trabekulierten linken Kammerrandes auch retrograd angefüllte Koronarvenen. In der **seitlichen Aufnahme** (Abb. 48) lassen sich zwischen der V. cava superior und inferior der nach hinten gewölbte *rechte Vorhof* (Abb.

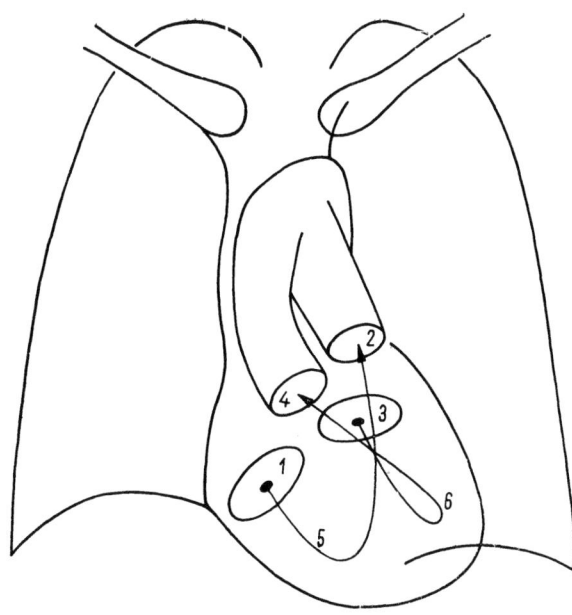

Abb. 10. Die Strömungsbahnen der Herzkammern (aus E. ZDANSKY: Röntgendiagnostik des Herzens und der großen Gefäße. 3. Aufl., Springer Verlag, Berlin—Göttingen—Heidelberg 1962). *1* Ostium atrioventriculare dextrum; *2* Ostium trunci pulmonalis; *3* Ostium atrioventriculare sinistrum; *4* Ostium aortae; *5* rechte Strömungsbahn; *6* linke Strömungsbahn

48/5) sowie die im Sulcus coronarius verlaufende V. cordis magna, gegebenenfalls der Sinus coronarius voneinander differenzieren. Der Vorderrand der *rechten Kammer* (Abb. 48/15) füllt sich mit einer verschwommenen Kontur an. In einer weichen Aufnahme erkennt man hier auch die vordere Wanddicke der Kammer. Der Tr. pulmonalis wendet sich nach der Ursprungsstelle nach hinten und aufwärts und ist in der Seitenrichtung hinter der Projektion der V. cava superior sichtbar.

Nach *Auffüllung der linken Herzhälfte* erscheint der Schatten des *Vorhofs* aus a.-p. Richtung (Abb. 59/14) größer, als er wirklich ist, weil sich die Wurzeln der Vv. pulmonales aus beiden Richtungen aufeinanderprojizieren. Der Vorhof und der linke Rand des Herzohrs verläuft ungefähr parallel zur Wirbelsäule, während der rechte Rand von rechts vor der Wirbelsäule schräg abwärts läuft. Die atrioventrikulare Grenze sieht man aus beiden Richtungen in einer bogenförmigen Vertiefung. Das Innere der *linken Kammer* zeigt aus **a.-p. Richtung** (Abb. 59/5) eine ovale, sich **von der Seite** (Abb. 60/6) abwärts verjüngende, im großen und ganzen dreieckige Form. An den Randkonturen ist die von der Papillarmuskulatur verursachte trabekuläre Struktur erkennbar. Die Kranzgefäße sind angefüllt. Der Anfang der Aorta ascendens läßt sich vom Vorhof in Seitenrichtung (Abb. 60/7) differenzieren, im Sagittalbild (Abb. 59/8) jedoch nicht.

Die Herzarterien (Arteriae coronariae)

Die das Herz mit Blut versorgenden Koronargefäße stehen miteinander in Verbindung (SPALTEHOLZ 1924). Trotz dieser anatomisch nachgewiesenen Kollateralen sind die Koronarien funktionell als Endarterien zu betrachten. Auf ihre große physiologische Bedeutung weist der Umstand hin, daß sie 10% der in die Aorta gelangenden Blutmenge verbrauchen.

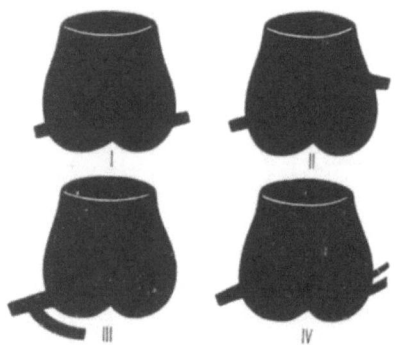

Abb. 11. Ursprungsvarianten der Aa. coronariae im großen Kreislauf. *I* Normaltyp; *II* linksseitig hoher Ursprung; *III* solitäre A. coronaria dextra; *IV* multiple Aa. coronariae

Die A. coronaria dextra entspringt vom Sinus aortae dexter, die A. coronaria sinistra vom Sinus aortae sinister. Die Valvulae semilunares verdecken den Ursprungsort teilweise oder ganz (Abb. 11/I).

Ursprungsvarianten entstehen entweder infolge des anomalen Ausgangs vom großen oder infolge des ektopischen Ursprungs vom kleinen Kreislauf.

1. Eine vom großen Kreislauf stammende Variante kann von der Aorta über den Valvulae ausgehen (Abb. 11/II). BRÜCKE (1885) hat dies in 4% der von ihm untersuchten Fälle festgestellt. Ein Ursprung 1—2 cm über den Valvulae kommt ebenfalls vor (ADACHI 1928; DOERR 1955). Bei einem Ursprung innerhalb des Sinus ist die Tiefenlokalisation verschieden. Bisweilen gehen beide Arterien von einem Sinus aus. In diesem Fall weicht auch der weitere Verlauf vom Normalen ab (WILSON 1965; BENSON und LACK 1968). Eine Herkunft aus dem hinteren Sinus ist gleichfalls möglich (WHITE und EDWARDS 1948). Außer einer Herkunft von der Aorta hat man noch den Ursprung von der A. subclavia, von der A. carotis communis (EVANS 1933) bzw. von der A. thoracica interna (ROBICSEK und Mitarbeiter 1967) beobachtet.

In der Anzahl der ausgehenden Arterien gibt es mitunter Abweichungen. Eine solitäre A. coronaria ist sehr selten (Abb. 11/III). Bis 1961 hat man in der Weltliteratur 70 Fälle mitgeteilt (LONGENECKER und Mitarbeiter 1961). SMITH (1950) teilt die anatomischen Verhältnisse der solitären A. coronaria in drei Gruppen ein: 1. Das Gefäß verläuft so wie die rechte bzw. linke Arterie (DAVIS 1962; VESTERMARK 1965); 2. nach kurzem Verlauf trennt sich das Gefäß in zwei regelrechte Kranzgefäße (LUSCHKA 1858; HALLMAN 1966); 3. atypischer Verlauf. In diesem Fall bilden das anomale Koronargefäß oder sein Zweig zuweilen eine Fistel mit einer der Kammern (MURRAY 1963).

Multiple Aa. coronariae bestehen zumeist aus akzessorischen kleinen Gefäßen (Abb. 11/IV; SYMMERS und CLAIR 1907; GROSS 1921; ADACHI 1928). Manchmal sind die überzähligen Gefäße gleichmäßig stark (SCHLESINGER 1949); sie kommen erheblich häufiger vor als solitäre Kranzgefäße (CASTELLANOS und Mitarbeiter 1953). MECKEL (zit. RAUBER-KOPSCH 1951) beschrieb eine vierfache Arterie. Meistens beobachtet man den doppelten Ursprung der A. coronaria dextra (DOERR 1955). Dreifacher Ursprung eines Koronargefäßes wird selten wahrgenommen (MASON und HUNTER 1937).

Der anomale Ursprung von Koronargefäßen im großen Kreislauf stellt eine normale Variante dar. Die Patienten können ein hohes Alter erreichen. Anomale Verbindungen mit den Herzhöhlen (EDWARDS 1958; NEIL und MOUNSEY 1958; NEUFELD und Mitarbeiter 1961) bringen jedoch ebensolche pathologische Verhältnisse zustande wie der Ursprung vom kleinen Kreislauf.

2. Der ektopische Ursprung vom kleinen Kreislauf kann vom Tr. pulmonalis ausgehen (BROOKS 1886). Die A. coronaria sinistra geht häufiger vom kleinen Kreislauf aus (BLAND und Mitarbeiter 1933; SABISTON 1960; JAMESON und Mitarbeiter 1963; WILDER und PERLMAN 1964; STEIN und Mitarbeiter 1965), zuweilen entspringt sie aber auch von der A. pulmonalis dextra (DUTRA 1950). Die A. coronaria dextra entspringt viel seltener vom kleinen Kreislauf (BLAND und Mitarbeiter 1933; PRIBBLE 1961; RANNINGER und Mitarbeiter 1967). Vom Ursprung beider Aa. coronariae vom Tr. pulmonalis sind nur einzelne Fälle bekannt (SOLOFF 1942; SZEDERKÉNYI und STECZIK 1964; FELDT und Mitarbeiter 1965). Einige Mitteilungen handeln vom ektopischen Ursprung der A. coronaria accessoria (HACKENSELLNER 1955).

Die vom kleinen Kreislauf ausgehenden Koronargefäße führen zu einer mehr oder weniger starken Kreislaufschädigung. Neben den Ursprungsvarianten der Kranzgefäße kommen eventuell noch Abweichungen in der Angioarchitektur vor: es entstehen Intimakissen oder miteinander kommunizierende Blindtaschen, die gegebenenfalls mit der Herzhöhle in Verbindung stehen (RUBLI 1933).

A. coronaria dextra (Abb. 12/2, 41 und 42/2, 44/10, 45/8, 46/11, 61/4). Nach dem Ursprung zieht sich das rechte Koronargefäß zwischen dem rechten

Herzohr und dem Tr. pulmonalis im Sulcus coronarius nach hinten. Anfangs hat das Gefäß ein Lumen von 3—4 mm. Nach Umgehung des Margo dexter gelangt es auf die Facies diaphragmatica und teilt sich an der Rückfläche der rechten Kammer in seine Endzweige. Es hat einen Durchmesser von 4 (1,5—5,5) mm (PAULIN 1964). Das Gefäß versorgt den rechten Vorhof, die rechte Kammer, das hintere Drittel des Septums und einen Teil des Conus arteriosus. Es hat folgende *Zweige*:

Der *R. interventricularis posterior* (Abb. 12/6, 41 und 42/6, 44/11, 45/10, 46/12) ist ein Endzweig des rechten Koronargefäßes, der sich im Sulcus desselben Namens zur Herzspitze hinzieht und unterschiedlich verläuft. Er gibt zahlreiche Zweige an den hinteren Abschnitt des Septum interventriculare ab.

Der *R. atrialis dexter posterior* (Abb. 12/8, 41 und 42/7) trennt sich meistens an der Rückfläche des rechten Herzohrs in zwei Äste, gelangt aber

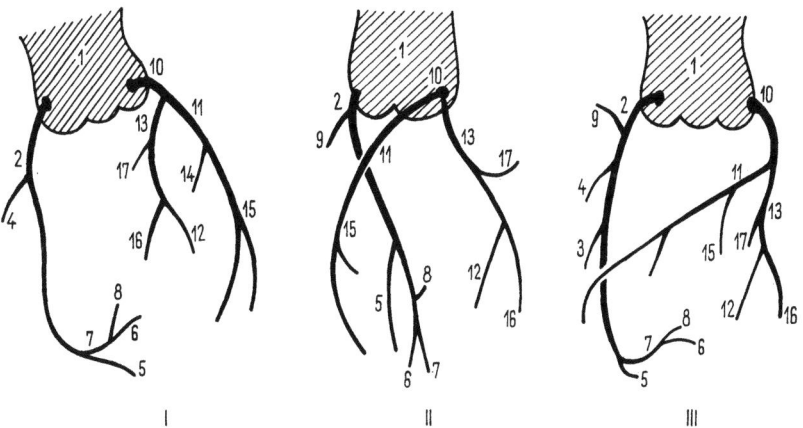

Abb. 12. Röntgenanatomie der Aa. coronariae in verschiedenen Projektionen. *I* a.-p.; *II* seitlich; *III* linke Schrägstellung; *1* Aorta; *2* A. coronaria dextra; *3* R. ventricularis dexter anterior; *4* R. atrialis dexter anterior; *5* R. marginalis dexter; *6* R. interventricularis posterior; *7* R. ventricularis sinister posterior; *8* R. atrialis dexter posterior; *9* R. coni pulmonalis dexter; *10* A. coronaria sinistra; *11* R. interventricularis anterior; *12* R. marginalis obtusus; *13* R. circumflexus; *14* R. coni pulmonalis sinister; *15* R. ventricularis sinister anterior; *16* R. auricularis sinister posterior; *17* R. auricularis sinister anterior

Der *R. atrialis dexter anterior* (Abb. 12/4, 41 und 42/3) geht kurz nach der Abgangsstelle des Hauptstammes zum rechten Herzohr und versorgt dessen Vorderfläche sowie die linke Seite der Rückfläche. In der Gegend des Sinusknotens anastomosiert er mit den Zweigen des linken Kranzgefäßes (HAYEK 1958), gibt aber auch an den kleineren Teil des Septum interatriale einen Zweig ab.

Der *R. ventricularis dexter anterior* (Abb. 12/3, 41 und 42/4) entspringt gegenüber der Herzohrarterie und teilt sich nach unten an der Vorderfläche der rechten Kammer. An den Conus arteriosus gibt er ebenfalls einen kleinen Seitenzweig ab (*R. coni pulmonalis dexter*; Abb. 12/9), der oft direkt von der Aorta ausgeht (BIANCHI, zit. HAYEK 1958). Die Endzweige gelangen bis zum Vorderteil des Septum interventriculare (PATURET 1958).

Der *R. marginalis dexter* (Abb. 12/5, 41 und 42/5) folgt dem rechten Herzrand und verläuft in Richtung des Apex cordis. Dieser Ramus stellt die stärkste Kollateralarterie des rechten Kranzgefäßes dar. Bevor er die Herzspitze erreicht, trennt er sich in einen vorderen und hinteren Teil.

Der *R. ventricularis dexter posterior* entspringt schon an der Rückseite des Sulcus coronarius und ist ein kleineres Gefäß, das oft fehlt.

zuweilen bis zu der zwischen den beiden Vv. cavae gelegenen Region (PATURET 1958).

Der *R. ventricularis sinister posterior* (Abb. 12/7, 41 und 42/8, 44/12, 45/9, 46/13) stellt den anderen Endzweig des Hauptstammes dar, der im Sinus coronarius nach links verläuft, zugleich aber einen zur diaphragmalen Oberfläche der linken Kammer gehenden Zweig abgibt.

A. coronaria sinistra (Abb. 12/10, 41 und 42/9, 44/13, 45/11, 46/14, 61/5). Nach seinem Ursprung verläuft das linke Koronargefäß zwischen dem Tr. pulmonalis und Auriculus sinister auf der Facies sternocostalis des Herzens, wo es sich in seine Zweige teilt. Im Anfangsabschnitt befindet sich eine Erweiterung, sonst hat es einen Durchmesser von 2—7 mm (PAULIN 1964). Der Hauptstamm ist 0,5—2 cm lang (PATURET 1958). HELLWING (1967) konstatierte eine Länge von mehr als 1 cm nur in 45% der Fälle. Das Gefäß versorgt die linke Kammer, den linken Vorhof, den größeren Teil des Septum interventriculare und die hintere größere Hälfte des Septum interatriale. Es hat folgende *Zweige*:

Der *R. interventricularis anterior* (Abb. 12/11, 41 and 42/10, 44/14, 45/12, 46/15, 57/6) teilt sich nach kurzem Verlauf in zwei Gefäße. Der kleinere

Zweig geht zur linken Seite des Conus pulmonalis (*R. coni pulmonalis sinister*; Abb. 12/14, 41 und 42/11), der größere im Sulcus interventricularis anterior zur Herzspitze, wo er nach hinten verläuft. Falls er gut entwickelt ist, vermag er $^2/_3$ der Rückseite zu versorgen.

Der *R. circumflexus* (Abb. 12/13, 41 und 42/13, 44/15, 45/13, 46/16, 57/5, 58/6) ist der andere, größere Zweig, der im Sulcus coronarius unter dem linken Herzohr zur Herzrückseite und hier abwärts verläuft. Er entspringt entweder selbständig von der Aorta oder vom rechten Koronargefäß (HACKENSELLNER 1955). Am Anfang weist der Ramus drei kleinere Zweige auf, die ziemlich konstant verlaufen, jedoch auch vom Hauptstamm entspringen können. Der *R. septi sinister anterior* (Abb. 41 und 42/14) liegt zwischen der Aorta und dem linken Vorhof und geht zum Septum. Der *R. atrialis sinister anterior* (Abb. 41 und 42/15) läuft aufwärts zur Vorderfläche des linken Vorhofs und begegnet dem entsprechenden Zweig des rechten Kranzgefäßes. Er nimmt an der Blutversorgung des Sinusknotens teil. Der *R. ventricularis sinister anterior* (Abb. 12/15, 41 und 42/16) teilt sich am Margo obtusus der linken Kammer. Die anderen Zweige zeigen einen konstanteren Ursprung als die vorigen, aber ein variableres Versorgungsgebiet. Der *R. auricularis sinister posterior* (Abb. 12/16, 41 und 42/17) ist ein kräftiger Zweig, der sich zwischen dem Herzohr und der V. pulmonalis superior sinistra zum Vorhof hinzieht und einen Seitenzweig zur V. cava superior abgibt (BELOU 1934). Zwischen den bilateralen Herzohrarterien entstehen Anastomosen. Der *R. atrialis sinister posterior* (Abb. 41 und 42/19) geht zum linken Vorhof, der *R. ventricularis sinister posterior* (Abb. 12/7, 41 und 42/18) zur Hinterwand der linken Kammer. Letzterer verläuft parallel zum Sulcus interventricularis posterior abwärts, erreicht aber nicht die Herzspitze. Er versorgt die oberen $^2/_3$ der Kammerwand.

Der *R. diagonalis* (*R. marginalis obtusus*; Abb. 12/12, 41 und 42/12, 44/16, 45/15) geht hinter dem Margo obtusus der linken Kammer abwärts und ist entweder ein Zweig des R. circumflexus oder kommt unmittelbar vom linken Koronargefäß. In diesem Fall spricht man von der Trifurkation der A. coronaria sinistra, die von CRAINICIANU (1922) zu 60%, von DI GUGLIELMO und GUTTADAURO (1954) zu 9,4% festgestellt wurde.

Das Versorgungsgebiet der Koronargefäße. Die oben beschriebene anatomische Lage und das Versorgungsgebiet der Koronargefäße beziehen sich auf den Fall, in dem diese annähernd gleich stark sind. Ist eine Koronararterie stärker angelegt als die andere, so ergeben sich verschiedene Versorgungstypen.

Vergleicht man den Entwicklungsgrad der Koronargefäße nach intravitaler Koronarographie, so lassen sich drei Typen unterscheiden (DI GUGLIELMO und GUTTADAURO 1954; DÜX und Mitarbeiter 1961, 1964; THURN und Mitarbeiter 1963; SCHAEDE 1963; HETTLER 1966).

Beim *Normaltyp* entspringt der R. interventricularis posterior von der A. coronaria dextra und verläuft bis zu $^3/_4$ an der oberen Hinterwand. Der R. interventricularis anterior umgeht die Herzspitze und versorgt den unteren $^1/_4$–$^1/_3$ Teil der Hinterwand. Der R. circumflexus ist stark entwickelt.

Beim *Linksversorgungstyp* verläuft der kräftig entwickelte R. circumflexus im Sulcus interventricularis posterior, und zwar auf einer längeren Strecke. Das Verhältnis zwischen dem R. interventricularis anterior und posterior verschiebt sich zugunsten des ersteren.

Den *Typ mit Rechtsversorgung* vermag man erheblich schwerer zu bestimmen. Der R. interventricularis posterior ist kräftig und geht bis zur Herzspitze, der R. interventricularis anterior ist kurz.

HETTLER (1966) beobachtete den Normaltyp in 79%, den Linksversorgungstyp in 17% und den Rechtsversorgungstyp in 4% der Fälle. PAULIN (1964) hat die Versorgung mit der Kaliberentwicklung verglichen. Identität konstatierte er in 26%, stärkere Linksversorgung in 66%, stärkere Rechtsversorgung in 8% der Fälle.

Die *Angioarchitektur* der Koronargefäße (Abb. 41, 42) ist in den einzelnen Herzregionen verschieden. Die reichhaltige Gefäßversorgung der *Kammern* geht von primären Seitenzweigen mit annähernd gleichem Durchmesser aus, die im Verhältnis zum Hauptstamm oberflächlich liegen. Im epikardialen Fettgewebe zeigen sie einen gewundenen Verlauf. Die sekundären Zweige dringen im rechten Winkel in die Herzmuskulatur ein, die tertiären teilen sich im spitzen Winkel. Letztere reichen schon bis zur Herzinnenhaut. Diese Gefäßanordnung ermöglicht die ungestörte Blutversorgung während der Kammersystole (WIGGERS 1954; THURN und Mitarbeiter 1963; KÁDÁR 1963). Im Kammerseptum sind die Teilungstypen von ähnlicher Art. Die zahlreichen präkapillar gelegenen Anastomosen vermögen einen guten Kollateralkreislauf zwischen den beiden Koronargefäßen aufrechtzuerhalten (NAGY 1949). In der Kammerwand unterscheidet ESTES (1966) zwei Gefäßtypen. Der eine verzweigt sich sogleich, der andere dringt ganz bis zum Endokard vor. Zwischen den Zweigen des letzteren gibt es zahlreiche Verbindungen.

Die *Vorhöfe* weisen eine erheblich spärlichere Blutversorgung auf. Die Nebenzweige tauchen mit spitzwinkliger Teilung gleichmäßig in die Tiefe.

Im Vorhofseptum umschmiegen die Zweige der beiden Koronargefäße bogenförmig die Fossa ovalis.

Die *Papillarmuskeln* sind von Gefäßen durchzogen, die am muskulären Abschnitt korkenzieherartigen, längs der Sehnenfäden geraden Verlauf zeigen. Diese Anordnung sichert eine einwandfreie Blutversorgung während der Kontraktion und Dehnung. Die Arterien der *Valvulae* treten von der Basis der Zipfel und den Sehnenfäden her in die Klappen ein. In den Präkapillaren befinden sich Intimakissen, die das Ruhestandslumen im Falle stärkerer Inanspruchnahme auf das Mehrfache erweitern.

Um den **Kollateralkreislauf** zu sichern, verbinden die Koronargefäße miteinander und mit ihrer Umgebung folgende Anastomosen:

1. Arterioarterielle Interkoronarverbindungen gibt es hauptsächlich in den Vorhofgefäßen (HAYEK 1958). Im Kammerseptum gewährleistet die große Zahl der präkapillaren Verbindungen trotz ihres engen Lumens einen einwandfreien regionären Kreislauf (NAGY 1949). Verbindungen zwischen den Zweigen der einzelnen Kranzgefäße sind auch im subepikardialen Fettgewebe wahrnehmbar. Morphologisch handelt es sich also bei den Koronargefäßen nicht um Endarterien (SPALTEHOLZ 1924).

2. Arterioarterielle Extrakoronaranastomosen sichern vor allem mit den Aa. bronchiales die Verbindung (VOSS 1856; ROBERTSON 1930). Zuweilen haben die Verbindungen einen Durchmesser von 2 mm. BJÖRK (1966) hat ihr Vorhandensein arteriographisch in 48% der Fälle nachgewiesen. MOBERG (1967) hat mit Hilfe der postmortalen Angiographie Verbindungen zumindest auf der Ebene der Präkapillaren festgestellt. Mitunter wird eine gute Durchblutung der Vorhofmuskulatur von einem gutentwickelten Seitenzweig der Aa. bronchiales (A. atrialis bronchialis) aufrechterhalten (PETELENZ 1965; DEBIEC 1967).

3. Mit den Vasa vasorum der großen Arterien und Venen sowie mit den Perikardgefäßen kann ein regionärer Kreislauf gleichfalls zustande kommen (HALPERN 1954).

4. Arteriovenöse Verbindungen in der Herzmuskulatur vermögen durch Eröffnung die Durchblutung zu beschleunigen (CORREIA 1939). Ihre regulierende Rolle gleicht derjenigen der sog. Sperrarterien; klinisch hat man sie weniger beobachtet.

Koronarographie. Der Röntgenuntersuchung von Koronargefäßen des Herzens sind Beobachtungen an Leichen vorangegangen (CZMÓR und URBÁNYI 1939; SCHOENMACKERS und VIETEN 1954). In vivo vermochten RADNER (1945) und JÖNSSON (1948) die Kranzgefäße darzustellen. Die anatomischen und physiologischen Beobachtungen wurden von zahlreichen Autoren mit der Klinik in Einklang gebracht (DI GUGLIELMO und GUTTADAURO 1954; DÜX und Mitarbeiter 1961; NORDENSTRÖM und Mitarbeiter 1962; THURN und Mitarbeiter 1963; PAULIN 1964; HETTLER 1965; DÜX 1967).

Am besten eignet sich für die Untersuchung die linke Schräg- und die linke Seitenlage. In der a.-p. Aufnahme kommt eine schwächere Auffüllung zustande als in der Seitenlage. SONES und SHIREY (1962) empfehlen die rechte und linke Schrägstellung sowie in Einzelfällen die p.-a. Projektion. In Anbetracht der veränderten Herzlage ergeben sich Unterschiede zwischen den intravitalen und postmortalen Koronarographien (DÜX 1967).

Die Aufnahme in **a.-p. Lage** (Abb. 12/I, 44) kann zur Ergänzung vorgenommen werden. Die Koronargefäße zeigen am rechten und linken Herzrand einen nach hinten gewundenen Verlauf. Die Zweige des *linken Koronargefäßes* (Abb. 12/10, 44/13) werden oft aufeinanderprojiziert. Auf die Lokalisation des *R. interventricularis anterior* (Abb. 12/11, 44/14) zum *R. circumflexus* (Abb. 12/13, 44/15) sind Form und Lage des Herzens von Einfluß.

Aus **seitlicher Richtung** (Abb. 12/II, 45) verläuft die *A. coronaria dextra* (Abb. 12/2, 45/8) abwärts und dann nach hinten. Sie kreuzt in ihrem Verlauf den von oben nach unten und vorn gehenden *R. interventricularis anterior* (Abb. 12/11, 45/12). Die Ursprungsstelle des *linken Koronargefäßes* (Abb. 12/10, 45/11) wird in den Bulbus aortae projiziert. Der *R. circumflexus* (Abb. 12/13, 45/13) verläuft am hinteren Rand der Herzkontur abwärts.

Die Untersuchung in **linker Schrägstellung** (Abb. 12/III, 46) ist auch bei postmortalen Untersuchungen für den Nachweis der A. coronaria dextra und ihrer Zweige am geeignetsten. Hierbei kommen auch der linke Hauptstamm des R. interventricularis anterior und der proximale Abschnitt des *R. circumflexus* (Abb. 12/13, 46/16) gut zur Darstellung. Die *A. coronaria dextra* (Abb. 12/2, 46/11) wird in die Vorderseite, die *A. coronaria sinistra* (Abb. 12/10, 46/14) in die Rückseite des Herzens projiziert. Der *R. interventricularis anterior* (Abb. 12/11, 46/15) kreuzt den Herzschatten von hinten nach vorn und schräg abwärts (GENSINI und Mitarbeiter 1967).

Die Herzvenen (Venae cordis)

Die eigenen Venen des Herzens münden unter Vermittlung des Sinus coronarius und zahlreicher kleinerer Venen teils in den rechten Vorhof, teils über die Vv. cordis minimae in alle vier Herzhöhlen (LAUX und MARCHAL 1948). Die großen Herzvenen verlaufen, vom viszeralen Perikard bedeckt, parallel zu den Arterien, aber oberflächlicher als diese

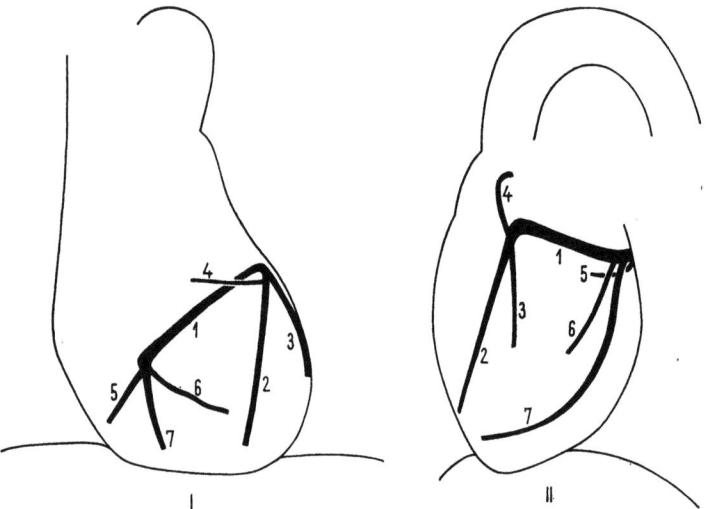

Abb. 13. Röntgenanatomie der Vv. cordis aus zwei Richtungen (aus G. G. GENSINI und Mitarbeiter: Anatomy of the coronary circulation in living man. In: Circulation *31*, 1965, 778). *I* a.-p.; *II* seitlich; *1* Sinus coronarius; *2* V. cordis magna; *3* V. diagonalis; *4* V. obliqua atrii sinistri; *5* V. cordis parva; *6* V. posterior ventriculi sinistri; *7* V. cordis media

(KÁDÁR 1956). In ihnen finden sich drei rudimentäre Klappen. Zwischen den Hauptvenen gibt es Anastomosen. Die Adventitia des Sinus coronarius besteht zum Teil aus der sich vom Vorhof hierher ziehenden Muskulatur, die daher mit der Adventitia eng zusammenhängt (BUCCIANTE 1940, zit. HAYEK 1953). Die phasische Entleerung des venösen Herzblutes steht im Einklang mit der aus dem Herzmuskel rhythmisch herausgepreßten Blutmenge (DI GIORGI und GENSINI 1965).

Der *Sinus coronarius* (Abb. 13/1, 43/5, 48/16) ist die große Sammelvene des Herzens, ein höhlenartiges Gefäß, das im Sulcus coronarius liegt. Zusammen mit der V. obliqua atrii sinistri entsteht er aus der sich normalerweise zurückentwickelnden V. cava superior sinistra (Ductus Cuvieri). Er verläuft von links nach rechts und mündet trichterartig in den rechten Vorhof, wobei er die direkte Fortsetzung der V. cordis magna bildet. Am Gefäß sieht man häufig Ausbuchtungen. An seiner Mündung befindet sich eine halbmondförmige Klappe (Valvula sinus coronarii [Thebesii]), die oft wegen ihres rudimentären Zustandes ungenügend funktioniert (MOCHIZUKI 1933). SARRAZIN (1965) hat ihr Vorhandensein in 71% der Fälle festgestellt. Den Übergang des Sinus in die V. cordis magna findet man an der Öffnung der V. obliqua atrii sinistri. Hier ist auch seine schwach entwickelte, oft fehlende Klappe (Valvula Vieussenii). Seine Länge beträgt 5 (3—7) cm, der längste Durchmesser 0,8—1 cm (CORDIER und HEFFEZ 1952). Er fehlt zuweilen bei Vorliegen der V. cava superior sinistra persistens (RAGHIB und Mitarbeiter 1965). In diesem Fall münden die Herzvenen gesondert in die Vorhöfe.

Die *V. cordis magna* (Abb. 13/2, 43/6, 52/8) fängt im Sulcus interventricularis anterior an, gelangt dann in den Sulcus coronarius, den sie umgeht, wonach sie an der Einmündung der V. obliqua atrii sinistri im Sinus coronarius weiterläuft. Ihre an der Herzspitze beginnende Wurzel geht niemals auf die dorsale Seite hinüber. An der Herzvorderseite sammelt sie die Kammervenen im allgemeinen aus vier Stämmen. Sie hat einen Durchmesser von 4—5 mm.

Die *V. cordis media* (Abb. 13/7, 43/9) verläuft im Sulcus interventricularis posterior aufwärts und mündet in die V. cordis magna oder in den Sinus coronarius. Selbständig pflegt sie nicht in den rechten Vorhof einzumünden. An ihrem proximalen Ende befindet sich meistens ihre Klappe (Valvula venae cordis mediae), ihr Anfang geht zumeist auf die Vorderseite hinüber, wo sie oft mit der V. cordis magna in Verbindung tritt (MOCHIZUKI 1933). Der größte Durchmesser der V. cordis media beträgt 5 mm.

Die *V. cordis parva* (Abb. 13/5) entspringt an der Vorderfläche der rechten Kammer, umgeht rechts den Sulcus coronarius und mündet in den Sinus coronarius. Das Gefäß ist ziemlich variabel, nach PATURET (1958) fehlt es in 40% der Fälle. Sehr selten mündet es unmittelbar in den rechten Vorhof (PARSONNET 1952).

Die *V. obliqua atrii sinistri (Marschalli)* (Abb. 13/4, 43/8) ist eine von der Rückseite des linken Vorhofs ausgehende kleine, 2 mm weite Vene, die an der Grenze des Sinus coronarius und der V. cordis magna in die großen Venen mündet.

Die *V. posterior ventriculi sinistri* (Abb. 13/6, 43/7) kommt von der Rückwand der linken Kammer und mündet in den Sinus coronarius oder in die V. cordis magna. Oft gibt es mehrere Venen.

Die *Vv. cordis anteriores* (Abb. 43/10) sammeln sich an der Vorderfläche der rechten Kammer und am rechten Vorhof, überbrücken den Sulcus coronarius und münden direkt in den rechten Vorhof. Ihre Zahl wechselt (1—6).

Bei den *Vv. cordis minimae (Thebesii)* handelt es sich um kleine Venen, die vom Myokard ausgehen und in sämtliche vier Herzhöhlen münden. Ihre Einmündungsöffnungen sind hauptsächlich an den Septen vorzufinden. Bei Insuffizienz der Koronargefäße kann in ihnen eine retrograde Strömung stattfinden (NAGY 1962).

Venographie. Der direkte Nachweis des venösen Herzkreislaufs ist in vivo durch Erhöhung des Intrabronchialdrucks möglich (BOEREMA und

BLICKMAN 1955). Bei Anwendung dieser Methode wird anläßlich der Koronarographie das sich im Herzmuskel kumulierte Kontrastmittel sichtbar (Myokardiographie), und auch die größeren Koronarvenen füllen sich an (NORDENSTRÖM und Mitarbeiter 1962). TORI (1952) hat die Koronarvenen durch retrograde Katheterisierung des Sinus coronarius angefüllt.

Für Röntgenaufnahmen *in vivo* ist nach GENSINI und Mitarbeiter (1963) die rechte Schrägstellung am zweckmäßigsten. Die anatomische Konfiguration zeigt erheblich weniger Abweichungen als bei den Arterien.

GENSINI und Mitarbeiter (1965) beschreiben die größeren Koronarvenen im **a.-p. Bild** (Abb. 13/I) ungefähr in einer zwei Dreiecken entsprechenden Lage. Der *Sinus coronarius* (Abb. 13/1) zieht sich schräg von der Projektion des linken Wirbelsäulenrandes nach links aufwärts, danach läßt sich die *V. cordis magna* (Abb. 13/2), steil abwärts gehend, bis zur Herzspitze verfolgen. Darunter und medial liegt die *V. cordis media* (Abb. 13/7).

Die *V. posterior ventriculi sinistri* (Abb. 13/6) befindet sich neben dem absteigenden Schenkel der V. cordis magna. Die *V. cordis parva* (Abb. 13/5) läuft von rechts zum Sinus coronarius. Die *V. obliqua atrii sinistri* (Abb. 13/4) mündet in das obere Ende des Sinus coronarius. Die kleineren Venen lassen sich schwerer beurteilen.

Aus **seitlicher Richtung** (Abb. 13/II) anastomosiert die in das vordere Ende des *Sinus coronarius* (Abb. 13/1) einmündende *V. cordis magna* (Abb. 13/2) an der Herzspitze meistens mit der *V. cordis media* (Abb. 13/7), die am hinteren Herzrand aufwärts verläuft. Die Kammervenen sind zwischen diesen drei Venen anzutreffen. Die Vorhofvenen werden über den Sinus coronarius projiziert.

Bei der *postmortalen Angiographie* (Abb. 43) gestaltet sich die Beurteilung wegen der gleichzeitig angefüllten Herzhöhlen schwieriger. Hierbei werden nur Einzelheiten des Venensystems sichtbar. Dem Zwerchfellstand bei der Leiche entsprechend, ändert sich die Projektion in gewisser Beziehung.

DIE THORAKALEN ARTERIEN DES KÖRPERKREISLAUFS. DIE THORAKALE AORTA UND IHRE ZWEIGE

Die Aorta entspringt am Ostium aortae von der linken Kammer und bildet den Anfang des großen Kreislaufs. Die physiologische Bedeutung der Aorta ergibt sich aus ihrer elastischen Wand, welche den Transport der in ihr enthaltenen Blutmenge während der Diastole ermöglicht. Anatomisch teilt man sie — ihrer topographischen Lage entsprechend — in drei Abschnitte ein: Aorta ascendens, Arcus aortae und Aorta descendens (Aorta thoracica + Aorta abdominalis).

Aorta ascendens

In Höhe des Ursprungs der Aorta ascendens (Abb. 37/15, 38/14, 39/15, 40/7, 44/7, 45/5, 46/8, 57/7, 58/8, 59/6, 60/7) befindet sich eine Erweiterung (Bulbus aortae), die von taschenartigen Sinus (Sinus dexter, sinister et posterior) gebildet wird. Im Verhältnis zur vorderen Thoraxwand fällt die Projektion der Aorta ascendens auf das linke 3. Sternokostalgelenk. Von ihrem Ursprung verläuft sie nach rechts, aufwärts und vorn bis zur Linie des rechten 2. Sternokostalgelenks, wo sie in den Arcus aortae übergeht. Vor ihrem Anfang befindet sich der Tr. pulmonalis, rechts von diesem die Auricula dextra, links und hinter ihr der linke Vorhof. Ihrem weiteren Verlauf folgt bis zum Ende die V. cava superior. Der Tr. pulmonalis gelangt auf die linke Seite der Aorta ascendens. Dahinter liegt die A. pulmonalis dextra, vor ihr das Sternum, welches am unteren Abschnitt die Pleura, am oberen die Thymusdrüse von ihr trennen. Die Aorta ascendens liegt im ganzen intraperikardial. Im Erwachsenenalter ist ihr oberes Ende etwas weiter. Die Aorta ascendens hat eine Länge von 5—6 cm, einen Durchmesser von 3—3,5 cm (PATURET 1958). Vom Sinus aortae dexter geht die A. coronaria dextra, vom Sinus aortae sinister die A. coronaria sinistra aus.

Arcus aortae

Der Arcus aortae (Abb. 37/16, 38/15, 39/16, 40/8, 44/8, 45/6, 46/9, 57/8, 58/9, 59/7, 60/8) stellt die Fortsetzung der Aorta ascendens dar und beginnt hinter dem rechten 2. Sternokostalgelenk an der perikardialen Umschlagfalte. Im ganzen Verlauf zeigt er eine gebogene, aufwärts konvexe Form. Vom Ursprung aufwärts wendet er sich nach links und hinten, geht dann nach unten in die Aorta descendens über. Der höchste Punkt des Bogens befindet sich hinter dem Manubrium sterni, 2,5 cm unter der Incisura sterni. Ziemlich selten gelangt er über den oberen Rand des Sternums (DEFFRENNE und VERNEY 1968). Seinen Anfangsabschnitt verdeckt vorn die rechte Lunge bzw. das Pleurablatt. Später kreuzt die V. brachiocephalica sinistra den Arcus quer zu seinem Lumen. Seine Rückfläche liegt vor der Trachea und verursacht an dieser eine Impression. Kaudal von ihm verläuft rechts von der Mittellinie die A. pulmonalis dextra. Links von der Mittellinie zieht sich darunter der linke Hauptbronchus zum Hilus hin. Der N. vagus liegt vor dem Bogen, der N. recurrens sinister wendet sich unter dem Arcus zurück. Hinter der Rückfläche liegen linksseitig außer der Trachea noch der Ösophagus und der Ductus thoracicus. Seiner linken Seite schmiegen sich die V. hemiazygos accessoria und der N. phrenicus sinister an. Hier steht der Arcus mit dem Sulcus aorticus der linken Lunge in Kontakt. An der Vorderfläche findet man 1—1,5 cm distal vom Ursprung der A. subclavia sinistra das Rudiment des embryonalen Ductus arteriosus, das Ligamentum arteriosum, das den Arcus mit der A. pulmonalis sinistra verbindet. Nach der Geburt wird dieser Abschnitt enger (Isthmus aortae), doch gleicht sich diese Verengung später wieder aus. Der Aortenbogen wird mitgebildet und in seiner anatomischen Lage fixiert durch die sich anschließende Aorta descendens, die von ihm ausgehenden Gefäße und durch die an der Wirbelsäule fixierte Fascia endothoracica an den Hals bzw. an das obere Mediastinum (HAYEK 1958). Die Projektion seines Anfangsabschnitts fällt auf den 2.—3., die des distalen Abschnitts auf den 3.—4. Th.-Wirbel. Der Arcus aortae ist 5—6 cm lang und hat am Anfang einen Durchmesser von 2,1—3,0, am Ende von 1,7—2,5 cm (ADACHI 1928; NAGY 1962).

Zweige. An der Wölbung des Arcus aortae treten über dem Perikardrand als erstes Gefäß der Tr. brachiocephalicus, als zweites die A. carotis communis sinistra heraus. Letztere geht von der Mitte der Bogenwölbung aus und befindet sich näher zum Tr. brachiocephalicus als zum dritten Zweig. Die A. subclavia sinistra bildet den letzten Arcuszweig; sie entspringt am hinteren Rand der Bogenwölbung. Zwischen ihr und der A. carotis communis sinistra beträgt der Abstand im allgemeinen 1 bis 1,5 cm.

Der **Tr. brachiocephalicus** (Abb. 37/18, 38/17, 39/18, 40/10, 44/17, 45/16, 46/17, 57/10, 58/11, 59/9, 60/10) stellt den ersten und ventralsten, zugleich den dicksten Zweig des Arcus aortae dar und entspringt etwa 1—1,5 cm über der Umschlagfalte des Perikards. Kaum einige mm distal vom Truncus geht die A. carotis communis sinistra aus. Der Tr. brachiocephalicus geht schräg nach rechts und oben und teilt sich dann in Höhe des rechten Sternoklavikulargelenks in die A. subclavia dextra und A. carotis communis dextra. Seinen Anfangsabschnitt kreuzt vorn schräg die V. brachiocephalica sinistra, links von der Arterie sind die A. carotis communis sinistra, rechts die V. brachiocephalica dextra anzutreffen. Hinter dem Truncus und links zieht sich die Trachea abwärts. Der Tr. brachiocephalicus ist 3—5 cm lang und hat einen Durchmesser von 1—1,3 cm (ADACHI 1928; PATURET 1958).

Nebenzweige sind im allgemeinen nicht vorhanden. Bei Vorhandensein der A. thyroidea ima geht diese Variante häufig vom Tr. brachiocephalicus aus.

Auf der *nativen Röntgenaufnahme* vermag man den vorderen Rand des Tr. brachiocephalicus aus der **I. Schrägaufnahme** (Abb. 38/17) sowie aus der **seitlichen Projektion** (Abb. 40/10) zu differenzieren. In der **II. Schrägstellung** (Abb. 39/18) kreuzt der zuvorderst liegende Tr. brachiocephalicus im Sternumschatten schräg die V. brachiocephalica sinistra. Vor seinem vorderen Rand liegt — annähernd parallel zu ihm — die V. brachiocephalica dextra. Nach *Kontrastauffüllung* ist das schräg von links nach rechts und oben verlaufende Gefäß in der **a.-p. Aufnahme** (Abb. 44/17) in der Projektion der rechten Seite des 3.—4. Th.-Wirbels zu sehen. In der I. Schrägaufnahme wird er mit den anderen beiden großen Gefäßen zusammenprojiziert und läßt sich von diesen nicht differenzieren. In der **II. Schrägstellung** (Abb. 46/17) vermag man alle drei Gefäße gesondert zu beurteilen. In **seitlicher Richtung** (Abb. 45/16) werden die ersten beiden Gefäße zumeist aufeinanderprojiziert; getrennt sieht man nur die A. subclavia sinistra.

Die *A. thyroidea ima* ist ein überzähliges Gefäß, das nach einigen Autoren (ADACHI 1928; RAUBER–KOPSCH 1951) in 10%, nach anderen (LIECHTY und Mitarbeiter 1957; PONTES 1963) nur in 0,6—1% der Fälle vorkommt. Sie entspringt am häufigsten vom Arcus aortae oder vom Tr. brachiocephalicus, seltener von der A. carotis communis dextra, A. thoracica interna, A. subclavia dextra, A. thyroidea inferior oder vom Tr. thyrocervicalis. PONTES (1963) hat ihre Anwesenheit bei 500 Untersuchungen zu 0,6% in singulärer Form und zu 0,4% in multipler Form festgestellt. Das Gefäß verläuft längs der V. thyroidea ima zum unteren Schilddrüsenpol. Wenn es vorhanden ist, können die Aa. thyroideae inferiores ganz oder teilweise fehlen.

Zahlreiche **Varianten des Aortenbogens und seiner Hauptzweige** sind beobachtet worden. Hierbei handelt es sich um Regelwidrigkeiten, die auf irgendeiner Veränderung in der komplizierten Entwicklung der Aorta beruhen und die entweder

Varianten darstellen, die keine klinischen Beschwerden verursachen, oder Anomalien, die mit pathologischen Veränderungen einhergehen. Die Differenzierung gestaltet sich mitunter schwierig. Von den transponierten Ursprungsanomalien der Aorta sowie von ihren Verbindungen mit dem kleinen Kreislauf ist hier nicht die Rede. Die Kombination der atypischen Veränderungen ergibt zahlreiche Möglichkeiten. Während die Varianten des Bogens mit dem ordnungswidrigen Ursprung der Zweige einhergehen können, entstehen Variationen der Zweige auch bei einem normalen Bogen.

sion, die beim Trinken von Kontraststoff nachgewiesen werden kann (FRANKE 1950). Die Rechtsbiegung kommt entweder oben in Höhe des Arcus oder tiefer hinter der Bifurcatio tracheae zustande. Trotz der nach rechts gehenden Aorta descendens können die Hauptzweige des Bogens normal entspringen. Die A. subclavia dextra bzw. der Tr. brachiocephalicus dexter geht zuweilen als letzter Zweig von der Aorta aus dem Ursprung der Aorta descendens ab.

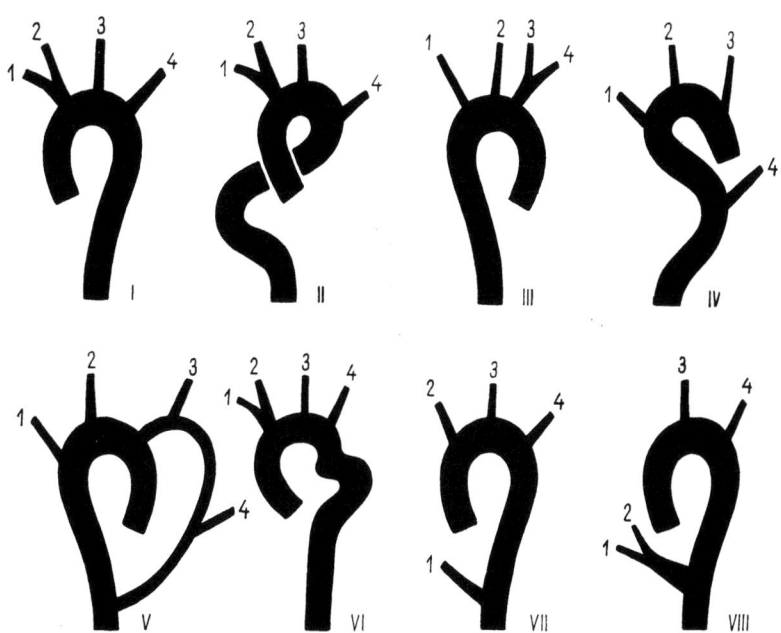

Abb. 14. Häufige Varianten des Arcus aortae und der außerhalb seiner Konvexität entspringenden großen Gefäße. *I* Normaltyp; *II* Arcus aortae circumflexus sinister; *III* Arcus aortae dexter (Situs inversus aortae); *IV* Arcus aortae circumflexus dexter; *V* Arcus aortae duplex; *VI* Pseudocoarctatio aortae; *VII* A. lusoria dextra; *VIII* linksseitiger Tr. brachiocephalicus dexter; *1* A. subclavia dextra; *2* A. carotis communis dextra; *3* A. carotis communis sinistra; *4* A. subclavia sinistra

Die Varianten des Arcus aortae. 1. Normaltyp (Abb. 14/I): Zwischen der 2. und 6. embryonalen Woche persistiert mit der Herzentwicklung die linksseitige vierte Arterie der sich gleichzeitig entwickelnden Kiemenbogenarterien, wodurch der linksseitige Aortenbogen mit typischer Gefäßverteilung entsteht, der in 83—85% der Fälle vorkommt (ADACHI 1928; PONTES 1963).

2. Arcus aortae circumflexus sinister (Abb. 14/II): Der Aortenbogen ist normal, aber die Aorta descendens steigt rechtsseitig herab. Die Aorta descendens gelangt hinter dem Ösophagus auf die rechte Seite (EDWARDS 1948; GROB 1949). Die primitiven Aortenwurzeln vereinigen sich in diesem Fall paramediastinal. Im Röntgenbild ist ein normaler Aortenknopf zu sehen, die Aorta descendens wird aber rechts randbildend. Am Ösophagus entsteht hinten an der Aortenkreuzung eine Impres-

3. Der Arcus aortae dexter hat zwei Formen.
a) Situs inversus aortae (Abb. 14/III): Persistiert der rechtsseitige vierte Bogen, so liegt der Aortenbogen auf der rechten Seite. Verläuft die Aorta descendens in der rechten Thoraxhälfte, so entsteht ihr normales Spiegelbild. In diesem Fall entspringen die Zweige entweder normal, oder ihre Ursprungsreihenfolge ändert sich (FRAY 1936; THURNER 1951). In beiden Fällen umschließt das den schwach nach links verlaufenden Ösophagus kreuzende Gefäß (Tr. brachiocephalicus sinister bzw. A. subclavia sinistra = A. lusoria sinistra) angesichts seiner retroösophagealen Lokalisation mit der Aorta ascendens die Trachea und den Ösophagus, so daß Kompressionssymptome entstehen können (GROLLMAN und Mitarbeiter 1968). Am Ursprung der Gefäße tritt bisweilen eine divertikelartige Erweiterung auf (KEATS und MARTT 1962; ZDANSKY 1962), die mitunter an der Wurzel des Ligamentum arteriosum zu-

Stande kommt (WHEELER und KEATS 1963). Das Ligamentum arteriosum verbindet die A. pulmonalis sinistra mit der A. subclavia sinistra. Bei der Röntgenuntersuchung beobachtet man bei Vorhandensein eines rechtsseitigen Arcus aortae von links eine Einengung des Ösophagus. Die einzelnen Zweige des Aortenbogens vermag man nur mit Hilfe der Angiographie zu identifizieren.

*b)*Arcus aortae circumflexus dexter (Abb. 14/IV): Wendet sich die Aorta descendens bei Vorhandensein des rechtsseitigen Aortenbogens nach links, so zeigt sie zwischen Wirbelsäule und Ösophagus eine Biegung. Bisweilen kommen Kreuzungen zwischen Ösophagus und Trachea vor (GROB 1949; ÁLMOS und LÓNYAI 1962). Die Aorta weist eine komplizierte dreifache Krümmung auf. Die erste entspricht dem Arcus, die zweite der sich nach links biegenden Aorta descendens, die dritte kommt durch die Hinwendung des Aortenbogens zur Mittellinie (BEDFORD und PARKINSON 1936; FRANKE 1950). In diesem Fall reicht der Bogen manchmal erheblich über die Incisura jugularis (BENDER und Mitarbeiter 1964). Die Ursprungsreihenfolge der Hauptzweige zeigt hierbei verschiedene Variationen. Bei der Röntgenuntersuchung ist der Aortenknopf rechts zu sehen, die Aorta descendens sieht man dagegen links. Am Ösophagus befindet sich hinten eine Impression. Die sich nach links neigende Aorta descendens vermag man aus der rechten Schrägstellung deutlich zu beobachten. Unter dem linken Schlüsselbein verläuft der dort sichtbare, sich abwärts windende Aortenschatten in Höhe der Bifurkation wieder zur Mittellinie (ZDANSKY 1962).

4. Arcus aortae duplex (Abb. 14/V): Falls sich der Aortenring ungehemmt entwickelt, bleiben beide Aortenbögen erhalten. Dieser doppelte Bogen umschmiegt Trachea und Ösophagus, seltener nur die Trachea. Die Veränderung wird sehr selten beobachtet und gesellt sich kaum zu anderen Anomalien (SNELLING und ERB 1933; EXALTO und Mitarbeiter 1950; KIS-VÁRDAY 1963). Äußerst selten bilden die beiden Bögen einen gleichmäßig entwickelten Gefäßring (NEUHEUSER 1946), häufiger ist der eine Bogen — hauptsächlich der rechte — stärker entwickelt, der andere dagegen nur rudimentär (ARKIN 1936). Bei der Röntgenuntersuchung können im Falle symmetrischer Entwicklung des doppelten Aortenbogens der doppelte Aortenknopf und die Trachea sowie die Ösophagusstenose nachgewiesen werden. Wenn die Bogen ungleichmäßig entwickelt sind, so steigt die Aorta descendens entweder am Abschnitt mit entwickeltem Bogen oder auf der anderen Seite herab (ZDANSKY 1962).

5. Fehlen des Aortenbogens: Die Aorta ascendens entspringt von der linken Kammer, die Aorta descendens stellt dagegen die Fortsetzung des Ductus arteriosus dar; ein Arcus kommt daher nicht zustande (ADACHI 1928), was einer partiellen Transposition des großen Gefäßes entspricht.

6. Isthmusstenosis aortae (Coarctatio): Die regionäre partielle Stenose des Aortenisthmus geht mit pathologischen Kreislaufverhältnissen einher und zählt zu den Anomalien.

7. Pseudocoarctatio aortae (Arcus aortae bicurvatus; Abb. 14/VI): Die sich vom Aortenisthmus nach hinten wendende Aorta descendens bildet einen zweiten Bogen, der sich mit einer Krümmung im unteren Abschnitt des absteigenden Schenkels fortsetzt. Sofern diese Veränderung nicht mit einer Stenose verknüpft ist, handelt es sich um eine anatomische Variante. Bei der Röntgenuntersuchung vermag man unter Beobachtung des nach hinten gehenden, sich vorwölbenden Abschnitts unter den Aortenknopf auf Grund einer gut exponierten Aufnahme oder mit Hilfe der Aortographie die Diagnose zu stellen. Das Bild tritt sehr selten zutage (SONDERS und Mitarbeiter 1951; STEINBERG 1962; SIMAY und Mitarbeiter 1967).

Ursprungsvarianten der Hauptzweige des Aortenbogens. I. Außerhalb der Aortenkonvexität entspringende große Gefäße. 1. Linksseitige A. subclavia dextra (A. lusoria dextra; Abb. 14/VII): Die A. subclavia dextra entspringt an der Grenze des Aortenbogens und der Aorta descendens, und zwar ist sie am Ausgangspunkt häufig divertikelartig erweitert. Hinter dem Ösophagus, bisweilen zwischen diesem und der Trachea, verläuft sie schräg nach rechts und aufwärts (SCHMIDT 1957). Die Veränderung kennt man seit langer Zeit (BAYFORD 1789), sie kommt in etwa 0,5—2% der Fälle vor (ADACHI 1928; HAYEK 1958). In einem ansehnlichen Teil der Fälle verursacht sie keine Beschwerden, mitunter jedoch Schluckstörungen (Dysphagia lusoria: HOLZAPFEL 1899). Im Röntgenbild ist bei der Kontrastmitteluntersuchung des Ösophagus neben dem vorspringenden Aortenbogen unter dem Aortenknopf eine Impression an der Speiseröhre zu beobachten.

2. Linksseitiger Tr. brachiocephalicus dexter (Abb. 14/VIII): Entspringt der Tr. brachiocephalicus dexter als letzter Zweig des Aortenbogens, so vermag man ihn nur mittels Angiographie zu diagnostizieren (GROSSE-BROCKHOFF und Mitarbeiter 1954). Die Impression am Ösophagus fällt hierbei in den Bereich, wo der linke Hauptbronchus physiologisch eine ähnliche Abweichung herbeiführen kann (ZDANSKY 1962).

II. An der Konvexität des Arcus aortae entspringende große Gefäße. 1. Normaltyp (Abb. 15/I): An der Konvexität des Arcus aortae entspringen die drei großen Gefäße in nachstehender Reihenfolge: Tr. brachiocephalicus, A. carotis communis sinistra, A. subclavia sinistra. Diese Variante findet man in 83—85% der Fälle (ADACHI 1928; PONTES 1963). Eine Abweichung vom Normaltyp manifestiert sich in einer Verringerung der Gefäßzahl, in der Verschmelzung mehrerer Gefäße oder im

5. Tr. bicaroticus (Abb. 15/V): Die beiden Aa. carotis communis entspringen gemeinsam in der Mittellinie, die Aa. subclaviae beidseitig gesondert.

6. Alle vier Gefäße entspringen gesondert (Abb. 15/VI): Der Tr. brachiocephalicus fehlt (ALEKSANDROWICZ 1967).

7. Die A. vertebralis sinistra geht von der Aorta aus (Abb. 15/VII): Sie entspringt zwischen der A. carotis communis sinistra und der A. subclavia. Vom Arcus gehen vier Gefäße aus. Die Häufigkeit

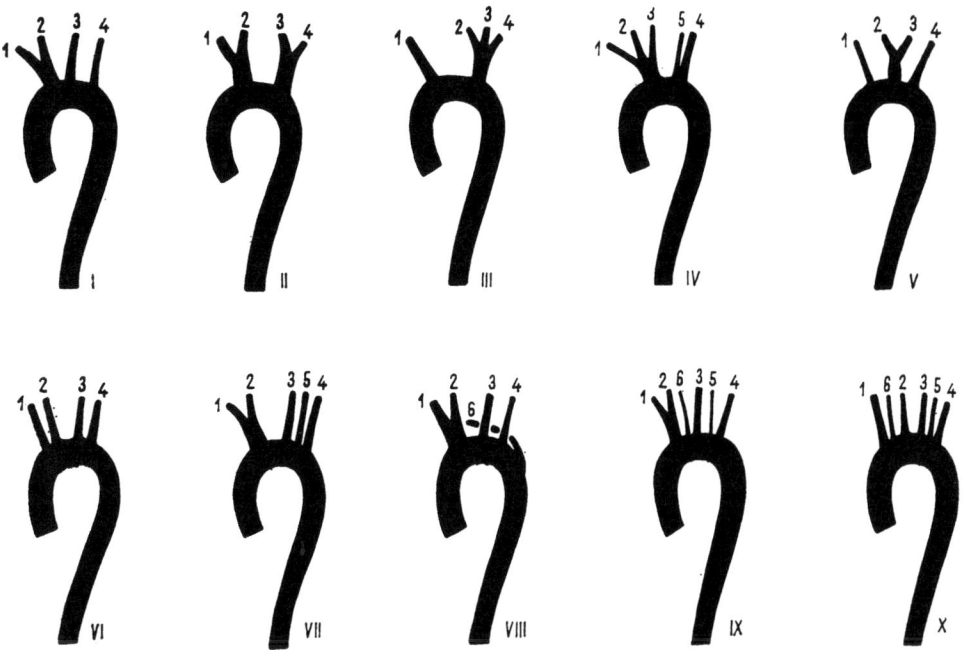

Abb. 15. Varianten der an der Konvexität des Arcus aortae entspringenden großen Gefäße. *I* Normaltyp; *II* Trunc brachiocephalici duplices; *III* Tr. bicaroticosubclavius sinister; *IV* Tr. bicaroticosubclavius dexter; *V* Tr. bicaroticus; *VI* sämtliche vier Gefäße entspringen gesondert; *VII* die A. vertebralis sinistra geht von der Aorta aus; *VIII* die A. vertebralis dextra geht von der Aorta aus; *IX* beide Aa. vertebrales entspringen von der Aorta; *X* von der Aorta entspringen sechs Gefäße; *1* A. subclavia dextra; *2* A. carotis communis dextra; *3* A. carotis communis sinistra; *4* A. subclavia sinistra; *5* A. vertebralis sinistra; *6* A. vertebralis dextra

Wachstum der Zahlen. Eventuell gehen noch andere Gefäße von der Aorta aus. Es gibt zwei bis sechs Variationsmöglichkeiten und ihre Kombinationen (LIECHTY und Mitarbeiter 1957; JUNGBLUT 1966).

2. Trunci brachiocephalici duplices (Abb. 15/II): Die vier Hauptgefäße entspringen von den beiden symmetrischen Trunci brachiocephalici.

3. Tr. bicaroticosubclavius sinister (Abb. 15/III): Die rechte A. subclavia entspringt allein, die anderen Gefäße entspringen gemeinsam.

4. Tr. bicaroticosubclavius dexter (Abb. 15/IV): Tr. brachiocephalicus und A. carotis communis sinistra entspringen gemeinsam. Zwischen diesem Gefäß und der A. subclavia sinistra befindet sich die A. vertebralis sinistra als selbständiger Zweig. Diese Form stellt die häufigste Variante dar; sie ist in 10% der Fälle vorzufinden (ADACHI 1928).

dieser Variante beträgt 4,3% (ADACHI 1928). Die selbständig entspringende A. vertebralis sinistra geht selten hinter der A. subclavia sinistra vom Aortenbogen ab.

8. Die A. vertebralis dextra entspringt als letzter Zweig der Aorta hinter der A. subclavia sinistra (Abb. 15/VIII) und verläuft schräg auf die andere Seite (KRAUSE 1880, zit. ADACHI 1928).

9. Die Aa. vertebrales entspringen von der Aorta zu beiden Seiten der von der Mittellinie ausgehenden A. carotis communis sinistra (Abb. 15/IX).

10. Von der Aorta entspringen sechs Gefäße (Abb. 15/X): Der Tr. brachiocephalicus ist nicht vorhanden, die Aa. vertebrales entspringen selbständig.

11. Als überzählige Gefäße entspringen von der Aorta die A. thyroidea ima in 0,6%, die A. thoracica interna in 0,2%, die A. thymica in 0,2% der Fälle und die Aa. musculares (PONTES 1963).

Aorta descendens (thoracica)

Der thorakale Abschnitt der Aorta descendens, die Aorta thoracica (Abb. 37/17, 38/16, 39/17, 40/9, 44/9, 45/7, 46/10, 57/9, 58/10, 59/8, 60/9), bildet die Fortsetzung des Arcus aortae, der in Höhe des linken Randes des 4. Th.-Wirbels endet. In ihrem ganzen Verlauf geht sie abwärts, sich etwas schräg der Mittellinie nähernd. Während ihr oberes Ende 2—2,5 cm seitlich von der Medianebene liegt, ist ihr über dem Diaphragma befindlicher Abschnitt in der Mittellinie anzutreffen (PATURET 1958). Sie liegt im Mediastinum posterius hinter dem Ösophagus bzw. im oberen Abschnitt etwas links von diesem. Am Hiatus aorticus des Zwerchfells geht sie in Höhe des 12. Th.-Wirbels als Aorta abdominalis in die Bauchhöhle weiter.

Hinter der Aorta befindet sich die Wirbelsäule, an die sie von der Fascia endothoracica fixiert wird. Zwischen ihr und der Wirbelsäule liegen Zweige der V. hemiazygos. Vor dem Initialabschnitt sieht man den linken Hauptbronchus, über dem die A. pulmonalis sinistra und unter dem die V. pulmonalis sinistra inferior die Aorta thoracica kreuzt. Ihr Mittelabschnitt ist von der vor ihr liegenden linken Kammer und dem linken Vorhof durch das Perikard getrennt. Links von ihr liegen der Sulcus aorticus der linken Lunge, an der rechten Seite am oberen Abschnitt der Ösophagus, weiter unten die V. azygos in lockerem Bindegewebe. Die Speiseröhre liegt zunächst rechts vor ihr und kreuzt sie dann vorn. Das Diaphragma wird schon links vorn vor der Aorta vom Ösophagus durchbohrt. Den Aortenverlauf umgibt das Geflecht des Plexus aorticus. Die Aorta thoracica ist 30 cm lang und hat einen Durchmesser von 2,5 cm (PATURET 1958).

Die Aorta thoracica hat folgende *Zweige*: Im Hinblick auf ihre enge Beziehung zum kleinen Kreislauf werden die *Rr. bronchiales* im Zusammenhang mit diesem beschrieben.

Die *Rr. esophagei* (Abb. 16/6, 44/31, 45/28) entspringen in wechselnder Zahl von der Vorderwand der thorakalen Aorta. SHAPIRO und ROBILLARD (1950) unterscheiden kurze und lange Arterien, die sich nach 3—5 cm, nachdem sie die Rückwand des Ösophagus erreicht haben, in einen aszendierenden und deszendierenden Zweig teilen. Von den langen Arterien entspringt eine in Höhe des 7., die andere in Höhe des 9. Th.-Wirbels (ANSON 1951). Die Gefäße, welche die segmentale Versorgung des Ösophagus gewährleisten (A. pharyngea ascendens, A. thyroidea inferior, A. gastrica sinistra, A. lienalis), stehen unter Vermittlung eines submukösen Arteriengeflechtes in enger Verbindung miteinander (PÓKA und NAGY 1952). Die A. bronchialis sinistra nimmt ebenfalls an der Blut-

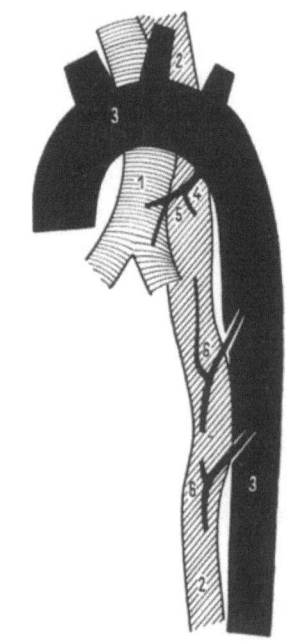

Abb. 16. Die Arterien des thorakalen Ösophagusabschnitts aus der II. Schrägstellung. *1* Trachea; *2* Esophagus; *3* Aorta; *4* R. bronchialis sinister; *5* R. esophageus (vom R. bronchialis sinister); *6* Rr. esophagei

versorgung des Ösophagus teil. Die reichhaltige arterielle Versorgung ist imstande, einen Kollateralkreislauf aufrechtzuerhalten, obschon die Blutversorgung bei Insuffizienz mehrerer größerer Gefäßstämme bereits unzureichend wird (NAGY 1962). Mittels Angiographie vermag man die Gefäße des thorakalen Ösophagusabschnitts durch Untersuchung aus den beiden Schrägstellungen nachzuweisen. Größere Gefäßstämme füllen sich meistens in Höhe des 7.—9. Th.-Segments an.

Die zur Perikardrückseite verlaufenden winzigen Zweige, *Rr. pericardiaci*, vermag man mit Hilfe der Angiographie kaum darzustellen.

Bei den *Aa. intercostales posteriores* (Abb. 17/2, 44/32, 45/29, 46/28) handelt es sich um Gefäße, die paarweise von der Rückseite ausgehen und im 3.—11. Interkostalraum verlaufen. Eine ähnliche Lage zeigt die *A. subcostalis* unter der 12. Rippe. Die Arterien gehen zwischen der Vene und den Nervengebilden im Sulkus der Rippen bzw. zwischen den äußeren und inneren Interkostalmuskeln die Rippenbogen entlang. Die rechtsseitigen sind etwas länger, weil sie, vor der Wirbelsäule laufend, den eigenen Interkostalraum erreichen müssen. Unterdes verlaufen sie hinter dem Ösophagus, Ductus thoracicus, der V. azygos und dem Tr. sympathicus. Die linksseitigen liegen hinter der V. hemiazygos. Die Endzweige treten mit der A. thoracica interna in Verbindung und bilden so einen arteriellen Ring (Abb. 17), der einen guten Kollateralkreislauf ermöglicht. Der Durchmesser

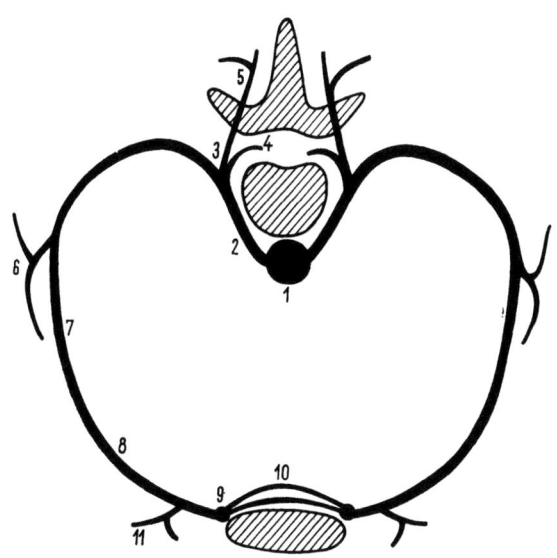

Abb. 17. Der Arterienring der Aa. intercostales im mittleren Thoraxdrittel. *1* Aorta; *2* A. intercostalis posterior; *3* R. dorsalis; *4* R. spinalis; *5* R. cutaneus medialis et lateralis; *6* R. cutaneus lateralis; *7* R. collateralis; *8* R. intercostalis anterior; *9* A. thoracica interna; *10* Rr. sternales; *11* Rr. perforantes

der Aa. intercostales posteriores ist durchschnittlich 2 mm. Varianten treten hauptsächlich in longitudinalen Anastomosen im oberen Thoraxabschnitt in Erscheinung (ENNABLI 1967). Das rechte vierte Gefäß gibt in 80% der Fälle einen Zweig an die rechte A. bronchialis ab (PATURET 1958). Bisweilen entspringen zwei Interkostalgefäße mit gemeinsamem Stamm.

Die Aa. intercostales haben folgende *Zweige*: Der *R. dorsalis* (Abb. 17/3, 44/33, 45/30, 46/29) windet sich längs der Wirbelkörper nach hinten und teilt sich nach kurzem Verlauf in zwei Zweige. Der *R. spinalis* (Abb. 17/4) tritt am entsprechenden Foramen vertebrale in den Wirbelkanal und dort mit den Aa. spinales in Verbindung. *R. cutaneus medialis* (Abb. 17/5) und *lateralis* (Abb. 17/6, 44/34, 46/30) enden in den Muskeln und in der Haut. Der laterale Abschnitt beteiligt sich an der Blutversorgung der Mamma. Die Endzweige (*Rr. collaterales;* Abb. 17/7, 44/35, 45/31, 46/31) verlaufen bogenförmig nach vorn und treten mit den Rr. intercostales anteriores in Verbindung, woran auch ein ähnlicher Zweig der A. intercostalis suprema beteiligt ist. Die untersten drei Gefäße stehen in der Bauchwand mit der A. epigastrica superior und A. musculophrenica in Verbindung.

Für den *röntgenologischen Nachweis* der Hauptstämme ist die **a.-p. Aufnahme** (Abb. 44) am geeignetsten. Das Verhältnis der Gefäße zu den Rippen sowie die hintere Hälfte der Rr. collaterales und die Rr. cutanei laterales sind hier gut nachweisbar. Den R. dorsalis sieht man im Hinblick auf seinen fast sagittalen Verlauf nur undeutlich.

In der **seitlichen Projektion** (Abb. 45) sind neben dem bogenförmigen Verlauf der Hauptstämme auch die hinteren Zweige zu erkennen, obschon die zu beiden Seiten aufeinanderprojizierten Gefäßstämme den Überblick erschweren. Für den Nachweis des hinteren Zweiges und zur einwandfreien Darstellung der einzelnen Seitenzweige empfehlen wir, Aufnahmen aus den beiden **Schrägstellungen** (Abb. 46) zu machen, weil sich so die zur Wirbelsäule gehenden Zweige vorzüglich abzeichnen.

Bei den *Aa. phrenicae superiores* handelt es sich um zwei, bisweilen drei Gefäßstämme, die vom untersten Abschnitt der Aorta thoracica ausgehen und sich an der hinteren oberen Zwerchfellseite teilen. In der a.-p. Röntgenaufnahme sind sie besser nachweisbar als von der Seite.

Die Röntgenanatomie der thorakalen Aorta

Die röntgenanatomischen Verhältnisse untersucht man in p.-a. Aufnahmen sowie in der I. und II. Schrägstellung.

In der **p.-a. Aufnahme** (Abb. 37) wird von der Aorta lediglich die linke Bogenhälfte und der Anfang der Aorta descendens randbildend, indem sie den ersten Bogen des Mittelschattens ergeben, den man als *Aortenknopf* (Abb. 37/16) bezeichnet. Anatomisch entspricht dieses Gebiet dem Isthmus und liegt zwischen dem medialen Ende des linken Schlüsselbeins und dem Schatten des Tr. pulmonalis. Vom Aortenknopf abwärts sieht man, etwas zur Wirbelsäule konvergierend, den Rand der *Aorta descendens* (Abb. 37/17) mit geradem Saum. Über dem oberen Rand der thorakalen Aorta ist gelegentlich die A. subclavia sinistra zu sehen, die entlang dem Mediastinum einen lateralwärts konkaven Rand bildet. Die *Aorta ascendens* (Abb. 37/15) vermag man in dieser Projektion nicht zu beurteilen. Gegebenenfalls in Abhängigkeit von konstitutionellen Faktoren geht ihr rechter Rand über die V. cava superior hinaus, die den rechten oberen Bogen bildet.

In der **I. Schrägstellung** (Abb. 38) ist über dem Tr. pulmonalis der sich nach oben und hinten ziehende Vorderrand der *Aorta ascendens* (Abb. 38/14) zu beobachten. Das obere Ende verliert sich im Schatten der V. brachiocephalica sinistra. Der hintere Rand der Aorta ascendens verschmilzt mit der Umgebung. Von der *Aorta descendens* (Abb. 38/16) sieht man den vorderen Rand vor der Wirbelsäule.

In der **II. Schrägstellung** (Abb. 39) bildet die vom oberen Herzschattenende aufwärts ziehende *Aorta ascendens* (Abb. 39/15) einen scharfen Rand. Ihr Schatten wird mit dem der V. cava superior

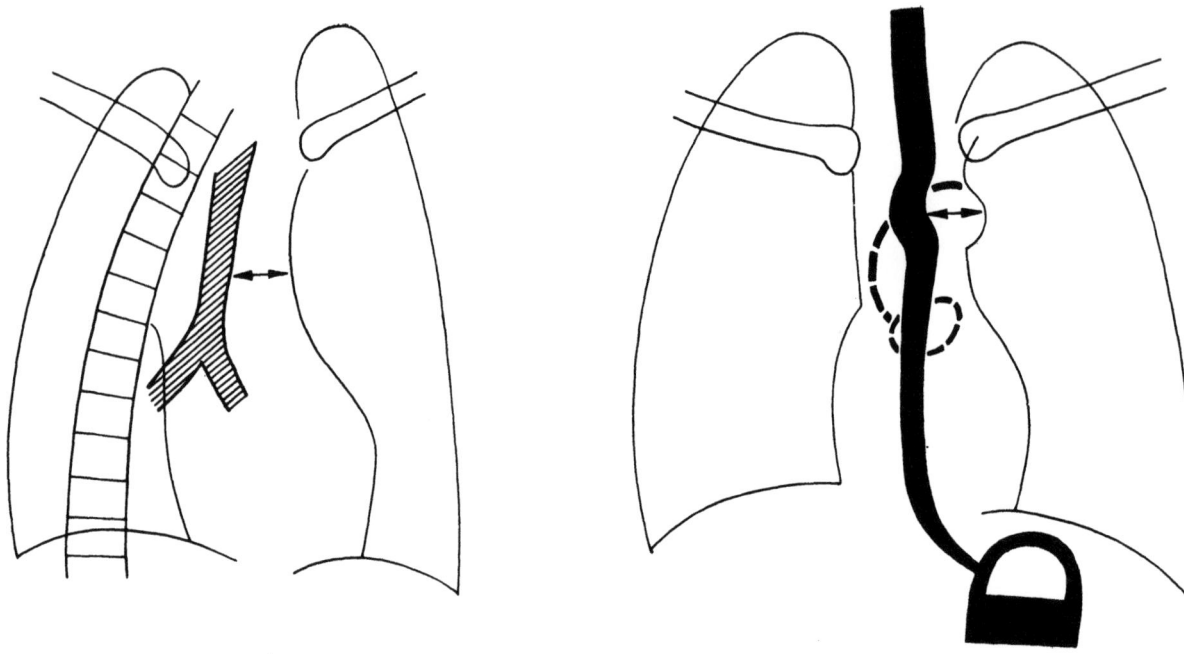

Abb. 18. Methoden zur Messung der Aorta. *I* in I. Schrägstellung (nach ASSMANN); *II* p.-a. (nach KREUZFUCHS)

und A. pulmonalis dextra zusammenprojiziert, und fällt bei starker Drehung vor diese Gefäße. Der rechte Rand setzt sich in gebogener Form im Arcus fort. Der obere Teil des linken Randes grenzt sich scharf von der Trachea und dem rechten Hauptbronchus ab. Den kaudalen Rand vermag man nicht von der A. pulmonalis dextra und den Vv. pulmonales dextrae zu trennen. Die Weite des oberen Abschnitts der Aorta ascendens kann man richtig beurteilen, wenn sich der hintere Rand und der vordere Rand der Trachea gerade berühren. Der Anfangsabschnitt des *Arcus aortae* (Abb. 39/16) läßt sich wegen des von ihm ausgehenden Tr. brachiocephalicus und der dahinter befindlichen Weichteile von seiner Umgebung nicht abgrenzen. Im weiteren Verlauf vermag man angesichts des hellen Tracheastreifens die Bogenweite wieder zu differenzieren. Am schärfsten zeichnet sich der obere Rand des hinteren Arkusabschnitts ab. Dieser Bereich stellt den nach dem Ursprung der A. subclavia sinistra gelegenen Abschnitt dar. Manchmal sieht man nicht nur diesen, sondern auch den Schatten der in die Trachea projizierten A. carotis communis sinistra. In den hinteren $^2/_3$ des Bogens zeichnet sich der untere Rand wegen der benachbarten Weichteile nicht ab. Der hintere Rand der *Aorta descendens* (Abb. 39/17) läßt sich in der Projektion des vorderen Wirbelsäulenrandes, den konstitutionellen und altersbedingten Gegebenheiten entsprechend, auf längerer Strecke verfolgen. Der vordere Rand zeichnet sich erheblich seltener ab. In dieser Schrägstellung gewinnt man somit einen Überblick über die ganze thorakale Aorta.

Verfahren zur Aortenmessung

Die Weite der Aorta können wir *direkt* in einer solchen Projektion bestimmen, in der das Gefäß in ganzer Breite zu sehen ist. Bei der *indirekten* Bestimmung setzen wir einen gut differenzierbaren Abschnitt ins Verhältnis zu irgendeiner anderen fixen Linie. ASSMANN (1934) hat Untersuchungen aus der I. und II. Schrägstellung vorgenommen. In der I. Schrägstellung (Abb. 18/I) bestimmte er an der Grenze von Aorta ascendens und Arkus den Abstand zwischen dem äußeren Aortenrand und der Trachea. VAQUEZ und BORDET (1928) ermittelten in der p.-a. Projektion den Abstand vom Rand des Aortenknopfes sowie vom Rand der Aorta ascendens zur Mittellinie. KREUZFUCHS (1936) bestimmte nach Kontrastmittelauffüllung des Ösophagus den Abstand zwischen dem lateralen Rand des Aortenknopfes und der Impression an der Speiseröhre (Abb. 18/II). Nach seinen Ermittlungen betrug diese Breite bei Erwachsenen im Alter von 20—50 Jahren 2—2,5 cm, bei Kindern im Alter von 5 Jahren 1 cm, im Alter von 10 Jahren 1,3 cm. FLEISCHNER (1926) und ZDANSKY (1932) modifizierten die KREUZFUCHSsche Methode. Sie empfehlen die Linksdrehung des Patienten, wenn der fragliche Abschnitt des Aortenknopfes nicht in Strahlenrichtung fällt. In dieser Stellung nehmen sie die Messung vor.

Die beschriebenen Aortenmessungen weisen den gemeinsamen Nachteil auf, daß sie im Falle von Aortenbogenvarianten nur in Einzelfällen anwendbar sind. Diesen Mangel eliminiert die Aortographie, mit deren Hilfe die ganze thorakale Aorta objektiv bestimmt werden kann. Angesichts ihrer einfachen Durchführbarkeit ist die modifizierte KREUZFUCHSsche Aortenmeßmethode jedoch auch heute noch ein vorteilhaftes Verfahren.

Physiologische Veränderungen der Röntgenmorphologie

Von Einfluß auf die röntgenanatomischen Verhältnisse der Aorta sind unter physiologischen Bedingungen die Pulsation und Weite, der Zwerchfellstand sowie die alters- und geschlechtsbedingten Unterschiede.

Die am Aortenknopf wahrnehmbare *Pulsation* besteht in der Systole aus lebhafter, expansiver Erweiterung, in der Diastole aus langsamer Zusammenziehung. In der Systole weicht der Aortenknopf nach oben und links aus. Beeinflußt werden die Amplituden vom Zwerchfellstand bzw. von der Windkesselfunktion der Aorta.

Von Einfluß auf die *Aortenweite* sind laut ZDANSKY (1962) die durchströmende Blutmenge, der Aorteninnendruck, die Elastizität der Wand und der Tonus der Muskulatur. Die hypoplastische Aorta (Aorta angusta) stellt eine kongenitale Veränderung dar, bei der die ganze Aorta schmaler ist. Diese Variante kann nur dann nachgewiesen werden, wenn die Aorta in horizontaler Körperlage erheblich schmaler ist als normalerweise (REUTERWALL 1922; ZDANSKY 1962). Die diffus weite Aorta stellt keine anatomische Variante dar, sondern beruht auf einem pathologischen Prozeß.

Bei hohem *Zwerchfellstand* hebt sich die ganze Aorta an, ihr Bogen kommt höher zu liegen. Die Aorta ascendens und descendens verschieben sich seitwärts. So wird die Aorta ascendens rechtsseitig randbildend, während linksseitig die Aorta descendens den oberen Rand des Mittelschattens auf längerer Strecke verbreitert. Das distale Arkusdrittel dreht sich etwas in Querrichtung. So ahmt das Röntgenbild eine weitere Aorta nach. Bei der Untersuchung aus der II. Schrägstellung nähert sich die das Bild eines »Hirtenstabes« zeigende Aorta gleichzeitig der Halbkreisform. Bei tiefem Zwerchfellstand dehnen sich die Aorta ascendens und descendens in Richtung der Längsachse des Körpers. Die Aorta nimmt einen steileren Stand ein. Bei der p.-a. Untersuchung mutet die Aorta im ganzen schmaler an, der Aortenknopf wird weniger randbildend.

Altersfaktoren. Mit zunehmendem Alter steht das Zwerchfell tiefer, indessen erscheint die Aorta paradoxerweise nicht schmaler, sondern weiter. So geht im höheren Alter der Rand der Aorta ascendens im p.-a. Bild oft über den Schatten der V. cava superior hinaus (HOLZMANN 1952).

Geschlechtsbedingte Unterschiede. Im Hinblick auf den verhältnismäßig höheren Zwerchfellstand erscheint bei Frauen die Aorta weiter im Vergleich zu der bei Männern.

Aortographie

Erstmals ist die Kontrastmitteluntersuchung der Aorta von CASTELLANOS und Mitarbeitern (1937) im Rahmen der Angiokardiographie ausgeführt worden. Die selektive Auffüllung der thorakalen Aorta und ihrer Zweige, die Aortographie, wurde erstmalig von JÖNSSON und Mitarbeitern (1951) vorgenommen. Das Verfahren ausgearbeitet und seinen Anwendungsbereich genau umgrenzt hat JANKER (1955).

Bei der *postmortalen Angiographie* befindet sich in der **a.-p. Aufnahme** (Abb. 44, 57, 59) der *Bulbus aortae* (Abb. 44/6, 57/4) rechts und um $1/2$ Interkostalraum tiefer als der Anfang des Tr. pulmonalis. Die *Aorta ascendens* (Abb. 44/7, 57/7, 59/6) verläuft nach rechts und oben und setzt sich hinter dem Sternalende der rechten 2. Rippe im Arcus fort. Im Hinblick auf ihre anatomische Lage erscheint sie in dieser Projektion etwas kürzer, als sie in Wirklichkeit ist. Wegen der fast sagittalen Lage des *Arcus aortae* (Abb. 44/8, 57/8, 59/7) werden die drei großen Gefäße nebeneinanderprojiziert. Zuerst sieht man den nach rechts und oben gehenden *Tr. brachiocephalicus* (Abb. 44/17, 57/10, 59/9). Daneben liegt die *A. carotis communis sinistra* (Abb. 44/18, 57/11, 59/13), die auf die linke Tracheaseite projiziert wird und steil aufwärts verläuft. Als letzte entspringt die *A. subclavia sinistra* (Abb. 44/19, 57/12, 59/11). Die beiden letztgenannten Gefäße verlaufen auf einer Strecke von einigen Zentimetern parallel nebeneinander. Der Aortenbogen erstreckt sich vom Sternalende der rechten 2. Rippe bis zum linken Rand des 4. Th.-Wirbels. Sein letzter Abschnitt bildet einen Teil des in der nativen Aufnahme sichtbaren Aortenknopfes. Die *Aorta descendens* (Abb. 44/9, 57/9, 59/8) zieht sich vom linken Rand des 4. Th.-Wirbels nach rechts und abwärts in Richtung des Zwerchfells.

Auf der **seitlichen Aufnahme** (Abb. 45, 58, 60) ist der bogenförmige Anfang des *Bulbus aortae* (Abb. 45/4, 58/5), der Lokalisation der Semilunarklappen entsprechend, zu sehen. Die *Aorta ascendens* (Abb. 45/5, 58/8, 60/7) wendet sich steil aufwärts und etwas nach hinten. Der *Arcus aortae* (Abb. 45/6, 58/9, 60/8) ist auch in dieser Projektion verkürzt, weil seine Wendung von rechts nach links in eine Ebene projiziert wird. *Tr. brachiocephalicus* (Abb. 45/16, 58/11, 60/10) und *A. carotis* *communis sinistra* (Abb. 45/18, 58/11, 60/10) vermag man nicht zu differenzieren, während die *A. subclavia sinistra* (Abb. 45/19, 58/14, 60/11) hinter sie projiziert wird. Der Bogen nähert sich der Wirbelsäule, dann geht die *Aorta descendens* (Abb. 45/7, 58/10, 60/9) vom unteren Rand des 4. Th.-Wirbels längs des vorderen Wirbelsäulenrandes abwärts und schräg etwas nach vorn. Am Diaphragma ist das Gebiet zwischen Aorta und Wirbelsäule um etwa 1,5 cm weiter als der obere Abschnitt.

In der **II. Schrägstellung** (Abb. 46) liegt der ganze thorakale Aortenabschnitt parallel zur Ebene des Röntgenfilms, so daß sich die charakteristische Hirtenstabform vollständig abzeichnet. Vom *Bulbus aortae* (Abb. 46/7) wendet sich die *Aorta ascendens* (Abb. 46/8) etwas aufwärts und nach vorn. Die vom *Arcus aortae* (Abb. 46/9) ausgehenden drei großen Gefäße lassen sich unterscheiden. Die *Aorta descendens* (Abb. 46/10) zieht sich in der Projektion des rechten Wirbelsäulenrandes abwärts und etwas nach vorn. Der schmale Abschnitt, gebildet vom Isthmus aortae an der Grenze des Aortenbogens und der Aorta descendens, ist meist leicht erkennbar.

DIE THORAKALEN VENEN DES KÖRPERKREISLAUFS. DAS SYSTEM DER VENA CAVA SUPERIOR UND VENA AZYGOS

Vena cava superior

Die V. cava superior (Abb. 37/2, 38/2, 39/2, 47/10, 48/8, 55/10, 56/10) entsteht aus dem Zusammenfluß der Vv. brachiocephalicae, sammelt die Venen der oberen Körperhälfte und mündet in den rechten Vorhof. Sie befindet sich im vorderen Teil des oberen Mediastinums. Die obere Hälfte wird vorn vom Bindegewebe verdeckt, die untere liegt im Perikardsack. Vom Ausgangspunkt verläuft sie, einen sehr schwachen konvexen Bogen nach rechts bildend, in Richtung des Herzens. Links von ihr liegen die Aorta ascendens und der Anfangsabschnitt des Arcus aortae, rechts der rechte obere Lungenlappen, hinter ihr oben die A. pulmonalis dextra, weiter unten die V. pulmonalis superior dextra. Vorn, in ihrer unteren Hälfte, wird sie vom Perikard, innerhalb dessen vom rechten Herzohr, am oberen Abschnitt von mediastinalem Bindegewebe verdeckt. An der Rückseite, über dem Perikardrand, mündet die V. azygos in die V. cava superior. Die obere Hohlvene enthält keine Klappen. Die Herzmuskulatur zieht sich in den unteren Abschnitt der Hohlvene hinein. Die V. cava superior ist 6—8 cm lang und hat einen Durchmesser von 1,5—2,2 cm (PATURET 1958). Die Projektion der V. cava superior an der vorderen Thoraxwand geht vom Sternalende der rechten 1. Rippe parasternal bis zum Sternalende der 3. Rippe (HAYEK 1958).

Varianten. Bleiben der linke Ductus Cuvieri und der Anfangsabschnitt der V. cardinalis superior sinistra erhalten, so findet sich die V. cava superior doppelt (V. cava superior sinistra persistens; Abb. 19, 221/7). Diese Form stellt eine der häufigsten Varianten des Venensystems dar und kommt in 1—3% der Fälle vor (DREWES und SELING 1966). Das etwa kleinfingerweite Gefäß bildet die Fortsetzung der V. brachiocephalica sinistra, verläuft vor dem Aortenbogen und Lungenhilus und gelangt bis zum Perikard. Es kann auf verschiedene Weise münden. Zwischen den beiden Vv. cavae kann eine Verbindung bestehen (V. jugularis transversa). Die rechtsseitige V. cava fehlt manchmal (GROSSE-BROCKHOFF und Mitarbeiter 1960). Andere Herzentwicklungsstörungen sind: der Vorhofseptumdefekt (WINTER 1954), die Transposition der Pulmonalvenen (GENSINI und Mitarbeiter 1959), bilaterale Persistenz der V. azygos (GLASGOW 1963), gleichzeitiges Vorhandensein von Varianten der V. cava inferior (DERRA und Mitarbeiter 1965) sowie eine Verdoppelung der V. subclavia (DREWES und SELING 1966). Bei Dextrokardie ist in 40% der Fälle die V. cava superior sinistra persistens anzutreffen (CAMPBELL und DEUCHAR 1954).

Je nach Lage der Einmündung der V. cava superior sinistra persistens kommen am häufigsten folgende Möglichkeiten in Betracht (DOERR 1955):

1. Sie mündet in das linke Herzohr (Abb. 19/I), wozu sich meist andere Mißbildungen gesellen (FRIEDLICH und Mitarbeiter 1950). Normale Kreislaufverhältnisse liegen nur dann vor, wenn die überzählige Vene sehr dünn ist.

2. Die Einmündung in den Sinus coronarius (Abb. 19/II) ist am häufigsten anzutreffen. Unter normalen hämodynamischen Verhältnissen verursacht dieser Zustand keine pathologische Abweichung (BEUREN 1966). Mitunter mündet die Vene in den rechten Vorhof (ZÁGREANU und Mitarbeiter 1964).

3. Die in den verschlossenen Sinus coronarius (Abb. 19/III) mündende persistierende Vene entleert sich unter Vermittlung der gleichzeitig vorhandenen V. jugularis transversa in die rechtsseitige V. cava (REED 1938).

4. Sie mündet unter normalen Kreislaufverhältnissen in die V. cava inferior (Abb. 19/IV; HAGEDORN 1954).

5. Die Vene mündet anstatt der typischen V. cava superior allein in den rechten Vorhof ein (Abb. 19/V). Eine regelrechte Strömung kann nur im Falle einer ausreichenden Anastomose stattfinden (GOERTTLER 1958). Hierbei findet man am unteren Abschnitt der V. cava superior dextra nur ein obliteriertes Bündel.

6. Bei Situs inversus (Abb. 19/VI) ist die linksseitige V. cava normal, die rechte dagegen die Variante (HALPERT und COMAN 1930). Bei Lävokardie kann sich die persistierende Vene zuweilen in den linken Vorhof ergießen (BEUREN 1966).

7. Das gleichzeitige Vorkommen anderer Anomalien führt zu zahlreichen Möglichkeiten, die bereits mit Herzentwicklungsanomalien einhergehen. Erwähnt sei noch die Einmündung in die Lungenvenen (GARDNER und ORAM 1953) und in die V. portae (CHLYVITCH 1932).

Als *Zweige* der V. cava superior münden in sie kleinere Venen *(Vv. pericardiacae, Vv. mediastinales)* und bisweilen die *V. thoracica interna dextra*. Am wichtigsten ist die immer vorhandene *V. azygos*, die eine Verbindung zwischen der oberen und unteren Hohlvene zustande bringt.

Röntgenanatomie. In der **p.-a. Aufnahme** (Abb. 37) bildet die *V. cava superior* (Abb. 37/2) den rechten oberen Bogen des Mittelschattens. Der rechte Rand kann von einer breiteren Aorta verdeckt werden. Den rechten Rand der die Fortsetzung bildenden V. brachiocephalica dextra vermag man stets zu sehen. Wenn die V. cava superior sinistra persistens vorhanden und ziemlich dick ist, so nimmt man eine Verbreiterung des linken Mediastinalrandes und venöse Pulsation wahr (HOLZMANN 1952). In der **I. Schrägstellung** (Abb. 38) liegen das untere Drittel der V. cava superior zwischen der Aorta ascendens und descendens, das mittlere Drittel vor dem Arcus aortae, das obere Drittel über dem Bogen. In der **II. Schrägstellung** (Abb. 39) verdeckt die Aorta ascendens den größten Teil, nur der kleine Abschnitt unter der Einmündung der Vv. brachiocephalicae ist, vom Manubrium sterni verdeckt, zu sehen. In **Seitenansicht** (Abb. 40) läßt sich die von der Aorta ascendens verdeckte obere Hohlvene in den Weichteilen nicht beurteilen. Eventuell sieht man die Einmündung der Vv. brachiocephalicae.

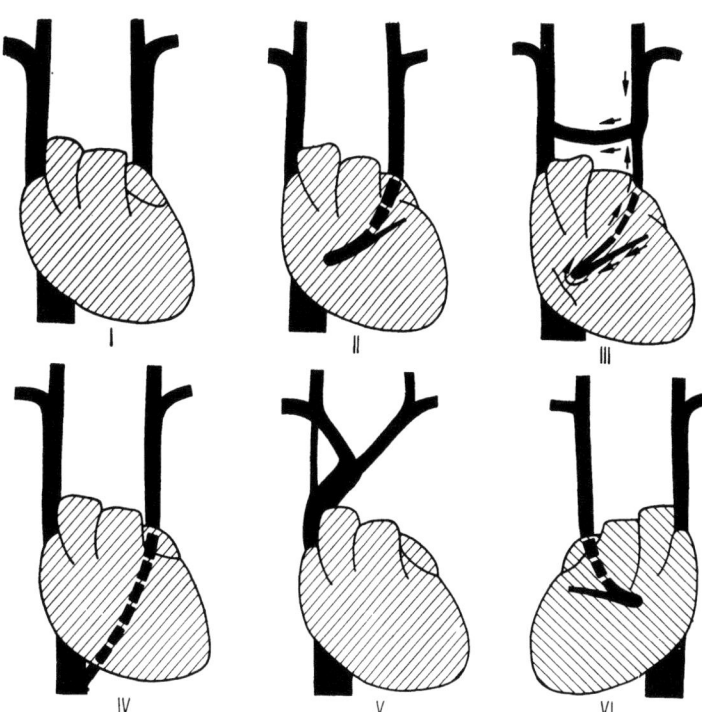

Abb. 19. Einmündungsvarianten der V. cava superior sinistra persistens. *I* Linkes Herzohr; *II* Sinus coronarius; *III* obliterierter Sinus coronarius (Strömung über die Anastomose); *IV* V. cava inferior; *V* in den rechten Vorhof (V. cava superior obliteriert); *VI* Situs inversus (die linke V. cava superior normal, die rechte überzählig)

Die an der V. cava superior wahrnehmbare *Pulsation* zeigt einerseits venösen, andererseits arteriellen Typ. Sofern sie von der Aorta ascendens verdeckt ist, sieht man ihre Pulsation nicht.

Das System der Vena azygos und Vena hemiazygos

In der Bauchhöhle entspringen die V. azygos und hemiazygos zu beiden Seiten der lumbalen Wirbelsäule als *Vv. lumbales ascendentes*. Letztere sind durch die querlaufenden *Vv. lumbales* verbunden. Die Vv. lumbales ascendentes gelangen zwischen den Zwerchfellschenkeln in den Thorax. Von hier ab nennt man die rechtsseitige V. azygos, die linksseitige V. hemiazygos. In der Bauchhöhle sind mehrfache Verbindungen zur V. cava inferior vorhanden.

Die V. azygos (Abb. 20/1, 47/13, 48/9, 49/4, 55/13, 56/13) geht vor dem rechten Wirbelsäulenrand im hinteren Mediastinum steil aufwärts. SZÜCS (1964) hat bei der Azygographie ihren Verlauf in 50% der Fälle rechtsseitig, in 36% in der Mitte und in 14% linksseitig beobachtet. Die V. azygos kreuzt die Aa. intercostales posteriores vorn. Links von ihr liegen die Aorta und der Ductus thoracicus, rechts das sympathische Grenzbündel. In Höhe des 4.–5. Th.-Wirbelkörpers wendet sie sich leicht gebogen nach rechts, dann im rechten Winkel nach vorn, verläuft über dem rechten Hauptbronchus und mündet unmittelbar über der Perikardbiegung in die V. cava superior. Hier findet sich eine Klappe. Die Vene ist 20—25 cm lang und hat einen Durchmesser von 0,4—1 cm (PATURET 1958).

Die **V. hemiazygos** (Abb. 20/2, 49/5) läuft an der linken Seite der Wirbelsäule hinter der Aorta aufwärts, wendet sich in Höhe des 6.--9. Th.-Wirbels nach rechts und mündet in die V. azygos. Gelegentlich wendet sie sich vor der Aorta nach

stehen unter Vermittlung der Plexus venosi vertebrales externi et interni in Verbindung mit den anderen Venengeflechten der Wirbelsäule. Die Thoraxwandzweige sammeln das Blut der Interkostalräume. Rechtsseitig nimmt die V. azygos die oberen drei Venen mit gemeinsamem Gefäßstamm (*V. intercostalis superior dextra*; Abb. 48/11) auf. Die übrigen Venen münden direkt in den Hauptstamm. Linksseitig münden die oberen 4—6 Gefäße in die V. hemiazygos accessoria, die unteren in die V. hemiazygos. Die mittleren Venen münden über Querverbindungen direkt in

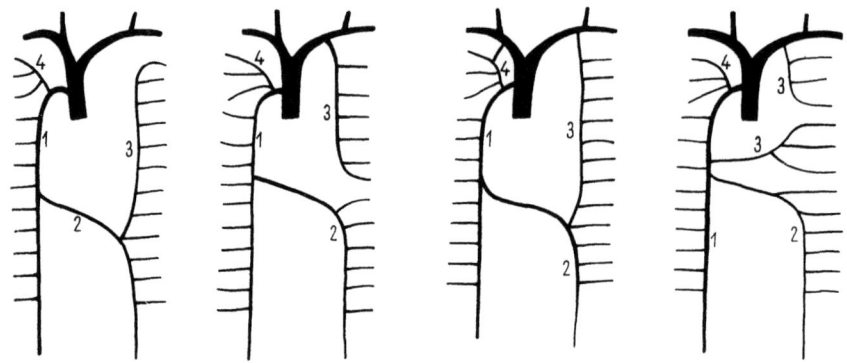

Abb. 20. Häufige Varianten der V. hemiazygos. *1* V. azygos; *2* V. hemiazygos; *3* V. hemiazygos accessoria; *4* V. intercostalis superior dextra

rechts. Das Blut des linken oberen Thoraxquadranten sammelt die *V. hemiazygos accessoria* (Abb. 20/3), die einen sehr variablen Verlauf zeigt. Die V. azygos und V. hemiazygos sind durch eine oder mehrere Queranastomosen verbunden.

Varianten des Azygossystems. Bei anomalem Verlauf gelangt die V. azygos, den rechten oberen Lungenlappen überquerend, zur V. cava superior (WRISBERG 1778, zit. SZÜCS 1964). Nach SCHINZ und Mitarbeitern (1952) findet man in 0,5% der Fälle den sog. »Azygoslappen«. Bei Vorhandensein der V. cava superior sinistra persistens (SAXENA 1965) oder der typischen V. cava superior ist die V. azygos mitunter doppelt angelegt (DÜX und Mitarbeiter 1967). NAGY (1962) beschreibt folgende wesentliche Varianten der V. hemiazygos accessoria (Abb. 20/3): Sie mündet in die V. hemiazygos (40%), in die V. brachiocephalica (30%), in die V. azygos (5%) bzw. bogenförmig, die V. hemiazygos und V. brachiocephalica verbindend (15%). Manchmal ist sie doppelt vorhanden (10%). In diesem Fall münden der obere Abschnitt in die V. brachiocephalica, der untere in die V. hemiazygos oder V. azygos.

Die *Zweige* des Azygossystems sind folgende:
Die *Vv. intercostales posteriores* (Abb. 48/10, 49/6) sammeln das Blut der Thoraxwand und der Wirbelsäule *(Rr. dorsales et spinales)*. Letztere

die V. azygos. Die unterste Interkostalvene nennman auf beiden Seiten *V. subcostalis*. Die Vv. intercostales bilden — ebenso wie die Arterien — einen Ring mit den Zweigen der V. thoracica interna. In der mittleren Achselgrubenlinie stehen sie mit der V. thoracica lateralis in Verbindung. Etwa 2 bis 3 cm vor der Einmündung der Vv. intercostales befinden sich Klappen.

Die *Vv. phrenicae superiores* kommen vom oberen und hinteren Zwerchfellabschnitt.

Die *Vv. esophageae* (Abb. 47/15) fangen am submukösen Ösophagusgeflecht an. Sie halten eine Verbindung zwischen den verschiedenen Venen, die den Ösophagus versorgen (V. thyroidea inferior, V. azygos, V. hemiazygos, V. phrenica superior, V. gastrica sinistra), aufrecht (NAKAYAMA und KITAGAWA 1965). Der Kollateralverbindung zwischen der V. cava superior und V. portae kommt große klinische Bedeutung zu.

Die *Vv. bronchiales* besprechen wir angesichts ihrer engen Verbindung zum kleinen Kreislauf im Zusammenhang mit dem Lungenkreislauf.

Die zahlreiche Plexus bildenden *Vv. pericardiacae et mediastinales* (Abb. 47/14) münden in das Azygossystem.

Röntgenanatomie. In einer nativen Röntgenaufnahme ist die Darstellung der V. azygos nur am Abschnitt vor der Einmündung möglich. In der

Sagittalaufnahme tritt sie, besonders im Kindesalter, im rechten Tracheobronchialwinkel in Erscheinung. Im Stehen wirkt sie kleiner als im Liegen (ZDANSKY 1962). Beim VALSALVA-Versuch wird sie kleiner (SWART 1959). Viel besser läßt sich die V. azygos in Schichtaufnahmen nachweisen (ERDÉLYI 1944; BOZSÓ 1966). In der Frontalschichtaufnahme sieht man die Vene (in der 8 cm tiefen Schicht) im Winkel der Trachea und des rechten Hauptbronchus in Form der sog. »Träne«. In der Sagittalebene kommt der vor der Wirbelsäule bis zur Einmündung gelegene Gefäßabschnitt bogenförmig zur Darstellung, hauptsächlich bei Durchführung eines Pneumomediastinums, so daß die Weite der Vene objektiv bestimmt werden kann. Der »Azygoslappen« kann in der sagittalen Röntgenaufnahme mit Hilfe des orthograden Schattens der Interlobärspalte nachgewiesen werden (WESSLER 1923, zit. SZÜCS und Mitarbeiter 1960).

Venae brachiocephalicae

Die Vv. brachiocephalicae (Abb. 37/1, 38/1, 39/1, 47/11 und 12, 48/12, 55/11, 56/11 und 12, 110/5 und 6) entstehen aus dem Zusammenfluß der V. jugularis interna und V. subclavia (Angulus venosus), die als große Venenstämme in die V. cava superior münden. Sie leiten das Blut von Kopf, Hals und den oberen Extremitäten ab.

Die *V. brachiocephalica sinistra* entspringt hinter dem linken Sternoklavikulargelenk und zieht sich vor der A. thoracica interna, dem N. phrenicus, der A. subclavia, dem N. vagus, der A. carotis communis sinistra, der Trachea und dem Tr. brachiocephalicus schräg abwärts zur V. cava superior. Kaudal von ihr liegt der Aortenbogen. Der Anfangsabschnitt liegt vor der Pleura costalis, später gelangt die Vene hinter die kostomediastinale Umschlagfalte. Die *V. brachiocephalica dextra* geht hinter dem rechten Sternoklavikulargelenk steil zur V. cava superior. Hinter und links von ihr verlaufen der Vagus und der Tr. brachiocephalicus, rechts der N. phrenicus und die A. thoracica interna mit ihr in ungefähr gleicher Richtung. Ihren Verlauf verdeckt das Sternoklavikulargelenk, weiter unten das Manubrium sterni sowie die 1. Rippe und die Sternalmuskeln. Der Einmündungswinkel der bilateralen Vene macht bei Neugeborenen mehr als 90° aus und ist im Erwachsenenalter rechtwinklig, im höheren Alter spitzwinklig (ADACHI 1933). Die Vv. brachiocephalicae enthalten keine Klappen.

Die Projektion der V. brachiocephalica sinistra an der vorderen Thoraxwand entspricht einer vom linken Sternoklavikulargelenk bis zum rechten 1. Sternokostalgelenk gehenden Linie. Die V. brachiocephalica dextra zieht sich vom rechten Sternoklavikulargelenk fast senkrecht abwärts. Das linksseitige Gefäß ist 6—8 (5,1—8,5) cm, das rechtsseitige 3—3,5 (2,6—5,5) cm lang (PATURET 1958). Der Durchmesser ist durchschnittlich 1,3—1,6 cm (PATURET 1958).

Varianten. Bei Vorhandensein der V. cava superior sinistra persistens setzt sich die linke Vene, steil abwärts laufend, ohne Übergang in der oberen Hohlvene fort. Als seltene Variante kommt es vor, daß sich die linke Vene vor dem Aortenbogen nach rechts wendet und mit der kontralateralen Vene vereinigt (JAKUBCZIK 1963). Mitunter erreicht diese Vene nach Durchquerung der Thymussubstanz die V. cava superior (KRAUSE 1876, zit. ADACHI 1933).

Röntgenanatomie. In der **p.-a. Aufnahme** (Abb. 37) geht der sich schwach lateralwärts wendende rechte Rand der *V. brachiocephalica dextra* (Abb. 37/1) in Fortsetzung der V. cava superior am unteren Rand des Sternoklavikulargelenks verloren. In der **I. Schrägrichtung** (Abb. 38) vermag man den von hinten nach vorn reichenden Schatten der *linken Vene* (Abb. 38/1) in der Projektion des hinteren Manubrium-sterni-Randes nur zu ahnen. Die *rechte Vene* (Abb. 38/1) wird überwiegend in den Luftstreifen der Trachea projiziert. In der **II. Schrägrichtung** (Abb. 39) fällt der Vorderrand der *rechten Vene* (Abb. 39/1) in den Schatten des Manubrium sterni. Die *linke Vene* (Abb. 39/1) läßt sich von den mediastinalen Gebilden nicht differenzieren. In **Seitenansicht** vermag man keine der beiden Venen zu beurteilen.

Die *Zweige* der Vv. brachiocephalicae kommen von Hals und Thorax.

Von einem Teil der zervikalen Zweige wird das Venenblut der Schilddrüse *(V. thyroidea inferior)* und des Larynx *(V. laryngea inferior)* in die V. brachiocephalica abgeleitet. Der vor der Trachea vom Schilddrüsenisthmus ausgehende *Plexus thyroideus impar* (Abb. 47/16) steht mit diesen Venen in Verbindung. Ein oder mehrere Zweige *(V. thyroidea ima)* münden in die V. brachiocephalica sinistra. Die V. laryngea inferior mündet am häufigsten in die rechte Vene. Mehrere Zweige der V. thyroidea inferior gehen zur V. jugularis interna (RAUBER—KOPSCH 1951). Die oberen, unteren, hinteren und medianen Geflechte der Schilddrüse können einen umfangreichen Kollateralkreislauf zwischen den Vv. brachiocephalicae und den Jugularvenen aufrechterhalten (CHEVREL und Mitarbeiter 1965).

Das andere vom Hals kommende Venennetz sammelt das Wirbelsäulen- und Hinterhauptblut *(V. vertebralis,* Abb. 110/14, 112/18, 115/26; *V.*

vertebralis anterior, V. vertebralis accessoria, Plexus venosus suboccipitalis, Abb. 112/17, 115/25; *V. cervicalis profunda,* Abb. 47/21, 112/20). Diese Venen fließen in zwei oder drei Stämme zusammen und münden an der Rückseite der Vv. brachiocephalicae.

Der viszerale Abschnitt der thorakalen Zweige geht dem Namen gemäß von den Mediastinalorganen aus *(Vv. thymicae, Vv. pericardiacae, Vv. pericardiacophrenicae, Vv. mediastinales, Vv. bronchiales, Vv. tracheales, Vv. esophageae;* Abb. 47/14 und 15). Unter diesen sind hauptsächlich die Bronchial- und Ösophagealvenen von klinischer Bedeutung.

Die parietalen Zweige gehen von der Thoraxwand, vom vorderen Zwerchfellabschnitt und vom oberen vorderen Teil der Bauchwand aus. Die *Vv. thoracicae internae* (Abb. 49/8) begleiten als doppeltes Gefäß die Arterie gleichen Namens und gehen von der Bauchwand in den Thorax *(Vv. epigastricae superiores).* Auf diese Weise kommt eine Verbindung zwischen dem System der V. portae und V. cava inferior zustande. Die vom Zwerchfell kommenden vorderen und intrathorakalen Zweige *(Vv. musculophrenicae* und *Vv. intercostales anteriores)* bilden mit dem Azygossystem Kollateralen. Die obersten Interkostalvenen zeigen ein unterschiedliches Verhalten. Die *V. intercostalis suprema* nimmt die rechte obere vordere Interkostalvene auf und mündet in die V. brachiocephalica dextra oder in die V. cava superior. Die Größe der *V. intercostalis superior sinistra* ist je nach der Größe der V. hemiazygos verschieden. In der Regel führt sie das Blut der linken oberen 3—4 Segmente in die V. brachiocephalica sinistra. Überdies nimmt sie die linken Vv. bronchiales auf und steht mit dem Azygossystem in Verbindung (RAUBER–KOPSCH 1951).

In den linken Angulus venosus mündet der Ductus thoracicus, in den rechten der Ductus lymphaticus dexter.

Vena subclavia

Die Vv. subclaviae (Abb. 47/19, 48/13, 55/12, 110/7) münden hinter dem Sternoklavikulargelenk in die Vv. brachiocephalicae; sie leiten einen Teil des Venenblutes der Arme, der Schultergürtel und der vorderen Thoraxwand ab und folgen dem Versorgungsgebiet der gleichnamigen Arterien, von denen sie durch den M. scalenus anterior getrennt sind. An der Innenseite des Schlüsselbeins verlaufend, sind sie an diesem fixiert und enthalten Klappen. Die Terminalklappe befindet sich im Angulus venosus oder etwas darunter (DREWES 1963). Die Tätigkeit dieser Klappe wird vom Intrathorakaldruck beeinflußt (ROMINGER 1958).

Varianten. DREWES und SELING (1966) beobachteten eine Duplizität der V. subclavia in 1% der Fälle. Zwischen der Clavicula und dem M. subclavius verläuft manchmal die V. subclavia accessoria. Um die Sehne des M. scalenus anterior findet sich selten Inselbildung (DREWES 1963).

Zweige. Die V. subclavia bildet die Fortsetzung der *V. axillaris.* Als wichtigere Nebenzweige wären noch die *V. thoracoacromialis,* die *Vv. transversae colli* sowie die *V. transversa scapulae* zu nennen. Die beiden letztgenannten Gefäße münden oft gemeinsam in die V. subclavia.

Die Kollateralen zwischen den thorakalen und abdominalen großen Venen

Über präformierte Verbindungen entwickelt sich bisweilen ein ausgedehnter Kollateralkreislauf zwischen dem System der V. cava superior und der V. cava inferior (Abb. 21; CARLSON 1934; ABRAMS 1957; STEINBERG 1962). Die wichtigsten anatomischen Verbindungen sind: 1. mit dem Azygossystem durch die Vv. lumbales ascendentes (Abb. 21/6, 5); 2. mit der V. thoracica interna unter Vermittlung der V. epigastrica superior und inferior sowie der V. iliaca externa (Abb. 21/11, 19, 15); 3. mit der V. thoracoepigastrica über die V. subclavia und V. iliaca externa (Abb. 21/20, 15). 4. Die Vv. vertebrales gewährleisten mit Hilfe der Vv. brachiocephalicae, Vv. intercostales sowie Vv. lumbales et sacrales eine Verbindung zwischen der oberen und unteren Hohlvene (Abb. 21/23, 3, 10 und 16).

Mit den Kollateralen zwischen der V. cava superior und dem Pfortadersystem beschäftigen wir uns im Kapitel über das Pfortadersystem.

Untersuchung der thorakalen Venen mittels Kontrastauffüllung

Cavographie (»superior«). Die Kontrastauffüllung der intrathorakalen großen Venen wurde erstmalig von SICARD und FORESTIER (1922) sowie DÜNNER und CALM (1923) am lebenden Menschen ausgeführt. SGALITZER und Mitarbeiter (1931) befaßten sich in ihrer phlebographischen Arbeit mit dem Studium der Klappen und Strömungsverhältnisse. Die anatomischen Varianten hat DREWES (1963) in einer auf 500 Untersuchungen fußenden Studie ausgearbeitet.

Mit Hilfe der *postmortalen Angiographie* lassen sich die intrathorakalen großen Venen hauptsächlich in **a.-p. Aufnahmen** (Abb. 47, 55) untersuchen. Die *V. subclavia* (Abb. 47/19, 55/12), welche die

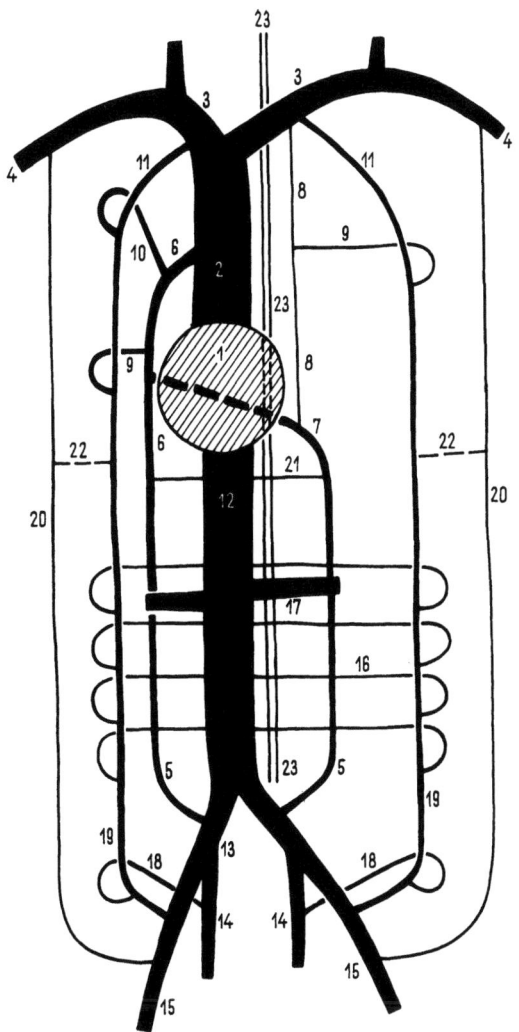

Abb. 21. Die Kollateralen zwischen der V. cava superior und inferior. *1* Atrium dextrum; *2* V. cava superior; *3* Vv. brachiocephalicae; *4* V. axillaris; *5* Vv. lumbales ascendentes; *6* V. azygos; *7* V. hemiazygos; *8* V. hemiazygos accessoria; *9* Vv. intercostales posteriores; *10* V. intercostalis superior dextra; *11* V. thoracica interna; *12* V. cava inferior; *13* V. iliaca communis; *14* V. iliaca interna; *15* V. iliaca externa; *16* Vv. lumbales; *17* V. renalis; *18* V. iliolumbalis; *19* V. epigastrica inferior; *20* V. thoracoepigastrica; *21* Vv. phrenicae inferiores et superiores; *22* Anastomose zwischen V. thoracoepigastrica und V. thoracica interna; *23* Plexus venosi vertebrales

Fortsetzung der V. axillaris bildet, verläuft etwas bogenförmig über der Projektion des vorderen Bogens der 1. Rippe. An der Vene sind manchmal infolge des Drucks von Weichteilen Impressionen sichtbar. DREWES (1963) erachtet dies als einen sog. »Pelotten-Effekt«, dem keine pathologische Bedeutung zukommt. Zuweilen sind auch Kollateralen zwischen dem V.-jugularis- und V.-cephalica-System wahrnehmbar. Bei Auffüllung der *Vv. brachiocephalicae* (Abb. 47/11 und 12, 55/11) füllen sich *in vivo* nur wenige der einmündenden Venen an. Am häufigsten ist die *V. thyroidea ima* nachweisbar. SÜSSE und AURIG (1954) vermochten die beidseitigen *Vv. thoracicae internae* durch Einspritzung von Kontrastmittel in das Sternum darzustellen. Bei der *postmortalen* Untersuchung vermag man nach gleichzeitiger Auffüllung den *Plexus thyroideus impar* (Abb. 47/16) schwer von den *Mediastinalvenen* (Abb. 47/14) zu differenzieren. Mehrfach wird auch der Plexus vertebralis hierhin projiziert. Von der unterschiedlich weiten *V. cava superior* (Abb. 47/10) wird der obere Bogen des rechten Herzrandes scharf begrenzt. An ihrer Medialseite bilden die mediastinalen Venen ein Geflecht. Die von hinten einmündende *V. azygos* (Abb. 47/13) wird im a.-p. Bild zumeist von der V. cava superior verdeckt. Gegebenenfalls ist ihr orthograder Schatten an der Medialseite der V. cava superior auch im Sagittalbild nachweisbar. In den Bildern aus **seitlicher Richtung** (Abb. 48, 56) vermag man die anatomischen Verhältnisse wegen der Aufeinanderprojektion nur schwer zu bewerten. Die *V. azygos* (Abb. 48/9) ist hier in ihrem ganzen thorakalen Verlauf deutlich zu sehen.

Azygographie. Für die Röntgendarstellung der V. azygos stellt in vivo die osteomedulläre Venographie, die Azygographie, das geeignete Verfahren dar, das erstmals von TORI (1954) und SÜSSE und AURIG (1954) angewendet wurde. SCHOBINGER (1960) hat zahlreiche anatomische Varianten ausgearbeitet. SZÜCS (1964) beschäftigte sich, gestützt auf 400 Untersuchungen, mit den anatomischen und physiologischen Verhältnissen. Die retrograde Methode der direkten Azygographie zur Auffüllung des ganzen thorakalen Abschnitts der V. azygos in vivo haben DÜX und Mitarbeiter (1967) eingeführt.

Bei der *postmortalen Phlebographie* wird in **Seitenansicht** (Abb. 48) die *V. azygos* (Abb. 48/9) nach Auffüllung der V. cava superior in ihrem ganzen Verlauf auf den vorderen Wirbelsäulenrand projiziert. An der oberen, nach hinten konvexen Biegung ihres im rechten Winkel verlaufenden letzten Abschnitts füllen sich die *V. intercostalis superior dextra* (Abb. 48/11) und darunter die segmental die Projektion der Wirbel schräg überschneidenden *Vv. intercostales posteriores* (Abb. 48/10) an. Durch diese hindurch vermag man die Plexus venosi vertebrales externi et interni bis zum Ende mit einwandfreiem Kontrast nachzuweisen. Die weiteren Abschnitte der *Interkostalvenen* kann man wegen der in ihnen enthaltenen Klappen mit diesem Verfahren nicht darstellen. Die *Ösophagusvenen* lassen sich von der V. portae her injizieren (JONNESCO 1914).

Bei der *intraossealen Azygographie in vivo* erzielt man durch Injektion in die unteren Rippen den besten Kontrast, der in den a.-p. oder seitlichen Aufnahmen, vor allem aber in Röntgenaufnahmen studiert werden kann, welche in der **II. Schrägstellung** (Abb. 49) gemacht worden sind. Nach Auffüllung von einigen *Vv. intercostales posteriores* (Abb. 49/6) werden der Verlauf und das hirtenstabartige obere Ende der *V. azygos* (Abb. 49/4) nachweisbar. Über die Kollateralen füllt sich in der Regel auch die *V. thoracica interna* an (Abb. 49/8).

Bei der **Meningorhachidographie** vermag man die Venen des Rückenmarks durch interkostale Venen mittels direkter Auffüllung *in vivo* nachzuweisen (TARKIAINEN 1967).

DIE BLUTGEFÄSSE DER LUNGE

Der Lungenkreislauf gewährleistet den für die Aufrechterhaltung des Organismus erforderlichen Gasaustausch, der über den von der rechten Kammer ausgehenden Tr. pulmonalis und seine Zweige, dann über die Kapillaren, über die Vv. pulmonales bis zum linken Vorhof laufenden kleinen Kreislauf stattfindet. Neben diesen Vasa publica in der Lunge wird die eigene Blutversorgung des Lungengewebes durch die von der Aorta entspringenden Vasa privata gesichert, die Aa. bronchiales und Vv. bronchiales. Die beiden Gefäßsysteme stehen auf mehreren Ebenen miteinander in Verbindung.

Hauptcharakteristikum des kleinen Kreislaufs ist — im Gegensatz zum großen Kreislauf — der niedrige Blutdruck, der auf dem kurzen Gefäßabschnitt zwischen den beiden Herzhälften sowie auf dem geringen Widerstand der Arteriolen beruht. Die prä- und postkapillaren Lungengefäße sind dünnwandig, nur die Präkapillaren enthalten wenige glatte Muskelelemente. Der durchschnittliche Durchmesser beträgt 125—150 μm. Angesichts des Fehlens von glatten Muskeln kommen die Postkapillaren für eine Konstriktion nicht in Betracht. Muskelelemente enthalten nur die mehr als 150 μm großen Venen (SIELAFF 1964). In der Regulation des kleinen Kreislaufs erachtet FISHMAN (1961) folgende Bedingungen als ausschlaggebend: Zustandekommen der Konstriktion und Dilatation mit Hilfe der glatten Muskeln. Während der Konstriktion ist in den mit glatten Muskeln versehenen kleinen Gefäßen ein erhöhter Druck feststellbar; diese Gefäße halten den Druck aufrecht. Die Gefäße von größerem Durchmesser vollziehen eher eine Konstriktion als eine passive Dilatation.

Neben der Versorgung des Parenchyms fällt den Vasa privata die Aufgabe zu, die Druckverhältnisse zwischen dem arteriellen und venösen Kreislauf zu kompensieren. Dies wird ermöglicht durch das Kollateralnetz zwischen den beiden Gefäßsystemen. Die Bedeutung der Verbindungen tritt nicht unter physiologischen, sondern unter pathologischen Bedingungen zutage. Indessen muß man sie auch in normalem Zustand kennen.

VASA PUBLICA

Der Truncus pulmonalis und seine Zweige

Die Anordnung der Lungenarterien beeinflußt der in ihnen herrschende Druck und die Pulsationsbewegung. Sie sind länger als der meßbare gerade Weg vom Herzen bis zu ihrem Verteilungsgebiet, was insbesondere bei zunehmendem Innendruck beachtenswert ist. Die mit der Lage der Bronchien zusammenhängenden Arterien zeigen einen bogenförmigen Verlauf, der die Möglichkeit einer Verlängerung bietet. Die enge Beziehung besteht sowohl bei segmentalen wie bei kleineren Zweigen (FÉLIX 1928). Ihre Lage neben den Bronchien ist in den verschiedenen Lungenabschnitten unterschiedlich. Die aszendierenden Arterien des Oberlappens verlaufen im Vergleich zu den entsprechenden Bronchien mediodorsal, die horizontalen kraniodorsal, die basalen laterodorsal. Im Verlauf und in der Verzweigung der bilateralen oberen Lappenzweige bestehen Unterschiede nicht nur im Verhältnis zu den Bronchien, sondern auch zueinander. Die linke A. pulmonalis kreuzt den Bronchus kranial, die rechte hingegen ventrokaudal. Die zu den Oberlappen gehenden Zweige weisen auf beiden Seiten eine jeweils andere Verteilung auf. Über der A. pulmonalis dextra ist der Bronchus nicht immer eparteriell (NARATH 1901). Ein linksseitiger eparterieller Bronchus kommt sehr selten vor (HERRNHEISER und KUBAT 1951).

Die *Segmentarterien* geben mit ständig zunehmenden Winkeln kleine Seitenzweige zur Peripherie ab. Das Kaliber vermindert sich ständig, und das Gefäß zeigt eine natürliche Wölbung. Die einzelnen Segmentarterien sind hochgradig erweiterungsfähig; ihr Volumen hängt vom intrathorakalen Druck ab (BROWN und Mitarbeiter 1939). Der Auffüllungsgrad der Gefäße beider Lungenhälften ist auch von der Körperstellung und von den Atmungsfunktionen abhängig (KARPATI 1957). Von Einfluß auf die Angioarchitektur sind Größe und Form des Thorax sowie der Luftgehalt und die Druckverhältnisse. Der Teilungswinkel der Gefäße hängt eng mit dem Luft-

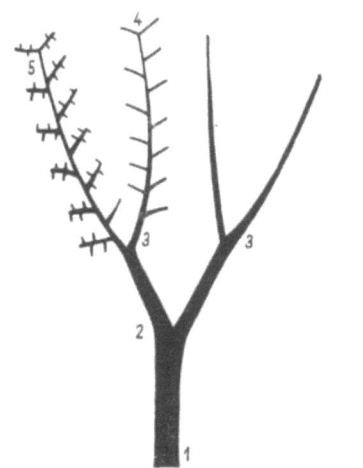

Abb. 22. Teilung der Lungensegmentarterien. *1* Segmentarterie; *2* Subsegmentarterie; *3* prälobuläre Arterie; *4* lobuläre Arterie; *5* Terminalarterie

gehalt zusammen. Bei vermindertem Luftgehalt werden die Verzweigungswinkel kleiner, bei vermehrtem Luftgehalt größer. HORNYKIEWYTSCH (zit. SIELAFF 1964) unterscheidet bei der A. pulmonalis verschiedene Verzweigungstypen. Wenn der Stamm der A. pulmonalis auch nach Abgabe größerer Zweige bis zum Ende verfolgt werden kann, so entspricht er dem magistralen Verteilungstyp. Sofern die A. pulmonalis sich sogleich nach dem Eintritt in die Lunge in ihre Segmentzweige teilt, handelt es sich um den zerstreuten Typ. Zwischen den beiden extremen Möglichkeiten liegt die gemischte Verteilungsmöglichkeit. Der magistrale Typ ist in 20%, der zerstreute in 60%, der gemischte Typ wieder in 20% der Fälle anzutreffen (MELNIKOW 1924).

Die Segmentarterien teilen sich in die Subsegmentarterien und diese im spitzen Winkel in zwei Arterien, deren Versorgungsbereich 2—5 cm lang, 2—4 cm breit ist und einen Durchmesser von 1,2—1,8 cm hat (Abb. 22; JUNGHANS 1958). Diese Gefäße nennt JUNGHANS *prälobuläre Arterien*, weil aus ihnen nach neueren Teilungen 6—10 *lobuläre Arterien* entstehen. Letztere haben einen Durchmesser von 0,4—0,8 mm. Je terminaler die Gefäße liegen, um so mehr nähert sich die Teilungsform dem rechten Winkel. Die lobulären Arterien versorgen ein 0,8—2,8 cm langes und 0,6—1,5 cm breites Lungengebiet. Von den lobulären gehen *terminale Arterien* mit einem Durchmesser von 0,2—0,3 mm aus, die sich bereits im rechten Winkel abzweigen und nach einem Verlauf von 1—2 mm teilen. Dieses Gebiet entspricht der Teilung des Bronchiolus terminalis in Bronchioli respiratorii.

Unter den Lungenarterien gibt es viele Varianten. Im linken Oberlappen ist die Möglichkeit für einen variablen Ursprung und Verlauf besonders groß, so daß die Segmentarterien hier nicht immer identifiziert werden können (CORY 1959).

Der **Tr. pulmonalis** (Abb. 23/1, 37/6, 38/6, 39/6, 40/4, 47/26, 48/17, 52/9, 55/14, 56/15) entspringt vom Conus pulmonalis der rechten Kammer und verläuft nach links, aufwärts und rückwärts. Er entspringt links vor und etwa 1,5 cm über der Aorta (PATURET 1958). Sein Anfangsabschnitt liegt vor dem Bulbus aortae. Die A. coronaria sinistra befindet sich hier hinter dem Truncus und windet sich dann nach links und vorn. Die A. coronaria dextra entspringt rechts dahinter und gelangt dann auf seine rechte Seite. Im weiteren Verlauf befindet sich der Tr. pulmonalis an der linken vorderen Seite der Aorta, welcher er sich eng anschmiegt. Nachdem er zur konkaven Seite des Arcus gelangt, teilt er sich in zwei Zweige (Abb. 23). Sehr selten geht der Truncus bei normalem Ursprung nicht nach links, sondern nach rechts. In diesem Fall erreicht die A. pulmonalis sinistra den Hilus über dem linken Hauptbronchus (CASTELLANOS und GARCIA 1951). Bei der Teilung bildet der Tr. pulmonalis einen nach oben offenen Winkel von 130—150° (PATURET 1958). Sein Anfangsabschnitt ist vom Perikard bedeckt, das sich hier vor der Teilung des Truncus zurückwendet. Deswegen pflegt man einen intra- und extraperikardialen Teil zu unterscheiden. Links vom intraperikardialen Abschnitt befindet sich das linke, rechts das rechte Herzohr, rechts und dahinter die Aorta ascendens. Der extraperikardiale Abschnitt streift links die mediastinale Seite der linken Lunge, den N. phrenicus und die A. pericardiacophrenica.

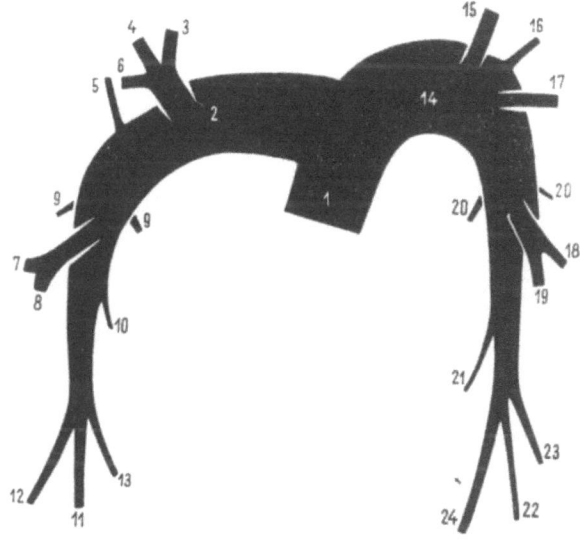

Abb. 23. Die Zweige des Tr. pulmonalis. *1* Tr. pulmonalis; *2* A. pulmonalis dextra; *3* A_1; *4* A_2; *5* A_{2a}; *6* A_3; *7* A_4; *8* A_5; *9* A_6; *10* A_7; *11* A_8; *12* A_9; *13* A_{10}; *14* A. pulmonalis sinistra; *15* A_1; *16* A_2; *17* A_3; *18* A_4; *19* A_5; *20* A_6; *21* A_7; *22* A_8; *23* A_9; *24* A_{10}

Rechts von ihm befindet sich der linke Rand der Aorta ascendens bzw. die konkave Oberfläche des Arcus. Die Länge des Tr. pulmonalis beträgt 3—6 cm (BROWN und Mitarbeiter 1939), sein Durchmesser 3,2 (2,2—3,5) cm (DOTTER und STEINBERG 1949).

In Projektion auf die vordere Thoraxwand verläuft der Truncus pulmonalis links vom Sternum im 2. Interkostalraum. Sein linker Rand geht 1,5—1,8 cm über den Sternumrand hinaus (PATURET 1958). Die Projektionsverhältnisse sind in hohem Maße von konstitutionellen Faktoren abhängig (DELMAS und ERALP 1954). Als Extremwert kann die obere Grenze der Projektion des Gefäßes auch an den unteren Rand der 1. Rippe fallen. Dieser »Hochstand« kommt bei Frauen häufiger vor. Bei »Tiefstand« wird der Truncus mitunter auf den vorderen Teil der 4. Rippe projiziert. Beeinflussende Faktoren sind fernerhin das Alter und die Herzform. Die Teilung findet man in Höhe der Projektion des 4. Rückenwirbels, im Verhältnis zu den Rippen am Sternalende der 2. Rippe (TÖNDURY 1959).

Die *Varianten* des Tr. pulmonalis wirken sich mehr oder weniger schwer auf den Kreislauf aus. Gemeinsamer Ursprung bzw. Kommunikation mit den Gefäßen des großen Kreislaufs rechnet als Anomalie. Die A. coronaria sinistra geht verhältnismäßig häufig, die A. coronaria dextra bzw. beide Koronargefäße gehen sehr selten vom Tr. pulmonalis aus (BROOKS 1886; BLAND und Mitarbeiter 1933; SABISTON 1960; JAMESON 1963; SZEDERKÉNYI und STECZIK 1964; STEIN und Mitarbeiter 1965). Der ektopische Ursprung von A.-pulmonalis-Zweigen wurde aus der A. subclavia, der A. carotis communis, dem Tr. celiacus, der A. mesenterica superior, der Aorta abdominalis (MANHOFF und HOWE 1949), der Aorta ascendens (WEINTRAUB 1966, WALDHAUSEN und Mitarbeiter 1968), Aorta descendens (BRUWER 1950) und dem Tr. brachiocephalicus (KASSAI und KUROTAKI 1967) beobachtet. Die A. pulmonalis sinistra kann von der A. pulmonalis dextra entspringen (TAN und Mitarbeiter 1968). Manchmal fehlen die A. pulmonalis sinistra (JOVANOVIC und Mitarbeiter 1967) oder die A. pulmonalis dextra (FONÓ 1968). Diese Ursprungsmißbildungen beeinträchtigen mehr oder minder den Kreislauf und rechnen als Anomalien.

Die **A. pulmonalis dextra** (Abb. 23/2, 37/7, 38/7, 39/7, 50/4, 51/7, 52/10, 53/2, 55/15, 56/16, 57/15, 58/15) wendet sich von der Ausgangsstelle in Querrichtung nach rechts und läuft unter dem Arcus aortae zwischen dem inneren und äußeren Perikardblatt zum rechten Hilus. Vom Perikard verlaufen Bindegewebsfasern in die Adventitia der Arterie und festigen sie (HAYEK 1953).

Vor der A. pulmonalis dextra befinden sich die Aorta ascendens, der N. phrenicus und die V. cava superior. Diese Gebilde kreuzt sie quer von hinten. Hinter ihrem Anfangsabschnitt findet sich das unter der Bifurcatio tracheae gelegene Spatium. Sie liegt tiefer als die A. pulmonalis sinistra. Im weiteren Verlauf kreuzt sie den rechten Hauptbronchus von unten nach oben, hiernach gelangt sie an dessen Vorderseite und vor den Bronchus intermedius. Nur selten verläuft sie über dem rechten oberen Lappenbronchus (NARATH 1901; RICHTER und BÖCK 1967). Die V. pulmonalis superior dextra verläuft im großen und ganzen parallel unter und etwas vor ihr. Unmittelbar vor der Teilung liegen die V. cava superior vor, der rechte Hauptbronchus hinter, die V. azygos über und die V. pulmonalis superior dextra unter und vor der A. pulmonalis dextra. Die V. cava superior kreuzt sie von oben nach unten, die V. azygos in Sagittalrichtung. Die Arterie ist nach PATURET (1958) 5—6 cm, nach HAYEK (1958) 3,5—5,5 cm lang und hat nach PATURET (1958) sowie HAYEK (1958) einen Durchmesser von 2—2,3 cm, während ROBB und STEINBERG (1938) bei der Angiographie einen solchen von 2,34 (1,7—3) cm feststellten.

Die Projektion der A. pulmonalis dextra fällt auf den 4. Th.-Wirbel bzw. auf den oberen Teil des 5. Th.-Wirbels. In der Relation zu den vorderen Wirbelbögen gelangt die Projektion auf die Linie, welche die bilateralen 2. Interkostalräume verbindet. Rechtsseitig reicht der Schatten über den Rand des Sternums hinaus, und am lateralen Saum der V. cava superior teilt sich das Gefäß in seine Zweige.

1. Die Arterien des rechten Oberlappens (Abb. 24). Der rechte Oberlappen wird hauptsächlich vom oberen Hauptzweig (Tr. superior) der A. pulmonalis dextra versorgt. Nur diese Arterie verläuft kaudal von dem entsprechenden Lappenbronchus. In einem kleinen Teil der Fälle versorgt dieser eine Zweig den ganzen Lappen. Der rechte Oberlappen wird aber meistens von drei Arterien versorgt (R. apicalis, A_1, R. posterior, A_2, und R. anterior, A_3). Je nach der Ursprungsstelle unterscheidet man zurücklaufende Gefäße, die von dem der Interlobärspalte der A. pulmonalis dextra zugewendeten Teil ausgehen, sowie aszendierende Zweige, die an der vorderen (mediastinalen) Seite entspringen (FELIX 1928; APPLETON 1945). BOYDEN (1955) beobachtete rein mediastinal ausgehende Arterien in 8%, mediastinal und interlobär entspringende in 92% der Fälle. Nach den Untersuchungen von KASSAI (1950) wird der Oberlappen von einer (20%), zwei (50%) bzw. drei (30%) Arterien versorgt. Sofern eine Arterie zum Oberlappen geht (Abb. 24/I—III), gelangt diese, in drei Zweige geteilt, zu den Segmenten (A_1, A_2, A_3). Hierbei kommt es vor, daß vor der Dreiteilung ein besonderer vierter Zweig zu einem Subsegment des S_1 verläuft. Seltener beobachtet man, daß unter den drei Zweigen der eine das Segment S_3, der andere die Segmente S_1 und S_2 versorgt. In diesem Fall gibt die A_3-Arterie mitunter einen Subsegmentzweig an das Segment S_2 ab. Wird der Oberlappen von zwei Arterien versorgt (Abb. 24/IV—V), so gibt es zumeist zwei Möglichkeiten: A_1 und A_2 entspringen

Fälle gelangt das Gefäß, von der Pars interlobaris ausgehend, von hinten und unten zum Segment. In 70% der Fälle wird dieses Lungensegment von mehreren Arterien versorgt. Der hintere-seitliche Teil wird von der kaudalen Seite (R. posterior ascendens, A_{2a}), der mittlere-obere Teil von vorn (R. posterior descendens, A_{2b}) versorgt. Zuweilen versorgt der von A_6 ausgehende Gefäßstamm (R. recurrens, A_{2x}) das eine Subsegment (HAYEK 1953; KOVÁTS und ZSEBŐK 1959). A_2 zieht sich

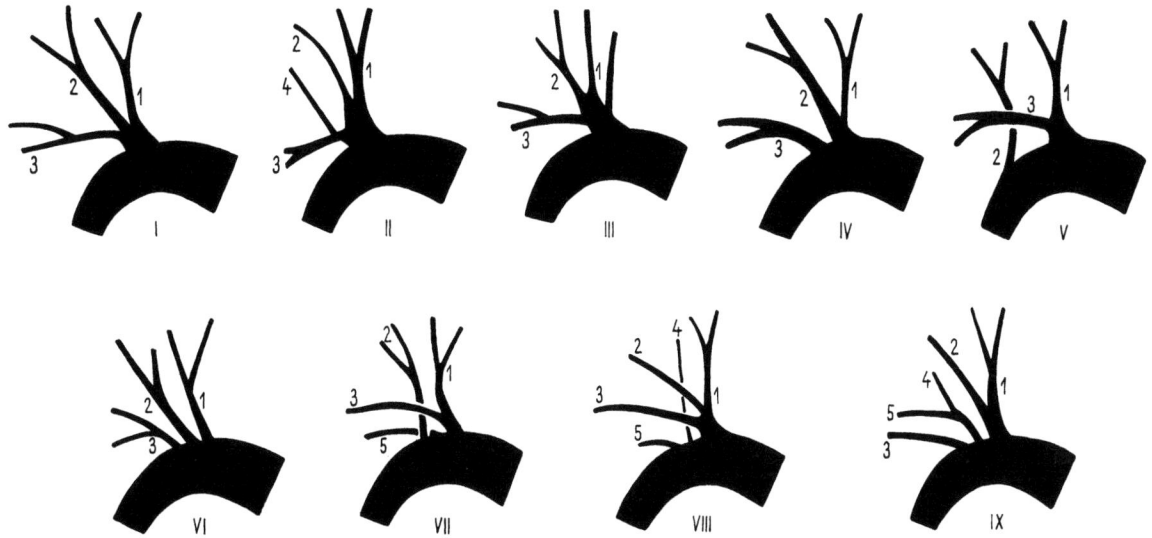

Abb. 24. Varianten der Arterien des rechten Oberlappens. I—III eine Arterie; IV—V zwei Arterien; VI—IX drei Arterien; 1 A_1; 2 A_2; 3 A_3; 4 A_{2x}; 5 A_{3x}

gemeinsam, A_3 gesondert bzw. A_1 und A_3 gemeinsam und A_2 gesondert (SANISH und GESSNER 1958). Sind drei Arterien (Abb. 24/VI—IX) vorhanden, so sind zahlreiche Variationen möglich. Am häufigsten entspringen A_1, A_2 und A_3 jeweils gesondert. Die weiteren Möglichkeiten bestehen aus Variationen der Subsegmentzweige von A_2 und A_3.

Der R. apicalis, A_1 (Abb. 23/3, 24/1, 25/1, 50/5, 51/8, 52/11, 53/3, 55/16, 56/17, 57/16, 58/16), gibt meistens zwei Subsegmentzweige ab (A_{1a} und $_{1b}$), die zum Segment S_1 gehen. Nur in $^1/_5$ der Fälle versorgt er dieses Segment selbständig. Oft gibt der Ramus kleinere Zweige an die benachbarten Segmente ab. Er liegt medial vom Bronchus, seine Subsegmentzweige befinden sich dorsomedial (HAYEK 1953). Der Hauptstamm verläuft aufwärts, nach hinten und seitlich in Richtung der Lungenspitze. Er versorgt die Spitze des Oberlappens (LÖHR und Mitarbeiter 1959).

Der R. posterior, A_2 (Abb. 23/4, 24/2, 25/2, 26/1, 50/8, 51/9, 52/12, 53/4, 55/17, 56/17, 57/19, 58/16), zeigt einen sehr variablen Ursprung und Verlauf. Als separater Zweig kommt er nur in 30% der Fälle vor (ZENKER und Mitarbeiter 1954; LÖHR und Mitarbeiter 1959). In der Hälfte der

bogenförmig nach oben-hinten sowie etwas lateralwärts und versorgt das hintere basale und das subapikale obere Lappensegment.

Der R. anterior, A_3 (Abb. 23/6, 24/3, 25/3, 50/11, 51/10, 52/13, 53/5 und 6, 55/18, 57/22, 58/17), stammt laut BOYDEN (1955) in 58% von der Vorderseite der A. pulmonalis dextra, in den anderen Fällen verlaufen die von beiden Seiten kommenden Gefäße (R. anterior ascendens, A_{3a}; R. anterior descendens, A_{3b}) hierhin. Zurücklaufende Zweige gelangen nur zu einem kleinen Teil zu diesem Lappen. Diese nach hinten laufenden aufsteigenden Gefäße entspringen meist vom Tr. interlobaris, nahe der Mittellappenarterie oder mit dieser zusammen (FELIX 1928). Zahlreiche Varianten der Subsegmentarterien können bestehen. Die Arterie A_3 versorgt den lateralen unteren Teil des Oberlappens (LÖHR und Mitarbeiter 1964).

2. Die Arterien des rechten Mittellappens (Abb. 25). Zum rechten Mittellappen gehen in 50% der Fälle eine (R. lobi medii; Abb. 51/12, 52/14, 56/18), in 50% zwei Arterien (APPLETON 1944; LINDSKOG 1949; KASSAI 1950; OLIVEROS 1951; BOYDEN 1955). Die Gefäßstämme entspringen vom Tr. interlobaris. Meistens findet man die Abgangsstelle an der

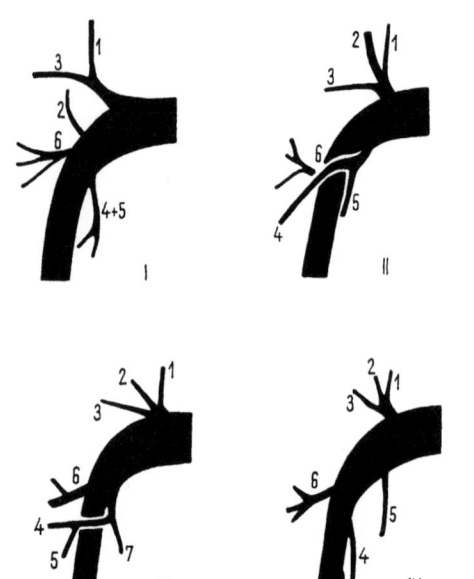

Abb. 25. Varianten der Arterien des rechten Mittellappens. *I* A_{4+5} am distalen Abschnitt der Pars interlobaris; *II* A_{4+5} am proximalen Abschnitt der Pars interlobaris; *III* A_{4+5+7} entspringen gemeinsam; *IV* A_4 und A_5 gesondert; *1* A_1; *2* A_2; *3* A_3; *4* A_4; *5* A_5; *6* A_6; *7* A_7

Vorderseite, lateral über dem Mittellappenbronchus. Das Gefäß kann noch vom distalen (Abb. 25/I) bzw. proximalen (Abb. 25/II) Abschnitt, von A_7 (Abb. 25/III) oder vom gemeinsamen Stamm A_{7+8} ausgehen (BOYDEN 1955). Sind zwei Arterien vorhanden, so entspringt die proximale über A_6, die distale 0,5—1 cm darunter (Abb. 25/IV). Oft ist sie dem Ausgangspunkt der zum Oberlappen zurücklaufenden Arterie (A_{2x}, A_{3x}) benachbart. Stammt die Blutversorgung von einem Gefäßstamm, so teilt sich dieser nach kurzem Verlauf in zwei (selten drei) Gefäße (ZENKER und Mitarbeiter 1954). Die eine Arterie (*R. lateralis*, A_4; Abb. 25/4, 26/2, 50/15, 51/12, 52/14, 53/10, 55/19, 57/26) teilt sich im hinteren seitlichen Lappenabschnitt, die andere (*R. medialis*, A_5; Abb. 25/5, 26/3, 50/18, 51/12, 52/14, 53/9, 55/20, 57/29) im mittleren vorderen Abschnitt. Die arterielle Versorgung folgt nicht ganz der Bronchienaufteilung. A_5 gelangt bisweilen zu einem Teil von S_4. Manchmal nehmen beide Gefäßstämme an der Blutversorgung beider Segmente teil.

3. *Die Arterien des rechten Unterlappens* (Abb. 26). Die Blutversorgung des rechten Unterlappens kommt vom bogenförmig abwärtsgehenden Abschnitt der A. pulmonalis dextra. Dieser Gefäßabschnitt umgeht von vorne seitlich den Bronchus intermedius und gelangt, neben dem Mittellappenbronchus verlaufend, an dessen äußere Seite, wo er den zum Mittellappen gehenden R. lobi medii abgibt. Im weiteren gelangt das Gefäß hinter den Unterlappenbronchus, wo es sich in die zu den basalen Segmenten verlaufenden Zweige teilt (Pars basalis). Der zum Segment S_6 gehende Zweig entspringt von der A. pulmonalis dextra noch in Höhe der Mittellappenarterie oder darüber (KOVÁTS und ZSEBŐK 1959).

Der *R. apicalis (superior) lobi inferioris*, A_6 (Abb. 25/6, 26/4, 50/22, 23 und 24, 51/13, 52/15, 53/8, 55/21, 56/20, 57/33, 34 und 35, 58/18), ist in 80% der Fälle solitär (BOYDEN 1955) und entspringt meistens höher als die Mittellappenarterie, und zwar an der hinteren mittleren Seite der A. pulmonalis dextra. Nach kurzem Verlauf teilt er sich in zwei Subsegmentzweige (*R. mediosuperior*, A_{6a}, und *R. lateralis*, A_{6b}; Abb. 26/III). Manchmal sind drei Arterien vorhanden. Der Verlauf folgt nur in 50% der Fälle dem Weg des entsprechenden Bronchus. Der Ramus versorgt das apikale Segment des Unterlappens.

Pars basalis (Abb. 50/25, 51/15, 52/16, 53/7, 55/22, 56/21, 57/36, 58/19). Die Teilung der Pars basalis haben HORNYKIEWYTSCH und STENDER (1954) in drei Typen aufgeteilt: Beim Magistraltyp ist A_{10} bzw. zuweilen A_9 stärker und bildet gleichsam

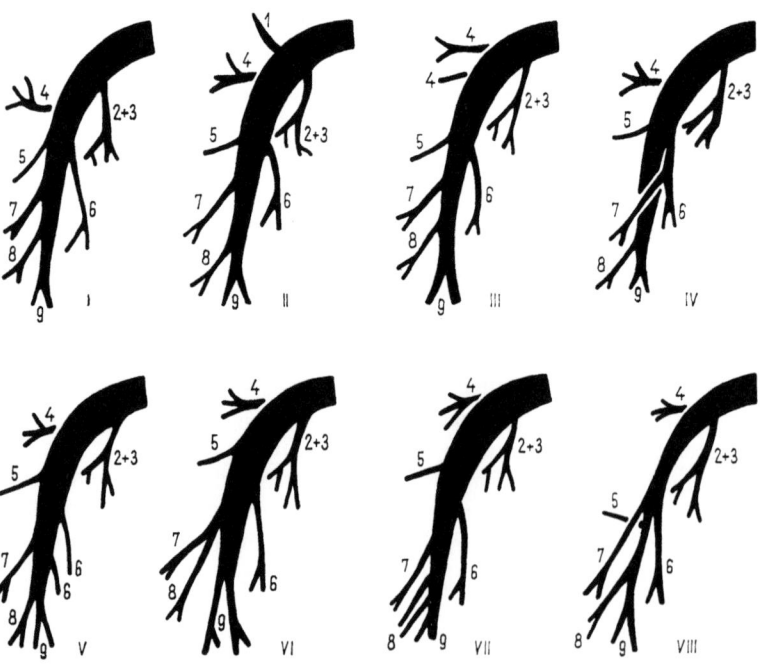

Abb. 26. Varianten der Arterien des rechten Unterlappens. *I* Sämtliche Gefäße entspringen gesondert; *II* Ursprung von A_2 aszendierend; *III* A_6 doppelt; *IV* A_{7+8} gemeinsam; *V* A_7 doppelt; *VI* A_{8+9} gemeinsam; *VII* A_9 doppelt; *VIII* A_x entspringt von A_{10}; *1* A_2; *2* A_4; *3* A_5; *4* A_6; *5* A_x; *6* A_7; *7* A_8; *8* A_9; *9* A_{10}

die Fortsetzung der A. pulmonalis dextra (Abb. 26/I—III). Bei einer Bifurkation tritt bei A_9 und A_{10} eine gleichmäßig große Teilung ein (Abb. 26/V—VI). Im Falle einer Trifurkation bilden A_7, A_8 und A_{9+10} jeweils einen Zweig (Abb. 26/IV, VII, VIII).

Der *R. basalis medialis (cardiacus)*, A_7 (Abb. 25/7, 26/6, 50/26, 52/17, 53/11, 55/23, 56/22, 57/37), der erste Zweig der Pars basalis, entspringt oft gemeinsam mit A_8 (Abb. 26/IV). Vorn umgeht und kreuzt er den Unterlappenbronchus und schließt sich an der Stelle der Zweiteilung dem basalen Medialbronchus an. Sind zwei Arterien vorhanden (Ab. 26/V), so umgeht die eine den Unterlappenbronchus von vorn, die andere von hinten. Der Ramus fehlt selten (4%), in diesem Fall ersetzen ihn die anderen Basalzweige (KASSAI 1950).

Der *R. basalis anterior*, A_8 (Abb. 26/7, 50/27, 51/18, 52/18, 53/12, 55/24, 56/22, 57/38), versorgt in der Hälfte der Fälle das eigene Segment selbständig. Unter A_7 geht er vom vorderen Teil der Medialseite aus. Bisweilen besteht er aus zwei Arterien, d. h. er entspringt gemeinsam mit A_7 (Abb. 26/IV) bzw. mit A_9 (Abb. 26/VI; BOYDEN 1955).

Der *R. basalis lateralis*, A_9 (Abb. 26/8, 50/28, 51/17, 52/19, 53/13, 55/25, 56/23, 57/39), stellt einen Endzweig der A. pulmonalis dextra dar und ist zuweilen doppelt (Abb. 26/VII). Gelegentlich gibt er Zweige an die benachbarten Gefäßbereiche A_8 und A_{10} ab.

Der andere Endzweig, *R. basalis posterior*, A_{10} (Abb. 26/9, 50/29, 51/16, 52/20, 53/14, 55/26, 56/23, 57/40), liegt seitlich und hinter dem eigenen Bronchus und gibt häufig Zweige an das Segment S_9 ab (ZENKER und Mitarbeiter 1954).

Der *R. subapicalis (subsuperior)*, A_x (Abb. 26/5, 53/15), gewährleistet die Blutversorgung des subapikalen Segments des Unterlappens und zeigt ein großes Variationsvermögen. Er kann von der Arterie jedes benachbarten Basalsegments ausgehen (Abb. 26/VIII; FERRY 1951).

Die **A. pulmonalis sinistra** (Abb. 23/14, 37/9, 38/9, 39/9, 50/30, 51/6, 52/21, 54/2, 55/27, 56/16, 57/41, 58/15) unterscheidet sich in der Länge, im Verlauf und in der topographisch-anatomischen Lage von der kontralateralen Arterie. Vom Ausgangspunkt verläuft sie schräg nach links oben und hinten, kreuzt dann vor dem Bronchus sinister quer den Hauptbronchus des Oberlappens und verläuft oberhalb desselben. Bogenförmig windet sie sich nach hinten und unten bis in die Tiefe der Fissura interlobaris. Von hier geht sie auf die Lateralseite des Unterlappenhauptbronchus und teilt sich in ihre Endzweige. Die A. pulmonalis sinistra verläuft in steilerem Winkel aufwärts als die rechtsseitige, so daß sie höher zu liegen kommt. Nach dem Ursprung befindet sie sich auf einem etwa 2 cm langen Abschnitt abwärts und seitlich vom konkaven Rand des Arcus aortae, und zwar verläuft sie parallel zu diesem Aortenabschnitt. Ebenso wie bei der rechtsseitigen A. pulmonalis gehen vom Perikard auch starke Bindegewebsfasern zur A. pulmonalis sinistra aus, die bis zur Abgabe der ersten Zweige verfolgt werden können (HAYEK 1953). Zwischen der Aorta und der A. pulmonalis sinistra findet sich der bogenförmig verlaufende Zweig (N. recurrens) des N. vagus. Im Lungenhilus befindet sich über der Arterie der Aortenbogen, über und vor ihr die V. pulmonalis superior sinistra. Unter ihr sieht man in dieser Region den linken Hauptbronchus, hinter ihr die Aorta descendens. Im weiteren Verlauf gibt sie, die Rückseite des linken Hauptbronchus umgehend, Zweige an den Oberlappen ab. Von diesem Abschnitt (Arcus a. pulmonalis sinistrae) gehen sowohl an der Vorderseite als auch von der Interlobärfläche Zweige aus. KOVÁTS und ZSEBŐK (1959) fanden, die A. pulmonalis sinistra verlaufe von ihrem Bogen bis zur Teilung in die Basalsegmente beinahe senkrecht, im Gegensatz zu dem etwas nach hinten und abwärts gerichteten Lauf des linken Hauptbronchus. Die einzelnen Lungenlappen werden hier nicht von besonderen Gefäßstämmen versorgt, so daß sehr große Variationsmöglichkeiten gegeben sind (ZENKER und Mitarbeiter 1954; HERRNHEISER und KUBAT 1936; BOYDEN 1955; HAYEK 1958; KOVÁTS und ZSEBŐK 1959). Die A. pulmonalis sinistra ist 3 cm lang (PATURET 1958; HAYEK 1958), ihr Durchmesser beträgt 1,8—2,1 cm.

Die Projektion der Arterie fällt auf den linken Rand des 4. Th.-Wirbels. Der Schatten der A. pulmonalis sinistra geht in Höhe des Sternalrandes der 2. Rippe oder etwas darüber über den Rand des Sternums hinaus.

1. *Die Arterien des linken Oberlappens* (Abb. 27). Die den linken Oberlappen versorgenden Arterien gehen am Arkus der A. pulmonalis sinistra von der Oberseite, von der Vorder- oder Interlobarfläche aus. So ergeben sich zahlreiche Variationsmöglichkeiten. Die Zahl der Gefäße variiert zwischen 4 und 8. Nach BOYDEN (1955) beträgt die Zahl der Arterien 4 (18%), 5 (40%), 6 (28%), 7 (12%) oder 8 (2%). Die große Verschiedenartigkeit läßt sich auf drei anatomische Gegebenheiten zurückführen. Die Segmente S_3, S_4 und S_5 werden von Gefäßen versorgt, die gleichzeitig von der mediastinalen und interlobären Seite ausgehen können. Zweitens enthalten die Segmente S_1 und S_2 geteilte Arterien. Endlich können, den Bronchien entsprechend, überzählige Blutgefäße angelegt sein. Der zum Segment S_3 gehende R. anterior entspringt

und verläuft vor dem Segmentbronchus, die anderen Segmentarterien im allgemeinen hinter ihm. Der Bronchus des Segments S_1 entspringt selten teilweise auch links eparteriell. Die einzelnen Arterienstämme vermag man am besten nach ihrer Ursprungsstelle gruppiert zu studieren (ZENKER und Mitarbeiter 1954).

Wenn zwei Arterien vom Lungengefäß ausgehen, so versorgt die eine mit dem obigen Verlauf den Vorderteil des Segments S_1, die andere den hinteren Teil des Segments S_1 und zugleich einen Teil des Segments S_2. In jenen Fällen (etwa 20%), in denen die Segmente S_4 und S_5 von dieser Arteriengruppe versorgt werden, können sie gleichzeitig auch von

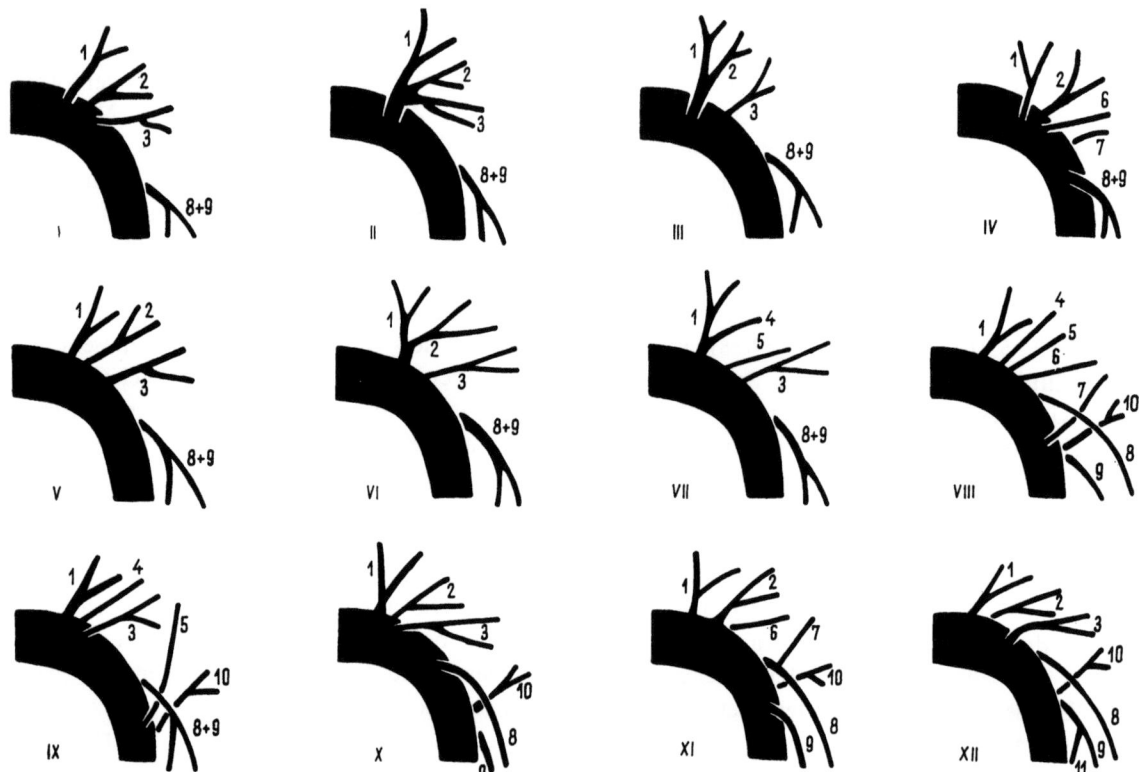

Abb. 27. Varianten der Arterien des linken Oberlappens. I—IV A_1 und A_3 entspringen an der Vorderseite; V—VII A_1, A_2 und A_3 entspringen an der oberen Seite; VIII—XII Varianten von A_4 und A_5; 1 A_1; 2 A_2; 3 A_3; 4 A_{2a}; 5 A_{2b}; 6 A_{3a}; 7 A_{3b}; 8 A_4; 9 A_5; 10 A_6; 11 A_7

Von der Vorderseite ausgehende Segmentarterien (Abb. 27/I—IV): R. apicalis, A_1 (Abb. 50/31, 52/22, 57/42, 58/16), R. anterior, A_3 (Abb. 50/37, 51/10, 52/24, 57/48, 58/17); Varianten: A_2, A_4, A_5 (Abb. 50/40, 57/51).

In $4/5$ der Fälle entspringen die zu A_1 und A_3 gehörenden Arterien gesondert von der Vorderfläche der A. pulmonalis sinistra (HAYEK 1958). Bei gemeinsamem Ursprung versorgt dieses Gefäß die Segmente S_1, S_2 und S_3 (Tr. superior) oder die Segmente S_1 und S_2 (Tr. anterior). Dieser gemeinsame Gefäßstamm stellt zugleich den ersten Zweig des linken Lungengefäßes dar, der bisweilen auch Zweige zu den Segmenten S_4 und S_5 abgibt. Verläuft er nur zum Segment S_1, so gelangt er im Verhältnis zum Bronchus auf die hintere mediale Seite; versorgt er auch das Segment S_3, so liegt er an der Bronchusvorderseite; endlich geht er, falls er die Segmente S_4 und S_5 versorgt, die Bronchusvorderseite entlang und teilt sich hier.

der interlobären Seite her Zweige bekommen. Die Blutversorgung dieser Segmente gestaltet sich dann sehr kompliziert (BOYDEN 1955).

Von der oberen Seite ausgehende Arterien (Abb. 27/V—VII): R. apicalis, A_1 (Abb. 54/3, 55/28, 56/17), R. posterior, A_2 (Abb. 54/4, 55/29, 56/17), und R. anterior, A_3 (Abb. 54/5, 55/30). Die Arterien A_1 und A_2 gehen häufig von der oberen Seite der A. pulmonalis sinistra aus. Ein Ursprung mit gemeinsamem Stamm kommt selten vor (BOYDEN 1955: 12%). Die die lingulären Segmente versorgenden Gefäße entspringen auch bei einem derartigen Ursprung nicht gemeinsam mit den obigen. Es kommt selten vor (4%), daß von hier aberrierende Stämme zum Segment S_6 verlaufen (A_{6x}). A_3 entspringt selten von der oberen Seite.

Von der interlobären Rückseite ausgehende Arterien (Abb. 27/VIII—XII): R. lingularis superior, A_4 (Abb. 52/25, 54/6, 55/31, 56/18), und inferior, A_5 (Abb. 52/26, 54/7, 55/32, 56/18); Varianten: A_2, A_3.

Die Blutversorgung der lingulären Segmente erfolgt entweder von der interlobären Seite (72%), von vorn (8%) oder gemischt von beiden Seiten (20%; BOYDEN 1955). Die Gefäße A_4 und A_5 entspringen in $^1/_3$ der Fälle mit gemeinsamem Stamm, und zwar gegenüber von A_6. KENT und BLADES (1942) beobachteten in seltenen Fällen eine tieferliegende Ursprungsstelle. Ziemlich häufig entspringt A_3, seltener A_7 bzw. A_8 gemeinsam mit diesen Arterien. Es kommt auch vor, daß eine Subsegmentarterie von A_2 bzw. der Hauptstamm von A_6 einen gemeinsamen Ursprung aufweisen.

2. *Die Arterien des linken Unterlappens* (Abb. 28). Nach Abgabe der zum Oberlappen verlaufenden Zweige läuft die A. pulmonalis sinistra als Pars interlobaris. Unter dem Ursprung von A_6 nennt man den Gefäßstamm Pars basalis. Dieser teilt sich bald in zwei Äste, welche die mediobasale (A_7, A_8) bzw. die laterobasale (A_9, A_{10}) Gefäßgruppe ergeben. Aus diesen Zweigen entstehen nach erneuter Teilung die entsprechenden Segmentarterien.

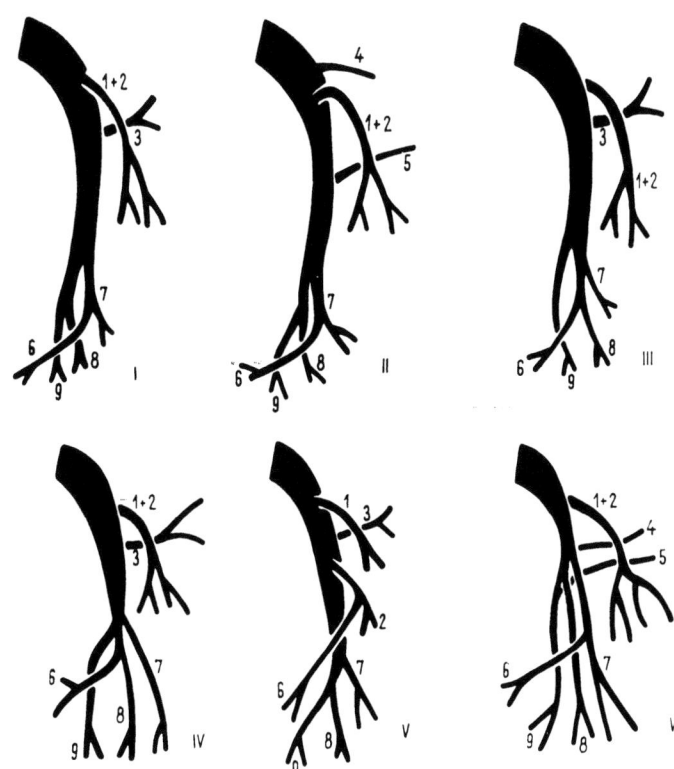

Abb. 28. Varianten der Arterien des linken Unterlappens. *I* A_{7+8} gemeinsam; A_{9+10} gemeinsam; *II* A_6 doppelt; *III* A_{7+3+9} gemeinsam; *IV* A_{7+9} gemeinsam, A_8 und A_{10} gesondert; *V* A_{5+7}, A_{9+10} gemeinsam, A_3 gesondert; *VI* A_{6b+10}, A_{7+8} entspringen gemeinsam; *1* A_4; *2* A_5; *3* A_6; *4* A_{6a}; *5* A_{6b}; *6* A_7; *7* A_8; *8* A_9; *9* A_{10}

Der *R. apicalis (superior) lobi inferioris*, A_6 (Abb. 27/10, 28/3, 50/43, 51/13, 52/27, 54/8, 55/33, 56/19, 57/54, 58/18), ist in 50% der Fälle ein Einzelgefäß, das, gegenüber von A_4 an der Rückseite des Hauptstammes entspringend, den Spitzenbereich des Unterlappens versorgt. Er teilt sich bald in zwei Äste. Sofern diese gesondert entspringen (Abb. 28/II), gibt der Ramus zuweilen auch Zweige an die unteren Basalsegmente ab (Abb. 28/VI; HORNYKIEWYTSCH und STENDER 1955). Mitunter ist ein vom A_2-Stamm des Oberlappens hierhin aberrierender Zweig vorhanden. Im Gegensatz zur rechten Seite entspringt von hier kein aufwärts verlaufendes Gefäß. Der *R. subapicalis (subsuperior)*, A_x, geht eher von den Basalsegmenten aus (HAYEK 1958).

Pars basalis (Abb. 50/47, 51/14, 52/29, 54/9, 55/34, 56/21, 57/58, 58/19). Die Teilung der Pars basalis haben HORNYKIEWYTSCH und STENDER (1955) ebenso wie auf der rechten Seite in drei Typen eingeteilt: Beim magistralen Typ entspringen A_{7+9} gemeinsam, A_{10} gesondert. Letzteres Gefäß bildet die Fortsetzung des Hauptstammes (Abb. 28/IV). Bei einer Bifurkation treten A_{7+8} bzw. A_{9+10} als gemeinsamer Zweig heraus; diese Form besteht am häufigsten (42%; Abb. 28/I—III, V). Bei einer Trifurkation gibt es mehrere Variationen. Ein Zweig besteht allein aus A_{10} (Abb. 28/VI).

Der *R. basalis medialis*, A_7 (Abb. 27/11, 28/6, 50/48, 52/30, 54/10, 56/22, 57/59), und der *R. basalis anterior*, A_8 (Abb. 28/7, 50/51, 51/18, 52/31, 54/11, 55/35, 56/22, 57/60), bilden in der Hälfte der Fälle einen gemeinsamen Stamm, überdies mitunter einen Endzweig des linken Lungengefäßes. Nach kurzem Verlauf teilt sich der Ramus in zwei Gefäße. BOYDEN (1955) beobachtete in 10% der Fälle den gemeinsamen Ursprung von A_{7+9}. Die Variation A_{8+9} kommt ebenfalls vor. Der R. basalis medialis und der R. basalis anterior versorgen das mediale und vordere Segment der Unterlappenbasis.

Der *R. basalis lateralis*, A_9 (Abb. 28/8, 50/50, 51/17, 52/32, 54/12, 55/36, 56/23, 57/61, 58/20), und der *R. basalis posterior*, A_{10} (Abb. 28/9, 50/49, 51/16, 52/33, 54/13, 55/37, 56/23, 57/62, 58/21), bilden den anderen Endzweig. Hier beobachtet man häufiger den gesonderten Ursprung bzw. die Variante A_{7+9} oder A_{8+9}. A_{10} besteht immer aus einem Zweig, der selten einen Subsegmentzweig an A_6 abgibt. Zuweilen ist A_{10} ein selbständiger Endzweig. In diesem Fall teilt sich die Pars basalis in drei Gefäße (HAYEK 1958). Das Versorgungsgebiet des R. basalis lateralis und des R. basalis posterior gleicht dem auf der rechten Seite.

Röntgenanatomie der Lungenarterien

Die röntgenologische Beobachtung des Lungenkreislaufs wird durch das in den lufthaltigen Lungen verlaufende Gefäßsystem ermöglicht. SCHWARTZ (1910) hat nicht nur die expansive Pulsation der Gefäßkonturen, sondern auch die rhythmischen Veränderungen der Schattenintensitäten beschrieben. Den Hilusschatten und die Lungenzeichnung bilden hauptsächlich die Gefäße (ASSMANN 1911). Bei der Röntgendurchleuchtung vermag man auch die Gefäßveränderungen während der Atmung infolge der Transparenz der lufthaltigen Lungen wahrzunehmen. Den Veränderungen im Blutgehalt entsprechend, verringert sich die Transparenz bei tiefer Ausatmung, während sie bei der Einatmung zunimmt. Während der Einatmung vermehrt sich die Blutmenge um 50%, wobei jedoch der Luftgehalt das 2—3fache ausmacht (CSÁKÁNY 1965). Die Röntgenaufnahme eignet sich — durch Schichtaufnahmen ergänzt — zur genaueren morphologischen Beobachtung der Lungengefäßzweige.

Der *Tr. pulmonalis* erscheint in der **a.-p. Aufnahme** (Abb. 37/6) infolge seines nach oben und hinten gerichteten Verlaufs im Vergleich zur wirklichen Länge verkürzt und bildet den zweiten Bogen der linken Herzkontur. In der nativen Aufnahme vermag man ihn nur kymographisch zu differenzieren. DOTTER und STEINBERG (1949) haben mit Hilfe der Angiographie nachgewiesen, daß der Conus pulmonalis den linken Herzrand nicht erreicht und daher nur mittels Kontrastauffüllung dargestellt werden kann. Der Pulmonalbogen besteht außer dem Truncus aus der A. pulmonalis sinistra (ROBB und STEINBERG 1938). Im Kindesalter tritt der Pulmonalbogen ausgeprägter zutage. Im Pubertätsalter ist seine Vorwölbung auch unter physiologischen Bedingungen wahrnehmbar, obschon die tomographischen Untersuchungen keine Erweiterung zeigen (RICHTER 1963). In der **seitlichen Thoraxaufnahme** (dextrosinister; Abb. 40/4) läßt sich der an die rechte Kammer anschließende Tr. pulmonalis zumeist schwer bestimmen. In **rechter Schrägstellung** (Abb. 39/6) besteht ein erheblicher Teil der vorderen Herzkontur aus der rechten Kammer. Im oberen Teil der Kontur wirken der Conus pulmonalis bzw. der Tr. pulmonalis randbildend.

In der **Schichtaufnahme** aus *frontaler* Richtung tritt der Tr. pulmonalis nicht deutlicher in Erscheinung als in der Übersichtsaufnahme aus derselben Richtung. In der *seitlichen* Schichtaufnahme kann der Truncus im ganzen Verlauf nachgewiesen werden. Die vordere Kontur des Herzschattens grenzt sich vom Retrosternalraum ab. Die scharfe vordere Kontur der Lungenarterie geht kontinuierlich in den Schatten der A. pulmonalis sinistra über. Das untere Ende des Truncus vermag man nicht genau vom Herzschatten zu trennen. Die *transversale* Schichtaufnahme ist normalerweise weniger wertvoll als im Falle einer pathologischen Veränderung (GREMMEL 1962; RICHTER 1963). Die *mit Pneumomediastinum kombinierte* Schichtaufnahme kommt für die Feststellung der normalen anatomischen Verhältnisse weniger in Frage (BOGSCH 1958).

Die am Tr. pulmonalis wahrnehmbare Pulsation besteht ebenso wie bei der Aorta aus einer raschen Erweiterung in der Systole und einer nachfolgenden langsamen Erschlaffung in der Diastole. Die Amplituden sind wesentlich schwächer als bei der Aorta.

Die *A. pulmonalis dextra* wirkt im nativen Röntgenbild nicht randbildend, so daß sie nur mittels Kontrastauffüllung untersucht werden kann.

Als Hauptgestaltungselement des linken Hilus ist die *A. pulmonalis sinistra* in der **a.-p. Aufnahme** (Abb. 37/9) deutlich zu sehen. Angesichts ihrer anatomischen Lage befindet sich ihre Projektion höher als die der rechtsseitigen Arterie. Sie nimmt an der Bildung des Pulmonalbogens teil (ROBB und STEINBERG 1938; MILLER 1947). Der schräg aufwärts, seitlich und nach hinten gerichtete Verlauf zeigt große individuelle Unterschiede. Bei Kindern nähert sich die Lage des Gefäßes der transversalen Richtung, bei Erwachsenen verläuft die Arterie eher ventrodorsal (KREUZFUCHS 1937). Deswegen ist sie bei Kindern unter dem Aortenknopf oft zu sehen, während sie bei Erwachsenen auf den Tr. pulmonalis projiziert wird und das Arterienbild des Hilus nur aus ihren Zweigen besteht. In **rechter Schrägstellung** (Abb. 39/6) erscheint sie im Bilde eines orthograden runden Schattens innerhalb des Herzschattens in der Projektion auf den Aortenursprung (RICHTER 1963). In der *seitlichen* **Schichtaufnahme** ist der epibronchiale Abschnitt deutlich differenzierbar und zur objektiven Bestimmung der Weite geeignet. Den genauen Durchmesser der A. pulmonalis sinistra ergibt die Verlängerung des Radius vom linken Hauptbronchus bis zum oberen Rand der A. pulmonalis sinistra. So vermag man die Weite des Hauptstammes von den zusammenprojizierten Oberlappenarterien zu differenzieren (RICHTER 1963). Im Gegensatz zum Tr. pulmonalis zeichnet sich der epibronchiale Abschnitt der A. pulmonalis sinistra in der *a.-p.* Schichtaufnahme scharf ab, weil man ihn hier im schrägen Schnitt sieht.

Die *Pars interlobaris* und *basalis* (Abb. 37/10) der A. pulmonalis sinistra vermag man in Übersichts- und Schichtaufnahmen sowohl aus sagittaler wie aus frontaler Richtung zu studieren. Sie zeigen einen bogenförmigen Verlauf.

Meßmethoden zur Bestimmung des Durchmessers der Lungengefäße. Für die Bestimmung des Durchmessers des Tr. pulmonalis und seiner Zweige gibt es neben der Angiographie verschiedene Methoden.

ASSMANN (1911) hat die Weite des rechten Tr. intermedius in der a.-p. Aufnahme bestimmt. Die obere Grenze des Normalwertes beträgt bei Männern 1,6 cm, bei Frauen 1,5 cm (CHANG 1965). KREUZFUCHS (1937) sah den Durchmesser der A. pulmonalis sinistra in der Thoraxaufnahme als einen runden Schatten in Projektion auf den oberen Teil des Tr. pulmonalis. Ebenso ermittelte er direkt den über dem Hauptbronchus des linken Oberlappens gelegenen Abschnitt. Die maximale Weite betrug nach seiner Feststellung normalerweise 2,6 cm. MOORE und Mitarbeiter (1959) bestimmten die Weite des Tr. pulmonalis in der p.-a. Thoraxaufnahme mittels Hilfslinien. CSÁKÁNY (1965) erachtet in der bei tiefer Einatmung gemachten p.-a. Aufnahme die vom Schnittpunkt der thorakalen Medianlinie und des Aortenbogens bis zum Schnittpunkt des linken unteren Bogens und linken Zwerchfells gezogene Gerade im Verhältnis zur Länge der auf diese von der Wölbung des Pulmonalbogens gezogenen Geraden als kennzeichnend für die Bestimmung der Weite des Tr. pulmonalis. Diese Methode stützt sich ausschließlich auf die Gegebenheiten des Mittelschattens, und ihr Ergebnis läßt sich für die Differenzierung des intakten Zustands vom pathologischen gut verwerten. Viel präziser als alle diese Verfahren ist naturgemäß die angiographische direkte Durchmesserbestimmung.

Die Verlaufsrichtungen der Aa.-pulmonales-Zweige. HORNYKIEWYTSCH und STENDER (1953, 1954, 1955) befaßten sich ausführlich in ihren Arbeiten mit der Untersuchung dieses Gebietes.

Pneumoangiographie

Mit der von FORSSMANN (1931) erstmals ausgeführten Kontrastauffüllung konnten die Lungenarterien in vivo untersucht werden. Anfangs studierte man die mehr zentral gelegenen Stämme (DOTTER und STEINBERG 1949). Später ermöglichten Schichtaufnahmen die Beobachtung von mehr und mehr Einzelheiten (HORNYKIEWYTSCH und STENDER 1953, 1954, 1955; KOVÁTS und ZSEBŐK 1959; RICHTER 1963). Die Entwicklung der kinematographischen Untersuchungsverfahren (JANKER 1954) bedeutete einen großen Fortschritt. Die selektive Auffüllung ermöglicht heute bereits, daß auch die kleineren Zweige beobachtet werden können (BOLT 1957; BELL 1959).

Bei der *postmortalen Pneumoangiographie* wird in der **a.-p. Aufnahme** (Abb. 50) der *Tr. pulmonalis* mit seinen beiden Hauptzweigen (Abb. 50/4 und 30) auf die in der röntgenanatomischen Beschreibung dargelegte Weise dargestellt. Der charakteristische Verlauf beginnt mit einem gleichmäßigen Übergang von der rechten Kammer. Nach der Teilung des nach aufwärts und etwas nach links verlaufenden Gefäßstammes erscheinen die beiden Hauptzweige ziemlich breit. Die A. pulmonalis sinistra ist zum Teil auch in der Übersichts- bzw. Schichtaufnahme sichtbar, die A. pulmonalis dextra jedoch nur mit Hilfe der Angiographie zu beobachten. Sie verläuft in Höhe der 4.—5. Th.-Wirbel, etwas schräg abfallend nach rechts. In dieser Projektion läßt sich ihr Verhältnis zur kontralateralen Arterie (Höhe, Länge, Verlauf) am besten feststellen. Aus **seitlicher Richtung** (Abb. 51) vermag man die Konturen der von dem Tr.-pulmonalis-Stamm ausgehenden beiden Hauptzweige (Abb. 51/6 und 7) wegen der Aufeinanderprojektion nur zum Teil voneinander abzugrenzen.

Die *Segmentarterien* lassen sich mit Hilfe eines vorgeschobenen Katheters *in vivo* isoliert darstellen. So kann man in den durchschnittlich 2,5 mm weiten Gefäßstamm hineingelangen (BOLT 1957; BELL 1959). Die Segmentarterien haben einen Durchmesser von 2—3 mm, die Subsegmentgefäße einen solchen von 1,5—2 mm, die prälobulären Arterien von 1,2—1,5 mm, die lobulären Zweige von 0,4—0,8 mm, die Terminalgefäße einen Durchmesser von 0,2—0,3 mm (LÖHR und Mitarbeiter 1964). Den terminalen Strömungsabschnitt und das funktionelle Kapillarnetz vermag man am besten zu beobachten, wenn der vorgeschobene Katheter das Gefäßlumen vollständig verschließt (»WEDGEsches Arteriogramm«). Nach diesem Verfahren lassen sich die Strömungsverhältnisse im Lungenparenchym am zuverlässigsten beurteilen. GIESE (1957) vermochte mit selektiver Angiographie unter Verwendung einer Röntgenröhre mit feinem Fokus selbst 20—40 μm große Gefäße darzustellen.

Mit der *postmortalen Angiographie* kann man die Segment- und kleineren Gefäße besser studieren als in Schichtaufnahmen. Die verborgenste Arterie, A_6 und ihre Zweige, sind, hauptsächlich auf der rechten Seite, in **a.-p. Richtung** (Abb. 50) oft nur teilweise erkennbar. Dagegen vermittelt das **seitliche Bild** (Abb. 51) bei Aufeinanderprojektion der beiden Seiten keinen vollständigen Überblick. Die Hauptstämme A_1 und A_2 sowie die peripheren Teile von A_3 lassen sich verhältnismäßig gut beurteilen. A_4, A_5 und A_6 sind in dieser Lage, mit der Filmebene ungefähr parallel verlaufend, in mehrfacher Hinsicht vorteilhafter wahrnehmbar als bei der a.-p. Untersuchung. Die wechselseitige Lage von A_8, A_9 und A_{10} vermag man zu beurteilen. A_7 liegt meistens in der Projektion eines anderen Zweiges und läßt sich von diesem nicht sicher differenzieren.

Bei *gleichzeitiger Kontrastauffüllung der Lungenarterien, der rechten Herzhälfte und der großen Venen* ist in **a.-p.** Richtung (Abb. 55) hinter der V. cava superior die nach rechts gehende *A. pulmonalis dextra* (Abb. 55/15) zum Teil verdeckt. Ihre Zweiteilung erfolgt zumeist hinter dem Stamm der oberen Hohlvene. Die Projektion der A. pulmonalis dextra wird hinten von der V. azygos überkreuzt. In **seitlicher Richtung** (Abb. 56) verdeckt die V. cava superior den sich teilenden *Tr. pulmonalis* (Abb. 56/15) und die vordere Hälfte der *Aa. pulmonales* (Abb. 56/16). Der weitere Verlauf der Hauptstämme liegt — lediglich einander verdeckend — hinter der oberen Hohlvene. Von den Segmentzweigen kreuzen A_1 und A_2 sagittal die über der Wölbung der Aa. pulmonales verlaufende V. azygos. Den größten Teil von A_3 verdeckt der intensive Kontrastschatten bis zur Grenze des oberen Drittels der V. cava superior und des Tr. pulmonalis. Von A_4, A_5 und A_8 sieht man nur den Ursprung. Die übrigen Teile verlieren sich in der Projektion des rechten Vorhofs. Die Zweige A_6 und A_{10} kreuzt der aufwärtsgehende Stamm der V. azygos. A_9 ist in ihrer ganzen Länge deutlich sichtbar.

Bei *gleichzeitiger Kontrastauffüllung der Lungenarterien und der Aorta* ist in der **a.-p.** Aufnahme (Abb. 57) unter dem Aortenbogen die hinter die Aorta ascendens verlaufende *A. pulmonalis dextra* (Abb. 57/15) verdeckt. Die *A. pulmonalis sinistra* (Abb. 57/41) kreuzt die Aorta descendens vorn quer und verläuft nach links. Von den Segmentzweigen kreuzt die zugleich angefüllte A. coronaria sinistra mehrmals die Projektion von A_7 und A_8. Die A. coronaria dextra liegt medialer als die rechten Lungenarterien. In **seitlicher Richtung** (Abb. 58) sind die aufeinanderprojizierten *Aa. pulmonales* (Abb. 58/15) zwischen Aorta ascendens und descendens unter dem Arcus zu sehen. Man kann nur den Anfang und die peripheren Teile von A_1 und A_2 beurteilen. Der Mittelabschnitt wird vom oberen Teil der Aorta descendens verdeckt. A_3, A_4 und A_5 sind in der Projektion der Aorta ascendens nicht differenzierbar. A_6 und A_{10} kreuzen die Aorta descendens quer bzw. schräg. Den Verlauf von A_7, A_8 und A_9 überkreuzen die gewunden verlaufende A. coronaria dextra und ihre Zweige.

Am *isolierten Organpräparat* zeigt nach Herausnahme von Lungen und Herz die Angioarchitektur in **a.-p.** Richtung (Abb. 52) die Lage der sich teilenden Gefäßstämme beinahe blattartig, und zwar etwas auseinandergebreitet bis zu den Terminalarterien. In der Aufnahme aus **seitlicher Richtung** (Abb. 53, 54) zeichnen sich die Gefäßteilungen der Lungenhälften noch genauer und die kleinsten Gefäße viel schärfer ab.

Die Venae pulmonales und ihre Zweige

Die Lungenvenen verlaufen unabhängig von den Arterien. Während die Arterien infolge des in ihnen herrschenden Drucks und der energischen Pulsation einen gewissen gewundenen Verlauf zeigen, liegen die Venen wegen des subatmosphärischen Drucks gerade, beinahe gespannt. Die größeren Venen gehen radiär zum Hilus bzw. zum linken Vorhof. Die Einmündung der Venen erfolgt in stumpferem Winkel als die Teilung der Arterien. Die kleineren und größeren Venen sowie das Arterien- und Bronchialsystem kreuzen einander an zahlreichen Stellen. Im Gegensatz zu letzteren befinden sich die Venen in den Septen zwischen den Segmenten, Subsegmenten und Lobuli mit lockerem Bindegewebe fixiert. Zwischen zwei Arterien liegt eine Vene (KOVÁTS und ZSEBÖK 1959). Die größeren Venen laufen aus zwei Segmenten zusammen. JUNGHANS (1958) hat in stereoskopischen Röntgenaufnahmen festgestellt, daß die Venen im gefäßarmen Bereich zwischen den Arterien verlaufen. Das Blut einer Arterie wird von 2—4 Venen aufgenommen. Die Lungenvenen stehen miteinander nicht in Verbindung.

Die zwischen den Segmenten verlaufenden Venen *(Pars infrasegmentalis)* unterscheidet man von den in der Tiefe des Parenchyms befindlichen Stämmen *(Pars intrasegmentalis)*. In den einzelnen Lungengebieten ist die Anordnung nicht gleichartig. Zwischen dem Oberlappen und den lingulären Segmenten sowie zwischen den Spitzen- und Basalteilen des Unterlappens respektieren die Venen die Grenze der Lungensegmente. Anderswo weicht jedoch der Venenabfluß von der Segmenteinteilung ab. Die Venen dieser Abschnitte leiten nicht nur das Blut der zugehörigen Arterie, sondern auch das Blut der Arterien der benachbarten Subsegmente ab. Die Lungenvenen liegen horizontaler und münden kaudaler in das Herz als die Arterien. Sie enthalten keine Klappen.

Im allgemeinen münden auf beiden Seiten je zwei **Vv. pulmonales** in den linken Vorhof. Diese Venen entstehen in den Hili aus dem Zusammenfluß der intrapulmonalen Segmentgefäße; sie sind rechts länger als links.

Die V. pulmonalis superior dextra liegt im Lungenhilus unter und vor der A. pulmonalis dextra und sammelt das Blut des rechten Ober- und Mittellappens. Die V. pulmonalis inferior dextra befindet sich unter dem Hauptbronchus hinter der vorgenannten Vene und kommt vom Unterlappen. Beide Venen gelangen hinter der V. cava superior, dem rechten Vorhof und der Aorta sowie unter der A. pulmonalis dextra zum linken Vorhof, in den sie gesondert einmünden. Die obere mündet höher und etwas weiter vorn ein als die untere. Der intraperikardiale Abschnitt ist bei den rechts einmündenden Venen kürzer als bei den linksseitigen Venen. Die V. pulmonalis superior sinistra liegt unter und vor der A. pulmonalis sinistra, hinter der Aorta ascendens und vor dem linken Hauptbronchus. Sie entsteht aus den Venen des linken Oberlappens. Die V. pulmonalis inferior sinistra befindet sich vor der Aorta thoracica und unter dem linken Hauptbronchus; sie leitet das Blut des linken Unterlappens ab. Beide Vv. pulmonales sinistrae durchqueren das Perikard unter der A. pulmonalis sinistra und münden dann, hinter die Arterie gelangend, nach wesentlich längerem Verlauf als die rechtsseitigen Venen in den linken Vorhof. Die obere Vene mündet am Vorhofdach, die untere im linken hinteren unteren Winkel ein (NAGY 1962).

Vom linken Vorhof zieht sich auf die Lungenvenen die Herzmuskulatur, deren Länge selbst an der Vorder- und Rückseite derselben Venenwand verschieden ist (ADACHI 1933). Diese die Venen stärkende Muskulatur reicht im allgemeinen bis zum Perikard (BENNINGHOFF 1930). Zuweilen vermag man sie bis zu den Segmentvenen nachzuweisen (FRANCESCHI 1927). Diese Muskelfasern regulieren, da hier keine Klappen vorhanden sind, die in den Vorhof strömende Blutmenge, so daß ihnen große physiologische Bedeutung zukommt. Außer den intrapulmonalen Zweigen nehmen sie die folgenden Venen auf: *Vv. hili, Vv. pleurales, Vv. mediastinales* und *Vv. bronchiales* (PATURET 1958). Der Durchmesser der Pulmonalvenen ist: V. pulmonalis superior dextra 1,6 cm, sinistra 1,5 cm, V. pulmonalis inferior dextra 1,5 cm, sinistra 1,4 cm (PATURET 1958).

Die Vv. pulmonales weisen zahlreiche *Varianten* (Abb. 29) und Anomalien auf, die nach DOERR (1955) in 10% der Fälle vorkommen. Die Verschiedenheit ergibt sich daraus, daß anstelle von vier Venen mehr oder weniger Venen in den linken Vorhof einmünden. Sofern zwei Vv. pulmonales rechts- bzw. linksseitig zum gemeinsamen Stamm verschmolzen in den linken Vorhof münden, spricht man von der V. pulmonalis communis (dextra sive sinistra; Abb. 29/II—IV). In diesem Fall sind also drei anstatt vier Lungenvenen vorhanden. Die Verschmelzung zum gemeinsamen Stamm erfolgt

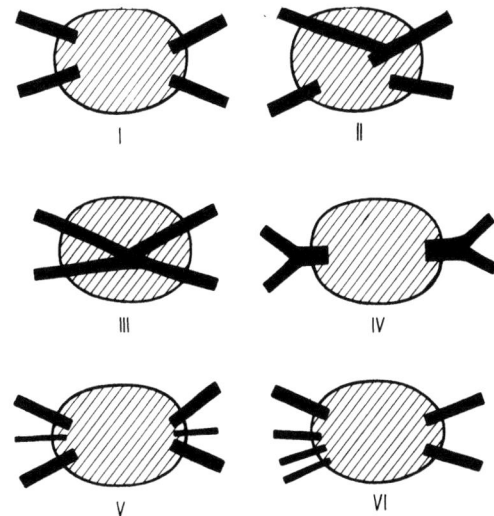

Abb. 29. Einmündungsvarianten der Vv. pulmonales. *I* Typische Einmündung; *II* partielle Kreuzung; *III* totale Kreuzung: Tr. communis; *IV* bilateraler Tr. communis; *V* V. pulmonalis media dextra et sinistra; *VI* R. apicalis, V. basalis superior et inferior münden gesondert

intra- oder extraperikardial (ADACHI 1933). Die intraperikardiale gemeinsame Stammbildung kommt verhältnismäßig häufig vor, und zwar auf der rechten Seite öfter als auf der linken. Bei bilateraler V. pulmonalis communis kann die eine gelegentlich auch in die andere Seite einmünden; hierbei kommt eine einzige Lungenvene zustande (DIDION 1942). Das Vorkommen der multiplen Lungenvenen beruht meistens darauf, daß die Venen des Mittellappens oder der Lingula selbständig in den linken Vorhof münden (V. pulmonalis media dextra sive sinistra; Abb. 29/V; BRANTIGAN 1952; BOYDEN 1955). Mitunter münden auch mehrere Segmentvenen isoliert ein (Abb. 29/VI). Ihre Zahl variiert unilateral zwischen zwei und fünf Venen (TÖNDURY und WEIBEL 1958).

Eine größere Bedeutung als der Einmündung variabler Venen in regelwidriger Zahl in den linken Vorhof kommt klinisch dem Umstand zu, daß sich eine oder mehrere Venen in den großen Kreislauf ergießen (Transposition von Vv. pulmonales). Am Obduktionsmaterial hat man dies in 1,8—10% der Fälle angetroffen (nach ROMODA 1963). Wenn eine oder mehrere Venen falsch einmünden, liegt eine partielle, wenn sämtliche Venen ektopisch münden, eine komplette Transposition vor. Der letztere Zustand ist eine mit dem Leben nicht vereinbare Anomalie, es sei denn, daß gleichzeitig ein Vorhofseptumdefekt besteht. Gelangen 50% der Blutgefäße zum linken Vorhof, so ist Leben noch möglich; wenn 75% dorthin gelangen, so treten keine klinischen Symptome auf (DOERR 1955). Die Transposition ist in folgende Venen möglich:

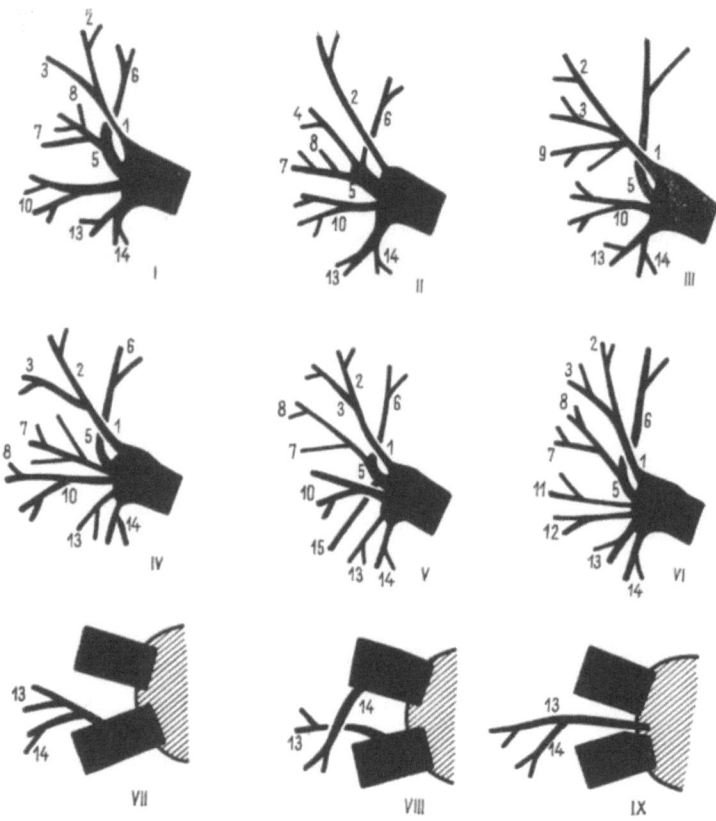

Abb. 30. Varianten der Venen des rechten Ober- und Mittellappens.
I V_1, V_2, V_3 gesondert, V_{4+5} gemeinsam; *II* V_{2+1x} gemeinsam; *III* V_{1+2x} gemeinsam; *IV* V_{3+2c} gemeinsam; *V* V_{2+6x} gemeinsam, V_4, V_5 gesondert; *VI* V_{3a}, V_{3b}, V_4, V_5 gesondert; *VII* V_{4+5} in die V. pulmonalis inferior dextra; *VIII* V_4 in die V. pulmonalis inferior dextra, V_5 in die V. pulmonalis superior dextra; *IX* V_{4+5} = V. pulmonalis media dextra; *1* V_1; *2* V_{1a}; *3* V_{1b}; *4* V_{1x}; *5* V_2; *6* V_{2a}; *7* V_{2b}; *8* V_{2c}; *9* V_{2x}; *10* V_3; *11* V_{3a}; *12* V_{3b}; *13* V_4; *14* V_5; *15* V_{6x}

V. cava superior dextra (komplett: SWAN 1953; partiell: CAMPBELL und DEUCHAR 1954; CSÁKÁNY und VARGA 1966; BHAGVANT und Mitarbeiter 1967); V. cava superior sinistra (ABRAMS 1957; CSÁKÁNY und VARGA 1966); V. brachiocephalica sinistra (komplett: ANDERSON 1961; partiell: HARLEY 1958); V. cava inferior (FOGEL 1959; FIANDRA 1962); Vv. hepaticae (DOWNING 1953); V. azygos (WINTER 1954; DIAZ 1959); Atrium dextrum (BLAKE 1965; CSÁKÁNY und VARGA 1966); Sinus coronarius (CAMPBELL und DEUCHAR 1954; BHAGVANT und Mitarbeiter 1967); Ductus venosus (MEHN und HIRSCH, zit. DOERR 1955); V. portae (LÜDIN 1952); Ductus thoracicus (HEALEY 1952).

In der **V. pulmonalis superior dextra** (Abb. 30, 59/15, 60/12, 61/7, 62/2) vereinigen sich die Venen des rechten Ober- und Mittellappens, deren Zahl variiert. Sie folgen nicht der Segmenteinteilung. Vom Hilus aus gesehen, kann man subpleurale und zentrale Venen unterscheiden. Die stärkere Entwicklung der einen Vene kann die Entwicklung der anderen Venen unterstützen (HAYEK 1953).

Aus dem *Oberlappen* vereinigen sich im allgemeinen drei Venen:

Der *R. apicalis*, V_1 (Abb. 30/1, 59/16, 60/13, 61/8, 62/3), verläuft oberflächlich unter der viszeralen Fläche der Pleura, hinter dem zugehörigen Bronchus und entsteht im allgemeinen aus zwei größeren Zweigen (Abb. 30/I). Er vereinigt die Venen aus dem Septum zwischen den Segmenten S_1 und S_3. Ihr varianter Zweig kann eine Subsegmentvene von V_2 sein (Abb. 30/III).

Der *R. posterior*, V_2 (Abb. 30/5, 59/20, 60/13, 61/9, 62/4), die größte Vene des Oberlappens, umgeht unten den Bronchus anterior. Er vereinigt gewöhnlich die Venen zwischen den Segmenten S_1, S_2 sowie S_2, S_3 und des dorsalen Abschnitts von S_2 (Abb. 30/I). Münden die von den benachbarten Subsegmenten kommenden Gefäße in den Ramus hinten, so nennt man ihn V. magna (APPLETON 1944; OLIVEROS 1951). Bisweilen münden die oberflächlichen und zentralen Zweige von V_2 gesondert in den Hauptstamm (Abb. 30/II—IV). Laut BOYDEN (1955) geht die akzessorische Vene von V_6 in 56% der Fälle hierhin (Abb. 30/V).

Der *R. anterior*, V_3 (Abb. 30/10, 59/23, 60/14, 61/10, 62/6), zieht sich in 50% der Fälle unter dem entsprechenden Bronchus entlang. Er vereinigt die Gefäße der subpleuralen Oberfläche des Segments S_3. In 30% der Fälle münden zwei Äste gesondert ein (Abb. 30/VI; BOYDEN 1955). Hierbei geht der eine Zweig manchmal in die Venen des Mittellappens.

Die Venen des *rechten Mittellappens* münden entweder mit gemeinsamem Stamm (*R. lobi medii*; Abb. 30/I—III, 60/15, 61/11, 62/7) oder gesondert (Abb. 30/IV—VI) in die V. pulmonalis superior dextra, in die sich das Blut zweier Venenstämme ergießt. In die *Pars lateralis*, V_4 (Abb. 30/13, 59/27, 62/8), münden die Venen zwischen S_4 und S_5, in die *Pars medialis*, V_5 (Abb. 30/14, 59/28, 62/9), die mediastinalen Oberflächengefäße von S_5. Der Hauptstamm verläuft und verzweigt sich unter dem Mittellappenbronchus. Unter den Variationsmöglichkeiten kommt es vor, daß der R. lobi medii bzw. V_4 in die V. pulmonalis inferior mündet (Abb. 30/VII—VIII; BOYDEN 1955). Selten gelangt der R. lobi medii als direkter Zweig in den linken Vorhof (Abb. 30/IX; BRANTIGAN 1952).

Die Venen des rechten Unterlappens münden meist selbständig in die **V. pulmonalis inferior** dextra (Abb. 31, 59/29, 60/12, 61/12, 62/10). Als seltene Variation nimmt sie auch zuweilen Zweige einzelner Segmente des Ober- bzw. Mittellappens auf. Im Hilus bildet sie sich im allgemeinen aus drei Teilen (Abb. 31/II): im R. apicalis (superior), V_6, vereinigen sich die Blutgefäße der am höchsten liegenden, in der V. basalis superior sowie inferior die der basalen Segmente. Münden die beiden letztgenannten mit gemeinsamem Stamm in den Hauptstamm, so wird das Gefäß V. basalis communis (Abb. 31/I) genannt.

Der *R. apicalis (superior)*, V_6 (Abb. 31/1, 59/30, 60/16, 61/13, 62/11), wird zumeist von drei Wurzeln ernährt, von denen zwei in 60% der Fälle aus dem Bestand von S_6 (Pars intrasegmentalis), eine hingegen aus dem Gebiet zwischen S_6 und S_{10} (Pars infrasegmentalis) stammen. Diese Venen strömen gewöhnlich sternförmig zusammen. Es ergeben sich hier große Variationsmöglichkeiten. BOYDEN und SCANNEL (1946) vermochten bei ihren Untersuchungen 40% der Venen infolge der großen Variabilität nicht zu klassifizieren. Mitunter gelangt V_{6x} (Abb. 30/15) über die paravertebral entstandene Parenchymbrücke in den R. posterior des Oberlappens (Abb. 30/V).

Die Einmündung der *V. basalis superior*, V_{8+9} (Abb. 59/31, 60/17, 61/28, 62/13), erfolgt laut BOYDEN (1955) hauptsächlich in Form eines Zweiges der V. basalis communis. In der Regel verläuft sie schräg aufwärts von der lateralen Seite hinter dem medialen Bronchus zum Hilus. Sie liegt in dem intersegmentalen Septum zwischen S_7 bzw. S_8 sowie S_9 bzw. S_{10}, nur ihre Wurzel befindet sich in der Substanz des Septum interlobare. In den R. basalis superior ergießt sich vor allem das Blut der Segmente S_8 und S_9. Zur Veranschaulichung der Verzweigung unterscheiden ZENKER und Mitarbeiter (1954) zwei Typen. Der eine besteht aus den Stämmen V_{8+9} bzw. V_8, der andere aus der Vene, die aus den Zweigen von V_{8+9}, V_8, V_9 und V_{10} entsteht.

Die *V. basalis inferior*, V_{9+10} (Abb. 59/35, 60/17, 61/18, 62/17), leitet gewöhnlich das Blut der Segmente S_9 und S_{10} in die V. basalis communis. Manchmal münden in sie auch Nebenzweige vom Segment S_8. Auch hier gibt es nach ZENKER und Mitarbeitern (1954) zwei Zusammenflußformen. Bei der einen bilden V_{10} und V_{9+10}, bei der anderen V_{9+10}, V_{10} und V_8, V_{9+10} den Hauptstamm.

V_7 (Abb. 31/2, 62/14) ist zumeist klein und kann sowohl in die V. basalis superior wie inferior münden. Oft vermag man sie nicht nachzuweisen.

Beim Zusammenfluß der Venen des rechten Unterlappens ergeben sich im Hilus die folgenden häufigeren *Varianten* (BOYDEN 1955): Es sind zwei Venen vorhanden (78%): V. apicalis (superior) und V. basalis communis (Abb. 31/I). Es handelt

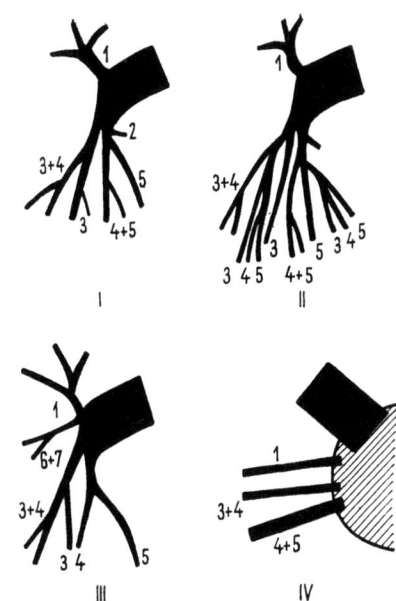

Abb. 31. Varianten der Venen des rechten Unterlappens. *I* Zwei Gefäßstämme: V_6 und V. basalis communis; *II* drei Gefäßstämme: V_6, V. basalis superior et inferior (verstreuter Teilungstyp); *III* vier Gefäßstämme: V_6, V_{4+5}, V. basalis superior et inferior; V_7 kommt nicht zur Darstellung; *IV* in den linken Vorhof münden drei Zweige: V_6, V_{8+9}, V_{9+10}; *1* V_6; *2* V_7; *3* V_8; *4* V_9; *5* V_{10}; *6* V_4; *7* V_5

sich um drei Venen: V. apicalis (superior), V. basalis superior und inferior (Abb. 31/II). Es sind vier Venen zu beobachten, und zwar die obigen drei und ein akzessorisches Gefäß. Beim letzteren handelt es sich um den R. lobi medii (10%) oder um einen deszendierenden Zweig von V_2 (4%; Abb. 31/III). Es ist eine Vene anzutreffen, die aus der Konfluenz der drei Hauptstämme entsteht (3%; HEALEY und GIBBON, zit. ZENKER und Mitarbeiter 1954). Als seltene Variation kommt die Einmündung der Unterlappenvenen direkt in den linken Vorhof vor (Abb. 31/IV; BRANTIGAN 1952).

Die Venen des linken Oberlappens münden in die **V. pulmonalis superior sinistra** (Abb. 32, 59/38, 60/12, 61/19, 63/2). Der Unterschied gegenüber der rechten Seite ergibt sich daraus, daß sämtliche Venen auf der mediastinalen Seite oberflächlich einmünden. Die zentralen und hinteren Venen münden in die vorderen Venenstämme ein. Die einzelnen Venen können das Blut mehrerer Segmente transportieren. Sie verlaufen ziemlich konstant. Meistens sind drei Hauptzweige vorhanden: *R. apicoposterior*, V_{1+2} (Abb. 32/1 und 2, 59/39, 60/13, 61/20, 63/3), R. anterior, V_3, R. lingularis, V_{4+5}. BOYDEN und HARTMANN (1946) unterscheiden drei Teilungstypen an den Venen, die das Blut der drei oberen Segmente ableiten: Gemeinsamer Stamm V_{1+2} (Abb. 32/II); diese Form ist am häufig-

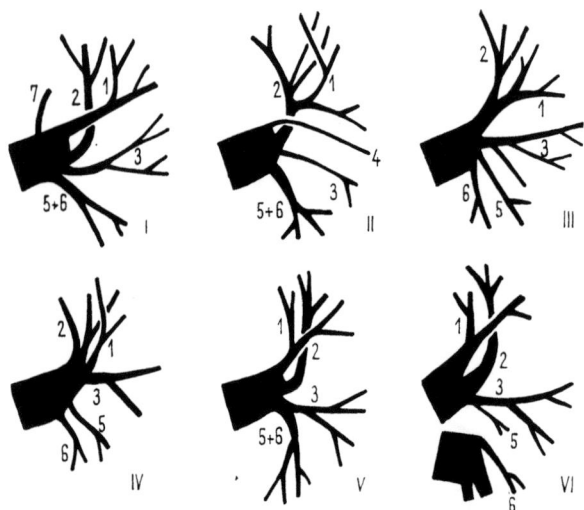

Abb. 32. Varianten der Venen des linken Oberlappens. *I* V_{4+5} gemeinsam, V. hilaris superior; *II* V_{1+2}, V_{4+5} gemeinsam, V_3, V_{3x} gesondert; *III* V_{1+2} gemeinsam, V_4, V_5 gesondert; *IV* V_{1+2+3} gemeinsam, V_4, V_5 gesondert; *V* V_{3+4+5} gemeinsam; *VI* V_5 in die V. pulmonalis inferior sinistra; *1* V_1; *2* V_2; *3* V_3; *4* V_{3x}; *5* V_4; *6* V_5; *7* V. hilaris superior

sten anzutreffen (68%). Gemeinsamer Stamm $V_{1+2a+2b}$, gemeinsamer Stamm V_{2c+3c} (Abb. 32/III). Gemeinsamer Stamm V_{1+3a} (Abb. 32/IV), V_2 nimmt V_{3c} auf. Die Beziehungen zu den benachbarten Bronchien und Arterien sind bei den einzelnen Typen verschieden.

Im *R. anterior*, V_3 (Abb. 32/3, 59/47, 60/14, 61/23, 63/6), vereinigen sich die Blutgefäße von S_3 sowie des Septums zwischen S_3 und S_4. Er mündet unabhängig zwischen den beiden anderen Venen. Im Falle selbständiger Einmündung von V_3 kommt eine Trifurkation der Venen des Oberlappens zustande. Mündet die Vene gemeinsam mit den benachbarten, so liegt eine Bifurkation vor. V_3 besteht aus zwei (Abb. 32/I, IV), seltener aus einem (Abb. 32/II) und in 10% der Fälle aus drei (Abb. 32/III) gesonderten Zweigen, die radiär in die V. pulmonalis superior sinistra verlaufen.

Der *R. lingularis*, V_{4+5} (Abb. 32/5 und 6, 59/50, 60/15, 61/24, 63/7), gelangt in 50% der Fälle mit zwei getrennten Stämmen (*Pars superior*, V_4, und *Pars inferior*, V_5; Abb. 32/III, IV), in den anderen 50% mit gemeinsamem Stamm (Abb. 32/I, II, V) in die linke obere Lungenvene. In 10% der Fälle mündet V_5 in die V. pulmonalis inferior sinistra (Abb. 32/VI; BOYDEN 1955). Diese ist somit die einzige Vene, die aus dem Oberlappen in die untere Lungenvene geht. Eine solche Variation der Lappenvenen wie auf der rechten Seite kommt hier also nicht vor. Beide Venen enthalten das Blut des entsprechenden Segments.

Die Verzweigung der **V. pulmonalis inferior sinistra** (Abb. 33, 59/54, 60/12, 61/25, 63/10), die die Venen des linken Unterlappens vereinigt, gleicht in vieler Hinsicht der des Stammes auf der rechten Seite. Meist entsteht er aus zwei (V. basalis communis und R. apicalis [superior]; Abb. 33/I) oder drei Zweigen (V. basalis superior et inferior und R. apicalis [superior]; Abb. 33/II). Bisweilen ist V_5 (Abb. 33/III) bzw. eine retrohiläre Vene (*V. hilaris inferior*; Abb. 33/II, 59/53) vorhanden. Der *R. apicalis (superior)*, V_6 (Abb. 33/2, 59/55, 60/16, 61/26, 63/11), entsteht meist aus drei Zweigen vom Segment S_6 sowie vom Septum zwischen S_6 und S_{10}. Der Ramus ist stärker als auf der rechten Seite. Die *V. basalis communis* (Abb. 59/56, 60/17, 61/27, 63/12) besteht aus zwei Ästen und zieht sich schräg von der Seite zum Hilus. Man findet sie gewöhnlich im Teilungswinkel zwischen B_{9+10} bzw. B_{7+8}. Den vom Segment S_6 verlaufenden Zweig nennt man in diesem Fall *V. paramediastinalis*. Im weiteren teilt sich der Hauptstamm ebenso wie der rechtsseitige.

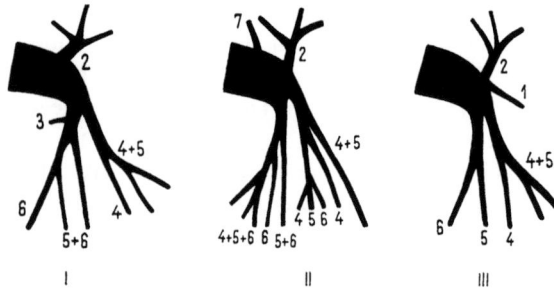

Abb. 33. Varianten der Venen des linken Unterlappens, *I* V. basalis communis, V_7 in die V. basalis inferior V_8, V_{8+9} in die V. basalis superior; *II* V. basalis superior et inferior münden getrennt, V. hilaris inferior mündet in die V. pulmonalis inferior sinistra, V_3, V_{3+9}, V_8, V_9, V_{10} in die V. basalis superior, V_{8+9+10}, V_{10}, V_{9+10} in die V. basalis inferior; *III* V_5 in die V. pulmonalis inferior sinistra; *1* V_5, *2* V_6; *3* V_7; *4* V_8; *5* V_9; *6* V_{10}; *7* V. hilaris inferior

Röntgenanatomie der Lungenvenen

STEINBACH und Mitarbeiter (1955) versuchten, die Lungenvenen im Summationsröntgenbild zu differenzieren. In der **a.-p. Aufnahme** (Abb. 37) lassen sich die großen Venen des Oberlappens hauptsächlich auf der rechten Seite abgrenzen, und zwar besser auf Schichtaufnahmen. In der **II. Schrägstellung** (Abb. 39) vermag man das Venensystem des Mittel- und Unterlappens innerhalb der Herzschattenprojektion mit Hilfe der Hartstrahlentechnik darzustellen. In **seitlicher Richtung** (Abb. 40) kann man die Unterlappenvenen deutlich von der Peripherie bis zum rechten Vorhof verfolgen.

An der Bildung der Hilusformationen nehmen nur die oberen Venen teil, die unteren verlaufen unabhängig von diesen. Sie liegen horizontaler und münden kaudaler als die Arterien. Die V. pulmonalis superior dextra findet man in Höhe des oberen Randes vom 7. Th.-Wirbel, die V. pulmonalis superior sinistra in Höhe des unteren Randes vom 6. Th.-Wirbel, die V. pulmonalis inferior dextra des oberen Randes vom 8. Th.-Wirbel, die V. pulmonalis inferior sinistra in Höhe des unteren Randes vom 7. Th.-Wirbel.

Mit der ausführlichen Analyse der Röntgenanatomie der Lungenvenen befaßten sich HORNYKIEWYTSCH und STENDER (1954, 1955).

Pneumovenographie

Die Kontrastauffüllung der Vv. pulmonales kommt bei der Untersuchung in vivo in der venösen Phase der Pneumoangiographie zustande. Erstmalig gelang es DOTTER und Mitarbeitern (1949), die Anomalien der pulmonalen Venenstämme darzustellen. Diese Methode gestattet naturgemäß nur die Identifizierung der zentralen Zweige, weil die peripheren Teile im Hinblick auf die Verdünnung des Kontrastmittels nicht vollständig zur Darstellung kommen.

Bei der *postmortalen Pneumovenographie* lassen sich durch retrograde Auffüllung aus der Richtung des linken Vorhofs mit entsprechendem Druck auch die periphersten Venenstämme anfüllen. In der **a.-p. Aufnahme** (Abb. 59) ergibt der radiäre Zusammenfluß der Venenstämme im Hilus eine vollkommene Darstellung der einzelnen Segment- und Subsegmentvenen sowie der kleineren Gefäßzweige. In den Hili und proximal von diesen vermag man den aufeinanderprojizierten Schatten der vier *Vv. pulmonales* (Abb. 59/15, 29, 38 und 54) bereits schwerer zu differenzieren. So läßt sich die Einmündung in den linken Vorhof nicht mehr genau lokalisieren. Falls auch die linke Kammer und die Aorta angefüllt sind, kommt eine Kombination der Projektionsverhältnisse zustande. Die linke V_7 und V_8, gegebenenfalls V_{10}, werden mit der linken Kammer zusammenprojiziert. Der aufwärts gebogene, leicht nach rechts abschüssige Rand des linken Vorhofs überschneidet ungefähr die Projektion des 7. Th.-Wirbels. Drei Viertel davon liegen links von der Mittellinie. Der Aortenbulbus und der Anfang der Aorta ascendens verdecken den Vorhof von vorn. Die Aorta descendens wird hinter dem linken Vorhof von dessen oberem Rand verdeckt. In der **seitlichen Aufnahme** (Abb. 60) ist der Anfangsabschnitt der *Vv. pulmonales* (Abb. 60/12) in der eiförmigen Projektion des linken Vorhofs nicht mehr differenzierbar. Die aszendierenden Zweige von V_1 und V_2 kreuzen nach ihrer Teilung den Arcus aortae. V_3, V_4 und V_5 überschneiden die Aorta ascendens. V_6 kreuzt die Aorta descendens schräg, etwas aufwärts und quer, V_9 und V_{10} schräg abwärts. V_7 sieht man zwischen der Aorta und dem linken Vorhof. V_8 findet man zumeist im ganzen hinter Vorhof und Kammer.

Am *isolierten Organpräparat* lassen sich nach gleichzeitigem Herauspräparieren von Lungen und Herz die Verzweigungsverhältnisse der auseinandergebreiteten Venenstämme im **a.-p. Bild** (Abb. 61) von der Ausgangsstelle bis zur Mündung verfolgen. In den **seitlichen Aufnahmen** (Abb. 62, 63) sind noch genauere Einzelbeobachtungen möglich. Die wechselseitige Lage der in die Hili einmündenden Venenstämme kann man auch hier studieren.

VASA PRIVATA

Das Bronchialgefäßsystem gewährleistet die Blutversorgung der Lungen. Im Gegensatz zu den Vasa publica nennt man es Vasa privata. Die Existenz dieses Systems war schon RUYSCH (1696) bekannt. Das Wissen über seine Bedeutung hat sich im letzten Jahrzehnt, seitdem der Zustand des Systems mit physiologischen und klinischen Methoden unter intakten und pathologischen Verhältnissen registriert werden kann, wesentlich vergrößert.

Die Bronchialarterien der Neugeborenen sind relativ dicker als die der Erwachsenen (HALMÁGYI 1957). Der normale Kreislauf entwickelt sich bei der ersten Einatmung. Das in die rechte Kammer gelangte Blut durchströmt das gesamte Pulmonalsystem. Zugleich kommt nur ein verschwindend geringer Bruchteil der in die Aorta gelangten Blutmenge in die Bronchialgefäße.

Die Bronchialarterien

Die Anzahl der Aa. bronchiales ist sehr unterschiedlich (Abb. 34). Vielfach findet man auf der linken Seite zwei, auf der rechten einen R. bronchialis (MILLER 1906, 1925, 1947; CAULDWELL und Mitarbeiter 1948). Diese typische Ursprungsvariante war nur in 40,6 % der Fälle zu finden. In den restlichen 60 % sind nach CAULDWELL und Mitarbeitern (1948) zwei bis fünf Rr. bronchiales vorhanden. Die beiden linksseitigen Rr. bronchiales gehen von der Ventralseite der Aorta descendens in Höhe des 4.—6. Th.-Wirbels aus (LATARJET und JUTTIN 1951). Die rechtsseitigen Zweige entspringen in sehr unterschiedlicher Form. Am häufigsten ist der gemeinsame Ursprung von der A. intercostalis posterior 1 zu beobachten. Sie können aber auch

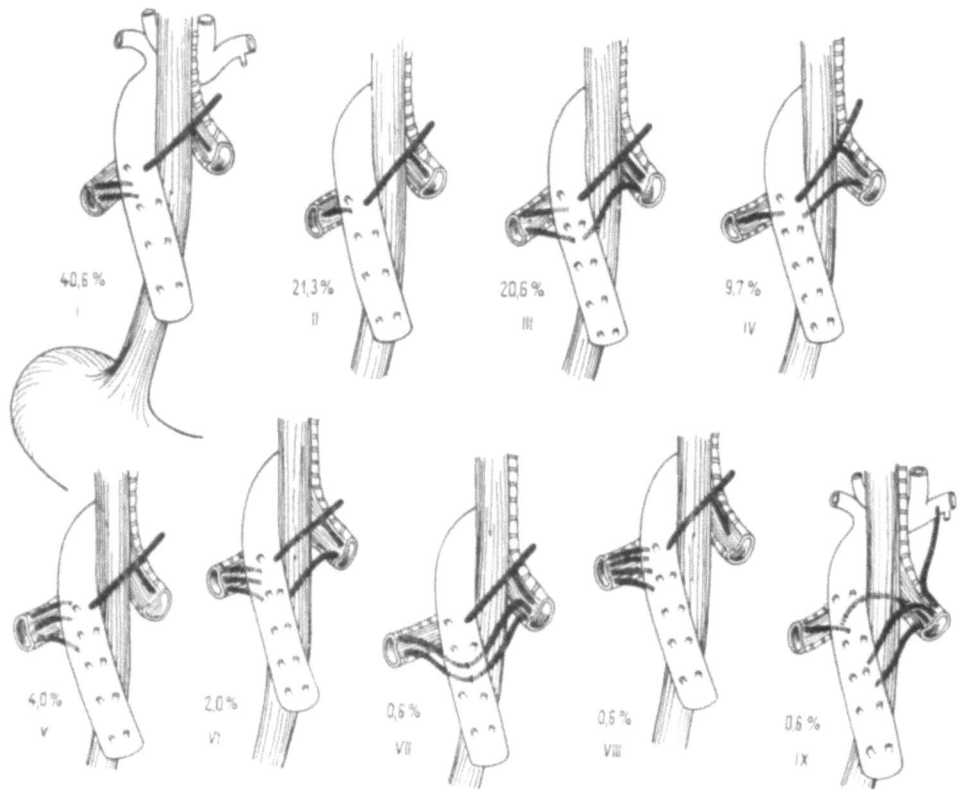

Abb. 34. Varianten der Rr. bronchiales (aus E. W. CAULDWELL und Mitarbeiter: The bronchial arteries. An anatomic study of 150 human cadavers. Surg. Gynec. Obstet. 86, 1948, 395)

unmittelbar von der Aortenwand, von der A. subclavia (O'RAHILLY und Mitarbeiter 1950), von der A. thoracica interna (QUAIN 1884), dem Tr. brachiocephalicus (ROMANKEVITCH 1931) oder von der A. lusoria (ABESI 1966) ausgehen.

Der *R. bronchialis dexter* (Abb. 45/27, 46/25) kommt hinter dem linken Hauptbronchus hervor und gelangt hinter die Membrana bronchopericardiaca. Nachdem er den rechten Hauptbronchus erreicht hat, teilt er sich gewöhnlich in zwei Äste. Der eine verläuft an der Vorderfläche des Hauptbronchus und schließt sich dem Oberlappenbronchus an (*R. superior*; Abb. 44/30), der andere gelangt von der Rückfläche des Bronchus intermedius an die Rückfläche des Mittel- bzw. Unterlappenbronchus (*R. inferior*; Abb. 44/29).

Der *R. bronchialis sinister (superior et inferior*; Abb. 16/4, 46/27) verläuft an der Vorderfläche des entsprechenden Bronchus und gelangt so in die Lunge (HAYEK 1953).

Die Rr. bronchiales verlaufen nach dem Ursprung in Schraubenlinie im lockeren Bindegewebe um die Bronchien. Im Hilusbereich sind sie fest mit den Bronchialwandungen und ihren Verzweigungen verwachsen. Im mediastinalen Verlauf geben sie Nebenzweige an das Perikard, an die Lymphknoten, den Ösophagus und die Pleura ab. Zumeist stehen sie auch mit einem Zweig *(R. bronchialis anterior)* der A. pericardiacophrenica sowie mit den Trachealgefäßen in Verbindung (HAYEK 1953; BIKFALVI und Mitarbeiter 1967). Gelegentlich kommt auch eine direkte Verbindung der Rr. bronchiales mit den Koronargefäßen vor (DELARUE und Mitarbeiter 1960; MOBERG 1967). In Höhe der Bifurkation gibt es oft eine Verbindung zwischen dem rechten und linken Zweig (LATARJET und JUTTIN 1951). VERLOOP (1948) vermochte die Endzweige bis zur Zwerchfelloberfläche zu verfolgen. Die mehrfach verzweigten Gefäße sind in der Lunge bis zum Bronchiolus terminalis wahrnehmbar, wo sie einen arteriellen Plexus bilden (MILLER 1925; MARCHAND und Mitarbeiter 1950). Die Kapillaren der Alveolenwand werden bereits von den Endzweigen der A. pulmonalis versorgt (HAYEK 1958). Die Vasa vasorum der A.-pulmonalis-Zweige bestehen gleichfalls aus den obigen Gefäßen (FLORANCE 1960).

Die Blutversorgung der Pleura visceralis stammt auf der ganzen diaphragmalen und konvexen Oberfläche von den aus dem Lungenparenchym hierhin gelangenden kleinen Zweigen der A. pulmonalis, die Versorgung des mediastinalen und interlobären Abschnitts von den Aa. bronchiales (LATARJET und JUTTIN 1951; SILVER 1952).

Die Bronchialvenen

Die Venen der Bronchuswand bilden Plexus, die kleinen Venulae *peribronchiale Geflechte* (MILLER 1947; SCHOENMACKERS 1960/a). Die von hier ausgehenden Venen verlaufen längs der Bronchuswand in Richtung der Hili. Zum größeren Teil münden sie in die Vv. pulmonales, zum kleineren direkt in den linken Vorhof (ZUCKERKANDL 1882; MILLER 1947; AVIADO 1965). Diese nennt man *bronchopulmonale Venen*.

Die von den extrapulmonalen Bronchien und Hilusgebilden sowie von der pleuromediastinalen Oberfläche ausgehenden Gefäße werden als *pleurohilär-bronchiale Venen* bezeichnet. Die Venen des vorderen bzw. hinteren Teils dieser Gruppe münden rechtsseitig in die V. azygos, linksseitig die hinteren in die V. hemiazygos bzw. V. hemiazygos accessoria oder in die V. brachiocephalica sinistra, die linksseitigen vorderen Venen in die hinteren Bronchopulmonalvenen (ZUCKERKANDL 1882). Diese Venen stehen auch mit den Vv. pulmonales in Verbindung (SCHOENMACKERS 1960/a). Die größeren pleurohilären Venen enthalten Klappen.

Die Vv. bronchiales kommunizieren im Mediastinum, hauptsächlich über die Zweige der Vv. thoracicae internae und Vv. intercostales, mit den mediastinalen, perikardialen, trachealen, ösophagealen und diaphragmalen Venen (ZUCKERKANDL 1882; SCHOENMACKERS 1960/a). Unter Vermittlung der Speiseröhrenvenen kann ein Kollateralkreislauf auch mit dem Pfortadersystem zustande kommen (SCHOENMACKERS und VIETEN 1953, 1954).

Bronchialisangiographie

Die Kontrastauffüllung der Bronchialarterien mittels selektiver Angiographie bietet eine gute Orientierung über ihre anatomische Lage und aktuelle Rolle in der Lungendurchblutung (SCHOBER 1964; VIAMONTE und Mitarbeiter 1965; NORDENSTRÖM 1967). Die kleineren Zweige sind in den Subtraktionsaufnahmen noch besser nachweisbar (GROEN und Mitarbeiter 1966). Auch sie können mittels selektiver Auffüllung gut nachgewiesen werden (BOTENGA 1968).

Bei der *postmortalen Angiographie* ist der Ursprung der von der Aortenvorderwand ausgehenden kleinen Gefäße in der **a.-p. Aufnahme** (Abb. 44) nicht zu sehen, jedoch der unter dem Aortenbogen aufwärts von links nach rechts verlaufende *R. dexter* wahrnehmbar, der im allgemeinen in Höhe des 5. Th.-Wirbels entspringt. Unter den in der Lunge verlaufenden Zweigen geht der *R. bronchialis dexter superior* (Abb. 44/30) sowie der *R. bronchialis dexter inferior* (Abb. 44/29) zum Schlüsselbein bzw. zum Diaphragma hin. Im Hilus teilen sie sich sogleich in Nebenzweige. Der *R. bronchialis sinister superior* (Abb. 46/27) geht am Rand des Mediastinums zunächst aufwärts, dann schräg lateral. Sein extrahilärer Abschnitt wird zumeist von der Projektion der Aorta descendens, die er vorn kreuzt, verdeckt. Der weitere intrapulmonale Verlauf ist bei der oberen und unteren linksseitigen Arterie derselbe wie auf der rechten Seite. Aus **seitlicher Richtung** (Abb. 45) ist der Ursprung der *Rr. bronchiales* (Abb. 45/27) oft zu beobachten, dagegen kann der weitere Verlauf durch die zunehmende Lumenverminderung der Gefäße nicht mehr nachgewiesen werden.

Eine Kontrastauffüllung der Vv. bronchiales kann postmortal von den Vv. pulmonales her vorgenommen werden (SCHOENMACKERS 1960/b).

DER KOLLATERALKREISLAUF DER LUNGENGEFÄSSE

Die Vasa privata und publica der Lunge bilden eine enge anatomische Einheit, die von Verbindungen zwischen den in der Funktion abweichenden Systemen gewährleistet wird. RUYSCH (1696) hat die bronchopulmonalen Anastomosen als erster erkannt. HAYEK (1940) fand in Korrosionspräparaten zwischen der V. pulmonalis und dem Plexus venosus peribronchialis, CUDKOWICZ und ARMSTRONG (1951) fanden nach Einspritzung eines Röntgenkontrastmittels zwischen den Bronchopulmonalgefäßen zahlreiche Kollateralen. In pathologischen Fällen kommt den Verbindungen zwischen den verschiedenen Gefäßen eine große Bedeutung zu (VIAMONTE 1967). Die anatomischen Grundlagen der Verbindungen zwischen dem arteriellen und venösen System und den Gefäßen der benachbarten Organe seien nachfolgend zusammengefaßt.

1. Arterioarterielle Anastomosen. Bei den Zweigen der A. pulmonalis handelt es sich um Endarterien, zwischen denen es keine Verbindung gibt (Abb. 35/I; COHNHEIM und LITTEN 1875). Zwischen den einzelnen Abschnitten der Aa. bronchiales sind zahlreiche Anastomosen vorhanden (Abb. 35/II; MILLER 1947; MARCHAND und Mitarbeiter 1950). Die Bronchialarterien stehen über mediastinale, pleurale, ösophageale, tracheale, diaphragmale Zweige und die der A. coronaria mit den benachbarten Gefäßen des großen Kreislaufs in Verbindung (Abb. 35/III; HAYEK 1940; VERLOOP 1948; DELARUE und Mitarbeiter 1960; BJÖRK 1966). Im Bereich der mittelgroßen und kleineren Bronchien finden sich Anastomosen mit einem Durchmesser von 0,08 mm zwischen der A. pulmonalis und A.

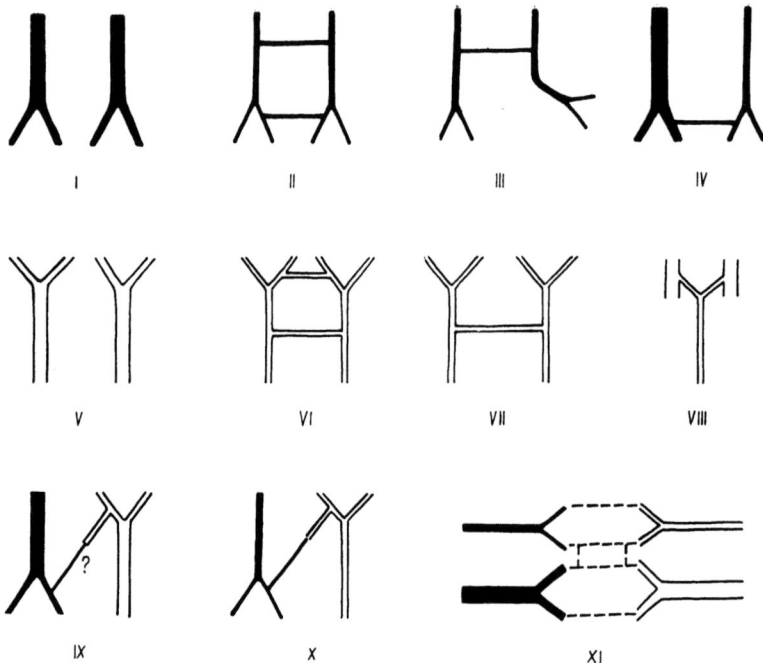

Abb. 35. Schema der Anastomosen des Bronchopulmonalkreislaufs. I.—IV. Arterioarterielle, V.—VIII. venovenöse, IX.—X. arteriovenöse, XI. interkapillare Anastomosen. *I* Aa. pulmonales; *II* Aa. bronchiales; *III* Aa. bronchiales — Aa. mediastinales; *IV* Aa. pulmonales — Aa. bronchiales; *V* Vv. pulmonales; *VI* Vv. bronchopulmonales, Vv. pleurohilares; *VII* Vv. bronchopulmonales — Vv. pleurohilares; *VIII* Vv. mediastinales — Vv. bronchiales — Vv. pulmonales; *IX* Aa. pulmonales — Vv. pulmonales; *X* Aa. bronchiales — Vv. bronchiales; *XI* Aa. bronchiales et pulmonales — Vv. bronchiales et pulmonales

bronchialis, die in ihrem Aufbau einem Zweig der A. bronchialis entsprechen, da sie zirkuläre und fakultativ longitudinale Muskulatur aufweisen (Abb. 35/IV; TÖNDURY und WEIBEL 1956, 1958). Die genannten Autoren sind der Ansicht, daß dieses Muskelsystem durch die Lungendehnung und durch den veränderten funktionellen Zustand entstanden ist. Auf der Ebene der Präkapillaren dürften in der Lunge eines normalen Individuums 200—300 Kollateralen vorhanden sein (WEIBEL 1959), die mittels Angiographie unter pathologischen Bedingungen in vivo nachgewiesen werden können (SHEDD und Mitarbeiter 1951; MASSUMI und Mitarbeiter 1965). Zwischen denselben Systemen sind spiralförmige Verbindungen an der Pleurafläche vorzufinden (ZUCKERKANDL 1882). Die Blutströmung erfolgt unter normalen Bedingungen über die verbindenden Präkapillarzweige in bronchopulmonaler Richtung. Vor den Anastomosen beträgt der durchschnittliche Blutdruck in den Pulmonalzweigen 25 mm Hg, in den Bronchialzweigen 30 mm Hg (TÖNDURY und WEIBEL 1958).

2. Venovenöse Anastomosen. Zwischen den Zweigen der V. pulmonalis gibt es keine postkapillaren Anastomosen (Abb. 35/V; WEIBEL 1959). Die Zweige der Bronchialvenen sind in verschiedenen Abschnitten durch Anastomosen verbunden, so (Abb. 35/VI) in den bronchopulmonalen Plexus (MILLER 1947; SCHOENMACKERS 1960/a), zwischen den pleurohilären Venen (MARCHAND und Mitarbeiter 1950; WEIBEL 1959) sowie zwischen den beiden obigen Systemen in der Lungenpforte (Abb. 35/VI, VII; MARCHAND 1950). Den Anastomosen zwischen den Vv. bronchiales und Vv. pulmonales kommt größere Bedeutung zu. Das Blut der Bronchialvenen gelangt zu einem erheblichen Teil in die Vv. pulmonales, wohin auch ein kleiner Teil der pleurohilären Gefäße strömt (Abb. 35/VIII; SCHOENMACKERS 1960/a; AVIADO 1965). Wie schon erwähnt, sind zahlreiche Verbindungen zwischen den pleurohilären Venen und den anderen Venen des großen Kreislaufs vorhanden.

3. Arteriovenöse Anastomosen. PRINZMETAL und Mitarbeiter (1948) vermochten im physiologischen Modellversuch arteriovenöse Pulmonalverbindungen nachzuweisen, die bislang anatomisch nicht aufgezeigt werden konnten (Abb. 35/IX; WEIBEL 1959). Eine Anastomose zwischen der A. und V. bronchialis ist auch in der normalen Lunge anzutreffen (Abb. 35/X; WATZKA 1936). Unter intakten Bedingungen gibt es in der ganzen Lunge 25—30 solche Anastomosen (WEIBEL 1959).

4. Kapillokapillare Anastomosen. Im Bereich der Bronchioli terminales entwickelt sich eine reich-

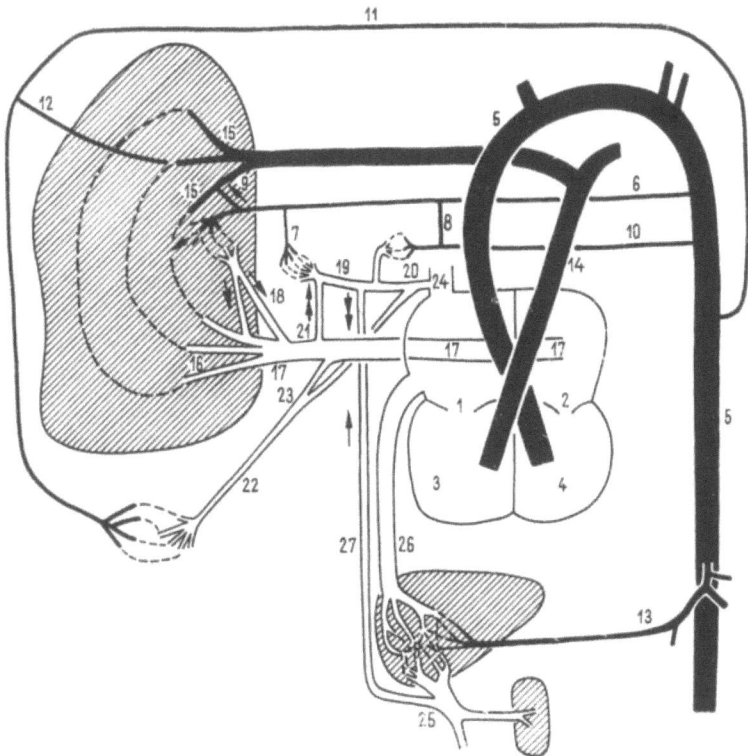

Abb. 36. Schema des Bronchopulmonalkreislaufs (aus G. Kovács: A bronchopulmonalis kollateralis keringés vizsgálata — Untersuchung des bronchopulmonalen Kollateralkreislaufs. Habil.-Schrift, Szeged 1965, modifiziert). *1* Atrium dextrum; *2* Atrium sinistrum; *3* Ventriculus dexter; *4* Ventriculus sinister; *5* Aorta; *6* R. bronchialis; *7* R. bronchialis — Vv. bronchiales pleurohilares; *8* R. bronchialis — A. mediastinalis; *9* R. bronchialis — A. pulmonalis; *10* A. mediastinalis; *11* A. intercostalis posterior; *12* Anastomosis pleuropulmonalis; *13* A. hepatica; *14* Tr. pulmonalis; *15* Rr. arteriae pulmonalis dextrae; *16* Rr. venae pulmonalis dextrae; *17* V. pulmonalis; *18* Vv. bronchopulmonales; *19* Vv. bronchiales pleurohilares; *20* V. azygos; *21* Vv. bronchiales pleurohilares — Vv. pulmonales; *22* Vv. pleurales; *23* Vv. pleurales — Vv. pulmonales; *24* V. cava superior; *25* V. portae; *26* V. cava inferior; *27* V. portae — Vv. mediastinales

haltige Kapillarverbindung zwischen dem bronchialen und pulmonalen Gefäßsystem (Abb. 35/XI; MILLER 1925; HAYEK 1953).

Die Bedeutung des bronchopulmonalen Kollateralkreislaufs (Abb. 36). Durch die Bronchialgefäße strömt unter normalen Verhältnissen nur ein Bruchteil des Minutenvolumens. Die Bedeutung der Vasa privata wächst bei einer Insuffizienz der pulmonalen Endarterien. In diesem Fall versorgen sie das Lungengewebe über die Kollateralen (ELLIS und Mitarbeiter 1952). Der Kollateralkreislauf zwischen den Vasa privata und Vasa publica wird von KOVÁCS (1965) folgendermaßen beschrieben.

1. Bronchopulmonaler Kollateralkreislauf (Abb. 36/9). In den Aa. bronchiales herrscht ein höherer Druck als in den Pulmonalgefäßen, so daß die Strömung in bronchopulmonaler Richtung auf drei Ebenen vor sich geht. Eine präkapillare Strömung findet zwischen den Zweigen der A. bronchialis und A. pulmonalis statt, eine interkapillare Verbindung besteht zwischen den Kapillaren der beiden Systeme. Hier vollziehen sich 50% der regionären Strömung (SCHOEDEL 1964). Endlich sind postkapillare Anastomosen über die in die Vv. pulmonales einmündenden Vv. bronchopulmonales vorhanden.

2. Pulmobronchialer Kollateralkreislauf (Abb. 36/21). Das von den Pulmonalvenen kommende Blut gelangt in einem der Weite der Verbindungen entsprechenden Verhältnis über die Pleurobronchialvenen in das V.-cava-System.

3. Cavopulmonaler Kollateralkreislauf (Abb. 36/21). Steigt der Venendruck im großen Kreislauf über den Druck in den Vv. pulmonales, so ändert sich die Strömungsrichtung unter gewissen physiologischen Bedingungen. In diesem Fall kommt es zur umgekehrten Strömung im vorgenannten Anastomosensystem.

4. Portopulmonaler Kollateralkreislauf (Abb. 36/27). Zwischen der V. portae und den pleurohilären Venen kann sich bei wesentlicher Erhöhung des normalen Pfortaderdrucks (8—12 mm Hg) über direkte Verbindungen eine portopulmonale Strömung entwickeln, die unter normalen Bedingungen nicht zustande kommt.

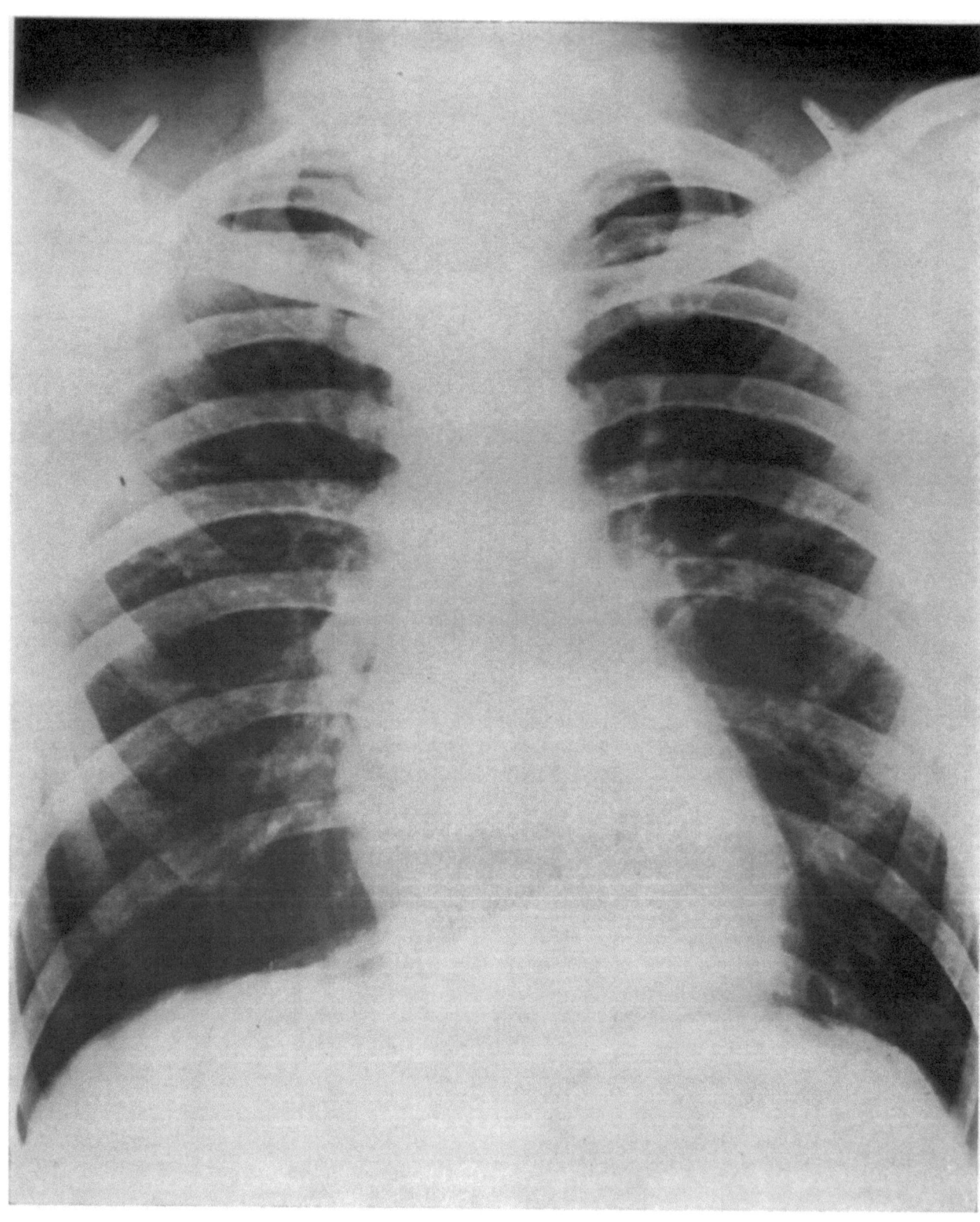

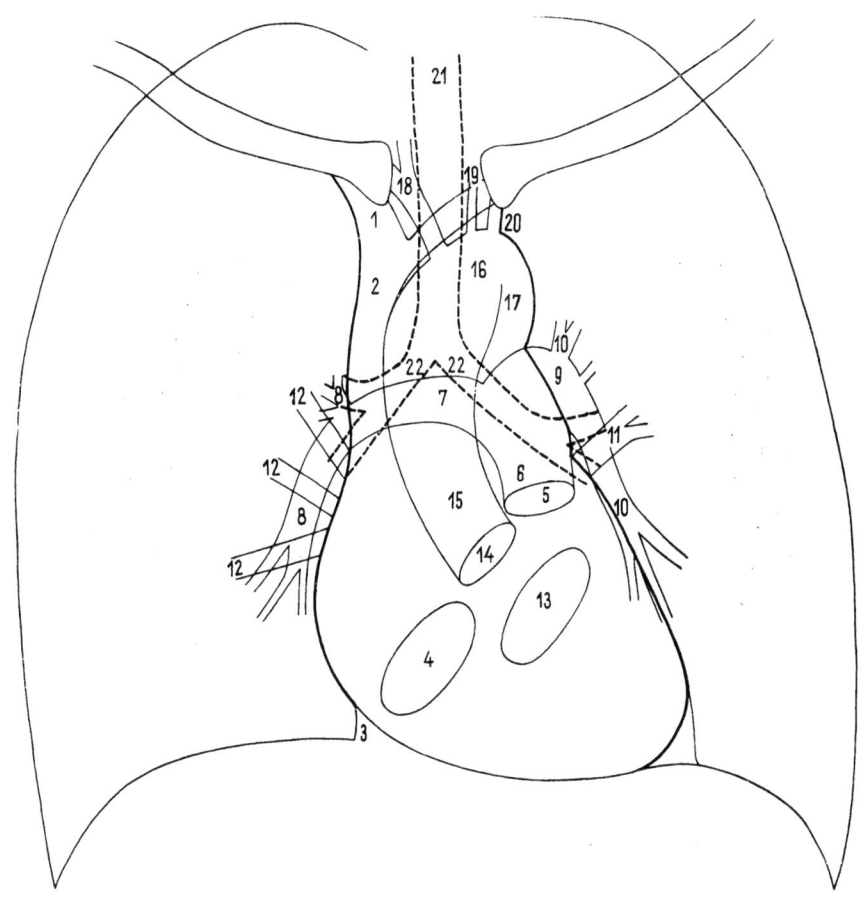

Abb. 37. Das Herz (Cor), I. Exposition: posterior-anterior

1 Vv. brachiocephalicae
2 V. cava superior
3 V. cava inferior (V. hepatica dextra)
4 Ostium atrioventriculare dextrum
5 Ostium trunci pulmonalis
6 Tr. pulmonalis
7 A. pulmonalis dextra
8 Rr. arteriae pulmonalis dextrae
9 A. pulmonalis sinistra
10 Rr. arteriae pulmonalis sinistrae
11 Vv. pulmonales sinistrae
12 Vv. pulmonales dextrae
13 Ostium atrioventriculare sinistrum
14 Ostium aortae
15 Aorta ascendens
16 Arcus aortae
17 Aorta descendens
18 Tr. brachiocephalicus
19 A. carotis communis sinistra
20 A. subclavia sinistra
21 Trachea
22 Bronchus dexter et sinister

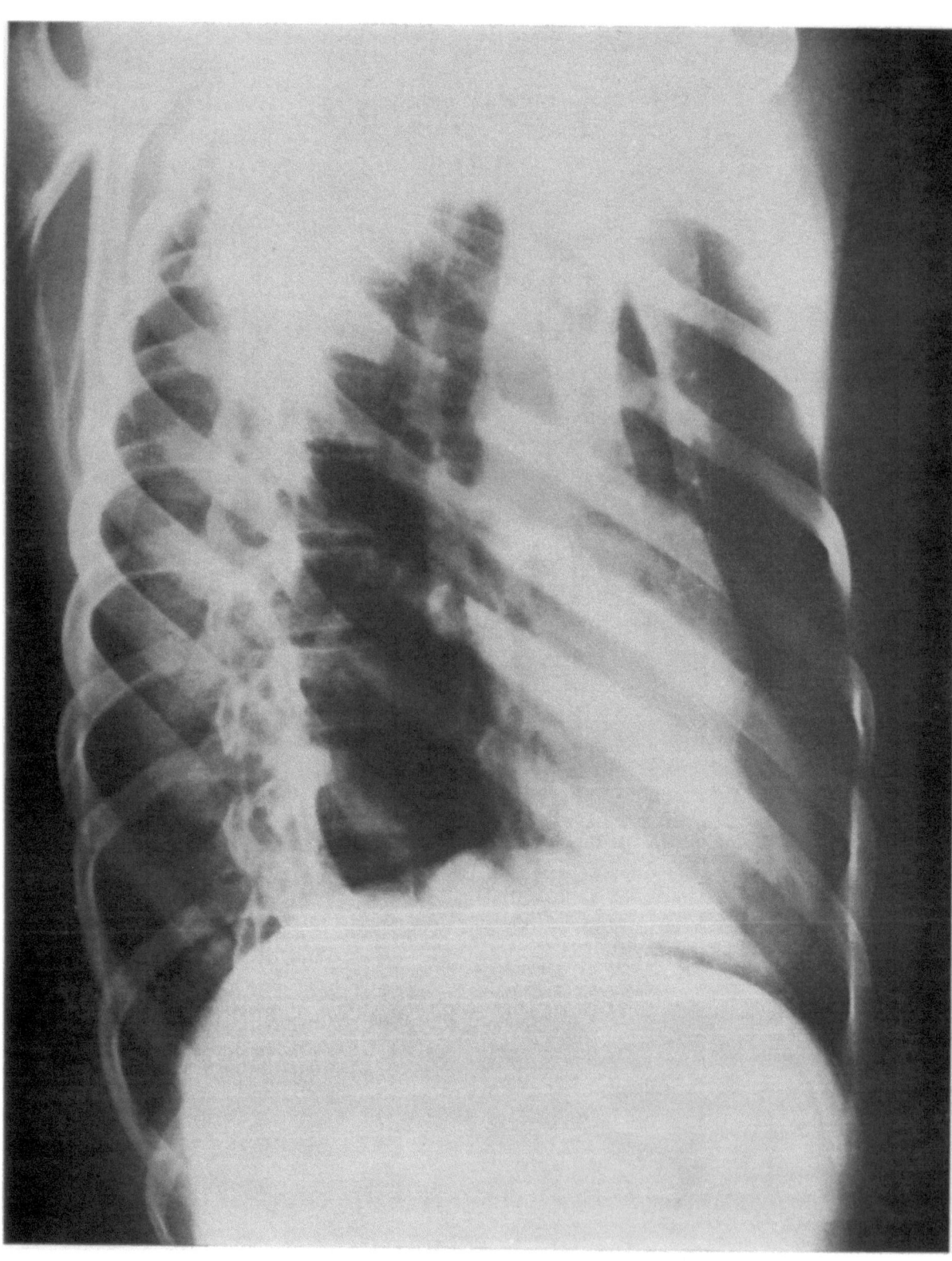

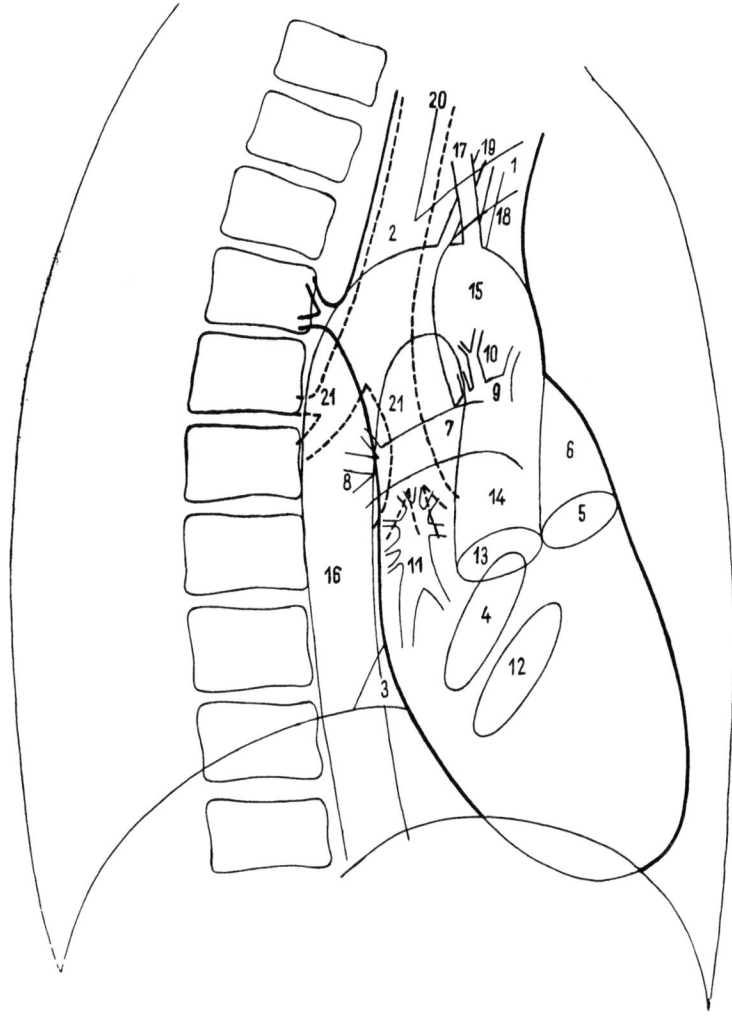

Abb. 38. Das Herz (Cor), II. Exposition: obliquus I

1 Vv. brachiocephalicae
2 V. cava superior
3 V. cava inferior
4 Ostium atrioventriculare dextrum
5 Ostium trunci pulmonalis
6 Tr. pulmonalis
7 A. pulmonalis dextra
8 Rr. arteriae pulmonalis dextrae
9 A. pulmonalis sinistra
10 Rr. arteriae pulmonalis sinistrae
11 Vv. pulmonales sinistrae
12 Ostium atrioventriculare sinistrum
13 Ostium aortae
14 Aorta ascendens
15 Arcus aortae
16 Aorta descendens
17 Tr. brachiocephalicus
18 A. carotis communis sinistra
19 A. subclavia sinistra
20 Trachea
21 Bronchus dexter et sinister

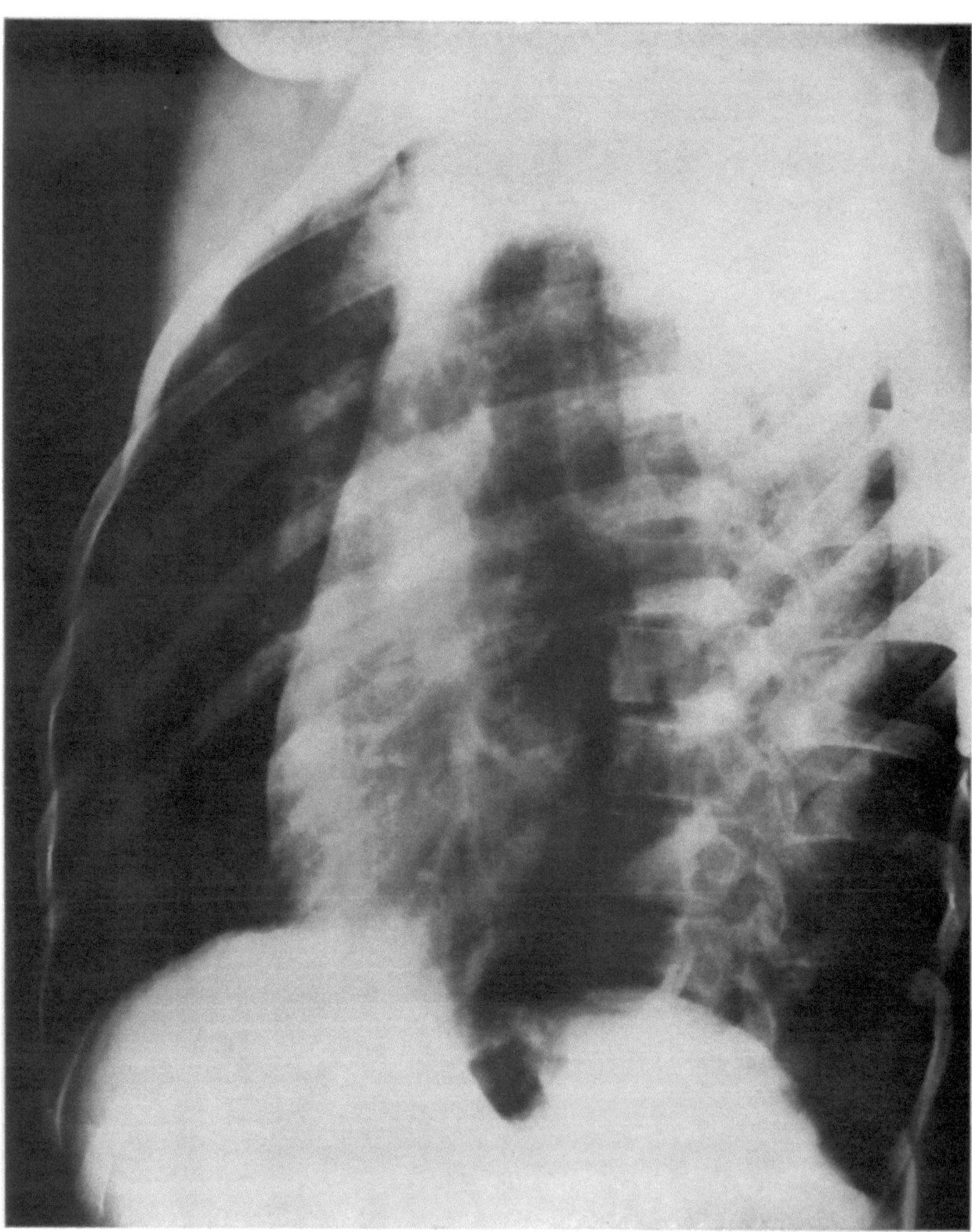

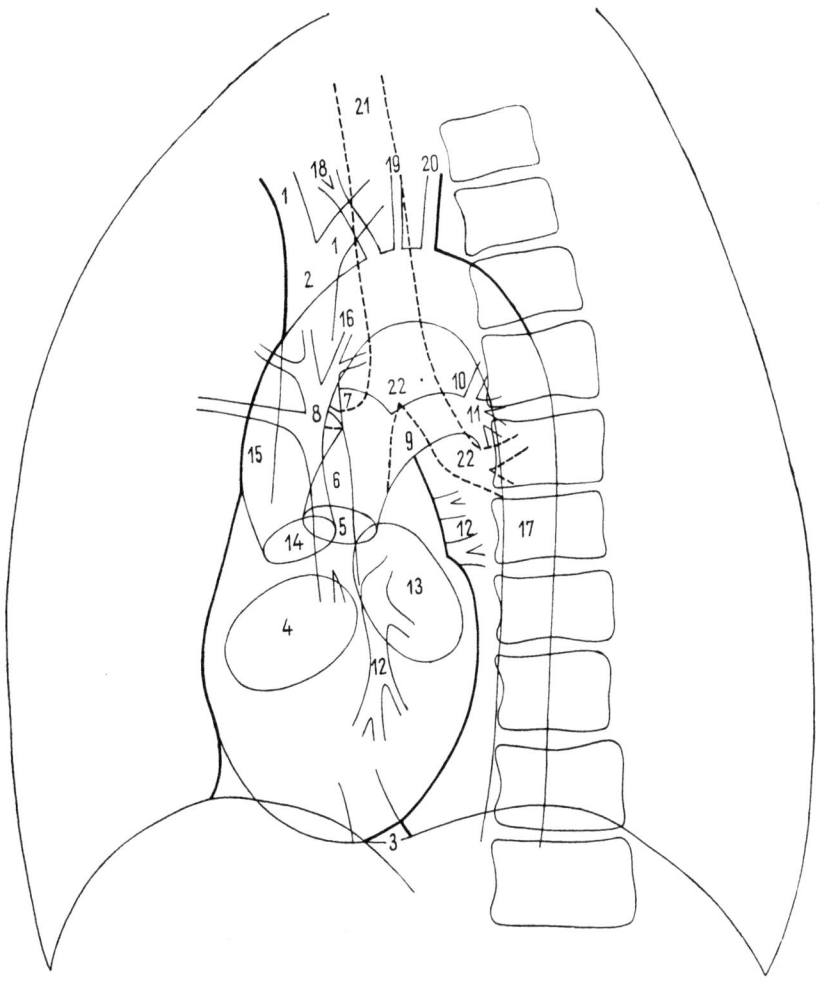

Abb. 39. Das Herz (Cor), III. Exposition: obliquus II

1 Vv. brachiocephalicae
2 V. cava superior
3 V. cava inferior
4 Ostium atrioventriculare dextrum
5 Ostium trunci pulmonalis
6 Tr. pulmonalis
7 A. pulmonalis dextra
8 Rr. arteriae pulmonalis dextrae
9 A. pulmonalis sinistra
10 Ligamentum arteriosum
11 Rr. arteriae pulmonalis sinistrae
12 Rr. venarum pulmonalium sinistrarum
13 Ostium atrioventriculare sinistrum
14 Ostium aortae
15 Aorta ascendens
16 Arcus aortae
17 Aorta descendens
18 Tr. brachiocephalicus
19 A. carotis communis sinistra
20 A. subclavia sinistra
21 Trachea
22 Bronchus dexter et sinister

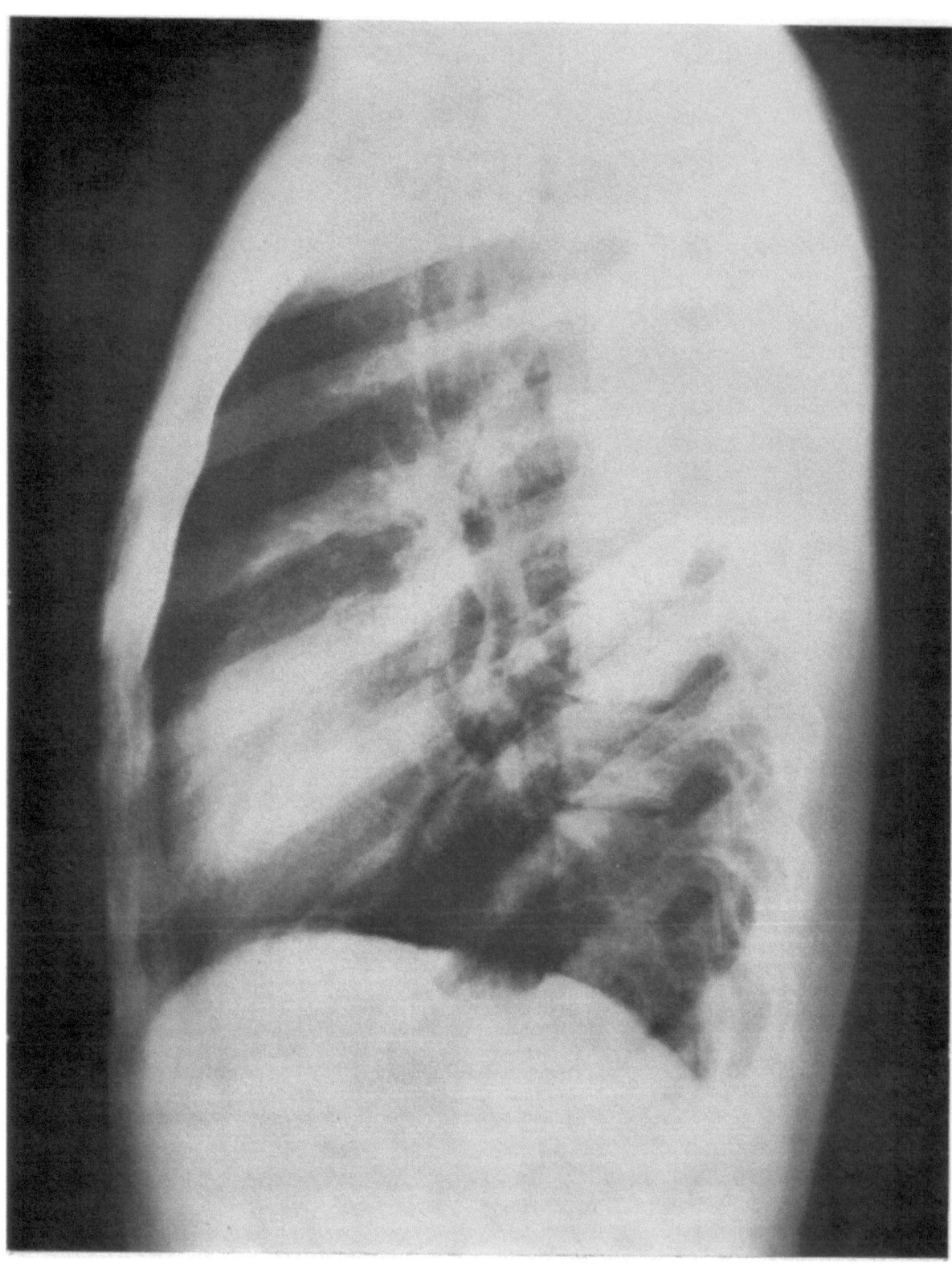

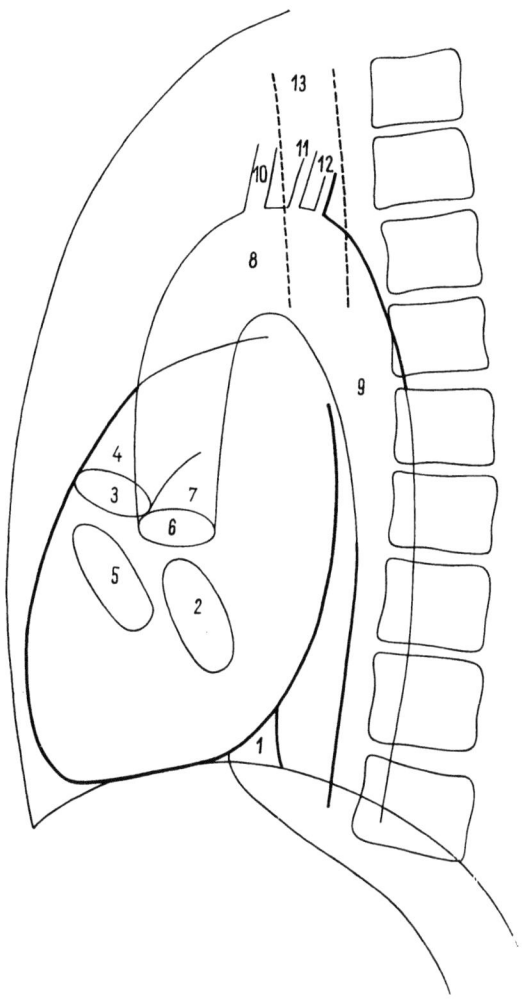

Abb. 40. Das Herz (Cor), IV. Exposition: dextrosinister

1 V. cava inferior
2 Ostium atrioventriculare dextrum
3 Ostium trunci pulmonalis
4 Tr. pulmonalis
5 Ostium atrioventriculare sinistrum
6 Ostium aortae
7 Aorta ascendens
8 Arcus aortae
9 Aorta descendens
10 Tr. brachiocephalicus
11 A. carotis communis sinistra
12 A. subclavia sinistra
13 Trachea

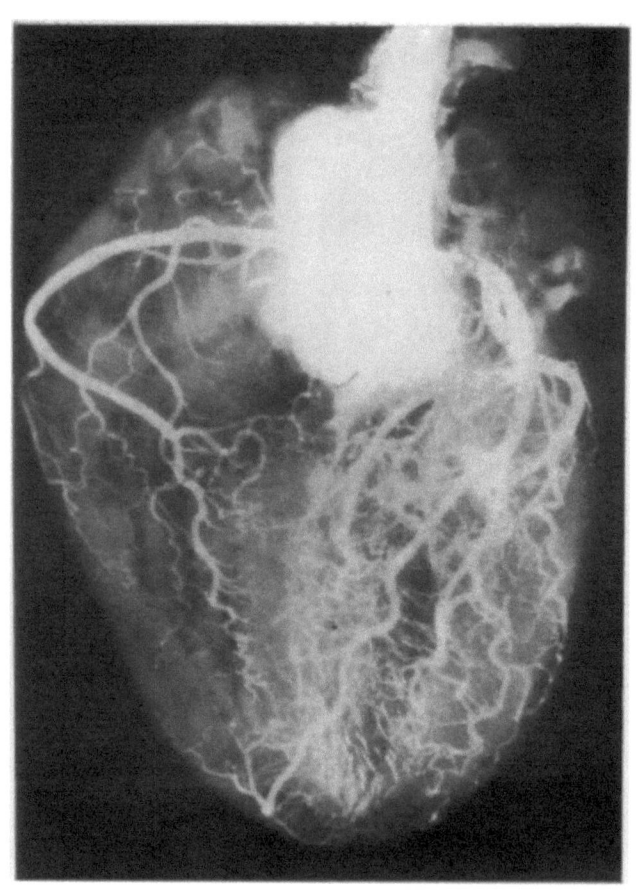
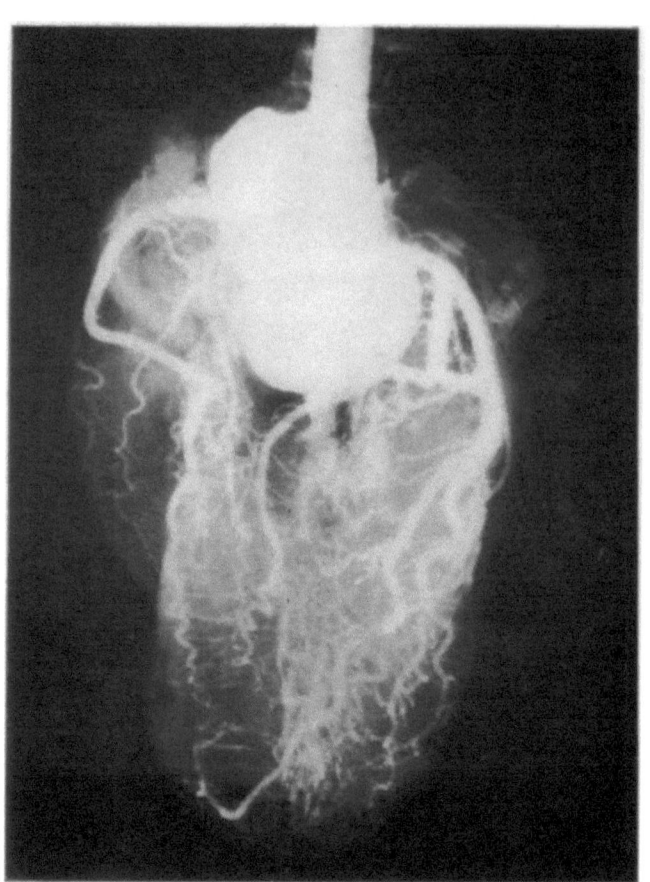
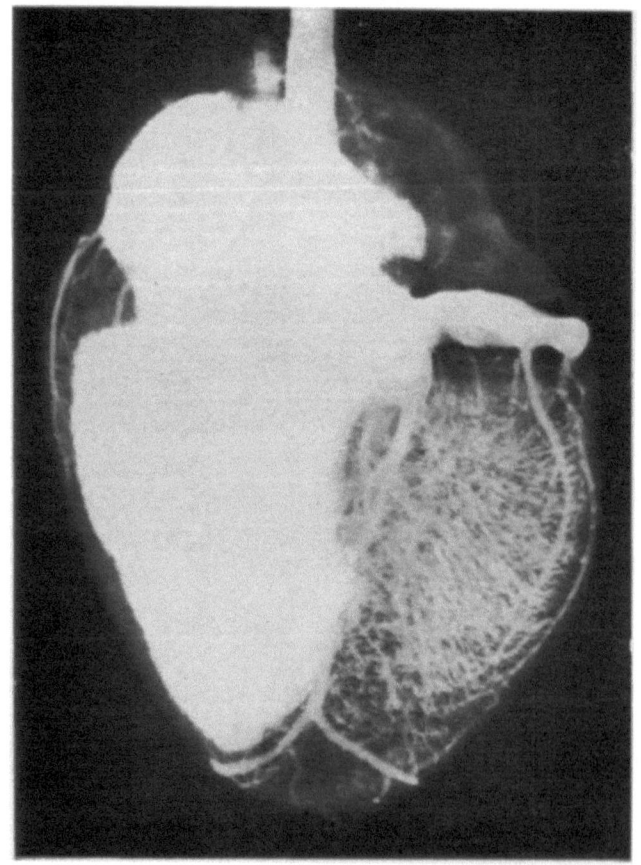

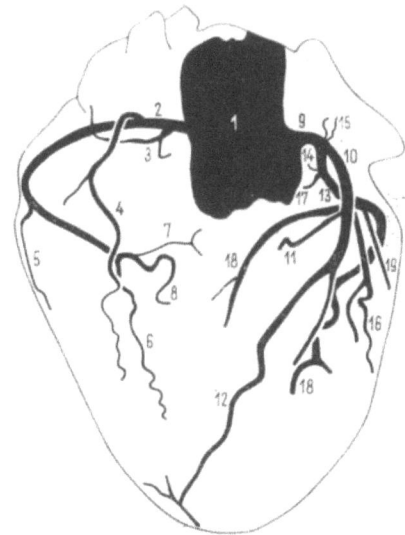
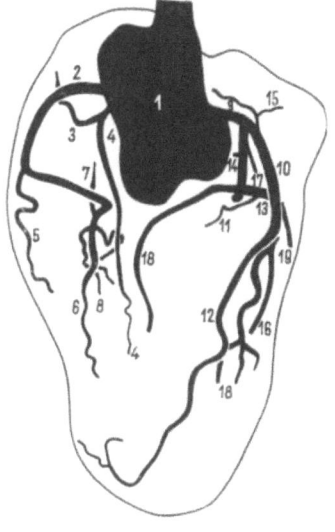

Abb. 41 und 42. Die Herzarterien (Aa. coronariae). Praeparatio corporis mortui insecati. Exposition: anterior-posterior (Abb. 41); dextrosinister (Abb. 42)

 1 Bulbus aortae
 2 A. coronaria dextra
 3 R. atrialis dexter anterior
 4 R. ventricularis dexter anterior
 5 R. marginalis dexter
 6 R. interventricularis posterior
 7 R. atrialis dexter posterior
 8 R. ventricularis sinister posterior
 9 A. coronaria sinistra
10 R. interventricularis anterior
11 R. coni pulmonalis sinister
12 R. diagonalis
13 R. circumflexus
14 R. septi sinister anterior
15 R. atrialis sinister anterior
16 R. ventricularis sinister anterior
17 R. auricularis sinister posterior
18 R. ventricularis sinister posterior
19 R. atrialis sinister posterior

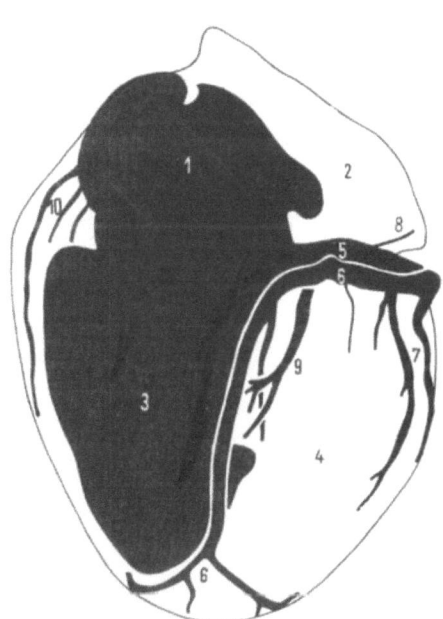

Abb. 43. Die Herzvenen (Vv. cordis). Praeparatio corporis mortui insecati. Exposition: anterior-posterior

1 Atrium dextrum
2 Atrium sinistrum
3 Ventriculus dexter
4 Ventriculus sinister
5 Sinus coronarius
6 V. cordis magna
7 V. posterior ventriculi sinistri
8 V. obliqua atrii sinistri
9 V. cordis media
10 Vv. cordis anteriores

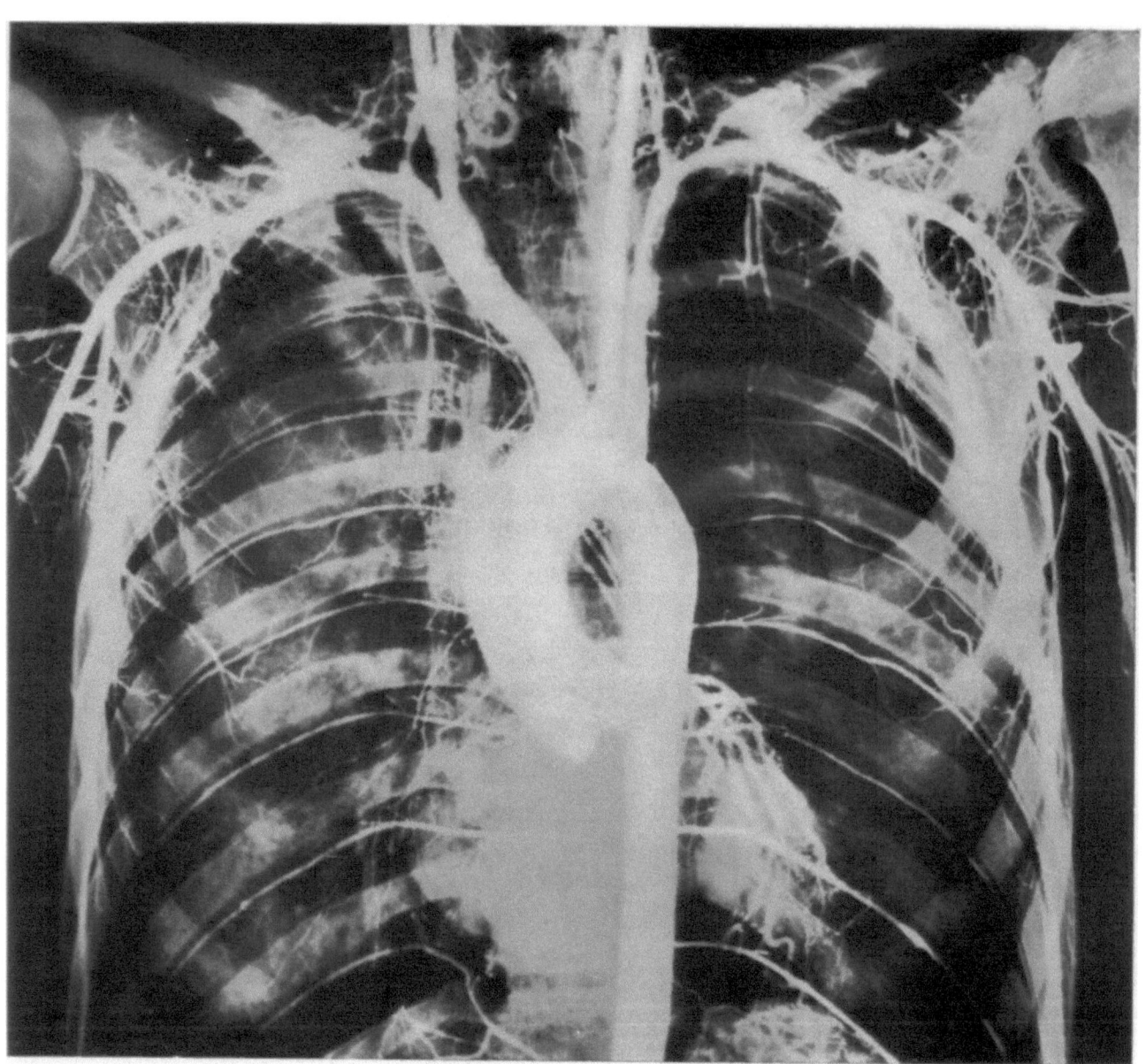

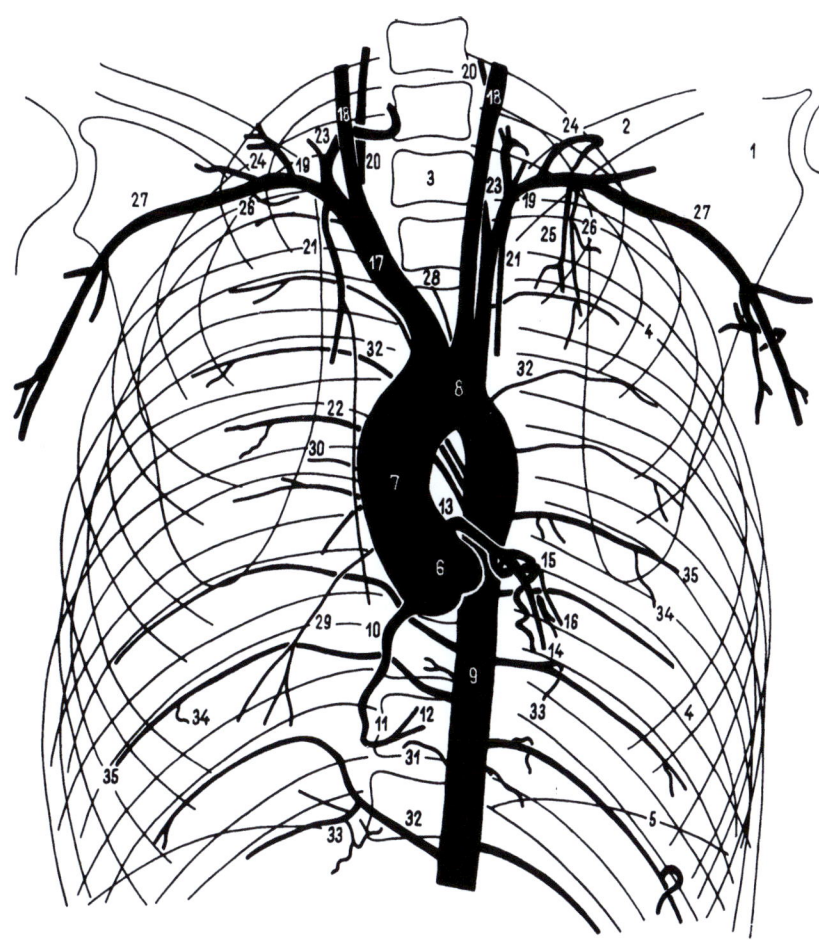

Abb. 44. Die thorakale Aorta und ihre Zweige, I (Aorta ascendens, Arcus aortae, Aorta descendens et rami). Exposition: anterior-posterior

1 Scapula
2 Clavicula
3 Vertebrae thoracicae
4 Costae
5 Diaphragma
6 Bulbus aortae
7 Aorta ascendens
8 Arcus aortae
9 Aorta descendens
10 A. coronaria dextra
11 R. interventricularis posterior
12 R. ventricularis sinister posterior
13 A. coronaria sinistra
14 R. interventricularis anterior
15 R. circumflexus
16 R. marginalis obtusus
17 Tr. brachiocephalicus
18 A. carotis communis
19 A. subclavia
20 A. vertebralis
21 A. thoracica interna
22 A. pericardiacophrenica
23 Tr. thyrocervicalis
24 Tr. costocervicalis
25 A. intercostalis suprema
26 A. transversa colli (R. profundus)
27 A. axillaris
28 R. mediastinalis
29 R. bronchialis dexter (inferior)
30 R. bronchialis dexter (superior)
31 Rr. esophagei
32 Aa. intercostales posteriores
33 Rr. dorsales
34 R. cutaneus lateralis
35 R. collateralis

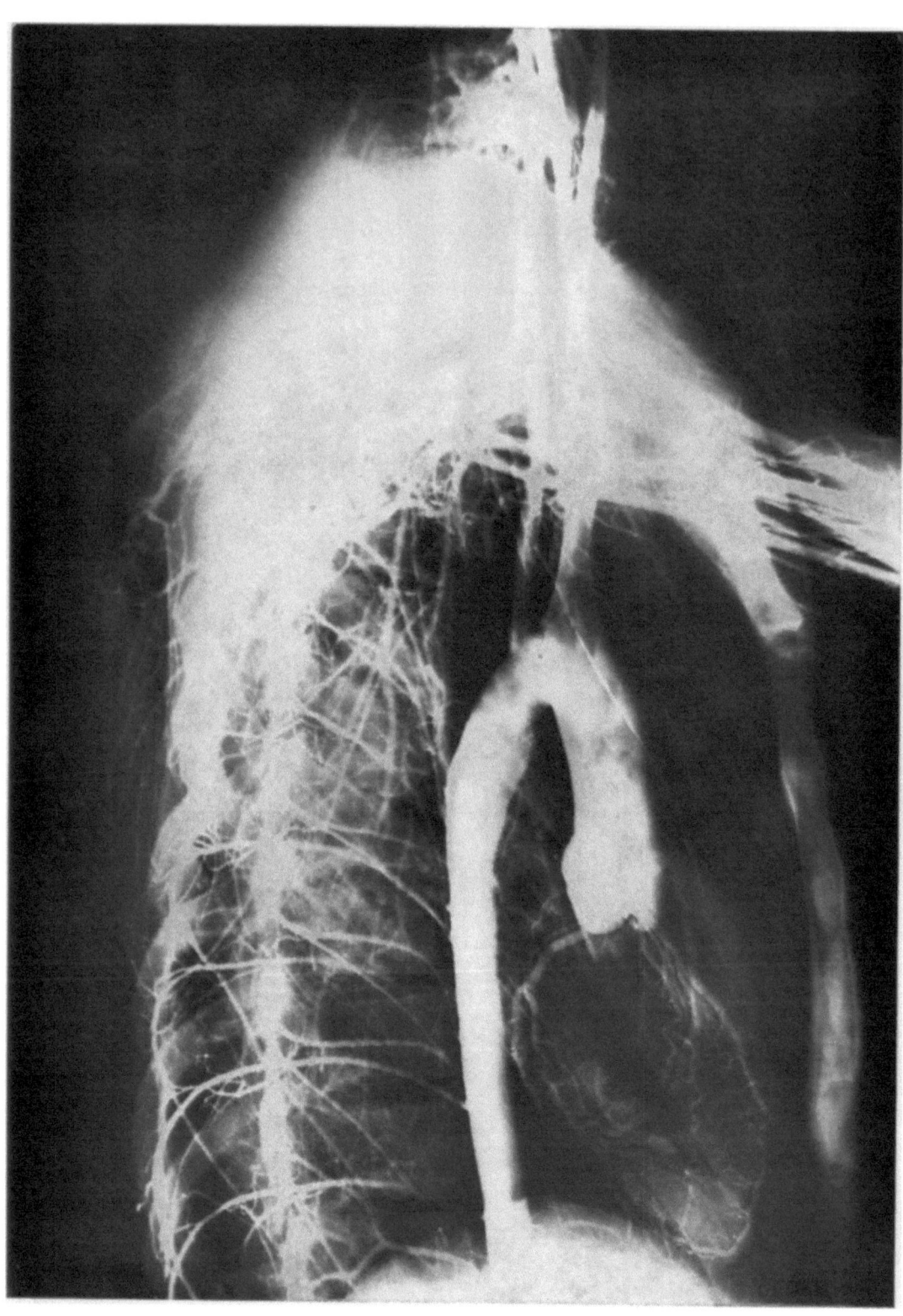

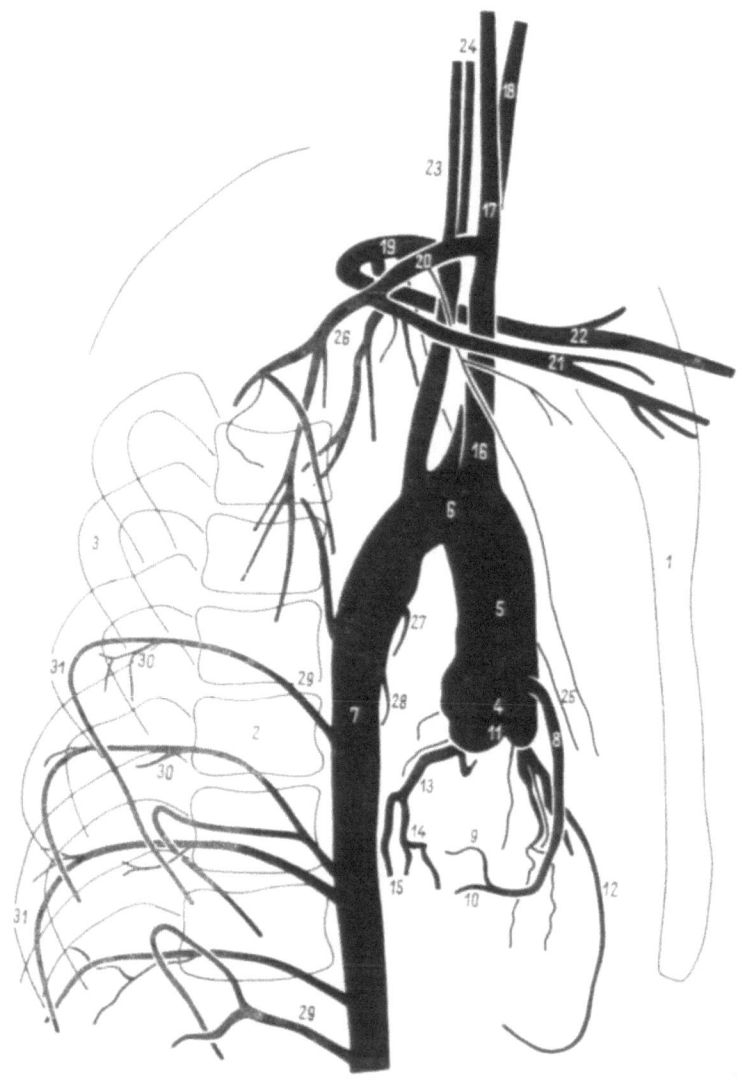

Abb. 45. Die thorakale Aorta und ihre Zweige, II (Aorta ascendens, Arcus aortae, Aorta descendens et rami). Exposition: dextrosinister

1 Sternum
2 Vertebrae thoracicae
3 Costae
4 Bulbus aortae
5 Aorta ascendens
6 Arcus aortae
7 Aorta descendens
8 A. coronaria dextra
9 R. ventricularis sinister posterior
10 R. interventricularis posterior
11 Origo arteriae coronariae sinistrae
12 R. interventricularis anterior
13 R. circumflexus
14 R. ventricularis sinister posterior
15 R. marginalis obtusus
16 Tr. brachiocephalicus
17 A. carotis communis dextra
18 A. carotis communis sinistra
19 A. subclavia sinistra
20 A. subclavia dextra
21 A. axillaris dextra
22 A. axillaris sinistra
23 A. vertebralis dextra
24 A. vertebralis sinistra
25 Aa. pericardiacophrenicae
26 A. transversa colli (R. profundus)
27 R. bronchialis
28 Rr. esophagei
29 Aa. intercostales posteriores
30 R. dorsalis
31 R. collateralis

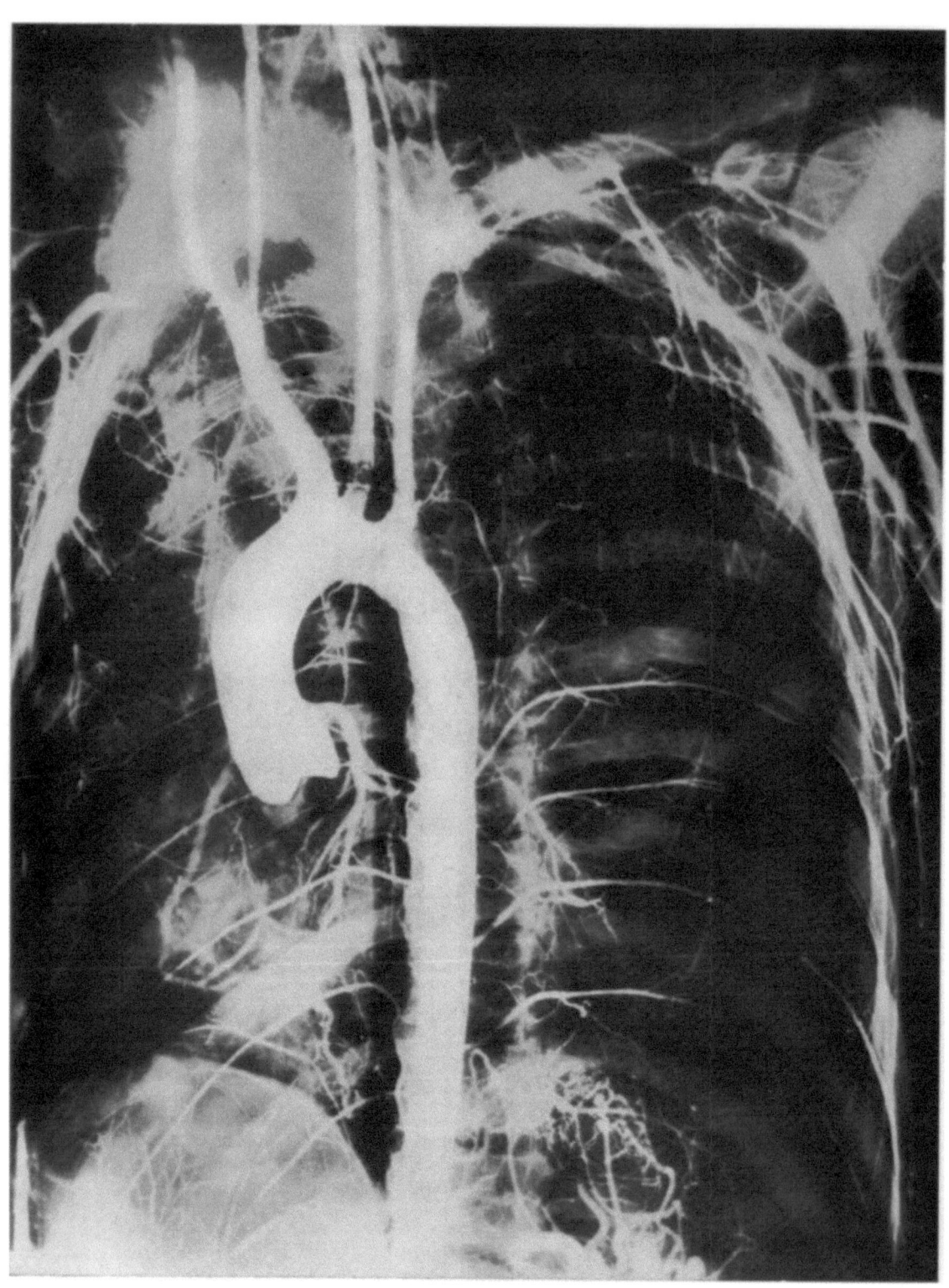

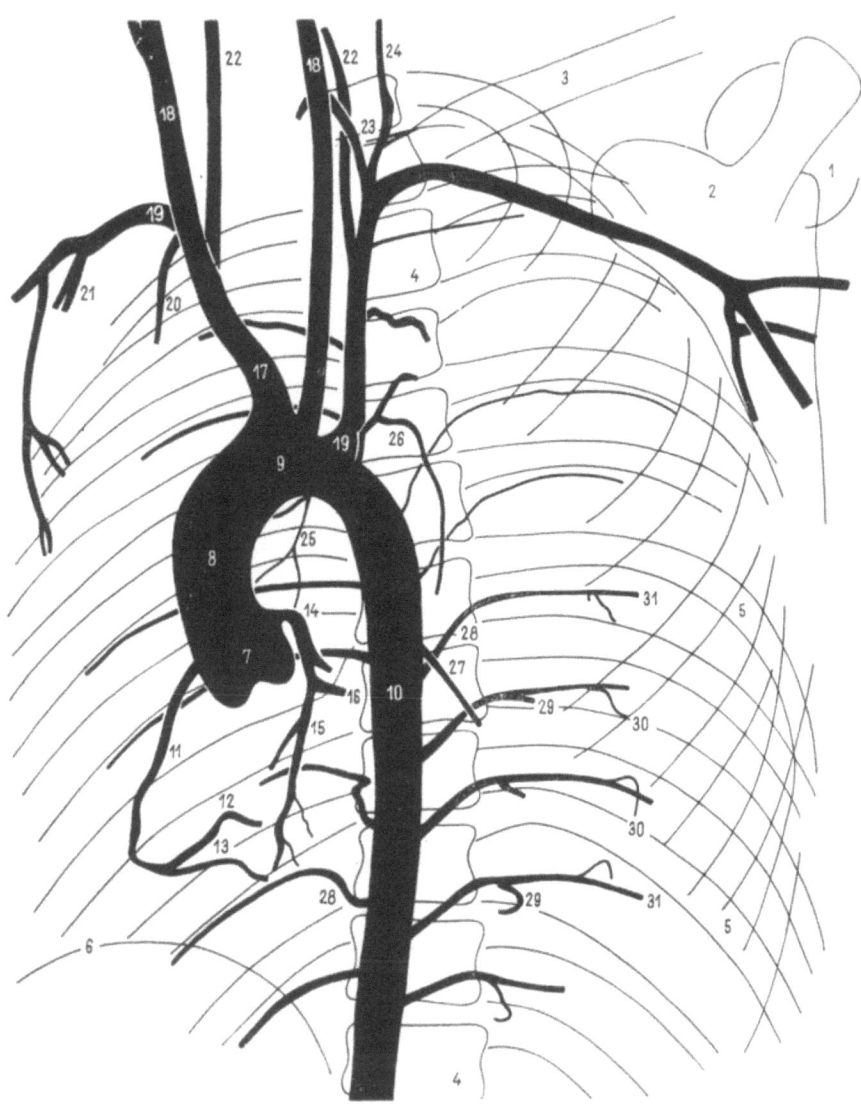

Abb. 46. Die thorakale Aorta und ihre Zweige, III (Aorta ascendens, Arcus aortae, Aorta descendens et rami). Exposition: obliquus II

1 Humerus
2 Scapula
3 Clavicula
4 Vertebrae thoracicae
5 Costae
6 Diaphragma
7 Bulbus aortae
8 Aorta ascendens
9 Arcus aortae
10 Aorta descendens
11 A. coronaria dextra
12 R. interventricularis posterior
13 R. ventricularis sinister posterior
14 A. coronaria sinistra
15 R. interventricularis anterior
16 R. circumflexus
17 Tr. brachiocephalicus
18 A. carotis communis
19 A. subclavia
20 A. thoracica interna
21 A. transversa colli
22 A. vertebralis
23 Tr. thyrocervicalis
24 A. cervicalis ascendens
25 R. bronchialis dexter
26 R. mediastinalis
27 R. bronchialis sinister
28 Aa. intercostales posteriores
29 R. dorsalis
30 R. cutaneus lateralis
31 R. collateralis

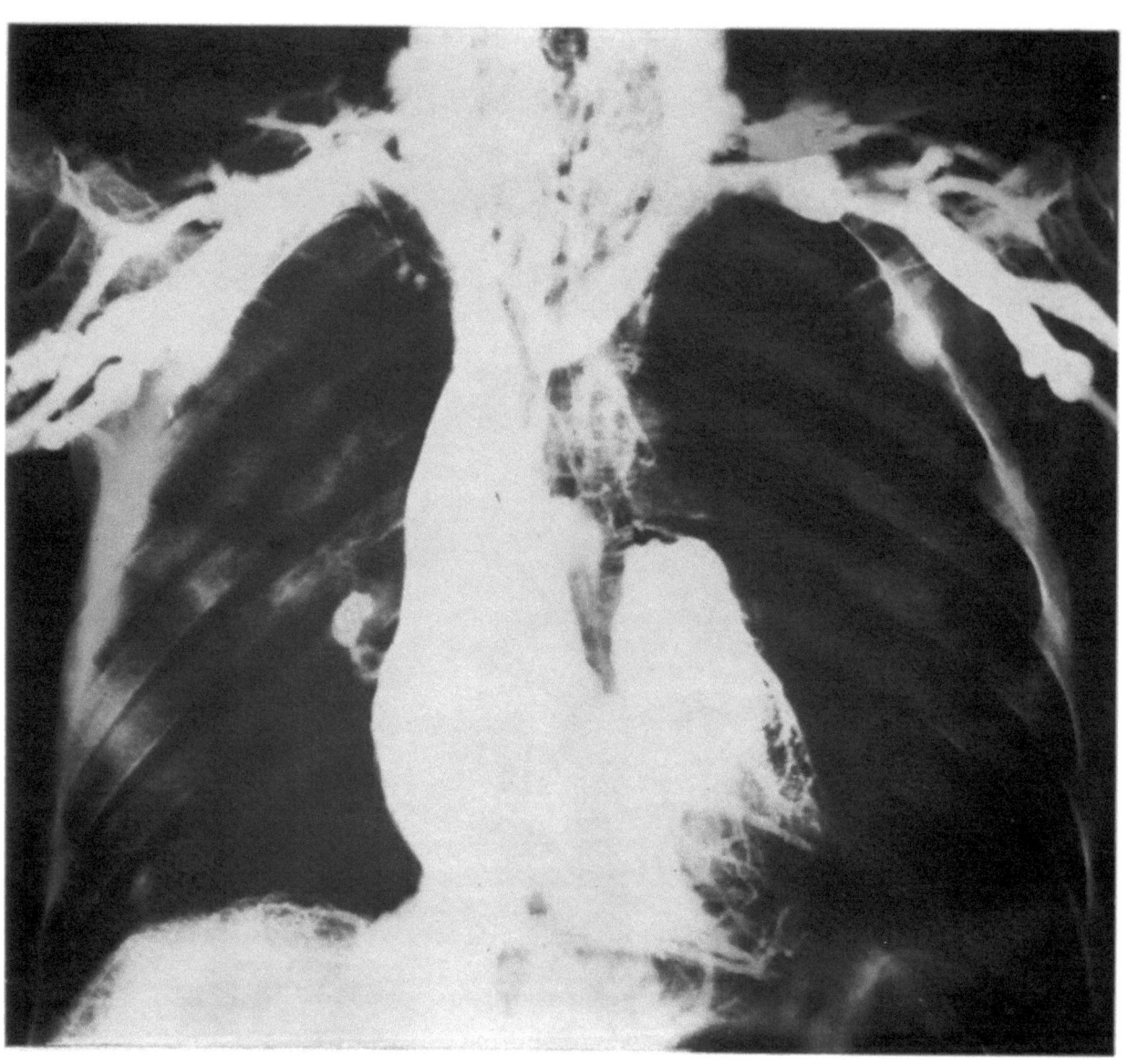

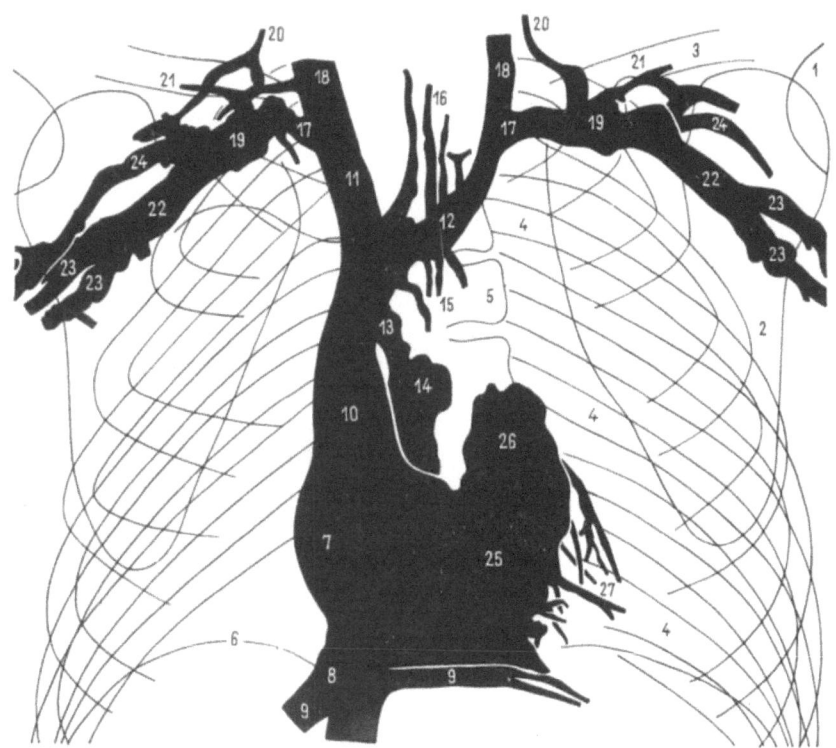

Abb. 47. Die V. cava superior und ihre Zweige, I (V. cava superior et rami; Tr. pulmonalis obligatus est). Exposition: anterior-posterior

1 Humerus
2 Scapula
3 Clavicula
4 Costae
5 Vertebrae thoracicae
6 Diaphragma
7 Atrium dextrum
8 V. cava inferior
9 Vv. hepaticae
10 V. cava superior
11 V. brachiocephalica dextra
12 V. brachiocephalica sinistra
13 V. azygos
14 Vv. mediastinales
15 Vv. thymicae, tracheales, esophageae
16 Plexus thyroideus impar et pharyngeus
17 Angulus venosus
18 V. jugularis interna
19 V. subclavia
20 V. jugularis externa
21 V. cervicalis profunda
22 V. axillaris
23 Vv. brachiales
24 V. cephalica
25 Ventriculus dexter
26 Tr. pulmonalis
27 Vv. cordis

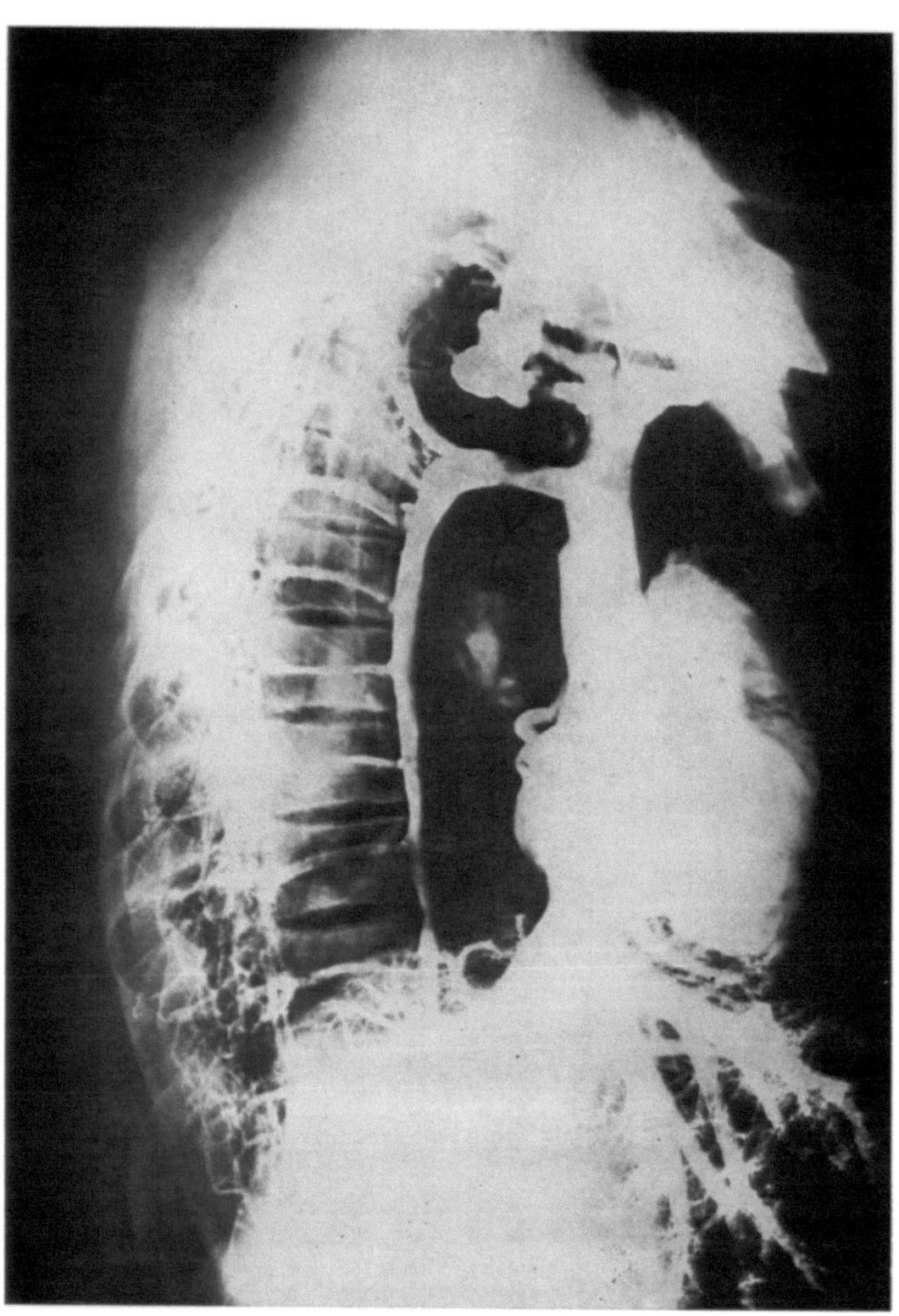

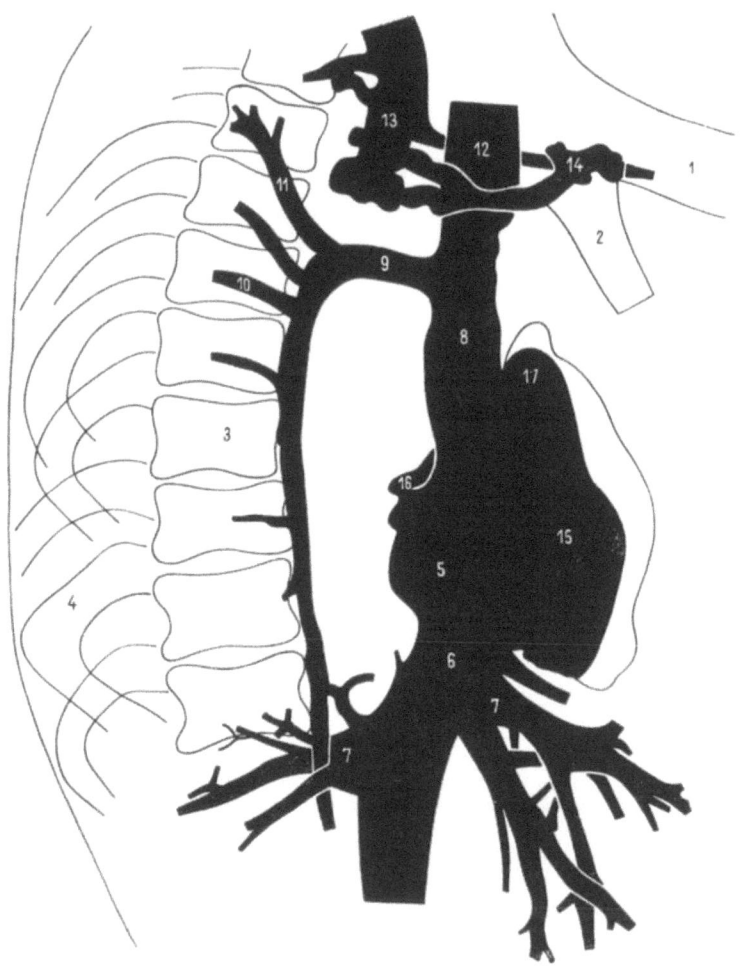

Abb. 48. Die V. cava superior und ihre Zweige, II (V. cava superior et rami; Tr. pulmonalis obligatus est). Exposition: dextrosinister

1 Humerus
2 Sternum
3 Vertebrae thoracicae
4 Anguli costarum
5 Atrium dextrum
6 V. cava inferior
7 Vv. hepaticae
8 V. cava superior
9 V. azygos
10 Vv. intercostales posteriores
11 V. intercostalis superior dextra
12 Vv. brachiocephalicae
13 Vv. subclaviae
14 Vv. axillares
15 Ventriculus dexter
16 Sinus coronarius
17 Conus arteriosus (Infundibulum)

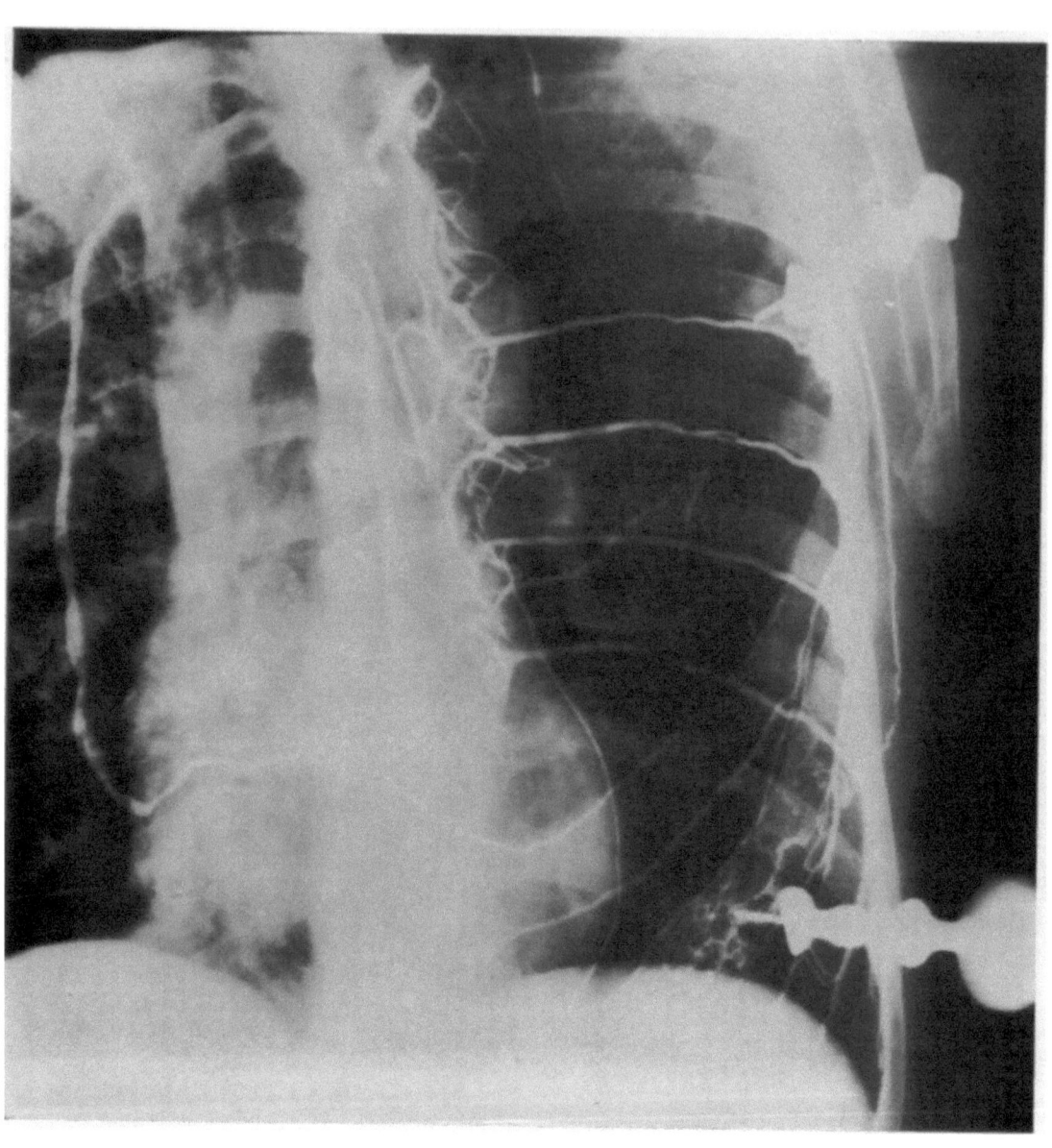

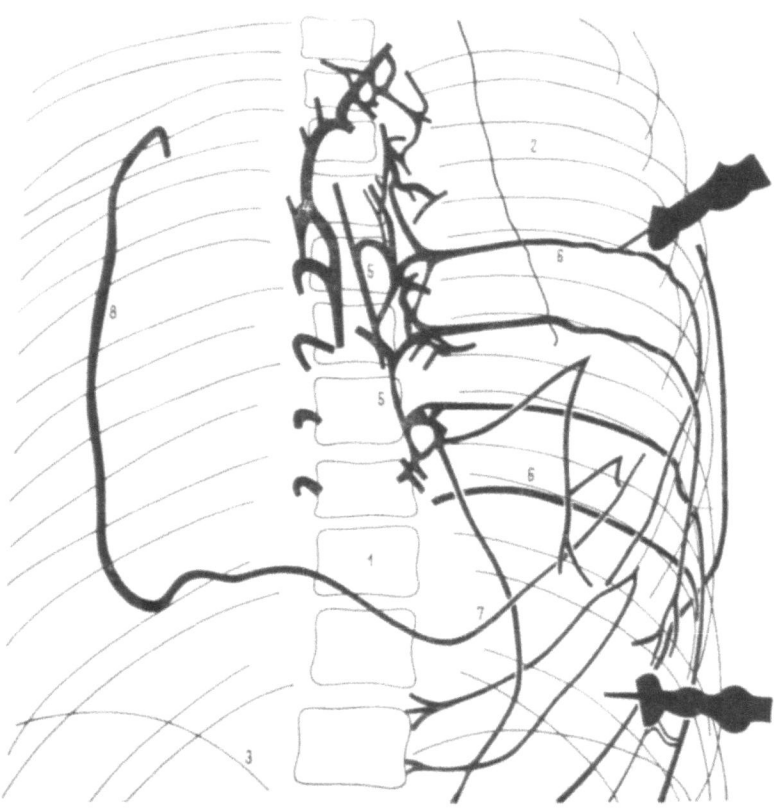

Abb. 49. Das Azygos-System (V. azygos et rami). Azygographie in vivo, Aufnahme von Szücs. Exposition: obliquus II.

- *1* Vertebrae thoracicae
- *2* Costae
- *3* Diaphragma
- *4* V. azygos
- *5* V. hemiazygos
- *6* Vv. intercostales posteriores
- *7* R. collateralis
- *8* V. thoracica interna

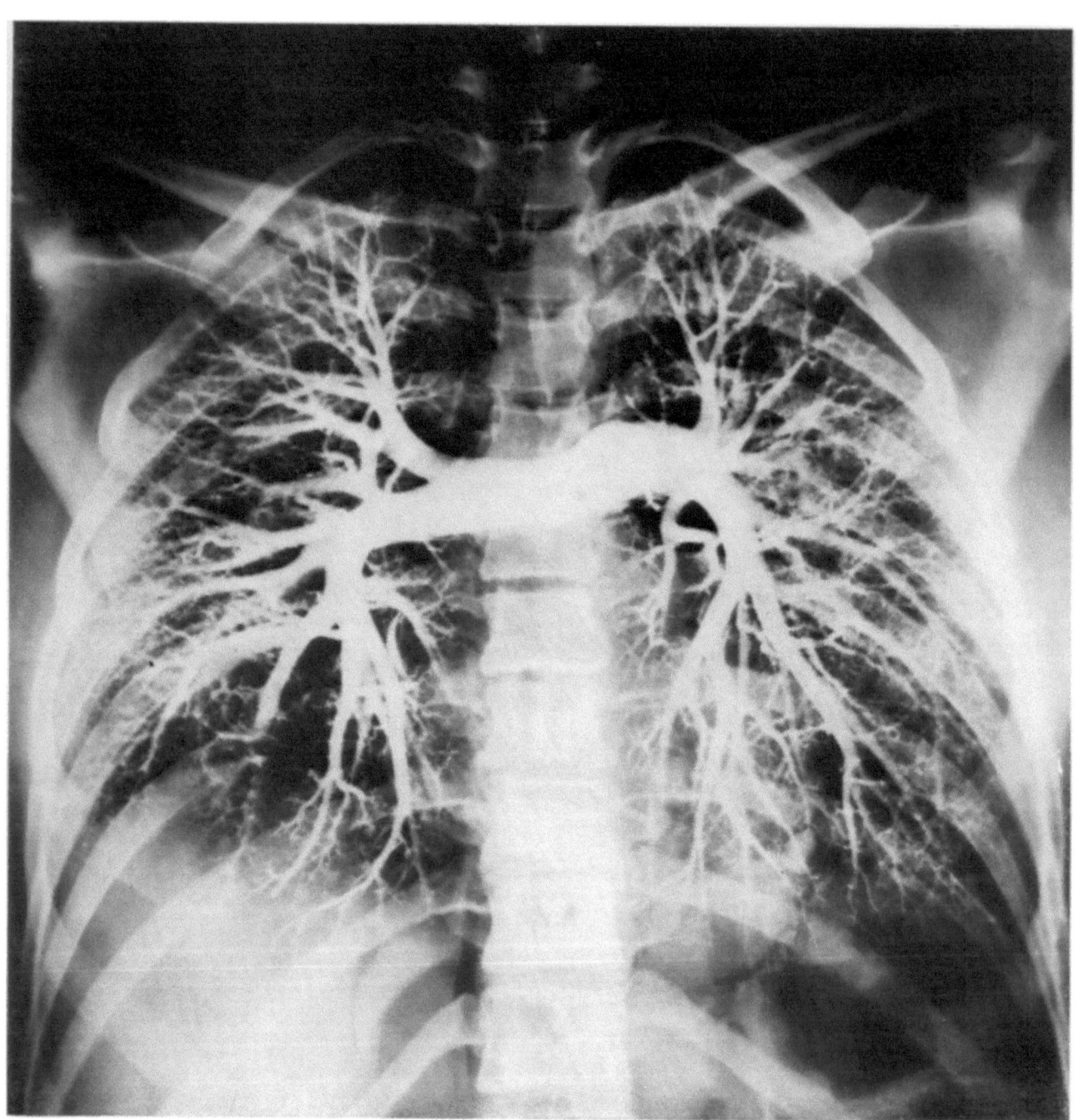

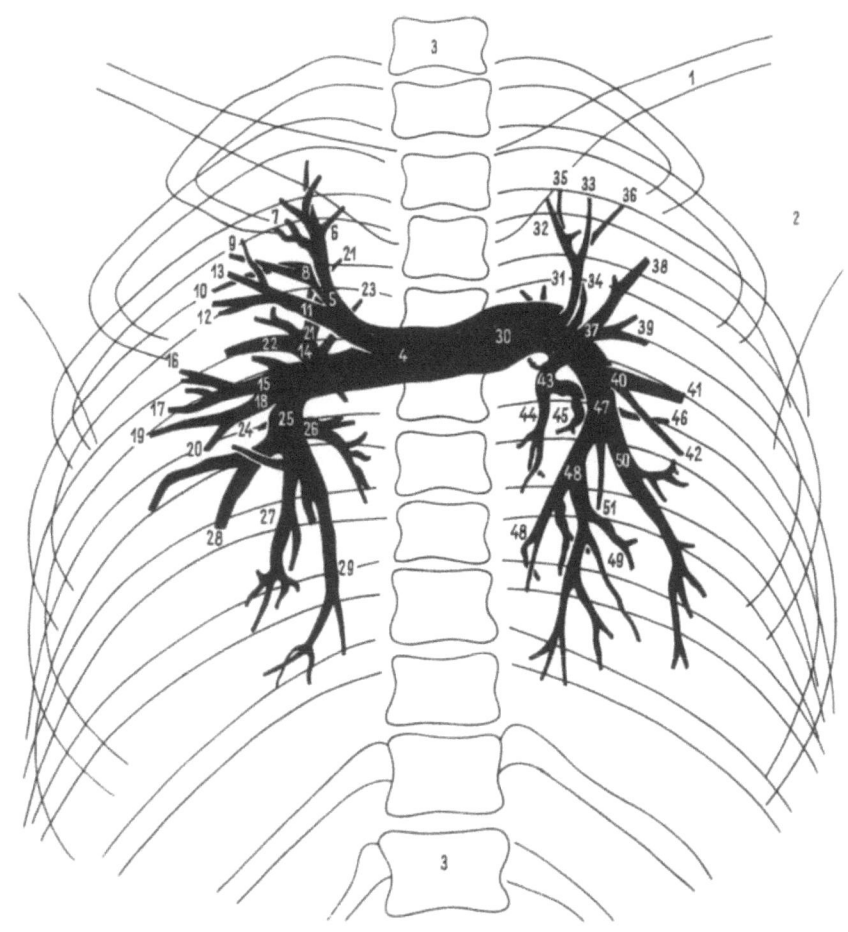

Abb. 50. Die Zweige des Tr. pulmonalis, I (Rr. trunci pulmonalis; Tr. pulmonalis obligatus est). Exposition: anterior-posterior

1 Clavicula
2 Scapula
3 Vertebrae thoracicae
4 A. pulmonalis dextra
5 R. apicalis, A_1
6 A_{1a}
7 A_{1b}
8 R. posterior, A_2
9 A_{2a}
10 A_{2b}
11 R. anterior, A_3
12 A_{3a}
13 A_{3b}
14 R. apicalis (superior) lobi inferioris, A_6
15 R. lobi medii, R. lateralis, A_4
16 A_{4a}
17 A_{4b}
18 R. lobi medii, R. medialis, A_5
19 A_{5a}
20 A_{5b}
21 A_{2x}
22 A_{6a}
23 A_{6b}
24 A_{6c}
25 Pars basalis
26 R. basalis medialis, A_7
27 R. basalis anterior, A_8
28 R. basalis lateralis, A_9
29 R. basalis posterior, A_{10}
30 A. pulmonalis sinistra
31 R. apicalis, A_1
32 A_{1a}
33 A_{1b}
34 R. posterior, A_2
35 A_{2a}
36 A_{2b}
37 R. anterior, A_3
38 A_{3a}
39 A_{3b}
40 R. lingularis, A_{4+5}
41 R. lingularis superior, A_4
42 R. lingularis inferior, A_5
43 R. apicalis (superior) lobi inferioris, A_6
44 A_{7x}
45 A_{6a}
46 A_{6b}
47 Pars basalis
48 R. basalis medialis, A_7
49 R. basalis posterior, A_{10}
50 R. basalis lateralis, A_9
51 R. basalis anterior, A_8

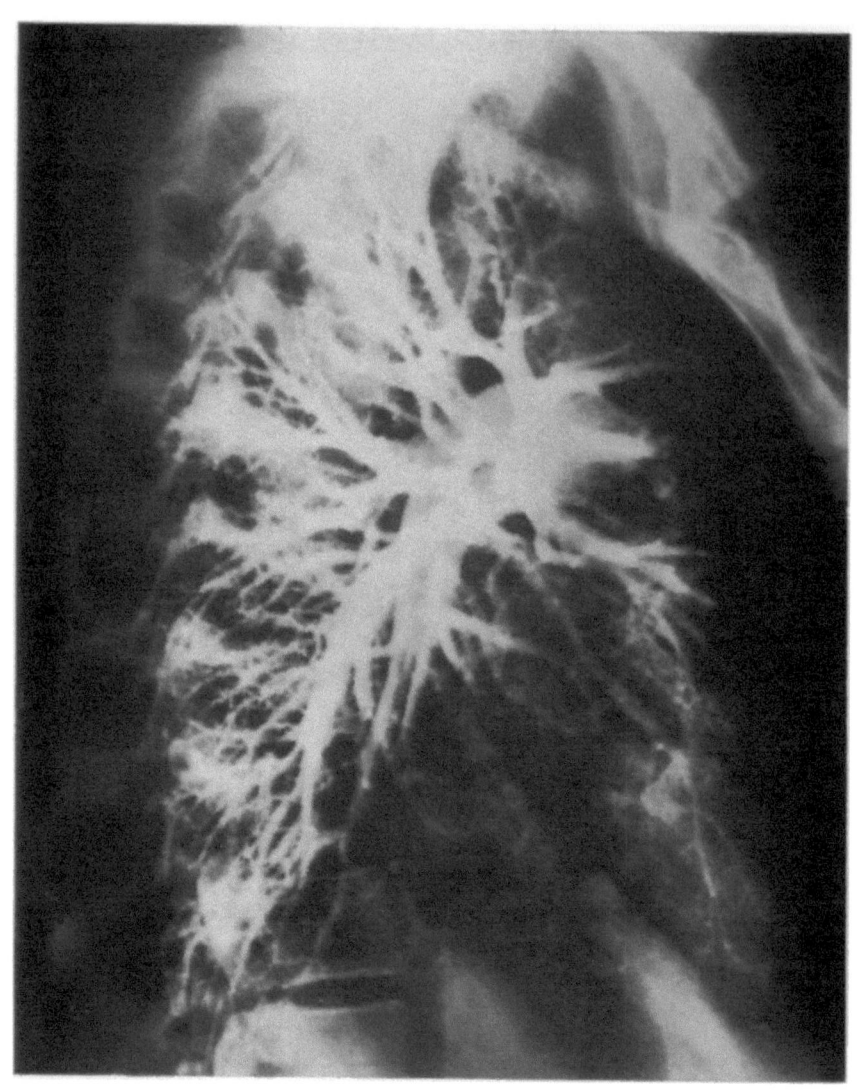

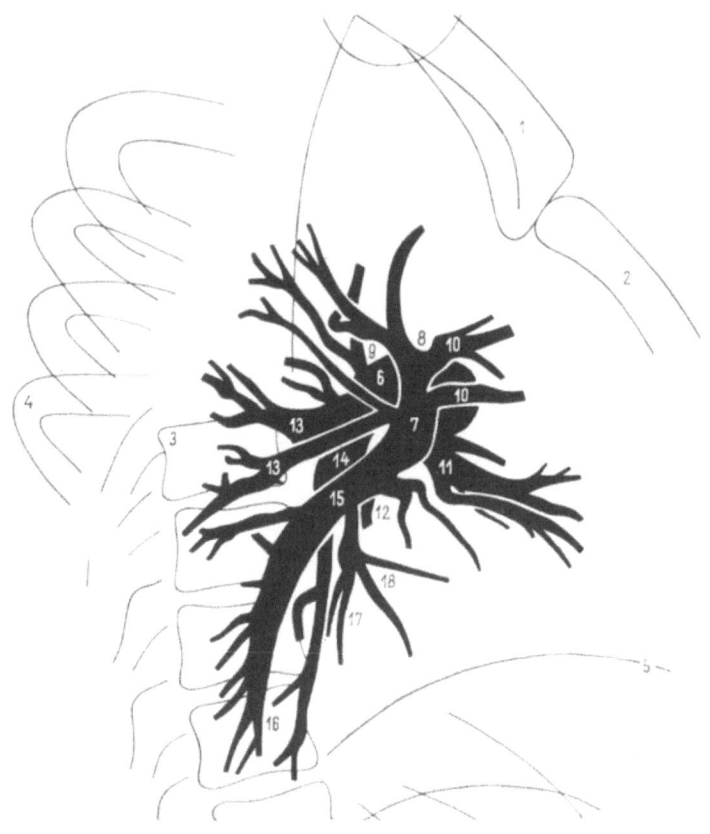

Abb. 51. Die Zweige des Tr. pulmonalis, II (Rr. trunci pulmonalis; Tr. pulmonalis obligatus est). Exposition: dextrosinister

1 Clavicula
2 Sternum
3 Vertebrae thoracicae
4 Anguli costarum
5 Diaphragma
6 A. pulmonalis sinistra
7 A. pulmonalis dextra
8 R. apicalis dexter, A_1
9 R. posterior dexter, A_2
10 Rr. anteriores, A_3
11 Rr. lingulares, A_4, A_5
12 R. lobi medii, A_{4+5}
13 Rr. apicales (superiores) loborum inferiorum, A_6
14 Pars basalis sinistra
15 Pars basalis dextra
16 Rr. basales posteriores, A_{10}
17 Rr. basales laterales, A_9
18 Rr. basales anteriores, A_8

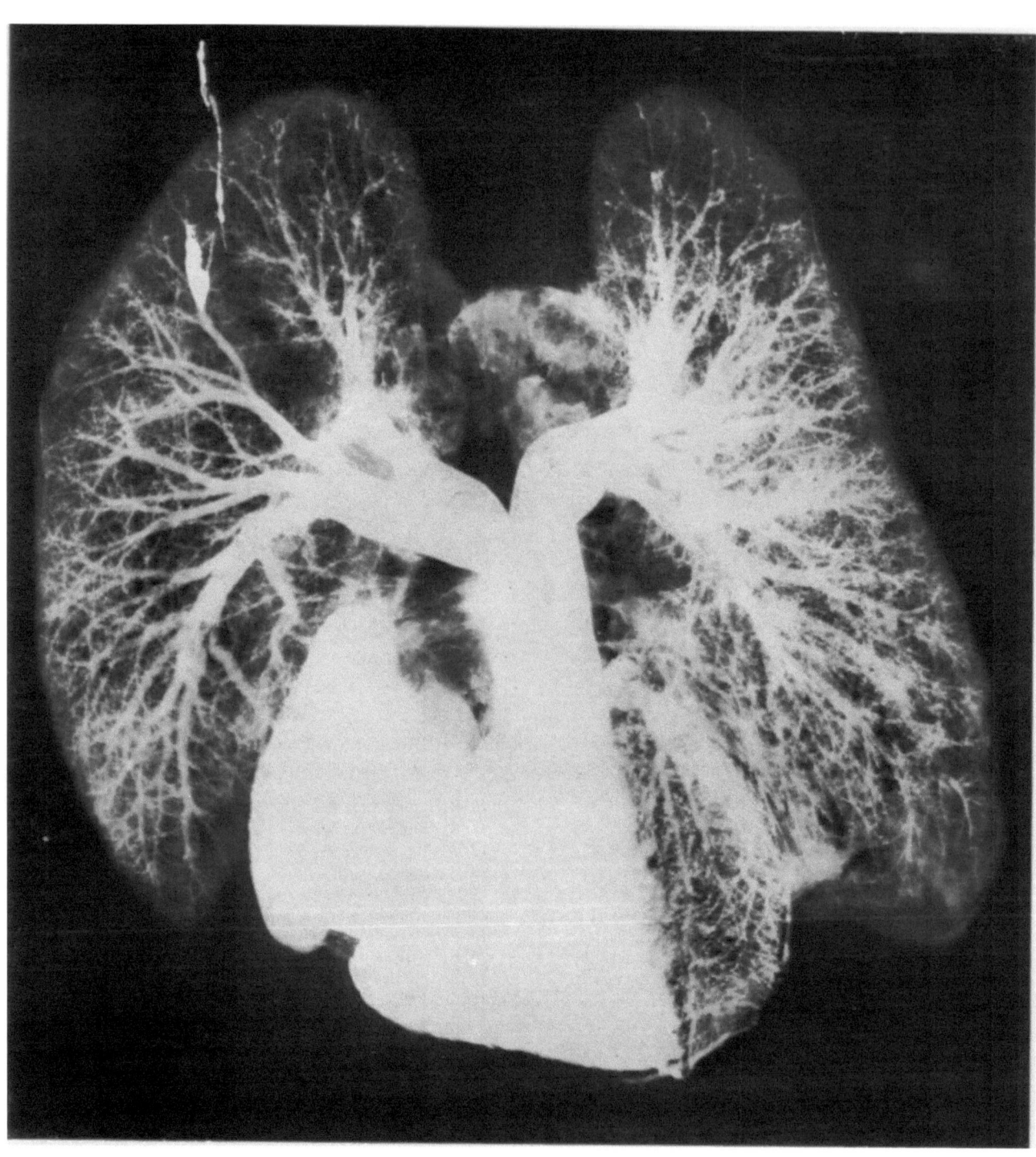

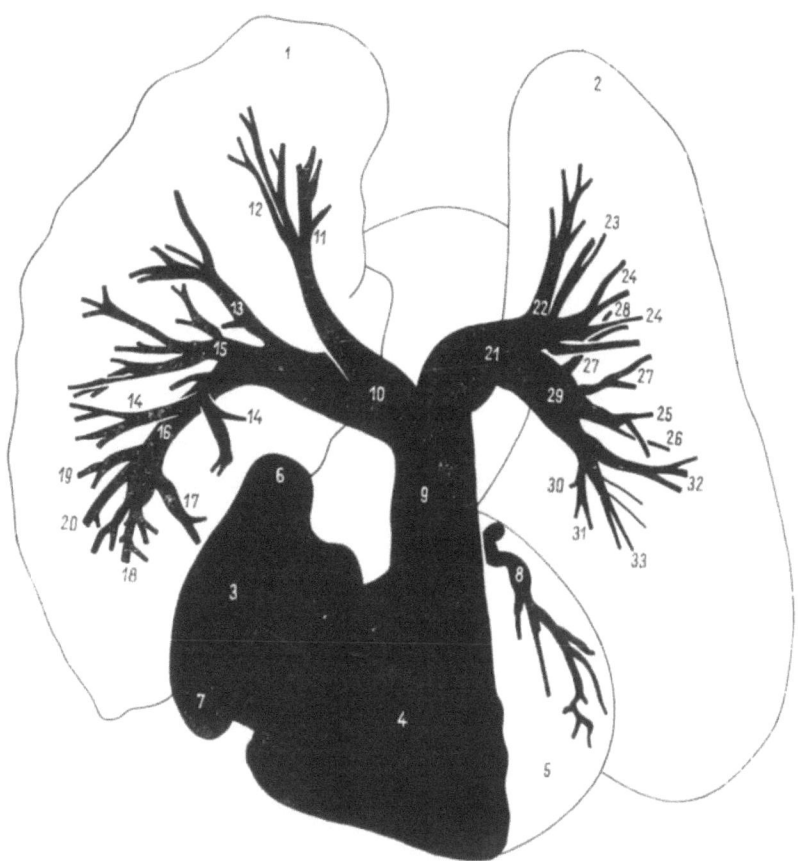

Abb. 52. Die rechte Herzhälfte mit den Tr.-pulmonalis-Zweigen (Atrium dextrum et Ventriculus dexter cum ramis trunci pulmonalis; Vv. cavae obligatae sunt). Praeparatio corporis mortui insecati. Exposition: anterior-posterior

1 Pulmo dexter
2 Pulmo sinister
3 Atrium dextrum
4 Ventriculus dexter
5 Ventriculus sinister
6 V. cava superior
7 V. cava inferior
8 V. cordis magna
9 Tr. pulmonalis
10 A. pulmonalis dextra
11 R. apicalis, A_1
12 R. posterior, A_2
13 R. anterior, A_3
14 R. lobi medii, A_{4+5}
15 R. apicalis (superior) lobi inferioris, A_6
16 Pars basalis
17 R. basalis medialis, A_7
18 R. basalis anterior, A_8
19 R. basalis lateralis, A_9
20 R. basalis posterior, A_{10}
21 A. pulmonalis sinistra
22 R. apicalis, A_1
23 R. posterior, A_2
24 R. anterior, A_3
25 R. lingularis superior, A_4
26 R. lingularis inferior, A_5
27 R. apicalis (superior) lobi inferioris, A_6
28 A_{3x}
29 Pars basalis
30 R. basalis medialis, A_7
31 R. basalis anterior, A_8
32 R. basalis lateralis, A_9
33 R. basalis posterior, A_{10}

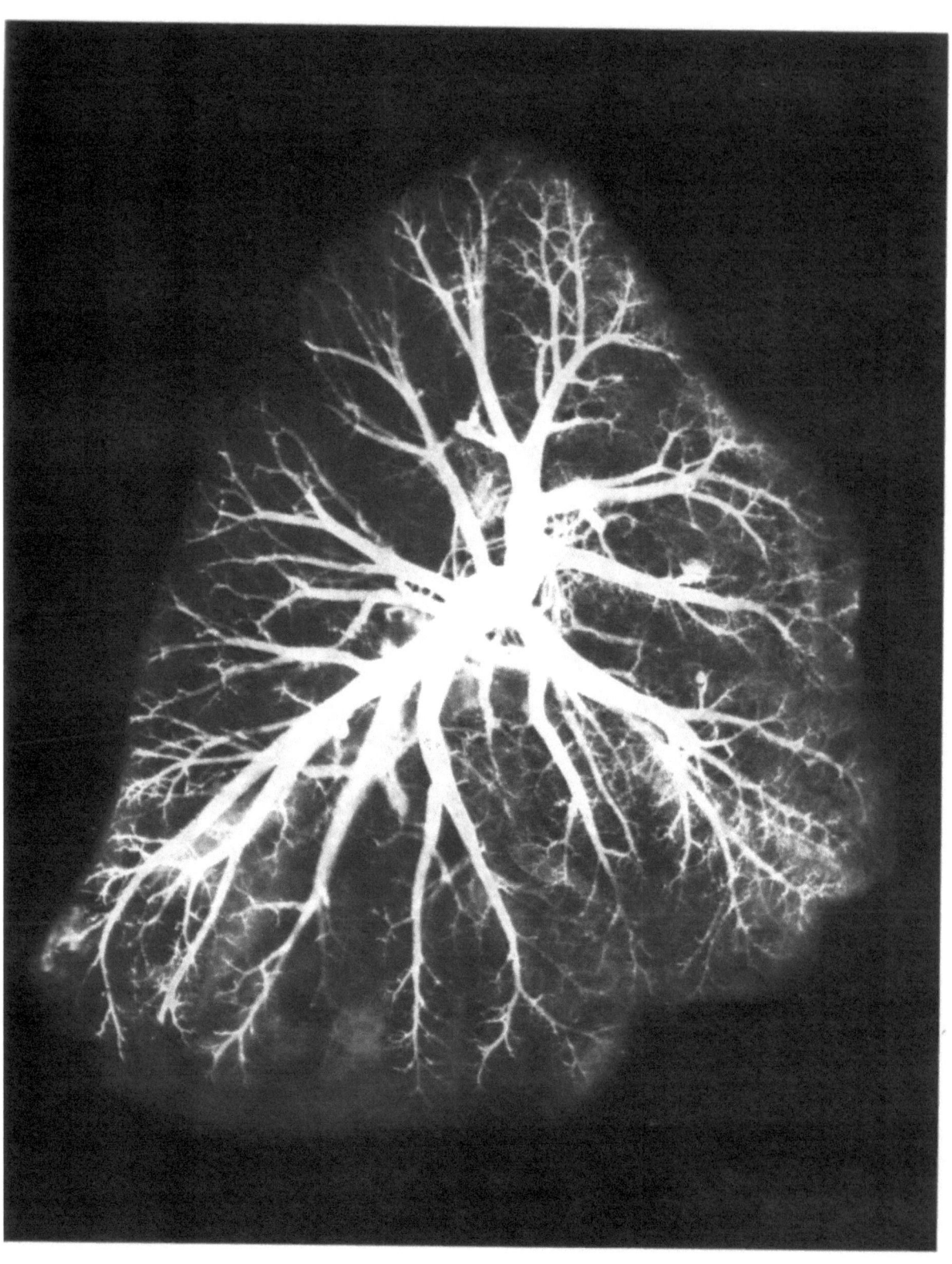

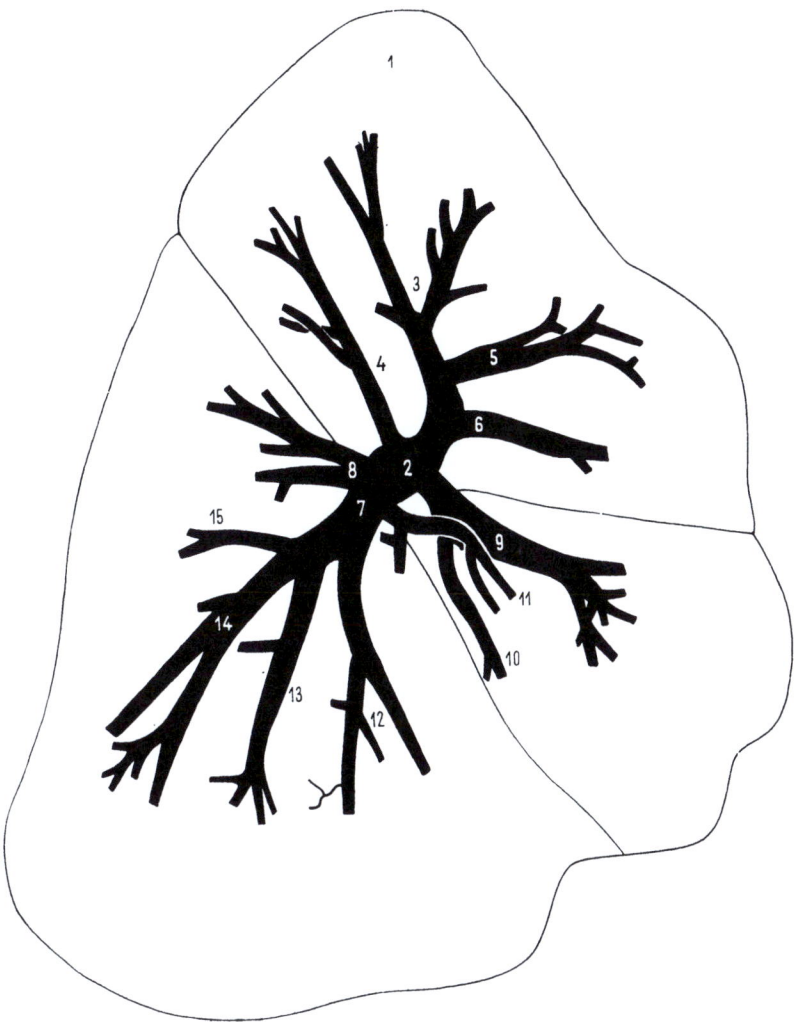

Abb. 53. Die Zweige der A. pulmonalis dextra (Rr. arteriae pulmonalis dextrae).
Praeparatio corporis mortui insecati. Exposition: lateromedial

1 Pulmo dexter
2 A. pulmonalis dextra
3 R. apicalis, A_1
4 R. posterior, A_2
5 A_{3a}
6 A_{3b}
7 Pars basalis
8 R. apicalis (superior) lobi inferioris, A_6
9 R. lobi medii, R. medialis, A_5
10 R. lobi medii, R. lateralis, A_4
11 R. basalis medialis, A_7
12 R. basalis anterior, A_8
13 R. basalis lateralis, A_9
14 R. basalis posterior, A_{10}
15 R. subapicalis, A_x

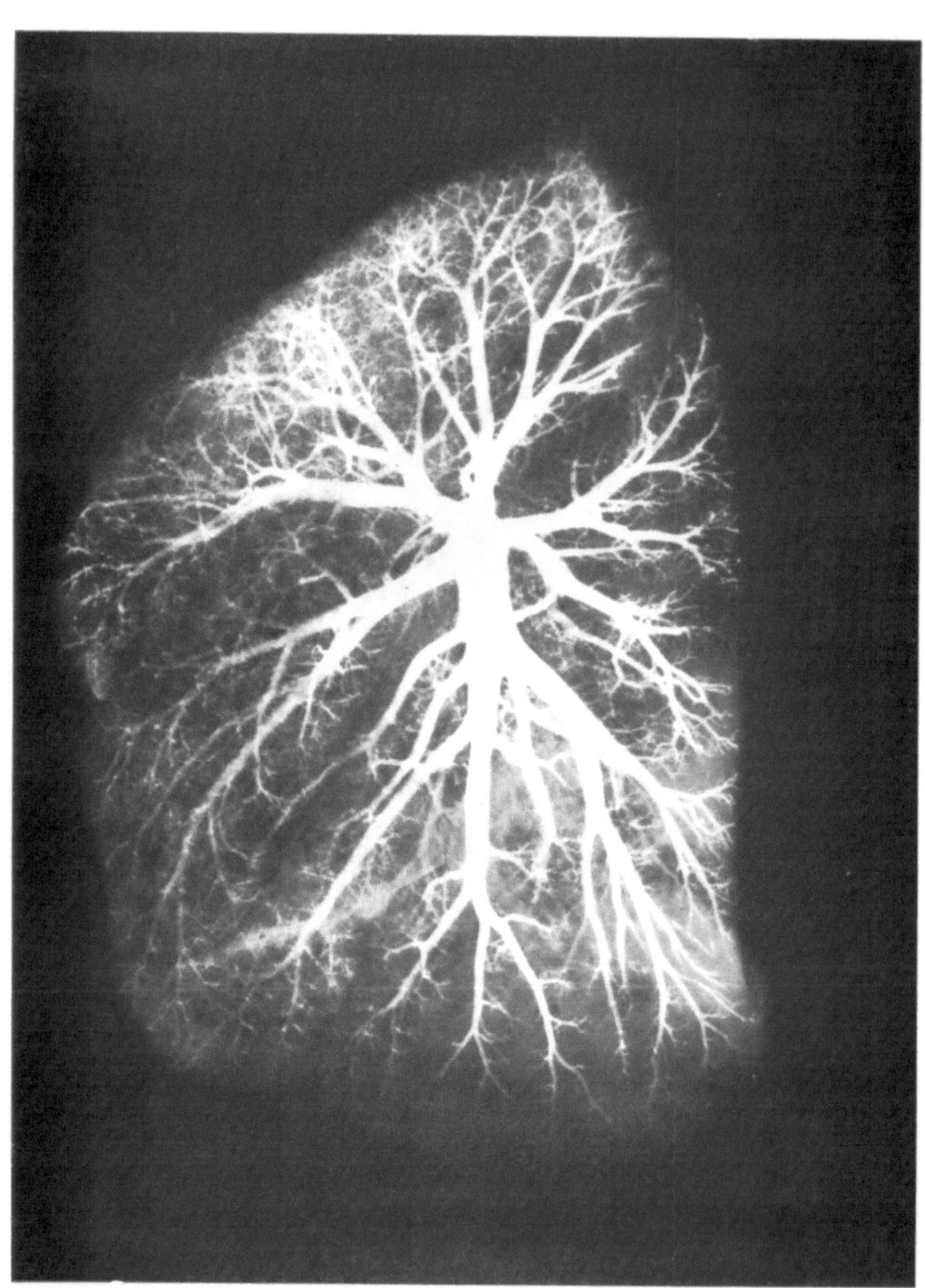

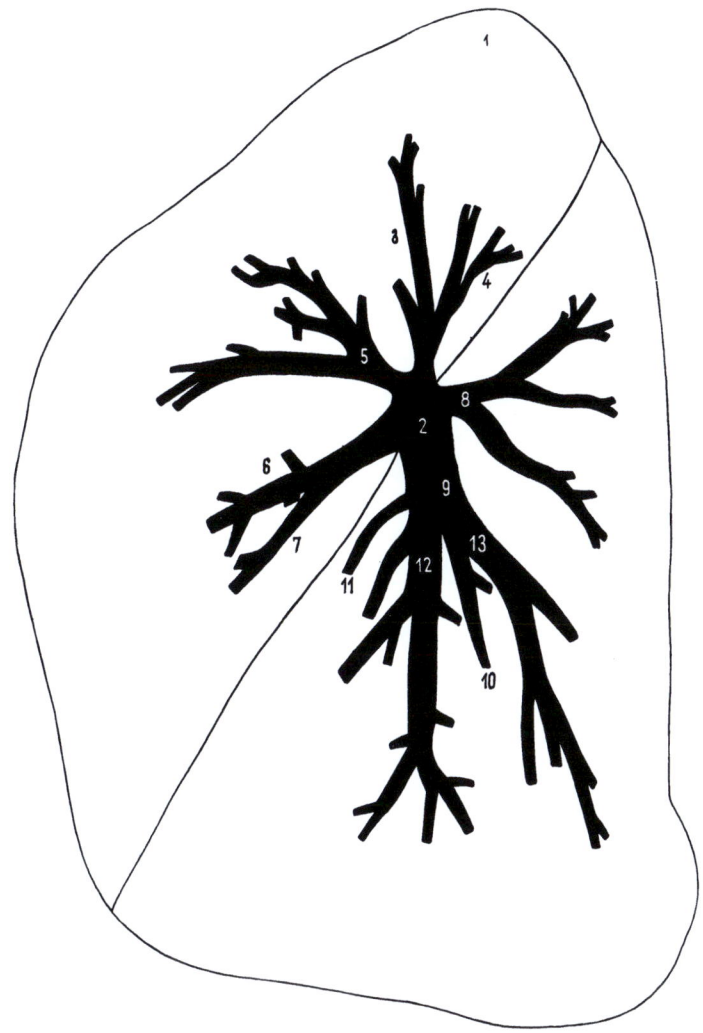

Abb. 54. Die Zweige der A. pulmonalis sinistra (Rr. arteriae pulmonalis sinistrae). Praeparatio corporis mortui insecati.
Exposition: lateromedial

1 Pulmo sinister
2 A. pulmonalis sinistra
3 R. apicalis, A_1
4 R. posterior, A_2
5 R. anterior, A_3
6 R. lingularis superior, A_4
7 R. lingularis inferior, A_5
8 R. apicalis (superior) lobi inferioris, A_6
9 Pars basalis
10 R. basalis medialis, A_7
11 R. basalis anterior, A_8
12 R. basalis lateralis, A_9
13 R. basalis posterior, A_{10}

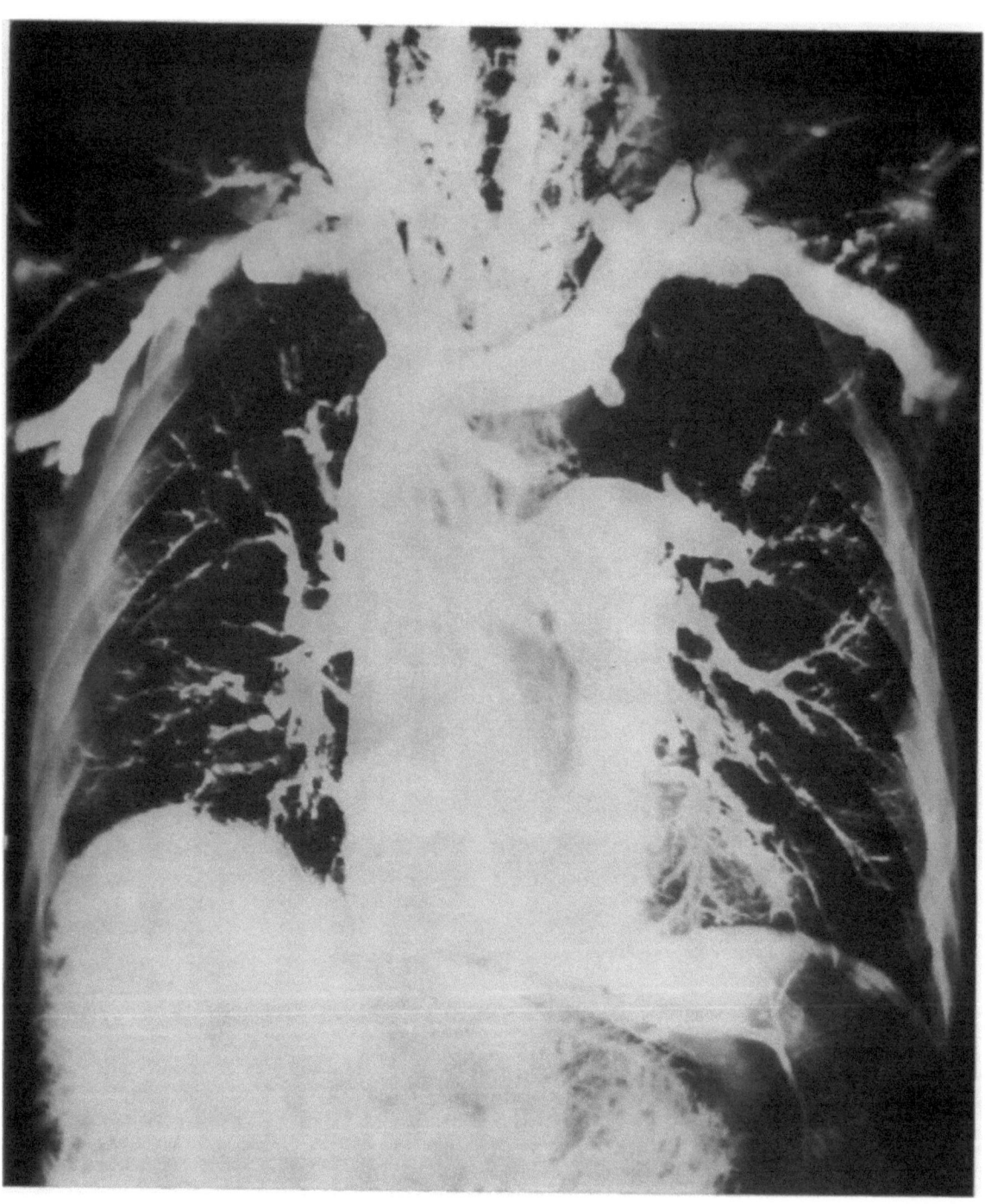

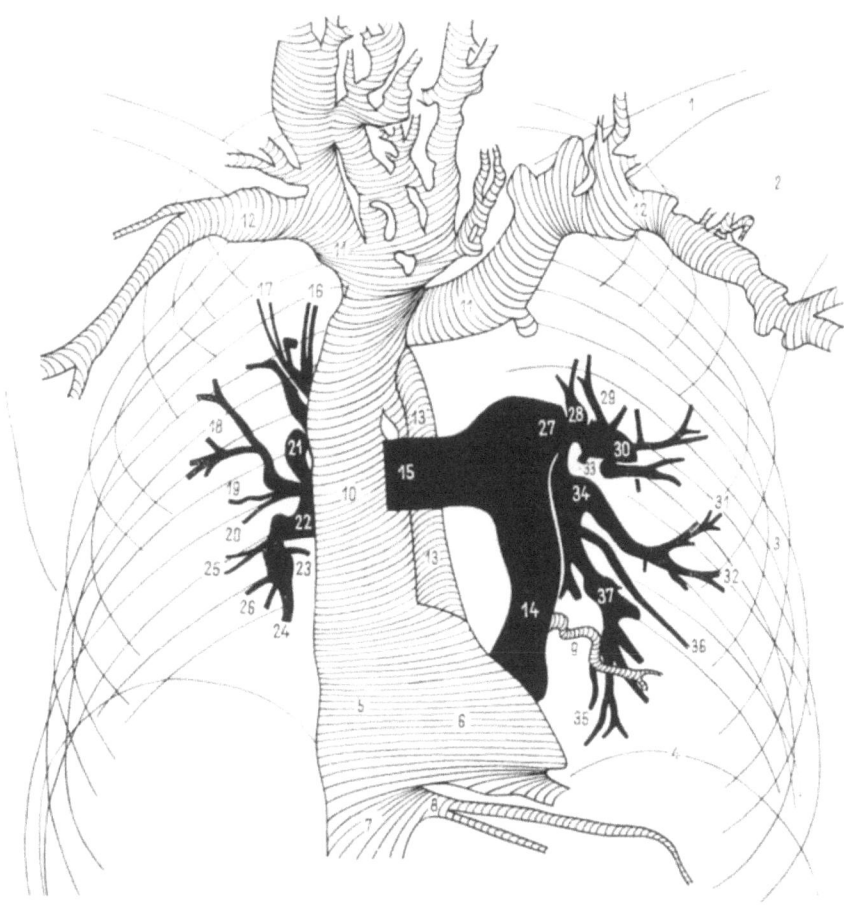

Abb. 55. Die V. cava superior und ihre Zweige mit der rechten Herzhälfte und den Tr.-pulmonalis-Zweigen, I (V. cava superior et rami, Atrium dextrum et Ventriculus dexter cum ramis trunci pulmonalis). Exposition: anterior-posterior

1 Clavicula
2 Scapula
3 Costae
4 Diaphragma
5 Atrium dextrum
6 Ventriculus dexter
7 V. cava inferior
8 Vv. hepaticae
9 Rr. venarum cordis
10 V. cava superior
11 V. brachiocephalica
12 V. subclavia
13 Vv. mediastinales et V. azygos
14 Tr. pulmonalis
15 A. pulmonalis dextra
16 R. apicalis, A_1
17 R. posterior, A_2
18 R. anterior, A_3
19 R. lobi medii, R. lateralis, A_4
20 R. lobi medii, R. medialis, A_5
21 R. apicalis (superior) lobi inferioris, A_6
22 Pars basalis
23 R. basalis medialis, A_7
24 R. basalis anterior, A_8
25 R. basalis lateralis, A_9
26 R. basalis posterior, A_{10}
27 A. pulmonalis sinistra
28 R. apicalis, A_1
29 R. posterior, A_2
30 R. anterior, A_3
31 R. lingularis superior, A_4
32 R. lingularis inferior, A_5
33 R. apicalis (superior) lobi inferioris, A_6
34 Pars basalis
35 R. basalis anterior, A_8
36 R. basalis lateralis, A_9
37 R. basalis posterior, A_{10}

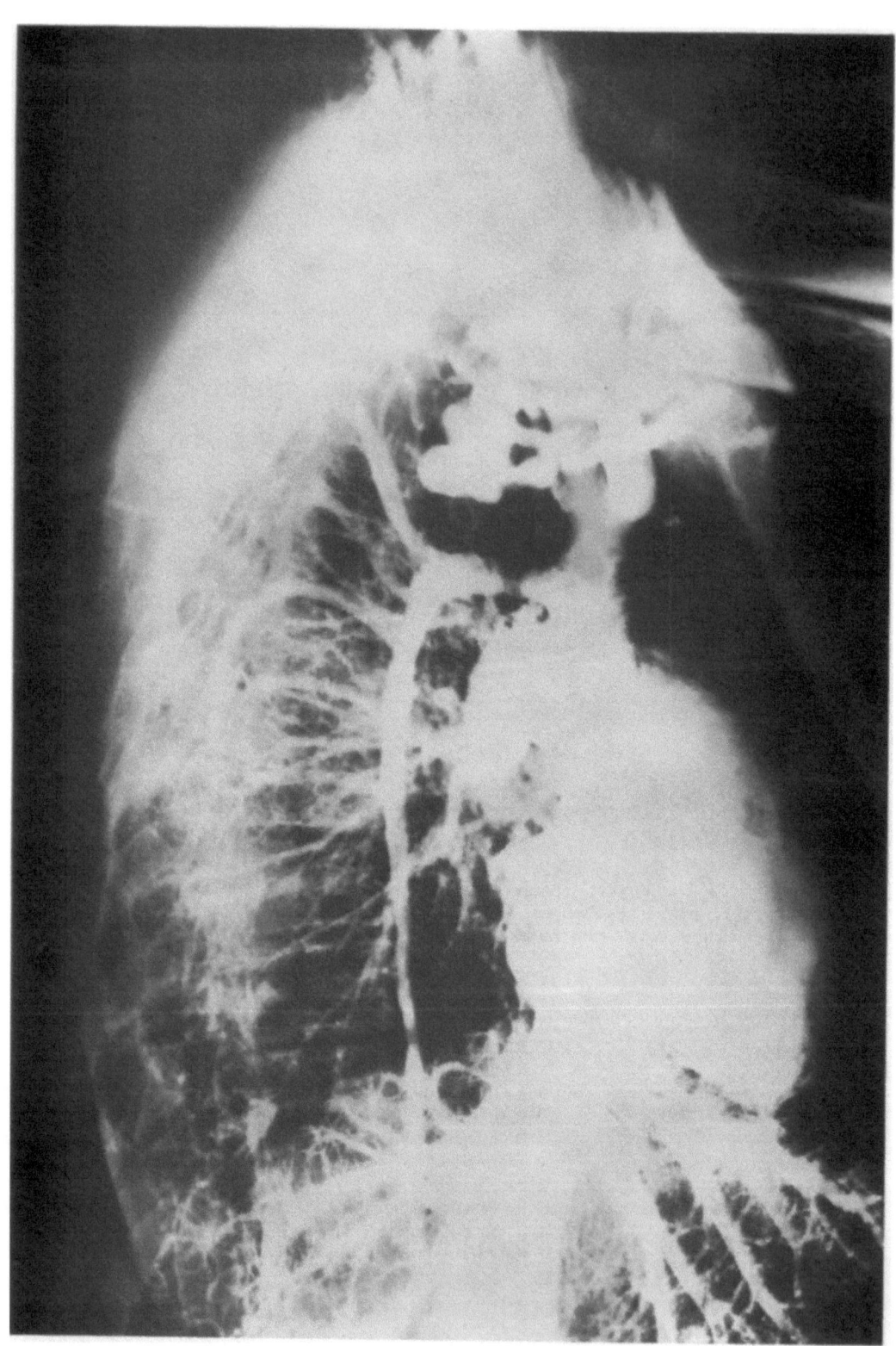

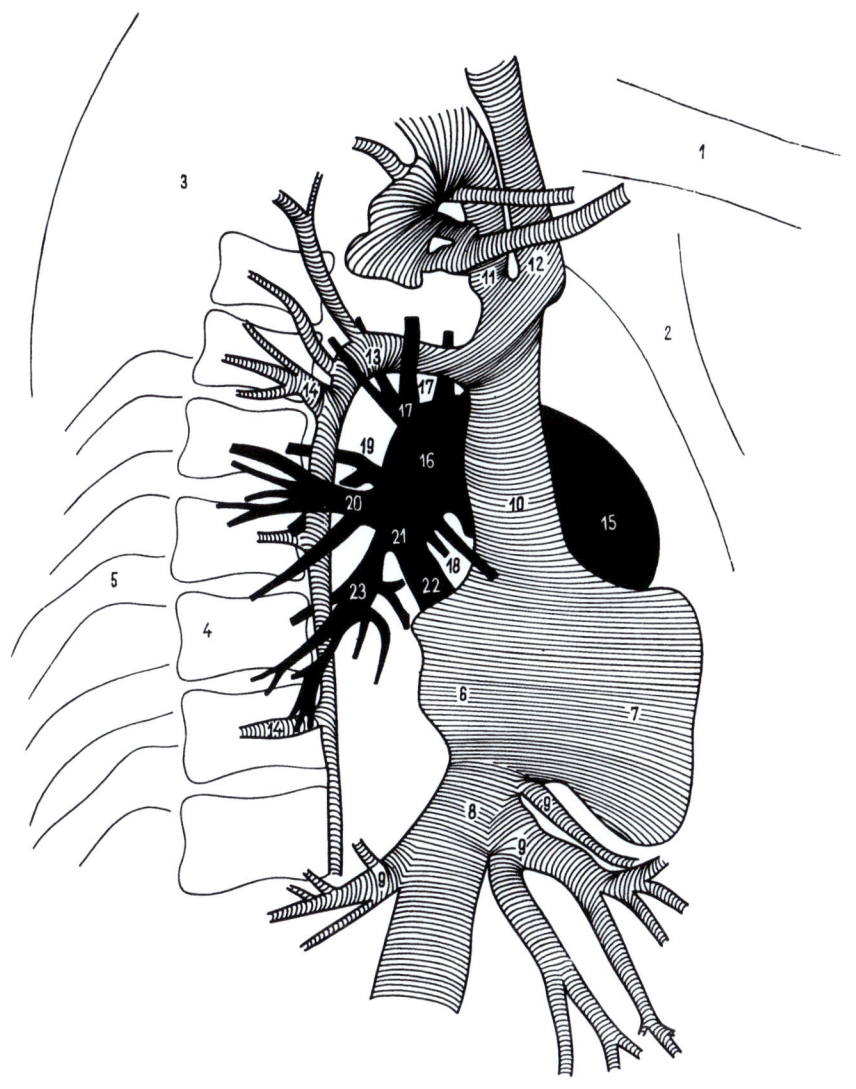

Abb. 56. Die V. cava superior und ihre Zweige mit der rechten Herzhälfte und den Tr.-pulmonalis-Zweigen, II (V. cava superior et rami, Atrium dextrum et Ventriculus dexter cum ramis trunci pulmonalis). Exposition: dextrosinister

1 Humerus
2 Sternum
3 Scapula
4 Vertebrae thoracicae
5 Anguli costarum
6 Atrium dextrum
7 Ventriculus dexter
8 V. cava inferior
9 Vv. hepaticae
10 V. cava superior
11 V. brachiocephalica dextra
12 V. brachiocephalica sinistra
13 V. azygos
14 Rr. venae azygos
15 Tr. pulmonalis
16 A. pulmonalis dextra et sinistra
17 Rr. apicales et posteriores, A_1, A_2
18 R. lobi medii et Rr. lingulares, A_4, A_5
19 R. apicalis (superior) lobi inferioris sinister, A_6
20 R. apicalis (superior) lobi inferioris dexter, A_6
21 Partes basales
22 Rr. basales mediales et anteriores, A_7, A_8
23 Rr. basales laterales et posteriores, A_9, A_{10}

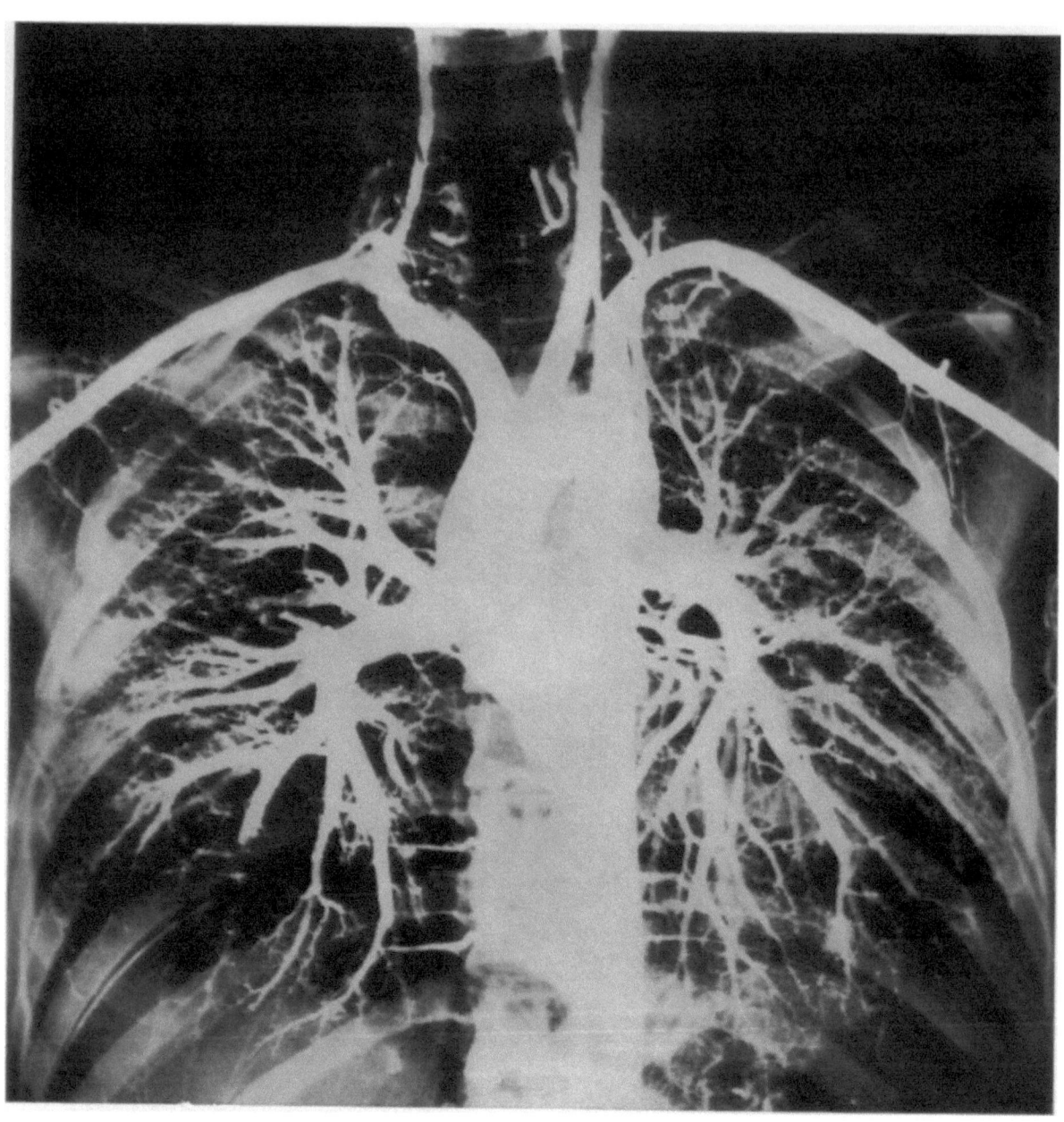

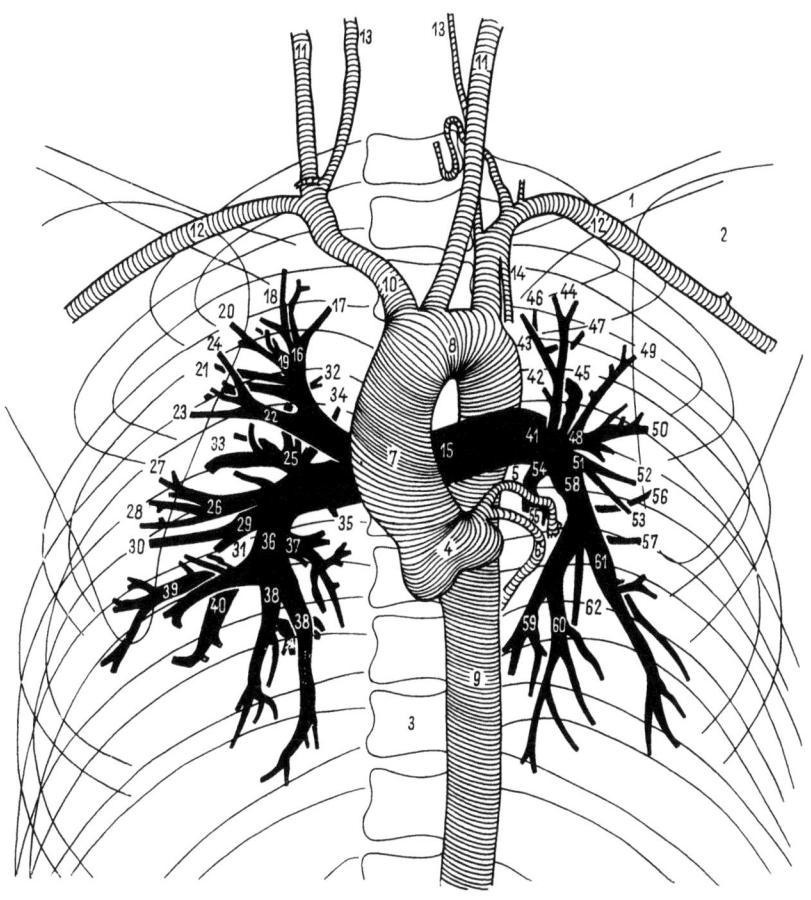

Abb. 57. Die thorakale Aorta mit den Zweigen der Aa. pulmonales, I (Aorta ascendens, Arcus aortae et Aorta descendens cum ramis arteriarum pulmonalium; Tr. pulmonalis obligatus est). Exposition: anterior-posterior

1 Clavicula	20 A_{2a}	41 A. pulmonalis sinistra
2 Scapula	21 A_{2b}	42 R. apicalis, A_1
3 Vertebrae thoracicae	22 R. anterior, A_3	43 A_{1a}
4 Bulbus aortae	23 A_{3a}	44 A_{1b}
5 R. circumflexus arteriae coronariae sinistrae	24 A_{3b}	45 R. posterior, A_2
	25 R. apicalis (superior) lobi inferioris, A_6	46 A_{2a}
6 R. interventricularis anterior arteriae coronariae sinistrae	26 R. lobi medii, R. lateralis, A_4	47 A_{2b}
	27 A_{4a}	48 R. anterior, A_3
7 Aorta ascendens	28 A_{4b}	49 A_{3a}
8 Arcus aortae	29 R. lobi medii, R. medialis, A_5	50 A_{3b}
9 Aorta descendens	30 A_{5a}	51 R. lingularis, A_{4+5}
10 Tr. brachiocephalicus	31 A_{5b}	52 R. lingularis superior, A_4
11 A. carotis communis	32 A_{2x}	53 R. lingularis inferior, A_5
12 A. subclavia	33 A_{6a}	54 R. apicalis (superior) lobi inferioris, A_6
13 A. vertebralis	34 A_{6b}	55 A_{7x}
14 A. thoracica interna sinistra (obligata)	35 A_{6c}	56 A_{6a}
	36 Pars basalis	57 A_{6b}
15 A. pulmonalis dextra	37 R. basalis medialis, A_7	58 Pars basalis
16 R. apicalis, A_1	38 R. basalis anterior, A_8	59 R. basalis medialis, A_7
17 A_{1a}	39 R. basalis lateralis, A_9	60 R. basalis anterior, A_8
18 A_{1b}	40 R. basalis posterior, A_{10}	61 R. basalis lateralis, A_9
19 R. posterior, A_2		62 R. basalis posterior, A_{10}

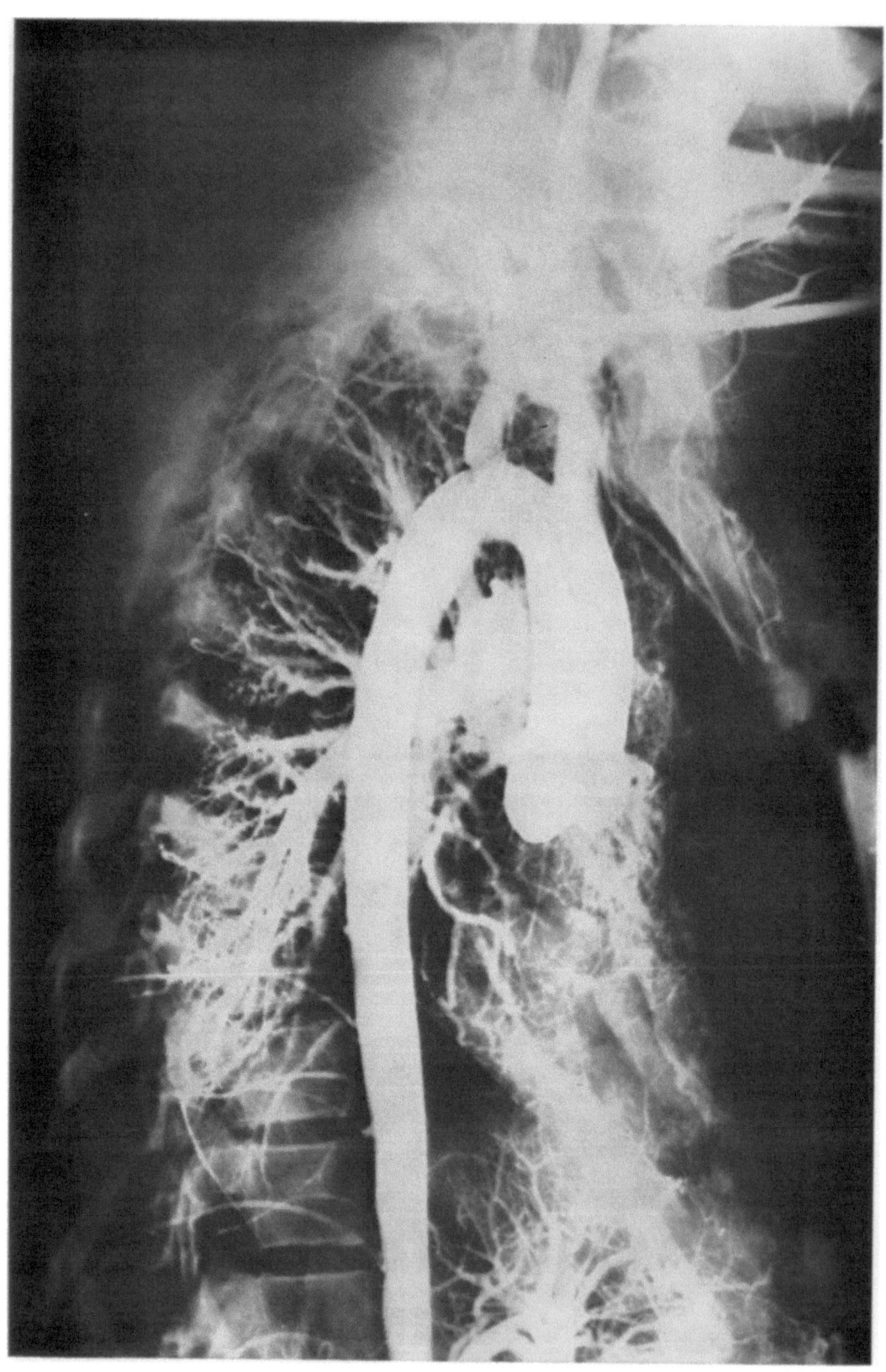

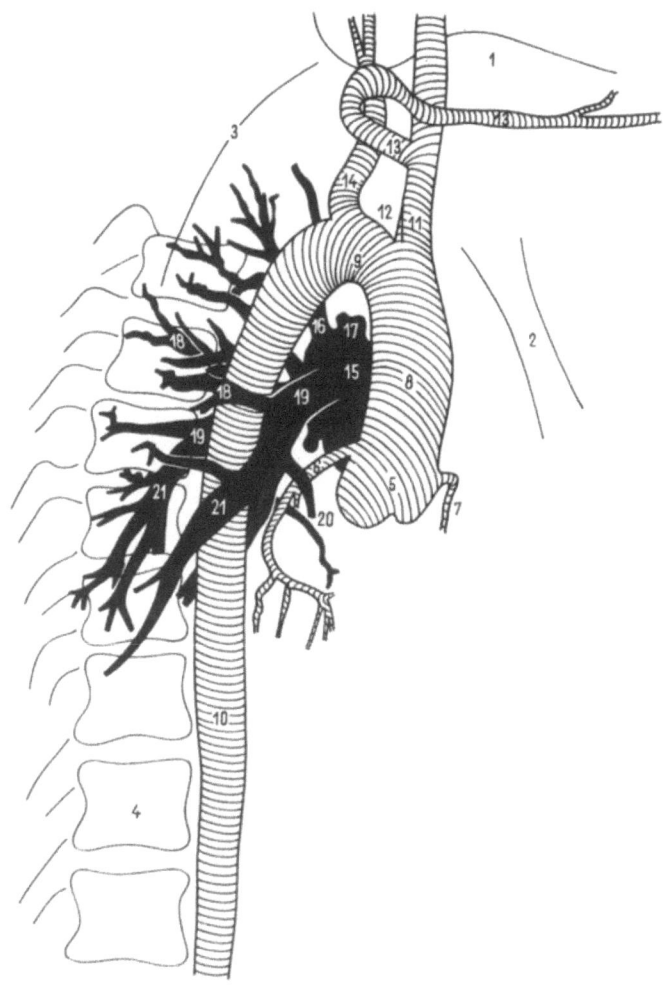

Abb. 58. Die thorakale Aorta mit den Zweigen der Aa. pulmonales, II (Aorta ascendens, Arcus aortae et Aorta descendens cum ramis arteriarum pulmonalium; Tr. pulmonalis obligatus est). Exposition: dextrosinister

1 Humerus
2 Sternum
3 Scapula
4 Vertebrae thoracicae
5 Bulbus aortae
6 R. circumflexus arteriae coronariae sinistrae
7 A. coronaria dextra
8 Aorta ascendens
9 Arcus aortae
10 Aorta descendens
11 Tr. brachiocephalicus et A. carotis communis sinistra
12 A. carotis communis sinistra
13 A. subclavia dextra
14 A. subclavia sinistra
15 A. pulmonalis dextra et sinistra
16 Rr. apicales et posteriores, A_1, A_2
17 Rr. anteriores, A_3
18 Rr. apicales (superiores) loborum inferiorum, A_6
19 Partes basales
20 Rr. basales laterales, A_9
21 Rr. basales posteriores, A_{10}

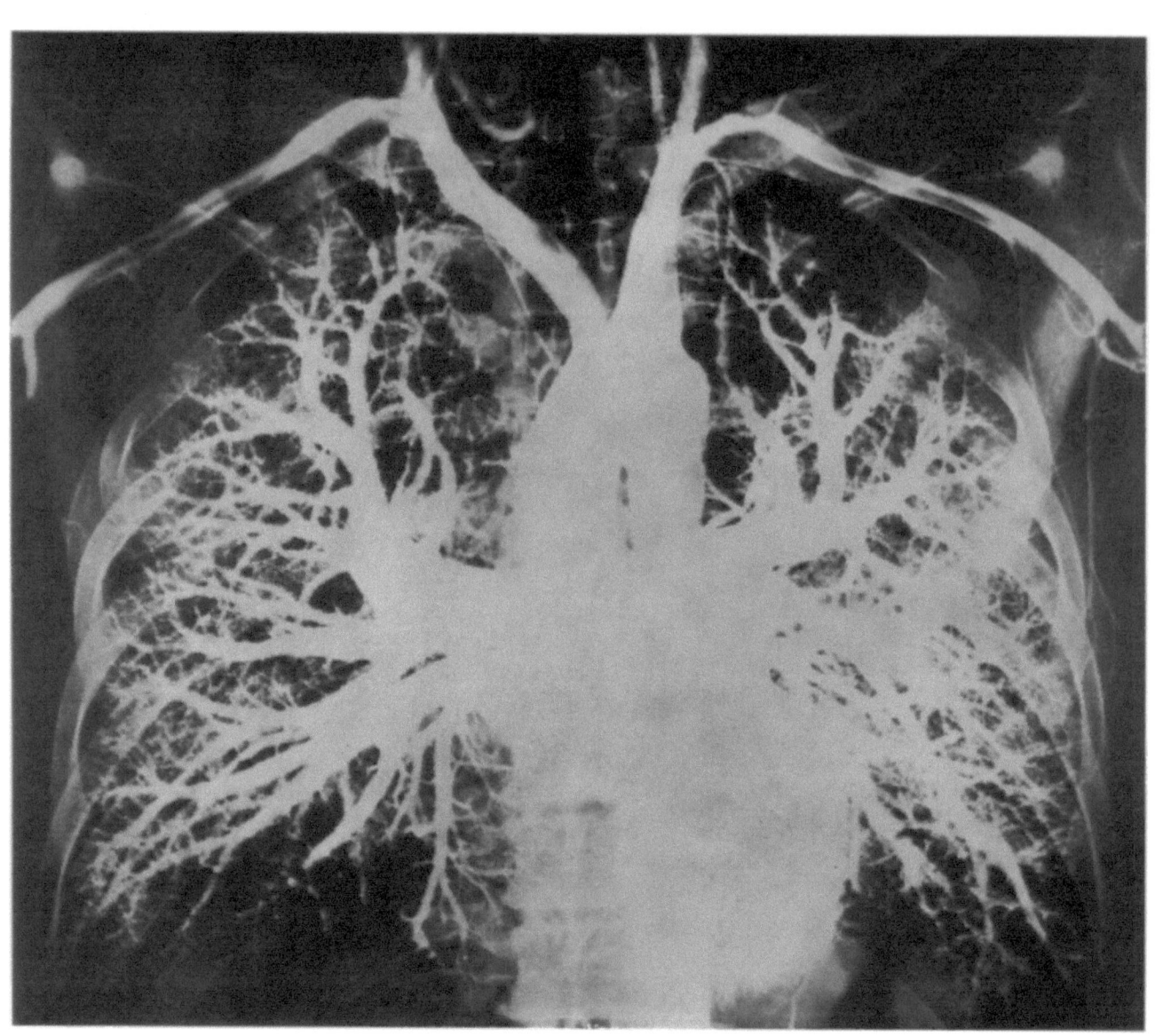

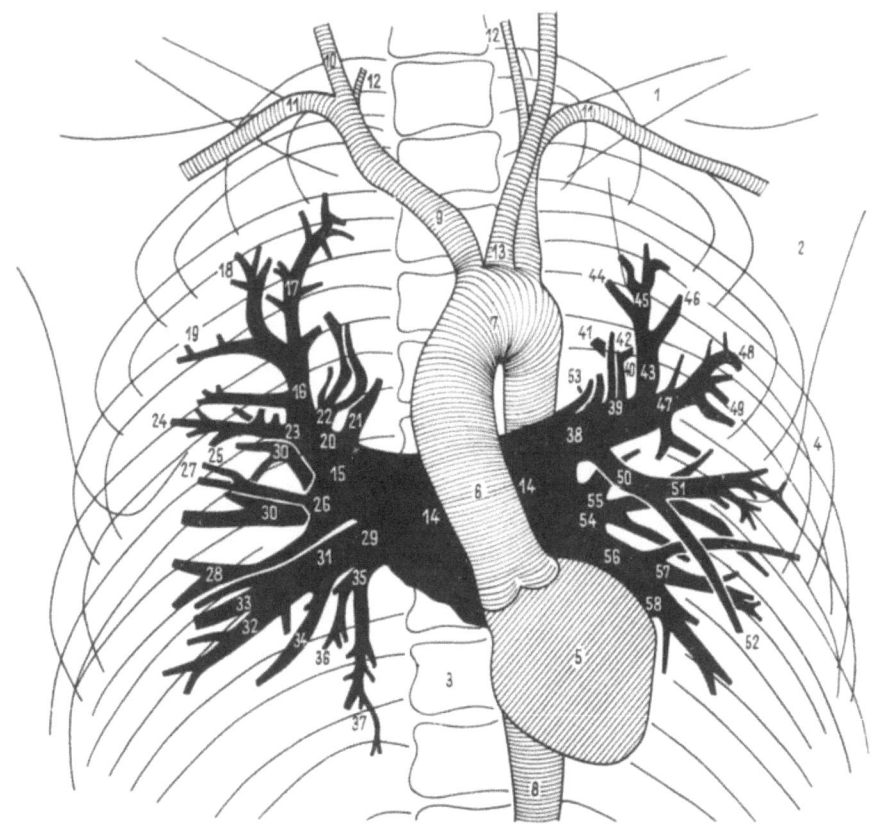

Abb. 59. Die Vv. pulmonales, die linke Herzhälfte und die Zweige der thorakalen Aorta, I (Vv. pulmonales, Atrium sinistrum et Ventriculus sinister cum ramis aortae ascendentis, Arcus aortae et Aortae descendentis). Exposition: anterior-posterior

1 Clavicula	*20* R. posterior, V_2	*39* R. apicoposterior, V_{1+2}
2 Scapula	*21* V_{2a}	*40* V_1
3 Vertebrae thoracicae	*22* V_{2b}	*41* V_{1a}
4 Costae	*23* R. anterior, V_3	*42* V_{1b}
5 Ventriculus sinister	*24* V_{3a}	*43* V_2
6 Aorta ascendens	*25* V_{3b}	*44* V_{2a}
7 Arcus aortae	*26* R. lobi medii, V_{4+5}	*45* V_{2b}
8 Aorta descendens	*27* Pars lateralis, V_4	*46* V_{2c}
9 Tr. brachiocephalicus	*28* Pars medialis, V_5	*47* R. anterior, V_3
10 A. carotis communis dextra	*29* V. pulmonalis inferior dextra	*48* V_{3a}
11 A. subclavia	*30* R. apicalis (superior), V_6	*49* V_{3b}
12 A. vertebralis	*31* V. basalis superior	*50* R. lingularis, V_{4+5}
13 A. carotis communis sinistra	*32* R. basalis anterior, V_8	*51* Pars superior, V_4
14 Atrium sinistrum	*33* V_9	*52* Pars inferior, V_5
15 V. pulmonalis superior dextra	*34* V_{10}	*53* V. hilaris superior
16 R. apicalis, V_1	*35* V. basalis inferior	*54* V. pulmonalis inferior sinistra
17 V_{1a}	*36* V_9	*55* R. apicalis (superior), V_6
18 V_{1b}	*37* V_{10}	*56* V. basalis communis
19 V_{2x}	*38* V. pulmonalis superior sinistra	*57* V. basalis superior, V_{9+10}
		58 V. basalis inferior, V_8

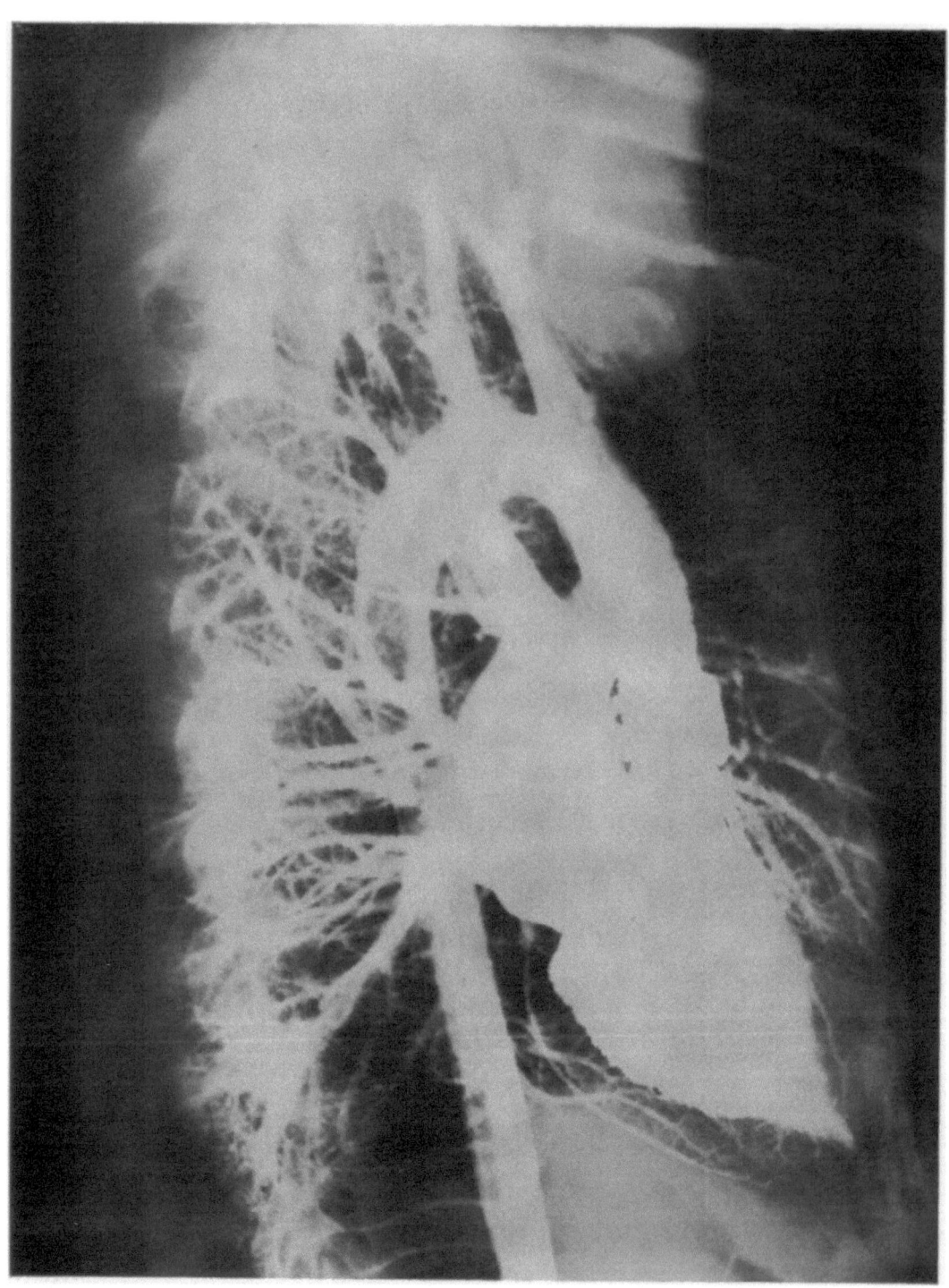

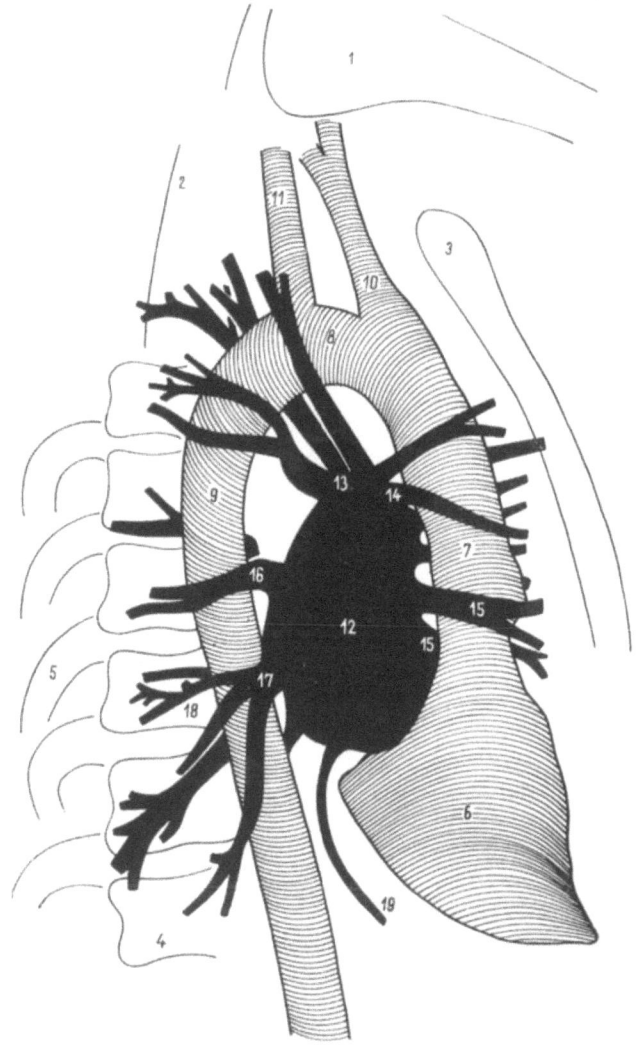

Abb. 60. Die Vv. pulmonales, die linke Herzhälfte und die Zweige der thorakalen Aorta, II (Vv. pulmonales, Atrium sinistrum et Ventriculus sinister cum ramis aortae ascendentis, Arcus aortae et Aortae descendentis). Exposition: dextrosinister

1 Humerus
2 Scapula
3 Sternum
4 Vertebrae thoracicae
5 Anguli costarum
6 Ventriculus sinister
7 Aorta ascendens
8 Arcus aortae
9 Aorta descendens
10 Tr. brachiocephalicus et A. carotis communis sinistra
11 A. subclavia sinistra
12 Atrium sinistrum et Trunci venarum pulmonalium
13 R. apicalis, R. posterior et R. apicoposterior, V_1, V_2
14 Rr. anteriores, V_3
15 R. lobi medii et R. lingularis, V_4, V_5
16 Rr. apicales (superiores), V_6
17 Vv. basales
18 V_{10}
19 V_9

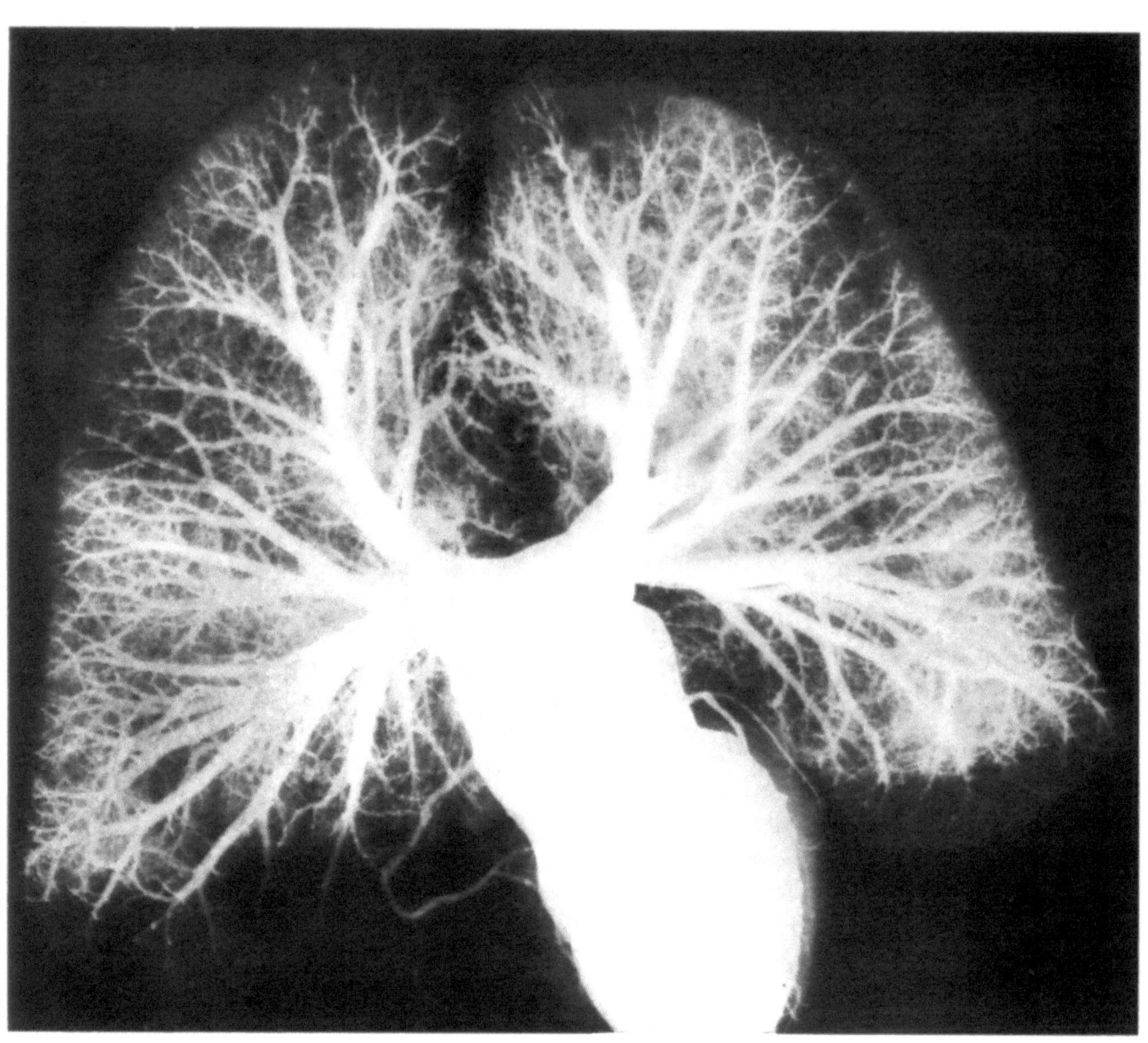

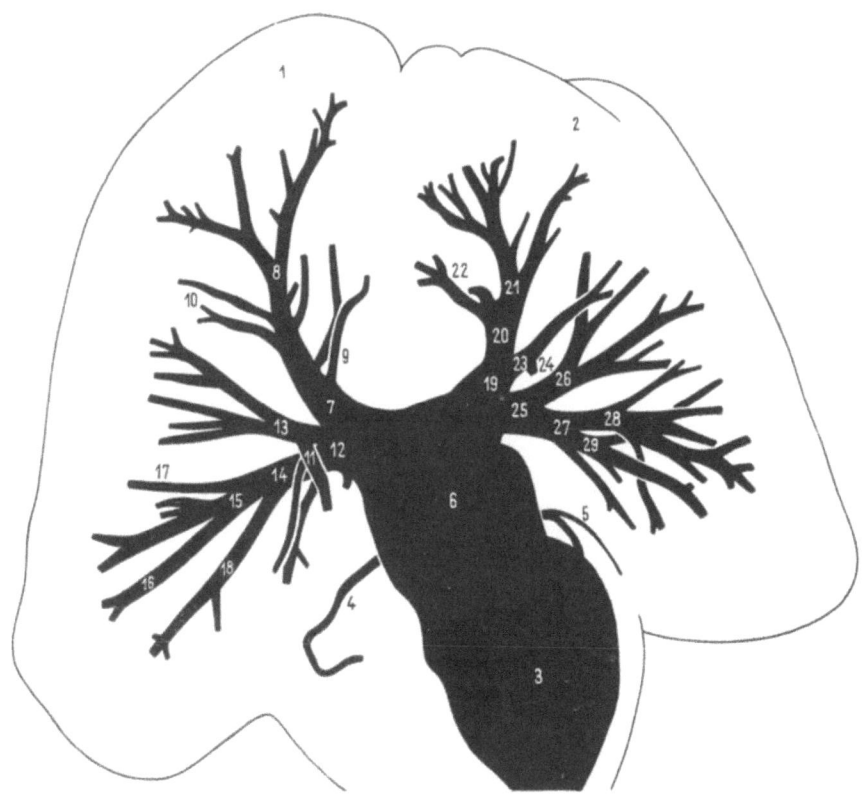

Abb. 61. Die linke Herzhälfte mit den Zweigen der Vv. pulmonales (Atrium sinistrum et Ventriculus sinister cum ramis venarum pulmonalium). Praeparatio corporis mortui insecati. Exposition: anterior-posterior

<table>
<tr><td>

1 Pulmo dexter
2 Pulmo sinister
3 Ventriculus sinister
4 A. coronaria dextra
5 A. coronaria sinistra
6 Atrium sinistrum
7 V. pulmonalis superior dextra
8 R. apicalis, V_1
9 R. posterior, V_2
10 R. anterior, V_3

</td><td>

11 R. lobi medii, V_{4+5}
12 V. pulmonalis inferior dextra
13 R. apicalis (superior), V_6
14 V. basalis communis
15 V. basalis superior
16 R. basalis anterior, V_8
17 V_9
18 V. basalis inferior, V_{9+10}
19 V. pulmonalis superior sinistra

</td><td>

20 V. apicoposterior, V_{1+2}
21 V_1
22 V_2
23 R. anterior, V_3
24 R. lingularis, V_{4+5}
25 V. pulmonalis inferior sinistra
26 R. apicalis (superior), V_6
27 V. basalis communis
28 V. basalis superior
29 V. basalis inferior

</td></tr>
</table>

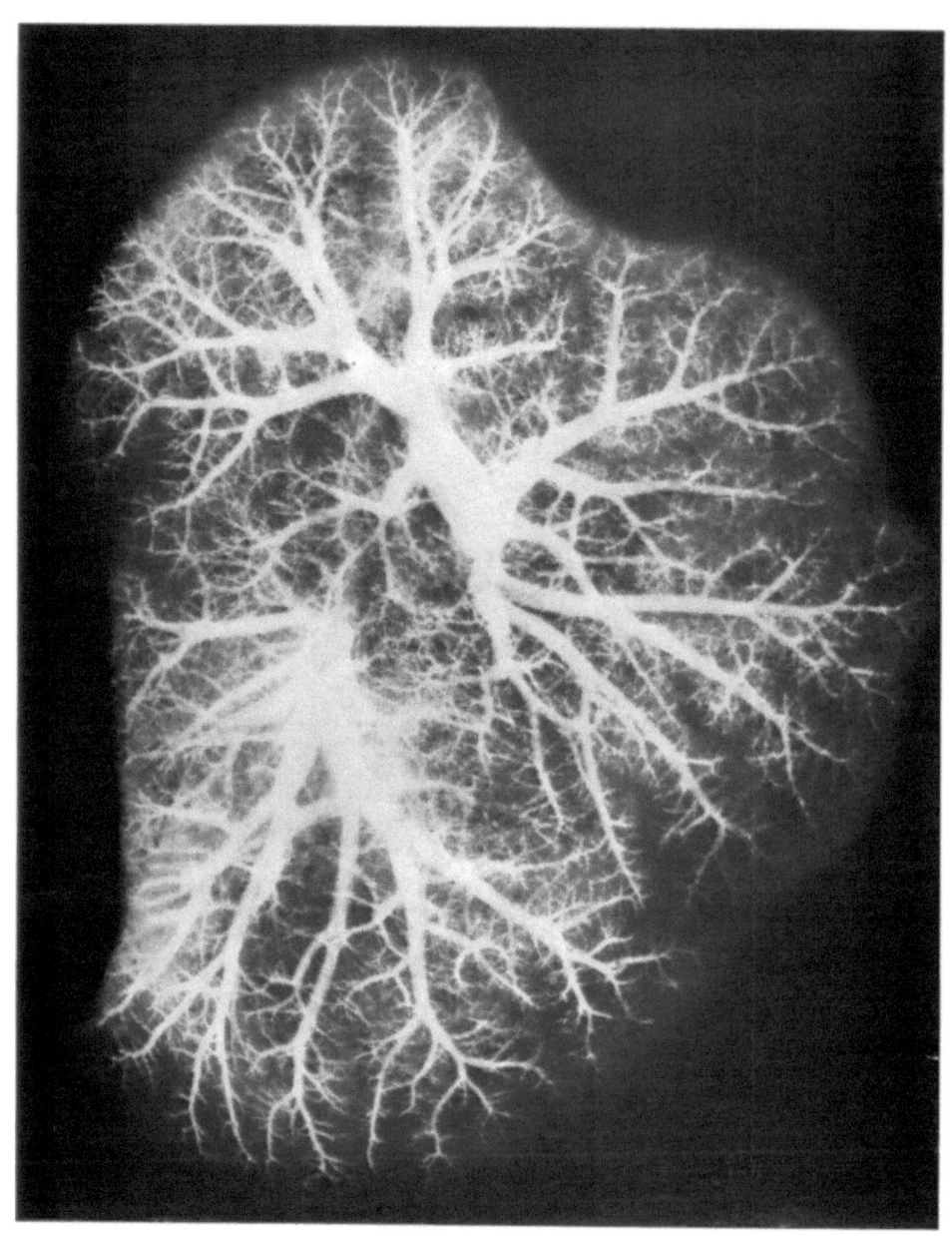

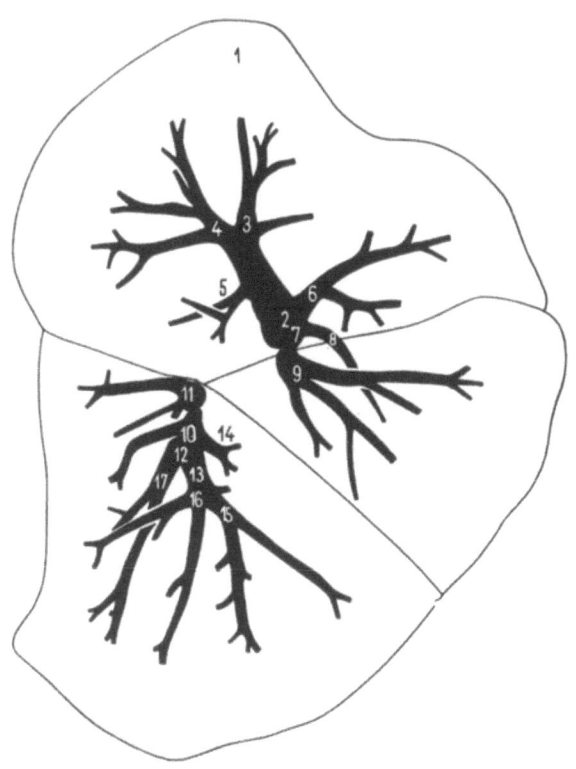

Abb. 62. Die Zweige der Vv. pulmonales dextrae (Rr. venarum pulmonalium dextrarum). Praeparatio corporis mortui insecati. Exposition: lateromedial

1 Pulmo dexter
2 V. pulmonalis superior dextra
3 R. apicalis, V_1
4 R. posterior, V_2
5 V_{2x}
6 R. anterior, V_3
7 R. lobi medii, V_{4+5}
8 Pars lateralis, V_4
9 Pars medialis, V_5
10 V. pulmonalis inferior dextra
11 R. apicalis (superior), V_6
12 V. basalis communis
13 V. basalis superior
14 V_7
15 R. basalis anterior, V_8
16 V_9
17 V. basalis inferior, V_{10}

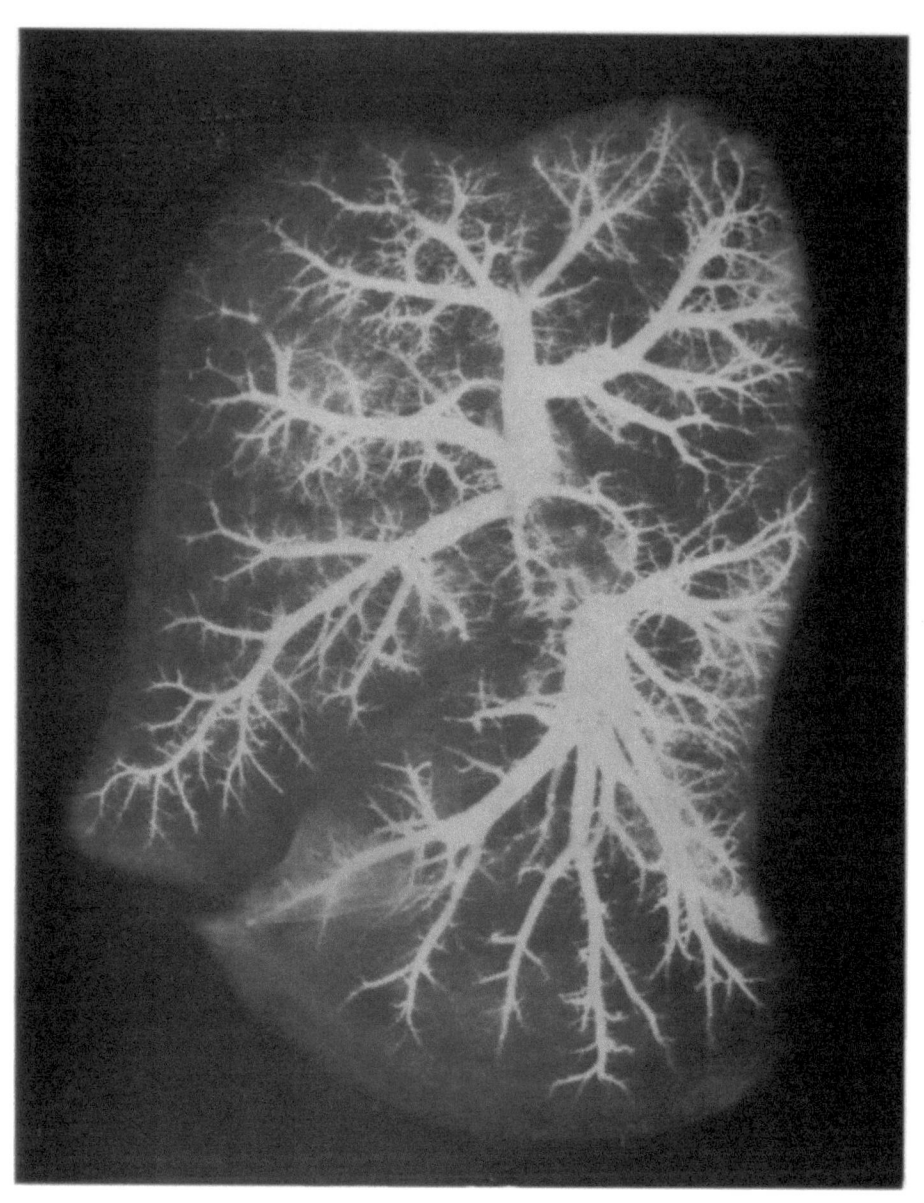

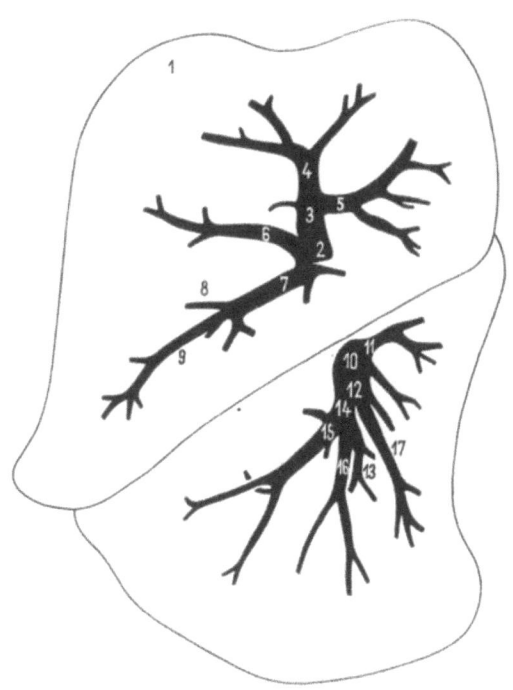

Abb. 63. Die Zweige der Vv. pulmonales sinistrae (Rr. venarum pulmonalium sinistrarum). Praeparatio corporis mortui insecati. Exposition: lateromedial

1 Pulmo sinister
2 V. pulmonalis superior sinistra
3 R. apicoposterior, V_{1+2}
4 V_1
5 V_2
6 R. anterior, V_3
7 R. lingularis, V_{4+5}
8 Pars superior, V_4
9 Pars inferior, V_5
10 V. pulmonalis inferior sinistra
11 R. apicalis (superior), V_6
12 V. basalis communis
13 V_7
14 V. basalis superior
15 R. basalis anterior, V_8
16 V_9
17 V. basalis inferior, V_{10}

DIE BLUTGEFÄSSE DES HALSES UND KOPFES

DAS VERZWEIGUNGSSYSTEM DER ARTERIA CAROTIS COMMUNIS UND ARTERIA SUBCLAVIA

Die Arterien im Hals und Kopf bilden eine funktionelle Einheit. Die Verbindungen zwischen der vom Aortenbogen ausgehenden A. subclavia und A. carotis communis ermöglichen eine dem Bedarf entsprechende wechselseitige Substitution. Die Hals- und Gesichtsarterien zeigen einen ähnlichen Aufbau und eine ähnliche Teilung wie die anderen Arterien des Körpers, d. h., sie sichern Kollateralverbindungen zum Schultergürtel und zur Schädelhöhle. Ihr Verlauf und die Anastomosen zeigen ein ziemlich konstantes Bild. Die Schädelhöhlen- und Spinalarterien sind — ebenso wie die Venen — außerordentlich dünnwandig. Außer der Lamina elastica interna enthalten sie nur wenige elastische und glatte Muskelfasern (KIRGIS und PEEBLES 1961). Der intrakranielle Druck steht in enger Beziehung zur Expansion der Arterien (MONRO-KELIESCHE Regel). An der Gehirnoberfläche entstehen zahlreiche Anastomosen, unter denen der Circulus arteriosus cerebri der bedeutendste ist. Bei den in das Hirngewebe penetrierenden Zweigen handelt es sich praktisch um Endarterien (ELLIOTT 1963). Die Verbindungen zwischen den extra- und intrakranialen Gefäßen sind für den Fall einer Blutversorgungsstörung im Gehirn funktionell präformiert, den Kreislauf zu gewährleisten. Ihre Morphologie und Funktion konnten seit Einführung der Angiographie geklärt werden.

Arteria carotis communis

Die A. carotis communis (Abb. 37/19, 38/18, 39/19, 40/11, 44/18, 45/17 und 18, 46/18, 57/11, 58/11 und 12, 59/10 und 13, 60/10, 64, 95/9 und 10, 96/10, 97/14 und 31, 98/7, 99/10, 100/9 und 20) entspringt rechtsseitig vom Tr. brachiocephalicus, linksseitig von der Aorta als deren zweiter Zweig. Der Ausgangspunkt des rechtsseitigen Gefäßes befindet sich in Höhe des Sternoklavikulargelenks, der des linksseitigen in Höhe des 6. Th.-Wirbels. Naturgemäß kann sich die Ursprungshöhe durch die Konfiguration der thorakalen Aorta ändern. Medial vom Anfang der linken A. carotis communis verläuft die Trachea, rechts davon die A. subclavia sinistra. Vorn kreuzt sie schräg die V. brachiocephalica sinistra. Nachdem sie die Höhe des Sternoklavikulargelenks erreicht haben, wird die Lage der bilateralen Gefäße symmetrisch. Sie verlaufen an den beiden Seiten des Halses in der gemeinsamen Gefäßscheide an der Medialseite der V. jugularis interna aufwärts. Vorn stehen sie in Berührung mit der Schilddrüse bzw. dem Rachen, hinten mit dem M. longus colli und M. longus capitis. Zwischen und hinter ihnen findet man den N. vagus, vor ihnen den R. descendens nervi hypoglossi. Der Anfang der Projektion der linken A. carotis communis erstreckt sich von der Medianlinie aufwärts und lateralwärts, bis die Arterie die Höhe des Sternoklavikulargelenks erreicht. Von hier an verlaufen die bilateralen Gefäße nach schwacher Divergenz parallel aufwärts. Im Trigonum caroticum teilt sich die A. carotis communis in ihre beiden Endzweige, die A. carotis externa und interna. Diese Teilung findet laut KRAYENBÜHL und YASARGIL (1965) in 87% der Fälle in Höhe von C 4—C 5 (C 1—C 7) statt. Eine niedrigere Teilung kommt erheblich häufiger vor als eine höhere. Der Unterschied zwischen den beiden Seiten kann im Ausnahmefall mehr als eine Wirbelbreite ausmachen. Eine tiefere Teilung ist auf der linken Seite häufiger zu beobachten als auf der rechten. Bei Menschen mit kurzem Hals erfolgt die Teilung höher als bei langhalsigen Individuen. An der Teilungsstelle findet sich oft eine bulbusartige Erweiterung, die zumeist beidseitig, aber häufig nur linksseitig vorkommt (SCHWALBE 1878; BINSWANGER 1879). Die Erweiterung erstreckt sich meist auch auf die A. carotis externa und interna. Der größte Durchmesser der Erweiterung ist an der A. carotis interna, seltener an der A. carotis communis, sehr selten an der A. carotis externa. Ausgeprägt tritt sie vor allem nach dem 50. Lebensjahr zutage. SCHÄFER (1878) vermochte sie auch bei einem drei Monate alten Säugling nachzuweisen. KRAYENBÜHL und YASARGIL (1965) beobachteten die starke Erweiterung des Sinus caroticus bei ihrem umfangreichen Material nur in 1,8% der Fälle, und zwar ausschließlich an älteren Menschen. Es gibt zwei typische Teilungsformen: die spitzwinklige Teilung ist hauptsächlich bei lang-

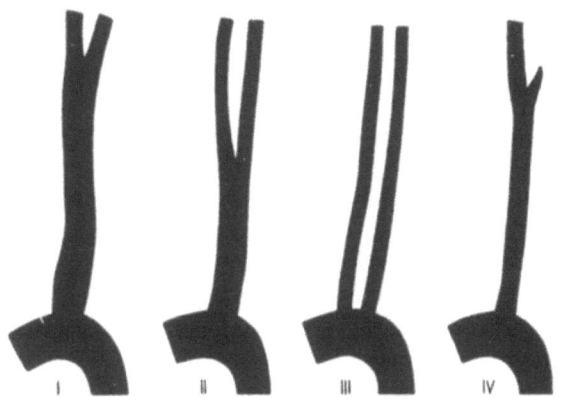

Abb. 64. Die Teilungsvarianten der A. carotis communis. *I* Normaltyp; *II* tiefe Abzweigung; *III* geteilter Ursprung von der Aorta; *IV* die A. carotis interna fehlt

halsigen Individuen, die bogenförmige hingegen bei kurzhalsigen zu erkennen. Bei der bogenförmigen Teilung beobachtet man die Bulbusbildung häufiger. Heute sieht man die bogenförmige Teilung eher als eine senile Erscheinungsform an.

Die A. carotis communis hat einen durchschnittlichen Durchmesser von 0,7 (0,6—0,9) cm. Die beiden Seiten sind oft ungleich, und zwar ist die rechte Seite oft weiter als die linke. Die Länge beträgt rechtsseitig 9,5 (7—12) cm, linksseitig 12,5 cm (10—15 cm; QUAIN 1884). Die Längendifferenz zwischen den beiden Seiten macht durchschnittlich 3 cm aus. Das ist um 1 cm weniger als die Länge des Tr. brachiocephalicus.

Varianten. Sehr selten ist die A. carotis communis ganz kurz, kaum 1—2 cm lang (Abb. 64/II; KANTOR, zit. ADACHI 1928). Die A. carotis communis fehlt sehr selten; in diesem Fall entspringen ihre beiden Zweige unmittelbar vom Tr. brachiocephalicus bzw. von der Aorta (Abb. 64/III; ANGERMAYER 1907; FIFE 1921; ALTMANN 1947).

Überzählige Zweige sind nicht selten vorhanden. Mitunter entspringen die A. thyroidea inferior, superior, ima, die A. lingualis und A. occipitalis von der A. carotis communis (ADACHI 1928; KUKWA und ZBRODOWSKI 1966).

Die Arteria carotis externa und ihre Zweige

Die A. carotis externa (Abb. 95/28, 96/12, 97/16 und 33, 98/9, 99/12, 100/10 und 21, 101/5) stellt den vorderen medialen Zweig der A. carotis communis dar, der einen beträchtlichen Gesichts- und Halsabschnitt versorgt. Sie hat zahlreiche Anastomosen zur A. carotis interna und A. subclavia, so daß sie am Kollateralkreislauf des Gehirns teilnimmt. Die Arterie entspringt im Trigonum caroticum am Vorderrand des M. sternocleidomastoideus, vom Platysma und der Fascia colli verdeckt, in Höhe von C 3 (C 1—C 7) an der Medialseite der A. carotis interna (KRAYENBÜHL und YASARGIL 1965), gelangt in die Fossa retromandibularis, bohrt sich in die Parotissubstanz ein und teilt sich an deren oberem Rand in ihre Endzweige. Sie hat eine Länge von 7—8 cm (PATURET 1958) und einen außerordentlich variablen Durchmesser von 2,55—5,73 mm (GYURKÓ und SZABÓ 1968).

Die **Zweige** der A. carotis externa teilt man in vordere, mediale, hintere und Endzweige ein. Vordere Zweige: A. thyroidea superior, A. lingualis, A. facialis; medialer Zweig: A. pharyngea ascendens; hintere Zweige: A. occipitalis, A. auricularis posterior; Endzweige: A. temporalis superficialis, A. maxillaris.

Variationen kommen meistens nur innerhalb der einzelnen Zweiggruppen, jedoch nicht zwischen den verschiedenen Gruppen zustande. Die Variation bezieht sich auf den Ursprung, der Verlauf ist meist typisch. AARON und CHAWAF (1967) beobachteten eine typische Teilung nur in 31% der Fälle.

Die vorderen Zweige zeigen eine gemeinsame Variantenbildung (Abb. 65). Die häufigsten Möglichkeiten: Gesonderter Ursprung (Abb. 65/I; QUAIN 1884: 79,1%; ADACHI 1928: 79,3%). Im Falle des Tr. thyrolingualis (Abb. 65/II) entspringt die A. thyroidea superior gemeinsam mit der A. lingualis, was aber selten vorkommt. Tr. linguofacialis (Abb. 65/III): die A. thyroidea superior entspringt selbständig, die anderen beiden Gefäße gemeinsam (QUAIN 1884: 20,2%; ADACHI 1928: 18,7%). Länge: 0,5—1,5 cm. Tr. thyrolinguofacialis (Abb. 65/IV) ist sehr selten (ADACHI 1928: 0,3%).

Wenn die drei vorderen Zweige gesondert entspringen, so kann der Abstand zwischen dem Ursprung der einzelnen Zweige verschieden sein. Die A. lingualis liegt näher zur A. facialis als zur A. thyroidea superior. Im Falle hoher Teilung der A. carotis communis entspringen sie in Höhe von C 3 nahe nebeneinander. Bei tiefer Teilung entspringt die A. thyroidea superior unmittelbar über dem

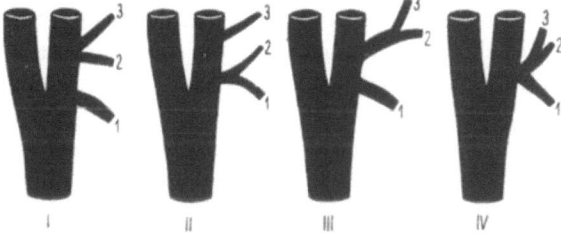

Abb. 65. Ursprungsvarianten der A. thyroidea superior, A. lingualis und A. facialis. *I* Normaltyp; *II* Tr. thyrolingualis; *III* Tr. linguofacialis; *IV* Tr. thyrolinguofacialis; *1* A. thyroidea superior; *2* A. lingualis; *3* A. facialis

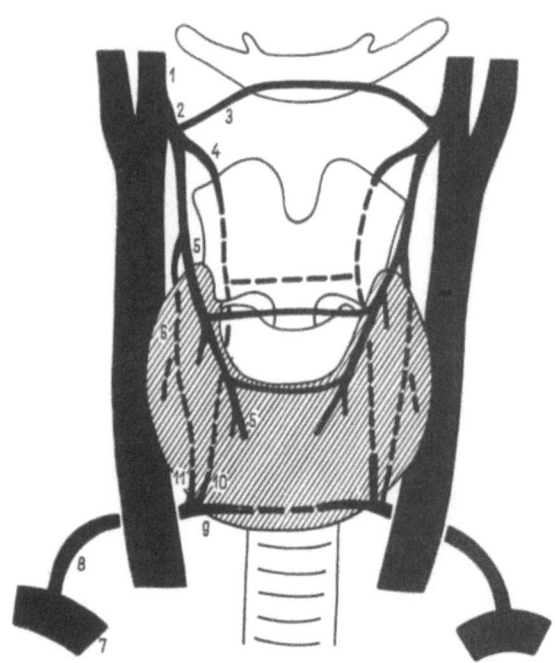

Abb. 66. Anastomosen der A. thyroidea superior und inferior. *1* A. carotis externa; *2* A. thyroidea superior; *3* R. infrahyoideus; *4* A. laryngea superior; *5* R. anterior; *6* R. posterior; *7* A. subclavia; *8* A. thyroidea inferior; *9* R. glandularis (Anastomose zum kontralateralen R.); *10* A. laryngea inferior; *11* R. glandularis (Anastomose mit dem R. posterior der A. thyroidea superior)

Ursprung der A. carotis externa, während die A. lingualis von einem höheren Punkt ausgeht. Diese Zweige variieren nicht mit den anderen Zweigen der A. carotis externa.

Die **A. thyroidea superior** (Abb. 66, 95/29, 96/13 und 19, 97/17 und 34, 98/10, 99/13) entspringt am häufigsten über der Teilungsstelle der A. carotis communis an der Vorderseite der A. carotis externa. Selten geht sie tief von der A. carotis communis aus (KUKWA und ZBRODOWSKI 1966). Entspringt sie von der A. carotis externa, so geschieht dies in 0,5—2 cm Abstand von der Teilungsstelle (LIVINI 1900). Ihr Verlauf zeigt einen nach vorn und medialwärts geneigten Bogen, der sich abwärts wendet und in seine Endzweige teilt. Das Gefäß versorgt den Kehlkopf und den oberen Teil der Schilddrüse und hat einen Durchmesser von durchschnittlich 0,2 cm (DJINDJIAN und Mitarbeiter 1964). Sie hat folgende *Zweige:*

Der *R. infrahyoideus* (Abb. 96/14) verläuft zur Zungenwurzel und anastomosiert mit dem kontralateralen Ramus.

Der *R. sternocleidomastoideus* (Abb. 96/15) verläuft zum gleichnamigen Muskel.

Die *A. laryngea superior* (Abb. 95/30, 96/16, 98/11, 99/14) geht in 80—85% der Fälle von der A. thyroidea superior aus, gelegentlich aber von der A. carotis externa, der A. lingualis, der A. facialis und sehr selten von der A. carotis communis (QUAIN 1884; BLADT 1903; ADACHI 1928). Schräg abwärts und medialwärts verlaufend, gelangt sie in den Kehlkopf, wo sie mit der kontralateralen Arterie und der A. laryngea inferior anastomosiert.

Der *R. cricothyroideus* ist im Hinblick auf seine Lage ein wichtiges kleines Gefäß, das zwischen der Cartilago thyroidea und Cartilago cricoidea vor dem Ligamentum conicum verläuft, mit dem kontralateralen Ramus in Verbindung tritt und Zweige in das Kehlkopfinnere abgibt.

R. anterior et posterior (Abb. 95/32 und 31, 96/18 und 17, 98/13 und 12). Am oberen Schilddrüsenpol teilt sich der Hauptstamm in diese beiden Endzweige, bei denen es sich um Endarterien handelt (RAUBER—KOPSCH 1951). Der hintere Zweig ist dünner, teilt sich an der hinteren Schilddrüsenfläche und tritt mit dem ähnlichen Zweig der A. laryngea inferior in Verbindung. Er verläuft lateraler als der andere Endzweig. Das vordere Gefäß verläuft an der Schilddrüsenvorderfläche abwärts. Sein Nebenzweig anastomosiert mit dem kontralateralen Gefäß über dem Isthmus, so daß ihm im Kollateralkreislauf Bedeutung zukommt (DJINDJIAN und Mitarbeiter 1964). Ungeachtet der anatomisch gut nachweisbaren Verbindungszweige vermag man unter normalen Bedingungen kaum einen Kollateralkreislauf in den die Schilddrüse versorgenden Gefäßen zu beobachten. Bei der individuellen Auffüllung der vier Arterien kommt anläßlich der Angiographie in vivo nur eine halbseitige Anfüllung zustande. Für die vollständige Auffüllung bedarf es der gleichzeitigen Kontrastdarstellung der A. subclavia und A. carotis externa (ORMAI und SZY 1962). AMISTANI (1950) hält die extraglandulären Anastomosen für wichtiger als die inneren.

Die **A. lingualis** (Abb. 95/33, 96/20 und 23, 97/18, 98/14, 99/15, 100/12 und 13) ist ein direkter Zweig der A. carotis externa über der A. thyroidea, der zuweilen gemeinsam mit den anderen beiden Vorderzweigen entspringt. Sie verläuft am Lateralrand des M. hyoglossus und geht zur Zungenspitze. Ihr Durchmesser beträgt 0,3—0,4 cm (PATURET 1958). In Höhe des großen Zungenbeinhorns teilt sie sich in ihre Endzweige. Sie hat folgende *Zweige:*

Der *R. suprahyoideus* (Abb. 95/34, 96/21, 98/18) tritt über dem Zungenbein mit dem kontralateralen Ramus in Verbindung.

Die *A. sublingualis* (Abb. 95/35, 96/24, 97/19, 98/17, 99/16) gelangt zu den sublingualen Drüsen und versorgt die benachbarten Muskeln sowie einen Teil der Mundschleimhaut. Die A. sublingualis anastomosiert mit dem kontralateralen Gefäß und mit der A. submentalis. Sie tritt sehr selten als Zweig der A. facialis in Erscheinung (RAUBER–KOPSCH 1951).

Die *Rr. dorsales linguae* (Abb. 95/36, 96/25, 97/20, 98/15, 99/18) verlaufen zum hinteren Teil des Zungenrückens und treten mit den kontralateralen Abschnitten in Verbindung. Bisweilen vereinigen sich die bilateralen Gefäße an der Zungenwurzel zu einem unpaarigen, in Sagittalrichtung verlaufenden Gefäßstamm, der *A. mediana linguae* genannt wird (LENHOSSÉK 1922). Manchmal geht diese Arterie von der A. palatina ascendens aus.

Die *A. profunda linguae* (Abb. 95/37, 96/22, 97/21, 98/16, 99/17), die größte Zungenarterie, geht an der Außenfläche des M. genioglossus, nahe dem unteren Zungenrand, zum Frenulum linguae als eine Endarterie, die mit dem kontralateralen Abschnitt nicht in Verbindung tritt.

Überzählige Zweige kommen selten vor. Die A. palatina ascendens oder A. submentalis geht mitunter von hier aus (RAUBER–KOPSCH 1951).

Die **A. facialis** (Abb. 95/38, 96/26, 97/22, 98/19, 99/19) entspringt über der A. lingualis. Sofern der Hauptstamm oder irgendeiner seiner Zweige schwächer entwickelt ist, werden diese vom kontralateralen Gefäß oder von der A. transversa faciei ersetzt (HOCHSTETTER 1963). Gelegentlich ist in diesen Fällen die A. infraorbitalis, der R. frontalis oder die A. buccalis stärker entwickelt (GRÖNROSS 1902). Nach dem Ursprung wendet sich die Arterie auf- und medialwärts in das submandibuläre Dreieck und gelangt, den Mandibularkörper umgehend, an dessen Außenseite vor den M. masseter. Von hier verläuft sie schräg zum inneren Augenwinkel, wo ihr Endzweig mit der A. ophthalmica in Verbindung tritt. Die Arterie verläuft gewunden. Sie hat folgende *Zweige*:

Die *A. submentalis* (Abb. 96/27, 99/22) zieht sich am M. mylohyoideus nach vorn in Richtung der Kinnspitze und teilt sich hier in zwei Endzweige. Manchmal entspringt sie von der A. carotis externa oder von der A. lingualis. Die Arterie anastomosiert mit der A. sublingualis.

Die *A. palatina ascendens* (Abb. 67/3, 97/23, 98/20, 99/20). Selten handelt es sich um ein Doppelgefäß (Abb. 67/II). Die Arterie entspringt unterschiedlich, in 10% der Fälle gemeinsam mit der A. pharyngea ascendens (Abb. 67/III, V). Als selbständiges Gefäß geht sie mitunter von der A. carotis externa (23%), der A. occipitalis (Abb. 67/IV) bzw. von der A. lingualis aus (ADACHI 1928).

Bei dem *R. tonsillaris* und den *Rr. glandulares* (Abb. 99/21 und 23) handelt es sich um kleine Zweige, die zur Zungenwurzel und zur Glandula submandibularis gehen.

Die *A. labialis inferior et superior* (Abb. 98/21 und 22, 99/24 und 25) verlaufen in der Ober- und

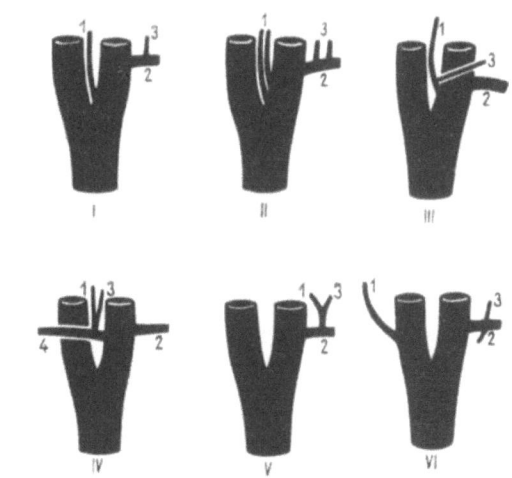

Abb. 67. Ursprungsvarianten der A. pharyngea ascendens und A. palatina ascendens. *I* Normaltyp; *II* beide Gefäße doppelt; *III* die A. palatina ascendens geht von der A. pharyngea ascendens aus; *IV* beide Gefäße entspringen von der A. occipitalis; *V* beide Gefäße gehen von der A. facialis aus; *VI* die A. pharyngea ascendens entspringt von der A. carotis interna; *1* A. pharyngea ascendens; *2* A. facialis; *3* A. palatina ascendens; *4* A. occipitalis

Unterlippe. Sie bilden einen Gefäßring, der oben stärker ist als unten. Meistens gibt das obere Gefäß zum Septum nasi einen Seitenzweig, die *A. septi mobilis nasi*, ab.

Die *A. angularis* (Abb. 98/23, 99/26), der Endzweig des Hauptstammes, anastomosiert im Augenwinkel mit der A. ophthalmica.

Als überzähliger Zweig kommt der die V. facialis anterior begleitende *R. premassetericus* vor.

Die **A. pharyngea ascendens** (Abb. 67/1, 95/39, 96/28, 98/24, 99/27, 100/15) ist der mediale Zweig der A. carotis externa. Sie entspringt zuweilen gemeinsam mit der A. palatina ascendens (Abb. 67/III, V). Bei gesondertem Ursprung (91,9%) kann sie von der A. occipitalis (Abb. 67/IV) oder von der A. carotis interna (Abb. 67/VI) ausgehen. Im Falle gemeinsamen Ursprungs stammt sie von der A. carotis externa, A. occipitalis oder A. facialis. Es handelt sich um ein sehr dünnes Gefäß, das in derselben Höhe wie die A. lingualis aus der Medialseite der A. carotis externa vor und medial von der A. carotis interna heraustritt und zur Schädelbasis verläuft.

Die Arterie gibt *Zweige* zum Rachen, zur Paukenhöhle und zur Dura der hinteren Schädelgrube ab (*Rr. pharyngei*, Abb. 99/28; *A. meningea posterior*, Abb. 99/30; *A. tympanica inferior*, Abb. 99/29).

Die **A. occipitalis** (Abb. 95/41, 97/25, 98/26, 99/32, 100/16) ist ein hinterer Zweig der A. carotis externa. Sie geht über dem Ursprung der A. facialis von der Rückwand der A. carotis externa aus, bisweilen jedoch an einer tieferen Stelle (LIVINI 1900), entweder von der A. carotis interna (KRAUSE 1880; NEWTON und YOUNG 1968) oder vom Tr. thyrocervicalis (RAUBER-KOPSCH 1951). Einen gemeinsamen Ursprung mit der A. auricularis posterior oder der A. pharyngea ascendens hat man ebenfalls festgestellt (ADACHI 1928). Nachdem das Gefäß unter den M. sternocleidomastoideus gelangt ist, zieht es sich im Sulcus arteriae occipitalis des Processus mastoideus nach hinten und teilt sich unter der Haut des Hinterkopfes in seine *Endzweige (R. occipitalis)*. Hier anastomosiert die Arterie mit dem kontralateralen Gefäß, der A. auricularis posterior und der A. temporalis superficialis. Außerdem tritt ihr *R. descendens* (Abb. 98/28, 99/34) mit der A. vertebralis in Verbindung (SCHECHTER 1964), was zumeist dann nachgewiesen werden kann, wenn dieser Zweig kräftig entwickelt ist. Der *R. mastoideus* (Abb. 99/33) gelangt über das Foramen mastoideum, der *R. meningeus* (Abb. 98/27, 99/35) über das Foramen parietale in die Dura mater. Der *R. auricularis* verzweigt sich in der Ohrmuschel.

Die **A. auricularis posterior** (Abb. 95/42, 97/26, 98/29, 99/36, 100/17) ist erheblich schwächer als die A. occipitalis und entspringt gesondert von der A. carotis externa (85,5%), gemeinsam mit der A. occipitalis (13,9%) oder mit der A. temporalis superficialis (0,6%; ADACHI 1928). Mitunter ist sie rudimentär; in diesem Fall wird sie durch die A. occipitalis ersetzt. In der Regel entspringt sie über der letzteren und verläuft, von der Parotis verdeckt, in der Grube zwischen dem Processus mastoideus und der Ohrmuschel nach hinten und oben, wonach sie sich in zwei Endzweige teilt.

Der erste *Zweig*, die *A. stylomastoidea*, gelangt über das Foramen stylomastoideum in den Canalis nervi facialis und gibt dann zum M. stapedius *(R. stapedius)* und durch den Canaliculus chordae tympani zur Paukenhöhle *(A. tympanica posterior)* und zum Processus mastoideus *(Rr. mastoidei)* Nebenzweige ab. Mit dem Tympanalzweig der A. maxillaris kommt eine Anastomose zustande. Von den Endzweigen verästelt sich einer in der Ohrmuschel *(R. auricularis)*, der andere am Processus mastoideus *(R. occipitalis)*, und beide treten mit der A. occipitalis in Verbindung.

Die **A. temporalis superficialis** (Abb. 95/43, 96/29, 97/28, 98/30, 99/37, 100/18) stellt einen oberflächlicheren Endzweig der A. carotis externa dar, der hinter dem Ramus mandibulae im Parenchym der Parotis in der Fossa retromandibularis anfängt und sich gerade aufwärts zieht. Über der Jochbogenwurzel teilt sich die Arterie an der Fascia temporalis in zwei Endzweige. Ihre *Zweige* sind folgende:

Die *Rr. parotidei* (Abb. 98/31, 99/38) und *Rr. auriculares anteriores* sind winzige Zweige, die zum Parotisparenchym und zur Ohrmuschel gehen.

Die *A. transversa faciei* (Abb. 99/39) zeigt einen variablen Ursprung. Bisweilen geht sie von der Teilungsstelle der A. carotis externa oder direkt von der A. carotis externa, seltener von der A. maxillaris aus. Anfangs verläuft sie von der Parotis verdeckt, sodann direkt unter dem Jochbogen und über dem Ductus parotideus, parallel mit diesen, in Sagittalrichtung nach vorn. Zuweilen ist sie sehr kräftig, ein andermal wird sie durch mehrere kleine Gefäßstämme ersetzt.

Die *A. zygomaticoorbitalis* (Abb. 99/40) ist in $^2/_3$ der Fälle ein Zweig der A. temporalis superficialis, in $^1/_3$ ein solcher des R. frontalis (ADACHI 1928), der zum Lateralrand der Orbita geht, wo er mit den Zweigen der A. ophthalmica in Verbindung treten kann.

Die *A. temporalis media* (Abb. 98/32, 99/41) stellt (sehr selten) einen Zweig der A. maxillaris dar, der im Sulcus arteriae temporalis des Schläfenbeins aufwärts läuft.

R. frontalis und *R. parietalis* (Abb. 98/33 und 34, 99/42 und 43) sind die Endzweige, von denen ersterer in der Regel stärker ist. Sie teilen sich in variabler Form. Zumeist verzweigen sie sich schon über dem Jochbogen, seltener darunter (DALL'AQUA 1900; GROTE 1901). Sie versorgen den vorderen und den oberen Teil des Schädeldaches. Nach vorn kommt eine Anastomose mit der A. supraorbitalis, nach hinten mit Zweigen der A. occipitalis und A. auricularis posterior zustande.

Die **A. maxillaris** (Abb. 68, 95/44, 96/30, 97/29, 98/35, 99/44, 100/19) ist ein Endzweig der A. carotis externa, ein tiefergelegenes Gefäß mit konstantem Ursprung, das hinter dem Collum mandibulae beginnt, ungefähr einen »S«-Bogen beschreibt, den M. pterygoideus lateralis außen umgeht und in die Fossa pterygopalatina eindringt. Selten verläuft sie innerhalb dieses Muskels (LAUBER 1901). In einem geringen Prozentsatz der Fälle geht sie von der A. facialis aus. Auf Grund ihres Verlaufs teilt man sie in die Pars mandibularis, Pars pterygoidea und Pars pterygopalatina ein. Sie hat folgende *Zweige*:

Bei der *A. auricularis profunda* (Abb. 68/1) und *A. tympanica anterior* (Abb. 68/2) handelt es sich um kleine Gefäße, die zum Mandibulargelenk bzw. zur Paukenhöhle laufen.

Die *A. meningea media* (Abb. 68/4, 98/37, 99/46) bildet den stärksten Zweig, der in verschiedenen Abständen vom Anfang des Hauptstammes entspringt (SALAMON und Mitarbeiter 1967). Sie kann auch von der A. ophthalmica entspringen (RAAD 1964; GABRIELE und BELL 1967). Unter dem M. pterygoideus lateralis gelangt die Arterie über das Foramen spinosum auf die Schädelbasis. Sie ist das Hauptversorgungsgefäß der Gehirnhaut, das innerhalb des Schädels große Variationsmöglichkeiten zeigt (GIUFFRIDA-RUGGERI 1913). Der *R. anterior* verzweigt sich in der vorderen Schädelgrube, *R.*

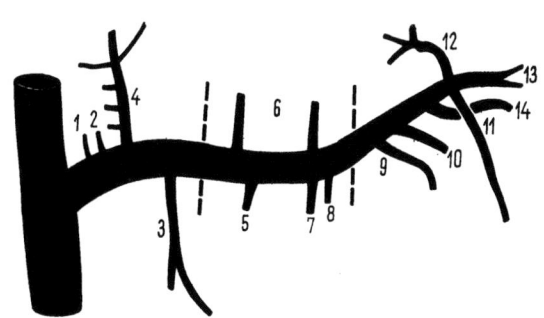

Abb. 68. Die Zweige der A. maxillaris. *1* A. auricularis profunda; *2* A. tympanica anterior; *3* A. alveolaris inferior; *4* A. meningea media; *5* A. masseterica; *6* Aa. temporales profundae; *7* Rr. pterygoidei; *8* A. buccalis; *9* A. alveolaris superior posterior; *10* A. infraorbitalis; *11* Aa. alveolares superiores anteriores; *12* A. canalis pterygoidei; *13* A. sphenopalatina; *14* A. palatina descendens

medius und *R. posterior* in der mittleren Schädelgrube, am parietalen, temporalen und oberen okzipitalen Abschnitt des Schädeldaches. Die einzelnen Zweige stehen mit den kontralateralen Abschnitten sowie mit der A. meningea anterior in Verbindung. Die längs des Sinus sagittalis aszendierenden Zweige der A. meningea anterior bringen mit dem R. anterior der A. meningea media meist »8«-förmige Verbindungen zustande. In diesem Bereich entsteht unter den bilateralen Zweigen ein Anastomosensystem nur durch die A. meningea anterior. Der R. medius und R. posterior stehen in unmittelbarer Kollateralverbindung mit den kontralateralen Gefäßen; diese sind erheblich stärker als der vorige Zweig. Die sich nach hinten ziehenden Zweige der A. meningea anterior bringen auch eine direkte Verbindung mit dem mittleren Teil der A. meningea media zustande. Es entwickelt sich ein Arteriensystem, das unter normalen Bedingungen nur mit Hilfe der Subtraktionstechnik nachgewiesen werden kann (SALAMON und Mitarbeiter 1967). Wenn ein Teil des arteriellen Kreislaufs behindert ist, können erheblich mehr Zweige aufgefüllt werden (NAGY 1948). Außerhalb des Schädeldaches besitzt die A. meningea media drei kleinere Nebenzweige, die in die Schädelhöhle *(R. meningeus accessorius;* Abb. 98/38, 99/47), in den Canalis nervi facialis *(R. petrosus superficialis)* und in die Paukenhöhle *(A. tympanica superior)* gelangen. Ein überzähliger Zweig kann mit der A. lacrimalis eine Verbindung herstellen *(R. anastomoticus cum A. lacrimali)*.

Die *A. alveolaris inferior* (Abb. 68/3, 96/31, 97/30, 98/36, 99/45) entspringt gegenüber dem vorgenannten Gefäß oder distaler an der Unterseite der A. maxillaris, und zwar selten auch in doppelter Form (ADACHI 1928). Sie gelangt zwischen dem R. mandibulae und dem M. pterygoideus in den Canalis mandibulae und über diesen bis zur Kinnspitze. Ihr Endzweig tritt aus dem Foramen mentale heraus, verzweigt sich in der Unterlippe und tritt mit der A. facialis in Verbindung. Die Arterie gibt Zweige zu den Zähnen *(Rr. dentales)* und zum M. mylohyoideus *(R. mylohyoideus)* ab.

Ein Teil der vom Mittelabschnitt (Pars pterygoidea) ausgehenden Zweige verläuft abwärts zu den Muskeln *(A. masseterica,* Abb. 68/5, 99/48; *Rr. pterygoidei,* Abb. 68/7; *A. buccalis,* Abb. 68/8), andere gehen in zwei Teilen aufwärts zur Schläfenmuskulatur *(Aa. temporales profundae,* Abb. 68/6, 98/39, 99/49 und 50). Von diesen Zweigen vermag man zumeist nur die letzteren sicher zu differenzieren, weil die anderen wegen der größeren Gefäße nicht immer zu erkennen sind.

Die *A. alveolaris superior posterior* (Abb. 68/9, 98/40) verläuft senkrecht in die Fossa pterygopalatina und weiter abwärts an der Oberfläche des Tuber maxillae und gelangt durch die Foramina alveolaria zu den hinteren oberen Zähnen, zum Sinus maxillaris und zur Backenschleimhaut.

Die *A. infraorbitalis* (Abb. 68/10, 98/43) läuft über die Fissura orbitalis inferior zum Augenhöhlenboden, wonach sich der durch den Canalis infraorbitalis gehende Endzweig in der Fossa canina verzweigt. Diese Zweige gehen auch zu den oberen Vorderzähnen *(Aa. alveolares superiores anteriores,* Abb. 68/11). Mit den Endzweigen der A. facialis kommt ebenfalls eine Verbindung zustande.

Die *A. palatina descendens* (Abb. 68/14, 98/41) verläuft über den Canalis pterygopalatinus zum Gaumen und gibt unterdes zum Rachen und zur Tuba die *A. canalis pterygoidei* (Abb. 68/12) sowie zum Gaumen die *Aa. palatinae minores* (Abb. 99/55) ab. Der Endzweig, *A. palatina major* (Abb. 99/54), gelangt über das Foramen palatinum majus zum harten Gaumen und tritt mit der A. palatina ascendens in Verbindung. Sofern ein doppelter Kanal vorliegt, ist auch die Arterie doppelt.

Die *A. sphenopalatina* (Abb. 68/13, 98/42, 99/56) gelangt über das Foramen sphenopalatinum in die Nasenhöhle und gibt zu deren Seitenwand *(Aa. nasales posteriores laterales)* sowie zum hinteren Septumabschnitt *(Aa. nasales posteriores septi)* gehende Zweige ab. Ihr Endzweig anastomosiert, nachdem er durch den Canalis incisivus gelangt ist, mit der A. palatina major und A. labialis superior.

Angiographie der Arteria carotis communis und Arteria carotis externa

Die Angiographie der A. carotis externa ist viel später in die klinische Praxis übernommen worden als die zerebrale Angiographie, obwohl angesichts der technischen Möglichkeiten alle Voraussetzungen für diese gegeben waren. Die Beschreibung der röntgenanatomischen Beobachtungen und die radiologische Klarstellung der Varianten hat man vor etwa 10 Jahren in Angriff genommen (SCHOENMACKERS und SCHEUNEMANN 1956; RUGGIERO und Mitarbeiter 1963; DOYON 1966; AARON und CHAWAF 1967). Für die Praxis sind hauptsächlich die Angiographie der mit den Intrakranialgefäßen entstehenden Kollateralen (s. Kapitel über die A. carotis interna), die Kontrastauffüllungen der Meningealgefäße (SALAMON und Mitarbeiter 1967) sowie die Angiographie der Unterkiefer (KETTUNEN 1965) und der Schilddrüse (DJINDJIAN und Mitarbeiter 1964) von wesentlicher Bedeutung.

Bei der *postmortalen Angiographie* zeigt die *A. carotis communis* aus **a.-p. Richtung** (Abb. 44/18, 57/11, 59/10 und 13, 95/9 und 10, 98/7) über den Sternoklavikulargelenken auf beiden Seiten denselben Verlauf. Leicht divergierend verzweigt sich der in der Projektion der Processus transversus der Wirbel aufwärts, später ganz parallel gehende Gefäßstamm in Höhe von C 3. Den Anfang der A. carotis communis kreuzt hinten im spitzen Winkel die A. vertebralis. Zwischen den Projektionen der A. carotis communis und der A. vertebralis wendet sich bogenförmig die A. thyroidea inferior medialwärts. Die A. cervicalis ascendens verläuft lateral von den gemeinsamen Kopfarterien und ungefähr parallel mit diesen aufwärts. Zwischen den beiden großen Gefäßen befinden sich der Kehlkopf, die Schilddrüse und die Trachea. Aus **seitlicher Richtung** (Abb. 45/17 und 18, 58/12, 60/10, 96/10, 99/10) projizieren sich die beiden A. carotis communis am Vorderrand der Halswirbelkörper aufeinander. Sie ziehen hinter den Aa. vertebrales aufwärts. Die Trennung der beidseitigen Arterien wird durch die Untersuchung in den **Schrägstellungen** (Abb. 46/18, 97/14 und 31) möglich. Aus der I. Schrägstellung sieht man die rechte, aus der II. die linke A. carotis communis vor der Wirbelsäule, während sich die kontralateralen Abschnitte hinten auf die Wirbelsäulenränder projizieren. So läßt sich der ausschließlich auf die Weichteile projizierte Gefäßstamm besser darstellen. Er liegt vor der entsprechenden A. vertebralis. Zwischen den beiden Gefäßen sieht man die sich umwendende A. thyroidea inferior und die aufsteigende A. cervicalis ascendens. In der auf die Teilung der A. carotis communis **zentrierten seitlichen Aufnahme** (Abb. 100) sind die aufeinanderprojizierten bilateralen Gefäße nach einer sehr geringen Drehung bereits gesondert sichtbar. Die Differenzierung der Aa. vertebrales ist jedoch nur durch eine stärkere Drehung möglich. Angesichts der Lordosehaltung der Halswirbelsäule fallen die nach vorn bogenförmigen Aa. vertebrales in die Projektion des Anfangs der A. carotis interna.

Zur Beurteilung der unteren Zweige der *A. carotis externa* (A. thyroidea superior, A. lingualis) ist die Halsaufnahme, zur Beurteilung der anderen die Schädelaufnahme geeigneter. Um die Konfiguration der Gefäße beurteilen zu können, muß man auch die Schädelform berücksichtigen. Bei Dolichozephalie strecken sich die tiefliegenden Gefäße, bei Brachyzephalie verkürzen sie sich. Am kurzen Schädel werden die oberflächlichen Gefäße geschlängelt. Bei den mit geschlossenem bzw. offenem Mund gemachten Aufnahmen zeigen die A. lingualis und A. facialis zuweilen einen unterschiedlichen Verlauf. Bei der Angiographie von einem zahnlosen Individuum erscheint die A. maxillaris gestreckt (SCHOENMACKERS und SCHEUNEMANN 1956). Ganz allgemein darf festgestellt werden, daß die Zweige der A. carotis externa näher zur Sagittalebene als zur Frontalebene verlaufen, weshalb sich zu ihrer Beurteilung die seitliche Aufnahme besser eignet als die a.-p. Aufnahme. Naturgemäß ändert sich die Lage, wenn einzelne Gefäße bzw. Gefäßabschnitte anders liegen.

Aus **a.-p. Richtung** (Abb. 95, 98) fällt der Hauptstamm der *A. carotis externa* (Abb. 95/28, 98/9) auf das laterale Drittel zwischen dem Angulus mandibulae und der Medianlinie. Er kreuzt schräg den unteren Mandibularrand und wendet sich dann in schwacher »S«-Form lateralwärts. Der medialwärts verlaufende Stamm der *A. thyroidea superior* (Abb. 95/29, 98/10) teilt sich in einen horizontalen kleinen Zungenbeinzweig und in die deszendierenden anderen Gefäße. Letztere gehen zu beiden Seiten des Kehlkopfes abwärts. Erst wendet sich die *A. laryngea superior* (Abb. 95/30, 98/11) zur Mitte hin, dann erfolgt die Teilung in zwei Endzweige. Der hintere Zweig befindet sich lateraler. Der gewundene Verlauf der *A. lingualis* (Abb. 95/33, 98/14) gelangt in die Projektion der Mandibula. Der Anfangsabschnitt erscheint im Hinblick auf seine Lage verkürzt. Die Endzweige kreuzen die Projektion der A. vertebralis und laufen zur Mittellinie hin. Die *A. facialis* (Abb. 95/38, 98/19) zeigt, den Mandibularkörper gewunden umgehend, im weiteren einen schräg auf- und medialwärts gehenden Verlauf, während ihr Endzweig bis zum inneren Augenwinkel reicht. Die sub- und supramandibularen Zweige (*A. submentalis, A. labialis superior et inferior*; Abb. 98/22 und 21) verzweigen sich, medialwärts verlaufend, im großen und ganzen in der Horizontalebene. Die *A. palatina ascendens* (Abb. 98/20) wendet sich vor der Projektion des Hauptstammes der A. carotis externa medialwärts und geht dann schräg aufwärts. In der Projektion liegt sie etwas medial vom aszendierenden Hauptstamm der A. facialis. Der Anfang der *A. pharyngea ascendens* (Abb. 95/39, 98/24) wird von der

A. carotis interna verdeckt. Die Zweige zum Pharynx verlaufen in derselben Richtung wie die A. palatina ascendens. Die *Meningeal-* und *Tympanalzweige* vermag man in dieser Projektion kaum nachzuweisen. Der Anfangsabschnitt der *A. occipitalis* (Abb. 95/41, 98/26) und der *A. auricularis posterior* (Abb. 95/42, 98/29) ist, da diese von hinten ausgehen, verdeckt. Im weiteren kann man sie wegen ihres Verlaufes nahe der Sagittalebene nur teilweise beurteilen. Die stärkere A. occipitalis verläuft an der Medialseite der Spitze des Processus mastoideus, die A. auricularis posterior hingegen an deren Lateralseite. Der Hauptstamm der *A. temporalis superficialis* (Abb. 95/43, 98/30) bildet die Fortsetzung der A. carotis externa und liegt über dem oberen Ende des aufsteigenden Mandibularschenkels. Von ihren Zweigen ist die *A. zygomaticoorbitalis* im Hinblick auf ihre Lage verkürzt und nur schwer zu erkennen, während die sich der Außenseite des Schläfenbeins anschmiegende *A. temporalis media* (Abb. 98/32) mit charakteristisch medialwärts gebogenem Verlauf hinter dem Jochbein aufwärts und zur Seite geht. Der *R. frontalis* und *R. parietalis* (Abb. 98/33 und 34) verlaufen an der Projektion des Schädelrands entlang aufwärts und dann gewunden zum Os frontale und parietale. So ist der Anfangsabschnitt dieser Gefäße weniger, ihre oberen ²/₃ in der Projektion der Schädelknochen dagegen sind deutlich sichtbar. Den Verlauf der *A. maxillaris* (Abb. 98/35) kann man nach AARON und Mitarbeitern (1966) in zwei Abschnitte einteilen. Der proximale Abschnitt wendet sich »S«-förmig medialwärts, der andere Abschnitt liegt in der Fossa pterygopalatina. Hier verästelt sich der Hauptstamm, sich bogenförmig nach vorn neigend, in seine Endzweige. Die vom ersten Abschnitt in den Canalis mandibulae gelangende *A. alveolaris inferior* (Abb. 98/36) geht steil abwärts, wobei sie vorn die A. carotis externa kreuzt. Ihrem Ursprungsort gegenüber verläuft der sich aufwärts wendende extrakraniale Abschnitt der *A. meningea media* (Abb. 98/37) in schwachem Bogen zum Foramen spinosum, und nachdem er dieses durchquert hat, kann seine Lage, dem meningealen Verlauf entsprechend, verschieden sein. Der oft angelegte *R. meningeus accessorius* (Abb. 98/38) gelangt über das etwas medialer gelegene Foramen ovale in die Schädelhöhle. Die kleineren Zweige *(A. auricularis profunda, A. tympanica anterior)* vermag man schwer zu erkennen. Hingegen lassen sich die den Verlauf der A. meningea media kreuzenden aufwärts gehenden Zweige der *Aa. temporales profundae* (Abb. 98/39) nachweisen. Die drei Endzweige der A. maxillaris verzweigen sich gabelartig in der Fossa pterygopalatina. Der oberste Zweig, *A. sphenopalatina* (Abb. 98/42), geht in die Nasenhöhle. Die *A. infraorbitalis* (Abb. 98/43) geht im entsprechenden Kanal nach vorn, so daß ihr Anfangsabschnitt verkürzt erscheint. Endlich liegt der steil deszendierende Anfangsabschnitt der *A. palatina descendens* (Abb. 98/41) in der Projektion des Nasenhöhlenrandes. Dagegen wendet sich der untere Abschnitt dieses Gefäßes nach vorn, so daß sich der Gaumenteil bereits zu einem erheblichen Teil in einer orthograden Lage befindet.

In der **seitlichen Aufnahme** (Abb. 96, 99, 100) läuft die *A. carotis externa* (Abb. 96/12, 99/12, 100/10 und 21) vor der A. carotis interna aufwärts. Sie gibt an dem sich bis zum Angulus mandibulae erstreckenden Abschnitt die vorderen und medialen Zweige ab, während die anderen von den oberen Abschnitten ausgehen. Der Hauptstamm der sich in Höhe des Zungenbeins abzweigenden *A. thyroidea superior* (Abb. 96/13, 99/13) verläuft steil abwärts, wobei er sich verzweigt; die Zweige kann man in den Halsweichteilen, von den anderen Gefäßen differenziert, deutlich erkennen. Die *A. lingualis* (Abb. 96/20 und 23, 99/15, 100/12 und 13) entspringt etwas über dem vorgenannten Gefäß und zeigt einen nach vorn gerichteten Verlauf. Der Ast zum Zungenbein geht annähernd parallel zum Verlauf des entsprechenden Astes der A. thyroidea superior. Die *A. sublingualis* (Abb. 96/24, 99/16) dringt am unteren Rand des Mandibularkörpers in Fortsetzung der Richtung des Hauptstammes vor. Die *A. profunda linguae* (Abb. 96/22, 99/17) und die *Rr. dorsales linguae* (Abb. 96/25, 99/18) kreuzen, aufwärts und nach vorn laufend, den Mandibularkörper. Die *A. facialis* (Abb. 96/26, 99/19, 100/14) geht von der Höhe des Angulus mandibulae aus, läuft um den Mandibularkörper und wendet sich, im Winkel von etwa 45° nach vorn und aufwärts gerichtet, mit gewundenem Verlauf zum inneren Augenwinkel. Die *A. submentalis* (Abb. 96/27) entspringt aus ihr noch unter der Mandibula. Die zur Unter- und Oberlippe gehenden Teile laufen in horizontaler Richtung nach vorn. Die verborgene *A. palatina ascendens* (Abb. 99/20) verläuft vor der A. carotis externa, die *A. pharyngea ascendens* (Abb. 96/28, 99/27, 100/15) hingegen hinter ihr steil aufwärts. Die Rachenzweige der letzteren treten hinter der A. carotis interna hervor. Der durch das Foramen jugulare gehende Stamm der *A. meningea posterior* (Abb. 99/30) sowie die in die Paukenhöhle gelangende *A. tympanica inferior* sind zumeist nur in den unteren Abschnitten nachweisbar. Letztere läßt sich — ebenso wie die anderen Felsenbeingefäße — im Hinblick auf ihren geringen Durchmesser nicht mehr von der Umgebung differenzieren. Ähnlich verhält es sich mit der nach hinten verlaufenden *A. auricularis posterior* (Abb. 99/36, 100/17). Demgegenüber liegen die *A. occipitalis* (Abb. 99/32, 100/16) und ihre Zweige, das untere Drittel des Processus mastoideus kreuzend, in ihrem ganzen Umfang gesondert in der Projektion des Os parietale, des Os occipitale und der Halsweichteile. Der *R. meningeus* und *R. descendens* (Abb. 99/35 und 34) füllen sich meistens an. Die *A. temporalis superficialis* (Abb. 96/29, 99/37, 100/18) verläuft hinter dem Mandibulargelenk und in der Projektion des Felsenbeins steil aufwärts. Von ihren Zweigen sind die *A. transversa faciei* (Abb. 99/39) und die *A. zygomaticoorbitalis* (Abb. 99/40) schräg nach vorn und etwas aufwärts gerichtet. Die beiden Endzweige und die *A. temporalis media* (Abb. 99/41) vermag man in der Projektion der Schläfen- bzw. Scheitelbeinschuppen von den Meningealgefäßen zu differenzieren. Die *A. maxillaris* (Abb. 96/30, 99/44, 100/19) läuft in dieser Projektion nach vorn, dann schräg aufwärts und nach vorn in Richtung der Fossa pterygopalatina. Die in die Mandibula eintretende *A. alveolaris inferior* (Abb. 96/31, 99/45) folgt genau der Richtung dieses Kanals. Die ihr gegenüber aufwärts gehende *A. meningea media* (Abb. 99/46) kreuzt die A. transversa faciei und A. zygomaticoorbitalis, während sie zum Foramen spinosum verläuft. Ihr intrakranialer Abschnitt wird mit dem R. frontalis der A. temporalis superficialis zusammenprojiziert. Die *A. masseterica* (Abb. 99/48) verzweigt sich in der Projektion des Processus condylaris der Mandibula. Die Endzweige der A. maxillaris werden besenartig auseinanderprojiziert. Der am Boden der Augenhöhle sich hinziehende Stamm der *A. infraorbitalis* (Abb. 99/52) läßt sich im entsprechenden Kanal in seinem ganzen Verlauf verfolgen. Die in die Nasenhöhle eintretende *A. sphenopalatina* (Abb. 99/56) verzweigt sich bald in mehrere Teile. Die *A. palatina descendens* (Abb. 99/53) wendet sich am harten Gaumen fast im rechten Winkel nach vorn und teilt sich.

Macht man **Schrägaufnahmen vom Hals** (Abb. 97), so lassen sich die *A. carotis externa* (Abb. 97/16 und 33) und A. carotis interna sowie die mehr nach vorn projizierte A. vertebralis in ihrem ganzen Verlauf getrennt studieren. Von den Zweigen der A. carotis externa ist die *A. thyroidea superior* (Abb. 97/17) besser, die *A. lingualis* (Abb. 97/18) und *A. facialis* (Abb. 97/22) weniger gut wahrnehmbar.

Die Arteria carotis interna und ihre Zweige

Die A. carotis interna (Abb. 95/27, 96/11, 97/15 und 32, 100/11 und 22, 101/6, 102/2, 104/8 und 9, 105/5, 107/5, 108/6, 109/6) ist der stärkere Zweig der A. carotis communis, der zumeist in Höhe des Wirbels C 3 im Trigonum caroticum in Höhe des oberen Schildknorpelrandes entspringt.

Ursprungsvarianten laut ALTMANN (1947): Aplasie bzw. Hypoplasie (Abb. 64/IV; FLEMMING 1895; TÖNDURY 1934), bilaterale Aplasie (FISHER 1954), bilaterale Aplasie an dem kranial vom Karotissiphon gelegenen Gefäßabschnitt (NISHIMOTO und TAKEUCHI 1968); selbständiger Ursprung von der Aorta (Abb. 64/III) bzw. vom Tr. brachiocephalicus; ungewöhnlich tiefer Ursprung von der A. carotis communis (Abb. 64/II); anomale Zweige für den Ersatz der A.-carotis-externa-Äste (Abb. 67/VI). In diesem Fall kann auch die ganze A. carotis externa ersetzt sein (SEIDEL 1965).

Der Verlauf erfolgt steil aufwärts zur Apertura externa canalis carotici. Der Halsabschnitt liegt in der Furche zwischen dem Rachen und den tiefen Halsmuskeln. Am unteren Teil befindet sich die V. jugularis interna erst an der Außenseite, dann hinter der Arterie. Sie liegt seitlich und etwas hinter der A. carotis externa, ihr oberer Abschnitt vollständig hinter dieser.

In Höhe des Wirbels C 2 verläuft die A. carotis interna häufig gewunden, was man als »tortuosity« bezeichnet hat (EDINGTON 1901; ROWLANDS 1902). Der Verlauf der A. carotis interna ist entweder spindelartig (coiling) oder schlingenartig (kinking). WEIBEL und FIELDS (1965) haben diesen gewundenen Gefäßverlauf bei der Angiographie in 60% der Fälle beobachtet. Die Gewundenheit ist entweder uni- oder bilateral, häufiger jedoch in symmetrischer Form vorhanden, und zwar im allgemeinen 3—4 (1—13) cm von der Bifurkation. BOSTRÖM und GREITZ (1967) meinen, dieser Zustand des Gefäßes sei eine mechanisch bedingte Degeneration. Zuweilen ist die A. carotis externa ohne anatomische Abweichungen ungewöhnlich weit (Dolichomegaarterie: TAPTAS 1948).

Im Canalis caroticus beschreibt die A. carotis interna eine charakteristische, anfangs aufwärts konvexe Krümmung; hier wendet sie sich zur Mittellinie. In ihrer Lage wird die Arterie von einem Diaphragma, dem Ligamentum caroticum, fixiert. Aus dem Kanal heraustretend, verläuft sie im Sulcus caroticus des Os sphenoidale in »S«-förmiger Krümmung aufwärts und nach vorn. Dieser Abschnitt liegt im Sinus cavernosus. Dann gelangt sie in Höhe des Tuberculum sellae durch die Gehirnhaut auf die Gehirnbasis und verästelt sich in ihre Zweige. Der aus dem Kanal heraustretende Abschnitt geht direkt in den Sinus cavernosus, wo er von Bändern fixiert wird (PLATZER 1956). Den Abschnitt zwischen dem Eintritt in den Canalis caroticus und der Auflösung nennt man »Karotissiphon« (Abb. 69; MONIZ 1940). Dieser ist »S«-, »Ω«- oder »U«-förmig (KRAYENBÜHL und RICHTER 1952). Man hat zahlreiche anatomische Variationen dieses Abschnitts beschrieben (TARTARINI und Mitarbeiter

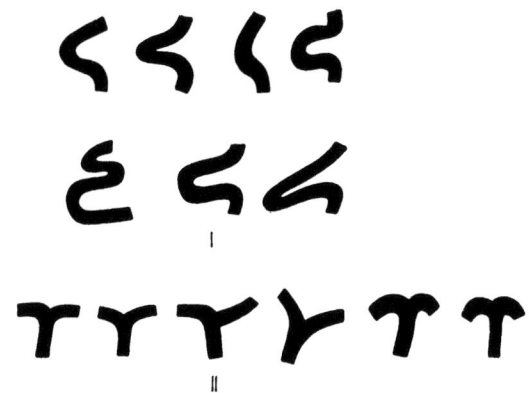

Abb. 69. Varianten des Carotissiphons (aus H. KRAYEN-BÜHL, M. G. YASARGIL: Die zerebrale Angiographie. 2. Aufl., G. Thieme Verlag, Stuttgart 1965). *I* Seitlich; *II* a.-p.

1955; PLATZER 1956). Bei Kindern ist der Karotissiphon meist offen (CLARA 1953; SCHIEFER und VETTER 1957). Die A. carotis interna hat einen durchschnittlichen Durchmesser von 0,9 cm (PATURET 1958) und ist in 90% der Fälle dicker als die A. carotis externa. Zwischen dem Durchmesser der A. carotis interna auf beiden Seiten besteht in 40% der Fälle eine Differenz. Aus dieser lassen sich Schlußfolgerungen auf die Weite der Hirngefäße auf derselben Seite ziehen (LEHRER 1968).

Variantenzweige. Am extrakranialen Abschnitt gibt die A. carotis interna selten Zweige ab. Mitunter kommt es hier zum (überzähligen) Ursprung der A. pharyngea ascendens und A. occipitalis (ADACHI 1928; NEWTON und YOUNG 1968). Überzählige Zweige, die mit der A. basilaris eine Verbindung zustande bringen, sind bisweilen vorhanden. Sie entsprechen Entwicklungsresiduen.

1. Die A. primitiva hypoglossica (Abb. 70/II) ist ein im 9—11 mm großen menschlichen Embryo

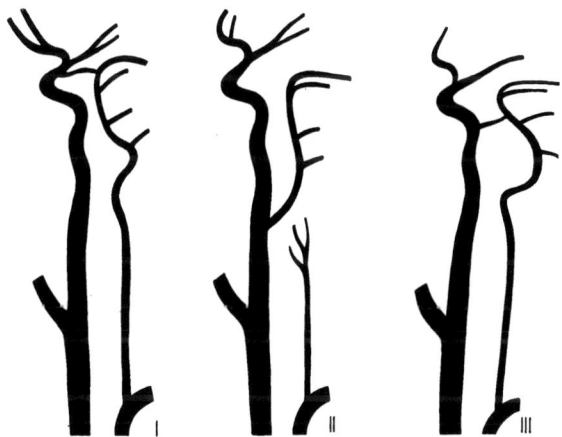

Abb. 70. Entwicklungsvarianten der Verbindungen zwischen der A. carotis interna und A. vertebralis. *I* Normaltyp; *II* A. primitiva hypoglossica (rudimentäre A. vertebralis); *III* A. primitiva trigemina (der Circulus arteriosus cerebri ist partiell oder mangelhaft entwickelt)

normalerweise anzutreffender Gefäßstamm, der die fünf zervikalen Segmentarterien ganz bis zur A. subclavia mit der A. carotis interna verbindet. Später entwickeln sich diese zurück, so daß eine Longitudinalanastomose, die A. vertebralis, zurückbleibt (TÖRŐ und CSABA 1964). Die A. primitiva hypoglossica begleitet den gleichnamigen Nerven, ist aber bei Erwachsenen äußerst selten zu finden. Sie entspringt an der Rückseite der A. carotis interna und gelangt über den Canalis nervi hypoglossi auf die Schädelbasis, wo sie sich mit der A. basilaris vereinigt (BATUJEFF 1889; OERTEL 1922; LINDGREN 1950; SCOTT 1963; HANDA und Mitarbeiter 1967). ARNOULD und Mitarbeiter haben bis 1968 insgesamt 24 Fälle aus der Literatur zusammengestellt.

2. Die A. primitiva acustica (otica) ist gleichfalls ein Entwicklungsresiduum, über das nur wenige Mitteilungen zur Verfügung stehen (HYRTL 1836; ADACHI 1928; KRAYENBÜHL und YASARGIL 1965).

3. Die A. primitiva trigemina (Abb. 70/III) ist erheblich häufiger anzutreffen als die vorgenannten Arterien. Im 3 mm großen menschlichen Embryo verbindet die A. trigemina jenen im Sinus cavernosus der A. carotis interna befindlichen Abschnitt mit den paarigen Gefäßen, aus denen später die A. basilaris zustande kommt. Beim 14 mm großen Embryo obliteriert dieser Abschnitt. Bleibt er auch weiter erhalten, so spricht man von einer Persistenz der A. trigemina (QUAIN 1884; BLACKBURN 1907; LINDGREN 1954; HINCK 1964; WOLLSCHLAEGER und WOLLSCHLAEGER 1964; LAHL 1966). Die A. primitiva trigemina hat man in 0,1—0,3% der Fälle festgestellt. Meistens zieht sie sich vom infraklinoidalen Teil der A. carotis interna zum ersten Abschnitt der A. basilaris. Die A. communicans posterior ist in diesem Fall rudimentär. Die Aa. vertebrales sowie der kaudale Abschnitt der A. basilaris sind ebenfalls schmal (HARRISON und LUTTRELI 1953). OERTEL (1922) hat im gleichen Fall das gleichzeitige Vorhandensein der A. primitiva trigemina und A. primitiva hypoglossica beobachtet.

4. Die A. primitiva olfactoria verbindet die Arterien der Nasenhöhle mit der A. cerebri anterior (MOFFAT 1967; VOGELSANG 1968).

Die typischen **Zweige** der A. carotis interna sind folgende:

Bei den **Rr. caroticotympanici** handelt es sich um kleine Gefäße, die durch den gleichnamigen Kanal in die Paukenhöhle verlaufen.

Die **Rr. sinus cavernosi** sind winzige, zum Tentorium, Clivus, Meatus acusticus internus, IV. und V. Gehirnnerv sowie zur Gehirnhaut und Orbita verlaufende Zweige (HANDA und Mitarbeiter 1966). Angesichts ihres geringen Volumens läßt sich diese Gefäßgruppe bei der Angiographie meist nicht

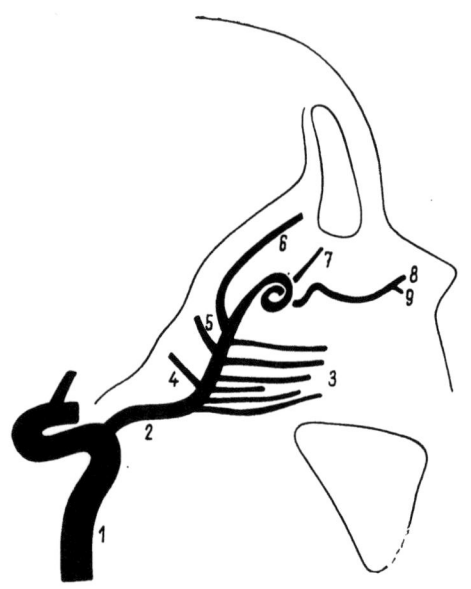

Abb. 71. Die A. ophthalmica und ihre Zweige in Seitenansicht. *1* A. carotis interna; *2* A. ophthalmica; *3* Aa. ciliares; *4* A. ethmoidalis posterior; *5* A. ethmoidalis anterior; *6* A. supraorbitalis; *7* A. lacrimalis; *8* A. supratrochlearis; *9* A. dorsalis nasi

nachweisen. Die zum Tentorium verlaufenden kleinen Zweige vermochte man bei Subtraktion nachzuweisen (PEETERS 1968).

Die **A. ophthalmica** (Abb. 71/2, 104/10, 105/6) entspringt regelrecht von der Medialseite der vorderen Wölbung des Karotissiphons. Als *Variante* entspringt sie zuweilen gemeinsam mit der A. meningea media (RAAD 1964). Sehr selten entspringt die A. ophthalmica auf beiden Seiten von der A. meningea media (HARVEY und HOWARD 1945). HAYREK und DASS (1962) haben die Herkunft von der A. meningea media bei 3% von 170 untersuchten Fällen festgestellt. Bisweilen kommen nur die Aa. ciliares und die A. centralis retinae von der A. carotis interna, die anderen Gefäße von der A. meningea media (CHANMUGAM 1936). Im Fall dieser Ursprungsvariante und unabhängig davon kann eine Verbindung mit der A. maxillaris zustande kommen. Die Anastomose ist im Falle einer Obliteration der A. carotis interna von Bedeutung (PAILLAS und Mitarbeiter 1966). Die A. ophthalmica liegt an der Lateralseite des Processus clinoideus anterior und gelangt dann mit dem N. opticus durch den Canalis nervi optici in die Orbita. Manchmal befindet sich zwischen ihnen eine den Kanal zweiteilende Knochenleiste. In der Augenhöhle kreuzt die Arterie den Nerv von oben und gelangt von seiner Außenseite in die Medialseite. Selten liegt sie in diesem Fall unter dem Sehnerv (ADACHI 1928). An der Medialseite der Augenhöhle läuft das Gefäß unter dem M. obliquus bulbi superior nach vorn. Unter der Trochlea teilt es sich in seine Endzweige. Sowohl der Stamm wie die Zweige der Arterie verlaufen gewunden, was ermöglicht, daß sich die Krümmungen anläßlich der Augenbewegungen gerade richten (LENHOSSÉK 1922). Der Durchmesser der Arterie ist variabel. Sie hat folgende *Zweige*:

Die *A. centralis retinae* (Abb. 104/11) ist ein sehr dünnes Gefäß, das hinter dem Augapfel 6—20 mm in den Sehnerv eindringt und in dessen Achse in den Bulbus gelangt. Meistens steht sie mit den Aa. ciliares in Verbindung (ZINNscher Gefäßkranz). Beim Embryo setzt sich die A. centralis retinae im Glaskörper als A. hyaloidea bis zur hinteren Augenlinsenkapsel fort. Mitunter bleiben ihre Reste erhalten (PADGET 1948).

Die *A. lacrimalis* (Abb. 71/7, 104/12) geht von der Grenze des mittleren und vorderen Gefäßstammdrittels aus und verläuft längs des oberen Randes am M. rectus bulbi lateralis zur Tränendrüse. Selten entspringt sie von der A. meningea media oder A. temporalis profunda (RAUBER—KOPSCH 1951). Ihr Endzweig gelangt als *A. palpebralis lateralis* zum oberen Augenlid. Über die Fissura orbitalis inferior bringt die A. lacrimalis eine Anastomose mit der A. meningea media zustande.

Die *Aa. ciliares (posteriores breves et longae)* (Abb. 71/3, 104/11) gehen nicht immer vom Hauptstamm, sondern manchmal von irgendeinem Nebenzweig (A. ethmoidalis posterior, A. supraorbitalis, A. lacrimalis) aus. Anfangs gibt es 4—6 derartige Arterien, die, in 10—16 Äste verzweigt um den Sehnerv in das Auge eintreten.

Die *Rr. musculares* sind Muskelarterien, die von den *Aa. ciliares anteriores* stammen.

Die *A. ethmoidalis posterior et anterior* (Abb. 71/4 und 5, 104/15 und 16) ziehen sich vom mittleren Drittel des Hauptstammes auf- und medialwärts. Der hintere Zweig geht über die gleichnamige Öffnung zu den Siebbeinzellen und ist oft der Seitenzweig der vorderen Arterie. Die A. ethmoidalis anterior gelangt über das Foramen ethmoidale anterius durch die Lamina cribrosa in die Schädelhöhle und gibt einen kleinen Zweig *(A. meningea anterior)* zur Gehirnhaut ab. Daraus entspringt der zum vorderen Teil der Falx cerebri verlaufende kleine Zweig *(A. falcea anterior;* POLLOCK und NEWTON 1968). Zwischen den bilateralen Siebbeinzellgefäßen sind Anastomosen vorhanden (KISS 1949). Die Endzweige gelangen in die Nasenhöhle und zerteilen sich am vorderen Abschnitt der Lateralwand.

Die *Aa. palpebrales mediales* gehen vom dritten Abschnitt des Hauptstammes aus, versorgen die Medialseite des oberen und unteren Augenlids und anastomosieren auch mit den seitlichen Gefäßen *(Arcus palpebralis superior et inferior)*.

Die *A. supraorbitalis* (Abb. 71/6) entspringt vom mittleren Abschnitt und verläuft unter dem Dach der Orbita zur Incisura supraorbitalis, nach deren Durchquerung sie sich an der Stirn verzweigt und mit dem R. frontalis der A. temporalis in Verbindung tritt.

Die *A. supratrochlearis* (Abb. 71/8, 104/13), ein Endzweig der A. ophthalmica, gelangt über die Incisura frontalis sive Foramen frontale an die Stirn. Medial anastomosiert sie mit dem kontralateralen Gefäß, lateral mit der A. supraorbitalis und A. temporalis superficialis.

Der andere Endzweig ist die *A. dorsalis nasi* (Abb. 71/9), die am Augenwinkel aus der Augenhöhle herauskommt und mit dem Endzweig der A. facialis in Verbindung tritt. Neben den Aa. ethmoidales bringt sie die wichtigste Verbindung zwischen den bilateralen Gefäßen zustande.

Die **A. choroidea anterior** (Abb. 85/11, 101/11, 102/14, 104/24, 105/21, 107/16, 108/13) entspringt vom hinteren Teil des Carotissiphons unmittelbar über dem Ursprungsort der A. communicans posterior (Abb. 72/I), manchmal als direkter Zweig der A. cerebri media (Abb. 72/II). Sie kann noch von der Bifurkation, von der A. communicans posterior oder A. cerebri posterior ausgehen (CAVATORTI 1907; SJÖGREN 1953; CARPENTER 1954; MITTERWALLNER 1955). Zuweilen ist sie doppelt vorhanden oder fehlt ganz (HROMODA 1957). Die A. choroidea anterior läuft am Tractus opticus entlang in der Cisterna chiasmatis rückwärts und gelangt in den Sulcus hippocampi. Sie versorgt den Plexus choroideus des unteren Horns der Seitenkammer sowie einige Stammganglien. Falls die A. communicans posterior fehlt, ist sie sehr stark entwickelt (HASEBE 1928). Sie kann auch die A. cerebri posterior ersetzen (BLACKBURN 1907). Manchmal kommen Anastomosen zwischen der normal entwickelten A. choroidea anterior und posterior zustande, die KRAYENBÜHL und YASARGIL (1958) als »Circulus arteriosus intracerebralis« bezeichnen. Mit dem Hauptstamm der A. cerebri posterior oder der A. cerebri media anastomosiert die Arterie gelegentlich ebenfalls.

Die **A. cerebri anterior** (Abb. 72, 73/1, 85/2, 101/7, 102/3, 104/17, 105/7, 107/6, 108/7, 109/7) ist ein zerebraler Endzweig der A. carotis interna (Abb. 72/I). Über dem N. opticus verläuft sie medialwärts und etwas nach vorn zur Fissura longitudinalis cerebri, wo sie mit dem kontralateralen Gefäß anastomosiert *(A. communicans anterior)*. Die A. cerebri anterior hat einen Durchmesser von 0,75—2,75 mm (RING und WADDINGTON 1967/b).

Varianten sind häufig zu beobachten: Eine Aplasie kommt in 0,7—11% der Fälle vor (MITTERWALLNER 1955; KRAYENBÜHL und YASARGIL 1965). Eine Hypoplasie (Abb. 72/V) ist in 8—15% der

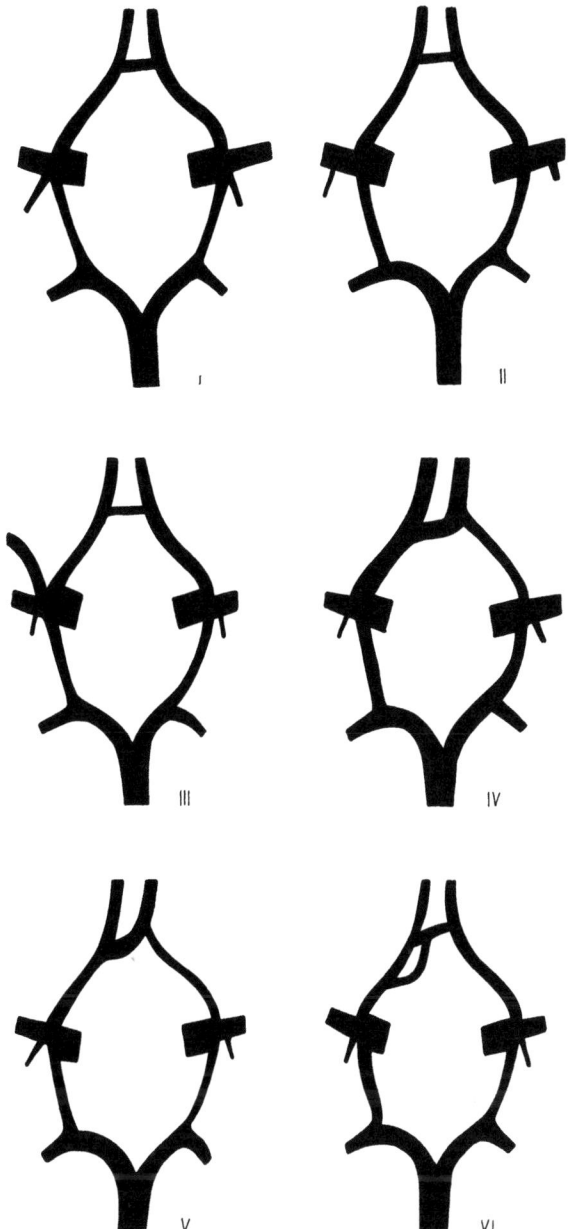

Abb. 72. Ursprungsvarianten der A. choroidea anterior, A. cerebri media und A. cerebri anterior. *I* Normaltyp; *II* die A. choroidea anterior entspringt von der A. cerebri media; *III* doppelte A. cerebri media; *IV* asymmetrische A. cerebri anterior; *V* rudimentäre A. cerebri anterior; *VI* Inselbildung an der A. cerebri anterior

Fälle anzutreffen (CAVATORTI 1907; MITTERWALLNER 1955). Eine Inselbildung (Abb. 72/VI) sieht man hin und wieder (BUSSE 1921; STAFFORD und GONZALEZ 1957). Die bilateralen Gefäße bilden einen gemeinsamen Stamm (A. azygos cerebri anterior), was einem primitiven phylogenetischen Rückstand entspricht (LEMAY und GOODING 1966). Die Arterie kann unmittelbar von der A. cerebri media ausgehen (BULLEN und JOHN 1890).

Die A. cerebri anterior endet in der Fissura longitudinalis cerebri, das Genu corporis callosi umgehend, als A. pericallosa. Die Ausgangsstelle des

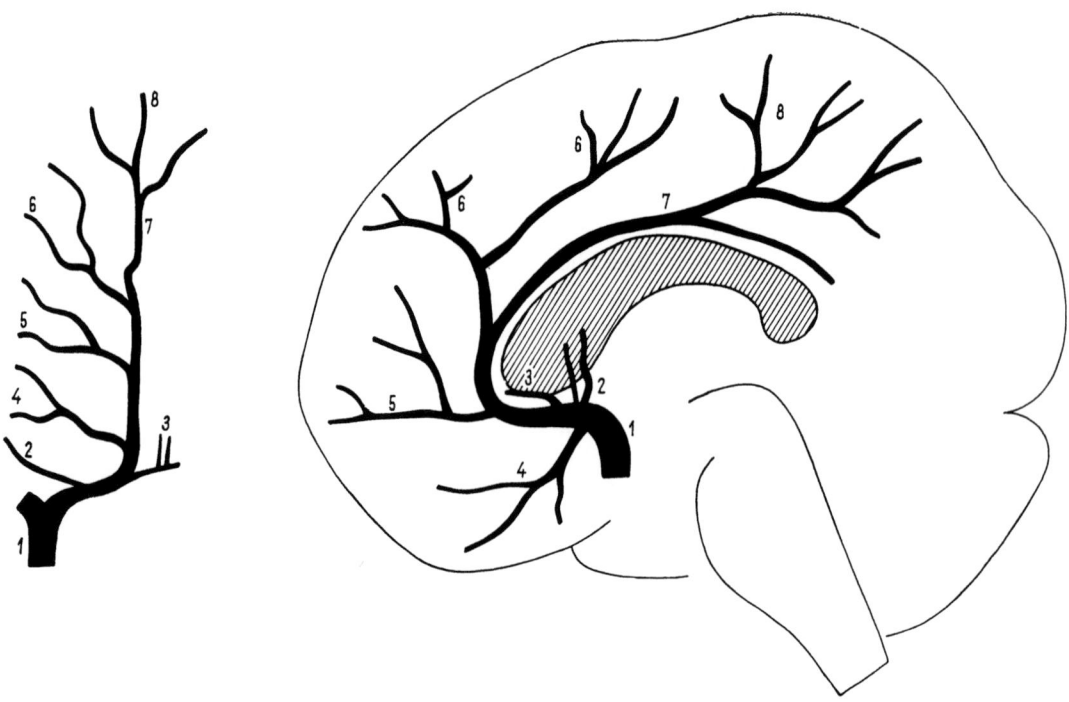

Abb. 73. Die A. cerebri anterior und ihre Zweige (aus H. KRAYENBÜHL, M. G. YASARGIL: Die zerebrale Angiographie. 2. Aufl., G. Thieme Verlag, Stuttgart 1965, modifiziert). *1* A. cerebri anterior; *2* Rr. centrales; *3* A. cerebri anterior media; *4* R. frontobasalis; *5* R. frontopolaris; *6* A. callosomarginalis; *7* A. pericallosa; *8* A. frontalis posterior

Gefäßes bildet den medialen oberen Schenkel der charakteristischen T-Form der Karotisteilung (FISCHER-BRÜGGE 1938: Karotisgabelung). Der Übergang in die A. pericallosa ist nicht genau bestimmt. LINDGREN (1954) nennt den Abschnitt nach der A. communicans anterior bereits A. pericallosa. Die A. cerebri anterior versorgt den Bulbus olfactorius, den Gyrus rectus und den Gyrus cinguli, den medialen Abschnitt der Gyri orbitales und die mediale Seite des Lobus frontalis und des Lobus parietalis bis zum Sulcus parietooccipitalis, wo sie mit der A. cerebri posterior anastomosiert. Bisweilen gibt sie Zweige an das Putamen, die Capsula interna und den Nucleus caudatus ab (STRONG und ELWYN 1948).

Die A. cerebri anterior hat folgende *Zweige*:

Bei der *A. pericallosa* (Abb. 73/7, 85/3, 101/8, 102/6, 104/20, 105/8, 107/9, 108/10, 109/9) unterscheidet man drei Abschnitte (LINDGREN 1954). Der erste reicht vom Ursprung bis zum Genu des Corpus callosum (Pars inferior), der zweite umgeht das Genu des Corpus callosum und erstreckt sich bis zum horizontalen Abschnitt (Pars anterior), der dritte verläuft am oberen horizontalen Abschnitt (Pars superior). Verlauf und Weite der A. pericallosa sind vom Ursprung und von der Anastomose der kontralateralen Arterie abhängig. Mitunter ersetzen mehrere kleinere Gefäße die Arterie (KRAYENBÜHL und YASARGIL 1965). Die Pars superior gibt Zweige an das Corpus callosum und an die Medialseite der Hemisphären ab (*R. precentralis, R. precuneus, R. parietooccipitalis*; Abb. 102/7, 105/9, 10 und 11), doch versorgt die A. callosomarginalis im allgemeinen einen größeren Gefäßbezirk.

Die *A. callosomarginalis* (Abb. 73/6, 85/4, 101/9, 104/19, 105/12, 107/8, 108/9, 109/11) entspringt in $^2/_3$ der Fälle vom ersten oder zweiten Abschnitt des vorgenannten Gefäßes in Höhe des Genu corporis callosi und verläuft über dem vorigen Gefäß im Sulcus cinguli. Ihre Zweige verteilen sich an der Medialseite der Hemisphäre (*R. frontalis internus, medius et posterior*).

Der *R. frontopolaris* (Abb. 73/5, 85/5, 102/4 und 5, 104/18, 105/13, 107/10, 108/11, 109/10) geht zumeist konstant vom Anfangsabschnitt der A. cerebri anterior aus und verläuft parallel zur Schädelbasis längs der Mittellinie an der Medialseite der Hemisphären zum frontalen Pol, wobei er unterwegs Zweige an den Frontallappen abgibt.

Der *R. centralis longus* (*A. recurrens*; Abb. 73/2) zeigt kein konstantes Bild. Er entspringt am Initialabschnitt des Hauptstammes und geht nach Abgabe einiger zum Orbitalrand verlaufender Zweige über die Substantia perforata anterior zum Kopf des Nucleus caudatus, zum Putamen und zur Capsula interna. LAZORTHES (1961) hat seine Länge mit 2 cm festgestellt.

Die **A. cerebri media** (Abb. 74, 85/7, 101/10, 102/9, 104/21, 105/14, 107/11, 108/12, 109/12) stellt den von der Karotisgabelung ausgehenden anderen dicken Zweig dar, der auf beiden Seiten meistens denselben Durchmesser hat. Die Arterie verläuft an der Schädelbasis lateral, dann bogenförmig aufwärts in der Fossa Sylvii. Zuweilen ist sie doppelt vorhanden (Abb. 72/III). In der Fossa teilt sie sich; MONIZ (1940) nannte ihre Zweige »SYLVIUSsche Gefäßgruppe«. Die A. cerebri media hat einen Durchmesser von 1,2—3,8 mm (RING und WADDINGTON 1967/b).

KRAYENBÜHL und YASARGIL (1965) unterscheiden vier Abschnitte: Die *Pars sphenoidalis* zieht sich vom Anfang in horizontaler Richtung lateral und rückwärts bis zum Limen insulae und hat eine Länge von 0,3—0,5 cm (JAIN 1964). Die *Pars insularis* bildet in der Region des Limen insuiae in 90% der Fälle eine Bifurkation, in 10% eine Trifurkation (JAIN 1964). Ihre Zweige laufen erst horizontal, dann aufwärts und gelangen zur Insula. DILENGE (1962) hat die einzelnen Gefäße der zusammenhängenden Gefäßgruppe identifiziert. An der *Pars opercularis* verzweigen sich die Temporalarterien nach unten. Die A. angularis läuft schräg nach hinten. Die aszendierenden Zweige gehen fast im rechten Winkel aufwärts und anastomosieren mit den Endzweigen der A. cerebri anterior. An der *Pars terminalis* gehen die Endzweige abwärts (Rr. temporales), rückwärts (A. angularis) und aufwärts (R. precentralis, R. centralis, R. parietalis anterior et posterior). Die Arterie hat folgende *Zweige*:

Die *Rr. striati* (Abb. 74/2, 85/12, 102/10) sind winzige Zweige, die von der Dorsalseite des vorderen Abschnitts der A. cerebri media ausgehen, und zwar handelt es sich um 10—20 Gefäße. Durch die Substantia perforata anterior treten sie in die Gehirnsubstanz ein und gehen dann, sich teilend, zum Ventralabschnitt des Thalamus, zur Capsula interna, zum Nucleus lentiformis, Caput nuclei caudati und Globus pallidus (KAPLAN und FORD 1966).

Die *Rr. orbitofrontales* (A. frontalis ascendens; Abb. 74/3, 85/6, 105/15, 107/12, 109/13) stellen den von der Fossa Sylvii ausgehenden ersten Zweig dar, der sich an der Wölbung des Frontallappens nach vorn und oben hinzieht (RING und WADDINGTON 1967/b).

Beim *R. temporalis anterior, medius et posterior* (Abb. 74/9 und 10, 85/10, 101/14, 102/11, 104/25, 105/17, 107/14, 108/14, 109/14 und 17) handelt es sich um Zweige, die vom Hauptstamm abwärts ausgehen und die Blutversorgung des Gyrus temporalis superior und medius gewährleisten. Das vordere Gefäß ist mitunter ein Nebenzweig des hinteren.

Die *A. gyri angularis* (Abb. 74/8, 85/9, 101/12, 102/13, 104/23, 105/16, 107/15, 108/15, 109/15) verläuft als direkte Fortsetzung des Hauptstammes zum Gyrus angularis und marginalis.

Der *R. parietalis anterior et posterior* (Abb. 74/6 und 7, 85/8, 101/13, 102/12, 104/22, 105/18, 107/13, 108/16, 109/16) versorgt den hinteren Abschnitt des Gyrus frontalis medius, den Gyrus centralis und Lobus parietalis.

Der *R. precentralis et centralis* (A. prerolandi, A. Rolandi; Abb. 74/4 und 5, 105/19 und 20) liegt im Sulcus precentralis bzw. centralis. Seine tief zur Insula laufenden Zweige bezeichnet man als *Ansae insulares*.

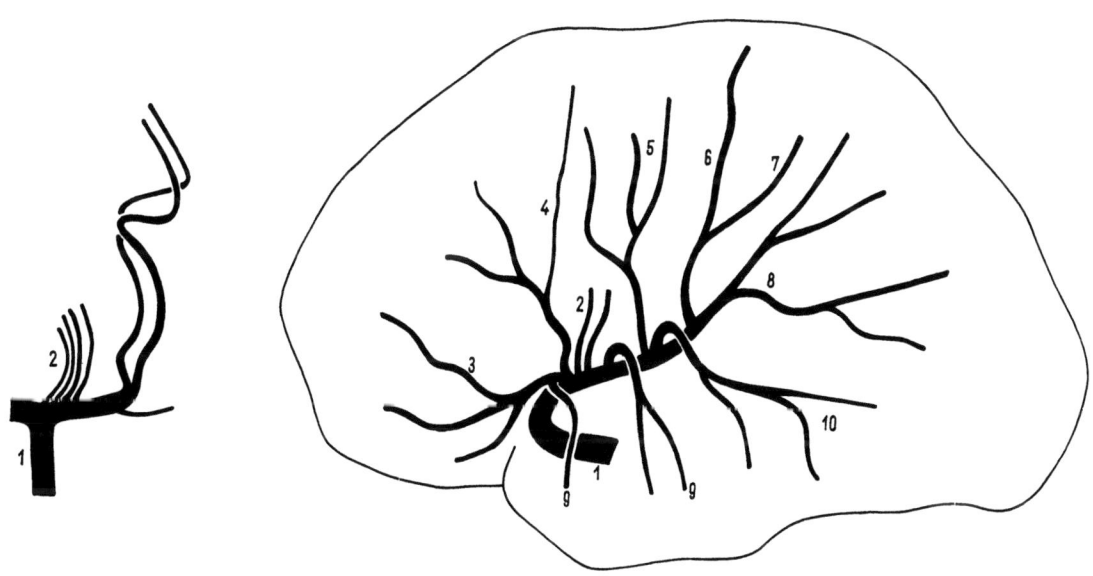

Abb. 74. Die A. cerebri media und ihre Zweige (aus H. KRAYENBÜHL, M. G. YASARGIL: Die zerebrale Angiographie. 2. Aufl., G. Thieme Verlag, Stuttgart 1965, modifiziert). *1* A. cerebri media; *2* Rr. striati; *3* R. orbitofrontalis; *4* R. precentralis; *5* R. centralis; *6* R. parietalis anterior; *7* R. parietalis posterior; *8* A. gyri angularis; *9* R. temporalis anterior et medius; *10* R. temporalis posterior

Die *A. cerebri media accessoria* entspringt von der A. cerebri media oder anterior (CROMPTON 1962) und läuft lateral in Richtung der Fossa Sylvii. Manchmal kommt sie auch bilateral vor (HANDA und Mitarbeiter 1968).

Die Pars intracranialis der Arteria vertebralis, die Arteria basilaris, Arteria cerebri posterior und ihre Zweige

Pars intracranialis der A. vertebralis (Abb. 75, 86/1, 95/11, 96/9, 97/8 und 35, 100/23 und 24, 101/21, 103/2, 104/34 und 35, 106/3, 107/26, 108/19, 109/18). Die A. vertebralis durchbohrt die Membrana atlantooccipitalis und gelangt über das Foramen magnum in die Schädelhöhle. Den hiervon distal gelegenen Abschnitt bezeichnet man als intrakranialen Teil. In der Schädelhöhle verläuft sie an der Schädelbasis erst seitlich, dann vor der Medulla oblongata. Die Arterie befindet sich ventral vom XI. und ventromedial vom XII. Gehirnnerv. In etwa 50% der Fälle vereinigen sich die bilateralen Gefäße, dem Clivus angeschmiegt, an der Grenze der Medulla oblongata und Brücke zur A. basilaris. Bei der Untersuchung von 400 Fällen haben KRAYENBÜHL und YASARGIL (1965) die Vereinigung am unteren Brückenrand in 66%, kranial hiervon in 12%, kaudal in 22% der Fälle angetroffen.

RICKENBACHER (1964) unterscheidet am intrakranialen Abschnitt der A. vertebralis drei häufige *Verlaufsvarianten*: 1. Beide Gefäße verlaufen vom oberen Rand des Foramen magnum zur Clivusmitte (Abb. 103/2) und vereinigen sich am hinteren Clivusrand. In diesem Fall läuft die A. basilaris in Sagittalrichtung nach vorn (15—18%). 2. Die eine Arterie läuft gerade, die andere in »S«-Form nach vorn (Abb. 108/19). Die Vereinigung erfolgt an der Clivusmitte. Die A. basilaris liegt häufiger in der Mittellinie, seltener asymmetrisch (30%). 3. Beide Aa. vertebrales sind gebogen (Abb. 95/11). Ist der bogenförmige Verlauf beidseitig gleich, so treffen sich die Gefäße auf der gleichen Seite. In diesem Fall bildet die A. basilaris einen kontralateralen Bogen. Zeigt die Biegung der beiden Gefäße eine gegensätzliche Richtung, so treffen sie in der Mittellinie zusammen, und die A. basilaris verläuft gerade (50%).

Die beiden Aa. vertebrales besitzen nur in $1/3$ der Fälle den gleichen Durchmesser. Bei Asymmetrie ist das linksseitige Gefäß meist erheblich kräftiger als das rechtsseitige (STOPFORD 1916). Bisweilen besteht ein sehr großer Unterschied, d.h. das eine Gefäß ist nur zwirnfadendünn (KRAYENBÜHL und YASARGIL 1965). Der Durchmesser der A. vertebralis beträgt im Durchschnitt 0,4 cm (PATURET 1958).

Varianten sind im allgemeinen selten zu beobachten. Es treten zutage: Kreuzanastomose mit dem kontralateralen Gefäß (Abb. 75/II; SCHMIEDEL 1933); Inselbildung (Abb. 75/III; STOPFORD 1916); unilaterales Fehlen (Abb. 75/IV; ROBINSON, zit. KRAYENBÜHL und YASARGIL 1965); die fehlende unilaterale A. vertebralis wird durch die A. primitiva hypoglossica ersetzt (Abb. 75/V; BATUJEFF 1889); die beiden Gefäße vereinigen sich nicht (Abb. 75/VI), vielmehr läuft das eine als A. cerebelli inferior posterior weiter (BERRY und ANDERSON 1910).

Am intrakranialen Abschnitt der A. vertebralis hat man Anomalien in 0,3—1,2% der Fälle beobachtet (HASEBE 1928; LINDGREN 1950; MITTERWALLNER 1955).

Die A. vertebralis hat am intrakranialen Abschnitt folgende *Zweige*:

Der *R. meningeus* entspringt zwischen Atlas und Foramen magnum mit ein oder zwei Zweigen an der Innenseite der A. vertebralis (HAWKINS und MELCHER 1966). In der Schädelhöhle teilt er sich am okzipitalen Abschnitt der Dura mater und am hinteren Ende der Falx cerebri (DILENGE und DAVID 1965). GREITZ und LAUREN (1968) beobachteten bei der Angiographie in vivo einen sich in der zervikalen Dura teilenden *R. meningeus anterior*.

Die *A. spinalis posterior* geht über dem Foramen magnum von der A. vertebralis aus und verläuft dann, sich der Rückseite der Medulla oblongata anschmiegend, im lateralen Winkel zwischen dem Rückenmark und den hinteren Wurzeln als *Tractus arteriosus posterolateralis* abwärts (LENHOSSÉK 1922). Das mit unverändertem Kaliber bis zum Conus terminalis gehende Gefäß bekommt von den Segmentalarterien des Rückgrats ständig Verstärkungen. Bei der Angiographie in vivo kann sie auch nachgewiesen werden (DOPPMAN und DI CHIRO 1968). Nach STOPFORD (1916) geht sie in 73% der Fälle von der A. cerebelli inferior posterior aus.

Der *R. spinalis anterior* geht vom vorgenannten Gefäß aufwärts von der Innenseite der A. vertebralis aus, sodann vereinigen sich die bilateralen Zweige und gehen vor der Fissura mediana anterior als *Tractus arteriosus anterior* abwärts. Mitunter entspringt der Zweig von der A. basilaris (LENHOSSÉK 1922). Wenn er mit mehreren Wurzeln entspringt, kommt eine retikuläre Verbindung zustande (HASEBE 1928). Mit dem hinteren spinalen Gefäß kommen an der Oberfläche multiple bogenförmige Verbindungen zustande *(Rr. anastomotici arcuati).*

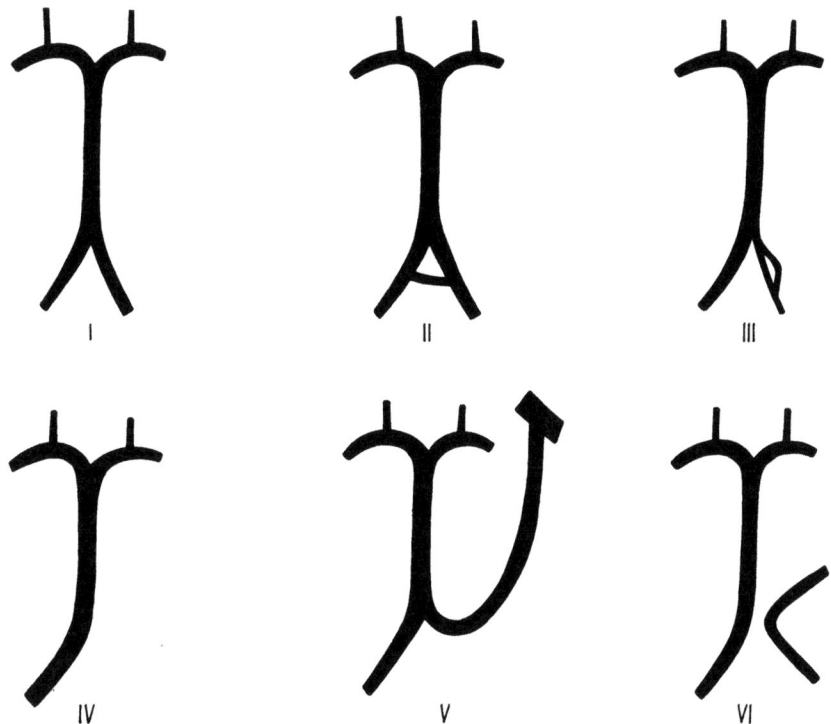

Abb. 75. Varianten der Pars intracranialis der A. vertebralis. *I* Normaltyp; *II* Kreuzanastomose; *III* unilaterale Hypoplasie mit Inselbildung; *IV* unilaterale Aplasie; *V* der unilaterale Defekt wird durch die A. primitiva hypoglossica ersetzt; *VI* die Vereinigung der beiden Aa. vertebrales bleibt aus: die A. cerebelli inferior posterior bildet die Fortsetzung der Arterie

Die *A. cerebelli inferior posterior* (Abb. 76, 86/3, 101/22, 103/4, 104/33, 106/6, 107/24, 108/26, 109/24) entspringt in der Regel in gleicher Höhe wie der R. spinalis anterior von der A. vertebralis (Abb. 76/I) oder A. basilaris (Abb. 76/VI; LONGO 1905). Bisweilen fehlt sie unilateral (Abb. 76/IV; STOPFORD 1916; GREITZ und SJÖRGEN 1963), oder sie ist doppelt vorhanden (Abb. 76/V; MITTERWALLNER 1955) bzw. hypoplastisch (Abb. 76/II, III; LINDGREN 1950). GREITZ und SJÖRGEN (1963) konstatierten drei verschiedene Ursprungsstellen: Die Arterie geht von der A. vertebralis aus und kommt dem hinteren Tonsillenpol nahe (43%); bei ähnlichem Ursprung erreicht sie den vorderen Tonsillenpol (40%); sie geht von der A. basilaris aus (7%). In den restlichen 10% fehlt das Gefäß. Der Durchmesser von A. cerebelli inferior posterior beträgt 0,25—1,9 mm (RING und WADDINGTON 1967/b). Nach dem Ursprung verläuft die A. cerebelli inferior posterior zwischen und unter dem Nachhirn und Kleinhirn (Pars cisternalis), von hier gelangt sie in der Regel, eine bogenförmige Krümmung bildend, in die Fissura zwischen der Tonsille und Medulla oblongata *(Pars medullaris)*. Hier teilt sie sich gewöhnlich in zwei Äste. Der basale konkave Abschnitt geht medialwärts unter die Medulla oblongata *(R. medialis)*. Der dorsale konvexe Abschnitt verläuft in Richtung der Tonsillenoberfläche *(R. lateralis)*. Mit den Endzweigen der A. cerebelli superior kommen zahlreiche Anastomosen zustande.

Die **A. basilaris** (Abb. 77, 86/2, 97/36, 98/46, 100/25, 101/20, 103/3, 104/30, 106/4, 107/25, 108/18) stellt die nach vorn gerichtete Fortsetzung der sich am hinteren Ende der Brücke vereinigenden bilateralen Aa. vertebrales dar (Abb. 77/I). Sofern die bilateralen Arterien an der entsprechenden

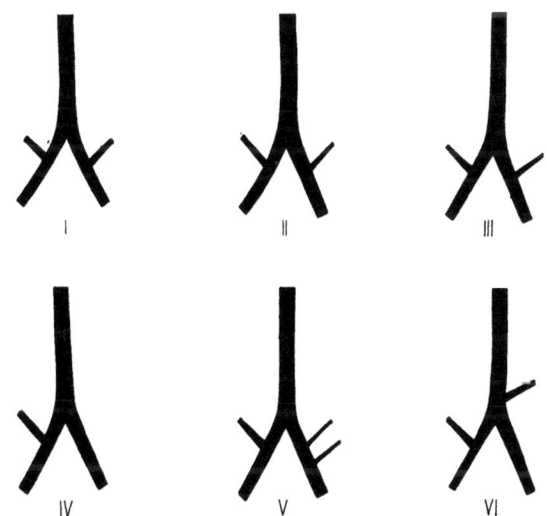

Abb. 76. Ursprungsvarianten der A. cerebelli inferior posterior. *I* Normaltyp; *II* unilaterale Hypoplasie; *III* bilaterale Hypoplasie; *IV* unilaterale Aplasie; *V* unilaterale Verdopplung; *VI* unilateraler Ursprung von der A. basilaris

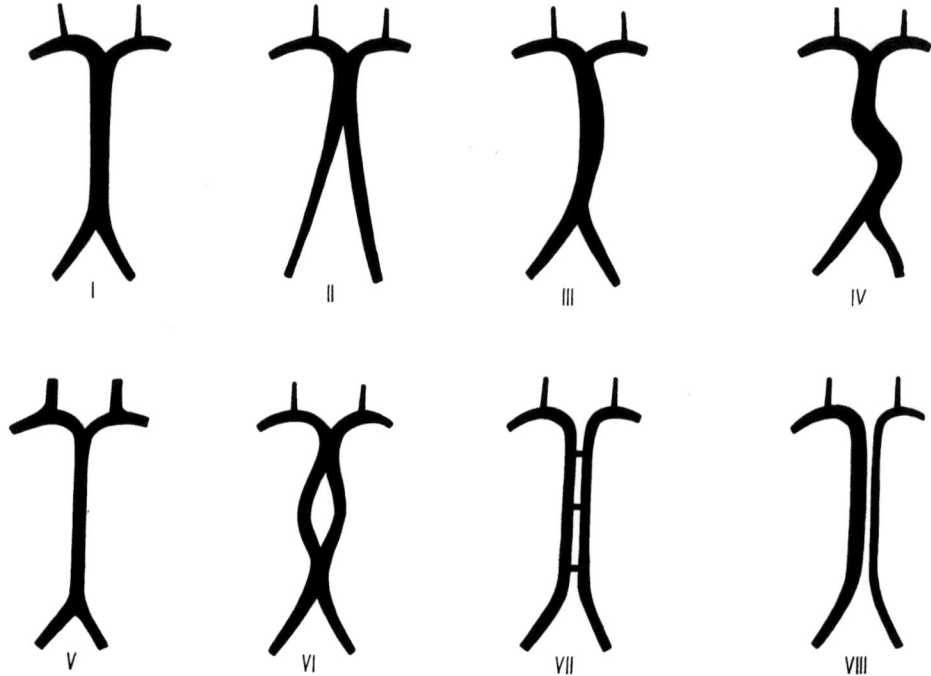

Abb. 77. Varianten der A. basilaris. *I* Normaltyp; *II* kurz; *III* gebogen; *IV* »S«-förmig; *V* hypoplastische A. basilaris *VI* Inselbildung; *VII* partielle Verdopplung; *VIII* totale Verdopplung

Stelle sich nicht miteinander vereinigen, wird die A. basilaris wesentlich kürzer (Abb. 77/II). Inselbildung ist in 2% der Fälle zu beobachten (Abb. 77/VI; CAVATORTI 1907; STOPFORD 1916). Zuweilen ist sie partiell oder komplett doppelt vorhanden (Abb. 77/VII, VIII; CAVATORTI 1907; FIELDS und BRUETMAN 1965). In diesem Fall vereinigen sich die bilateralen Gefäße erst nach kürzerem oder längerem parallelem Verlauf. Das eine ist erheblich besser entwickelt als das andere (MORRIS 1962). Der Verlauf ist stets von der Lage der beiden Aa. vertebrales abhängig. Die typische sagittale Lage kommt nur in 15—20% der Fälle vor. Zumeist sieht man eine »S«-Form (Abb. 77/III, IV). Falls diese Form sehr ausgeprägt erscheint und sich eine Erweiterung dazugesellt, spricht man von einer »megadolichobasilaren Anomalie« (DANDY 1947; BOERI und PASSERINI 1964). Die »S«-förmige Biegung kann nicht als eine senile Veränderung angesehen werden, weil sie oft auch bei der Angiographie von Juvenilen wahrzunehmen ist (KUHN 1961, 1962). Die A. basilaris teilt sich ungefähr über dem Processus clinoideus posterior in ihre beiden Endzweige, die Aa. cerebri posteriores. Die A. basilaris ist durchschnittlich 48,4 mm lang (Männer 50,5 mm, Frauen 46,4 mm) und hat einen Durchmesser von 2,8 mm (Männer 2,9 mm, Frauen 2,7 mm; SALAN und ASTENGO 1964). Sie hat folgende *Zweige:*

Bei den *Rr. ad pontem* handelt es sich um 3—5 winzige Gefäße, die sich in der Brücke verzweigen. GABRIELSEN und AMUDSEN (1969) beschrieben die Röntgenanatomie der sich in der Brücke teilenden Zweige.

Die *A. labyrinthi* (Abb. 86/7, 101/19, 107/21, 108/24) entspringt in $^2/_3$ der Fälle selbständig, in $^1/_3$ gemeinsam mit einer A. cerebelli von der A. basilaris (STOPFORD 1916). Häufiger geht sie von der A. cerebelli inferior posterior, seltener von der A. cerebelli inferior anterior bzw. mit dieser gemeinsam aus. LELLI (1939) hat sie bei 15% der Erwachsenen und 55,5% der Feten doppelt angetroffen. Manchmal gibt sie einen Seitenzweig an das Kleinhirn ab (HASEBE 1928). Mit dem VIII. Gehirnnerv gelangt sie in den Meatus acusticus internus und teilt sich im Felsenbeinkörper in zwei Zweige *(A. vestibuli, A. cochleae).*

Die *A. cerebelli inferior anterior* (Abb. 86/6, 101/18, 104/32, 107/23, 108/25) kann sowohl von der Mitte wie vom unteren Abschnitt der A. basilaris ausgehen (RAUBER—KOPSCH 1951). Zumeist entspringt sie oberhalb der A. labyrinthi, bisweilen mit dieser zusammen. In 3% der Fälle hat BLACKBURN (1907) ihr unilaterales Fehlen bzw. ihr doppeltes Vorhandensein beobachtet. Meistens ist sie erheblich schwächer als die A. cerebelli inferior posterior. Ihr Durchmesser ist meist kleiner als 0,75 mm (RING und WADDINGTON 1967/b). Die Arterie versorgt den vorderen Abschnitt der unteren Kleinhirnfläche und hat 4—5 Endzweige, von denen jeweils einer zum VII., VIII., IX. und X. Gehirnnerv geht. Ein größerer Zweig gelangt zum lateralen

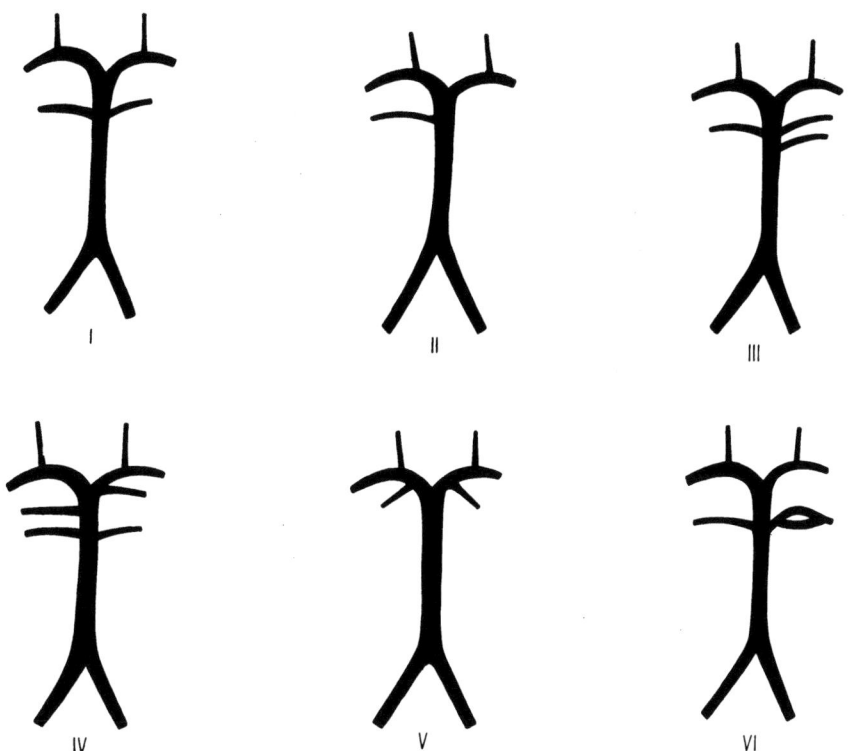

Abb. 78. Ursprungsvarianten der A. cerebelli superior. *I* Normaltyp; *II* unilaterales Fehlen; *III* unilaterale Verdopplung; *IV* beidseitig verdoppelt (Ursprung auf einer Seite von der A. cerebri posterior); *V* beide Gefäße gehen von der A. cerebri posterior aus; *VI* unilaterale Inselbildung

Abschnitt des Tegmentums, zum Flocculus und zur lateralen Kleinhirnhemisphäre. Mit der A. cerebelli inferior posterior kommt eine Anastomose zustande (ATKINSON 1949).

Die *A. cerebelli media* ist eine seltene Variante, die hauptsächlich gefunden wird, wenn irgendeine untere Kleinhirnarterie fehlt.

Die **A. cerebelli superior** (Abb. 78, 86/8, 103/7, 104/31, 106/7, 107/22, 108/23, 109/23) entspringt an der Verzweigung der A. basilaris hinter der A. cerebri posterior (Abb. 78/I). Hin und wieder (2—3%) fehlt sie (Abb. 78/II) oder ist unilateral doppelt (12%; Abb. 78/III) bzw. bilateral (3%; Abb. 78/IV) vorhanden. Die A. cerebelli superior kann von der A. cerebri posterior ausgehen (Abb. 78/V; KRAYENBÜHL und YASARGIL 1965; MANI und Mitarbeiter 1968), oder es kommt, selten, zu einer Inselbildung (Abb. 78/VI; LONGO 1905; CAVATORTI 1907). Der Durchmesser beträgt 0,5—1,7 mm (RING und WADDINGTON 1967/b). Anfangs folgt dieses Gefäß dem Verlauf der A. cerebri posterior, wobei es den Pedunculus cerebri umgeht, dann gelangt es neben der Brücke auf die Oberseite des Kleinhirns. Die A. cerebelli superior gibt Zweige zum Vermis (*R. medialis*; Abb. 86/10, 103/9, 106/8), zur Oberseite der Kleinhirnhemisphäre (*R. lateralis*; Abb. 86/9, 103/8, 106/9) und zum Plexus choroideus *(A. choroidea medialis)* ab. Letzterer gelangt auch zum Corpus pineale (PERNKOPF 1937; LINDGREN 1950; VIETEN 1964). CRITCHLEY und Mitarbeiter (1933) unterscheiden zwei Nebenzweige des R. lateralis: der eine geht zur Brücke (mittlere Pedunkulararterie), der andere zum Vorderteil des Flocculus (Flokkularzweig).

Die **A. cerebri posterior** (Abb. 79, 80/3, 81/2, 85/14, 86/11, 101/15, 103/10, 104/27, 105/23, 106/11, 107/18, 108/20, 109/20) ist ein Endzweig der A. basilaris.

Es gibt folgende *Ursprungsvarianten:* Der Endzweig der A. basilaris, die A. communicans posterior, ist von geringerer Bedeutung (Abb. 79/I). Das Gefäß geht von der A. communicans posterior nahe der A. carotis interna aus (Abb. 79/II, 83/IV). Im Falle einer rudimentären A. communicans posterior geht die Arterie von der A. choroidea anterior aus (Abb. 79/III; HASEBE 1928). Sie entspringt von der kontralateralen A. cerebri posterior (Abb. 79/IV; HOCHSTETTER 1937). Ein Zweig stammt von der A. carotis interna, der andere von der A. basilaris (A. cerebri superior; Abb. 79/V; STOPFORD 1916; LINDGREN 1954). Beide Gefäße gehen von der einen A. carotis interna aus (Abb. 79/VI, 83/VI; SCHIEFER und WALTER 1959). Unilateral ist das Gefäß doppelt vorhanden (Abb. 79/VII; GORDON-SCHAW 1910).

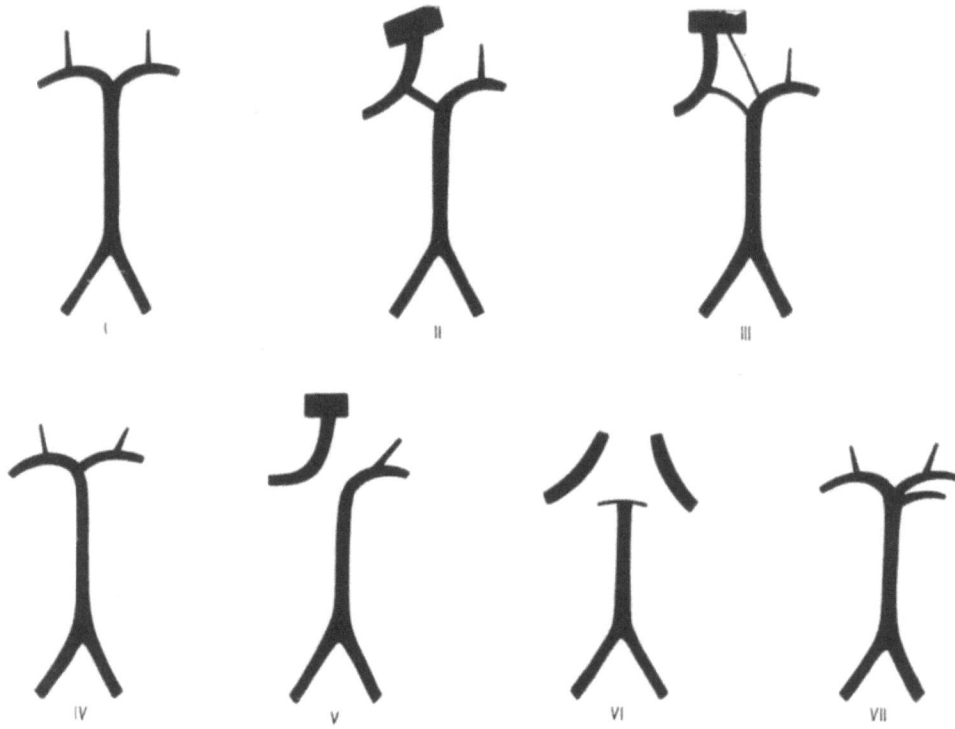

Abb. 79. Ursprungsvarianten der A. cerebri posterior. *I* Normaltyp; *II* Ursprung von der A. communicans posterior; *III* Ursprung von der A. choroidea anterior; *IV* die kontralaterale Arterie geht von der A. cerebri posterior aus; *V* Ursprung unilateral; *VI* Ursprung bilateral von der A. carotis interna; *VII* unilaterale Verdopplung

SALAN und ASTENGO (1964) teilen das morphologische Ursprungsbild in drei Typen ein. Am häufigsten kommt die winklig ausgehende Form vor. Den gebogenen Ursprung, der in den Lehrbüchern im allgemeinen als typisch bezeichnet wird, haben sie nur in $^1/_3$ der Fälle gefunden. Nicht selten ist der gewundene Abgang zu beobachten (etwa 13%).

Die anatomische Verzweigung von der A. carotis interna ist von den verschiedenen Autoren bei der anatomischen Präparation in 0,7—32% der Fälle festgestellt worden (FAWCETT und BLACKFORD 1905; LONGO 1905; BLACKBURN 1907; SUNDERLAND 1948). Demgegenüber hat man die Auffüllung über die A. carotis interna bei der Angiographie in vivo zu 20—37% beobachtet (MONIZ und Mitarbeiter 1933; LANGE-COSACK und Mitarbeiter 1966). Wie daraus hervorgeht, werden die normalen Kreislaufverhältnisse nicht allein von den morphologischen Gegebenheiten, sondern auch von anderen, den Kollateralkreislauf determinierenden Faktoren beeinflußt.

Die A. cerebri posterior gelangt nach ihrem Ursprung und nach Umgehung des Pedunculus cerebri oder der Brücke in den medialen Abschnitt der hier liegenden subarachnoidealen Zisterne, an deren vorderem Rand sie sich etwa in Höhe des Tentoriums in ihre Zweige verästelt. Sie versorgt die Medialfläche des Okzipitallappens, den unteren Teil des Temporallappens, die Corpora quadrigemina und die Tela choroidea media. Am Dach der Corpora quadrigemina kommt mit der A. cerebelli superior, in der Region des Splenium corporis callosi mit der A. pericallosa, im Temporal- und Parietallappen mit der A. cerebri media, in der Hippocampusregion über die A. choroidea posterior mit der A. choroidea anterior eine Anastomose zustande (STRONG und ELWYN 1948). Der Durchmesser der A. cerebri posterior beträgt 1,2—2,2 mm (RING und WADDINGTON 1967/b).

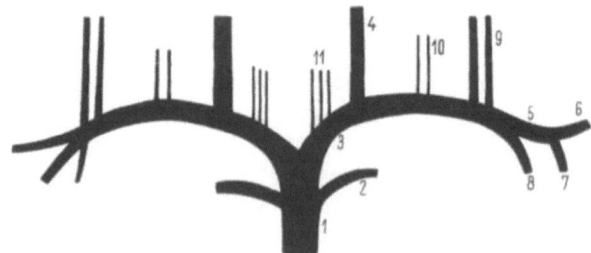

Abb. 80. Die Zweige der A. cerebri posterior (aus H. KRAYENBÜHL, M. G. YASARGIL: Die vaskulären Erkrankungen im Gebiet der Arteria vertebralis und Arteria basilaris. G. Thieme Verlag, Stuttgart 1957). *1* A. basilaris; *2* A. cerebelli inferior anterior; *3* A. cerebri posterior; *4* A. communicans posterior; *5* R. temporalis; *6* R. temporalis anterior; *7* R. temporalis posterior; *8* R. occipitalis; *9* Rr. choroidei posteriores laterales et mediales; *10* Rr. thalamicae; *11* Rr. ad pontem et corpora quadrigemina

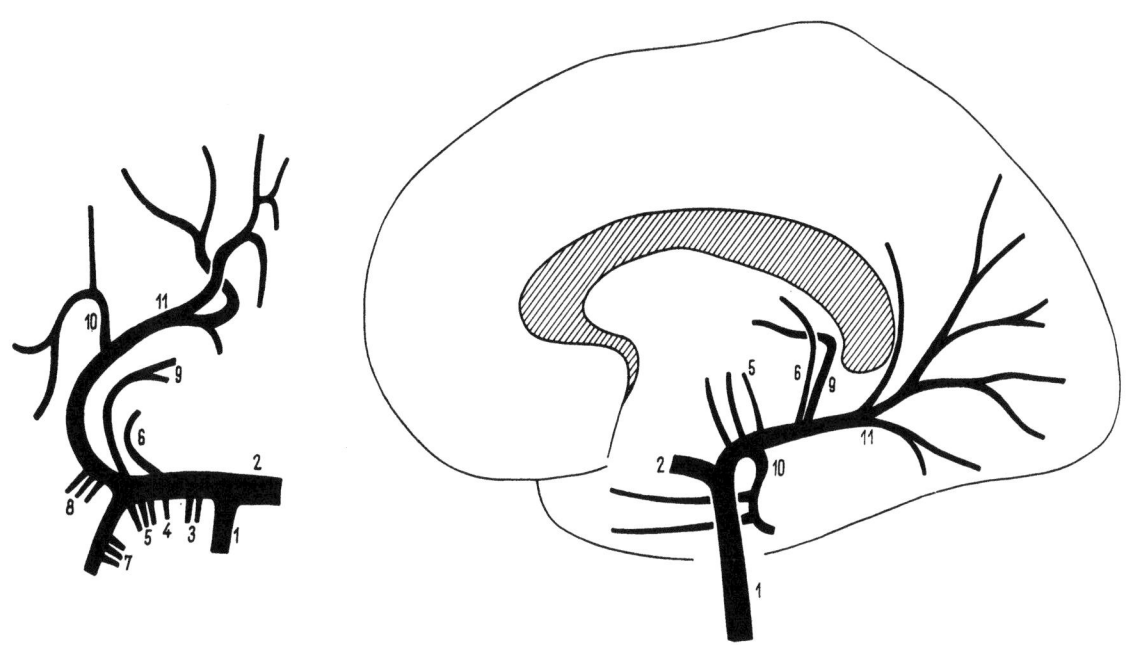

Abb. 81. Die A. cerebri posterior und ihre Zweige (aus H. KRAYENBÜHL, M. G. YASARGIL: Die zerebrale Angiographie. 2. Aufl., G. Thieme Verlag, Stuttgart 1965, modifiziert). *1* A. basilaris; *2* A. cerebri posterior; *3* Rr. paramediani; *4* Rr. quadrigemini; *5* Rr. thalamici; *6* R. choroideus posterior medialis; *7* R. premamillaris; *8* Rr. pedunculares; *9* R. choroideus posterior lateralis; *10* Rr. temporales; *11* Rr. occipitales

Die Arterie hat folgende *Zweige:*

Die *Rr. temporales (anterior et posterior;* Abb. 80/5, 81/10, 86/13, 101/16, 103/11, 104/28, 106/15, 107/19, 108/21, 109/22) sind die sich in der subarachnoidealen Zisterne zweiteilenden vorderen Zweige der A. cerebri posterior, die erst einen gemeinsamen Stamm bilden und sich dann in einen vorderen und hinteren Zweig teilen. Sie gehen zur unteren Seite des Temporallappens und zur Lateralfläche des Gyrus temporalis inferior. Oft entspringen die beiden Zweige gesondert vom Hauptstamm.

Die *Rr. occipitales (R. parietooccipitalis, R. calcarinus;* Abb. 80/8, 81/11, 86/12, 103/12, 104/29, 106/16, 107/20, 108/22, 109/21) verlaufen zu einem Teil des Okzipital- und Parietallappens. Der obere Zweig versorgt die Medial- und Unterfläche des Okzipitallappens, einer von dessen Zweigen windet sich als *A. pericallosa posterior* über das Splenium auf das Corpus callosum; er fehlt aber häufig (GALLOWAY und Mitarbeiter 1964). Während der R. parietooccipitalis in Richtung der Fissura parietooccipitalis verläuft, geht der R. calcarinus zur Fissura calcarina.

Die *Rr. centrales (Aa. pontineae internae et externae, Aa. corporum quadrigeminorum, Aa. thalamicae internae et externae;* Abb. 80/10 und 11, 81/4, 5, 7 und 8, 106/14) verlaufen als kleine Zweige zur Brücke, zu den Corpora quadrigemina und zum Thalamus.

Der *R. choroideus posterior lateralis* (Abb. 80/9, 81/9, 86/15, 103/13, 106/13) ist häufig ein multiples, zur III. Kammer und zum Plexus choroideus der Seitenkammer gehendes Gefäß, das in der Seitenkammer mit der A. choroidea anterior in Verbindung tritt. Seinen Zweigen fällt eine wichtige Rolle in der Blutversorgung der Stammganglien zu.

Der *R. choroideus posterior medialis* (Abb. 80/9, 81/6, 86/14, 103/13, 106/12) umgeht den Gehirnstamm und gelangt zum Plexus choroideus der III. Gehirnkammer (GALLOWAY und Mitarbeiter 1964).

Circulus arteriosus cerebri

Die das Gehirn versorgenden vier Arterien werden vorn durch die A. communicans anterior, zu beiden Seiten durch die Aa. communicantes posteriores verbunden, so daß ein Gefäßring (Circulus arteriosus cerebri) mit zahlreichen Variationsmöglichkeiten entsteht. Einen als typisch zu bezeichnenden Gefäßring findet man nur in der Hälfte der Fälle. Unter normalen anatomischen Verhältnissen sind die einzelnen Variationsmöglichkeiten von untergeordneter Bedeutung, dagegen fällt ihnen nach pathologischer Kreislaufsveränderung eine große Rolle zu. Laut PADGET (1948) macht bei normalem Circulus arteriosus cerebri die Dicke der A. communicans anterior $\frac{1}{2}-\frac{1}{3}$ des Durchmessers der A. cerebri anterior aus, die die Hälfte des Durchmessers der A. carotis interna erreicht. Die A. cerebri posterior ist doppelt so dick wie die A. communicans posterior, die A. basilaris ebenfalls doppelt so dick wie die A.

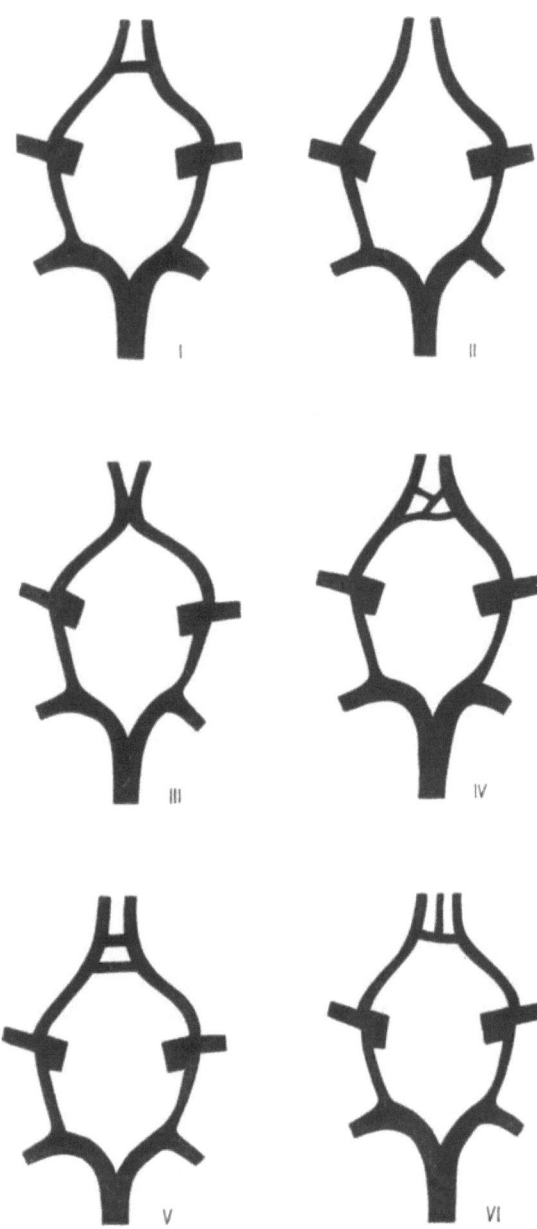

Abb. 82. Varianten der A. communicans anterior. *I* Normaltyp; *II* die Arterie fehlt; *III* Trunkusbildung; *IV* netzförmige Verbindung; *V* Verdopplung; *VI* A. mediana corporis callosi

cerebri posterior. Diese Durchmesser betrachtet der genannte Verfasser als charakteristisch für das Gefäßsystem der Erwachsenen. Beim Embryo und Neugeborenen verlieren sich die Unterschiede.

Die **A. communicans anterior** (Abb. 82, 107/7, 108/8, 109/8) ist in 80—90% der Fälle typisch (RIGGS und RUPP 1963). DE ALMEIDA (1931) beschrieb 20 verschiedene *Varianten*. In 0,3% der Fälle fehlt das Gefäß (Abb. 82/II; FAWCETT und BLACKFORD 1905/1906; BLACKBURN 1907). In 1,2% der Fälle vereinigen sich die beiden Aa. cerebri anteriores zu einem gemeinsamen Gefäßstamm und trennen sich dann von neuem (Abb. 82/III; DE VRIESE 1905; BLACKBURN 1907). Der Duplikatur der A. communicans anterior, der »V«- oder »Y«-Form kommt lediglich morphologische Bedeutung zu (Abb. 82/IV, V), bei der Angiographie spielen sie keine Rolle. Von der A. communicans anterior geht bisweilen die A. mediana corporis callosi aus (Abb. 82/VI), die in 2—23% der Fälle beobachtet wurde (FAWCETT und BLACKFORD 1905/1906; MITTERWALLNER 1955; CURRY und CULBERTH 1951).

Die **A. communicans posterior** (Abb. 83, 104/26, 105/22, 106/10, 107/17, 108/17) verbindet die beiden Aa. carotis interna — in der Cisterna interpeduncularis an der Seite des Hypothalamus verlaufend — mit der A. cerebri posterior. In typischer Form tritt sie nur in 50% der Fälle in Erscheinung (DE VRIESE 1905). FIELDS und BRUETMAN (1965) haben nach Zusammenfassung des Materials mehrerer Autoren in 59% Anomalien festgestellt. PADGET (1947) hat die Variationsmöglichkeiten am hinteren Abschnitt des Circulus arteriosus cerebri in 21 verschiedenen *Varianten* zusammengefaßt. Charakteristisch sind folgende Gruppen: Normaltyp (Abb. 83/I). Unilateral ist die A. communicans posterior rudimentär (Abb. 83/II). Die A. communicans posterior fehlt unilateral und wird durch die A. choroidea anterior ersetzt (Abb. 83/III). Auf dieser Seite ist die A. cerebri posterior rudimentär, und die Blutversorgung erfolgt durch die A. carotis interna. Die A. cerebri posterior ist unilateral rudimentär, die Blutversorgung entspricht der oben beschriebenen (Abb. 83/IV). Die A. communicans posterior ist auf der einen Seite, die A. cerebri posterior auf der anderen rudimentär (Abb. 83/V). In diesem Fall wird die Blutversorgung im Bereich der einen A. cerebri posterior von der A. basilaris, auf der anderen Seite von der A. carotis interna gewährleistet. Die A. communicans posterior fehlt bilateral (Abb. 83/VI). Zwischen den vorderen und hinteren Hirngefäßen gibt es an der Schädelbasis keine Verbindung. Neben dem Circulus arteriosus cerebri können die A. primitiva trigemina, die A. primitiva hypoglossica und die A. primitiva otica eine Verbindung herstellen.

Die morphologischen Abweichungen des Circulus arteriosus cerebri kann man aus klinischer Sicht in zwei Gruppen einteilen. Bei der ersten besteht eine ausreichende, bei der zweiten eine unzureichende Verbindung zwischen der A. carotis interna und A. basilaris. Die Bedeutung der letzteren tritt erst dann zutage, wenn irgendein Basalgefäß insuffizient wird. Die fehlende A. communicans posterior kann durch das feine, das Mesenzephalon durchquerende Zweigsystem ersetzt werden (RUGGIERO und CONSTANS 1954).

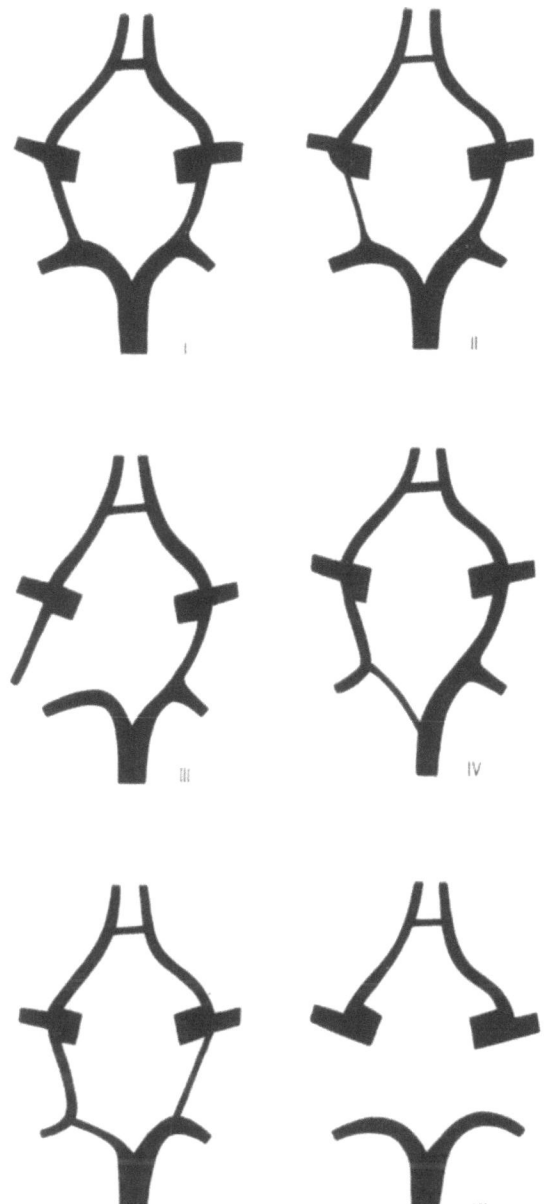

Abb. 83. Varianten der A. communicans posterior und der A. cerebri posterior. *I* Normaltyp; *II* rudimentär; *III* die fehlende A. communicans posterior vertritt die A. choroidea anterior; *IV* die A. cerebri posterior geht von der A. carotis interna aus; *V* rudimentäre unilaterale A. communicans posterior und kontralaterale A. cerebri posterior; *VI* die A. communicans posterior fehlt bilateral

LECIII und NIZZOLI (1964) haben die Varianten der Basaldurchblutung aus hämodynamischer Sicht in drei Gruppen zusammengefaßt: 1. Bei Vorhandensein vollentwickelter Aa. communicantes posteriores geht die Strömung von der A. carotis zur A. basilaris. 2. Über die vollentwickelten Aa. communicantes posteriores geht die Strömung von der A. basilaris zur A. carotis interna. 3. Es besteht ein Gleichgewicht zwischen den beiden Arteriensystemen.

Die Blutversorgung der Stammganglien und der Capsula interna

Die Arterien, welche die Blutversorgung der Stammganglien vollziehen, sind klein und lassen sich nur teilweise, mit Subtraktion nachweisen (HACKER und ALONSO 1968). STRONG und ELWYN (1948) teilten sie ihrem Ursprung nach in vier Gruppen ein:

Die *anterolateralen Zweige (Aa. striatae)* gehen vom Anfangsabschnitt der A. cerebri anterior und von der A. cerebri media über die Substantia perforata anterior zum Caput nuclei caudati, zum Putamen, zum ventrolateralen Abschnitt des Thalamus, zum Globus pallidus und zum Vorderteil der Capsula interna. Mitunter gesellt sich von der A. cerebri anterior ein größeres Gefäß, die *A. striata medialis*, zu diesen Arterien (HEUBNER 1872; LAZORTHES 1961; KAPLAN und FORD 1966).

Die *anteromedialen Zweige* stammen von der A. cerebri anterior, A. communicans anterior oder A. carotis interna. Sie treten durch die Substantia perforata anterior in die Gehirnsubstanz ein und versorgen den vorderen Hypothalamusabschnitt, die präoptische und suprachiasmatische Region.

Die *posteromedialen Zweige* gehen von der Medialseite der A. cerebri posterior und A. communicans posterior aus. Man kann sie in zwei Gruppen einteilen. Die rostrale Gruppe besteht aus den Arterien der Hypophyse, des Infundibulums und Tuber cinereum. Einzelne Zweige laufen zum Medial- und Vorderteil des Thalamus *(Aa. thalamoperforatae)*. YASUSADA (1964) hat diese Gefäßgruppe angiographisch dargestellt. Die *Arterien der Hypophyse* gehen von der A. carotis interna aus und gelangen mit einer oberen und einer unteren Gruppe in die Drüse. An der Blutversorgung des Vorderlappens nehmen auch die hinteren Arterien teil (SZENTÁGOTHAI und Mitarbeiter 1957; DANIEL und PRICHARD 1966). Die kaudale Gruppe versorgt das Corpus mamillare und den subthalamischen Teil des Hypothalamus. Einzelne Zweige erreichen die Massa intermedia und die Raphe des Mesenzephalonsegments.

Die *posterolateralen Zweige (Aa. thalamogeniculatae)* entspringen an der Lateralseite der A. cerebri posterior und gelangen über das Corpus geniculatum laterale bis zur kaudalen Hälfte des Thalamus, zum Pulvinar und bis zum hinteren Lateralabschnitt der Gehirnstammkerne.

An der Blutversorgung der Stammganglien sind noch die *A. choroidea anterior* und *posterior* beteiligt. Hier fassen wir nur die einschlägigen Versorgungsgebiete zusammen. Die A. choroidea

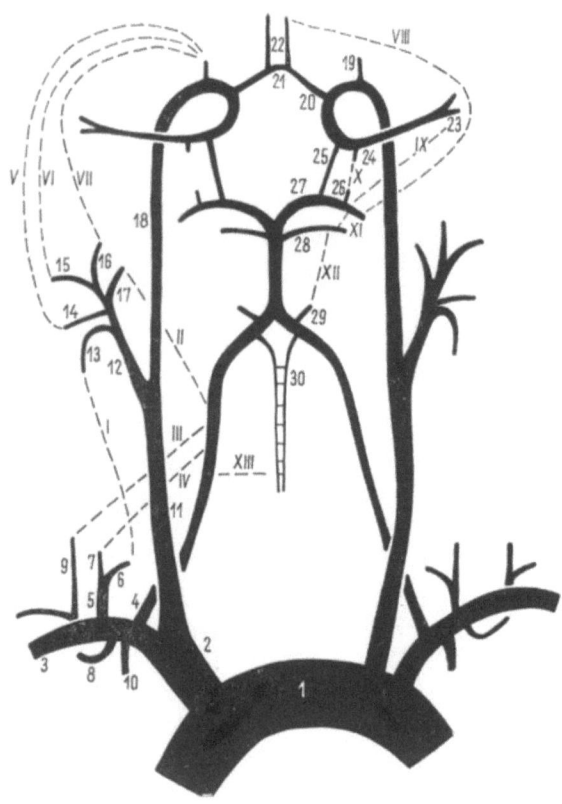

Abb. 84. Schema vom Kollateralkreislauf der Hirngefäße (aus H. KRAYENBÜHL, M. G. YASARGIL: Die vaskulären Erkrankungen im Gebiet der Arteria vertebralis und Arteria basilaris. G. Thieme Verlag, Stuttgart 1957, modifiziert). *I—II* Anastomosen zwischen der A. carotis externa und A. subclavia bzw. A. vertebralis; *III—IV* zwischen der A. subclavia und A. vertebralis; *V—VII* zwischen der A. carotis externa und interna; *VIII—X* zwischen der A. carotis interna und A. vertebralis, *XI—XII* zwischen der A. vertebralis und A. basilaris, *XIII* zwischen der A. vertebralis und den Aa. spinales; *1* Aorta; *2* Tr. brachiocephalicus; *3* A. subclavia; *4* A. vertebralis; *5* Tr. thyrocervicalis; *6* A. thyroidea inferior; *7* A. cervicalis ascendens; *8* Tr. costocervicalis; *9* A. cervicalis profunda; *10* A. thoracica interna; *11* A. carotis communis; *12* A. carotis externa; *13* A. thyroidea superior; *14* A. facialis; *15* A. maxillaris; *16* A. temporalis superficialis; *17* A. occipitalis; *18* A. carotis interna; *19* A. ophthalmica; *20* A. cerebri anterior; *21* A. communicans anterior; *22* A. pericallosa; *23* A. cerebri media (Rr. parietooccipitales); *24* A. choroidea anterior; *25* A. communicans posterior; *26* A. choroidea posterior; *27* A. cerebri posterior; *28* A. cerebelli superior; *29* A. cerebelli inferior posterior; *30* Aa. spinales

anterior gibt Zweige zum Hippokampus, zum medialen und intermediären Teil des Globus pallidus, zum vorderen Abschnitt der hinteren größeren Hälfte der Capsula interna, zum Nucleus amygdale, Nucleus caudatus, zum hinteren Abschnitt des Putamens und fallweise zum Pulvinar und zur Thalamusoberfläche (ALEXANDER 1942) ab. Die Aa. choroideae posteriores lösen sich im Mesenzephalon und im oberen Medialabschnitt des Thalamus auf.

Der Kollateralkreislauf des Gehirns

Dem Kollateralkreislauf des Gehirns fällt in pathologischer Beziehung eine bedeutende Rolle zu. Vor allem muß man jedoch diejenigen anatomischen Möglichkeiten kennen, die in der Praxis bei der Blutversorgungsinsuffizienz gewisser Bereiche in Betracht kommen. Die Wichtigkeit des Kollateralkreislaufs hat als erster WILLIS (1684) erkannt, als er die Anatomie des Gefäßrings an der Gehirnbasis beschrieb. Den bei unzureichender Blutversorgung zur Entwicklung kommenden regionären Kreislauf haben seit der allgemeinen Anwendung der angiographischen Untersuchungsmethode zahlreiche Autoren in anatomischer und klinischer Beziehung beschrieben (SACHS 1954; KAUTZKY und ZÜLCH 1955; MOUNT und TAVERAS 1957; LANG und Mitarbeiter 1964; ZAPPE und Mitarbeiter 1965; KRAYENBÜHL und YASARGIL 1965; FIELDS und Mitarbeiter 1965; KAPLAN und FORD 1966; HUBER 1966; HAWKINS 1966; SINDERMANN 1967).

Je nach der anatomischen Lage unterscheiden KAPLAN und FORD (1966) drei Formen des Kollateralkreislaufs (Abb. 84):

1. Als extrakraniale Kollaterale gelten Verbindungen, die zwischen der A. carotis interna und externa bzw. der A. subclavia außerhalb der Schädelhöhle bestehen. Von diesen Anastomosensystemen gibt es die nachstehenden Gruppen: Zwischen der A. carotis externa und A. subclavia entsteht eine wesentliche Anastomose mit den Zweigen der A. thyroidea inferior und superior sowie A. occipitalis und A. vertebralis (Abb. 84/I und II). Zwischen der A. subclavia und A. vertebralis kommt unter Vermittlung der A. cervicalis profunda und A. cervicalis ascendens eine Verbindung zustande (Abb. 84/III und IV). Zwischen den bilateralen Aa. subclaviae können die Verbindungen der beiden Aa. thoracicae internae einen Kollateralkreislauf aufrechterhalten (FESANI und PELLEGRINO 1968). Die A. carotis externa und interna treten über die A. facialis, A. maxillaris und A. temporalis superficialis mit der A. ophthalmica in Verbindung (Abb. 84/V—VII). Die A. primitiva otica und A. primitiva olfactoria bilden zuweilen eine Anastomose zwischen der A. carotis externa und interna.

2. Extrakraniale-intrakraniale Kollaterale, wie die A. primitiva trigemina, A. primitiva hypoglossica und A. primitiva otica, sind lediglich als Entwicklungsüberreste anzutreffen. Diese Gefäße anastomosieren intrakranial als extrakraniale Zweige der A. carotis interna mit der A. basilaris.

3. Die intrakranialen Kollateralen gewährleisten die regionäre Durchblutung zwischen den einzelnen

Zweigen der das Gehirn versorgenden Gefäße. Man begegnet ihnen in drei Regionen:

a) unter den großen Basalgefäßen: Circulus arteriosus cerebri, A. cerebri anterior und posterior (Abb. 84/VIII), A. cerebri media und posterior (Abb. 84/IX), A. choroidea anterior und posterior (Abb. 84/X), A. cerebri posterior und A. cerebelli superior (Abb. 84/XI), A. cerebelli superior und A. cerebelli inferior posterior (Abb. 84/XII), zwischen der A. vertebralis und den Aa. spinales (Abb. 84/XIII);

b) unter den perforierenden Zweigen der Stammganglien: die größeren perforierenden Zweige der A. cerebri anterior und media, die perforierenden Zweige der A. choroidea anterior und die Zweige des proximalen Abschnitts der A. cerebri posterior. Die letzteren entstehen an vier Stellen: über dem Hypothalamus, über dem Corpus geniculatum, im Plexus choroideus der seitlichen Kammer und an der Medialfläche des Polus temporalis;

c) piale (meningeale) Arkaden können an der Gehirnoberfläche zustande kommen zwischen der A. cerebri anterior und posterior, A. cerebri media und posterior, A. cerebri posterior und A. cerebelli superior, A. cerebelli superior und A. cerebelli inferior posterior. Zu dieser Gruppe gehören die durch die Meningealarterien zustande kommenden Verbindungen zwischen der A. carotis externa, interna und A. vertebralis (GRISOLI und Mitarbeiter 1969).

Die zerebrale Angiographie

Die zerebrale Angiographie wurde erstmalig von MONIZ (1927) ausgeführt. Er begann seine Versuche an Leichen mittels postmortaler Angiographie. Nach den Hundeversuchen demonstrierte er die Hirngefäße in vivo durch Auffüllung der A. carotis communis. Später (1934) beschrieb er die vier Phasen der Arteriographie. OLIVECRONA (1934) hat das Verfahren von MONIZ vervollkommnet. Die routinemäßige perkutane Karotisangiographie wurde von LOMAN und MYERSON (1936), die perkutane Vertebralisangiographie von TAKAHASHI (1940) eingeführt. BENEDEK und HÜTTL (1938) weisen auf die Vorteile der Stereoangiographien hin. Die Morphologie der Zerebralgefäße ist von ECKER (1951) sowie KRAYENBÜHL und YASARGIL (1965) in Monographien zusammengefaßt worden.

Bei der *postmortalen Angiographie* sieht man den unteren Abschnitt der *A. carotis interna* aus **a.-p. Richtung** (Abb. 95/27, 101/6, 102/2) zu beiden Seiten der Wirbelsäule. Vom Ursprung bis zur Schädelbasis beschreibt das Gefäß eine mehr oder weniger ausgeprägte »S«-Form. Der im Canalis caroticus befindliche Abschnitt liegt in der Projektion der vorderen Felsenbeinspitze. Der Karotissiphon ist aus dieser Richtung nicht zu sehen, weil er orthograd liegt. Aus **seitlicher Richtung** (Abb. 85/I, 96/11, 100/11 und 22, 104/8 und 9, 105/5, 109/6) wird die Arterie vor den vorderen bzw. zum Teil auf den vorderen Wirbelsäulenrand projiziert. Der im Canalis caroticus befindliche Teil ist etwas nach vorn gebogen. Dies tritt laut TARTARINI und Mitarbeitern (1955) hauptsächlich dann ausgeprägt zutage, wenn das Felsenbein stark entwickelt ist. Der Karotissiphon fällt in dieser Projektion auf die Sella turcica. Aus der **axialen Richtung** (Abb. 85/III, 107/5) sehen wir die A. carotis interna in der Projektion der Schädelbasis: sie verläuft vom Ursprung etwas medialwärts. Die »S«-Form des im Felsenbein gelegenen Abschnitts wendet sich etwa in einem Winkel von 70° medialwärts, dann läuft sie an der Seite des Türkensattels wieder in sagittaler Richtung. Der Karotissiphon hat auf diese Weise die Form eines Hirtenstabes, der sich medialwärts krümmend in seine Zweige teilt. Die Form des Siphons ist sehr variabel; schon durch eine ganz geringe Schrägstellung wird sie stark verändert (GERLACH und VIEHWEGER 1955).

Die *A. ophthalmica* sieht man aus **a.-p. Richtung** an der Lateralseite der A. carotis interna in der Halbierungslinie des Abschnitts zwischen der A. cerebri media und dem intrapetrosen Teil der A. carotis interna (RAAD 1964). Das den N. opticus in Ellenbogenform umgehende Gefäß gibt ein charakteristisches Bild. Die anderen Teile und Zweige des Hauptstammes sind nicht identifizierbar. Die A. ophthalmica hat man bei der Angiographie *in vivo* in 89—97% der Normalfälle identifiziert (TARTARINI und Mitarbeiter 1955; KRAYENBÜHL und YASARGIL 1965). Die Darstellung nach dem Subtraktionsverfahren bietet ein vollkommeneres Bild. Aus **seitlicher Richtung** (Abb. 104/10, 105/6) unterscheidet WHEELER (1964) drei Abschnitte: Der erste Abschnitt erstreckt sich vom Ursprung bis zur Abgabe der ersten größeren Zweige, ist im großen und ganzen gerade und fällt unter das Planum sphenoidale. Die unmittelbar am Ursprung vorkommenden Windungen zeigen eine große Variationsbereitschaft. DILENGE und Mitarbeiter (1961) differenzieren an diesem Abschnitt einen prä-, intra- und extrakanalikulären Teil. Der mittlere Abschnitt reicht bis zu der Linie, wo sich die Ziliargefäße in ihre winzigen Zweige verästeln. Der Hauptstamm läuft hier aufwärts, größtenteils parallel mit dem Dach der Orbita. In einem Abstand von etwa 0,8—1,1 cm darunter ist diese Strecke anzutreffen. Die *A. centralis retinae* und *Aa. ciliares* (Abb. 104/11) sind ungeachtet ihres geringen Durchmessers als zahlreiche Parallelstreifen in der Orbitalachse zu erkennen. Die *A. lacrimalis* (Abb.

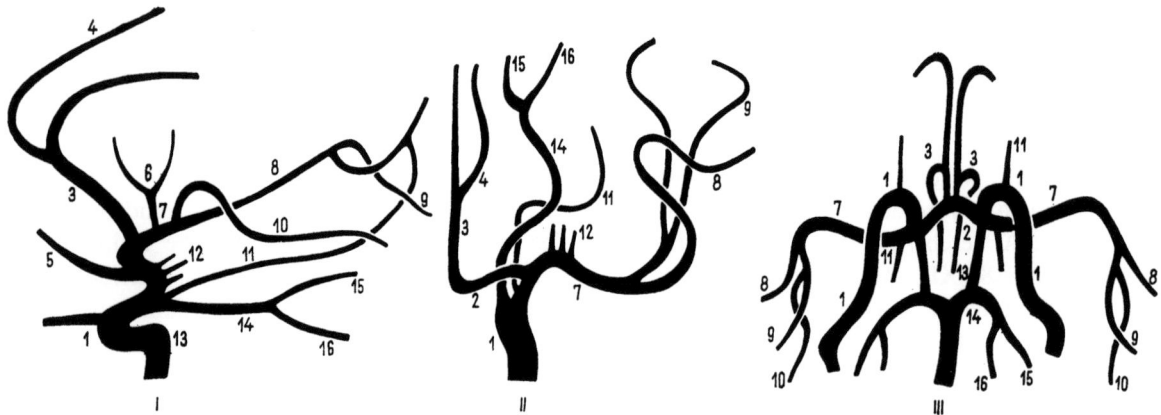

Abb. 85. Die Zweige der A. carotis interna bei der zerebralen Angiographie (aus E. LINDGREN: Cerebral Angiography. In: Handbuch der med. Radiologie, Bd. X/3, Springer Verlag, Berlin—Göttingen—Heidelberg 1964, S. 591—653, modifiziert). *I* Seitlich; *II* halbaxial; *III* axial; *1* A. carotis interna; *2* A. cerebri anterior; *3* A. pericallosa; *4* A. callosomarginalis; *5* R. frontopolaris; *6* R. frontalis ascendens; *7* A. cerebri media; *8* R. parietalis posterior; *9* A. gyri angularis; *10* R. temporalis posterior; *11* A. choroidea anterior; *12* Rr. striati; *13* A. communicans posterior; *14* A. cerebri posterior; *15* R. occipitalis; *16* R. temporalis

104/12) zieht sich am oberen Teil des vorderen Drittels der Augenhöhle gewunden nach vorn. Die *Aa. ethmoidales* (Abb. 104/15 und 16) gehen vom dorsalen Teil des Hauptstammes aus und können in der Projektion der Siebbeinzellen nachgewiesen werden. Der letzte Abschnitt erstreckt sich bis zur Teilung in die Endzweige. Der Hauptstamm zeigt anfangs eine bogenförmige Krümmung. Im weiteren gibt es — der Form der Orbita und Lage des Bulbus entsprechend — große Variationen. Die *A. supraorbitalis* läuft zumeist, vom mittleren Abschnitt ausgehend, über dem dritten Abschnitt längs der oberen Augenhöhlenwand nach vorn. Von den Endzweigen wird die *A. supratrochlearis* (Abb. 104/13) auf das knorplige Nasenseptum bzw. auf das Nasenbein projiziert. Im Bereich der Nasenknochen anastomosiert die *A. dorsalis nasi* mit dem Endzweig der A. maxillaris.

Die *A. choroidea anterior* sieht man aus **a.-p. Richtung** (Abb. 85/11, 101/11, 102/14), von der Medialseite des Karotissiphons ausgehend, bogenförmig lateral- und aufwärts laufen; ihren Anfangsabschnitt kreuzt die A. cerebri anterior, wonach sie, wiederum seitlich einen Bogen bildend, aufwärts gelangt. Der Plexus choroideus kann *postmortal* meistens nicht dargestellt werden, aber bei der Angiographie *in vivo* vermag man ihn in 50—90% der Fälle nachzuweisen (SJÖRGEN 1953; KRAYENBÜHL und YASARGIL 1965). Aus **seitlicher Richtung** (Abb. 85/11, 104/24, 105/21) ist die A. choroidea anterior, zwischen der A. cerebri posterior und media liegend und sich bogenförmig nach hinten und oben windend, wahrnehmbar. Ihr Anfangsabschnitt ist oft »S«-förmig gekrümmt. Wegen der auf sie projizierten Zweige der A. cerebri media kann die Erkennung Schwierigkeiten bereiten. Aus **axialer Richtung** (Abb. 85/11, 107/16) ist der Anfang dieses Gefäßes trotz seiner dünneren Beschaffenheit zu beiden Seiten der A. communicans posterior zu sehen.

Die *A. cerebri anterior* bildet den medialen oberen Schenkel in der charakteristischen »T«-Form der Carotisteilung und wendet sich in der **a.-p. Aufnahme** (Abb. 85/2, 101/7, 102/3) zur Mittellinie. Bei Säuglingen und Kleinkindern scheint ihr Verlauf abwärts eher konkav (SIQUEIRA und AMADOR 1964; PARAICZ 1965). Die postkommunikale Strecke zeigt »S«- bzw. »SS«-Bildung. Aus der **seitlichen Richtung** (Abb. 85/2, 104/17, 105/7, 109/7) kann der horizontale Anfangsabschnitt infolge von Aufeinanderprojektion nicht dargestellt werden. Der zweite Abschnitt läuft, nach vorn einen konvexen Bogen bildend, parallel mit dem kontralateralen Gefäß aufwärts. Diese physiologische Biegung tritt mitunter kaum, in anderen Fällen ausgeprägt in Erscheinung (BONNAL und LEGRÉ 1958). In der **axialen Projektion** (Abb. 85/2, 107/6, 108/7) ist am Anfangsabschnitt eine schwache Konvexität nach vorn zu sehen, sobald das Gefäß medialwärts verläuft. Der zweite Abschnitt zieht sich parallel zur Mittellinie nach vorn.

Die *A. pericallosa* verläuft in der **a.-p. Aufnahme** (Abb. 85/3, 101/8, 102/6) längs der Medialebene aufwärts. Ihre Endzweige divergieren zur Seite und aufwärts. Aus **seitlicher Richtung** (Abb. 85/3, 104/20, 105/8, 109/9) ist der erste Abschnitt nach vorn gebogen und geht dann in Sagittalrichtung über. Zuweilen verläuft sie gerade nach vorn und wendet sich aufwärts. Dieser nach vorn gehende Abschnitt kann konvex werden, falls er nach abwärts geht. HORÁNYI und KÁRPÁTI (1959) fanden, der Bogen der A. pericallosa sei in der seitlichen Aufnahme unter physiologischen Bedingungen 0,8—1,3 cm lang. In der **axialen Pro-**

jektion (Abb. 85/3, 107/9, 108/10) geht der erste Abschnitt nach vorn, während der zweite meist orthograd gelegen ist und der dritte nach hinten geneigt den Circulus arteriosus cerebri etwas seitlich von der Mitte überkreuzt.

Die *A. callosomarginalis* liegt, aus der **a.-p. Richtung** (Abb. 85/4, 101/9) gesehen, etwas seitlich vom vorgenannten Gefäß. Aus **seitlicher Richtung** (Abb. 85/4, 104/19, 105/12, 109/11) geht sie vom Genu corporis callosi steil aufwärts. Ihr Frontalzweig läuft in dieser Richtung weiter und verzweigt sich, während sich der restliche Abschnitt über der A. pericallosa und ungefähr parallel mit dieser nach hinten zieht und in ihre aufwärts gehenden Endzweige teilt. **Axial** (Abb. 85/4, 107/8, 108/9) erscheinen der Anfangsabschnitt des Hauptstammes und die Frontalzweige verkürzt, während der nach hinten und etwas seitlich verlaufende Abschnitt besser beurteilt werden kann.

Der *R. frontopolaris* wird aus **a.-p. Richtung** (Abb. 85/5, 102/4 und 5) kaum, aus der **seitlichen** (Abb. 85/5, 104/18, 105/13, 109/10) und **axialen** (Abb. 85/5, 107/10, 108/11) jedoch vorzüglich sichtbar; man sieht, wie er, längs der Mittellinie verlaufend, die zur Seite gehenden Zweige abgibt.

Die *A. recurrens* vermochte man bislang angiographisch nur einige Male zu beobachten (WESTBERG 1963).

Der Anfangsabschnitt der *A. cerebri media* verläuft in der **a.-p. Aufnahme** (Abb. 85/7, 101/10, 102/9) horizontal zur Seite. Bei der Pars insularis bilden die steil aufwärts gehenden Zweige ein Gefäßknäuel. Im weiteren wenden sich die *Rr. temporales* (Abb. 85/10, 101/14, 102/11) abwärts und seitlich, während man die *A. gyri angularis* (Abb. 85/9, 101/12, 102/13), die *Rr. parietales* (Abb. 101/13, 102/12), den *R. precentralis* und *R. centralis* nicht sicher voneinander zu differenzieren vermag. Ein Nachweis der *Rr. striati* gelingt aus a.-p. Richtung (Abb. 102/10) nur in ⅓ der Fälle. Aus **seitlicher Richtung** geht der Hauptstamm (Abb. 85/7, 104/21, 105/14, 109/12) nach einem nach vorn und etwas aufwärts gerichteten Verlauf nach hinten. Der *R. orbitofrontalis* (Abb. 85/6, 105/15, 109/13) zieht sich nach vorn und aufwärts und zweigt als erster Ast vom Hauptstamm ab. Die *Rr. temporales* (Abb. 85/10, 104/25, 105/17) wenden sich bogenförmig abwärts und laufen dann annähernd parallel zueinander weiter. Der Ausgangspunkt der aszendierenden Gefäßstämme fällt in eine Linie. Verbindet man die Endpunkte dieser Linie (der ersten und letzten Arterie) oben und unten, so bekommt man ein dreieckiges Gebiet, das von SCHLESINGER (1953) sowie WOLLSCHLAEGER und WOLLSCHLAEGER (1964) als »SYLVIUSsches Dreieck« bezeichnet wird. Laut MONIZ (1940) finden wir die Zweige der A. cerebri media in der seitlichen Schädelaufnahme in der Verlängerung der Linie, die den Karotissiphon mit dem Os incisivum verbindet. SCHIEFER und VETTER (1957) fanden bei Kindern einen Verlauf oberhalb dieser Geraden. Letztgenannte Autoren stellen fest, daß der Winkel von 36–44°, gebildet mit einer anderen Hilfslinie und der Geraden, welche die Sella turcica mit der Protuberantia occipitalis interna verbindet, bei Erwachsenen physiologisch ist. CHASE und TAVERAS (1963) teilten über die Lage der Zweige der A. cerebri media mit, diese befänden sich bei Erwachsenen 1 cm, bei Kindern 1,5 cm über der Geraden, welche die 2 cm über dem Processus clinoideus anterior und der Lambdanaht gelegenen Punkte verbindet. Aus **axialer Richtung** wendet sich der Hauptstamm der *A. cerebri media* (Abb. 85/7, 107/11, 108/12) vom Ausgangspunkt in einer nach vorn gebogenen Linie zur Seite. Der *R. orbitofrontalis* (Abb. 107/12) verläuft geradeaus, während die anderen Zweige, ebenso wie in der a.-p. Aufnahme, ein Gefäßknäuel bilden, in dem die aszendierenden und deszendierenden Zweige aufeinanderfallen.

Die *A. vertebralis* sieht man aus **a.-p. Richtung** (Abb. 95/11, 100/23 und 24, 101/21, 103/2) in Form eines medialwärts konvexen Bogens, wenn sie im Sulcus des Atlas die Membrana atlantooccipitalis durchbohrt. Die beiden Gefäße vereinigen sich je nach den anatomischen Varianten nach geradem oder gewundenem Verlauf in der Mittellinie, in der Projektion des Clivus. Aus **seitlicher Richtung** (Abb. 86/I, 96/9, 100/23 und 24, 104/34 und 35, 106/3, 109/18) werden die Gefäße, wenn sie vom Foramen magnum aufwärts laufen, bisweilen aufeinanderprojiziert. Mitunter besteht ein Abstand von 1 cm zwischen Knochen und Gefäß (LINDGREN 1954). Die Stelle ihrer Vereinigung zur A. basilaris läßt sich in dieser Lage nicht genau beurteilen. In der **Axialaufnahme** (Abb. 86/III, 107/26, 108/19) kreuzt die die Membrana atlantooccipitalis durchbohrende A. vertebralis den Rand des Foramen magnum an der Grenze des hinteren und mittleren Drittels. Von hier verlaufen die bilateralen Gefäßstämme in der Projektion des Foramens zueinander. In verschiedenen Teilen der Clivusprojektion vereinigen sie sich zur A. basilaris.

Die Auffüllung des *R. meningeus* vermochten DILENGE und DAVID (1965) bei 25% der Angiographien *in vivo* nachzuweisen. In der Projektion läßt sich sein Verlauf aus **a.-p. Richtung** von der Eintrittsstelle der A. vertebralis in die Schädelhöhle sicher verfolgen. Gelegentlich kann man auch den unter dem Schädelbeinrand verlaufenden Abschnitt beurteilen. Zwischen den bilateralen Aa. vertebrales zieht sich der Ramus steil aufwärts. In der **seitlichen**

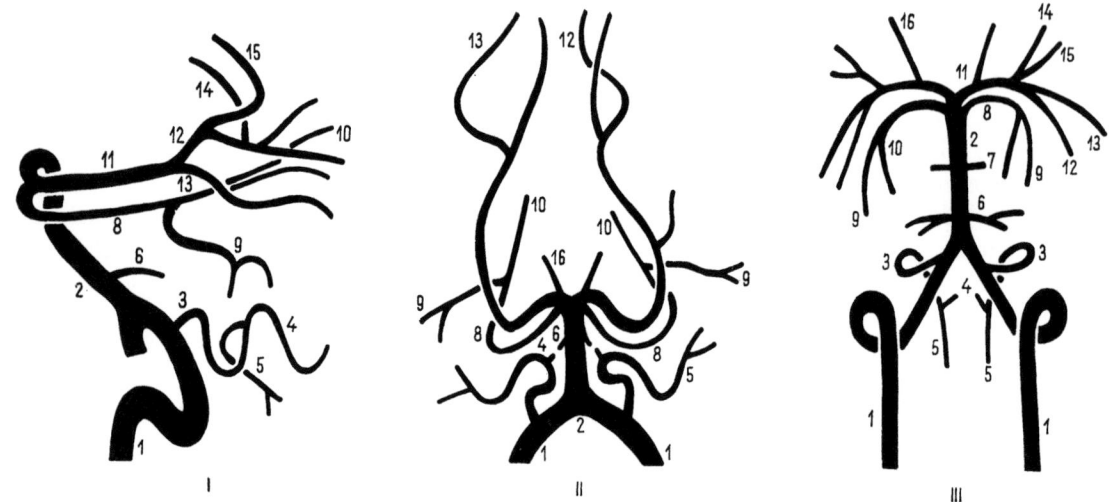

Abb. 86. Die Aa. vertebrales und die Zweige der A. basilaris bei der vertebralen Angiographie (aus E. LINDGREN: Cerebral Angiography. In: Handbuch der med. Radiologie, Bd. X/3, Springer Verlag, Berlin—Göttingen—Heidelberg 1964, S. 591—653, modifiziert). *I* Seitlich; *II* halbaxial; *III* submentovertikal; *1* A. vertebralis; *2* A. basilaris; *3* A. cerebelli inferior posterior; *4* R. medialis; *5* R. lateralis; *6* A. cerebelli inferior anterior; *7* A. labyrinthi; *8* A. cerebelli superior; *9* R. lateralis; *10* R. medialis; *11* A. cerebri posterior; *12* R. occipitalis; *13* R. temporalis; *14* R. choroideus posterior medialis; *15* R. choroideus posterior lateralis; *16* A. communicans posterior

Aufnahme läuft der R. meningeus an der Innenseite des Os occipitale zur Protuberantia occipitalis interna.

Der Verlauf der *Rr. spinales (anterior et posterior)* ist wegen ihrer geringen Größe schwer nachweisbar. SCHECHTER und ZINGESSER (1965) haben die vordere Spinalarterie *in vivo* zu 50% beobachtet. *Postmortal* wird die Identifizierung durch die sie verdeckenden größeren Gefäße häufig erschwert.

An der *A. cerebelli inferior posterior* kann man röntgenologisch den kaudalen vom kranialen Abschnitt unterscheiden. Der *kaudale Teil* umgeht die Medulla oblongata — oft am unteren Tonsillenrand — frontal und medial von der Tonsille. In der **a.-p. Aufnahme** (Abb. 101/22, 103/4) liegt sie an dieser Strecke seitlich von der Medulla. In der **seitlichen Aufnahme** (Abb. 86/3, 104/33, 106/6) wird sie unter das Foramen magnum projiziert. Zuweilen sieht man diesen Abschnitt in der Projektion des Canalis vertebralis. Der obere Abschnitt des kaudalen Teils befindet sich zumeist bereits über dem Foramen. WOLF und Mitarbeiter (1962) bestimmen die Lokalisation der Spitze des *kranialen Teils* auf solche Weise, daß sie das Dorsum sellae mit der Protuberantia occipitalis interna verbindende Linie messen. Die Projektion des kranialen Teils zeigt große Variabilität. Aus **a.-p. Richtung** (Abb. 101/22, 103/4) bildet die Arterie medialwärts einen konvexen Bogen, der 1—2 mm von der Mittellinie liegt. Aus **seitlicher Richtung** (Abb. 104/33, 106/6) beschreibt sie einen nach unten verlaufenden konvexen Bogen.

Die *A. basilaris* erscheint aus **a.-p. Richtung** (Abb. 98/46, 101/20, 103/3) kürzer, als sie in Wirklichkeit ist. Aus **seitlicher Richtung** (Abb. 86/2, 100/25, 104/30, 106/4) liegt sie über dem Clivus. Nicht immer verläuft sie parallel zum Knochen. Aus **axialer Richtung** (Abb. 86/2, 107/25, 108/18) vermag man die Lage des Gefäßes auf dem Clivus im Verhältnis zur Mittellinie am besten zu studieren.

Die *A. labyrinthi* ist meist nur in der **Axialaufnahme** (Abb. 86/7, 107/21, 108/24) zu erkennen, manchmal aber auch in der **a.-p. Aufnahme** (Abb. 101/19) zu sehen. Oft füllt sie sich nicht an.

Die *A. cerebelli inferior anterior* ist in der **a.-p. Aufnahme** kaum (Abb. 101/18), von der **Seite** (Abb. 86/6, 104/32) besser sichtbar. Im **Axialbild** (Abb. 86/6, 107/23, 108/25) kann man sie durch ihren rückwärts und seitlich, dann bogenförmig zur Mitte und nach hinten gehenden Verlauf vom vorgenannten Gefäß differenzieren. *In vivo* füllt sich die Arterie selten an.

Die *A. cerebelli superior* ist ein sich konstant anfüllendes Gefäß, dessen aufwärts konkave Biegung **a.-p.** (Abb. 103/7) und **axial** (Abb. 86/8, 107/22, 108/23) erkennbar ist. Aus **seitlicher Richtung** (Abb. 86/8, 104/31, 106/7) vermag man den Ursprungsort nicht zu sehen. Den Stamm der A. cerebelli superior findet man unter der A. cerebri posterior; er verläuft parallel mit dieser.

Der bilaterale Stamm der *A. cerebri posterior* nimmt aus **a.-p. Richtung** (Abb. 101/15, 103/10) im Falle einer langen A. basilaris »U«-Form, im

Falle einer kurzen »V«-Form an (LINDGREN 1954). Im weiteren wird die A. cerebri posterior gerade, abwärts gebogen oder schwach »S«-förmig, dann läuft sie steil aufwärts. Aus **seitlicher Richtung** (Abb. 85/14, 86/11, 104/27, 105/23, 106/11, 109/20) projiziert sich die A. cerebri posterior im Anfangsteil im Falle einer langen A. basilaris vor diese, im Falle einer kurzen hinter sie. Von der A. communicans posterior kann man die A. cerebri posterior auf Grund ihres Durchmessers differenzieren. In der **Axialaufnahme** (Abb. 85/14, 86/11, 107/18, 108/20) wenden sich die beiden gebogenen Arterien vor der A. cerebelli superior und parallel mit dieser im großen Bogen nach hinten und seitwärts.

Die *Rr. temporales* sind lateral von den Okzipitalzweigen aus **a.-p. Richtung** (Abb. 101/16, 103/11) aufwärts und zur Seite, **axial** (Abb. 86/13, 107/19, 108/21) nach hinten und seitlich laufend anzutreffen. Aus **seitlicher Richtung** (Abb. 86/13, 104/28, 106/15, 109/22) gehen sie kaudal von den Okzipitalzweigen abwärts.

Die *Rr. occipitales* verlaufen in der **a.-p.** (Abb. 103/12) und **Axialaufnahme** (Abb. 86/12, 107/20, 108/22) medial von den vorgenannten aufwärts bzw. nach hinten. Von der **Seite** (Abb. 86/12, 104/29, 106/16, 109/21) entspricht die Projektion der Okzipitalzweige dem Verlauf der Geraden, die den Processus clinoideus anterior mit der Spitze der Sutura lambdoidea verbindet.

Die *Rr. choroidei posteriores laterales et mediales* verlaufen im Angiogramm aus **seitlicher Richtung** (Abb. 86/14 und 15, 106/12 und 13) in einem konkaven Bogen dorsalwärts. **Anterior-posterior** (Abb. 103/13) und **axial** (Abb. 86/14 und 15) sind sie oft nicht nachweisbar.

Vollständig zu beurteilen vermag man den *Circulus arteriosus cerebri* nur in der Axialaufnahme.

Die *A. communicans anterior* zeigt aus **a.-p. Richtung** infolge der Projektionsverhältnisse große Variabilität. Aus **seitlicher Richtung** (Abb. 109/8) ist sie wegen der A. carotis interna und A. cerebri anterior nicht zu sehen. Meist wird sie auf oder hinter den Processus clinoideus anterior projiziert. In der **Axialaufnahme** (Abb. 107/7, 108/8) vermag man den Gefäßstamm, der die beiden Aa. cerebri anteriores verbindet, in ganzer Länge zu beurteilen.

Die *A. communicans posterior* ist aus der **a.-p. Richtung** meist nicht zu sehen. Von der **Seite** (Abb. 104/26, 105/22, 106/10) ist in etwa $^1/_3$ der Fälle eine kleine Erweiterung (Infundibulum) sichtbar. **Axial** (Abb. 107/17, 108/17) läßt sich der von vorn nach hinten etwas zur Mitte gewendete Verlauf der bilateralen Gefäßstämme ganz bis zur A. cerebri posterior verfolgen.

Die Arteria subclavia und ihre Zweige

Die A. subclavia (Abb. 37/20, 38/19, 39/20, 40/12, 44/19, 45/19 und 20, 46/19, 57/12, 58/13 und 14, 59/11, 66/7, 87, 95/7 und 8, 97/7, 120/5) entspringt rechtsseitig vom Tr. brachiocephalicus, linksseitig von der Aorta. Linksseitig ist das Gefäß so lang wie die rechtsseitige A. subclavia und der Tr. brachiocephalicus zusammen. Hier wird es seitlich von der linken Lunge, medial von der A. carotis communis sinistra begrenzt. Es verläuft vom Ausgangspunkt steil aufwärts. Beide Aa. subclaviae umgehen bogenförmig die Cupula pleurae und grenzen hier unten an den Sulcus arteriae subclaviae der 1. Rippe, vorn an den M. scalenus anterior und hinten an den M. scalenus medialis. Hin und wieder verlaufen sie vor dem M. scalenus anterior. Als seltene *Variante* kommt ein Gefäßring vor, der diesen Muskel umgibt (KRAUSE 1880). Im Falle einer Halsrippe verläuft die A. subclavia stets über der obersten Rippe. Sofern die Halsrippe rudimentär ist, liegt sie über dem sich von ihrer Spitze zum Sternum hinziehenden fibrösen Bündel. Die im Hiatus scaleni liegende Arterie wird von der entsprechenden Vene durch den M. scalenus anterior getrennt. Der Plexus brachialis befindet sich teils darüber, teils dahinter. Nach der Skalenusspalte liegt die A. subclavia oberflächlich im Trigonum omoclaviculare und gelangt danach hinter die Klavikula. Von deren unterem Rand an heißt das Gefäß A. axillaris. Die die Cupula pleurae bogenförmig umgehende A. subclavia wird über das Schlüsselbein projiziert; anderswo finden wir sie unter diesem. Die Projektion ihrer Ursprungsstelle fällt auf der rechten Seite auf die Spalte zwischen den Wirbeln Th 2—3, auf der linken Seite auf die Mitte des Wirbels Th 4 oder darüber bis zur Ursprungshöhe. Linksseitig hat die A. subclavia einen Durchmesser von 0,9 (0,6—1,1) cm, rechtsseitig von 0,7—0,8 (0,6—1) cm (ADACHI 1928).

An der A. subclavia unterscheidet man 9 **Zweige**: A. vertebralis, A. thoracica interna, A. thyroidea inferior, A. cervicalis ascendens, A. cervicalis superficialis (falls letztere drei Gefäße gemeinsam entspringen: Tr. thyrocervicalis), A. suprascapularis (oft rechnet auch diese zum obigen Gefäßstamm), A. cervicalis profunda, A. intercostalis suprema (gemeinsam: Tr. costocervicalis) und A. transversa colli.

Varianten. Die A. vertebralis und der Tr. costocervicalis weisen selbständige Ursprungsvarianten auf. Nach Untersuchung der Variationen der übrigen 6 Gefäße hat ADACHI (1928) die folgenden häufigeren Ursprungstypen unterschieden: Mit Ausnahme der A. thoracica interna entspringen die anderen

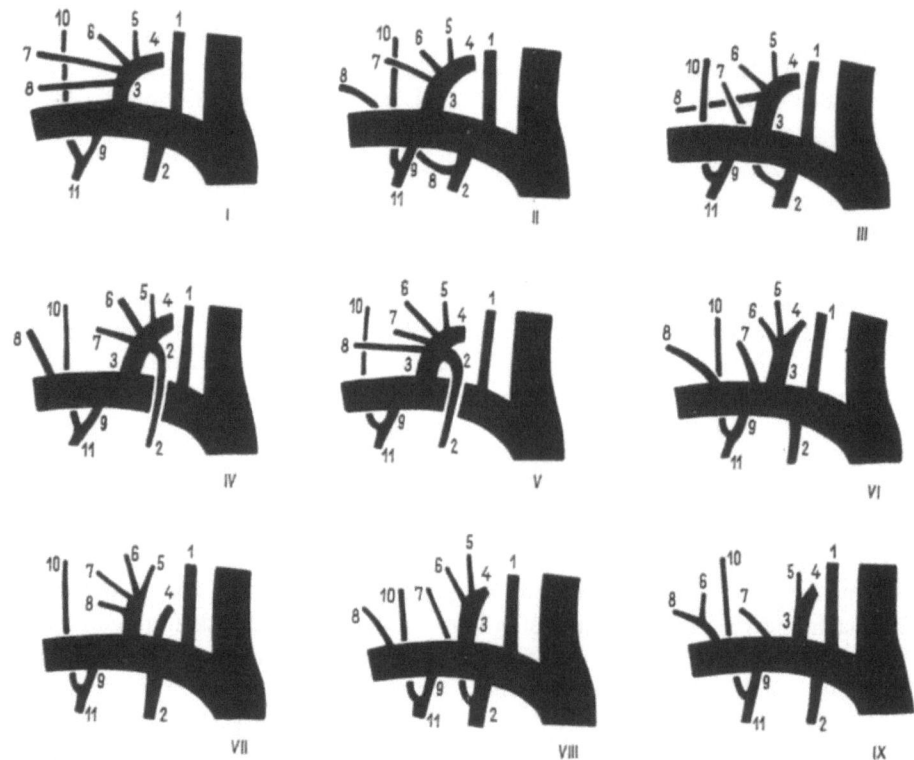

Abb. 87. Varianten der A.-subclavia-Zweige. *I* Normaltyp; *II* A. thoracica interna + A. transversa colli entspringen gemeinsam, die anderen ebenso gemeinsam; *III* A. thoracica interna + A. suprascapularis entspringen ebenso wie die anderen gemeinsam; *IV* A. transversi colli entspringt gesondert, die anderen gemeinsam; *V* sämtliche 6 Gefäße entspringen gemeinsam; *VI* die A. thoracica interna, A. suprascapularis, A. transversa colli entspringen gesondert, die anderen gemeinsam; *VII* die A. thoracica interna und A. thyroidea inferior entspringen gesondert, die anderen gemeinsam; *VIII* die A. transversa colli entspringt gesondert, die A. thoracica interna + A. suprascapularis gemeinsam; *IX* die A. thoracica interna, A. suprascapularis entspringen gesondert, die A. thyroidea inferior + A. cervicalis ascendens sowie die A. transversa colli + A. cervicalis superficialis gemeinsam; *1* A. vertebralis; *2* A. thoracica interna; *3* Tr. thyrocervicalis; *4* A. thyroidea inferior; *5* A. cervicalis ascendens; *6* A. cervicalis superficialis; *7* A. suprascapularis; *8* A. transversa colli; *9* Tr. costocervicalis; *10* A. cervicalis profunda; *11* A. intercostalis suprema

Gefäße gemeinsam (45,5%; Abb. 87/I). Die A. thoracica interna und A. transversa colli bilden den einen, die übrigen Gefäße den anderen Gefäßstamm (19%; Abb. 87/II). Die A. thoracica interna und A. suprascapularis bilden einen gemeinsamen, die anderen Gefäße gleichfalls einen Stamm (8,3%; Abb. 87/III). Außer der A. transversa colli entspringen die anderen Gefäße gemeinsam (4,1%; Abb. 87/IV). Sämtliche 6 Gefäße entspringen gemeinsam (3,3%; Abb. 87/V). Die A. thoracica interna, A. suprascapularis und A. transversa colli entspringen jeweils für sich, die übrigen gemeinsam (3,3%; Abb. 87/VI). Die A. thoracica interna und A. thyroidea inferior entspringen selbständig, die anderen gemeinsam (3,3%; Abb. 87/VII). Die A. thoracica interna +A. suprascapularis, fernerhin die A. thyroidea inferior + A. cervicalis ascendens + A. cervicalis superficialis bilden jeweils einen gemeinsamen Stamm, während die A. transversa colli gesondert entspringt (2,5%; Abb. 87/VIII). Die A. thyroidea inferior + A. cervicalis ascendens sowie die A. transversa colli + A. cervicalis superficialis bilden einen gemeinsamen Stamm, die anderen beiden Gefäße sind selbständig (1,1%; Abb. 87/IX). Diese 9 Variationen machten 90% von 121 Fällen aus. In den restlichen Fällen handelte es sich um individuelle Möglichkeiten.

ADACHI (1928) ermittelte die Ausgangsstelle der **A. vertebralis** (Abb. 44/20, 45/23 und 24, 46/22, 57/13, 59/12, 88, 95/11, 96/9, 97/8 und 35, 100/23 und 24, 101/21, 103/2, 104/34 und 35, 106/3, 107/26, 108/19, 109/18) rechtsseitig in 2,5 (1,4—3,6) cm, linksseitig in 3,5 (1,6—5) cm Abstand vom Anfang der A. subclavia. Sofern sie in den vom Foramen transversarium 5 bzw. 4 gebildeten Kanal eintritt, entspringt sie zuweilen auch proximaler.

RABISCHONG und Mitarbeiter (1962) unterscheiden je nach dem Ursprungsort drei A.-vertebralis-Typen: Entweder geht sie von der Grenze des vertikalen und horizontalen Abschnitts oder vom horizontalen Abschnitt bzw. vom vertikalen Teil der A. subclavia aus.

Ursprungsvarianten: Normaltyp (94,6%; Abb. 88/I; ADACHI 1928). Das Gefäß entspringt mit zwei Wurzeln von der A. subclavia (Abb. 88/II; MULTANOVSKY 1928; OBLORCA 1940). Die Arterie entspringt mit einer Wurzel der A. subclavia und mit der anderen der Aorta (Abb. 88/III; DURET 1874; LANGE 1939); dem Arcus aortae; kommt linksseitig häufig vor (Abb. 88/IV; DURET 1874; ADACHI 1928); der A. carotis communis (Abb. 88/V; SUZUKI 1894; RAUBER–KOPSCH 1951); der A. carotis interna (Abb. 88/VI; BATUJEFF 1889); mit akzessorischen Wurzeln der A. thyroidea inferior (Abb. 88/VII; KILLIAN, zit. KRAYENBÜHL und YASARGIL 1965); der A. cervicalis superficialis (Abb. 88/VIII; HIRTEL, zit. KRAYENBÜHL und YASARGIL 1965).

Die A. vertebralis entspringt unter normalen Umständen immer proximaler als die A. thoracica interna und fast immer proximaler als der Tr. thyrocervicalis. Nach dem Ursprung verläuft die A. vertebralis hinter dem M. scalenus anterior aufwärts und tritt dann durch das eine Foramen transversarium in den von den Gefäßen gebildeten Kanal ein, bei dem es sich zu 90% um die dem 6., seltener um die dem 4., 5. oder 7. Halswirbel entsprechende Öffnung handelt. Bei denjenigen Individuen, bei denen der Ursprung atypisch erfolgt, ist auch hierbei in höherem Prozentsatz eine Abweichung vorzufinden. In dem von den Foramina transversaria gebildeten Kanal geht das Gefäß gerade aufwärts. KRAYENBÜHL und YASARGIL (1965) beobachteten in einem Fall Schlingenbildung in Höhe von C 3. Nach Durchtritt durch die Öffnung am Wirbel C 2 wendet sich das Gefäß nach hinten und lateralwärts (I. Biegung). Bogenförmig gelangt es in das Foramen transversarium des Atlas (II. Biegung), wendet sich dann an die Dorsalseite der Massa lateralis atlantis und legt sich hier in den Sulcus arteriae vertebralis hinein (III. Biegung). Sich medialwärts windend, durchbohrt die Arterie die Membrana atlantooccipitalis und die Dura mater, erreicht das Foramen magnum (IV. Biegung) und gelangt so in die Schädelhöhle. Die mehrmalige Schlingenbildung erfolgt derart individuell, daß es schwer fällt, die regelrechte Form zu differenzieren (Abb. 89). KRAYENBÜHL und YASARGIL teilen die unterschiedlich gebildeten Biegungen in vier Gruppen ein: geringe Windungen (5%);

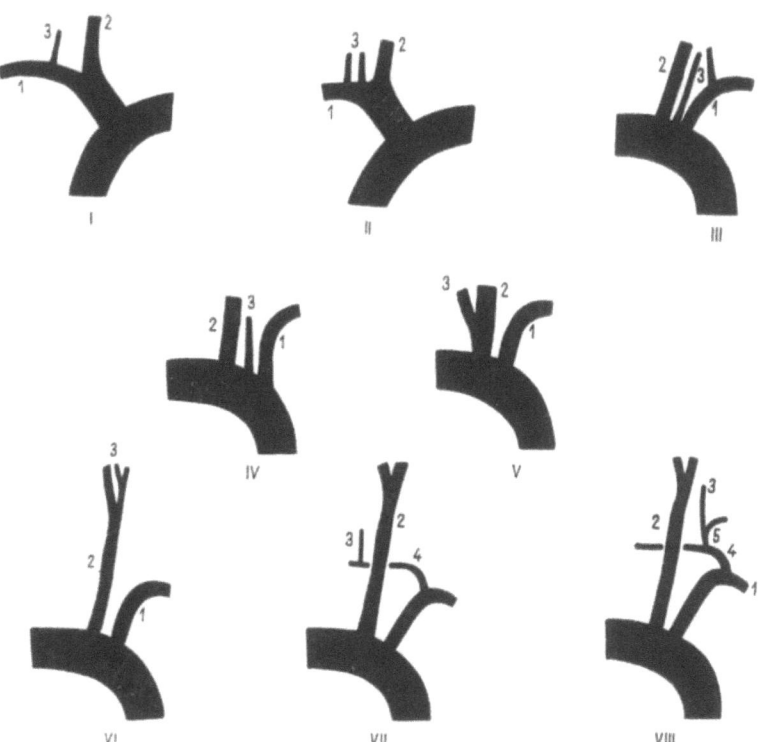

Abb. 88. Ursprungsvarianten der A. vertebralis. *I* Normaltyp; *II* Verdopplung; *III* vom doppelten Gefäß stammt das eine von der Aorta; *IV* vom Arcus aortae; *V* von der A. carotis communis; *VI* von der A. carotis interna; *VII* von der A. thyroidea inferior; *VIII* von der A. cervicalis superficialis; *1* A. subclavia; *2* A. carotis communis; *3* A. vertebralis; *4* A. thyroidea inferior; *5* A. cervicalis superficialis

Schlingenbildung nur um die Axis (8%); große Biegung am Atlas, dann eine große Schlinge und eine kleine Schlinge an der Axis (40%); durchweg große Biegungen und Schlingen (47%).

An der A. vertebralis unterscheiden wir drei Abschnitte: Vom Ausgangspunkt bis zum Foramen transversarium des Atlas reicht der erste Abschnitt (Pars cervicalis), bis zur Membrana atlantooccipitalis die zweite Strecke (Pars suboccipitalis), während der letzte Abschnitt innerhalb des Schädels liegt (Pars intracranialis).

Die *Pars cervicalis* befindet sich normalerweise hinter der A. thyroidea inferior bzw. vor ihr, wenn die Arterie in das Foramen des 4. Halswirbels eintritt. Sehr selten entspringt die A. thyroidea inferior von der A. vertebralis (QUAIN 1884). Der Ductus thoracicus liegt vor der A. vertebralis, falls das Gefäß in das 4. Foramen eintritt, aber auch hinter ihr (ADACHI 1928). Bei der Betrachtung der zervikalen Wirbelsäule vermag man gewisse Schlüsse auf die anatomische Konfiguration des Gefäßes zu ziehen. Falls sich das Tuberculum anterius des Processus transversus am 5. Wirbel stark vorwölbt, tritt die A. vertebralis häufig in das Foramen des 4.—5. Halswirbels ein. Im Falle einer rudimentären 1. Rippe oder Halsrippe ist oft ein anomaler Ursprung wahrnehmbar. Wenn

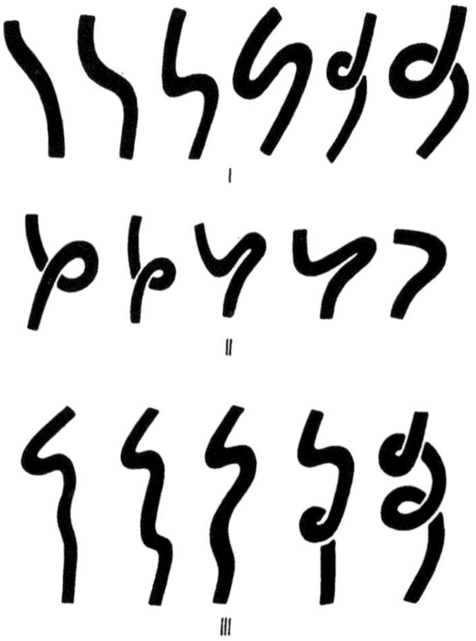

Abb. 89. Schlingenbildungsvarianten der Pars suboccipitalis der A. vertebralis (aus H. KRAYENBÜHL, M. G. YASARGIL: Die vaskulären Erkrankungen im Gebiet der Arteria vertebralis und Arteria basilaris. G. Thieme Verlag, Stuttgart 1957). *I* Axisschlinge; *II* Schlinge um den Atlas; *III* Varianten der Schlinge zwischen Axis und Atlas

die A. vertebralis vom Aortenbogen entspringt, so geht von der A. subclavia häufig ein überzähliges Gefäß aus, das nach dem Eintritt in das Foramen meist rudimentär wird (ADACHI 1928). Bisweilen kommt zwischen dem vollentwickelten und dem rudimentären Gefäß eine Anastomose zustande (KEMMETMÜLLER 1911). Sofern der Eintritt in das Foramen atypisch erfolgt, nimmt die Häufigkeit einer linksseitig stärkeren Arterie zu. Die vom Aortenbogen entspringende linke A. vertebralis ist immer schwächer als die normal ausgehende rechte (ADACHI 1928). Die mit dem Altern verknüpften Rückgratprozesse können zu Windungen und nicht fixierten Stenosen am Gefäß führen, die bis zu einer gewissen Grenze als physiologisch anzusehen sind (HARZER und TÖNDURY 1966). Der Durchmesser der A. vertebralis beträgt linksseitig 4,7 (3,7—7,2) mm, rechtsseitig 4,6 (3,1—6,5) mm (BROWN und TATLOW 1963).

Der zweite Abschnitt, die *Pars suboccipitalis* ist im Trigonum suboccipitale anzutreffen. Muskeln und Bindegewebe bedecken die Arterie. Der dorsale Atlasbogen bildet mit der Membrana atlantooccipitalis posterior einen knöchern-fibrösen Kanal. Diesen Abschnitt umgibt das Geflecht der V. vertebralis, ihn begleitet der N. vertebralis (vom Ganglion cervicothoracicum; ZOLNAI 1960). Am Abschnitt zwischen Atlas und Okziput gibt das Gefäß oft einen Muskelzweig ab, der mit der A. occipitalis anastomosiert (NIERLING und Mitarbeiter 1966). In etwa 10% der Fälle überbrückt eine Knochenbrücke den Sulcus arteriae vertebralis (KIMMERLE 1930; KRAYENBÜHL und YASARGIL 1965). Wenn das Foramen transversarium des Atlas fehlt, so windet sich die A. vertebralis unter dem Atlasbogen in den Wirbelkanal (RICKENBACHER 1964).

Den *Pars intracranialis* der A. vertebralis haben wir bei der Blutversorgung des Gehirns besprochen.

Die **A. thoracica interna** (Abb. 17/9, 44/21, 46/20, 57/14, 95/21) geht zumeist selbständig von der Unterseite der A. subclavia aus. In 6—20% der Fälle entspringt sie zusammen mit anderen Gefäßen (QUAIN 1884; PELLEGRINI 1904), am häufigsten mit dem Tr. thyrocervicalis, seltener mit der A. suprascapularis oder A. thyroidea ima. Eine *Variante,* im Ursprung kann mit dem Tr. brachiocephalicus, dem Aortenbogen und der A. axillaris zustande kommen (RAUBER—KOPSCH 1951). Mitunter ist sie unilateral doppelt vorhanden (PONTES 1963). Nach dem Ursprung verläuft die A. thoracica interna nach vorn und abwärts, bis sie nach kurzem Verlauf hinter die 1. Rippe und die Klavikula gelangt. Von hier ab verläuft sie zwischen den Rippenknorpeln und der Pleura costalis etwa 1,5 cm vom Sternalrand abwärts. In Höhe des 6. Interkostalraums teilt sie sich in die beiden Endzweige. Die Arterie versorgt die Vorderwand des Thorax und Bauches und gibt Zweige an das Diaphragma und Perikard ab. Ihre *Zweige* sind folgende:

Die *A. pericardiacophrenica* (Abb. 44/22, 45/25) ist ein in Begleitung des N. phrenicus verlaufendes, schmales, langes Gefäß, das zum Diaphragma geht und dort mit den Zwerchfellgefäßen in Verbindung tritt.

Bei den *Rr. mediastinales* handelt es sich um winzige Zweige, die zur Thymusdrüse, zum mediastinalen Bindegewebe, zur Muskulatur und den Lymphknoten, eventuell zu den Bronchien gehen.

Rr. intercostales anteriores entspringen mit gemeinsamem Stamm im 5.—6. Interkostalraum, verlaufen anfangs subpleural, dann zwischen den Interkostalmuskeln seitlich, nahe den Rippenrändern und anastomosieren mit den Aa. intercostales posteriores.

Die *Rr. perforantes* verteilen sich im 1.—6. Interkostalraum an der Seite des Sternums in der Muskulatur, Haut und Mamma.

Die *A. musculophrenica* stellt den lateralen Endzweig dar, der das Diaphragma in Höhe der 7.—8. Rippe durchbohrt und sich in seine Endzweige teilt.

Die *A. epigastrica superior,* der mediale Endzweig, gelangt zwischen der Pars sternalis und Pars costalis des Diaphragmas in die das Bauchfell bildende Rektusscheide. Sie tritt mit der A. epigastrica inferior in Verbindung.

Der selten vorkommende *R. costalis lateralis* ist eine Variante, die an der Seitenwand des Thorax verläuft und den 2.—4. Interkostalraum versorgt.

Die **A. thyroidea inferior** (Abb. 66/8, 95/14) geht entweder vom Tr. thyrocervicalis (88,5%; 44/23, 46/23, 95/13, 97/9), von der A. subclavia (4,5%), der A. vertebralis (0,8%) aus oder fehlt (6,2%; ADACHI 1928) bzw. kann auch von der A. carotis communis oder vom Arcus aortae (RAUBER—KOPSCH 1951) entspringen. Fehlt sie, so kann sie durch die A. thyroidea ima, A. thyroidea superior oder durch das kontralaterale Gefäß ersetzt werden. Der Ursprung von der A. subclavia erfolgt meist distal von der A. vertebralis. Mit aufwärts konvexem Bogen verläuft das Gefäß vor dem M. scalenus anterior medialwärts. An dieser Stelle liegt die Arterie vor der A. vertebralis. Bei anomalem Ursprung der A. vertebralis kann die A. thyroidea inferior auch hinter der ersteren verlaufen (YAZUTA, zit. RAUBER—KOPSCH 1951). Sie befindet sich hinter dem Tr. sympathicus, selten aber auch vor diesem. Den N. laryngeus inferior umgeben ihre Zweige. Hinter der A. carotis communis gelangt sie zum unteren Schilddrüsenpol, wo sie sich in ihre Zweige teilt. Die Lokalisation vor der A. carotis communis kommt sehr selten vor (JENNY 1910).

Die A. thyroidea inferior gibt *Zweige* zur Schilddrüse *(Rr. glandulares)*, zum Rachen *(Rr. pharyngei)*, zum Ösophagus *(Rr. esophagei)*, zur Trachea *(Rr. tracheales;* Abb. 95/16) und zum Kehlkopf *(A. laryngea inferior;* Abb. 95/15) ab. Letzteres Gefäß geht meist von einem zu einer Drüse laufenden Zweig aus und verläuft an der Rückfläche der Schilddrüse sowie an der Seite der Trachea aufwärts und anastomosiert mit der A. laryngea superior. Die Rr. glandulares weisen noch zwei Zweige auf: einer anastomosiert am Isthmus mit dem kontralateralen Zweig, der andere tritt mit den hinteren Zweigen der A. thyroidea superior in Verbindung (MOREAU 1965).

Die **A. cervicalis ascendens** (Abb. 46/24, 95/17, 97/10) geht meistens mit der A. thyroidea inferior (Tr. thyrocervicalis) von der A. subclavia aus. Ganz selten stammt sie von der A. cervicalis superficialis, A. suprascapularis bzw. A. subclavia. Mitunter fehlt sie (ADACHI 1928). Längs des N. phrenicus läuft sie in kranialer Richtung.

Ihre *Zweige* gelangen über das 4.—6. Foramen intervertebrale in den Wirbelkanal *(Rr. spinales;* Abb. 95/18). Ihre Muskelzweige treten in Höhe des Wirbels C 5 mit der A. cervicalis profunda in Verbindung (RAUBER—KOPSCH 1951).

Die **A. cervicalis superficialis** (Abb. 95/19, 97/11) geht niemals direkt von der A. subclavia aus. Sie kann vom Tr. thyrocervicalis, von der A. transversa colli oder A. cervicalis ascendens gemeinsam mit diesen Gefäßen entspringen (BEAN 1905) und zieht sich oberflächlich aufwärts unter den M. trapezius.

Die **A. suprascapularis** (Abb. 95/20, 97/12) kann sowohl vom Tr. thyrocervicalis wie von der A. subclavia, A. thoracica interna bzw. A. transversa colli entspringen. Über dem Plexus brachialis oder selten zwischen dessen Zweigen verlaufend, gelangt sie, die A. subclavia kreuzend, über dem Ligamentum transversum scapulae in die Fossa supraspinata. Dem Collum scapulae folgend, tritt sie in die Fossa infraspinata ein, wo sie auf dem Knochen liegt. Mit der A. circumflexa scapulae tritt sie in Verbindung. Ihr *R. acromialis* nimmt, sich am Akromion teilend, an der Bildung des Rete acromiale teil.

Die **A. cervicalis profunda** (Abb. 95/24) bildet in etwa 80—90% der Fälle einen gemeinsamen Stamm mit der A. intercostalis suprema (Tr. costocervicalis; Abb. 44/24, 95/22). Bisweilen geht sie von der A. vertebralis (KRAYENBÜHL und YASARGIL 1965), A. transversa colli oder A. suprascapularis aus (RAUBER—KOPSCH 1951) oder fehlt ganz. Nach dem Ursprung verläuft die A. cervicalis profunda zwischen dem Processus transversus des Wirbels C 7 und der 1. Rippe in Richtung des Wirbels C 2. Zum Rückgrat *(Rr. spinales)* und zu den tiefliegenden Halsmuskeln *(Rr. dorsales)* gibt sie Zweige ab.

Die **A. intercostalis suprema** (Abb. 44/25, 95/23) entspringt gewöhnlich gemeinsam mit der A. cervicalis profunda (Tr. costocervicalis). Selten stammt sie von der A. vertebralis oder vom Tr. thyrocervicalis (KRAYENBÜHL und YASARGIL 1957). Ihr Fehlen hat ADACHI (1928) in 0,3% der Fälle beobachtet. Sich abwärts windend, nimmt sie an der Blutversorgung der beiden oberen Interkosträume teil. Zum Wirbelkanal entsendet sie ebenfalls einen Muskelzweig.

Die **A. transversa colli** (Abb. 44/26, 45/26, 46/21, 95/25, 97/13) entspringt zuweilen lateral vom M. scalenus anterior; in diesem Fall stellt sie einen direkten Zweig der A. subclavia oder selten des Tr. costocervicalis dar und verläuft zwischen den Stämmen des Plexus brachialis. Sofern die Arterie medial vom M. scalenus anterior ausgeht, bildet sie einen Zweig des Tr. thyrocervicalis. Bisweilen ist sie doppelt vorhanden. Zwischen der A. suprascapularis und A. cervicalis superficialis geht sie tief im Trigonum omoclaviculare zum Angulus medialis scapulae und teilt sich hier in zwei Äste. Der *R. ascendens* geht zwischen den tiefliegenden Halsmuskeln aufwärts, der *R. descendens* längs des Margo vertebralis scapulae zwischen den Rückenmuskeln abwärts.

Angiographie der Arteria subclavia und ihrer Zweige

Der angiographischen Untersuchung der A. subclavia kommt seit Einführung der vertebralen Angiographien klinische Bedeutung zu (TAKAHASHI 1940). Später erforderte das Studium der Schilddrüsendurchblutung die Beobachtung des Tr. thyrocervicalis und seiner Anastomosen (DJINDJIAN und Mitarbeiter 1964). In jüngster Zeit hat man sich auch um die Untersuchung der A. thoracica interna bemüht (FELDMAN und Mitarbeiter 1967). Die röntgenologische Bedeutung des Hauptstammes der A. subclavia hat sich hauptsächlich im Zusammenhang mit den Varianten der Zweige des Aortenbogens gezeigt (s. dort).

Bei der *postmortalen Angiographie* befindet sich in der **a.-p. Aufnahme** (Abb. 44, 57, 59, 95) die Projektion des Ursprungs der *A. subclavia* (Abb. 44/19, 57/12, 59/11, 95/7 und 8) rechtsseitig in Höhe der Spalte zwischen den Wirbeln Th 2—3, linksseitig in Höhe von Th 5—6. Die rechte Arterie wendet sich vom Ausgangspunkt bogenförmig hinter die Klavikula. Ihre Projektion reicht kaum über den oberen Schlüsselbeinrand hinaus. Die linke A. subclavia geht an der linken Seite der A. carotis sinistra und mit dieser parallel steil aufwärts. Am unteren Rand der Sternoklavikulargelenkspalte beginnt sie, sich nach links zu wenden. Der weitere Verlauf stimmt mit dem der kontralateralen Arterie überein. Die *A. vertebralis* (Abb. 44/20, 57/13, 59/12, 95/11) verläuft vom Ursprung bis zum Eintritt in das Foramen transversarium der Halswirbel medialwärts und aufwärts. Bei Erwachsenen zeigt dieser Abschnitt gewöhnlich eine schwache »S«-Form, bei Kindern eine Bogenform (RADNER 1955). Die in das Foramen transversarium gelangte Arterie geht zumeist gerade aufwärts, dann wendet sich der subokzipitale Abschnitt im rechten Winkel zur Seite (I. Biegung) und dann kranialwärts (II. Biegung). Anschließend verläuft die Arterie in einem Bogen wieder medialwärts (III. Biegung). Die Projektion dieses Bogens hängt in hohem Maße von der Hauptstrahlrichtung ab. Die IV. Biegung zeigt einen nach unten konvexen Bogen, danach gelangt das Gefäß in den Wirbelkanal. Der Anfang der A. vertebralis kreuzt die Projektion der A. carotis communis. Etwa in Höhe von Th 1 zieht sich zwischen ihnen quer die A. thyroidea inferior entlang. Im weiteren findet man die A. vertebralis medial von der A. carotis communis, dann von der A. carotis interna. Hier kreuzen die Zweige der A. thyroidea superior und A. lingualis ihren Verlauf. Die II. und III. Biegung des subokzipitalen Abschnitts oder dessen oberen und unteren horizontalen Teil findet man in der Projektion der A. carotis interna. Die *A. thoracica interna* (Abb. 44/21, 57/14, 95/21) verläuft, von der Unterseite der A. subclavia ausgehend, parallel zum Sternalrand steil abwärts und teilt sich unterdes in ihre Zweige. Der kurze Stamm des *Tr. thyrocervicalis* (Abb. 44/23, 95/13) geht gegenüber der vorigen Arterie parallel zur A. carotis communis und verzweigt sich dann. Die *A. thyroidea inferior* (Abb. 95/14) wendet sich mit bogenförmigem Verlauf zwischen der A. carotis communis und A. vertebralis medialwärts und dann abwärts. Ihre Endzweige gehen wieder aufwärts, so daß ihr Verlauf einem liegenden »S« entspricht. Der steil aufsteigende Hauptstamm der *A. cervicalis ascendens* (Abb. 95/17) läuft parallel zu den großen Halsgefäßen. Mitunter kann ihr oberer Abschnitt von diesen nicht differenziert werden. Die variable Lage der *A. cervicalis superficialis* (Abb. 95/19) in den Halsweichteilen läßt sich manchmal schwer bestimmen, weil ihr Ausgangspunkt oft hinter der A. carotis communis liegt. An ihrem Ursprung kreuzt die *A. suprascapularis* (Abb. 95/20) die A. subclavia und wendet sich zur Fossa supraspinata. In ihrem Verlauf umgeht sie das Collum scapulae; dies ist in der auf die Schulter zentrierten Aufnahme gegebenenfalls wahrnehmbar. Die *A. cervicalis profunda* (Abb. 95/24) kreuzt, falls sie vom Tr. costocervicalis ausgeht, die A. subclavia und läuft in Richtung auf den Wirbel C 2. Sie befindet sich lateraler als die A. cervicalis ascendens. Die Teilung der *A. intercostalis suprema* (Abb. 44/25, 95/23) läßt sich in den Interkostalräumen wegen der sie verdeckenden größeren Gefäße bisweilen nicht genau beurteilen. Der Anfangsabschnitt der *A. transversa colli* (Abb. 44/26, 95/25) läuft gewunden nach hinten und liegt daher größtenteils orthograd. Der aufsteigende Zweig der Arterie verläuft entlang der großen Gefäße, der absteigende am Medialrand der Scapula.

Aus **seitlicher Richtung** (Abb. 45, 58) befindet sich der aufsteigende Abschnitt der linken *A. subclavia* (Abb. 45/19, 58/14) als letzter Zweig des Aortenbogens, abgesondert von den anderen beiden großen Gefäßen. Der Abschnitt hinter dem Schlüsselbein ist auf beiden Seiten etwas nach hinten gebogen. Von großem Einfluß auf das Projektionsbild ist die richtige Haltung des Oberarms. Der zervikale Abschnitt der *A. vertebralis* (Abb. 45/23) liegt in der Projektion des Processus transversus der Wirbel erst hinter der A. carotis communis, dann hinter der A. carotis interna. Der Verlauf der Arterie paßt sich den physiologischen Wirbelsäulenbiegungen an. Der subokzipitale Abschnitt geht nach der I. Biegung nach hinten, nach der II. Biegung wieder aufwärts. Hiernach wendet sich das Gefäß nach hinten (III. Biegung). Die IV. Biegung wird je nach der Projektion in die III. oder über sie projiziert. Der in dem Wirbelkanal verlaufende Gefäßabschnitt geht steil aufwärts und nach vorn. Von der Seite vermag man die Anastomosen zwischen der A. vertebralis und A. carotis externa am besten zu beurteilen (NIERLING und Mitarbeiter 1966). Die sich vom Ursprung nach vorn wendende *A. thoracica interna* gelangt hinter das Brustbein, zu dem sie weiterhin parallel verläuft. Die *A. pericardiacophrenica* (Abb. 45/25) zieht sich mit langem, schrägem Verlauf von oben nach unten und vorn zum Perikard. Schräg kreuzt sie die A. subclavia sinistra, den Tr. brachiocephalicus, die A. carotis communis sinistra sowie den Vorderteil des Arcus aortae und eventuell die Aorta ascendens. Im Hinblick auf die Zusammenprojektion der beiden Seiten lassen sich die Zweige der A. subclavia am zervikalen Abschnitt nicht voneinander abgrenzen. Der *R. descendens* der *A. transversa colli* (Abb. 45/26) ist in der Thoraxaufnahme im Bereich der oberen Rückenwirbel als ein schräg nach hinten und abwärts gehender Gefäßstamm zu sehen.

Bei den aus **Schrägstellungen** gemachten Aufnahmen (Abb. 46, 97) wendet man anläßlich der Thoraxuntersuchung zum Nachweis des Hauptstammes der *A. subclavia sinistra* am besten die II. Schrägstellung (Abb. 46/19), zur Darstellung der *A. subclavia dextra* die I. Schrägstellung an. Hierbei liegt die A. subclavia auf der entsprechenden Seite parallel zur Filmebene, so daß ihr ganzer Verlauf und der mehr verborgene Ursprung der A. vertebralis genau studiert werden können. Der *zervikale Abschnitt der A. vertebralis* (Abb. 46/22, 97/8 und 35) liegt hinter der A. carotis communis. Zwischen der A. subclavia und A. vertebralis kann man die gewundene *A. thyroidea inferior*, die aszendierende *A. cervicalis ascendens* (Abb. 46/24, 97/10) und gegebenenfalls den Verlauf der *A. cervicalis superficialis* (Abb. 97/11) beobachten. Die übrigen kleineren Zweige lassen sich in dieser Projektion nicht nachweisen. Der *subokzipitale Abschnitt der A. vertebralis* (Abb. 97/8 und 35) breitet sich in der II. Schrägstellung linksseitig nach vorn, oben und hinten aus, während der kontralaterale Abschnitt steil nach hinten und oben aufsteigt. In der I. Schrägstellung verhält es sich umgekehrt.

In der **axialen Schädelbasisaufnahme** (Abb. 107) wendet sich die *A. vertebralis* (Abb. 107/26) nach der I. Biegung zur Seite. In dieser Projektion sieht man die Lage der Biegungen im Verhältnis zum Atlas sehr gut. Nach der II. Biegung läuft der Gefäßstamm nach hinten und dann medialwärts (III. Biegung). Der Bogen der IV. Biegung kreuzt die Pars cervicalis, und so gelangt das Gefäß in den Wirbelkanal.

DIE VENA JUGULARIS INTERNA UND IHR SAMMELBEREICH

Die Hals- und Kopfvenen stehen miteinander in Verbindung, um den venösen Abfluß vom Gehirn entsprechend zu sichern. Ungeachtet der individuellen Verschiedenheit in den Beziehungen der intra- und extrazerebralen Venen zeigen diese doch im großen und ganzen die gleiche Anordnung. Gleichzeitig aber sind die Verbindungen des Halses und des Schultergürtels mit den intrathorakalen Venen variabler. Klinisch spielt das Kollateralnetz hier eine erheblich untergeordnete Rolle, weil die Halsorgane auf eine Blutversorgungsstörung weniger empfindlich reagieren als das Nervengewebe.

Die Gehirnvenen verlaufen unabhängig von den Arterien. Aus der Gehirnsubstanz heraustretend, bilden ihre feinen Zweige piale Plexus. Von diesen gehen die größeren Venenstämme aus, die in Sinus münden, welche mit Endothel ausgekleidet sind, das aus Duraduplikaturen besteht. Hauptableitungsgefäß der Sinus ist die V. jugularis interna, die imstande ist, sowohl die eigene wie die kontralaterale Blutmenge aufzunehmen (WOODHALL 1939). Es gibt sehr viele Varianten, die sich indessen schwerer als bei den Arterien nachweisen lassen; hiermit haben sich bisher nur wenige Autoren befaßt (JOHANSON 1954; LINDGREN 1954; DILENGE 1962; WOLF und Mitarbeiter 1963, 1964; DE DOMINICIS und Mitarbeiter 1964; KRAYENBÜHL und YASARGIL 1965). Die Gehirnvenen teilt man topographisch und vom Gesichtspunkt der Kontrastauffüllung in äußere und innere, die Sinus in obere und untere Gruppen ein. Im Hinblick auf die zwischen ihnen vorhandenen Verbindungen sowie auf ihre Beziehungen zu den extrakranialen Venen bilden die Kopf- und Halsvenen eine enge funktionelle Einheit. Die Gehirnvenen enthalten keine angiographisch nachgewiesenen Klappen (KRAYENBÜHL und YASARGIL 1965). Nach den Ergebnissen anatomischer Untersuchungen aber ist an der Einmündung sämtlicher Gehirnvenen in einen Sinus eine einzige, aber kräftige bindegewebige Klappe anzutreffen (KISS 1957).

Die Vena jugularis interna und ihr extrazerebraler Sammelbereich

Die V. jugularis interna (Abb. 47/18, 92/13, 110/8, 111/8 und 9, 112/4, 113/7, 115/7) leitet den größten Teil des Blutes aus den Hals- und Kopfvenen in die V. cava superior ab. An ihrem Anfang am hinteren größeren Abschnitt des Foramen jugulare befindet sich eine Erweiterung (Bulbus venae jugularis superior). Sie verläuft an der hinteren, später an der lateralen Seite der A. carotis interna, anschließend gleichfalls lateral von der A. carotis communis und etwas vor dieser in einer gemeinsamen Gefäßscheide mit ihr abwärts. Mit der V. subclavia mündet sie hinter dem Sternoklavikulargelenk in die V. brachiocephalica. An der Einmündung befindet sich ihre zweite Erweiterung (Bulbus venae jugularis inferior). Kaudal hiervon ist eine Klappe, die laut TENCHINI (1900) in 5% der Fälle aus 3 Segeln besteht. Die V. jugularis interna ist 15 cm lang und hat an der Schädelbasis einen Durchmesser von 0,9—1cm, an der Einmündung von 1,2—1,3 cm (PATURET 1958). Die rechtsseitige ist häufig dicker. Falls die linke V. jugularis interna rudimentär ist, wird sie durch die V. jugularis externa ersetzt. Mitunter ist die Vene doppelt vorhanden (RODRIGUEZ und ADRIAO 1931), auch hat man Inselbildung beobachtet (KESSEL 1928). Ihre *extrakranialen Zweige* sind folgende:

Noch im Bulbus nimmt das Gefäß vom Innenohr *(V. canaliculi cochleae)* und von den Meningen *(Vv. meningeae)* kleinere Venen auf.

Die *Vv. pharyngeae* (Abb. 113/34) leiten das Blut des an der Rachenrückwand und Rachenseitenwand befindlichen *Plexus pharyngeus* (Abb. 110/16, 113/33) in die V. jugularis interna und stehen mit dem Plexus pterygoideus sowie Plexus venosus vertebralis in Verbindung.

Die Zungenvene, *V. lingualis*, ist oft multipel vorhanden. Die Zungenrückenvenen *(Vv. dorsales linguae)* münden meistens hierhin, seltener in die V. retromandibularis, während der kräftige Stamm der Sublingualvenen *(V. sublingualis)* in die V. lingualis, selten in die V. facialis einmündet (RAUBER—KOPSCH 1951). Zur V. thyroidea superior und zum Plexus pharyngeus existieren Anastomosen. Ein kleiner Zweig begleitet den N. hypoglossus.

Von den *Vv. thyroideae superiores et mediae* folgen die oberen der gleichnamigen Arterie und nehmen die *V. laryngea superior* auf. Sie münden in die V. facialis oder direkt in die V. jugularis interna. Ihr Kaliber ist verschieden. Die mittlere Vene mündet, die A. carotis communis vorn kreuzend, in die V. jugularis interna (MOREAU 1965). An der Schilddrüsenrückseite werden die Venen zu einer Vene mit dem Plexus pharyngeus verbunden, die häufig besser entwickelt ist als die Vv. thyroideae (CHEVREL und Mitarbeiter 1965).

Die *V. facialis* zieht sich hinter der gleichnamigen Arterie schräg über das Gesicht hin, vereinigt sich dann unter dem Angulus mandibulae mit der V. retromandibularis und mündet in die V. jugularis interna. Der im inneren Augenwinkel beginnende Zweig *(V. angularis)* bildet eine wichtige Verbindung mit der V. ophthalmica superior. Die Frontalzweige *(Vv. supratrochleares, V. supraorbitalis)* bilden eine bogenförmige Anastomose mit der V. temporalis superficialis. Ihr Verlauf und Entwicklungszustand sind sehr unterschiedlich (SÜSSE und KUNITS 1966). Die Augenlidvenen münden aus lateromedialer, die Nasen- und Oberlippenvenen hingegen aus entgegengesetzter Richtung in den Hauptstamm *(Vv. palpebrales superiores et inferiores, Vv. nasales externae, V. labialis superior)*. Die Unterlippenvene *(V. labialis inferior)* vereinigt sich meist mit der Submentalvene *(V. submentalis;* Abb. 113/37) und mündet so in die V. facialis. Die in die Tiefe gehende *V. faciei profunda* bringt eine wichtige Verbindung mit dem Plexus pterygoideus zustande. Von der Gaumensegel- und Tonsillenregion verläuft die *V. palatina externa* hierhin.

Die *V. retromandibularis* (Abb. 111/14, 113/36, 115/23) ist ein abwärts in die Parotissubstanz laufendes massives Gefäß, das unter dem Angulus mandibulae sich mit der V. facialis vereinigt und in die V. jugularis interna einmündet. Die Temporalzweige der Vene *(Vv. temporales superficiales, V. temporalis media)* stehen mit den Frontal- und Okzipitalvenen in Verbindung. Sich zu einem gemeinsamen Stamm vereinigend, bilden diese Zweige mit den *Vv. maxillares* den Hauptstamm der V. retromandibularis. Von den Vv. maxillares wird ein Teil in den mächtigen *Plexus pterygoideus* (Abb. 111/13, 113/35, 115/22) abgeleitet. Dieses Geflecht sammelt die Venen des Zweigsystems der A. maxillaris vom Schädel-, Mund-, Nasen-, Rachen- und Augenhöhlenbereich *(Vv. meningeae mediae, Vv. temporales profundae, V. canalis pterygoidei, Vv. auriculares anteriores, Vv. parotideae, Vv. articulares temporomandibulares, Vv. tympanicae, Vv. stylomastoideae;* KÁDÁR und KOCSIS 1959).

Die *V. jugularis externa* (Abb. 110/9, 113/38, 115/24) mündet in die V. brachiocephalica, V. jugularis interna oder V. subclavia. Vorher mündet in die V. jugularis externa die *V. occipitalis* und die *V. auricularis posterior* (RAUBER—KOPSCH 1951). In der Mitte und über der Einmündungsstelle enthält sie im Lumen je eine Klappe. Distal weist sie eine fusiforme Erweiterung auf. Mitunter fehlt sie oder zeigt Inselbildung (DREWES 1963). Sie hat einen Durchmesser von 0,5—0,9 cm (PATURET 1958) und steht in Verbindung mit der V. retromandibularis. Außer den obigen beiden Venen nimmt sie die vom Kinn deszendierende *V. jugularis anterior* (Abb. 110/10) auf. Letztere bilaterale Venen, vereinigt in einer Mittellinie, können die *V. mediana colli* bilden. Es kommt auch vor, daß sie sich bogenförmig (*Arcus venosus juguli*; Abb. 110/13) über dem Jugulum vereinigen. Dieser Bogen zeigt einen unterschiedlichen Entwicklungszustand und steht mit den benachbarten Venen in Verbindung. Die V. jugularis externa nimmt noch die *V. suprascapularis* und *Vv. transversae colli* auf. Mit der V. cephalica kann eine Verbindung zustande kommen (DREWES 1963).

Die Gehirnvenen und -sinus, die Augenhöhlenvenen sowie die Venen der Schädelknochen

Die kortikalen und subkortikalen **Gehirnvenen** (Abb. 90, 91, 92) münden zu einem erheblichen Teil direkt in die Sinus. An der Unterfläche des Stirn- und Schläfenlappens wird das Blut einzelner Gefäße von der V. basalis abgeleitet.

1. *Die äußeren Gehirnvenen* sind folgende:
Die *Vv. cerebri superiores* (Abb. 115/11) verlaufen längs der Konvexität des Gehirns oben zur Mittellinie. Zu dieser Gruppe gehören etwa 12—15 Venenpaare, deren Verlauf eine aszendierende Form zeigt (*Vv. frontales*; Abb. 90/2, 91/2, 112/10, 113/23, 114/5; *Vv. centrales*; Abb. 91/3, 113/25, 114/6; *Vv. parietales*; Abb. 91/4, 113/24, 114/7; *Vv. occipitales*; Abb. 91/5, 113/26, 114/8). Im Subarachnoidalraum verlaufen sie zwischen den Windungen zur Fissura longitudinalis cerebri. Nahe dem Sinus durchbohren sie die Arachnoidea und gelangen an die Innenfläche der Dura. Sie münden in den Sinus sagittalis superior. Während sich die Einmündung der Stirnvenen in der Strömungsrichtung des Blutes des Sinus befindet, münden diese Venen in einem nach hinten zunehmend wachsenden Winkel (okzipital 180°) in gegensätzlicher Richtung ein. Dies wird darauf zurückgeführt (Sinusprinzip), daß der sich steigernde negative Druck des sich nach hinten verbreiternden Sinus durch die gegensätzliche Einmündung und die vermehrte Venenkrümmung ausgeglichen wird (KISS 1957). Die Frontalvenen münden etwas lateraler ein als die hinten liegenden. Bei Kindern tritt dies ausgeprägter in Erscheinung (KRAYENBÜHL und YASARGIL 1965). Die kleineren Venen der Okzipitalregion münden in den Sinus transversus. Die andere Gruppe der Vv. cerebri superiores weist einen deszendierenden Verlauf auf. Die *V. cerebri media superficialis* (Abb. 91/13, 112/14, 113/22) läuft von der lateralen Gegend der Fissura cerebri von hinten und oben nach vorn und unten in den Sinus sphenoparietalis oder Sinus cavernosus. Bisweilen gehen diese Venen unter dem Temporallappen zum Sinus petrosus superior oder Sinus transversus. Es gibt hier 1—3 derartige Venen. Die Venen des Temporallappens, *Vv. temporooccipitales* (Abb. 91/14, 113/27, 114/14), verlaufen von der Lateralfläche bogenförmig rückwärts in den Sinus transversus.

Die äußeren Venen der Unterfläche, *Vv. cerebri inferiores*, gelangen an der Medialregion des Frontallappens aus der *V. gyri olfactorii* und aus den *Vv. cerebri anteriores* in die V. basalis. Die medialen Venen des Temporallappens münden in die V. basalis, die lateralen in die Vv. temporooccipitales, in den Sinus transversus oder den Sinus petrosus superior.

Die superfizialen Großhirnvenen zeigen zahlreiche *Variationsmöglichkeiten*. Zwischen ihnen sind Anastomosen vorhanden (DELMAS und Mitarbeiter 1951; DILENGE 1962; KRAYENBÜHL und YASARGIL 1965). In der Region der Insula-Pole hängt ihr Entwicklungszustand im Hinblick auf die Verbindungen zwischen den Vv. precentrales, Vv. parietales, der V. cerebri media superficialis und den Vv. temporooccipitales (*V. anastomotica*; Abb. 91/6 und 15) stets von dem der anderen ab. DELMAS und Mitarbeiter (1951) brachten dies mit der dominanten und nichtdominanten Hemisphäre in Verbindung. Die V. cerebri media superficialis mündet zuweilen in den Sinus petrosus superior.

DE DOMINICIS und Mitarbeiter (1964) teilen die oberflächlichen Großhirnvenen in vier Typen ein: wenige Venen mit reichhaltigen Verbindungen (23%); gleichartige Venen mit mittlerem Durchmesser (38%); wenige große Venen mit mangelhaftem Kollateralnetz (13%); verschieden große Gefäße (26%). Diese Venenvariationen demonstrierten sie in angiographischen Serienuntersuchungen.

Die Oberflächenvenen des Kleinhirns, *Vv. cerebelli superiores* (Abb. 91/22, 113/29) *et inferiores* (Abb. 112/15) verlaufen zum Sinus transversus, Sinus rectus oder unter dem Tentorium zur V. cerebri magna. Die hinteren, seitlichen und unteren Venen (Abb. 114/20) gehen zum Sinus sigmoideus oder aufwärts zum Sinus petrosus superior und Sinus transversus. Vom Flocculus mündet die *V. petrosa* in den Sinus petrosus inferior oder superior (KRAYENBÜHL und YASARGIL 1965).

2. *Die inneren Gehirnvenen*. Von diesen zentral gelegenen Venen wird das Blut der Stammganglien abgeleitet. Die *V. cerebri interna* (Abb. 90/8, 91/19,

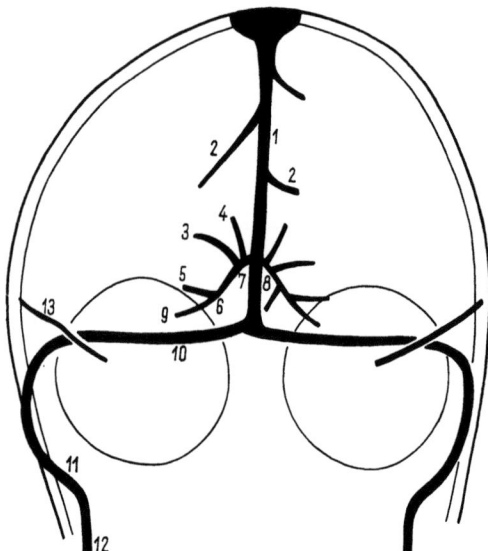

Abb. 90. Die Gehirnvenen aus a.-p. Richtung. *1* Sinus sagittalis superior; *2* Vv. frontoparietales; *3* V. thalamostriata; *4* V. septi posterior; *5* V. hippocampi; *6* V. basalis; *7* V. septi pellucidi; *8* V. cerebri interna; *9* Vv. lenticulostriatae; *10* Sinus transversus; *11* Sinus sigmoideus; *12* V. jugularis interna; *13* Sinus sphenoparietalis

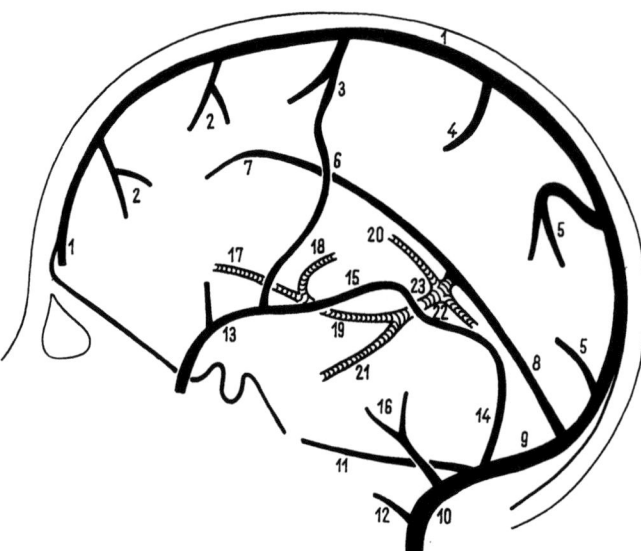

Abb. 91. Die Gehirnvenen aus seitlicher Richtung. *1* Sinus sagittalis superior; *2* Vv. frontales; *3* Vv. precentrales; *4* Vv. parietales; *5* Vv. occipitales; *6* V. anastomotica superior; *7* Sinus sagittalis inferior; *8* Sinus rectus; *9* Sinus transversus; *10* Sinus sigmoideus; *11* Sinus petrosus superior; *12* Sinus petrosus inferior; *13* V. cerebri media superficialis; *14* V. temporooccipitalis; *15* V. anastomotica inferior; *16* V. temporalis; *17* V. septi pellucidi; *18* V. thalamostriata; *19* V. cerebri interna; *20* V. corporis callosi posterior; *21* V. basalis; *22* Vv. cerebelli superiores; *23* V. cerebri magna

113/18) entsteht nahe dem Foramen Monroi aus dem Zusammenfluß von drei Venen, der V. septi pellucidi, V. thalamostriata und V. choroidea.

Die *V. septi pellucidi* (Abb. 90/7, 91/17, 113/20, 114/10) leitet das im Septum pellucidum und Nucleus caudatus befindliche Blut ab und ist oft doppelt vorhanden. Sie geht von vorn nach hinten und oben zum Foramen Monroi und verläuft 1 mm lateral von der Mittellinie in einer Länge von etwa 15 mm (BAUMGARTNER und Mitarbeiter 1963).

Die *V. thalamostriata* (Abb. 90/3, 91/18, 112/11, 113/19, 114/11) transportiert das Blut der Capsula interna und des Striatums längs der Stria terminalis parallel zur V. cerebri interna von hinten nach vorn.

Die *V. choroidea* leitet das Blut aus dem Plexus choroideus ab. Die V. cerebri interna verläuft parallel mit dem kontralateralen Gefäß in der Tela choroidea ventriculi III. Außer diesen Gefäßen nimmt sie noch die *V. occipitalis interna* auf und konfluiert mit der V. basalis, mit der sie zusammen in die V. cerebri magna einmündet.

Die *V. basalis* (Abb. 90/6, 91/21, 112/12, 113/21, 114/13) transportiert das Blut aus der Insula, dem Hippocampus, Gyrus olfactorius, den Pedunculi und der Pons-Substanz in die V. cerebri magna *(Vv. insulares, Vv. hippocampi,* Abb. 90/5; *Vv. gyri olfactorii, Vv. cerebri anteriores, Vv. pedunculares, Vv. pontis).* Den Gehirnstamm umgehend, verläuft die V. basalis von unten in medialer Richtung nach oben.

Die *V. cerebri magna* (Abb. 91/23, 113/17, 114/12) ist ein 1 cm langer unpaariger Gefäßstamm, der sich, unter dem Splenium corporis callosi einen abwärts konvexen Bogen bildend, im Sinus rectus fortsetzt. Unter ihr befindet sich das oft kalzifizierte Corpus pineale. Außer den genannten verlaufen zu dieser Vene direkte Zweige vom hinteren Teil des Corpus callosum und von der Kleinhirnoberfläche *(Vv. corporis callosi posteriores,* Abb. 91/20, 113/28; *Vv. cerebelli superiores,* Abb. 91/22, 113/29; *Vv. cerebelli precentrales).*

Varianten kommen unter den größeren inneren Gehirnvenen selten vor. Die kleineren Zweige dagegen zeigen große Unterschiede (JOHANSON 1954). Die V. basalis ist manchmal rudimentär. Gelegentlich mündet der Sinus petrosus superior in die V. cerebri media superficialis oder in den Sinus transversus (KRAYENBÜHL und YASARGIL 1965). Eine seltene Variante ist die V. anastomotica mesencephali lateralis persistens, welche die in den Sinus petrosus superior hineinreichende Fortsetzung der V. basalis darstellt und in 0,1—0,2% der Fälle beobachtet worden ist (WOLF und Mitarbeiter 1964).

Die **Gehirnsinus.** Ein Teil der Sinus ist komprimierbar (Sinus cavernosus und Sinus sigmoideus),

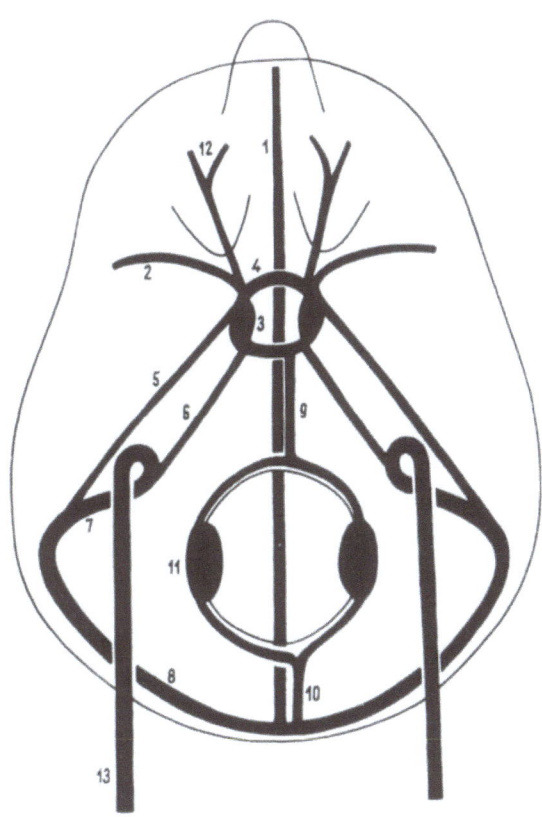

Abb. 92. Die Gehirnsinus aus axialer Richtung. *1* Sinus sagittalis superior; *2* Sinus sphenoparietalis; *3* Sinus cavernosus; *4* Sinus intercavernosus anterior et posterior; *5* Sinus petrosus superior; *6* Sinus petrosus inferior; *7* Sinus sigmoideus; *8* Sinus transversus; *9* Plexus basilaris; *10* Sinus occipitalis; *11* Plexus venosi vertebrales; *12* V. ophthalmica superior; *13* V. jugularis interna

während die anderen eine starre Wand aufweisen. Auf den Zusammenhang der Sinuserweiterung in der Strömungsrichtung mit der intrathorakalen Saugwirkung wurde zuvor schon hingewiesen.

1. *Obere Sinusgruppe.* Der *Sinus sagittalis superior* (Abb. 90/1, 91/1, 92/1, 112/8, 113/13, 114/4, 115/10) läuft über den Gehirnhemisphären von vorn nach hinten, d. h. von der Crista galli zur Protuberantia occipitalis interna und hat einen dreieckigen Querschnitt. In seinem Verlauf wird der Sinus von vorn nach hinten breiter. Der Durchmesser beträgt am Anfang 0,95 (0,5—1,35) cm, an der Mündung 2,23 (1,7—2,8) cm (PORTELA-GOMES 1964). Im Mittelteil finden sich Erweiterungen (Lakunen). Hier münden die PACCHIONIschen Granulationen ein. Der Sinus nimmt die Vv. cerebri superiores sowie die Venen aus dem Perikranium, ferner über die Lakunen meningeale und Diploëvenen auf.

Der *Sinus sagittalis inferior* (Abb. 91/7, 112/8, 113/12, 114/9, 115/10) verläuft, am konkaven unteren Rand der Falx cerebri einen großen Bogen bildend, bis zum Zusammentreffen mit dem Tentorium. Der vordere Teil verläuft nicht immer am Rand der Falx. Der Sinus sammelt die kleinen Venen der Falx und der anliegenden Hemisphärenabschnitte.

Der *Sinus rectus* (Abb. 91/8, 113/11, 114/16) geht vom Zusammenfluß des Sinus sagittalis inferior mit der V. cerebri magna in der Substanz des Tentoriums in Richtung der Protuberantia occipitalis interna, wo er im Confluens sinuum mit dem Sinus sagittalis superior verschmilzt. Sein Querschnitt entspricht einem gleichschenkligen Dreieck, dessen Spitze nach oben blickt. An der Einmündungsstelle beträgt der Durchmesser des Sinus rectus 0,4—0,5 cm (PATURET 1958).

Aus dem *Confluens sinuum* (Abb. 93, 112/7), der sich aus dem Konflux des Sinus rectus mit dem Sinus sagittalis superior ergibt, wird das Blut vom Sinus transversus weitergeleitet. Der Confluens sinuum zeigt laut CLARA (1953) in 20% der Fälle die Form eines umgekehrten »T« in der Mittellinie (Abb. 93/I), während sich der Sinus sagittalis superior in 50% der Fälle etwas nach rechts öffnet (Abb. 93/II). Die Enden des Sinus sagittalis superior und des Sinus rectus teilen sich zu 30% in Form einer Gabel in zwei Zweige, und die so entstandenen Sinus verschmelzen im Sinus transversus der gleichen Seite (Abb. 93/III). Häufig setzt sich der Sinus rectus im linken Sinus transversus fort (Abb. 93/IV). Die Zahl der Varianten ist sehr groß (ELMOHAMED und HEMPEL 1966). Der Sinus transversus und die V. jugularis interna sind auf der rechten Seite oft breiter (GEJROT und LAUREN 1964).

Der *Sinus transversus* (Abb. 90/10, 91/9, 92/8, 112/6, 113/9, 114/17, 115/9) zieht sich von der Protuberantia occipitalis interna im Sulcus transversus quer bis zum hinteren Felsenbeinrand und hat

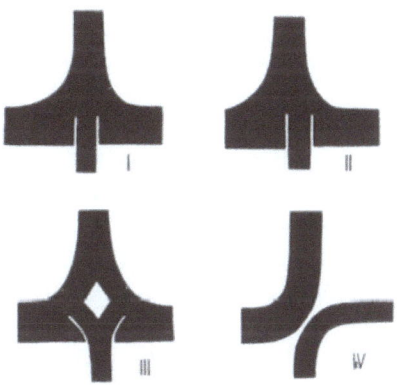

Abb. 93. Die Varianten des Confluens sinuum. *I* Normaltyp; *II* der Sinus sagittalis superior mündet etwas seitlich ein; *III* die Enden des Sinus sagittalis superior und Sinus rectus teilen sich dichotomisch; *IV* der Sinus sagittalis superior setzt sich im rechten, der Sinus rectus im linken Sinus transversus fort

rechtsseitig einen Durchmesser von 0,8 (0,5—1,2) cm, linksseitig von 0,65 (0,3—1,2) cm (GEJROT und LAUREN 1964). In diesen Sinus fließen die Vv. occipitales, Vv. cerebellares superiores und einzelne Diploëvenen. Der eine Sinus transversus kann mitunter fehlen (LINDGREN 1954). Bisweilen mündet von der Okzipitalregion ein überzähliger Sinus (Parasinus sagittalis) in den Sinus transversus (ELMOHAMED und HEMPEL 1966).

Der *Sinus sigmoideus* (Abb. 90/11, 91/10, 92/7, 112/5, 113/8, 114/18, 115/8) bildet die Fortsetzung des Sinus transversus und geht vom Rand des Kleinhirnzelts mit einer »S«-förmigen Windung in den Sulcus der Hinterhauptknochen und des Felsenbeins in Richtung des Foramen jugulare weiter, wo er am Anfang der V. jugularis interna endet. Sein Querschnitt ist halbkreisförmig. Länge und Form zeigen große Variationsbereitschaft. Am Anfang mündet der Sinus petrosus superior ein. Über die V. emissaria condylaris und mastoidea steht der Sinus sigmoideus mit den äußeren Schädelvenen in Verbindung.

Der *Sinus occipitalis* (Abb. 92/10, 112/16, 114/19) geht vom Confluens sinuum zum Foramen magnum, teilt sich hier in zwei Gefäße und fließt, das Hinterhauptloch umschließend, in den Bulbus venae jugularis superior. Mit den Plexus venosi vertebrales interni steht der Sinus in Verbindung (Abb. 92/11; ZOLNAI 1960). Der Sinus occipitalis stellt das dünnste Gefäß der oberen Sinusgruppe dar.

2. *Untere Sinusgruppe.* Der *Sinus cavernosus* (Abb. 92/3, 113/16, 115/14) bildet das Hauptsammelgebiet der unteren Sinus, insbesondere der Gehirnbasis. Der an der Wurzel des großen Flügels vom Os sphenoidale an den Seiten der Sella turcica befindliche Sinus mit ovalem Querschnitt erstreckt sich von der Fissura orbitalis superior bis zur Felsenbeinspitze. An seiner Außenwand laufen der III., IV. und V/1. Gehirnnerv entlang. Sein Verlauf überschneidet die A. carotis interna, den VI. Gehirnnerv und das Sympathikusgeflecht. Der Sinus cavernosus ist durchschnittlich 2 cm lang und 1 cm tief (PATURET 1958), fehlt jedoch bisweilen unilateral (ELLIOTT 1963). Die bilateralen Sinus cavernosi stehen vorn und hinten, am Boden der Hypophysengrube sowie hinter dem Dorsum sellae vermittels der *Sinus intercavernosi* (Abb. 92/4, 115/15) miteinander, ebenso über den Plexus venosus foraminis ovalis mit dem Plexus pterygoideus und Plexus venosus caroticus internus, über die V. ophthalmica superior mit der V. facialis, unter Vermittlung des Plexus basilaris hingegen mit dem Plexus venosus vertebralis internus in Verbindung. Vorn lateral mündet der Sinus sphenoparietalis in den Sinus cavernosus. Von der hinteren lateralen Spitze gehen die Sinus petrosi aus, über die ein erheblicher Teil des Blutes in den Sinus sigmoideus gelangt. Den anderen Hauptabflußweg bildet der Plexus basilaris. Nur eine Wand des Sinus besteht aus Knochen, weshalb er von außen besser komprimiert werden kann als die anderen Sinus (TÖNNIS und SCHIEFER 1959).

Der *Sinus sphenoparietalis* (Abb. 90/13, 92/2, 112/13, 115/16) zieht sich an der hinteren Kante des großen Keilbeinflügels medialwärts in den Sinus cavernosus und enthält die von der Dura kommenden Venen.

Der *Sinus petrosus superior* (Abb. 91/11, 92/5, 112/9, 113/14, 115/13) geht vom Sinus cavernosus am oberen Pyramidenrand von vorn nach hinten und zur Seite — in einer annähernd horizontalen Ebene — zum Sinus sigmoideus oder Sinus transversus. Er bildet eine wichtige Verbindung zwischen den unteren und den oberen Sinus und nimmt einen Teil der Vv. cerebelli et cerebri inferiores auf.

Der *Sinus petrosus inferior* (Abb. 91/12, 92/6, 113/15, 115/12) stellt die andere wichtige Kommunikation zwischen dem Sinus cavernosus und Sinus sigmoideus bzw. der V. jugularis interna dar und zieht sich vom hinteren-unteren Rand des Sinus cavernosus am hinteren-unteren Felsenbeinrand nach hinten, unten und seitlich zum Foramen jugulare. Es kommt vor, daß der Sinus petrosus inferior in die Vv. vertebrales mündet (SHIU und Mitarbeiter 1968). Sein Ende liegt vor dem IX., X. und XI. Gehirnnerv. Der Sinus nimmt die *Vv. labyrinthi* sowie einen Teil der unteren Oberflächenvenen der Brücke und des Kleinhirns auf. Der Sinus steht mit dem Plexus venosus canalis hypoglossi in Verbindung (KRAYENBÜHL und YASARGIL 1965).

Der *Plexus basilaris* (Abb. 92/9) ist ein von der Dura umschlossenes Venengeflecht, das sich von den Sinus cavernosi und den Sinus petrosi inferiores bis in den Plexus venosus vertebralis internus fortsetzt.

Vv. ophthalmicae. Funktionell obliegt den Orbitalvenen die Sicherung des Kollateralkreislaufs. Sie enthalten keine Klappe, so daß die Strömung nach jeder Richtung erfolgen kann. Nach vorn stehen sie mit der V. facialis, nach unten mit dem Plexus pterygoideus, medialwärts über die Vv. ethmoidales miteinander, nach hinten mit dem Sinus cavernosus in Verbindung.

Die *V. ophthalmica superior* (Abb. 92/12, 115/17) läuft am oberen Abschnitt der Orbita nach hinten und gelangt über die Fissura orbitalis superior in die Schädelhöhle, wo sie in den Sinus cavernosus mündet. Am Ursprung hat die V. ophthalmica superior einen Durchmesser von 0,2—0,3 cm. ARON-ROSA und Mitarbeiter (1966/b) unterscheiden drei Abschnitte der Vene. Der erste bildet schräg nach oben und hinten, der zweite aufwärts und nach außen einen Bogen. Der dritte Abschnitt windet sich von der lateralen zur medialen Seite und gelangt in die Schädelhöhle. Die V. ophthalmica superior nimmt einen erheblichen Teil der Orbitalvenen *(Vv. ethmoidales*, Abb. 115/18, *V. lacrimalis, Vv. vorticosae, V. centralis retinae)* auf. Die Vene anastomosiert mehrfach mit der V. ophthalmica inferior.

Die *V. ophthalmica inferior* (Abb. 115/20) ist erheblich dünner als die obere Vene und setzt sich am Boden der Augenhöhle aus schräggerichteten Venen zusammen. Ihr hinteres Ende mündet in die V. ophthalmica superior oder direkt in den Sinus cavernosus. Sie kommuniziert nicht nur mit den oberen Orbitalvenen, sondern auch mit der V. facialis, V. lacrimalis und über die Fissura orbitalis inferior mit dem Plexus pterygoideus (Abb. 115/21).

Vv. diploicae. Die eigenen Venen der Schädelknochen liegen in der spongiösen Knochensubstanz und stehen über die Lamina interna und externa mit den äußeren Venen in Verbindung. Miteinander zahlreiche Anastomosen bildend, münden sie schließlich in die Sinus bzw. in die Venen der Galea aponeurotica *(V. diploica frontalis, V. diploica temporalis anterior, V. diploica temporalis posterior, V. diploica occipitalis)*.

Der Kollateralkreislauf der Schädelvenen

Das Venensystem der Schädelhöhle ermöglicht durch seine inneren und äußeren Kommunikationen (Abb. 94) ausgeglichene Strömungsverhältnisse.

1. Die inneren Kommunikationen verbinden das obere und untere Sinussystem (Sinus petrosus superior et inferior), ferner die äußeren Venen (Vv. anastomaticae superiores et inferiores) miteinander sowie die inneren und äußeren Venen (V. basalis) zu einer harmonischen Einheit.

2. Die äußeren Kommunikationen gewährleisten Kollateralverbindungen zwischen dem intra- und perikranialen Venennetz. Sie werden von folgenden Venen gesichert: *a)* Die Vv. emissariae bestehen aus den die Schädelknochen durchbohrenden Venen (V. emissaria parietalis, mastoidea, condylaris, occipitalis) und den durch präformierte Öffnungen tretenden Venengeflechten (Plexus venosus canalis hypoglossi, foraminis ovalis, caroticus internus). Letztere stellen eine wichtige Verbindung hauptsächlich mit dem Plexus pterygoideus her. Die Aufgabe der Vv. emissariae besteht in einer ventilartigen Tätigkeit bei Überfüllung des intrakranialen Venensystems. Gegenüber den intrakranialen Venen

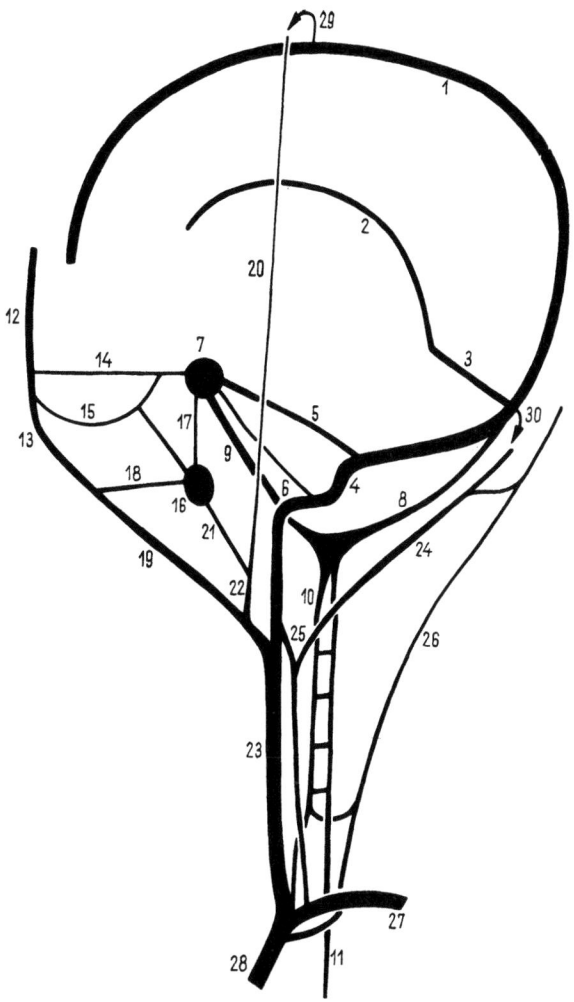

Abb. 94. Schema des Kollateralkreislaufs der Schädelvenen. *1* Sinus sagittalis superior; *2* Sinus sagittalis inferior; *3* Sinus rectus; *4* Sinus transversus et sigmoideus; *5* Sinus petrosus superior; *6* Sinus petrosus inferior; *7* Sinus cavernosus; *8* Sinus occipitalis; *9* Plexus basilaris; *10* V. vertebralis; *11* Plexus vertebralis internus et externus; *12* V. nasofrontalis; *13* V. angularis; *14* V. ophthalmica superior; *15* V. ophthalmica inferior; *16* Plexus pterygoideus; *17* Plexus venosus foraminis ovalis; *18* V. faciei profunda; *19* V. facialis; *20* V. temporalis superficialis; *21* V. maxillaris; *22* V. retromandibularis; *23* V. jugularis interna; *24* V. occipitalis; *25* V. jugularis externa; *26* V. cervicalis profunda; *27* V. subclavia; *28* V. brachiocephalica; *29* V. emissaria parietalis; *30* V. emissaria occipitalis

kommt es so zu ihrer Kontrastauffüllung bei 70—90% der Karotis- und Vertebralisangiographien (RABINOV 1964). *b)* Die V. ophthalmica superior et inferior sind durch ihr klappenloses System imstande, außer mit dem Sinus cavernosus und der V. facialis auch miteinander einen Kollateralkreislauf herzustellen. *c)* Der Plexus venosus vertebralis internus bietet durch seine Verbindungen zu dem unteren und oberen Sinussystem (Plexus basilaris, Sinus occipitalis) eine vollentwickelte Kommunikation mit den Spinalvenen.

Die Kopf- und Halsphlebographie

Bei Durchführung der Karotis- und Vertebralisangiographie beobachtet man in der »venösen Phase« die Auffüllung der Gehirnvenen 2—10 sec nach der Injektion in verschiedener Reihenfolge. Seitdem der Weg des Kontrastmittels infolge der technischen Entwicklung verfolgt werden kann, tritt die funktionelle Betrachtung dieses Venensystems mehr und mehr in den Vordergrund. Von den Kollateralen vermag man hauptsächlich den Plexus vertebralis internus und die Vv. emissariae häufig nachzuweisen. Die Augenhöhlenvenen können meistens über die V. facialis oder frontalis aufgefüllt werden (DÉJEAN und BOUDET 1951; LOMBARDI und PASSERINI 1968). Die V. ophthalmica inferior vermag man ungeachtet ihrer zahlreichen Verbindungen nur durch direkte anguläre Darstellung oder Auffüllung von der V. frontalis her nachzuweisen (NEBAUER und SÜSSE 1966; ARON-ROSA und Mitarbeiter 1966/b). Den Plexus pterygoideus kann man über die V. retromandibularis retrograd darstellen (SCHEUNEMANN und SCHRUDDE 1964). Wegen der zahlreichen Verbindungen der Gesichtsvenen füllen sich diese bei der Karotisangiographie nicht an (BARGMAN 1957). Die Auffüllung der V. facialis ermöglicht den Nachweis der Gesichtsvenen (SÜSSE und KUNITS 1966). Bei der retrograden Sinusfüllung zeichnen sich die hinteren Sinus schärfer ab als bei der Vertebralisangiographie (GEJROT und LAUREN 1964). Die retrograde Auffüllung der V. jugularis interna ermöglicht die Auffüllung und den Nachweis der Verbindungen des Sinus cavernosus (WENDE und CIBA 1968). Der Sinus cavernosus kann auch von den orbitalen Venen her aufgefüllt werden (ARON-ROSA und Mitarbeiter 1966/a). Die Diploëgraphie ist von geringer praktischer Bedeutung und hat daher keine allgemeine Verbreitung gefunden (FISCHGOLD und Mitarbeiter 1952).

Bei der *postmortalen Phlebographie* füllen sich die Sinus, ihrer anatomischen Form entsprechend, breiter an. Die aufeinanderprojizierten intensiven Schatten sowie die gleichzeitige Auffüllung der oberflächlichen und tiefliegenden Gehirnvenen erschweren die Beurteilung. Die axiale Projektion vermittelt indessen eine sehr gute Orientierung, welche die Mängel der anderen beiden Richtungen ausgleicht.

In der **a.-p. Aufnahme vom Hals** (Abb. 110) liegt der zu beiden Seiten der Wirbelsäule gelegene Schatten der *V. jugularis interna* (Abb. 110/8) am oberen Abschnitt frei unter der Projektion der Mandibula. Ihr unterer Bulbus ist hinter dem Sternoklavikulargelenk zu sehen. Die *Vv. vertebrales* (Abb. 110/14) verlaufen in der Projektion der Wirbelsäule etwas bogenförmig nach außen. Ihr unteres Ende verliert sich hinter der V. jugularis interna. Die die Wirbelsäule verdeckenden *Plexus venosi vertebrales* (Abb. 110/16) sowie die *Vv. esophageae*, *Vv. tracheales* und der *Plexus thyroideus impar* sind nicht differenzierbar. Allein den Querverlauf der *Vv. intervertebrales* (Abb. 110/15) vermag man von den anderen gesondert zu beobachten. Die *V. jugularis externa* (Abb. 110/9) geht seitlich von der V. jugularis interna in den Weichteilen abwärts.

Aus **seitlicher Richtung** (Abb. 111) sieht man die *V. jugularis interna* (Abb. 111/8 und 9) in der Ebene der Processus transversi. Meist werden die beiden Seiten zusammenprojiziert. Einzelne Teile der *V. facialis* und *V. retromandibularis* (Abb. 111/14) lassen sich nicht differenzieren. Der *Plexus pterygoideus* (Abb. 111/13) liegt in der Projektion des aszendierenden oberen Mandibularschenkelendes und füllt sich nur selten in ganzer Ausdehnung an. Die *V. jugularis externa* befindet sich mit dem *Plexus vertebralis externus anterior* (Abb. 111/12) vor der Wirbelsäule, während die tiefen Halsvenen mit dem hinter der Wirbelsäule befindlichen Plexus gemeinsam dort liegen.

In der **a.-p. Aufnahme vom Schädel** (Abb. 112) liegt der Verlauf des *Sinus sagittalis superior* (Abb. 112/8) orthograd am Schädeldach, so daß sein Querschnitt in Form eines typischen Dreiecks immer wahrgenommen werden kann. Die in die Mediansagittalebene fallenden Sinus und Gehirnvenen kann man wegen ihrer verdeckten Lage nicht differenzieren. Die zur Seite gewendeten Zweige der tiefliegenden Venen (*V. thalamostriata*, *V. hippocampi*, *V. basalis*, *Vv. lenticulostriatae*; Abb. 112/11 und 12) zeigen indessen zwischen den Vv. cerebri superiores und dem Confluens sinuum zu beiden Seiten der Mittellinie einen charakteristischen Verlauf. Die *Vv. cerebri internae* weisen mit den kontralateralen Venen, halbkreisförmig, neben dem Copus pineale einen »V«- oder »U«-förmigen Verlauf auf (WOLF und Mitarbeiter 1963). Der medialwärts gewendete Teil des nach der Ansa gelegenen Abschnitts der *V. ophthalmica superior* füllt sich mitunter an. Die *V. ophthalmica inferior* verläuft in lateromedialer Richtung (ARON-ROSA und Mitarbeiter 1966/b). Die Projektion des *Sinus transversus* (Abb. 112/6) verläuft über die Augenhöhle zur Seite. Der *Sinus sigmoideus* (Abb. 112/5) wendet sich im rechten Winkel abwärts und mündet in die V. jugularis. Die *V. jugularis interna* (Abb. 112/4) beginnt ihren steil deszendierenden Weg, indem sie sich etwas zur Seite neigt. Über der oberen Biegung des Sinus sigmoideus lassen sich bisweilen die *V. cerebri media superficialis* (Abb. 112/14) und der *Sinus sphenoparietalis* (Abb. 112/13) verfolgen. WOLF und Mitarbeiter (1963) vermochten die verschiedenen oberflächlichen Gehirnvenen in 55 bis 70% der Fälle *in vivo* aufzuzeigen. Den Verlauf der *Vv. vertebrales* (Abb. 112/18) verdeckt zum Teil der vor der Wirbelsäule gelegene *Plexus vertebralis* (Abb. 112/18). Der *Sinus occipitalis* (Abb. 112/16) und der *Plexus basilaris* liegen im Clivusbereich, in die Schädelbasis projiziert.

Aus **seitlicher Richtung** (Abb. 113) sind der *Sinus sagittalis superior* (Abb. 113/13) und die charakteristische Form der *Vv. cerebri superiores* (Abb. 113/23, 24, 25 und 26) leicht erkennbar. Der Sinus sagittalis superior setzt sich, im Confluens sinuum einen rechten Winkel bildend, im Sinus transversus fort. Infolge Zusammenprojektion der beiden Seiten ist der *Sinus sigmoideus* (Abb. 113/8) schwerer trennbar. Der *Sinus cavernosus* (Abb. 113/16) füllt sich *in vivo* bei der zerebralen Angiographie selten an (KRAYENBÜHL und YASARGIL 1965). Im Sinus cavernosus wird zuweilen der negative Schatten des Karotissiphons sichtbar (GVOZDANOVIĆ 1952). Die *V. ophthalmica superior* ist nur nach direkter Auffüllung nachweisbar (ARON-ROSA und Mitarbeiter 1966/b). Den *Sinus petrosus inferior* (Abb. 113/15) vermag man vom *Sinus petrosus superior* (Abb. 113/14) am oberen und unteren Felsenbeinrand wegen des dicken Knochenschattens nur schwer zu differenzieren. Die gerade Form des *Sinus rectus* (Abb. 113/11) und die gewundene des *Sinus sagittalis inferior* (Abb. 113/12) überschneiden die Schädelhöhle von oben nach hinten und unten. Der sichelförmige untere Sagittalsinus und der gerade Sinus zeigen deutlich an ihrem Treffpunkt die Einmündungsstelle der *V. cerebri magna* (Abb. 113/17) an. Letztere weist mit der *V. cerebri interna* (Abb. 113/18) eine »S«-Form auf (KRAYENBÜHL und YASARGIL 1965). Die V. cerebri interna erkennt man an ihrer dorsalwärts konvexen Form. Die *V. basalis* (Abb. 113/21) bildet abwärts einen schwachen Bogen, während sie von vorn nach oben verläuft. Den von der *V. septi pellucidi* (Abb. 113/20) und *V. thalamostriata* (Abb. 113/19) gebildeten Winkel (Angulus venosus) kann man genau erkennen (KRAYENBÜHL und RICHTER 1952). Für die genaue Abgrenzung des Foramen Monroi werden verschiedene Methoden empfohlen (CURRY und CULBERTH 1951; SCHMIDT-WITTKAMP und ROSCHER 1966). Die *V. temporooccipitalis* (Abb. 113/27) läuft in dem vom Sinus rectus und transversus gebildeten Winkel bogenförmig nach hinten.

Die *V. cerebri media superficialis* (Abb. 113/22) wendet sich in einem nach vorn gewölbten Bogen abwärts bis zur Projektion der Sella. Von den Gesichtsvenen fallen die Zweige der *V. facialis* und *V. retromandibularis* (Abb. 113/36) sowie der mächtige *Plexus pterygoideus* (Abb. 113/35) auf den aszendierenden Mandibularschenkel und auf die Keilbeinregion. Die *Vv. ophthalmicae* verlaufen am Dach bzw. Boden der Orbita konvergierend nach hinten.

In der **axialen Aufnahme** (Abb. 115) kreuzt die vom Foramen jugulare am Wirbelsäulenrand deszendierende *V. jugularis interna* (Abb. 115/7) erst den *Sinus sigmoideus* (Abb. 115/8), dann den *Sinus transversus* (Abb. 115/9). So entsteht in der Temporookzipitalregion auf beiden Seiten eine charakteristische »8«-förmige Doppelschlinge. Der den Schädel in Sagittalrichtung halbierende *Sinus sagittalis superior* (Abb. 115/10) zieht sich, vorn in der Projektion des Septum nasi beginnend, nach hinten. Ebenso wie in der a.-p. Aufnahme verdeckt er die in die Mediansagittalebene fallenden anderen Gebilde. Den *Sinus cavernosus* (Abb. 115/14) und die *Sinus intercavernosi* (Abb. 115/15) vermag man in dieser Projektion, da sie einen Ring um die Sella bilden, nachzuweisen. Der *Sinus petrosus superior* (Abb. 115/13) und *inferior* (Abb. 115/12) ist in der Projektion der oberen und unteren Pyramidenbeinkante besser differenzierbar als in den anderen beiden Projektionen. Der dem kleinen Keilbeinflügel folgende, nach vorn gewölbte *Sinus sphenoparietalis* (Abb. 115/16) sowie die seitlichen Schläfenvenen sind einzeln bestimmbar. Die kleineren tiefliegenden Venen im Umkreis der Mittelebene sind nicht nachweisbar. Alle drei Orbitalabschnitte der *V. ophthalmica superior* (Abb. 115/17) sowie ein erheblicher Teil ihrer Nebenzweige kommen vorzüglich zur Darstellung. Die *V. jugularis externa* (Abb. 115/24) kreuzt die Projektion des Sinus transversus und des Sinus sigmoideus. Sie sammelt sich hinter der Projektion des Mandibularwinkels aus zwei Zweigen. Die Verbindung zum *Plexus pterygoideus* (Abb. 115/22) und zu den Orbitalvenen wird hinter die Orbitalwand projiziert. Die *Vv. vertebrales* sowie die *Plexus venosi vertebrales* und den *Plexus venosus suboccipitalis* (Abb. 115/25) sieht man im Bereich des Os occipitale sowie des Foramen magnum. Die Zweige des letzteren sind nicht mehr gesondert aufzeigbar.

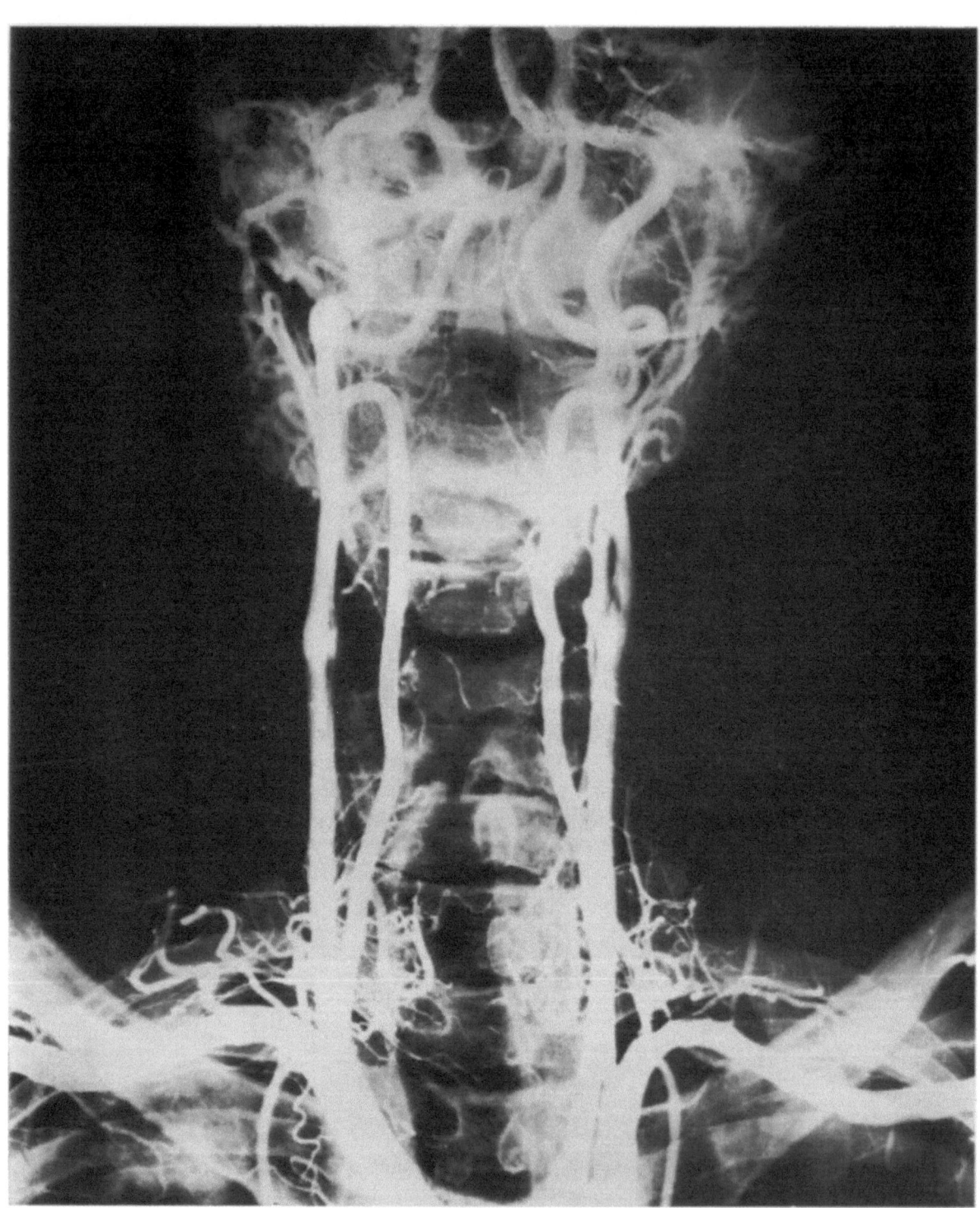

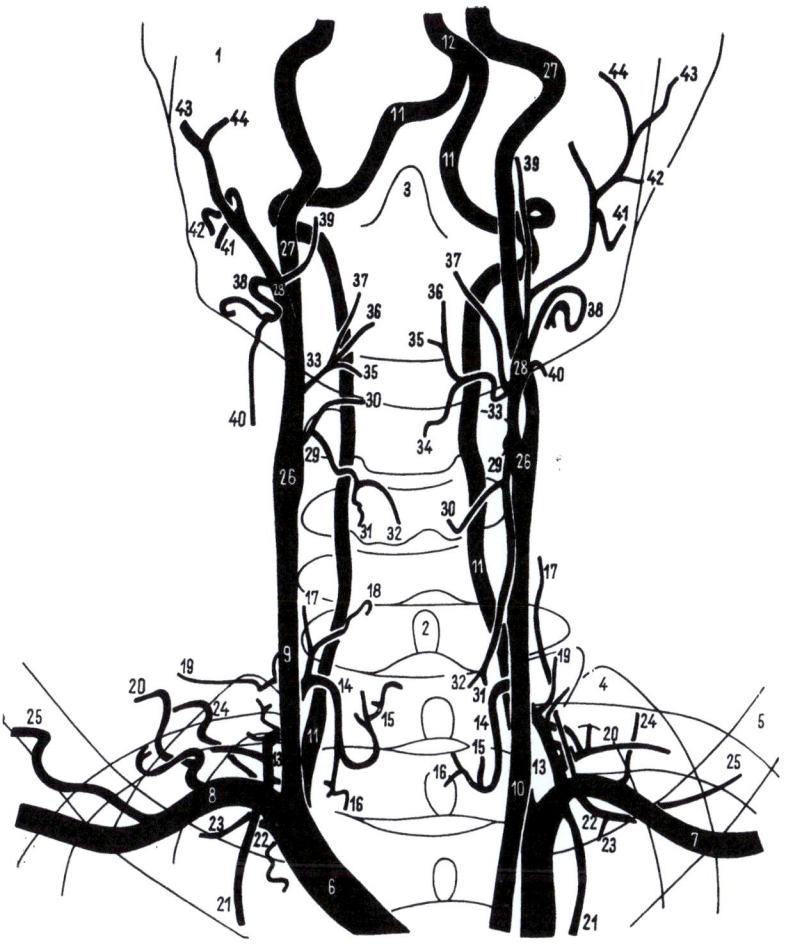

Abb. 95. Die A. carotis communis, A. subclavia und ihre Zweige, I (A. carotis communis, A. subclavia et rami). Exposition: anterior-posterior

1 Mandibula	*15* A. laryngea inferior	*30* A. laryngea superior
2 Vertebrae cervicales	*16* Rr. esophagei et tracheales	*31* R. posterior
3 Dens axis	*17* A. cervicalis ascendens	*32* R. anterior
4 Costa 1	*18* Rr. spinales	*33* A. lingualis
5 Clavicula	*19* A. cervicalis superficialis	*34* R. suprahyoideus
6 Tr. brachiocephalicus	*20* A. suprascapularis	*35* A. sublingualis
7 A. subclavia sinistra	*21* A. thoracica interna	*36* Rr. dorsales linguae
8 A. subclavia dextra	*22* Tr. costocervicalis	*37* A. profunda linguae
9 A. carotis communis dextra	*23* A. intercostalis suprema	*38* A. facialis
10 A. carotis communis sinistra	*24* A. cervicalis profunda	*39* A. pharyngea ascendens
11 Aa. vertebrales	*25* A. transversa colli	*40* R. sternocleidomastoideus
12 A. basilaris	*26* Sinus caroticus	*41* A. occipitalis
13 Tr. thyrocervicalis	*27* A. carotis interna	*42* A. auricularis posterior
14 A. thyroidea inferior	*28* A. carotis externa	*43* A. temporalis superficialis
	29 A. thyroidea superior	*44* A. maxillaris

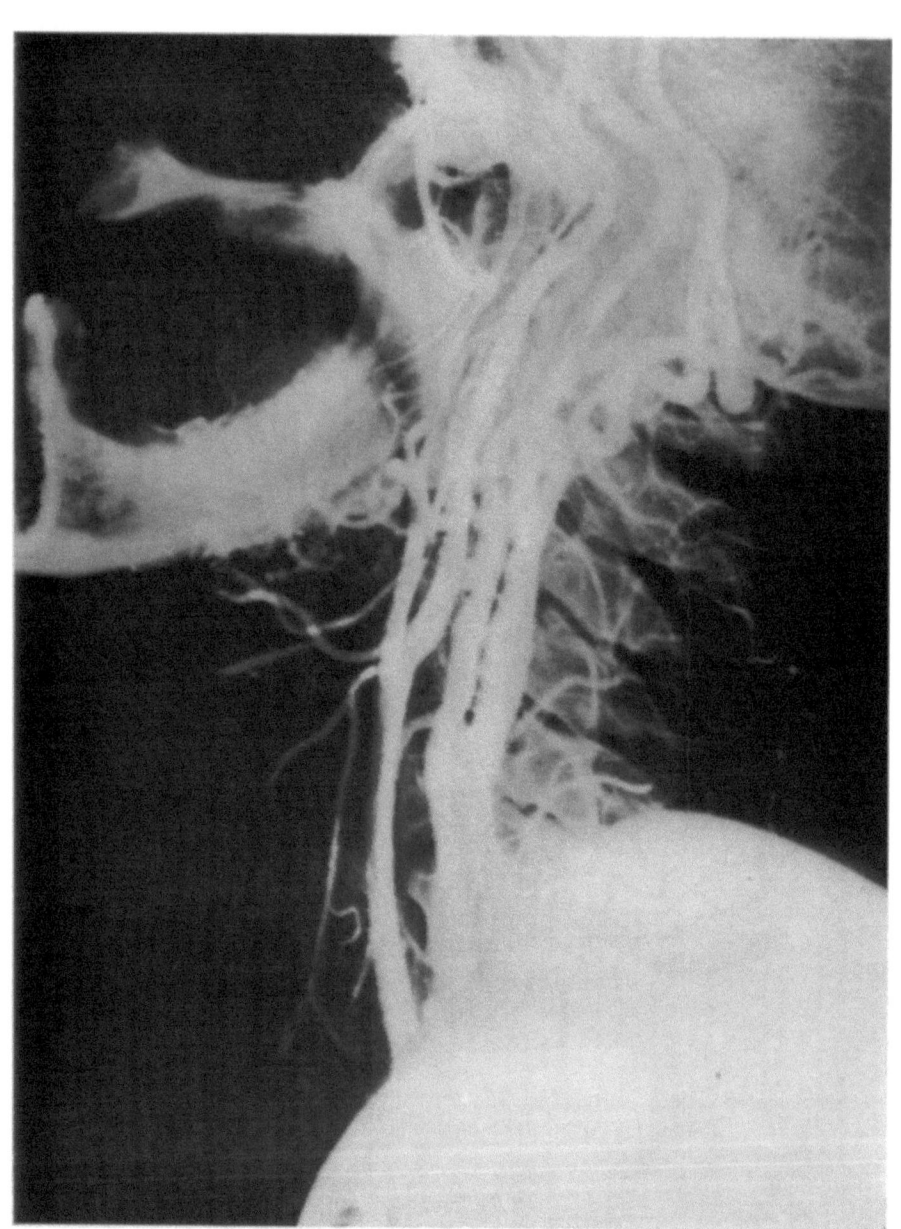

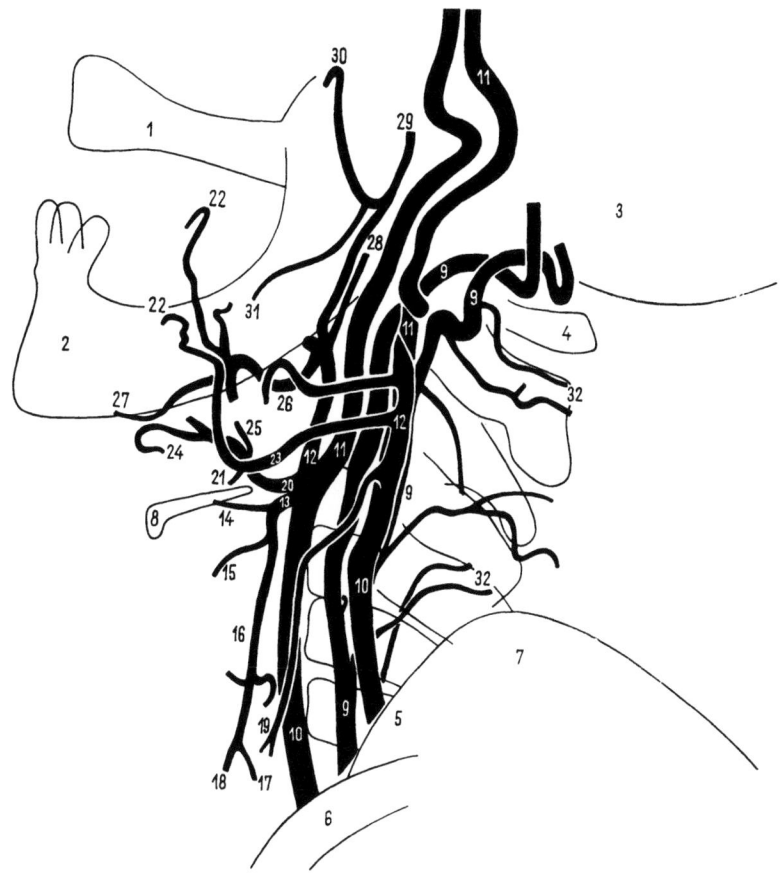

Abb. 96. Die A. carotis communis und ihre Zweige, II (A. carotis communis et rami; A. subclavia non est visuabilis). Exposition: sinistrodexter

- *1* Maxilla
- *2* Mandibula
- *3* Os occipitale
- *4* Arcus atlantis
- *5* Processus spinosus vertebrae C 7
- *6* Clavicula
- *7* Acromion
- *8* Os hyoideum
- *9* A. vertebralis sinistra et dextra
- *10* A. carotis communis sinistra et dextra
- *11* A. carotis interna sinistra et dextra
- *12* A. carotis externa sinistra et dextra
- *13* A. thyroidea superior dextra
- *14* R. infrahyoideus
- *15* R. sternocleidomastoideus
- *16* A. laryngea superior
- *17* R. posterior
- *18* R. anterior
- *19* A. thyroidea superior sinistra
- *20* A. lingualis dextra
- *21* R. suprahyoideus
- *22* A. profunda linguae
- *23* A. lingualis sinistra
- *24* A. sublingualis
- *25* Rr. dorsales linguae
- *26* A. facialis sinistra et dextra
- *27* A. submentalis
- *28* A. pharyngea ascendens
- *29* A. temporalis superficialis
- *30* A. maxillaris
- *31* A. alveolaris inferior
- *32* Rr. spinales arteriae vertebralis

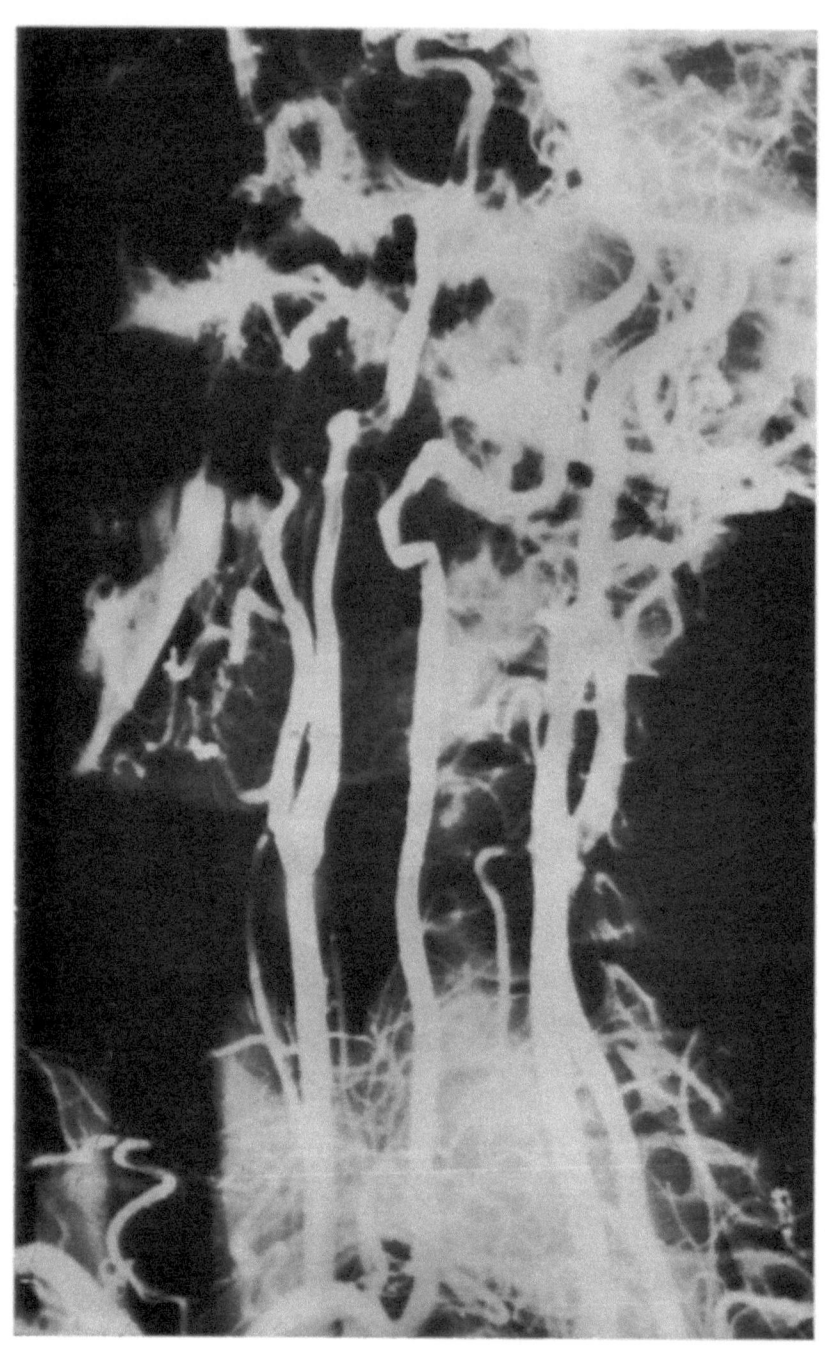

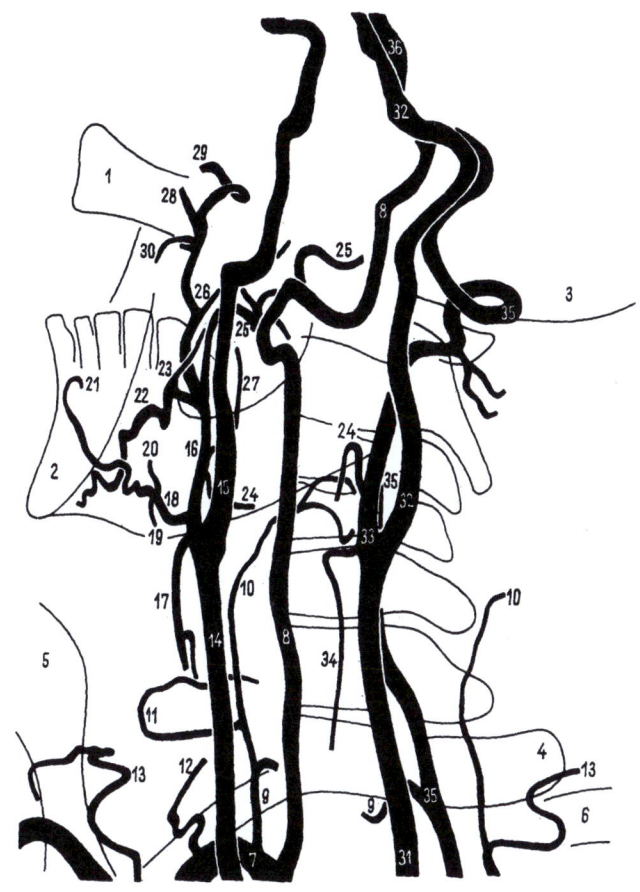

Abb. 97. Die A. carotis communis, A. subclavia und ihre Zweige, III
(A. carotis communis, A. subclavia et rami). Exposition: obliquus II

1 Maxilla
2 Mandibula
3 Os occipitale
4 Vertebra C 7
5 Clavicula
6 Costa 1
7 A. subclavia sinistra
8 A. vertebralis sinistra
9 Tr. thyrocervicalis dextra et sinistra
10 A. cervicalis ascendens
11 A. cervicalis superficialis
12 A. suprascapularis
13 A. transversa colli
14 A. carotis communis sinistra
15 A. carotis interna sinistra
16 A. carotis externa sinistra
17 A. thyroidea superior sinistra
18 A. lingualis
19 A. sublingualis
20 R. dorsalis linguae
21 A. profunda linguae
22 A. facialis
23 A. palatina ascendens
24 R. sternocleidomastoideus
25 A. occipitalis
26 A. auricularis posterior
27 A. pharyngea ascendens
28 A. temporalis superficialis
29 A. maxillaris
30 A. alveolaris inferior
31 A. carotis communis dextra
32 A. carotis interna dextra
33 A. carotis externa dextra
34 A. thyroidea superior dextra
35 A. vertebralis dextra
36 A. basilaris

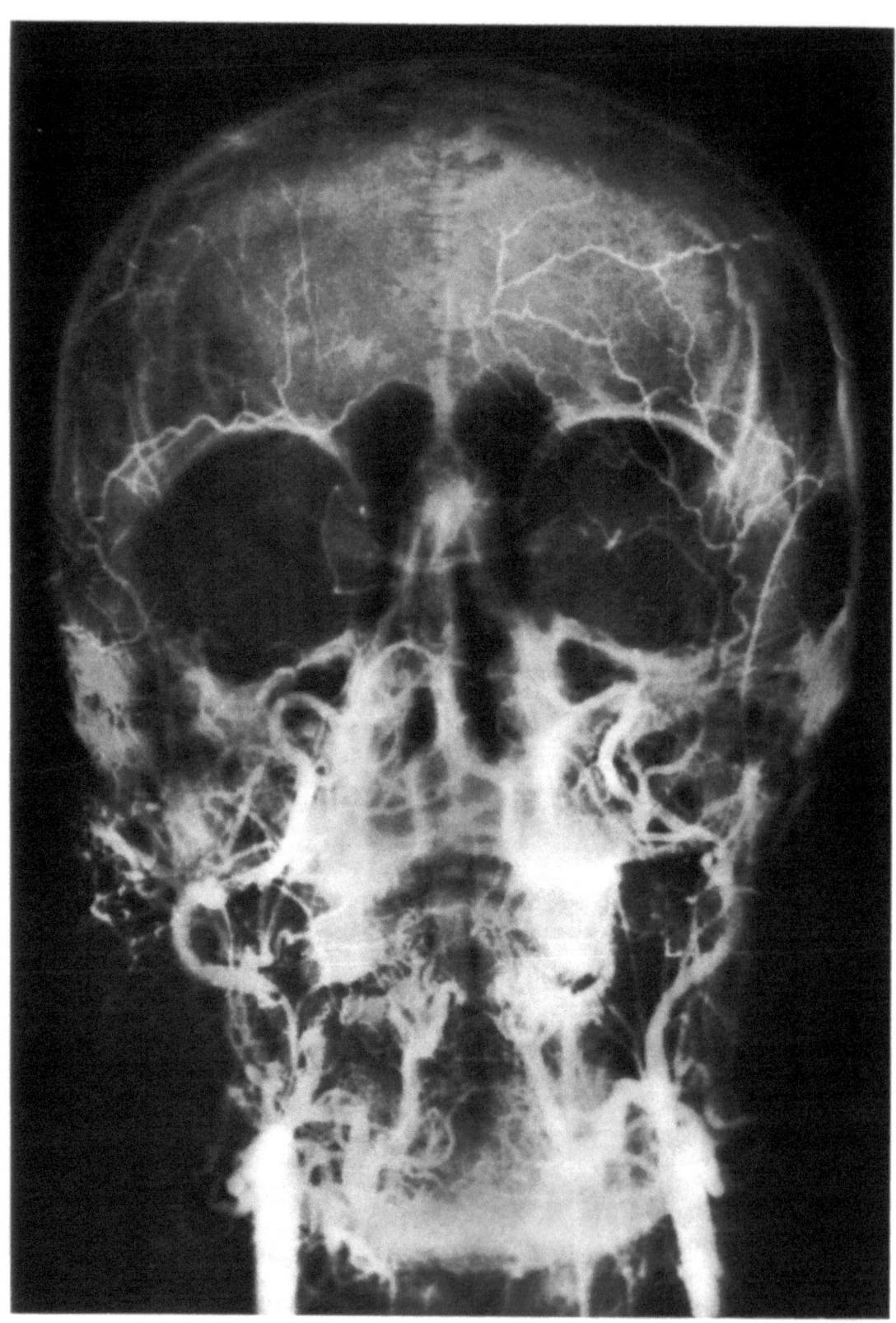

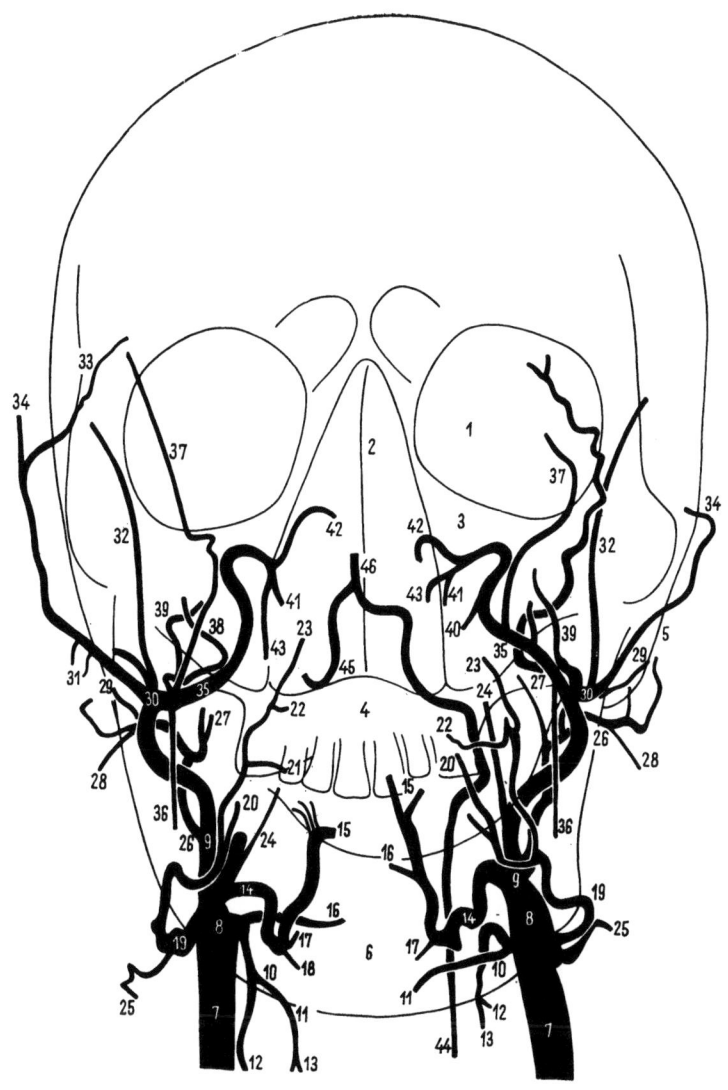

Abb. 98. Die A. carotis externa und ihre Zweige, I (A. carotis externa et rami; A. carotis interna obligata est). Exposition: anterior-posterior

1 Orbita
2 Cavum nasi
3 Sinus maxillaris
4 Processus alveolaris superior
5 Processus mastoideus
6 Mandibula
7 A. carotis communis
8 Sinus caroticus
9 A. carotis externa
10 A. thyroidea superior
11 A. laryngea superior
12 R. posterior
13 R. anterior
14 A. lingualis
15 Rr. dorsales linguae
16 A. profunda linguae
17 A. sublingualis
18 R. suprahyoideus
19 A. facialis
20 A. palatina ascendens
21 A. labialis inferior
22 A. labialis superior
23 A. angularis
24 A. pharyngea ascendens
25 R. sternocleidomastoideus
26 A. occipitalis
27 R. meningeus
28 R. descendens
29 A. auricularis posterior
30 A. temporalis superficialis
31 Rr. parotidei
32 A. temporalis media
33 R. frontalis
34 R. parietalis
35 A. maxillaris
36 A. alveolaris inferior
37 A. meningea media
38 R. meningeus accessorius
39 A. temporalis profunda
40 A. alveolaris superior posterior
41 A. palatina descendens
42 A. sphenopalatina
43 A. infraorbitalis
44 A. vertebralis sinistra
45 A. vertebralis dextra
46 A. basilaris

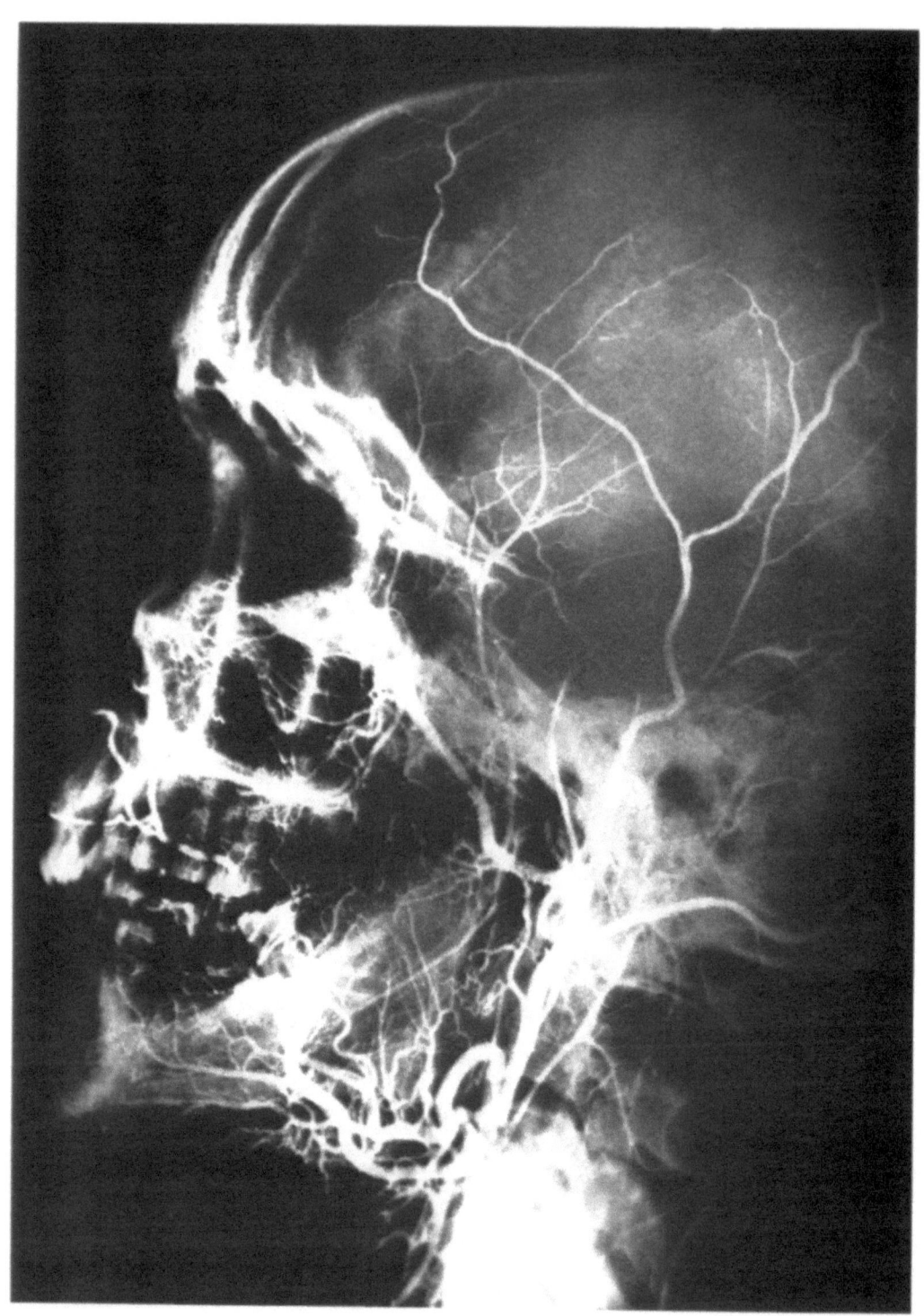

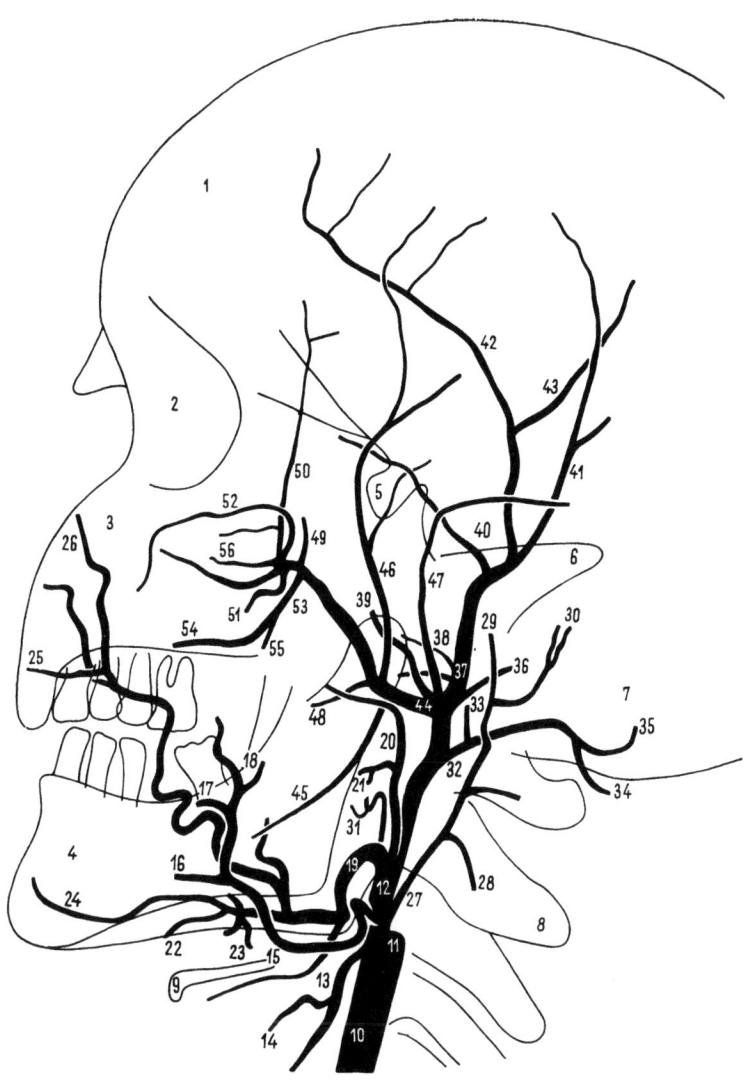

Abb. 99. Die A. carotis externa und ihre Zweige, II (A. carotis externa et rami; A. carotis interna obligata est). Exposition: sinistrodexter

1 Os frontale
2 Orbita
3 Maxilla
4 Mandibula
5 Sella turcica
6 Os temporale
7 Os occipitale
8 Processus spinosus axis
9 Os hyoideum
10 A. carotis communis dextra
11 A. carotis interna obligata
12 A. carotis externa
13 A. thyroidea superior
14 A. laryngea superior
15 A. lingualis
16 A. sublingualis
17 A. profunda linguae
18 Rr. dorsales linguae
19 A. facialis
20 A. palatina ascendens
21 R. tonsillaris
22 A. submentalis
23 Rr. glandulares
24 A. labialis inferior
25 A. labialis superior
26 A. angularis
27 A. pharyngea ascendens
28 Rr. pharyngei
29 A. tympanica inferior
30 A. meningea posterior
31 R. sternocleidomastoideus
32 A. occipitalis
33 R. mastoideus
34 R. descendens
35 R. meningeus
36 A. auricularis posterior
37 A. temporalis superficialis
38 Rr. parotidei
39 A. transversa faciei
40 A. zygomaticoorbitalis
41 A. temporalis media
42 R. frontalis
43 R. parietalis
44 A. maxillaris
45 A. alveolaris inferior
46 A. meningea media
47 R. meningeus accessorius
48 A. masseterica
49 A. temporalis profunda anterior
50 A. temporalis profunda posterior
51 A. alveolaris superior posterior
52 A. infraorbitalis
53 A. palatina descendens
54 A. palatina major
55 Aa. palatinae minores
56 A. sphenopalatina, Aa. nasales posteriores, laterales et septi

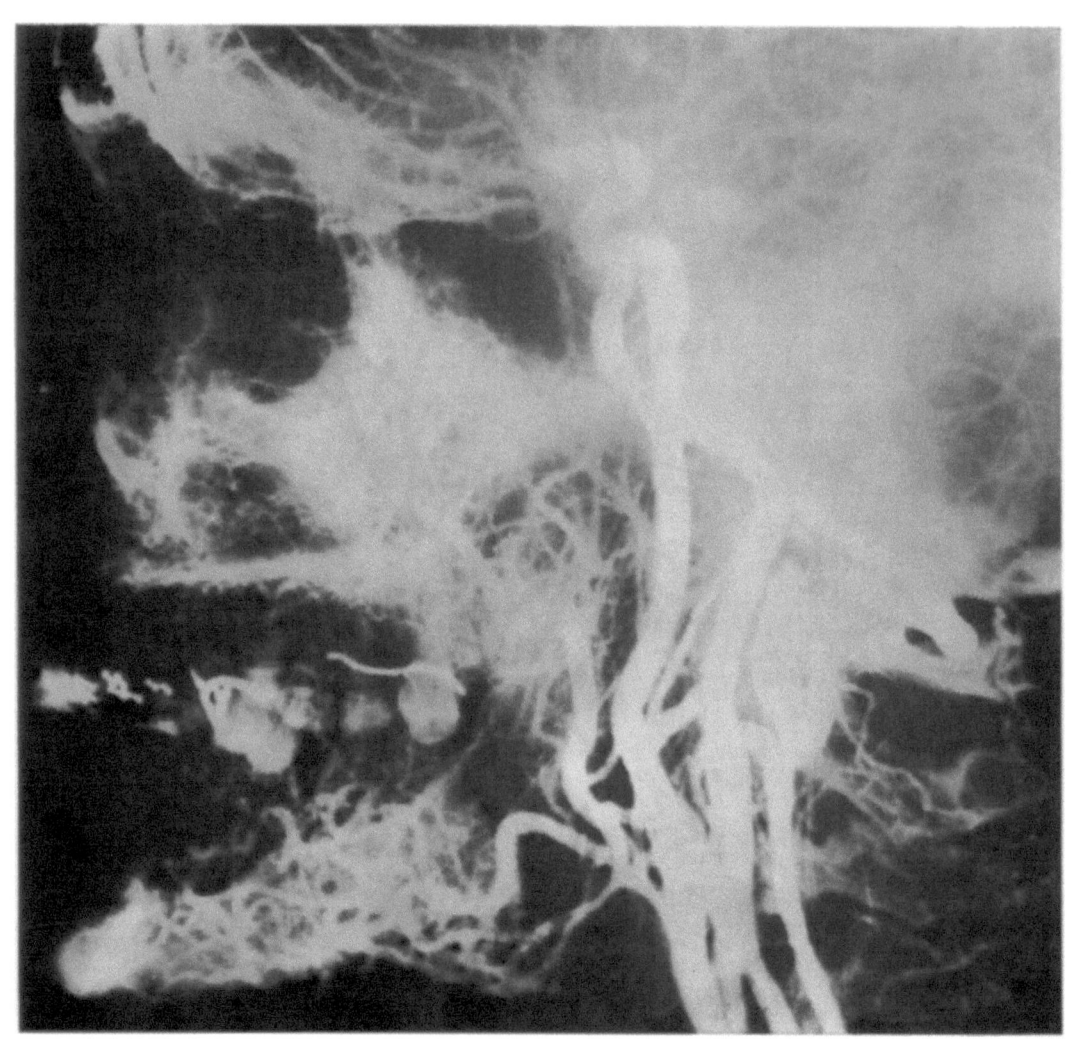

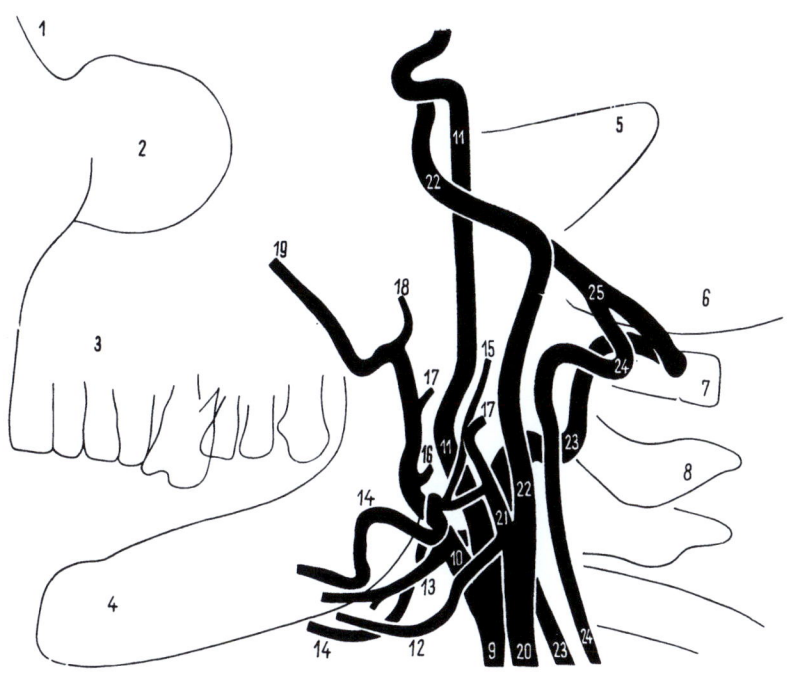

Abb. 100. Die Teilung der A. carotis communis (Divisio arteriae carotis communis). Exposition: sinistrodexter

- *1* Os frontale
- *2* Orbita
- *3* Maxilla
- *4* Mandibula
- *5* Os temporale
- *6* Os occipitale
- *7* Arcus atlantis
- *8* Processus spinosus axis
- *9* A. carotis communis dextra
- *10* A. carotis externa dextra
- *11* A. carotis interna dextra
- *12* A. lingualis sinistra
- *13* A. lingualis dextra
- *14* A. facialis
- *15* A. pharyngea ascendens sinistra
- *16* A. occipitalis
- *17* A. auricularis posterior
- *18* A. temporalis superficialis
- *19* A. maxillaris
- *20* A. carotis communis sinistra
- *21* A. carotis externa sinistra
- *22* A. carotis interna sinistra
- *23* A. vertebralis dextra
- *24* A. vertebralis sinistra
- *25* A. basilaris

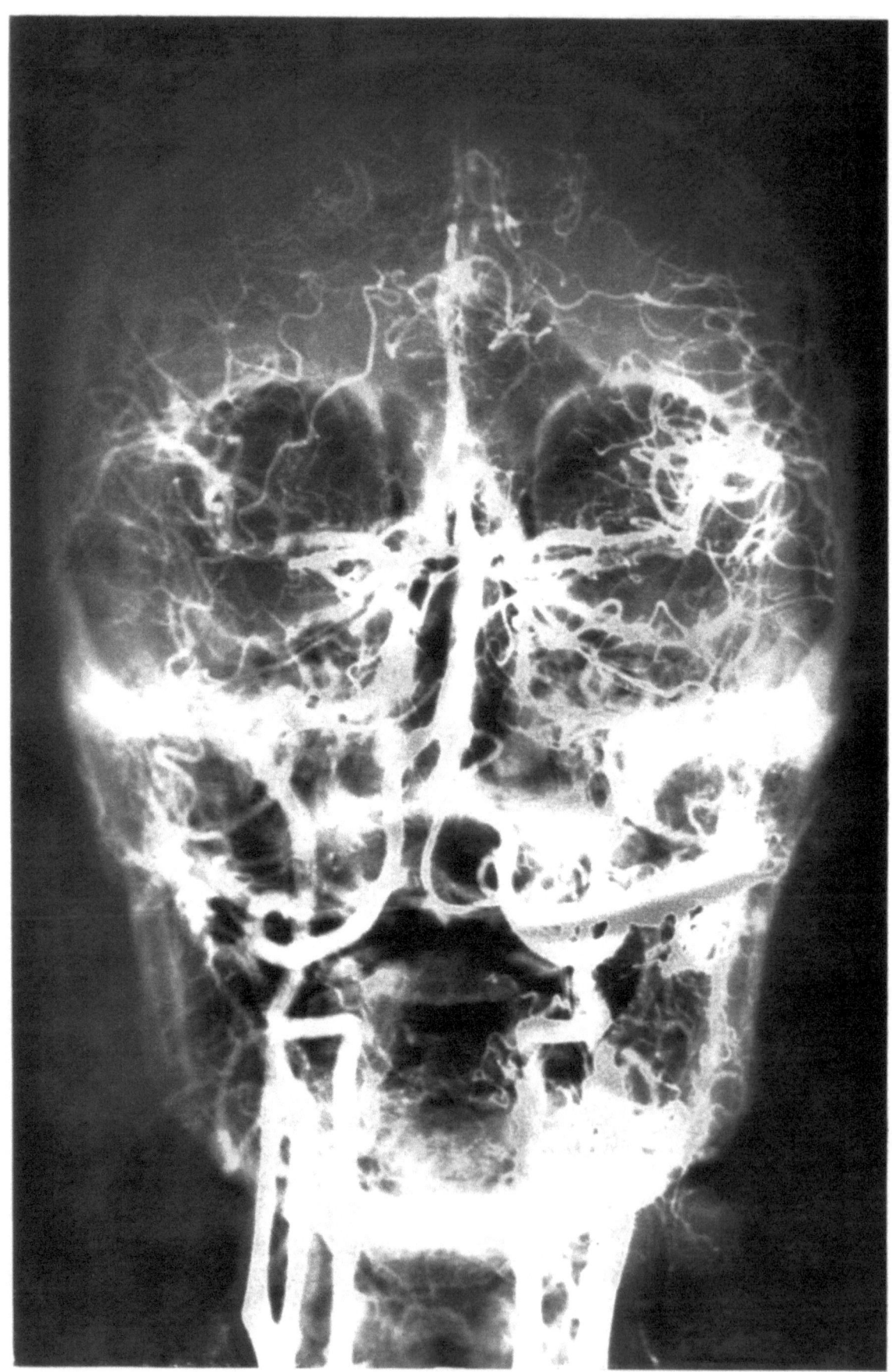

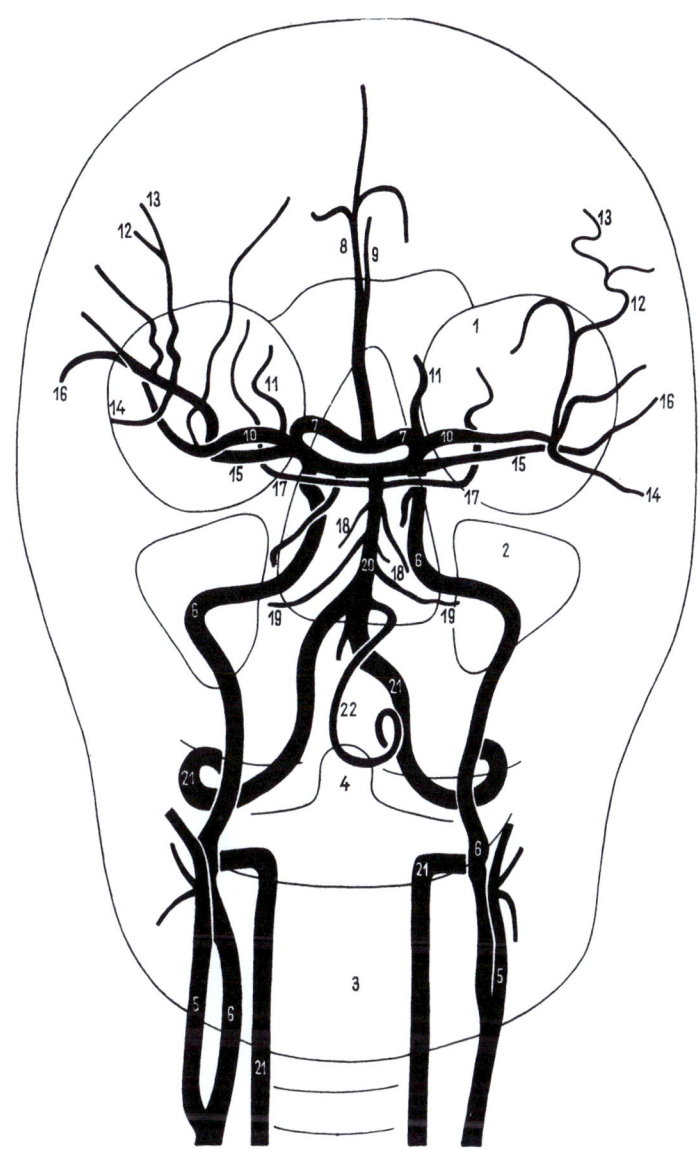

Abb. 101. Die A. carotis interna, A. vertebralis und ihre Zweige, I
(A. carotis interna, A. vertebralis et rami). Exposition:
anterior-posterior

 1 Orbita
 2 Sinus maxillaris
 3 Mandibula
 4 Dens axis
 5 A. carotis externa
 6 A. carotis interna
 7 A. cerebri anterior
 8 A. pericallosa
 9 A. callosomarginalis
10 A. cerebri media
11 A. choroidea anterior
12 A. gyri angularis
13 Rr. parietales posteriores
14 Rr. temporales posteriores
15 A. cerebri posterior
16 Rr. temporales
17 A. cerebelli superior
18 A. cerebelli inferior anterior
19 A. labyrinthi
20 A. basilaris
21 A. vertebralis
22 A. cerebelli inferior posterior

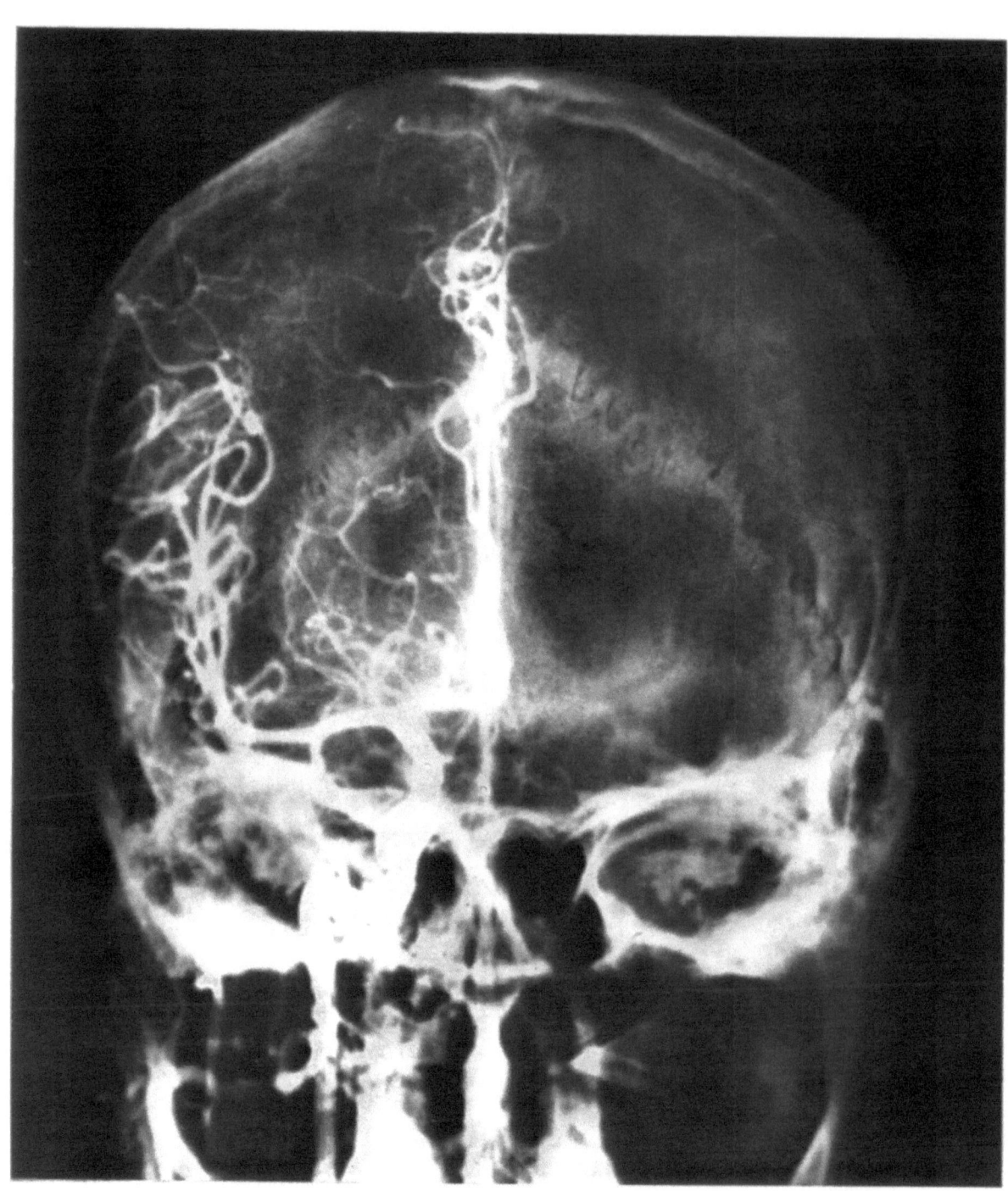

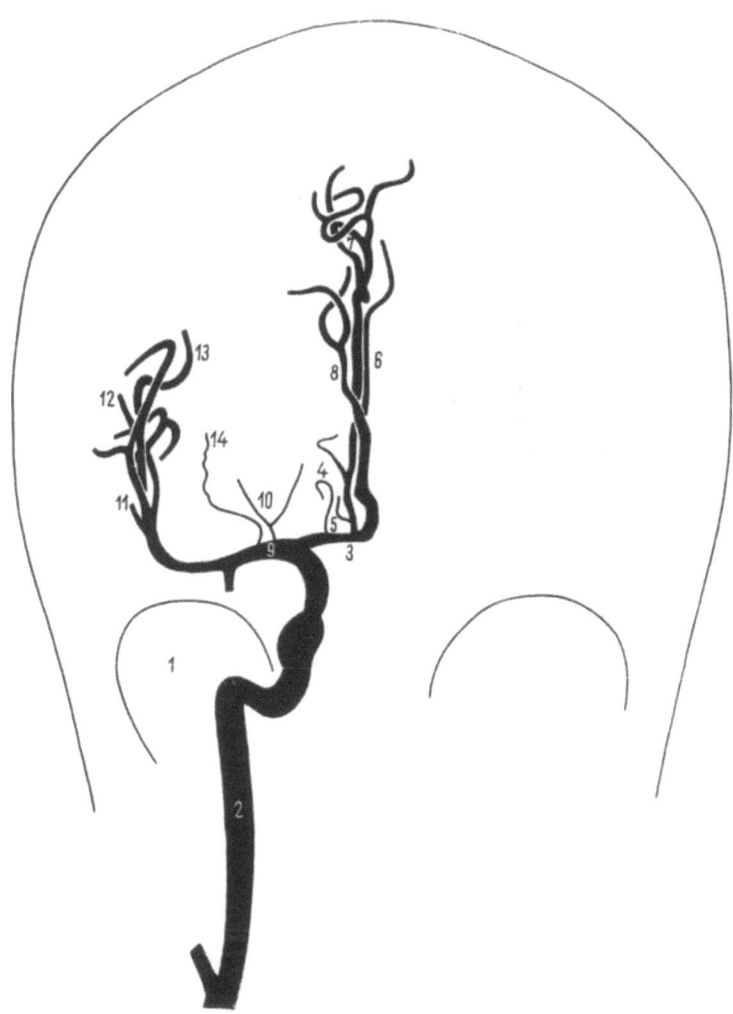

Abb. 102. Die A. carotis interna und ihre Zweige, I (A. carotis interna et rami). Angiographie in vivo; Aufnahme von GORÁCZ. Exposition: anteriorposterior (20° kraniokaudal verdreht)

1 Orbita
2 A. carotis interna
3 A. cerebri anterior
4 R. frontobasalis
5 R. frontopolaris
6 A. pericallosa
7 Rr. precentrales et precunei
8 A. callosomarginalis
9 A. cerebri media
10 Rr. striati
11 Rr. temporales posteriores
12 Rr. parietales posteriores
13 A. gyri angularis
14 A. choroidea anterior

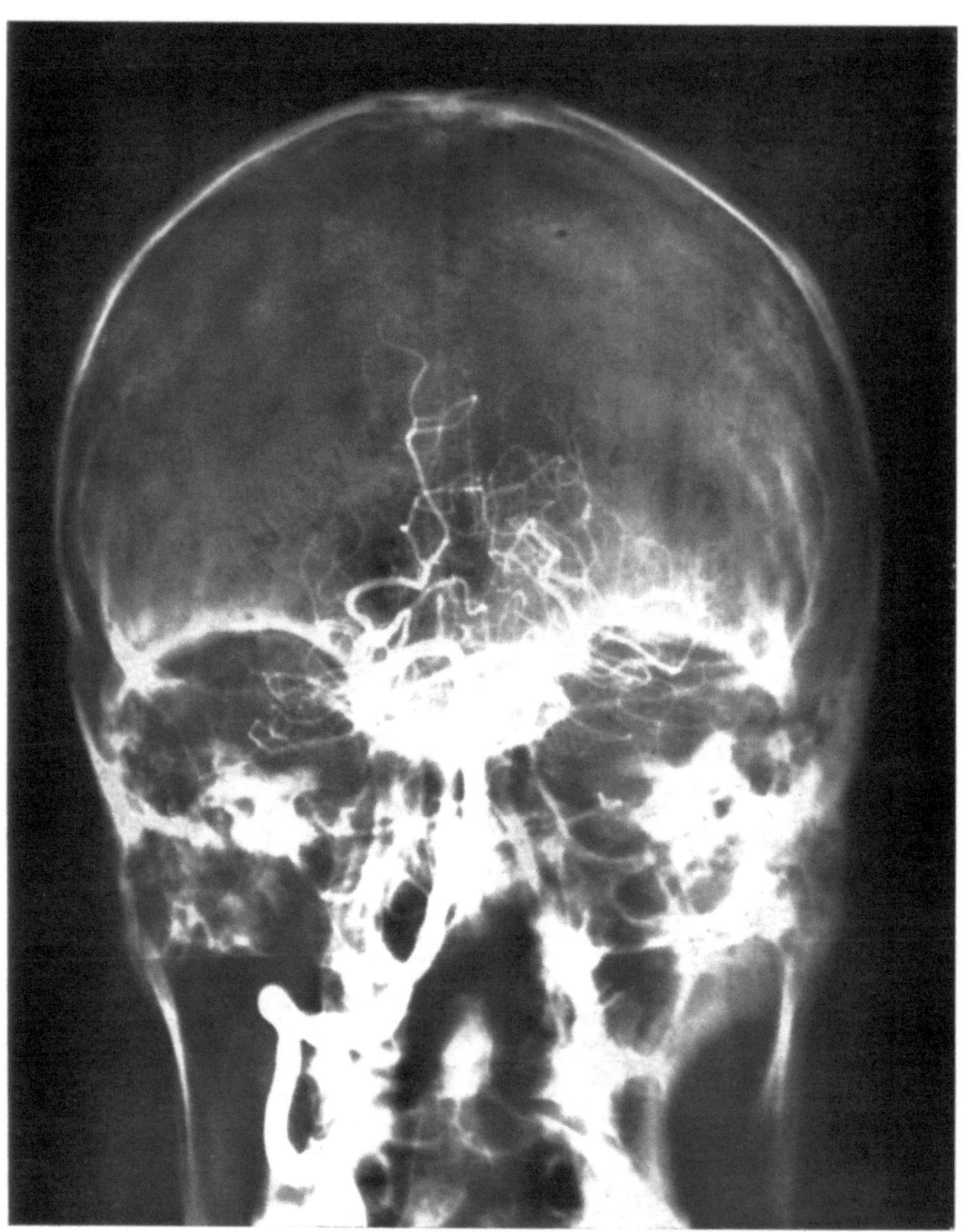

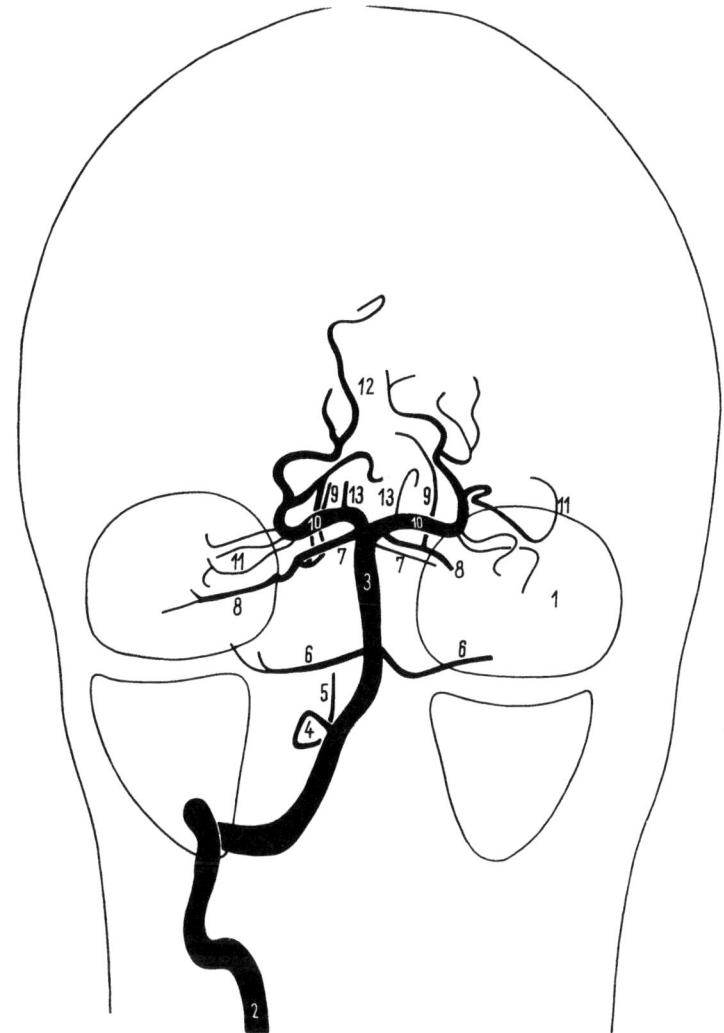

Abb. 103. Die A. vertebralis, A. basilaris und ihre Zweige, I (A. vertebralis, A. basilaris et rami). Angiographie in vivo; Aufnahme von GORÁCZ. Exposition: anterior-posterior (20° kraniokaudal verdreht)

1 Orbita
2 A. vertebralis
3 A. basilaris
4 A. cerebelli inferior posterior
5 R. medialis
6 A. cerebelli inferior anterior
7 A. cerebelli superior
8 Rr. laterales
9 Rr. mediales
10 A. cerebri posterior
11 Rr. temporales
12 Rr. occipitales
13 Rr. choroidei posteriores laterales et mediales

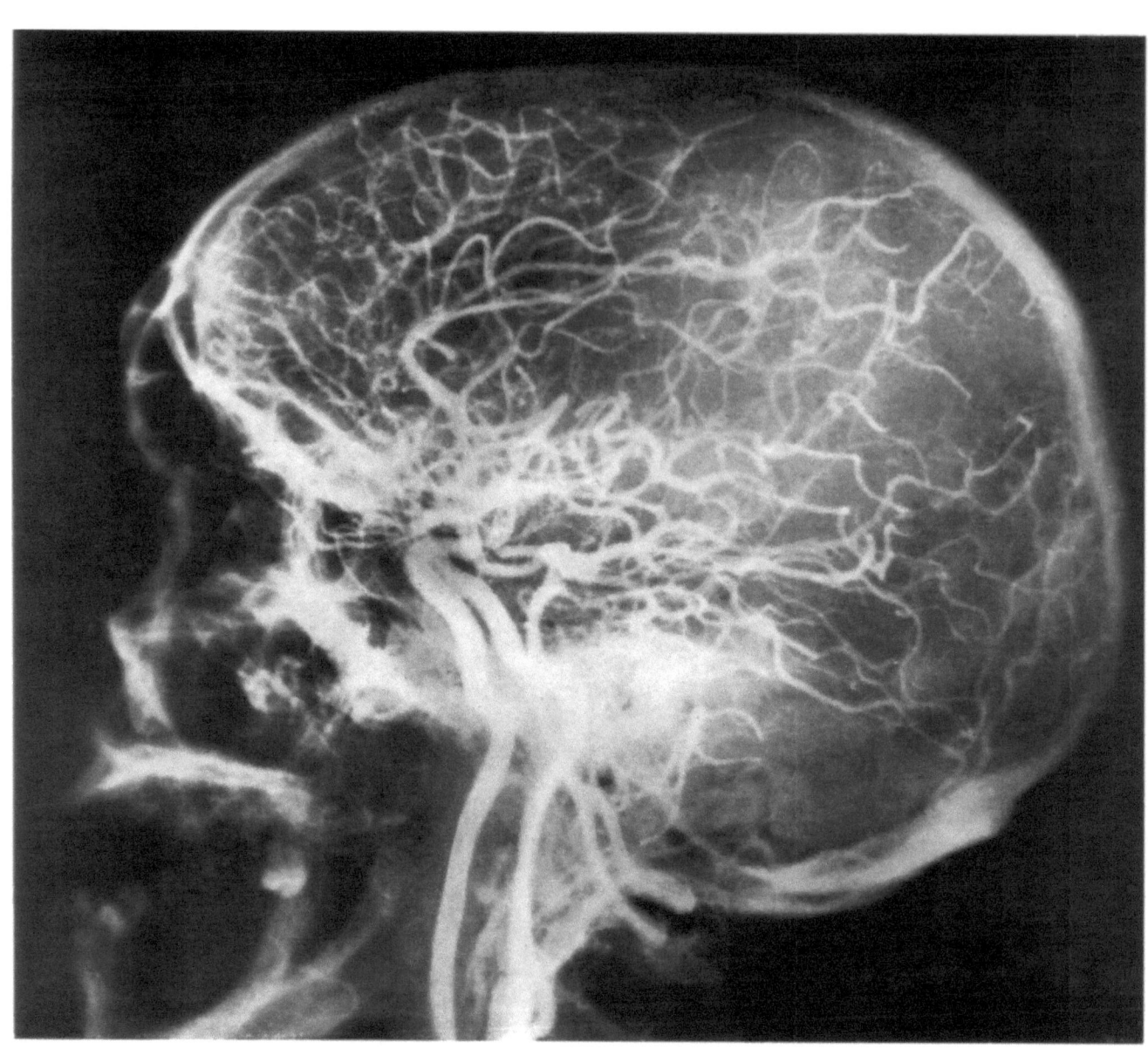

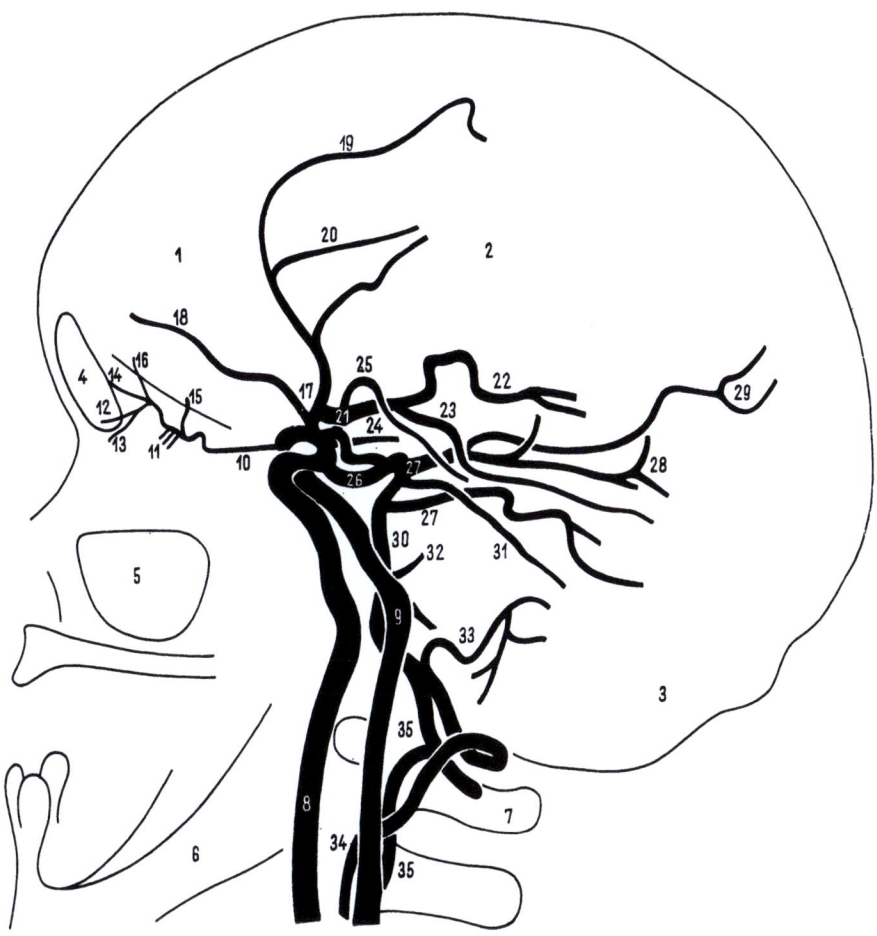

Abb. 104. Die A. carotis interna, A. vertebralis und ihre Zweige, II (A. carotis interna, A. vertebralis et rami). Exposition: sinistrodexter

1 Os frontale
2 Os parietale
3 Os occipitale
4 Sinus frontalis
5 Sinus maxillaris
6 Mandibula
7 Arcus atlantis
8 A. carotis interna dextra
9 A. carotis interna sinistra
10 A. ophthalmica
11 Aa. ciliares et A. centralis retinae
12 A. lacrimalis
13 A. supratrochlearis
14 A. supraorbitalis
15 A. ethmoidalis posterior
16 A. ethmoidalis anterior
17 A. cerebri anterior
18 R. frontopolaris
19 A. callosomarginalis
20 A. pericallosa
21 A. cerebri media
22 R. parietalis posterior
23 A. gyri angularis
24 A. choroidea anterior
25 R. temporalis posterior
26 A. communicans posterior
27 A. cerebri posterior
28 Rr. temporales
29 Rr. occipitales
30 A. basilaris
31 A. cerebelli superior
32 A. cerebelli inferior anterior
33 A. cerebelli inferior posterior
34 A. vertebralis sinistra
35 A. vertebralis dextra

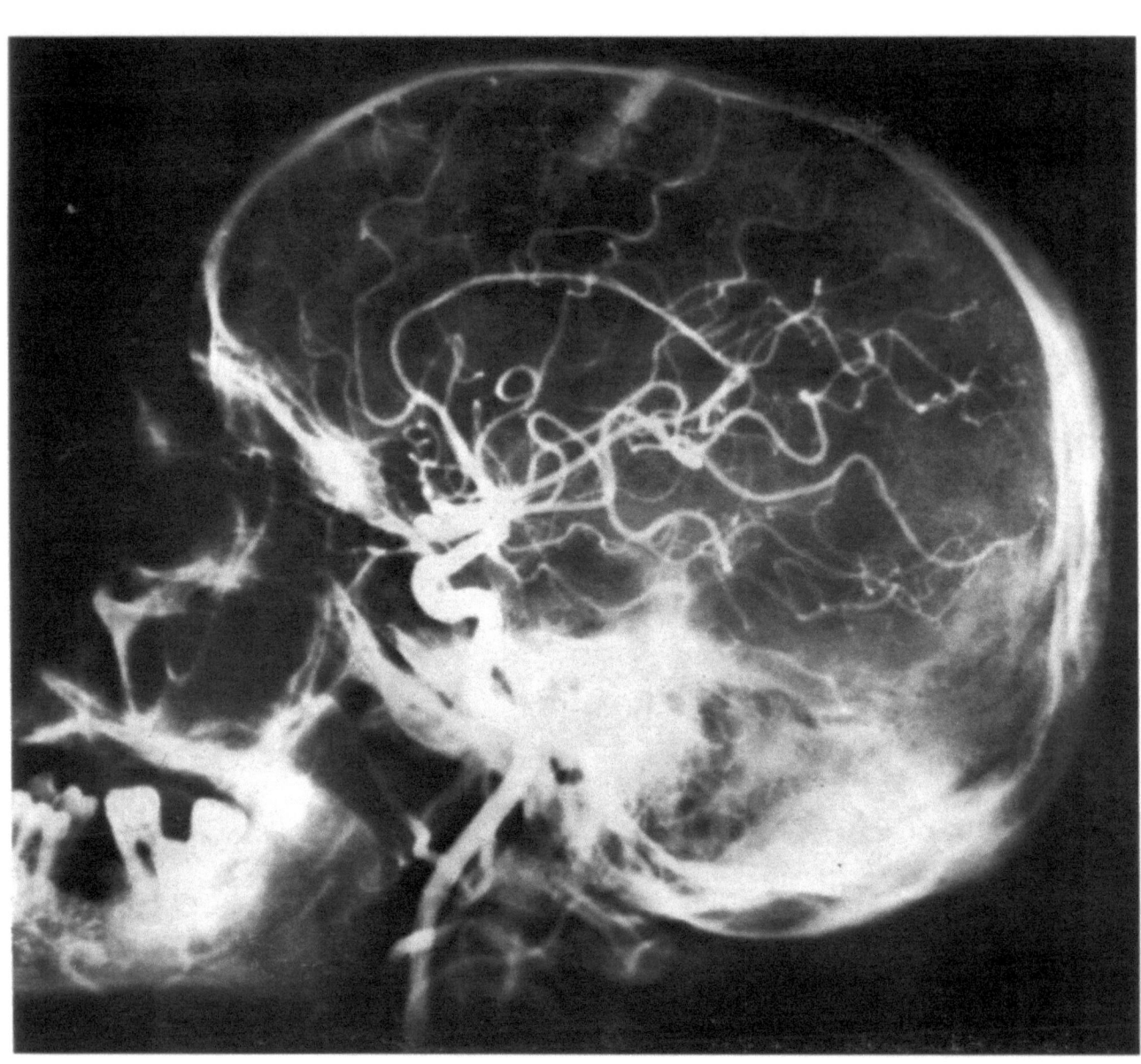

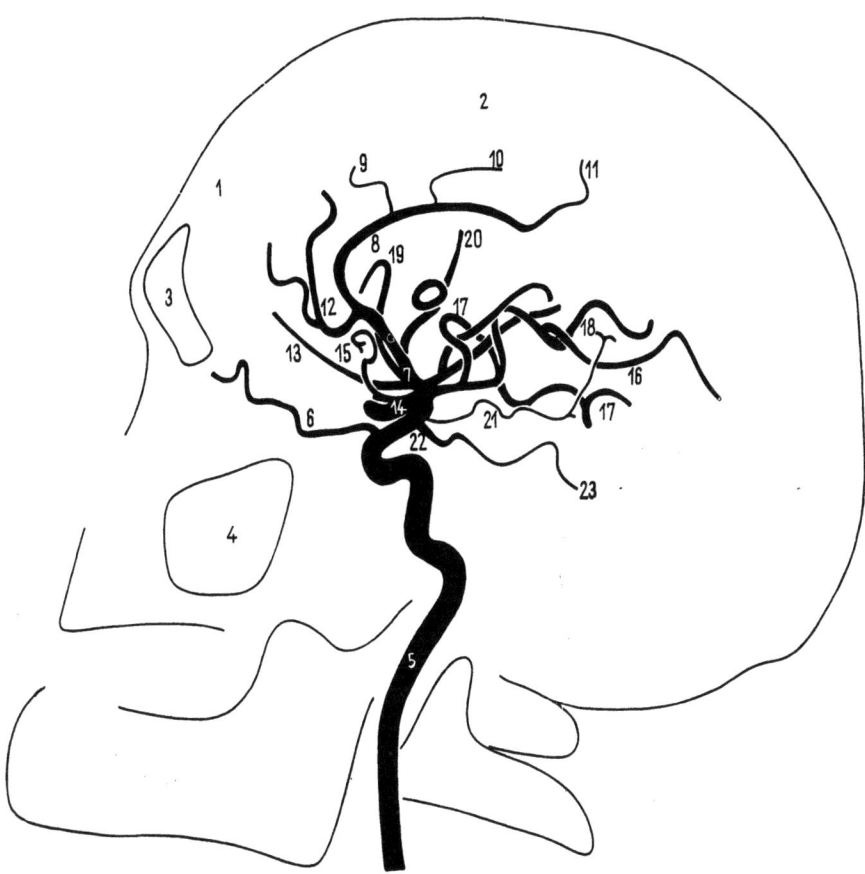

Abb. 105. Die A. carotis interna und ihre Zweige, II (A. carotis interna et rami). Angiographie in vivo; Aufnahme von GORÁCZ. Exposition: sinistrodexter

1 Os frontale
2 Os parietale
3 Sinus frontalis
4 Sinus maxillaris
5 A. carotis interna
6 A. ophthalmica
7 A. cerebri anterior
8 A. pericallosa
9 Rr. precentrales
10 Rr. precunei
11 Rr. parietooccipitales
12 A. callosomarginalis
13 R. frontopolaris
14 A. cerebri media
15 R. frontalis ascendens
16 A. gyri angularis
17 Rr. temporales posteriores
18 Rr. parietales posteriores
19 R. precentralis
20 R. centralis
21 A. choroidea anterior
22 A. communicans posterior
23 A. cerebri posterior

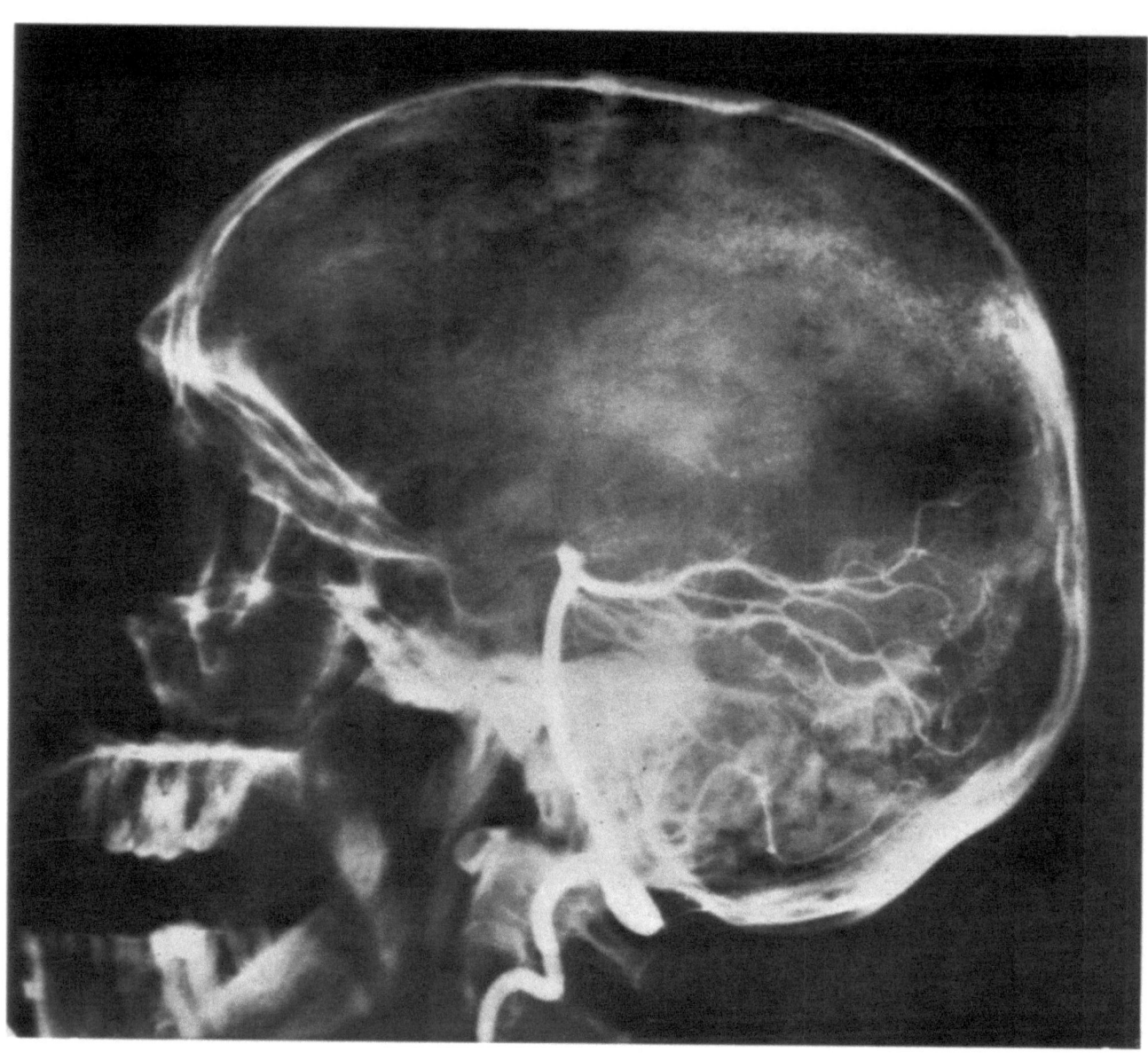

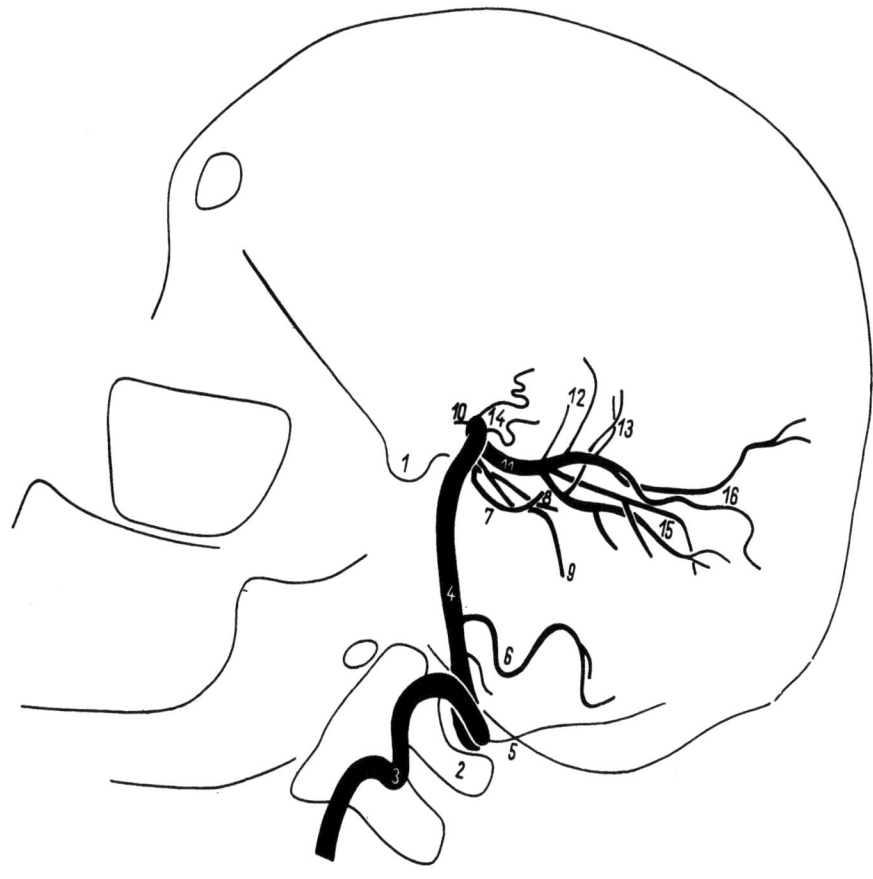

Abb. 106. Die A. vertebralis, A. basilaris und ihre Zweige, II (A. vertebralis, A. basilaris et rami). Angiographie in vivo; Aufnahme von GORÁCZ. Exposition: sinistrodexter

1 Sella turcica
2 Arcus atlantis
3 A. vertebralis
4 A. basilaris
5 R. extracerebralis
6 A. cerebelli inferior posterior, R. medialis
7 A. cerebelli superior
8 R. medialis
9 R. lateralis
10 A. communicans posterior
11 A. cerebri posterior
12 R. choroideus posterior medialis
13 R. choroideus posterior lateralis
14 Rr. centrales
15 Rr. temporales
16 Rr. occipitales

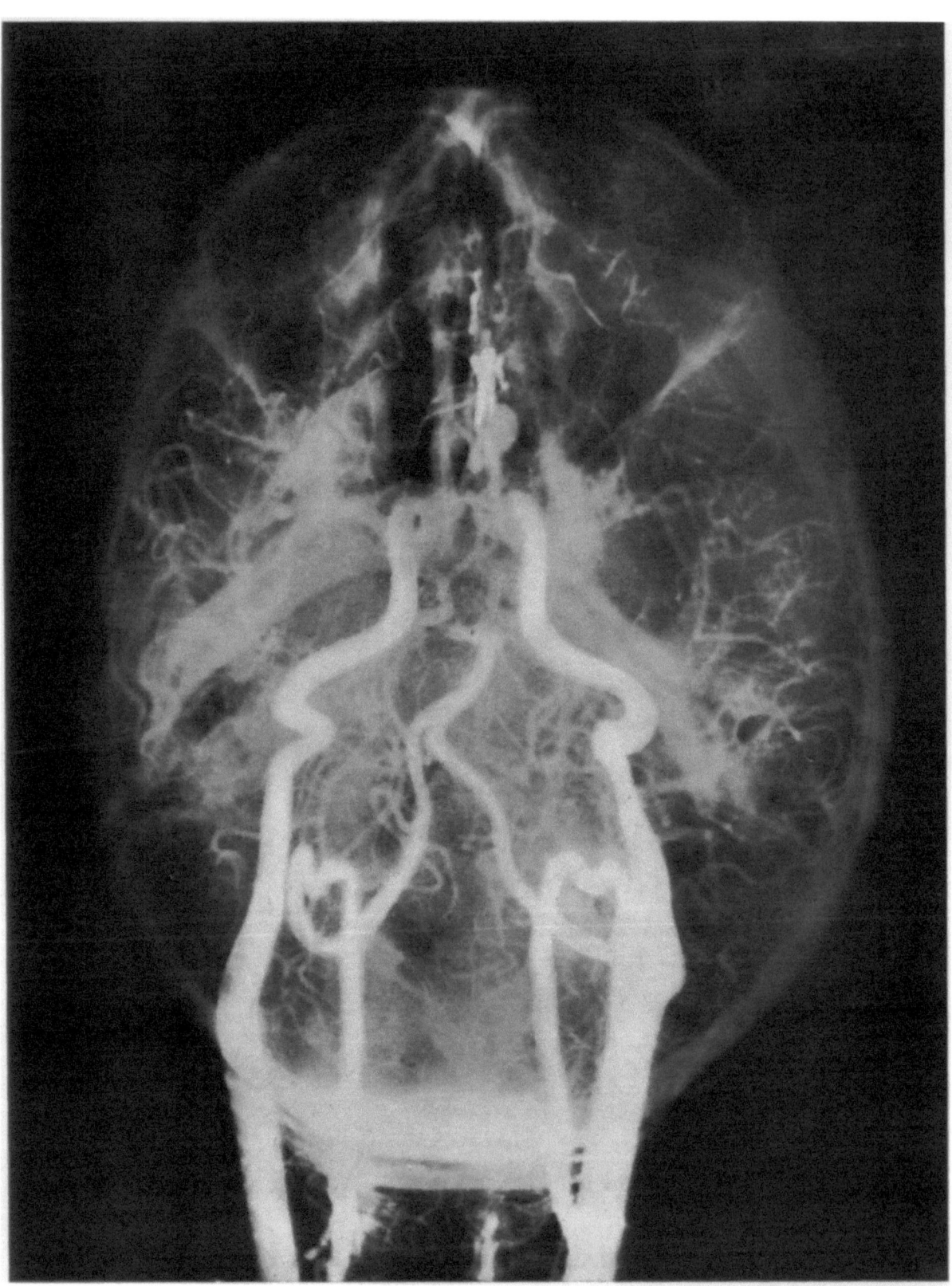

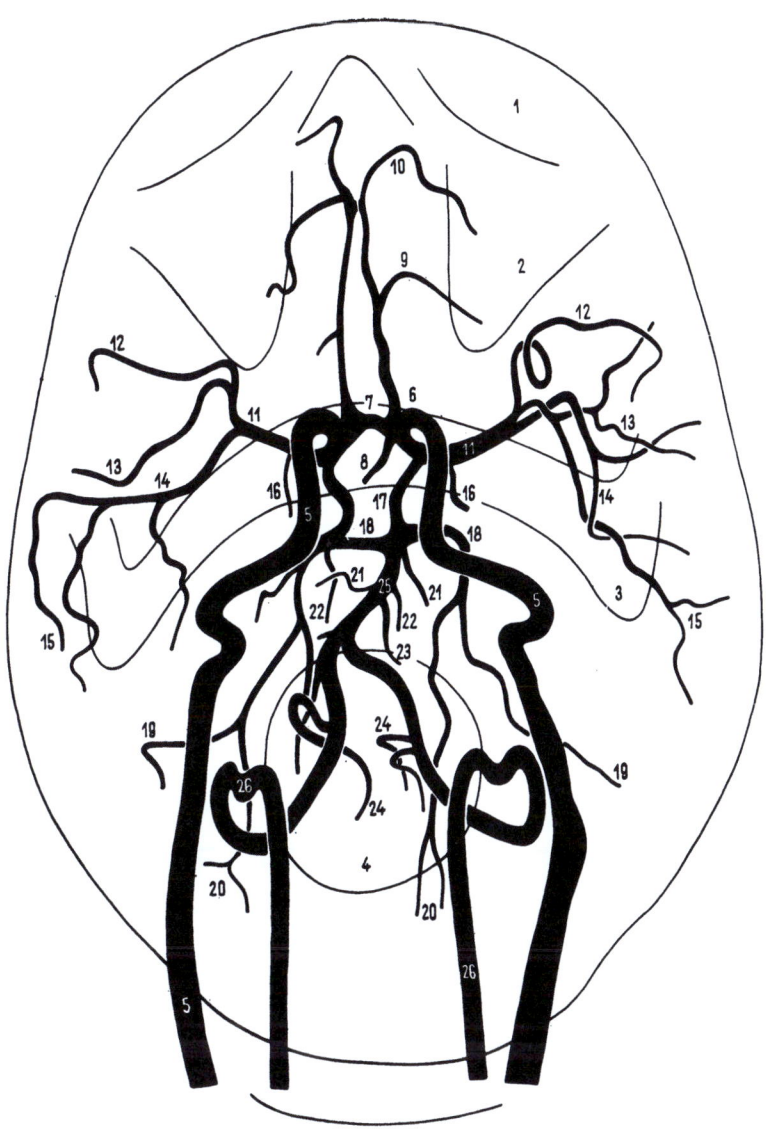

Abb. 107. Die A. carotis interna, A. vertebralis und ihre Zweige, III (A. carotis interna, A. vertebralis et rami). Exposition: submentovertikal (Position WELIN IV)

1 Orbita
2 Sinus maxillaris
3 Mandibula
4 Foramen magnum
5 A. carotis interna
6 A. cerebri anterior
7 A. communicans anterior
8 A. callosomarginalis
9 A. pericallosa
10 R. frontopolaris
11 A. cerebri media
12 Rr. orbitofrontales
13 Rr. parietales
14 Rr. temporales
15 A. gyri angularis
16 A. choroidea anterior
17 A. communicans posterior
18 A. cerebri posterior
19 Rr. temporales
20 Rr. occipitales
21 A. labyrinthi
22 A. cerebelli superior
23 A. cerebelli inferior anterior
24 A. cerebelli inferior posterior
25 A. basilaris
26 A. vertebralis

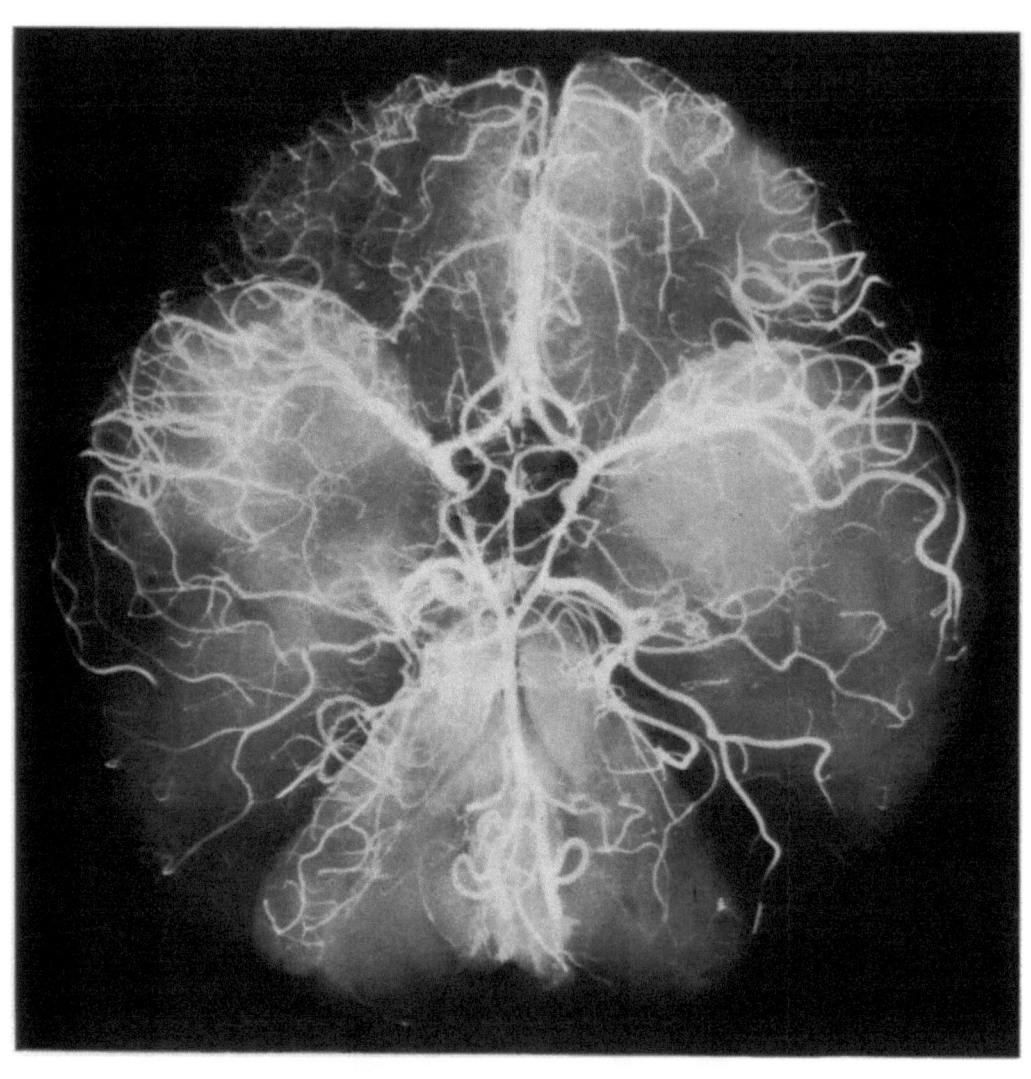
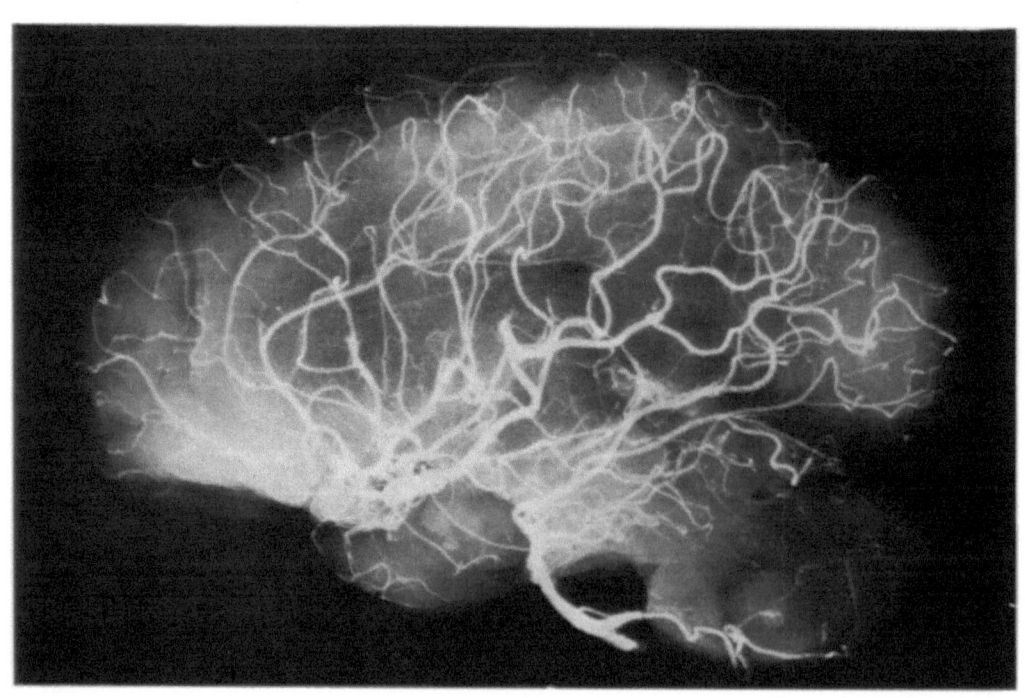

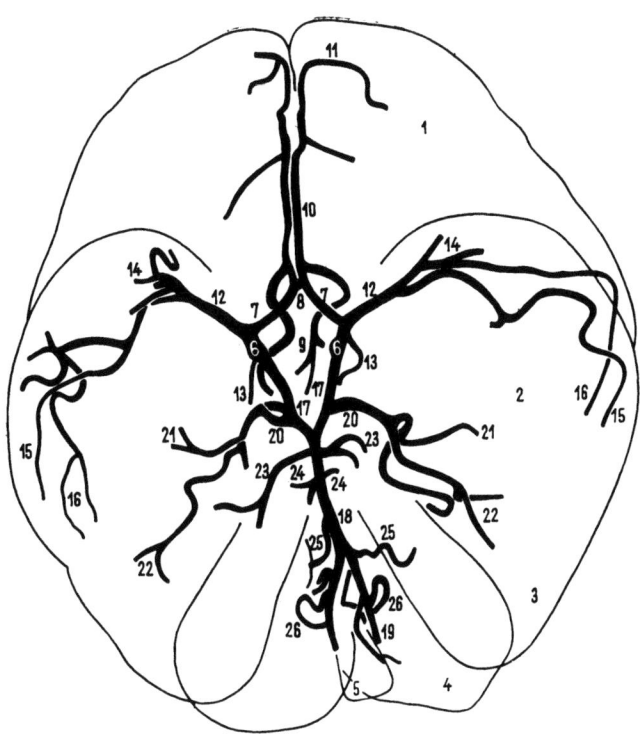

Abb. 108. Die Arterien des Großhirns, Kleinhirns und des Nachhirns, I (Aa. cerebri, cerebelli et medullae oblongatae). Praeparatio corporis mortui insecati. Exposition: kraniokaudal

1 Lobus frontalis
2 Lobus temporalis
3 Lobus occipitalis
4 Cerebellum
5 Medulla oblongata
6 A. carotis interna
7 A. cerebri anterior
8 A. communicans anterior
9 A. callosomarginalis
10 A. pericallosa
11 R. frontopolaris
12 A. cerebri media
13 A. choroidea anterior
14 Rr. temporales
15 A. gyri angularis
16 Rr. parietales
17 A. communicans posterior
18 A. basilaris
19 A. vertebralis
20 A. cerebri posterior
21 Rr. temporales
22 Rr. occipitales
23 A. cerebelli superior
24 A. labyrinthi
25 A. cerebelli inferior anterior
26 A. cerebelli inferior posterior

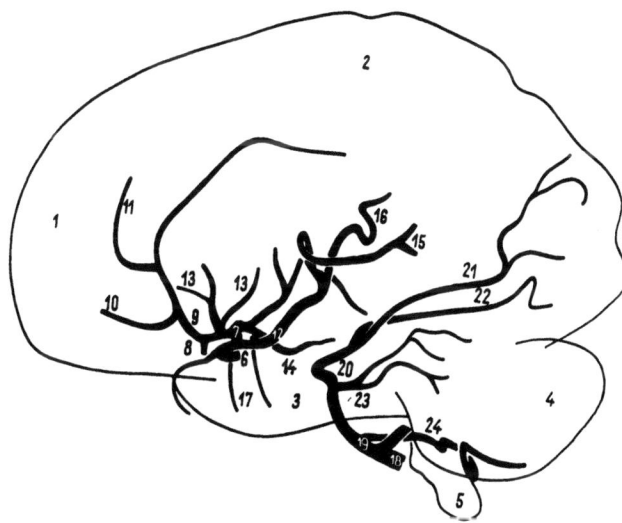

Abb. 109. Die Arterien des Großhirns, Kleinhirns und des Nachhirns, II (Aa. cerebri, cerebelli et medullae oblongatae). Praeparatio corporis mortui insecati. Hemisectio sagittalis. Exposition: mediolateral

1 Lobus frontalis
2 Lobus parietalis
3 Lobus temporalis
4 Cerebellum
5 Medulla oblongata
6 A. carotis interna
7 A. cerebri anterior
8 A. communicans anterior
9 A. pericallosa
10 R. frontopolaris
11 A. callosomarginalis
12 A. cerebri media
13 R. frontalis ascendens
14 R. temporalis posterior
15 A. gyri angularis
16 R. parietalis
17 R. temporalis anterior et medius
18 A. vertebralis
19 A. basilaris
20 A. cerebri posterior
21 Rr. occipitales
22 Rr. temporales
23 A. cerebelli superior
24 A. cerebelli inferior posterior

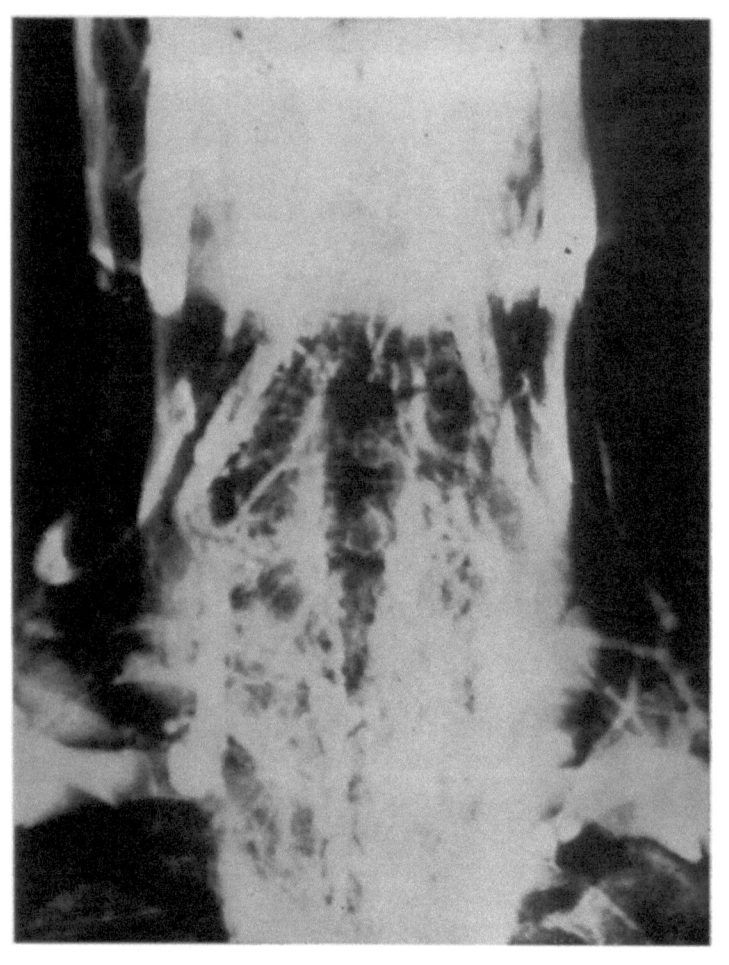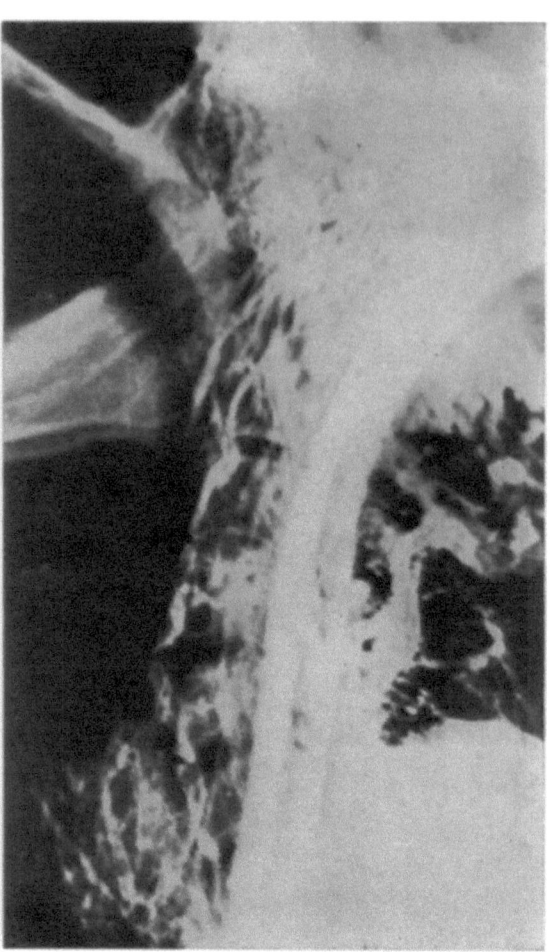

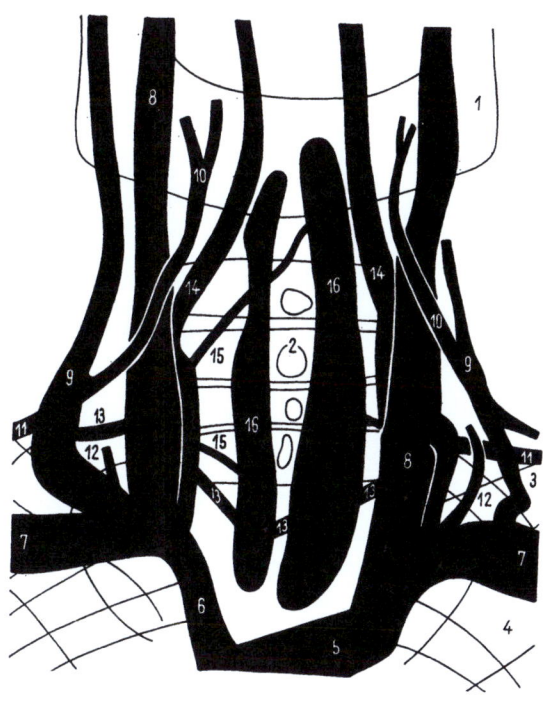

Abb. 110. Die V. jugularis interna und ihre Zweige, I (V. jugularis interna et rami). Exposition: anterior-posterior

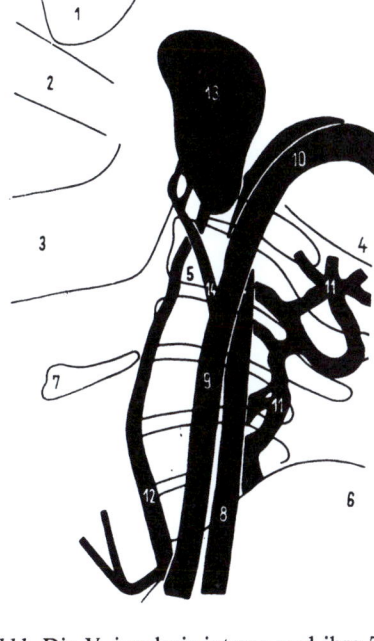

Abb. 111. Die V. jugularis interna und ihre Zweige, II (V. jugularis interna et rami). Exposition: sinistrodexter

1 Mandibula	*10* V. jugularis anterior
2 Vertebrae cervicales	*11* V. transversa scapulae
3 Clavicula	*12* V. cervicalis superficialis
4 Costa 1	*13* Arcus venosus juguli
5 V. brachiocephalica sinistra	*14* V. vertebralis
6 V. brachiocephalica dextra	*15* Vv. intervertebrales
7 V. subclavia	*16* Plexus venosi vertebrales externi et interni, Plexus pharyngeus
8 V. jugularis interna	
9 V. jugularis externa	

1 Sinus maxillaris	*9* V. jugularis interna dextra
2 Maxilla	*10* Sinus sigmoideus
3 Mandibula	*11* Plexus venosi vertebrales posteriores
4 Os occipitale	*12* Plexus venosi vertebrales anteriores
5 Axis	*13* Plexus pterygoideus
6 Acromion	*14* V. retromandibularis
7 Os hyoideum	
8 V. jugularis interna sinistra	

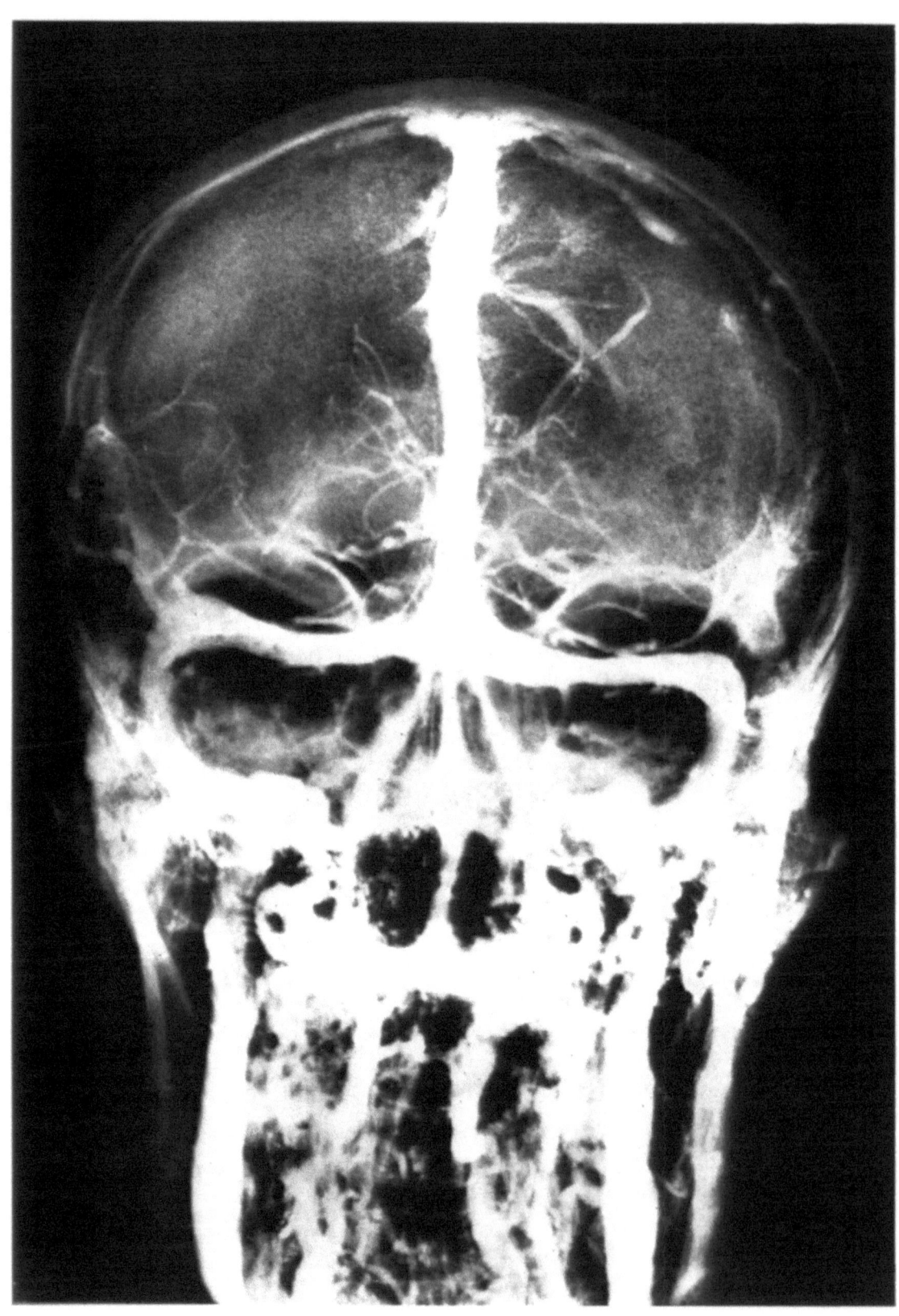

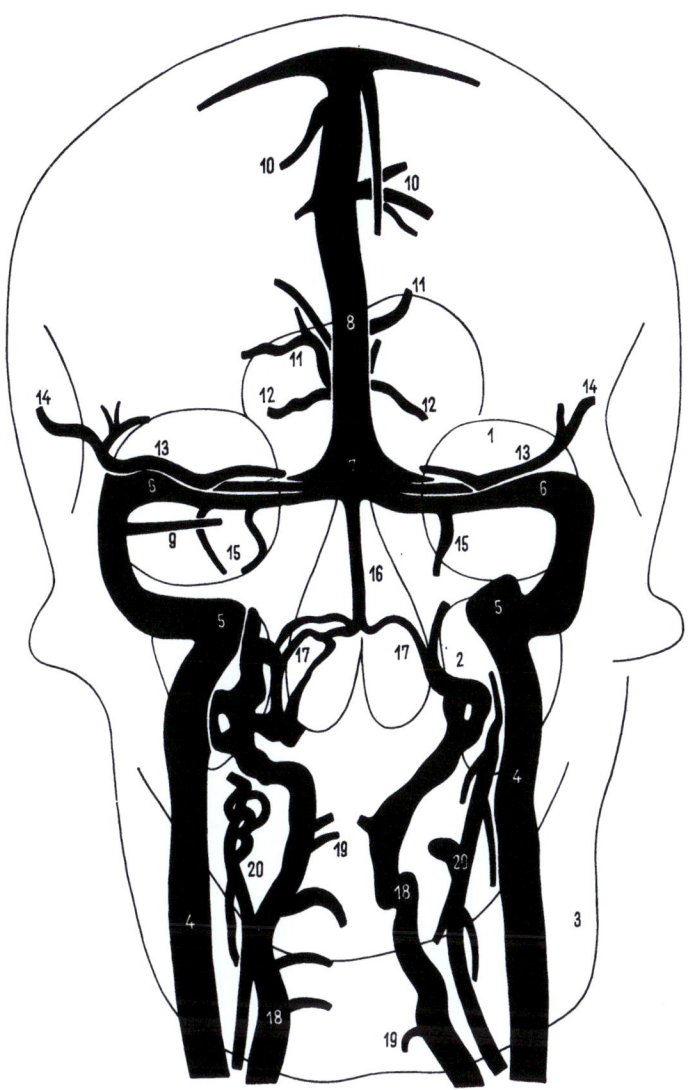

Abb. 112. Die V. jugularis interna, die Sinus der Gehirnhaut sowie die inneren und äußeren Venen des Groß- und Kleinhirns, I (V. jugularis interna, Sinus venosi durae matris, Vv. cerebri et cerebelli internae et externae). Exposition: anterior-posterior

1 Orbita
2 Sinus maxillaris
3 Mandibula
4 V. jugularis interna
5 Sinus sigmoideus
6 Sinus transversus
7 Confluens sinuum
8 Sinus sagittalis superior et inferior
9 Sinus petrosus superior
10 Vv. frontoparietales
11 V. thalamostriata
12 V. basalis
13 Sinus sphenoparietalis
14 V. cerebri media superficialis
15 Vv. cerebelli inferiores
16 Sinus occipitalis
17 Plexus venosus suboccipitalis
18 V. vertebralis
19 Vv. intervertebrales
20 V. cervicalis profunda

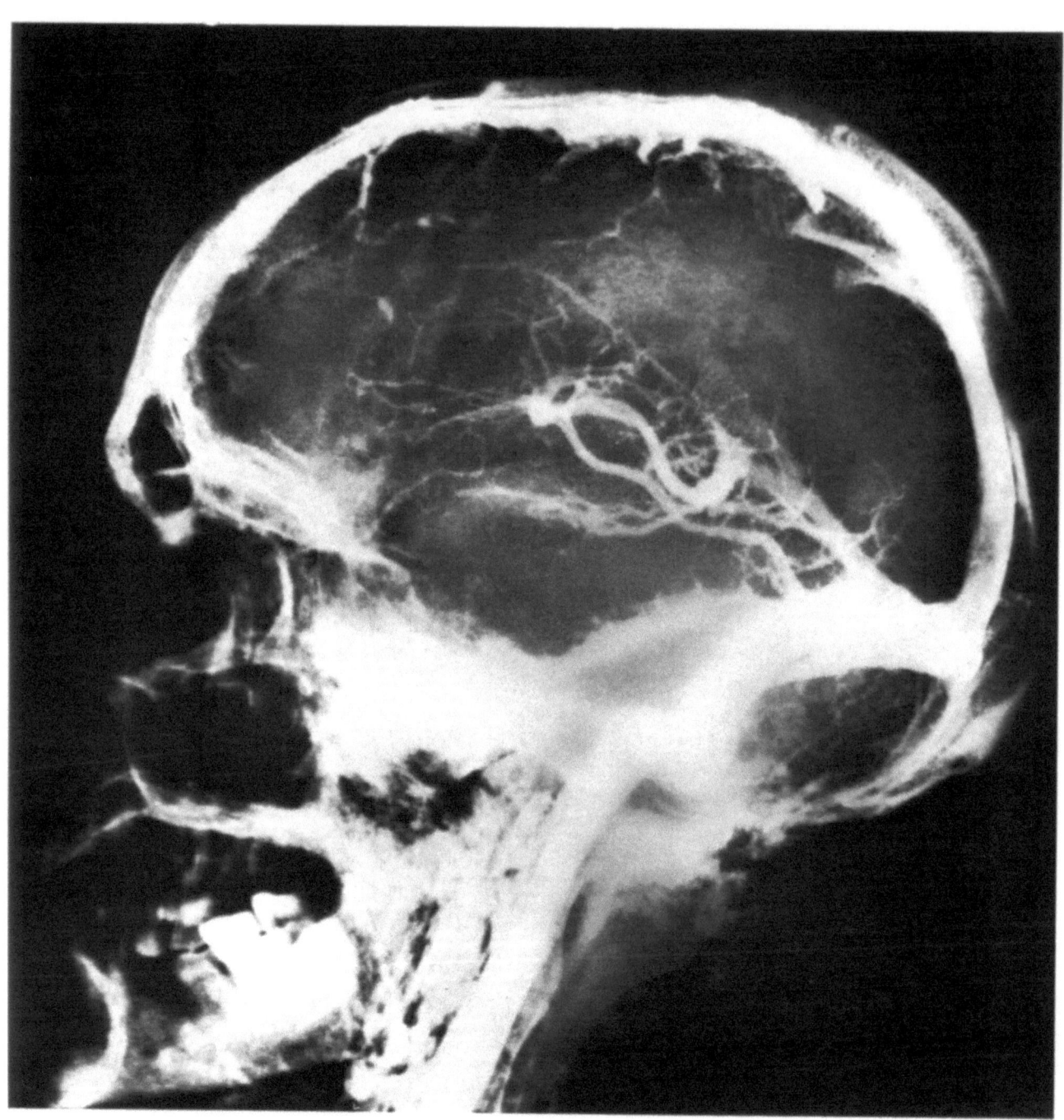

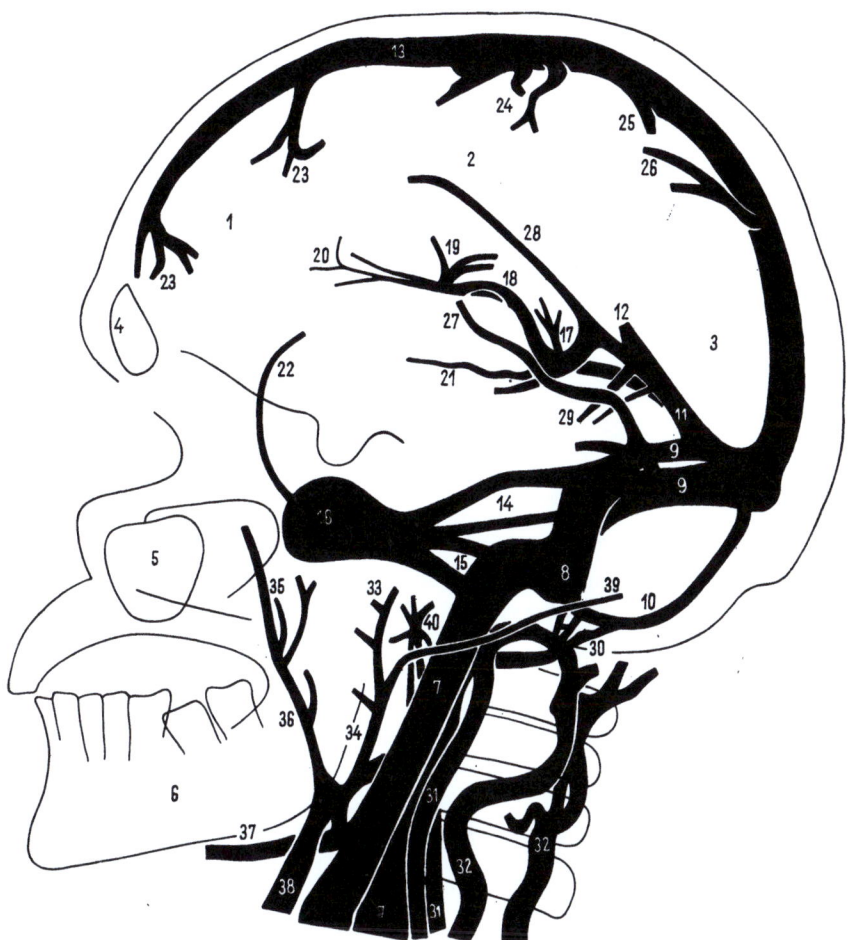

Abb. 113. Die V. jugularis interna und externa, die Sinus der Gehirnhaut sowie die inneren und äußeren Venen des Groß- und Kleinhirns, II (V. jugularis interna et externa, Sinus venosi durae matris, Vv. cerebri et cerebelli internae et externae). Exposition: sinistrodexter

1 Os frontale
2 Os parietale
3 Os occipitale
4 Sinus frontalis
5 Sinus maxillaris
6 Mandibula
7 V. jugularis interna
8 Sinus sigmoideus
9 Sinus transversus
10 Sinus occipitalis
11 Sinus rectus
12 Sinus sagittalis inferior
13 Sinus sagittalis superior
14 Sinus petrosus superior
15 Sinus petrosus inferior
16 Sinus cavernosus
17 V. cerebri magna
18 V. cerebri interna
19 V. thalamostriata
20 V. septi pellucidi
21 V. basalis
22 Vv. cerebri mediae
23 Vv. frontales ascendentes
24 Vv. frontoparietales
25 V. centralis
26 Vv. occipitales ascendentes
27 V. temporooccipitalis
28 V. corporis callosi posterior
29 Vv. cerebelli superiores
30 Plexus venosus suboccipitalis
31 V. vertebralis
32 V. cervicalis profunda
33 Plexus pharyngeus
34 V. pharyngea
35 Plexus pterygoideus
36 V. retromandibularis
37 V. submentalis
38 V. jugularis externa
39 V. occipitalis
40 Plexus venosi prevertbrales

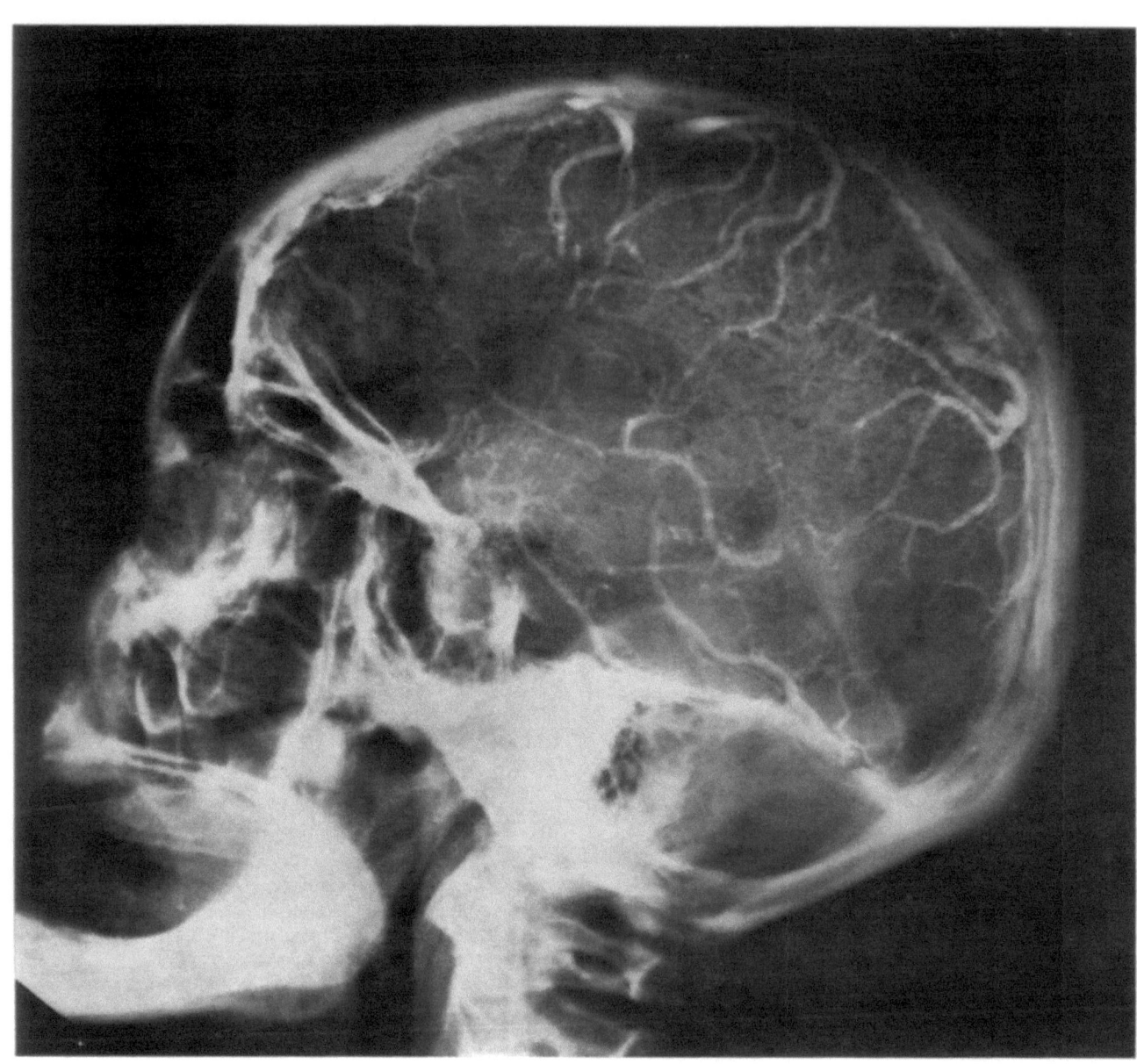

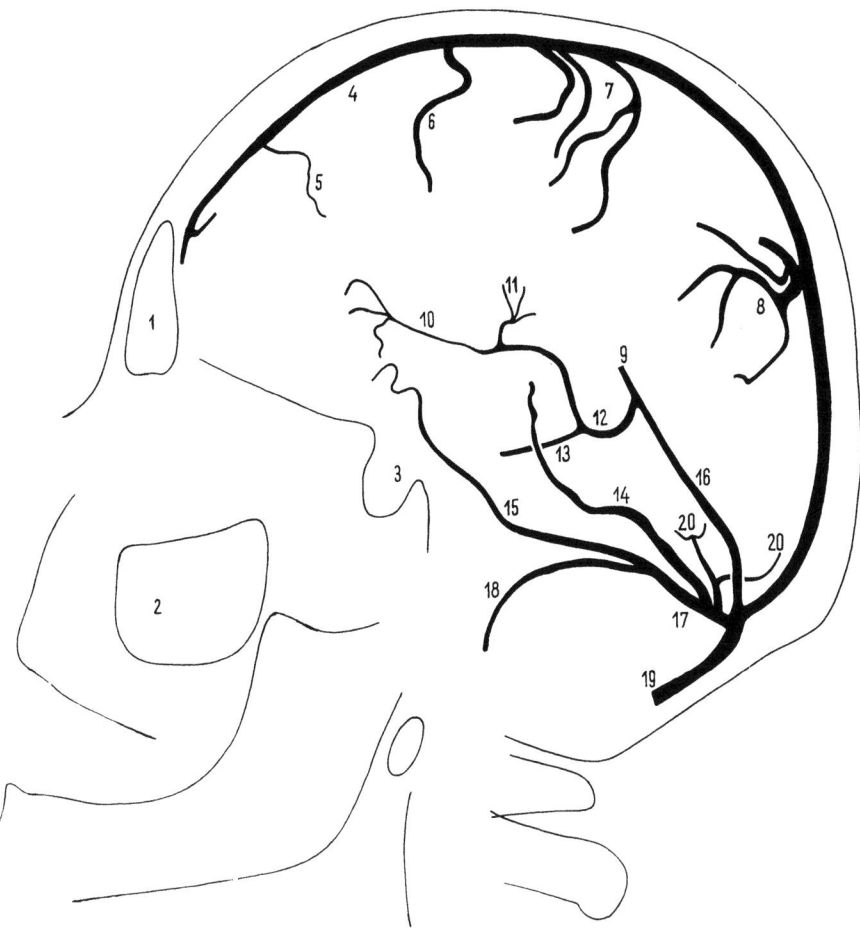

Abb. 114. Die Sinus der Gehirnhaut sowie die inneren und äußeren Venen des Groß- und Kleinhirns (Sinus venosi durae matris, Vv. cerebri et cerebelli internae et externae). Venographie in vivo; Aufnahme von GORÁCZ. Exposition: sinistrodexter

1 Sinus frontalis
2 Sinus maxillaris
3 Sella turcica
4 Sinus sagittalis superior
5 Vv. frontales ascendentes
6 V. centralis
7 Vv. parietales
8 Vv. occipitales
9 Sinus sagittalis inferior
10 V. septi pellucidi
11 V. thalamostriata
12 V. cerebri magna
13 V. basalis
14 V. temporooccipitalis
15 V. temporalis
16 Sinus rectus
17 Sinus transversus
18 Sinus sigmoideus
19 Sinus occipitalis
20 Vv. cerebelli posteriores

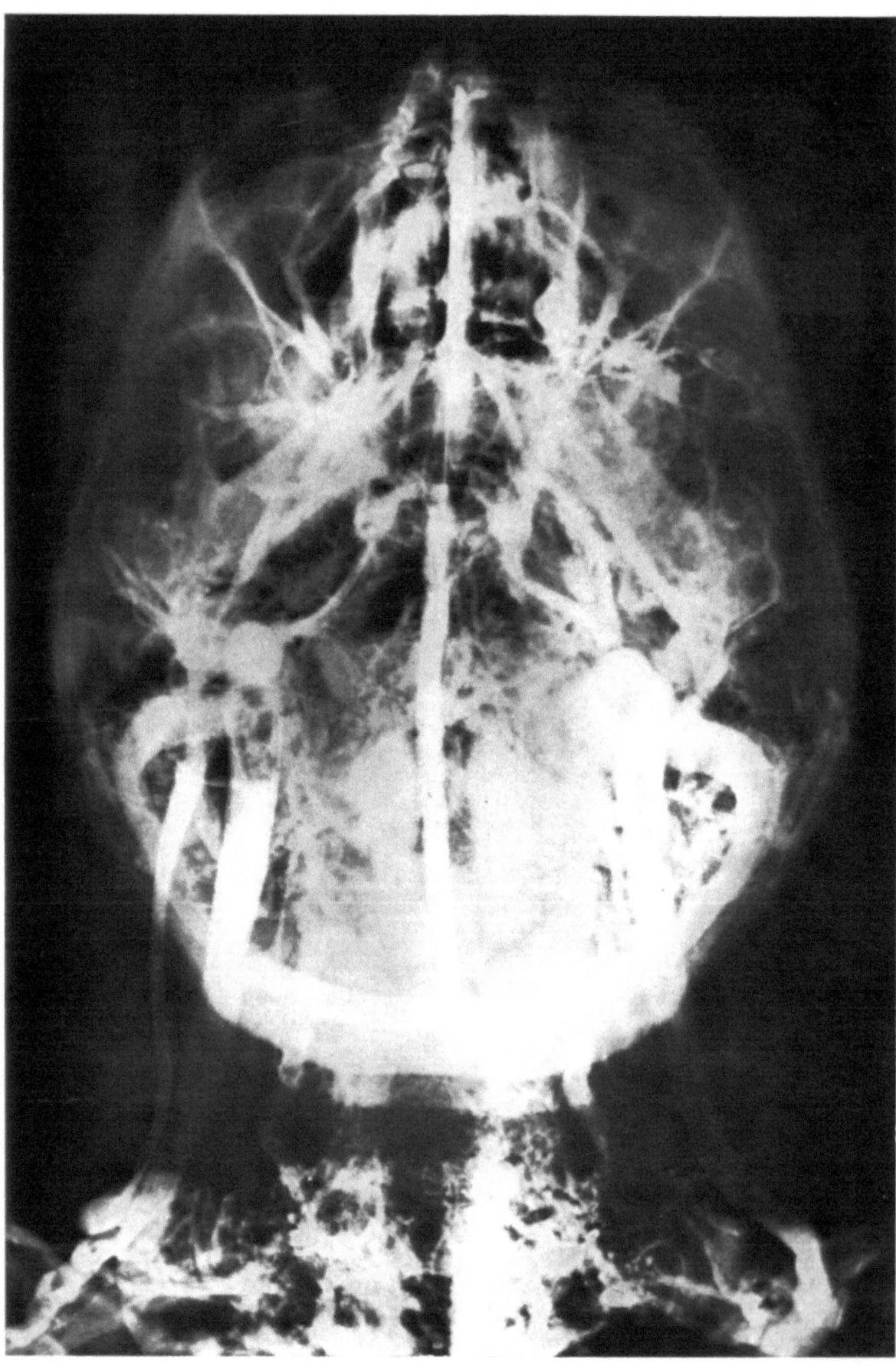

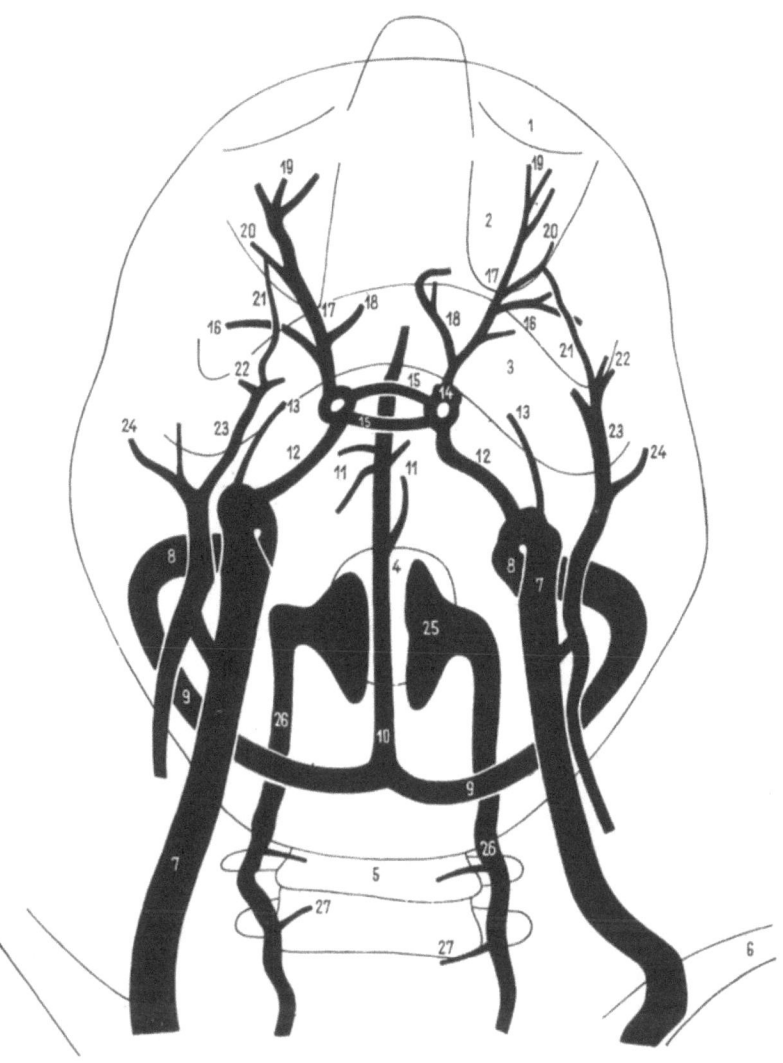

Abb. 115. Die V. jugularis interna und externa, die Sinus der Gehirnhaut sowie die inneren und äußeren Venen des Groß- und Kleinhirns, III (V. jugularis interna et externa, Sinus venosi durae matris, Vv. cerebri et cerebelli internae et externae). Exposition: submentovertikal (Position WELIN IV)

1 Orbita
2 Sinus maxillaris
3 Mandibula
4 Foramen magnum
5 Vertebrae cervicales
6 Clavicula
7 V. jugularis interna
8 Sinus sigmoideus
9 Sinus transversus
10 Sinus sagittalis superior et inferior
11 Vv. cerebri superiores et interni
12 Sinus petrosus inferior
13 Sinus petrosus superior
14 Sinus cavernosus
15 Sinus intercavernosi
16 Sinus sphenoparietalis
17 V. ophthalmica superior
18 Vv. ethmoidales
19 Rr. venae ophthalmicae superioris
20 V. ophthalmica inferior
21 Anastomosis inter V. ophthalmicam inferiorem et Plexum pterygoideum
22 Plexus pterygoideus
23 V. retromandibularis
24 V. jugularis externa
25 Plexus venosus suboccipitalis
26 V. vertebralis
27 Vv. intervertebrales

DIE BLUTGEFÄSSE DER OBEREN EXTREMITÄTEN

DIE ARTERIA AXILLARIS UND IHR ZWEIGSYSTEM

Die Durchblutungsverhältnisse in den oberen Extremitäten kennzeichnet — im Gegensatz zu den unteren — eine vorzügliche Kollateralversorgung. Der normale Blutdruck ist um 40—60 mm Hg niedriger als in den unteren Gliedmaßen. Es treten viel seltener vaskuläre Erkrankungen auf, so daß den anatomischen und funktionell-morphologischen Forschungsarbeiten eine weit geringere klinische Bedeutung zukommt.

Die Arteria axillaris, Arteria brachialis, Arteria ulnaris, Arteria radialis und ihre Zweige

Die **A. axillaris** (Abb. 116/1, 120/6, 121 und 122/6) beginnt als Fortsetzung der A. subclavia unter dem unteren Rand der Clavicula und läuft bis zum unteren Rand des M. pectoralis major (in Höhe des Collum chirurgicum humeri). In ihrer ganzen Ausdehnung liegt sie lateral von der V. axillaris und noch tiefer als diese in der Fossa axillaris. Von vorn verdeckt ihren Verlauf der große Brustmuskel. Der kleine Brustmuskel liegt nur über ihrem mittleren Drittel. Die Arterie wird vom oberen Drittel des Plexus brachialis umgeben. Der Nervenplexus umschließt ihr mittleres Drittel und umgibt das untere von hinten und zu beiden Seiten. Je nach der Haltung des Armes liegt die Arterie verschieden. Bei herabhängendem Oberarm geht sie schräg abwärts, bei waagerechtem Oberarm horizontal und bei erhobenem Arm in einem aufwärts konkaven Bogen. Die A. axillaris ist 8—12 cm lang und hat einen Durchmesser von 0,6—0,8 cm (PATURET 1958). Sie hat folgende *Zweige*:

Die *A. thoracica suprema* (Abb. 116/3, 120/7) ist ein unterschiedlich starkes Gefäß, das der Blutversorgung der beiden oberen Interkostalräume dient.

Der kräftige Stamm der *A. thoracoacromialis* (Abb. 116/4, 120/8) teilt sich nach kurzem Verlauf in drei Zweige. Der zum Acromion laufende Zweig *(R. acromialis)* nimmt an der Bildung des Rete acromiale teil. Die anderen beiden Gefäßteile *(R. deltoideus, Rr. pectorales)* gehen zum Deltamuskel und zum großen Brustmuskel.

Die *A. thoracica lateralis* (Abb. 116/5, 120/12) geht vom mittleren Drittel der A. axillaris aus und läuft am seitlichen Thoraxrand; sie gibt Zweige zu den Brustwandmuskeln sowie zur Mamma *(Rr. mammarii laterales)* ab.

Die *A. subscapularis* (Abb. 116/6, 120/14, 121 und 122/7) verläuft am gleichnamigen Muskel abwärts und teilt sich in zwei Gefäße. Ein Zweig verästelt sich am hinteren lateralen Thoraxrand in den Muskeln (*A. thoracodorsalis*; Abb. 120/16, 121/9), der andere bildet um den Lateralrand des Schulterblatts mit der A. suprascapularis einen arteriellen Bogen (*A. circumflexa scapulae*; Abb. 120/15, 121/8).

Die *A. circumflexa humeri anterior et posterior* (Abb. 116/8 und 7, 120/17 und 18, 121 und 122/10 und 11) umschließen das Collum chirurgicum humeri. Der vordere Zweig ist dünner als der hintere.

Als häufigste *Variation* der A.-axillaris-Zweige ist zu beobachten, daß mit einzelnen Teilen der A. brachialis — unter Verschmelzung von 5 Gefäßen — ein gemeinsamer Gefäßstamm zustande kommt (A. subscapularis, A. circumflexa humeri posterior, A. collateralis radialis et media, A. collateralis ulnaris superior; Abb. 116/II). Diese Variation ist bei 6,6% der Europäer und 39,8% der Japaner zu beobachten (ADACHI 1928). Oft geht auch die A. profunda brachii von diesem Stamm aus. Die A. circumflexa humeri posterior kann von der A. profunda brachii entspringen. Zuweilen geht von der A. axillaris die hoch entspringende A. radialis (Abb. 116/III) oder die A. interossea communis aus (GRAY 1954). Die A. circumflexa humeri anterior entspringt in 10% der Fälle zusammen mit einem anderen Gefäß (QUAIN 1884).

Die **A. brachialis** (Abb. 116/2, 117/1, 120/19, 121 und 122/12, 123 und 124/5) läuft vom unteren Rand des M. pectoralis major zur Fossa cubiti, wo sie sich (1 Querfinger unter dem Ellenbogengelenk) vor dem Collum radii in ihre Endzweige teilt. Im Sulcus bicipitalis medialis verläuft sie gemeinsam mit den Nervengebilden zwischen den Vv. brachiales. In der Ellenbogenbeuge wird sie von vorn von der V. mediana cubiti überkreuzt. An dieser Stelle liegt das Gefäß am meisten an der Oberfläche.

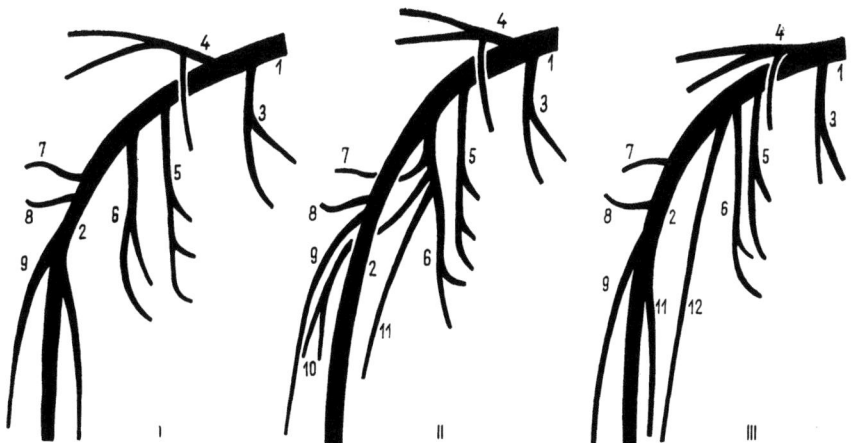

Abb. 116. Die Teilungsvarianten der A. axillaris. I Normaltyp; II die A. subscapularis, A. circumflexa humeri posterior, A. collateralis radialis et media und die A. collateralis ulnaris superior entspringen mit gemeinsamem Stamm; III hoher Ursprung der A. radialis; 1 A. axillaris; 2 A. brachialis; 3 A. thoracica suprema; 4 A. thoracoacromialis; 5 A. thoracica lateralis; 6 A. subscapularis; 7 A. circumflexa humeri posterior; 8 A. circumflexa humeri anterior; 9 A. profunda brachii; 10 A. collateralis radialis et media; 11 A. collateralis ulnaris superior; 12 A. radialis

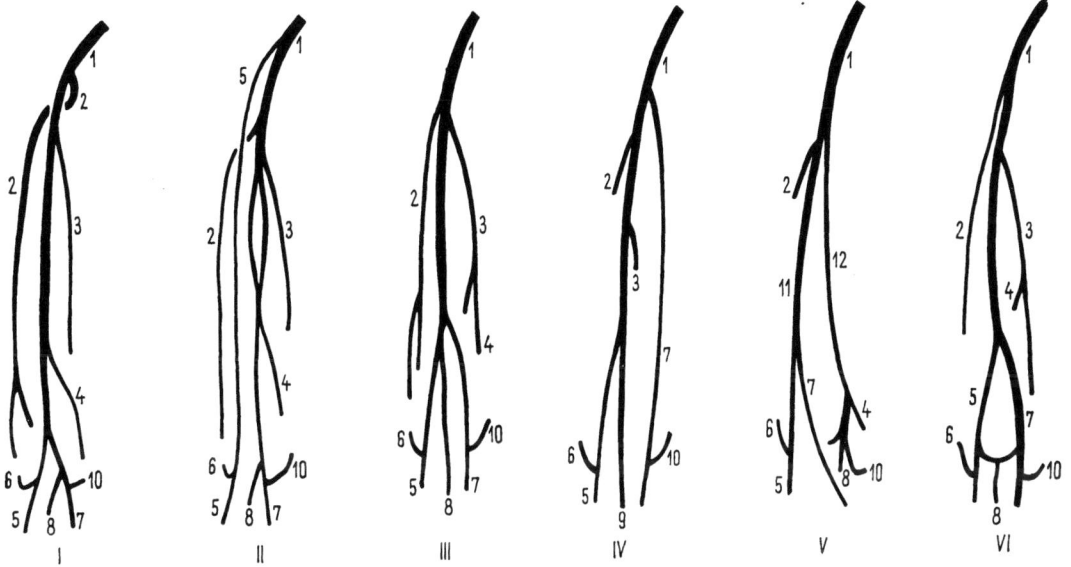

Abb. 117. Die Teilungsvarianten der A. brachialis. I Normaltyp; II hohe Teilung der A. radialis (Inselbildung an der A. brachialis); III hohe Teilung der A. radialis + A. interossea; IV hohe Teilung der A. ulnaris (rudimentäre A. profunda brachii); V Trennung der A. brachialis profunda und superficialis; VI hohe Teilung mit Queranastomose; 1 A. brachialis; 2 A. profunda brachii; 3 A. collateralis ulnaris superior; 4 A. collateralis ulnaris inferior; 5 A. radialis; 6 A. recurrens radialis; 7 A. ulnaris; 8 A. interossea communis; 9 A. mediana; 10 A. recurrens ulnaris; 11 A. brachialis superficialis; 12 A. brachialis profunda

Seine Projektion entspricht einer Geraden, die von der Mitte der Achselgrube bis zur Mitte der Epikondylen des Humerus verläuft. Angesichts der variablen Teilungsstelle ist die Arterie sehr verschieden lang (15—30 cm) und hat einen Durchmesser von 0,5—0,6 cm (PATURET 1958).

Varianten. 1. Verlaufsabweichungen: Bisweilen weist der obere Gefäßabschnitt Inselbildung auf, (Abb. 117/II) oder das Gefäß verläuft vor dem N. medianus bzw. gegebenenfalls hinter dem sog. »Processus supracondylaris« (RAUBER—KOPSCH 1951). 2. Hohe Teilung: In $1/8$ der Fälle verzweigt sich

die A. brachialis über dem Ellenbogengelenk. Eine distalere als die übliche Teilung kommt sehr selten vor. Lokalisation der hohen Teilung ist am ehesten das proximale, seltener das distale und noch seltener das mittlere Oberarmdrittel. Mitunter teilt sich schon die A. axillaris. In $3/4$ der Fälle ist die A. radialis das hoch entspringende Gefäß (Abb. 116/III, 117/II). In diesem Fall teilt sich ein weiterer Abschnitt der A. brachialis in die A. ulnaris und A. interossea. Seltener entspringt die A. radialis gemeinsam mit der A. interossea (Abb. 117/III). Noch seltener kommt es zu einem isolierten hohen

Abgang der A. ulnaris (Abb. 117/IV) bzw. der A. interossea (QUAIN 1884; MCCORMACK und Mitarbeiter 1953). Das hoch entspringende Gefäß zieht sich vor dem N. medianus abwärts (A. brachialis superficialis; Abb. 117/V; LOETZKE und KLEINAU 1968). Manchmal kommt an der Ellenbogenregion eine Queranastomose zwischen den verästelten Gefäßstämmen zustande (Abb. 117/VI; KADANOFF und BALKANSKY 1966). An der aberrierenden A. radialis kommen auch unregelmäßige Gefäße vor. Die hohe Teilung ist in $^1/_5$ der Fälle bilateral zu beobachten (QUAIN 1884).

Die A. brachialis hat folgende *Zweige*:

Die *A. profunda brachii* (Abb. 116/9, 117/2, 120/21, 121 und 122/13) geht hoch von der Medialseite der A. brachialis aus, umgeht dann in Begleitung des N. radialis den Humerus von hinten und gelangt an dessen laterale Seite. Sie läuft zum Oberarmbein *(Aa. nutriciae humeri)*, zum Deltamuskel *(R. deltoideus;* Abb. 120/20, 121 und 122/14) sowie mit einem Endzweig zum Arteriennetz des Ellenbogengelenks *(A. collateralis media;* Abb. 116/10, 121 und 122/15). Der andere Endzweig *(A. collateralis radialis;* Abb. 116/10, 121 und 122/16) anastomosiert teils mit der A. recurrens radialis, teils löst er sich im Retikulum des Ellenbogengelenks auf. Als überzähliger Zweig kommt von ihr die A. collateralis ulnaris superior (ADACHI 1928).

Die *A. collateralis ulnaris superior et inferior* (Abb. 116/11, 117/3 und 4, 121 und 122/17 und 18) entspringen am mittleren und unteren Drittel des Oberarms und gehen zum Netz des Ellenbogengelenks. Die obere Arterie begleitet den N. ulnaris.

Die **A. radialis** (Abb. 117/5, 123 und 124/6, 125/7, 126 und 127/6) entspringt in Höhe des Collum radii bei der Ellenbogenbeuge und verläuft unter dem M. brachioradialis in gerader Linie in Richtung des Processus styloideus radii. Im unteren Drittel des Unterarms liegt sie unmittelbar am Knochen. An der Handwurzel umgeht sie mit scharfer Krümmung den Radius, gelangt in die Foveola radialis, dann durch den Muskel des 1. Spatium interosseum auf die Volarseite und endet im tiefen arteriellen Palmarbogen. Die Richtung ihres Verlaufs entspricht einer Geraden, gezogen von der Mitte der die Epikondylen verbindenden Linie zum Processus styloideus radii. Ihre *Zweige* sind folgende:

Die *A. recurrens radialis* (Abb. 117/6, 123 und 124/7) wendet sich vom Anfang des Gefäßstammes zum Rete articulare cubiti zurück.

Der *R. carpeus palmaris* (Abb. 125/9) ist ein zum Rete carpi volare gehender schwacher Zweig.

Der *R. palmaris superficialis* (Abb. 123 und 124/8, 125/8) bildet die Wurzel des Arcus palmaris superficialis radialis.

Der *R. carpeus dorsalis* (Abb. 125/10) ist unter den Handwurzelzweigen das stärkste und unter den an der Bildung des Rete carpi dorsale beteiligten das wichtigste Gefäß, von dem die *Aa. metacarpeae et digitales dorsales* ausgehen.

Die *A. princeps pollicis* (Abb. 125/11, 126 und 127/8) stellt einen Endzweig der A. radialis dar, der von der Handrückenseite nach Übergang auf die Handinnenseite entspringt und sich an der Palmarseite des ersten Mittelhandknochens distalwärts hinzieht. Die Arterie versorgt den Daumen und die Radialseite des Zeigefingers (*A. radialis indicis;* Abb. 125/12, 126 und 127/11).

Der *Arcus palmaris profundus* (Abb. 125/20, 126 und 127/7) bildet den anderen Endzweig der A. radialis. Die von ihm ausgehenden vier *Aa. metacarpeae palmares* (Abb. 125/21, 126 und 127/9) ziehen sich an den Interdigitalmuskeln zu den Fingern hin. In Höhe der Köpfchen der Mittelhandknochen münden sie in die vom oberflächlichen Palmarbogen kommenden Arterien. In ihrem Verlauf stehen sie über den *Rr. perforantes* mit den dorsalen Mittelhandgefäßen in Verbindung.

Die **A. ulnaris** (Abb. 117/7, 123 und 124/9, 125/13, 126 und 127/13) ist der stärkere Endzweig der A. brachialis. Vom Ursprung verläuft sie, von den Beugemuskeln verdeckt, schräg zur Ulna, die sie an der Grenze des oberen und mittleren Drittels erreicht. Von hier geht sie in gerader Linie, nur von wenigen Muskeln bedeckt, in Richtung des Os pisiforme, an dessen Lateralseite sie unter dem Ligamentum volare in die Handinnenfläche eintritt. Unter der Aponeurosis palmaris endet sie im an der Oberfläche liegenden Palmarbogen. Sie hat folgende *Zweige:*

Die *A. recurrens ulnaris* (Abb. 117/10, 123 und 124/10) geht vom Anfang des Hauptstammes aus. Ihr vorderer Zweig *(R. anterior)* steht mit der A. collateralis ulnaris inferior in Verbindung, der hintere *(R. posterior)* endet im Rete articulare cubiti.

Die *A. interossea communis* (Abb. 117/8, 123 und 124/11) entspringt als dicker Zweig, aber etwas distaler als das vorige Gefäß und teilt sich in zwei Äste. Der hintere (*A. interossea posterior;* Abb. 123 und 124/13) durchbohrt die Membrana interossea und gelangt mit seinem aszendierenden Schenkel *(A. interossea recurrens;* Abb. 123 und 124/14) mit der A. collateralis media in Verbindung. Der deszendierende Zweig endet an der Rückseite des Interossealseptums in den tiefen Extensoren. Der vordere Zweig (*A. interossea anterior;* Abb. 123 und 124/12) zeigt auf der Palmarseite einen ähnlichen Verlauf. Zuweilen bildet die A. interossea communis die stärkste Unterarmarterie (*A. mediana;* Abb. 117/9). Die A. interossea posterior ist stärker als die A. interossea anterior (KENESI und HONNART 1969).

R. carpeus palmaris et dorsalis (Abb. 125/15 und 14) sind winzige, zur Handwurzel gehende Zweige.

Der *R. palmaris profundus* (Abb. 125/16), der schwächere Endzweig des Hauptstammes, nimmt gemeinsam mit der A. radialis an der Bildung des Arcus palmaris profundus teil.

Der an der Oberfläche liegende Palmarbogen (*Arcus palmaris superficialis*; Abb. 125/17, 126 und 127/10) ist der stärkere Endzweig der A. ulnaris. Die von ihm ausgehenden drei *Aa. digitales palmares communes* (Abb. 125/18) versorgen, sich an den Fingern teilend, die einander zugewendeten Oberflächen der 2.—5. Finger (*Aa. digitales palmares propriae*; Abb. 125/19, 126 und 127/12). Den radialen Rand des zweiten Fingers versorgt die A. princeps pollicis, den Ulnarrand des fünften Fingers eine selbständige Arterie.

Die *Blutversorgung der Finger* wird an der proximalen Phalanx gemeinsam von den dorsalen und palmaren Arterien, an der Nagelphalanx zumeist von den Palmargefäßen gewährleistet. Diese Arterien bilden an der Dorsalseite der Nagelphalanx in Höhe der Basis superficiale, unter den Nägeln jedoch proximale und distale Arcus (Abb. 126 und 127/14; FLINT 1955).

Varianten der Unterarm- und Handarterien. Ein hoher Ursprung der *A. radialis* (Abb. 116/III, 117/II) wird in 12% der Fälle beobachtet (GRAY 1954). Der R. palmaris superficialis entspringt bisweilen schon am Unterarm. In diesem Fall wendet sich der Hauptstamm im mittleren Drittel auf die dorsale Seite (KISS und Mitarbeiter 1963). Die A. recurrens radialis ist mitunter sehr kräftig oder doppelt vorhanden (ADACHI 1928). Den hohen Ursprung der *A. ulnaris* (Abb. 117/IV) beobachtete man zu 8% (GRAY 1954). Bei normalem Ausgang kommen nur geringe Verlaufsvariationen vor. Wenn die Arterie hoch entspringt, verläuft sie oft an der Oberfläche. Von den *Handarterien* kennt man zahlreiche Variationen. Die drei Varianten des an der Oberfläche gelegenen Arterienbogens: Arcus ulnaris (60,7%), Arcus radioulnaris (31,3%), Arcus medianoulnaris (8%; JASCHTSCHINSKI 1897). Die schwächere Entwicklung des an der Oberfläche liegenden Bogens wird durch den tiefliegenden Bogen kompensiert; in diesem Fall sichert allein der tiefliegende Arterienbogen die Blutversorgung der Finger. Selten nimmt die A. radialis nur an der Bildung des an der Oberfläche liegenden Arcus teil (RAUBER—KOPSCH 1951). EDWARDS (1960) hat elf wichtige Variationsgruppen der palmaren Arterienbögen beschrieben. Die Gefäße der *Finger*, hauptsächlich die des zweiten Fingers, weisen eine noch größere Unterschiedlichkeit auf (WEATHERBY 1955).

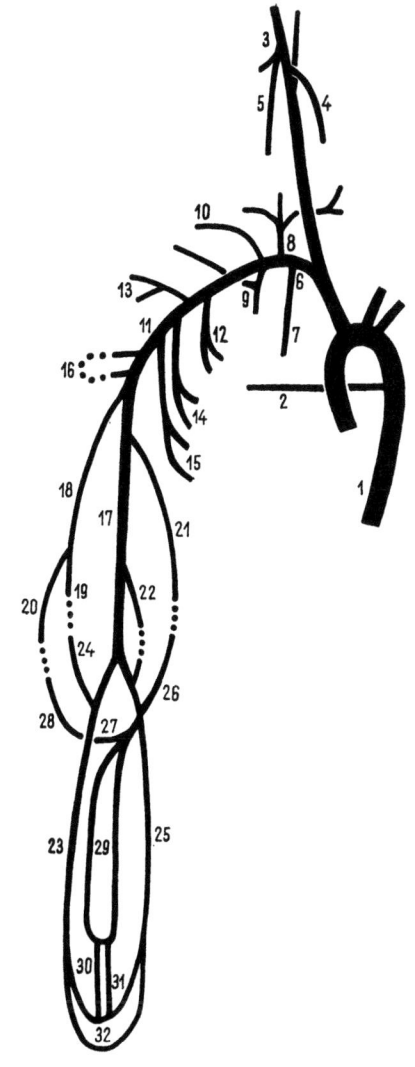

Abb. 118. Arterielles Kollateralnetz der oberen Extremitäten. *1* Aorta; *2* A. intercostalis posterior; *3* A. carotis externa; *4* A. thyroidea superior; *5* A. occipitalis; *6* A. subclavia; *7* A. thoracica interna; *8* Tr. thyrocervicalis; *9* Tr. costocervicalis; *10* A. transversa colli; *11* A. axillaris; *12* A. thoracica suprema; *13* A. thoracoacromialis; *14* A. thoracica lateralis; *15* A. subscapularis; *16* A. circumflexa humeri posterior et anterior; *17* A. brachialis; *18* A. profunda brachii; *19* A. collateralis radialis; *20* A. collateralis media; *21* A. collateralis ulnaris superior; *22* A. collateralis ulnaris inferior; *23* A. radialis; *24* A. recurrens radialis; *25* A. ulnaris; *26* A. recurrens ulnaris; *27* A. interossea communis; *28* A. interossea recurrens; *29* A. interossea posterior et anterior; *30* Rr. carpei; *31* Arcus palmaris profundus; *32* Arcus palmaris superficialis

Der Kollateralkreislauf der oberen Extremitäten

Das reichhaltige Kollateralnetz der oberen Extremitäten (Abb. 118) ermöglicht eine zufriedenstellende Durchblutung auch im Falle einer größeren Gefäßinsuffizienz. BRANTIGAN (1963) teilt die Anastomosensysteme in drei Gruppen ein:

1. Skapuläre Anastomosen verbinden miteinander die Systeme der Aorta (A. intercostalis), A. carotis externa (A. occipitalis, A. thyroidea superior), A. subclavia (sämtliche Zweige mit Ausnahme der A. vertebralis), A. axillaris (sämtliche Zweige) und A. brachialis (A. profunda brachii).

2. Anastomosen der Ellenbogenregion sichern einerseits durch die von oben (A. collateralis ulnaris superior et inferior, A. profunda brachii), andererseits durch die von unten (A. interossea recurrens, A. recurrens radialis, A. recurrens ulnaris) kommenden Zweige einen einwandfreien Kollateralkreislauf.

3. Unterarm- und Handanastomosen bilden arterielle Arcus über die beiden Unterarmarterien und die Aa. interosseae, die volaren und dorsalen Bögen der Handwurzelregion sowie mittels der an der Oberfläche und tiefliegenden Palmarbögen.

Arteriographie der oberen Extremitäten

Die Gefäßanatomie der oberen Extremitäten ist von erheblich geringerer klinischer Bedeutung als die der unteren Extremitäten. Von historischem Interesse ist die von HASCHEK und LINDENTHAL 1896 an einer amputierten Extremität durchgeführte postmortale Angiographie, die als erste derartige Untersuchung angesehen wird. Über Untersuchungen in vivo berichteten erstmals BERBERICH und HIRSCH (1923). Selbst umfangreiche angiologische Fachwerke (RATSCHOW 1959; ABRAMS 1961) befassen sich nur kurz mit den anatomischen Beziehungen, weil eine Gefäßinsuffizienz im Hinblick auf den reichhaltigen regionären Kreislauf praktisch nur an den Fingern vorkommt. MCCORMACK und Mitarbeiter (1953) beschrieben die Varianten des Arteriensystems im Ober- und Unterarm, FLINT (1955) in den Fingern und EDWARDS (1960) in der Hand. Von der Entwicklung der technischen Verfahren ist eine breitere Anwendung dieser Untersuchungsmethoden zu erwarten (STRICKLAND und URQUHART 1963; SOILA und Mitarbeiter 1963; ZSEBŐK 1967).

Bei der *postmortalen Angiographie* kreuzt in der **a.-p. Schulteraufnahme** (Abb. 120) die *A. axillaris* (Abb. 120/6), von der 1. Rippe in schräger Linie aufwärts gehend, die Projektion der Skapula. Der untere Rand liegt in der Projektion des Collum scapulae, wo das Gefäß medial vom Collum chirurgicum liegt. Wie im anatomischen Teil erwähnt, ändert sich die Form des Gefäßes bei einer anderen Armhaltung. Von den abwärts laufenden Zweigen entspringt die *A. thoracica suprema* (Abb. 120/7) etwa in Höhe des Randes der 2. Rippe. Die *A. thoracica lateralis* (Abb. 120/12) wird auf den Rand der Rippenbögen projiziert. Die Abgangsstelle der *A. subscapularis* (Abb. 120/14) wird oft in die A. circumflexa humeri projiziert. An ihrem abwärts gewundenen Verlauf ist sie jedoch sogleich zu erkennen. Die *A. thoracodorsalis* (Abb. 120/16) zieht sich am Lateralrand der Skapula nach unten. Die *A. circumflexa scapulae* (Abb. 120/15) läuft medialwärts und tritt mit den Endzweigen der A. suprascapularis in Verbindung. Die beiden *A. circumflexa humeri* (Abb. 120/17 und 18) bilden an ihrem Ursprung meist eine große Krümmung, die bei der Abduktion ihre Streckung ermöglicht.

In der **a.-p. Aufnahme vom Oberarm** (Abb. 121) wird die *A. brachialis* (Abb. 121/12) neben den medialen Humerusrand projiziert. Ihren letzten Abschnitt sieht man in der Projektion des Ellenbogengelenks, und hier teilt sie sich in die Endzweige. Die *A. profunda brachii* (Abb. 121/13) kreuzt im mittleren Drittel schräg die Projektion des Humerus. Die *Aa. collaterales* (Abb. 121/15 bis 18) laufen an der entsprechenden Humerusseite abwärts. Zwischen ihnen und dem Hauptstamm sind häufig mehrere arterielle Verbindungen zu sehen.

In der **seitlichen Aufnahme** (Abb. 122) beschreibt die auf das Oberarmbein bzw. vor das Ellenbogengelenk projizierte *A. brachialis* (Abb. 122/12) eine schwache »S«-Form. Von ihrem nach hinten gewölbten oberen Abschnitt geht die *A. profunda brachii* (Abb. 122/13) aus, die mit ihren Zweigen größtenteils hinter den Humerus projiziert wird. Die *Aa. collaterales* (Abb. 122/15—18) gehen teils in der Humerusprojektion, teils hinter dem Humerus abwärts. Die oben erwähnten Arterienbögen sind auch hier wahrnehmbar.

In der **a.-p. Aufnahme vom Unterarm** (Abb. 123) liegen die *A. radialis* (Abb. 123/6) und *A. ulnaris* (Abb. 123/9) gemäß der Beschreibung im anatomischen Teil in der Projektion der Knochen, die *A. interossea communis* (Abb. 123/11) und *posterior* (Abb. 123/13) hingegen zwischen ihnen. Die *Aa. interosseae recurrentes* (Abb. 123 und 124/14) gehen von einem Punkt zwischen der Projektion des Radius und der Ulna nach oben auf die entsprechende Seite.

In der **seitlichen Aufnahme** (Abb. 124) liegen die beiden größeren Gefäße vor den Knochen. Die oberen $^2/_3$ der *A. radialis* (Abb. 124/6) befinden sich mehr an der Oberfläche. Im unteren Drittel dagegen kreuzt sie die *A. ulnaris* (Abb. 124/9) und liegt näher zum Knochen. Im Schatten der Knochen zeigen die *Aa. interosseae* (Abb. 124/11—14) einen deszendierenden bzw. aszendierenden Verlauf. Die *A. recurrens radialis* (Abb. 124/7) geht vor den Knochen im Weichteilschatten aufwärts.

In der **dorsopalmaren Aufnahme von der Hand** (Abb. 125) geht von den beiden Arterien die *A. radialis* (Abb. 125/7) bogenförmig radialwärts, die *A. ulnaris* (Abb. 125/13) in gerader Linie abwärts und etwas in radialer Richtung. Die Handwurzelarterien und Arterienbögen vermag man je nach ihrem Entwicklungsgrad wahrzunehmen. Der *Arcus palmaris superficialis* (Abb. 125/17) reicht distal weiter als der *Arcus palmaris profundus* (Abb. 125/20). Der etwas gekrümmte Verlauf der *Mittelhand- und Fingerarterien* (Abb. 125/18, 19 und 21) ermöglicht eine Streckung anläßlich der verschiedenen Handbewegungen.

In der **Aufnahme aus zwei Richtungen vom Daumen** (Abb. 126 und 127) sind *Arterienbögen* (Abb. 126 und 127/14) zwischen der *A. princeps pollicis* (Abb. 126 und 127/8) und ihrer Verzweigung sowie in Höhe der proximalen und distalen Phalangen zwischen den bilateralen Arterien zu beobachten.

DIE VENA AXILLARIS UND IHR SAMMELBEREICH

Das Doppelsystem der Oberarmvenen ist zur Sicherung eines einwandfreien Kollateralkreislaufs geeignet. Zwischen den die Arterien begleitenden tiefliegenden Venen und den sog. Oberflächenvenen (Hautvenen) gibt es zahlreiche Kommunikationen. Mit ihren häufigen Verbindungen im Hals und in der Thoraxwand ist die hoch einmündende V. cephalica imstande, auch die Strömung im unteren Abschnitt der V. axillaris zu ersetzen. In beiden Systemen wird die Strömung von Klappen geregelt. Der Venendruck ist hier niedrig, so daß die Muskeln der unteren Extremität gegenüber keine Pumpwirkung ausüben. Dennoch wird die zentripetale Blutströmung bei gewissen Muskelbewegungen beschleunigt, doch ist dies hier von erheblich geringerer Bedeutung als an der unteren Extremität (MOBERG 1960). Das Blut der Muskelvenen am Oberarm entleert sich frei in die Oberflächenvenen. Bei herabhängendem Arm füllen sich die Oberhand- und Unterarmvenen an, doch entleeren sie sich bei aktiven Muskelbewegungen nicht wie an der unteren Extremität. In der Schultergürtelregion begünstigt der negative intrathorakale Druck die Strömung. Die Offenhaltung der Venen gegenüber der Saugwirkung wird durch die »Hebelwirkung« der Umgebung gewährleistet (BRECHER 1956).

Die Vena axillaris und ihre Zweige

Die V. axillaris (Abb. 119/2, 128/5, 129 und 130/7) entsteht in Höhe des unteren Randes des M. pectoralis major aus den beiden konfluierenden Vv. brachiales und geht bis zur Klavikula, von wo sie als V. subclavia weiterläuft. In ihrem Verlauf liegt sie medial von der Arterie; sie enthält eine Klappe, ist 4,1 (3—5) cm lang und hat einen Durchmesser von 1,3 (0,8—1,9) cm (GARUSI und MORETTI 1963). Unter den *Varianten* hat man die Doppelbildung in 1% der Fälle gefunden (DREWES 1963). Diese Duplikatur zieht sich oft als eine die Arterie begleitende dünne Vene von der V. brachialis medialis bis zur V. subclavia (KALDYI 1877). Inselbildung kommt selten um die A. axillaris vor (BILE 1935). Die *Zweige* verlaufen in der Thoraxwand sowie tief und an der Oberfläche im Arm.

Zweige in der Thoraxwand: Die *V. thoracica lateralis* und *Vv. thoracoepigastricae* transportieren das Venenblut von der Thoraxwand zur Achselgrubenvene. Letztere Venen vermögen einen beträchtlichen Kollateralkreislauf zwischen der V. cava inferior und superior zu sichern.

Tiefliegende Armvenen sind die *Vv. brachiales* (Abb. 119/3, 128/6, 129 und 130/8, 131 und 132/5), *Vv. ulnares* (Abb. 131 und 132/7) und *Vv. radiales* (Abb. 131 und 132/8), welche die entsprechende Arterie paarweise begleiten. Sie verlaufen und teilen sich ebenso wie die Arterien. Es gibt zwischen ihnen zahlreiche Verbindungen. Außerdem besitzen sie, hauptsächlich im Umkreis der Gelenke, Anastomosen zu den Oberflächenvenen. Die Unterarmvenen enthalten 8—15, die Oberarmvenen 6—12 Klappen. Von den Unterarmvenen wird das Venenblut aus der Oberhand abgeleitet.

Armvenen an der Oberfläche: Die *V. cephalica* (Abb. 119/4, 128/7, 129 und 130/9, 131 und 132/10) geht vom radialen Rand des Rete venosum dorsale manus aus, umgeht über die Foveola radialis schräg den radialen Rand des Unterarms und gelangt in die Fossa cubiti, wo sie über die V. mediana cubiti mit der V. basilica in Verbindung tritt. Hiernach wendet sie sich durch den Sulcus bicipitalis lateralis in die Fossa deltoideopectoralis. Endlich dreht sie sich medialwärts und mündet 2—3 cm unter der Klavikula in die V. axillaris. Vor der Einmündung hat sie eine spindelartige Erweiterung. Die Vene weist 6—10 Klappen auf und sammelt die oberflächlichen Venen der radialen Armseite. Sie dient als Kollaterale bei einer Insuffizienz der V. axillaris, da sie über ihre Anastomosen mit der V. subclavia

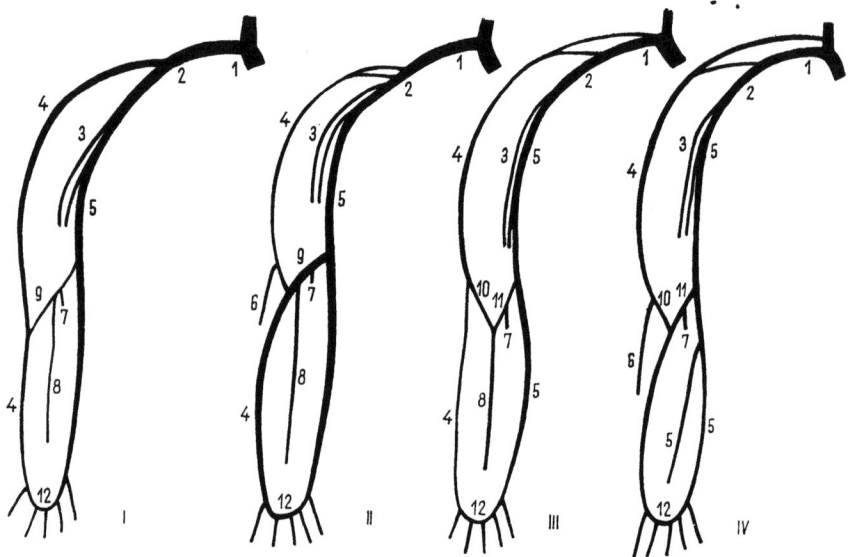

Abb. 119. Varianten der oberflächlichen Venen der oberen Extremitäten. *I* Normaltyp (V. med. cub.: »N«); *II* schwache, geteilte V. cephalica (V. med. cub.: »Y«); *III* V. cephalica mündet teils in die V. subclavia, die V. basilica mündet niedrig (V. med. cub.: »M«); *IV* V. cephalica accessoria; doppelte V. basilica; die V. cephalica mündet in die V. axillaris und V. jugularis interna (V. med. cub.: »W«); *1* V. subclavia; *2* V. axillaris; *3* Vv. brachiales; *4* V. cephalica; *5* V. basilica; *6* V. cephalica accessoria; *7* Anastomose zwischen den oberflächlichen und tiefliegenden Venen; *8* V. mediana antebrachii; *9* V. mediana cubiti; *10* V. mediana cephalica; *11* V. mediana basilica; *12* Rete venosum dorsale manus

in Verbindung steht. Von der V. cephalica gibt es zahlreiche *Varianten* (Abb. 119). Sie fehlt selten, ist dagegen häufig rudimentär entwickelt (Abb. 119/II). In diesem Fall wird sie von der V. basilica ersetzt (SOBOTTA 1911). Der obere Abschnitt mündet gelegentlich doppelt in die V. axillaris bzw. weist in 1—15% der Fälle Inselbildung auf (ROMINGER 1958; DREWES 1964). Ein Schenkel der sich verzweigenden V. cephalica mündet zuweilen in die V. subclavia (Abb. 119/III) oder in die V. axillaris concomitans. Manchmal kommen Verbindungen mit der V. jugularis externa bzw. interna zustande (DREWES 1964). Am Unterarm ist sie oft doppelt vorhanden. Die sich an der Dorsalseite hinziehende *V. cephalica accessoria* (Abb. 119/IV) mündet in der Ellenbogenregion in die V. cephalica (RAUBER—KOPSCH 1951). In die V. cephalica mündet bisweilen die V. thoracoacromialis oder einer ihrer Zweige.

Die *V. basilica* (Abb. 119/5, 128/8, 129 und 130/11, 131 und 132/9) verläuft vom Ulnarrand des dorsalen Venenplexus zur Ellenbogenbeuge, wo sie mit der V. cephalica in Verbindung tritt. Von hier gelangt sie in den Sulcus bicipitalis medialis, dann mündet sie in der Tiefe in die V. brachialis medialis. Sie enthält 4—8 Klappen. Von ihren *Varianten* sei hauptsächlich die Verdopplung am Unterarm (Abb. 119/IV; RAUBER—KOPSCH 1951) sowie die variable Einmündung am Oberarm (Abb. 119/III; ROMINGER 1958; DREWES 1964) erwähnt.

Die *V. mediana antebrachii* (Abb. 119/8, 131 und 132/11) verläuft oberflächlich an der Volarseite des Unterarms und mündet mit zwei Ästen (*V. mediana basilica* und *cephalica*; Abb. 119/11 und 10) in die zwei größeren Venenstämme. Ihren schrägen Verbindungszweig in der Ellenbogenbeuge, der mit den tiefliegenden Venen in direkter Verbindung steht, nennt man *V. mediana cubiti* (Abb. 119/9, 131 und 132/6). Die zahlreichen *Varianten* der Venen in der Kubitalregion werden von KADANOFF und Mitarbeitern (1966) in drei Hauptgruppen eingeteilt: 1. Die beiden Hauptvenen sind schräg durch die V. mediana cubiti verbunden. 2. Die V. cephalica mündet schräg in die V. basilica. In diesem Fall entspringt die V. cephalica nur als dünner Zweig von der V. mediana cubiti. 3. Die Kubitalanastomose der drei Unterarmvenen zeigt »M«-Form und läuft dann am Oberarm gleichmäßig weiter. PATURET (1958) unterscheidet eine »N«-Form (Abb. 119/I; 8%), »Y«-Form (Abb. 119/II; 30%), »M«-Form (Abb. 119/III; 60%) und »W«-Form (Abb. 119/IV; 2%) der Kubitalvenen. Mit der Anatomie und den Varianten der oberflächlichen Handvenen hat sich SAÏFI (1967) befaßt.

Phlebographie der oberen Extremitäten

Die Phlebographie der oberen Extremitäten kommt erheblich seltener zur Anwendung als die der unteren. Seit der phlebographischen Studie von SGALITZER und Mitarbeitern (1931) haben sich nur wenige Autoren mit der Röntgenanatomie der

Oberarmvenen beschäftigt (LAVIZZARI und OTTOLINI 1955; ROMINGER 1958; DREWES 1963; GARUSI und MORETTI 1963). Die Angaben beziehen sich hauptsächlich auf das Venensystem im Oberarm und Schultergürtel. Die ermittelten Einschnürungen und das »Pelotten«-Symptom an der V. axillaris und V. subclavia (TAGARIELLO 1952; DREWES 1963) haben sich als dem funktionellen Zustand des Gelenk- und Muskelsystems entsprechende hämodynamische Varianten erwiesen. Bei den eigenen Untersuchungen beobachteten wir das Pelottensymptom an der V. cephalica vor ihrer Einmündung.

In vivo kann man die Unterarmvenen durch intraarterielle Injektion (ZSEBŐK 1967), die Oberarm- und Schultergürtelvenen über die Kubitalvene anfüllen (FISCHER 1951).

Werden die Unterarmvenen bei der *postmortalen anterograden Phlebographie* über die Oberhand angefüllt, so sieht man in der **a.-p. Aufnahme vom Unterarm** (Abb. 131) die *V. basilica* (Abb. 131/9) an der medialen, die *V. cephalica* (Abb. 131/10) an der lateralen Seite des Unterarms. In dem ganzen Verlauf gibt es zahlreiche Anastomosen zwischen den beiden Venen. Erschwert wird die Beurteilung durch das gleichzeitig sich mehr oder weniger anfüllende tiefliegende Venensystem. Die oberflächlichen Venen der Ellenbogenbeuge bilden zumeist die größte Verbindung zwischen den beiden Hautvenen und den tiefliegenden Gefäßen.

In der **Seitenaufnahme** (Abb. 132) wenden sich die *V. basilica* (Abb. 132/9) über dem Handgelenk von der Oberhandseite zum Dorsalrand des Radius, die *V. cephalica* (Abb. 132/10) dagegen zur Palmarseite des Unterarms. Von dieser Richtung aus führt die Differenzierung der an der Oberfläche liegenden von den tiefliegenden Venen meist zu besseren Resultaten. Die tiefliegenden Venen verlaufen paarig.

In der **a.-p. Aufnahme vom Oberarm** (Abb. 129; bei abduziertem Arm) verlaufen die *Vv. brachiales* (Abb. 129/8) an der Medialseite des Oberarmbeins; sie verzweigen sich ebenso wie die Arterien. Die *V. basilica* (Abb. 129/11) vermag man oft schwer von der doppelten Oberarmvene zu unterscheiden. Die *V. cephalica* (Abb. 129/9) geht in der Projektion des Humerus lateral von den Vv. brachiales aufwärts und mündet im typischen Fall über dem Humerusköpfchen in der Projektion der Skapula in die V. axillaris. Zwischen ihr und den tiefliegenden Venen kommen im Oberarm mehrere Queranastomosen zustande.

In der **seitlichen Aufnahme** (Abb. 130) liegt die *V. cephalica* (Abb. 130/9) abgesondert vor dem Oberarmbein, während die anderen Venen größtenteils in der Knochenachse zusammenprojiziert werden. Die Anastomosen zwischen den an der Oberfläche und tiefliegenden Venen sind deutlich zu sehen.

In der **a.-p. Aufnahme von der Schulterregion** (Abb. 128) wenden sich die steil aufsteigenden *Vv. brachiales* (Abb. 128/6) im oberen Drittel des Oberarms medial- und aufwärts, wonach sie sich in der *V. axillaris* (Abb. 128/5) vereinigen. Die *V. cephalica* (Abb. 128/7) ist lateral von den Vv. brachiales im Oberarmbeinschatten zu sehen, wendet sich dann über ihnen medialwärts und mündet, einen schwachen Bogen bildend, in die Achselgrubenvene.

Die in der Thoraxwand befindlichen Zweige der V. axillaris können *in vivo* durch Einspritzung des Kontrastmittels in die Rippen phlebographisch nachgewiesen werden (SZÜCS 1964).

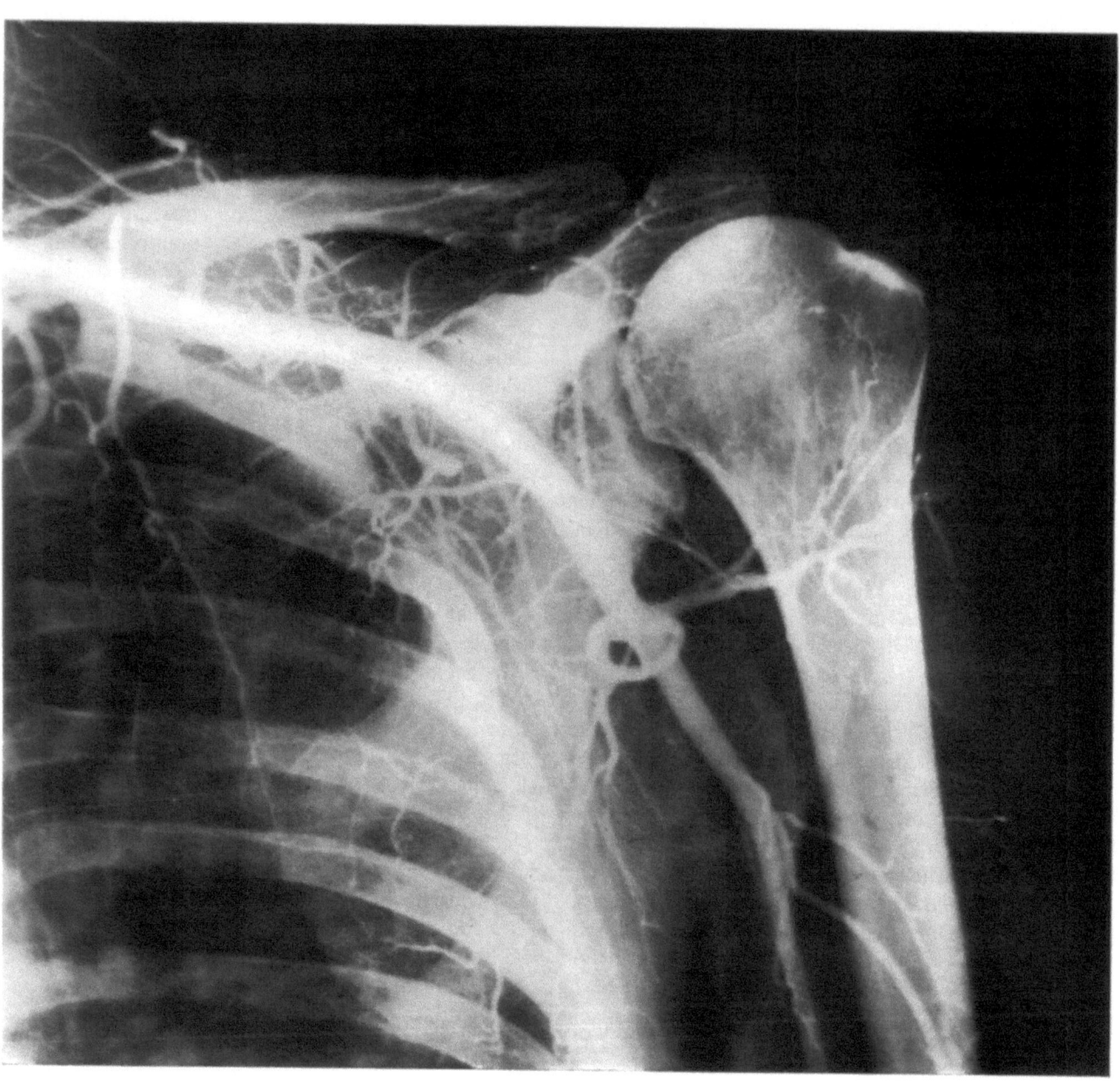

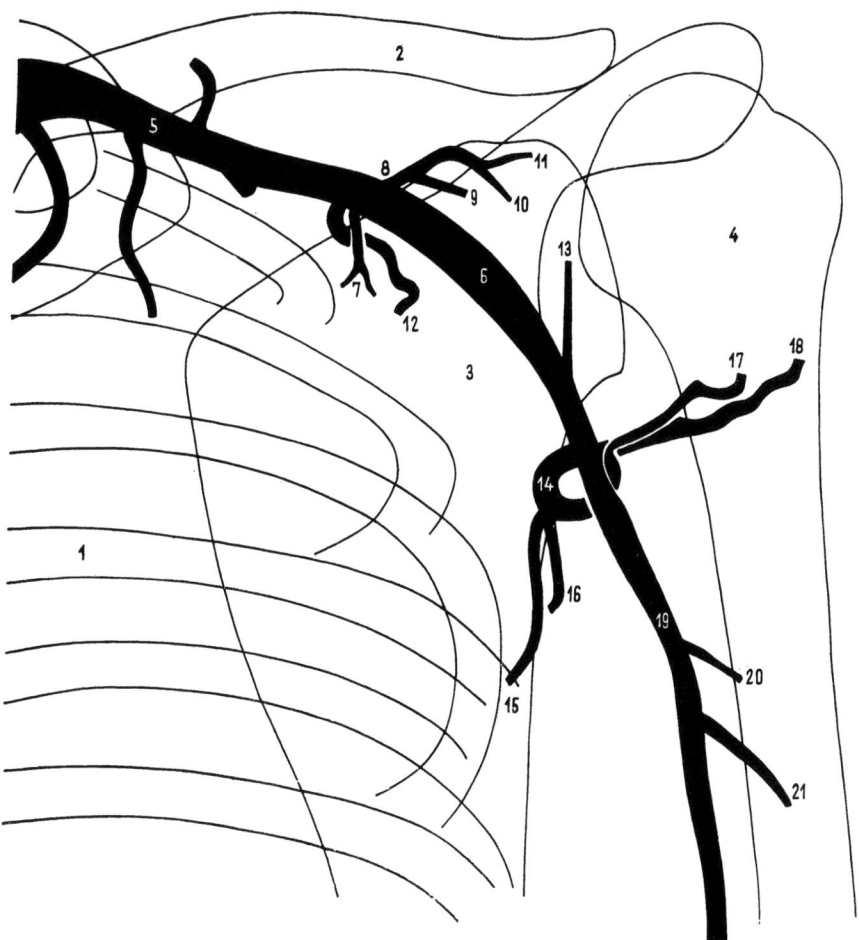

Abb. 120. Die A. axillaris und ihre Zweige (A. axillaris et rami). Exposition: anterior-posterior

1 Costae	*8* A. thoracoacromialis	*15* A. circumflexa scapulae
2 Clavicula	*9* R. pectoralis	*16* A. thoracodorsalis
3 Scapula	*10* R. deltoideus	*17* A. circumflexa humeri anterior
4 Humerus	*11* R. acromialis	*18* A. circumflexa humeri posterior
5 A. subclavia	*12* A. thoracica lateralis	*19* A. brachialis
6 A. axillaris	*13* R. subscapularis	*20* R. deltoideus
7 A. thoracica suprema	*14* A. subscapularis	*21* A. profunda brachii

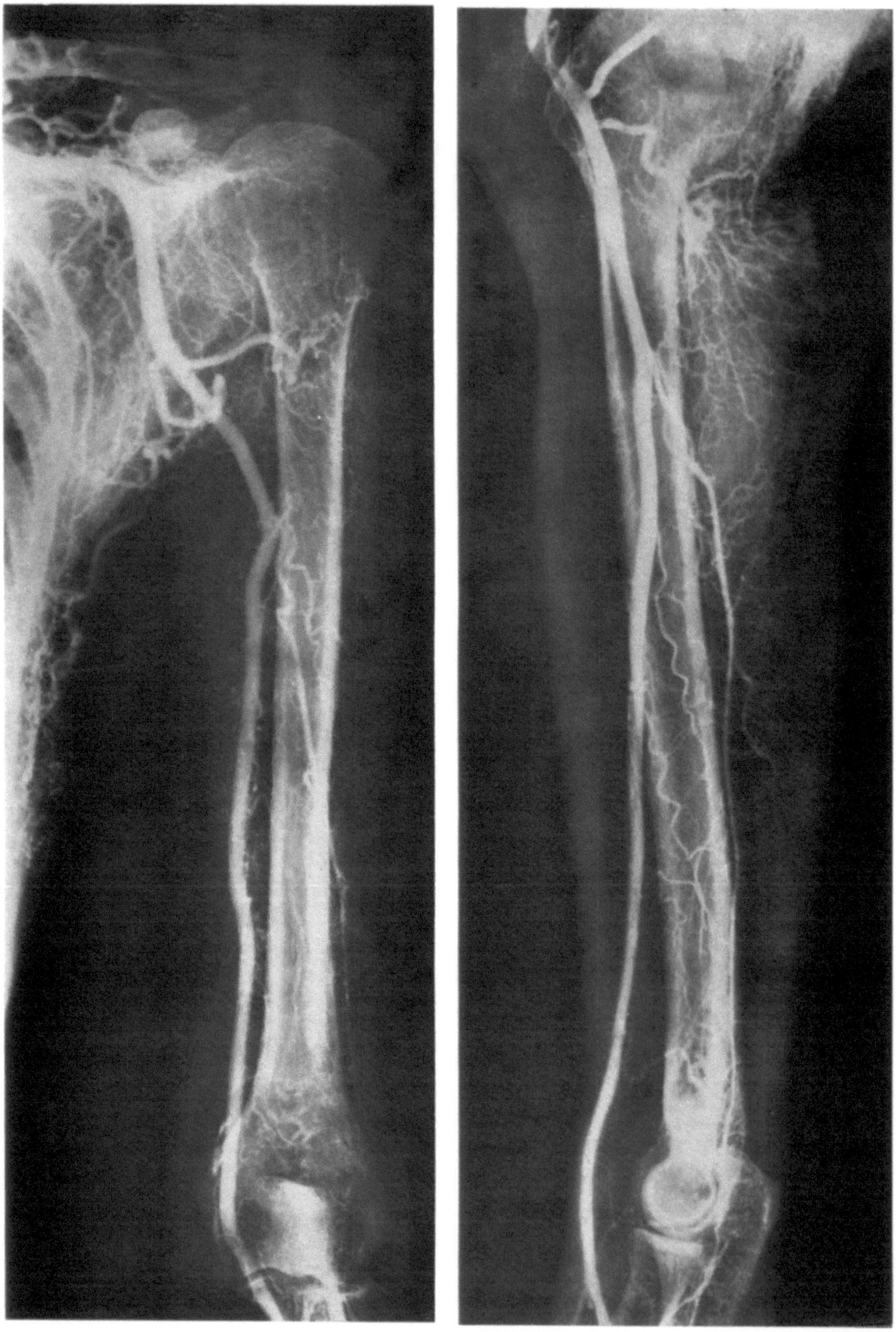

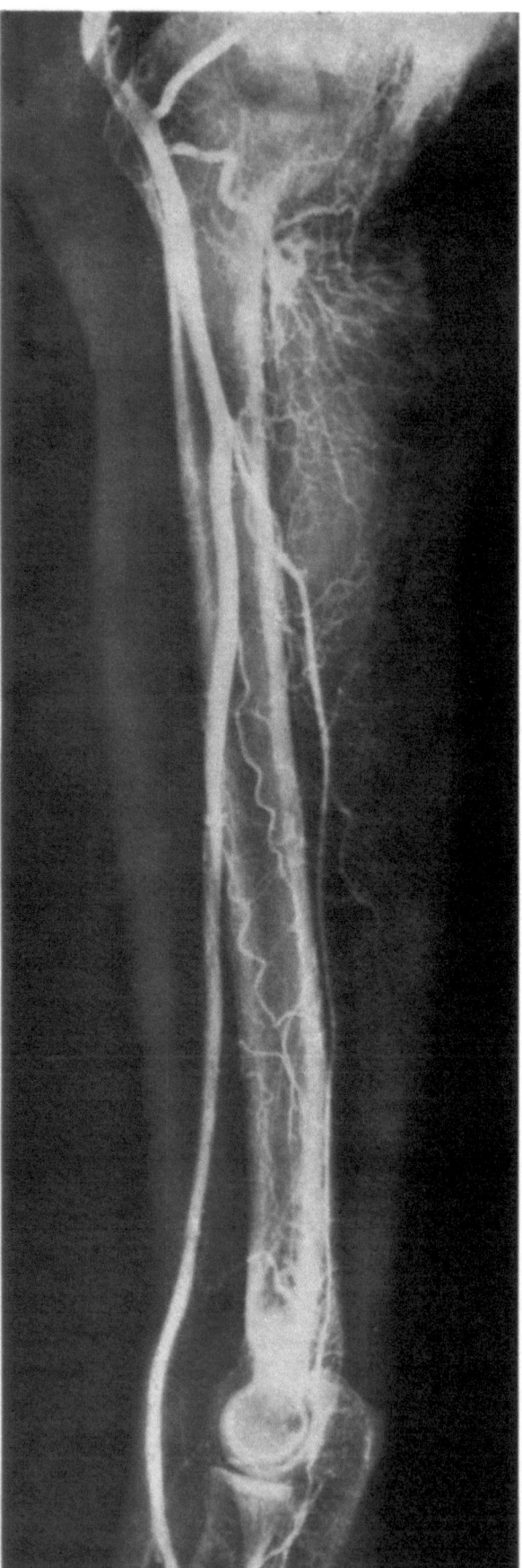

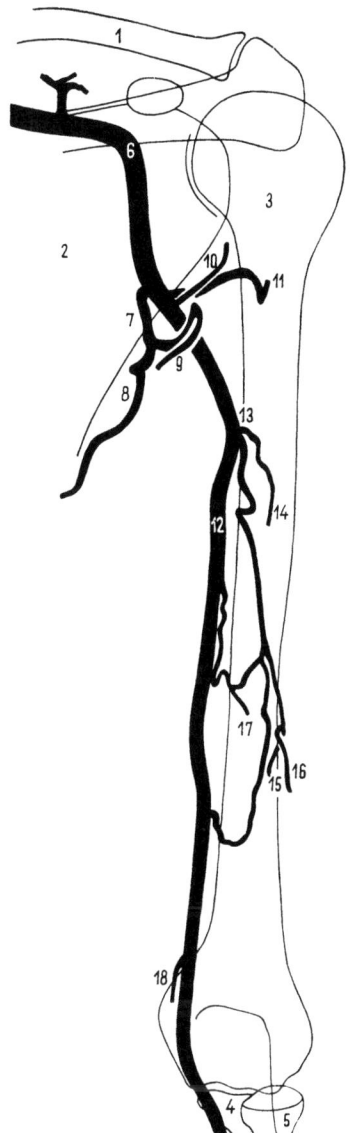
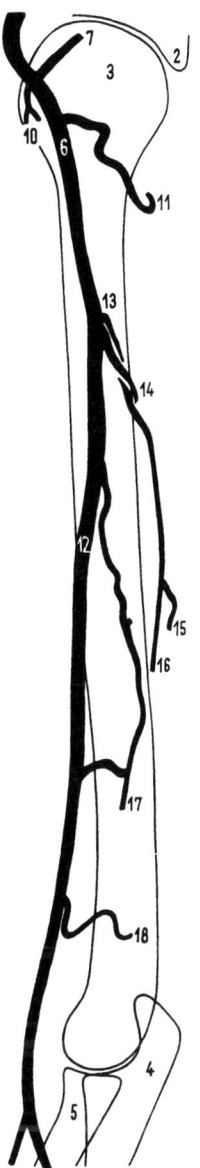

Abb. 121 und 122. Die A. brachialis und ihre Zweige (A. brachialis et rami).
Exposition: anterior-posterior (Abb. 121); lateromedial (Abb. 122)

1 Clavicula
2 Scapula
3 Humerus
4 Ulna
5 Radius
6 A. axillaris
7 A. subscapularis
8 A. circumflexa scapulae
9 A. thoracodorsalis
10 A. circumflexa humeri anterior
11 A. circumflexa humeri posterior
12 A. brachialis
13 A. profunda brachii
14 R. deltoideus
15 A. collateralis media
16 A. collateralis radialis
17 A. collateralis ulnaris superior
18 A. collateralis ulnaris inferior

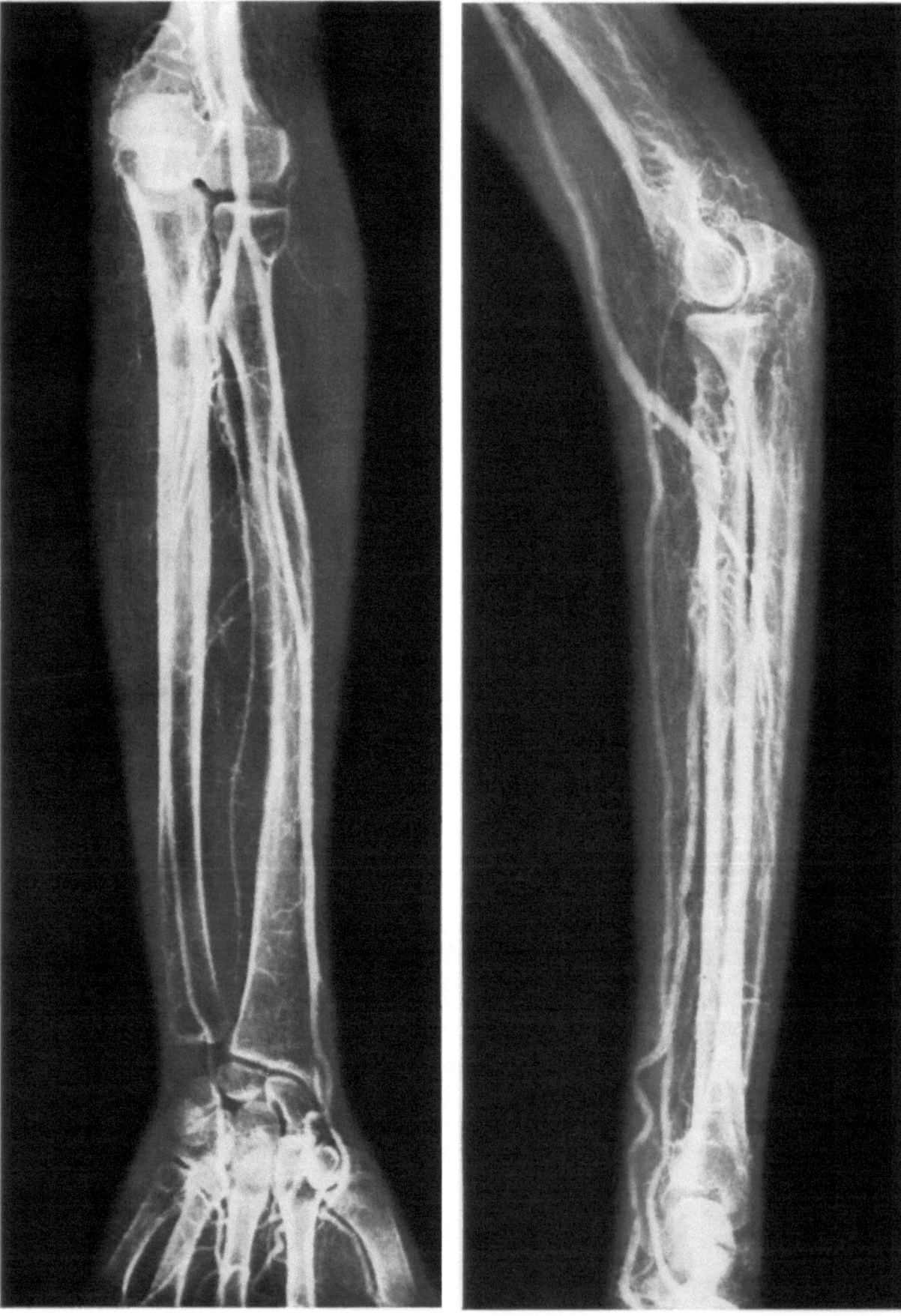

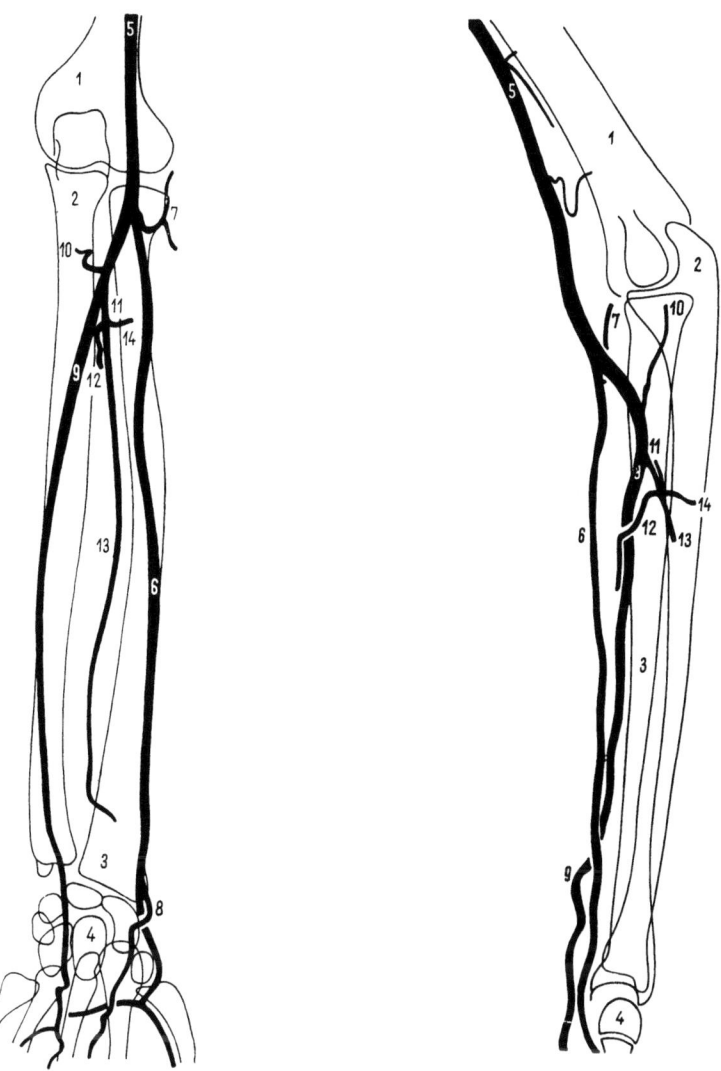

Abb. 123 und 124. Die A. radialis, A. ulnaris und ihre Zweige (A. radialis, A. ulnaris et rami). Exposition: anterior-posterior (Abb. 123); lateromedial (Abb. 124)

1 Humerus	*6* A. radialis	*10* A. recurrens ulnaris
2 Ulna	*7* A. recurrens radialis	*11* A. interossea communis
3 Radius	*8* R. palmaris super-	*12* A. interossea anterior
4 Ossa carpi	ficialis	*13* A. interossea posterior
5 A. brachialis	*9* A. ulnaris	*14* A. interossea recurrens

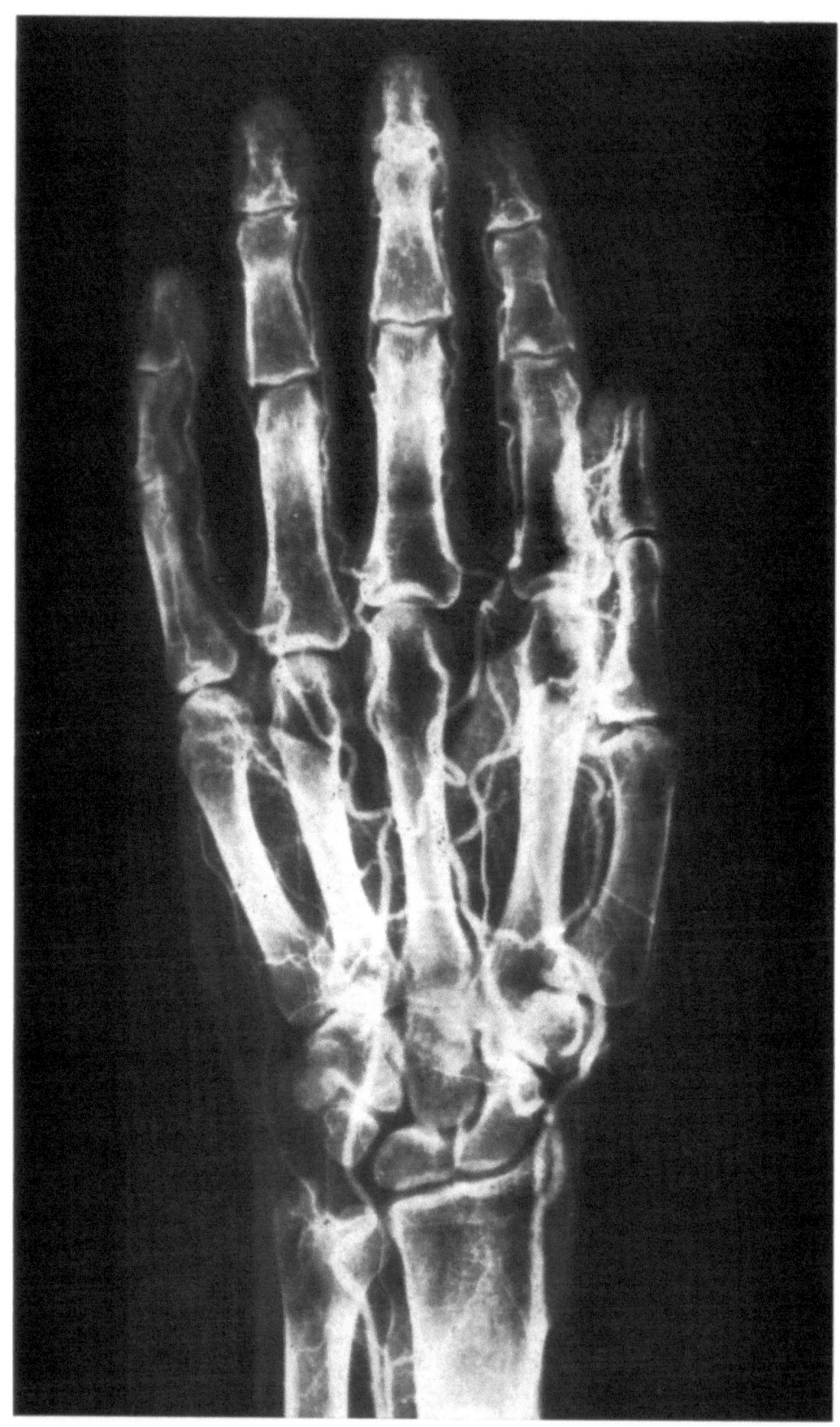

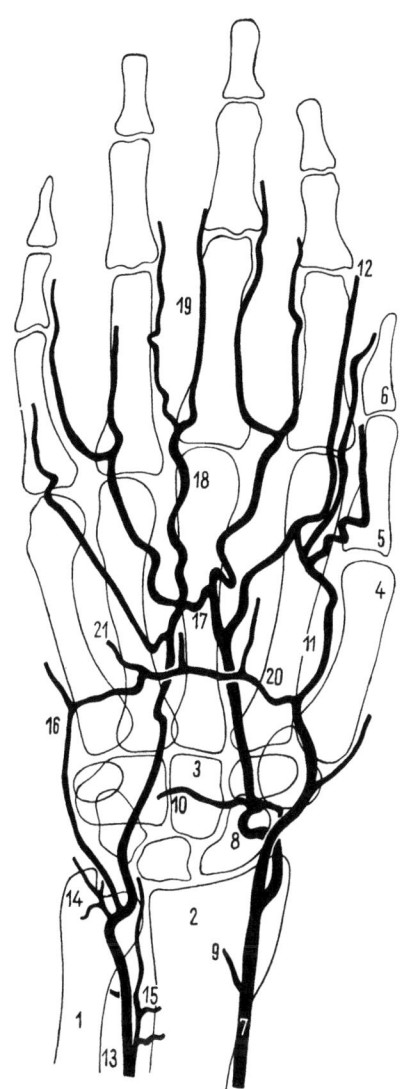

Abb. 125. Die Arcus palmaris superficialis, Arcus palmaris profundus und deren Zweige
(Arcus palmaris superficialis, Arcus palmaris profundus et rami).
Exposition: dorsopalmaris

1 Ulna
2 Radius
3 Ossa carpi
4 Ossa metacarpi
5 Phalanges proximales
6 Phalanges distales
7 A. radialis
8 R. palmaris superficialis
9 R. carpeus palmaris
10 R. carpeus dorsalis
11 A. princeps pollicis
12 A. radialis indicis
13 A. ulnaris
14 R. carpeus dorsalis
15 R. carpeus palmaris
16 R. palmaris profundus
17 Arcus palmaris superficialis
18 Aa. digitales palmares communes
19 Aa. digitales palmares propriae
20 Arcus palmaris profundus
21 Aa. metacarpeae palmares

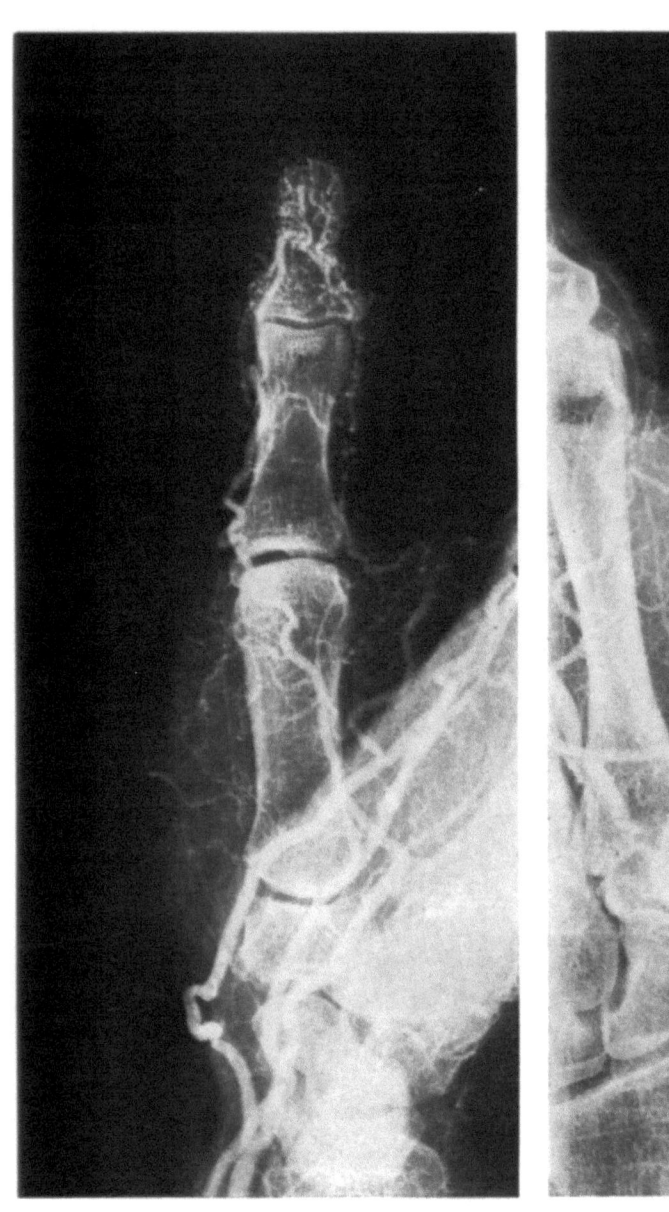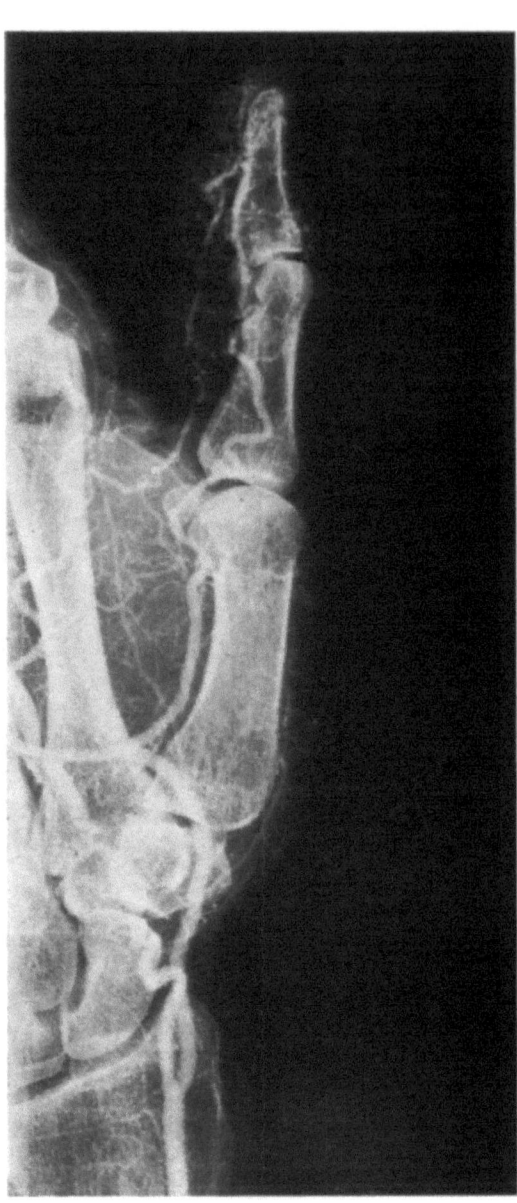

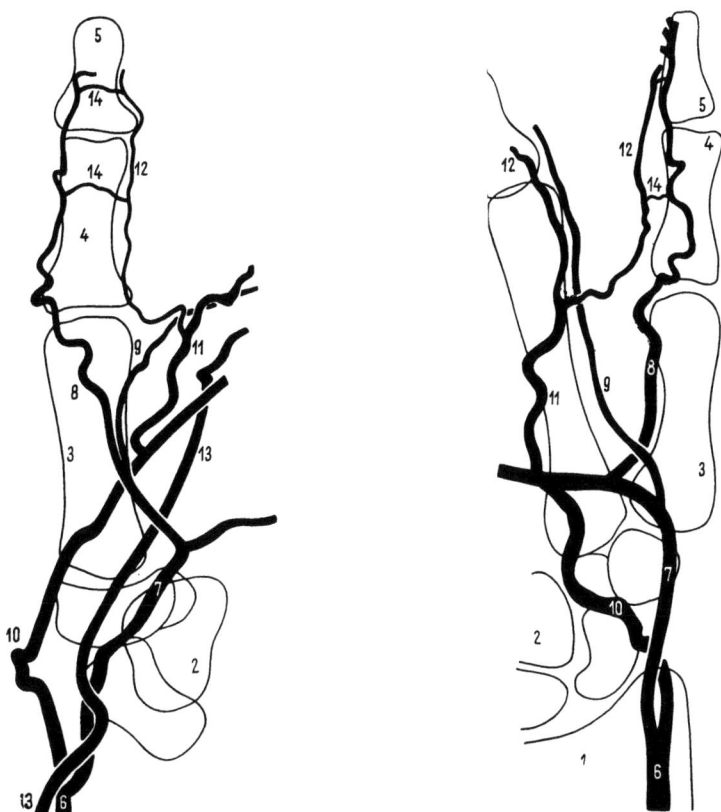

Abb. 126 und 127. Die A. princeps pollicis und ihre Zweige (A. princeps pollicis et rami).
Exposition: anterior-posterior (Abb. 126); mediolateral (Abb. 127)

1 Radius
2 Ossa carpi
3 Ossa metacarpi
4 Phalanx proximalis
5 Phalanx distalis
6 A. radialis
7 Arcus palmaris profundus
8 A. princeps pollicis
9 A. metacarpea dorsalis I
10 Arcus palmaris superficialis
11 A. radialis indicis
12 Aa. digitales palmares propriae
13 A. ulnaris
14 Arcus digitorum

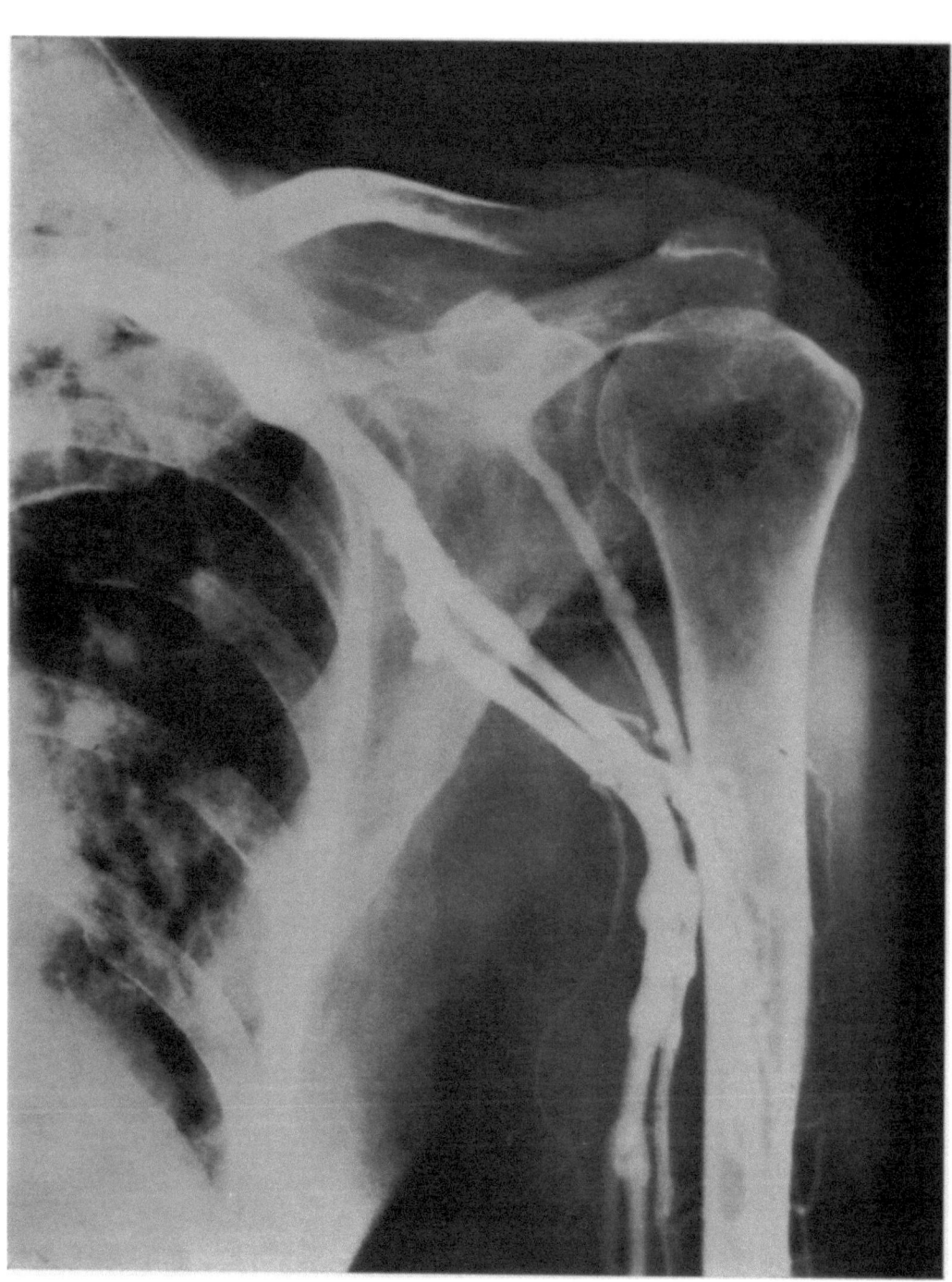

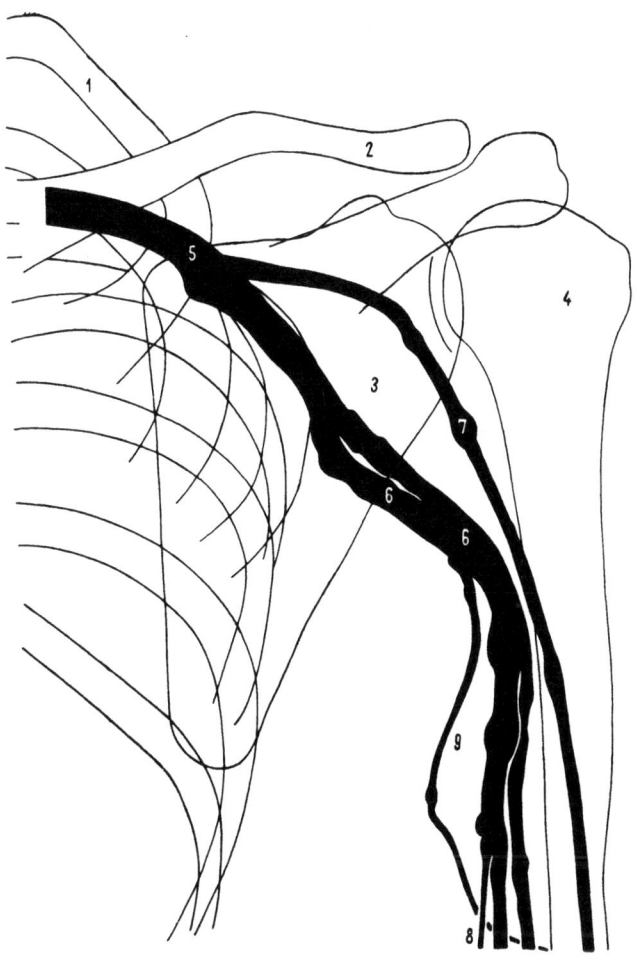

Abb. 128. Die V. axillaris und ihre Zweige (V. axillaris et rami).
Exposition: anterior-posterior

1 Costae
2 Clavicula
3 Scapula
4 Humerus
5 V. axillaris
6 Vv. brachiales
7 V. cephalica
8 V. basilica
9 V. collateralis ulnaris
  superior

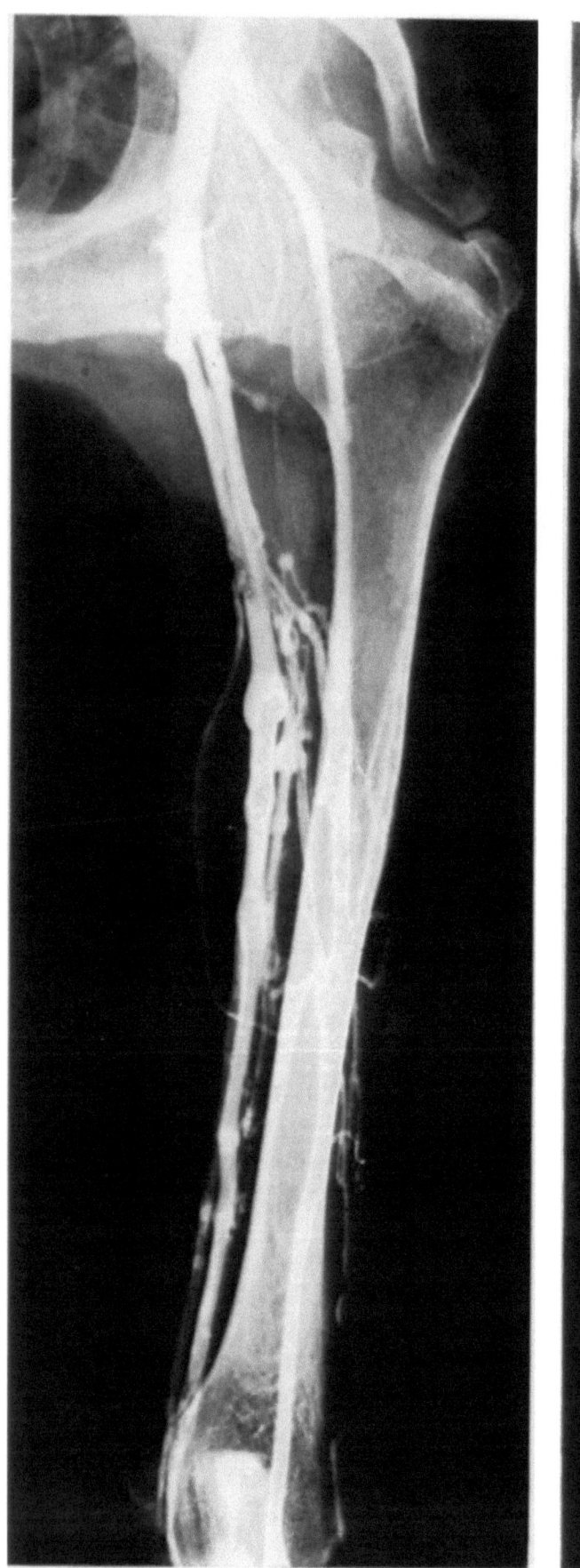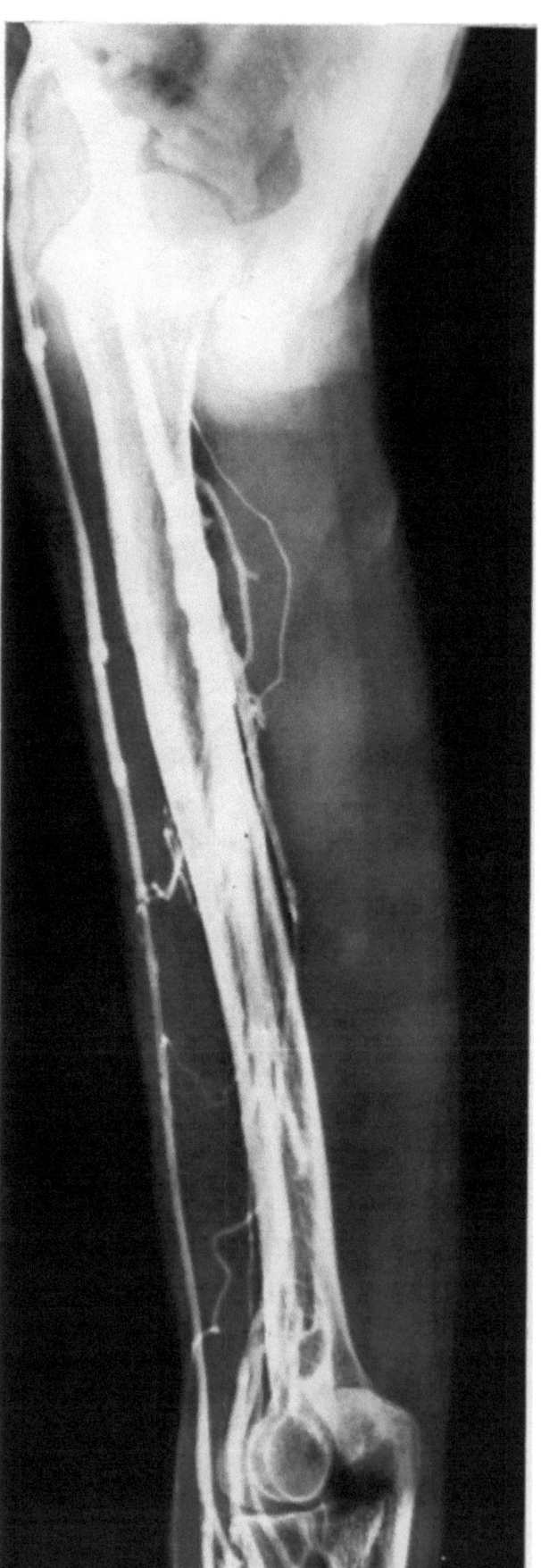

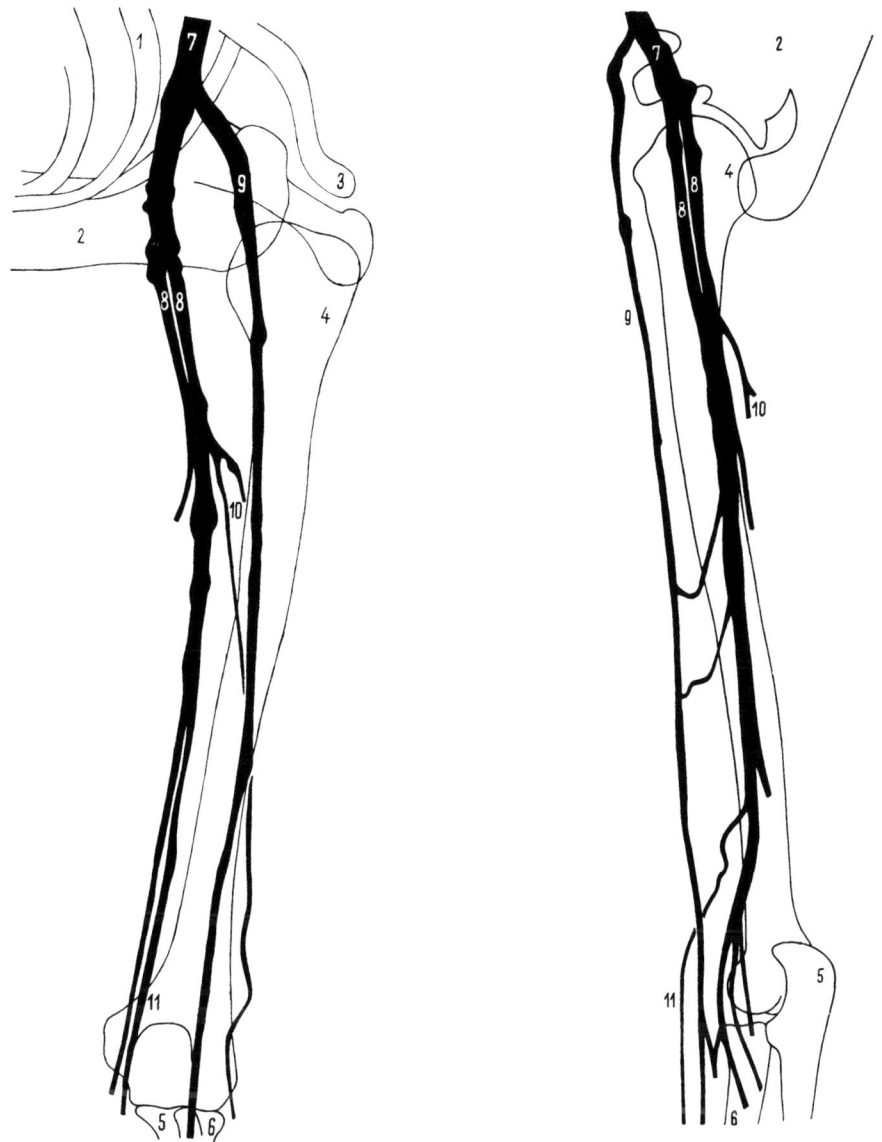

Abb. 129 und 130. Die Vv. brachiales, V. cephalica und V. basilica (Vv. brachiales, V. cephalica et V. basilica). Exposition: anterior-posterior (Abb. 129); lateromedial (Abb. 130)

1 Costae
2 Scapula
3 Clavicula
4 Humerus
5 Ulna
6 Radius
7 V. axillaris
8 Vv. brachiales
9 V. cephalica
10 Vv. profundae brachii
11 V. basilica

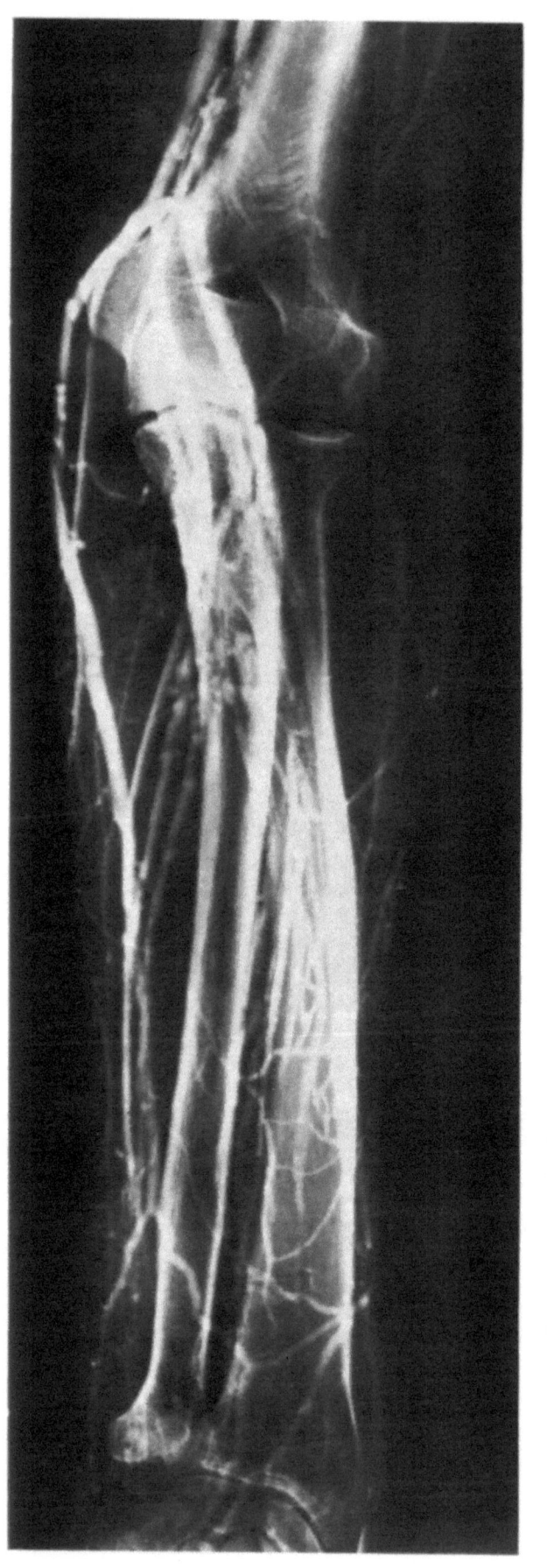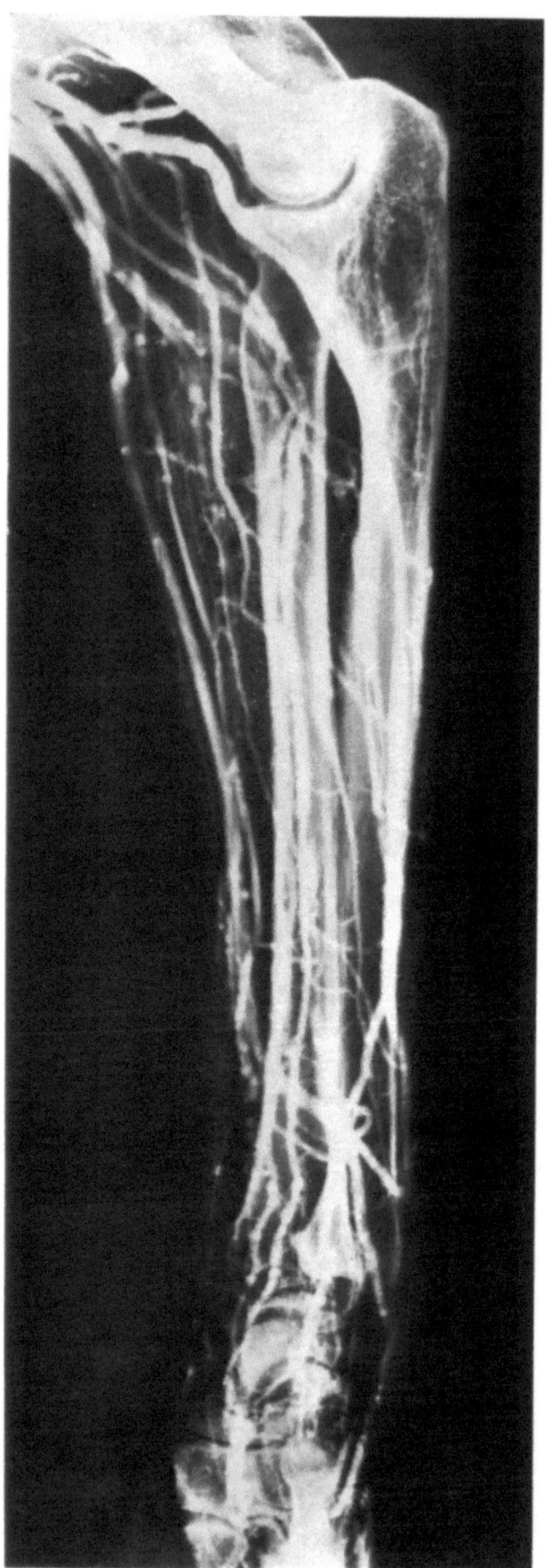

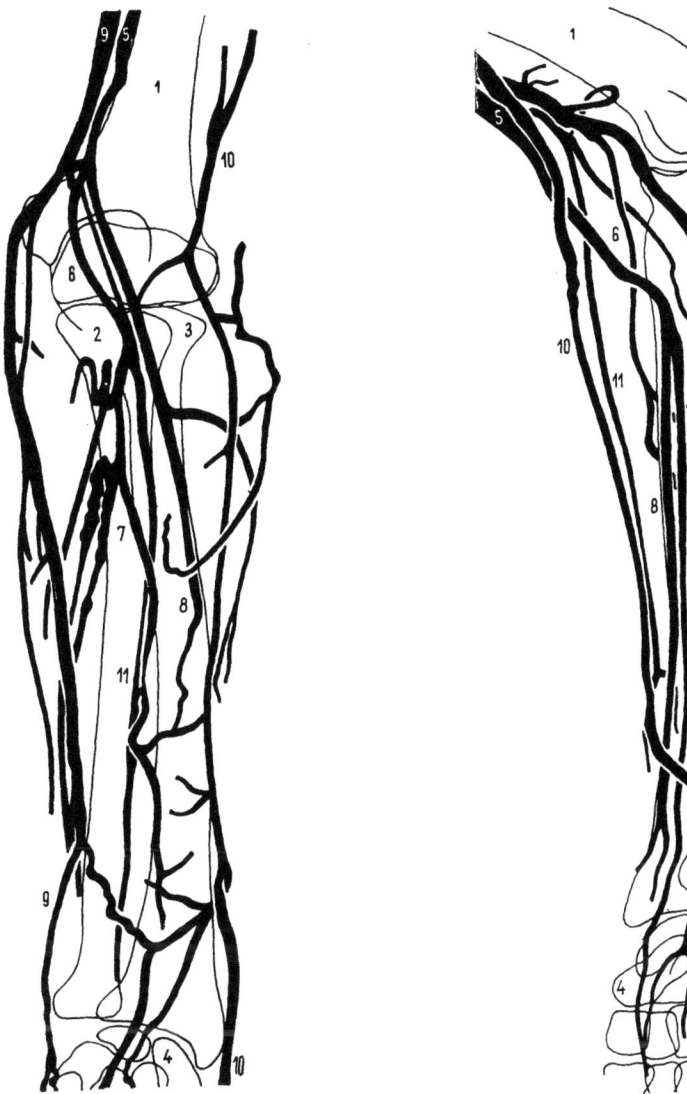

Abb. 131 und 132. Die Vv. radiales und ulnares, V. basilica und V. cephalica (Vv. radiales et ulnares, V. basilica et V. cephalica). Exposition: anteriorposterior (Abb. 131); lateromedial (Abb. 132)

1 Humerus
2 Ulna
3 Radius
4 Ossa carpi
5 Vv. brachiales
6 V. mediana cubiti
7 Vv. ulnares
8 Vv. radiales
9 V. basilica
10 V. cephalica
11 V. mediana antebrachii

DIE BLUTGEFÄSSE DER BAUCHHÖHLE

DIE AORTA ABDOMINALIS UND IHRE ZWEIGE

Der Stamm der Aorta abdominalis und ihr Kollateralkreislauf

Die Aorta abdominalis (Abb. 133, 151/5, 152/4, 153/9, 156/3, 157/2) tritt durch den Hiatus aorticus des Diaphragmas und gelangt in der Mittellinie, in Höhe des Wirbels Th 12, in die Bauchhöhle. In ihrem ganzen Verlauf liegt sie prävertebral in der Mittellinie (7%) oder etwas links von dieser (70%). Rechts findet man sie nur selten (5%). Mitunter verläuft sie schwach gebogen; in diesem Fall befindet sie sich meist linksseitig (DE LUCA und DE SERIO 1960). In ganzer Länge ist die Aorta abdominalis vom Sympathikusgeflecht umgeben. Rechts von ihr liegt die V. cava inferior. In ihrem Verlauf kommen die beiden Gefäße in der unteren Bauchhälfte in Berührung, während sich in der oberen die V. cava inferior von der Aorta nach rechts entfernt. Hinter der Aorta und rechts von ihr sieht man den Anfang des Ductus thoracicus, links von ihr die Vv. lumbales ascendentes. Vor ihr liegen unter dem Diaphragma die Bursa omentalis, dann das Pankreas und die V. lienalis, der untere Abschnitt des Duodenums, die Wurzel des Mesenteriums, die V. renalis sinistra und schließlich die Därme. Der ganze intraabdominale Abschnitt der Aorta wird vom Parietalblatt des Peritoneums an die hintere Bauchwand bzw. an die Wirbelsäule gepreßt. Links von der Aorta abdominalis findet man die linke Nebenniere und die Nierenkapsel.

Am unteren Rand von L 4 (L 3—5) teilt sich die Aorta abdominalis in zwei Endzweige (A. iliaca communis). Eine hohe Teilung (L 2) sieht man selten (ADACHI 1928; DE LUCA und DE SERIO 1960). Bei älteren Personen erfolgt die Teilung tiefer als bei jüngeren. Der Teilungswinkel macht 65—75° aus. Die Aorta abdominalis ist 20—23 cm lang und hat einen Durchmesser von 2,3 (1,5—3) cm (DE LUCA und DE SERIO 1960).

Die rudimentäre Fortsetzung der Aorta abdominalis stellt die *A. sacralis mediana* (Abb. 133/12, 151/38, 192/8, 194/5) dar, die an der Teilung in der Mittellinie entspringt. Diese kann von beiden A. iliaca communis ausgehen. Von diesem vor dem Kreuzbein verlaufenden schmalen Gefäß entspringen die *A. lumbalis ima* (L 5; Abb. 133/13) sowie die *Rr. sacrales*, welche mit den Zweigen der A. iliolumbalis anastomosieren.

In ihrem Verlauf gibt die Abdominalaorta Zweige an die Bauchwand und die Eingeweide ab. Diese sind entweder paarig oder unpaarig. In der Ursprungsreihenfolge kommen folgende typische Verzweigungen vor (Abb. 133):

Bezeichnung der Zweige	Höhe	Lokalisation
1. Aa. phrenicae inferiores	Th 12	vorn, bilateral
2. Aa. lumbales	L 1—4	hinten, bilateral
3. Tr. celiacus	Th 12—L 1	vorn
4. A. suprarenalis media	L 1—2	bilateral
5. A. mesenterica superior	L 1—2	vorn
6. A. renalis	L 1—2	bilateral
7. A. testicularis (A. ovarica)	L 2—3	vorn, bilateral
8. A. mesenterica inferior	L 3—4	vorn

Die **Kollateralen** der Aorta abdominalis (Abb. 134) gewährleisten den Kreislauf über die Verbindungen zwischen der A. subclavia und A. iliaca externa bzw. Aorta abdominalis und iliaca externa auf folgenden Wegen: 1. A. subclavia — A. thoracica interna — A. epigastrica superior et inferior — A. iliaca externa (Abb. 134/2, 3, 16, 15); 2. Aorta abdominalis — A. intercostalis posterior XII et Aa. lumbales — A. circumflexa ilium profunda — A. iliaca externa (Abb. 134/4, 17, 15); 3. Aorta abdominalis — Aa. lumbales — A. iliolumbalis — A. iliaca interna — A. iliaca externa (134/14, 11, 15); 4. Aorta abdominalis — A. mesenterica superior — Arcus Riolani — A. mesenterica inferior — A. rectalis superior et inferior — A. pudenda interna — A. iliaca interna — A. iliaca externa (Abb. 134/5, 6, 7, 9, 13, 12, 11, 15); 5. Aorta abdominalis — A. testicularis (A. ovarica) — Rr. scrotales anteriores (Rr. labiales anteriores) — A. iliaca externa (Abb. 134/8, 15).

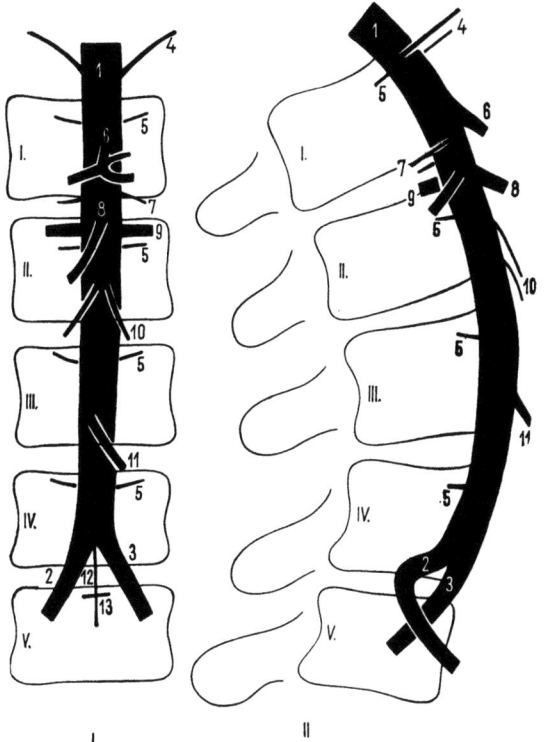

Abb. 133. Lokalisation des Ursprungs der Zweige der Aorta abdominalis; *I* a.-p.; *II* seitlich; *1* Aorta; *2* A. iliaca communis dextra; *3* A. iliaca communis sinistra; *4* A. phrenica inferior; *5* Aa. lumbales 1—5; *6* Tr. celiacus; *7* A. suprarenalis media; *8* A. mesenterica superior; *9* A. renalis; *10* A. testicularis (A. ovarica); *11* A. mesenterica inferior; *12* A. sacralis mediana; *13* A. lumbalis ima

GOTTLOB (1956) hat den Kollateralkreislauf aus klinischer Sicht in einen oberen (Obliteration unmittelbar unter dem Ursprung der A. renalis) und unteren (Obliteration unmittelbar über der Bifurkation) eingeteilt. Nach dieser Gruppierung nehmen von der oberen Gruppe die 1., 4. und 5., von der unteren die 2., 3. und 4. Strömungsbahn am Kreislauf teil. Nach GÖBBELER und LÖHR (1968) kann die regionäre Strömung durch die viszeralen und parietalen Arterien gesondert voneinander gewährleistet werden.

Die Arteria phrenica inferior, Arteriae lumbales, Arteria suprarenalis media, Arteria testicularis und ihre Zweige

Die **A. phrenica inferior** (Abb. 133/4, 135/7, 136/2, 153/15 und 16) entspringt paarig an der Aortenvorderfläche unmittelbar unter dem Diaphragma in Höhe des Wirbels Th 12 (Abb. 135/7$_A$). Außerdem kann sie vom Tr. celiacus (Abb. 135/7$_B$), von der A. gastrica sinistra (Abb. 135/7$_C$, 153/15), A. hepatica communis (Abb. 135/7$_D$) oder A. renalis (Abb. 135/7$_E$) ausgehen (PICK und ANSON 1940;

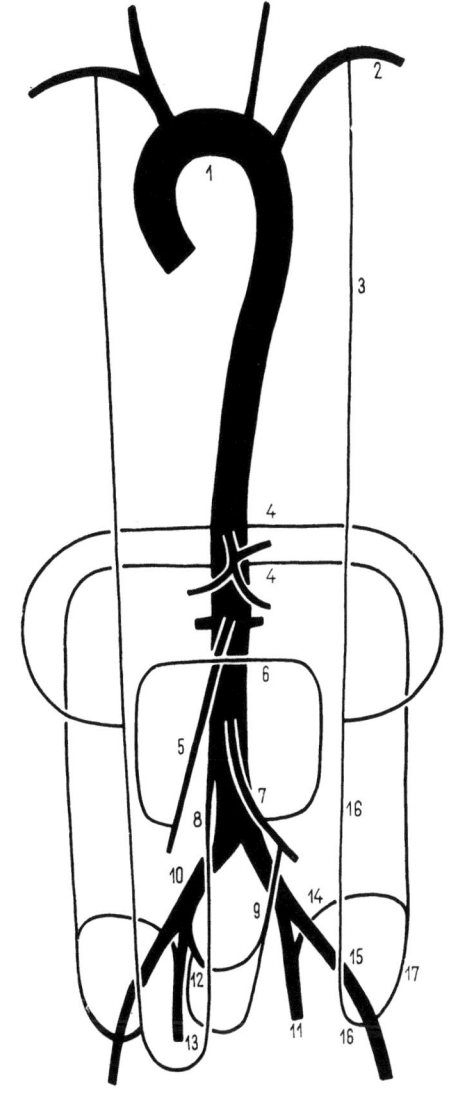

Abb. 134. Die Kollateralen der Aorta abdominalis. *1* Aorta; *2* A. subclavia; *3* A. thoracica interna; *4* A. intercostalis posterior XII et Aa. lumbales; *5* A. mesenterica superior; *6* Arcus Riolani; *7* A. mesenterica inferior; *8* A. testicularis (A. ovarica); *9* A. rectalis superior; *10* A. iliaca communis; *11* A. iliaca interna; *12* A. pudenda interna; *13* A. rectalis inferior; *14* A. iliolumbalis; *15* A. iliaca externa; *16* A. epigastrica inferior; *17* A. circumflexa ilium profunda

KAHN 1967). Die A. phrenica inferior accessoria kommt selten vor (PATURET 1958). Die A. phrenica inferior verläuft, den Diaphragmakuppeln entsprechend, auf beiden Seiten gebogen. Vor der Teilung beträgt ihre Länge 4,8 cm, ihr Durchmesser 0,83 mm (DE LUCA und DE SERIO 1960). Die untere Zwerchfellarterie nimmt mit der oberen an der Blutversorgung des Diaphragmas und der Nebennieren teil. Ihre *Zweige* sind folgende:

Die obere Nebennierenarterie, *A. suprarenalis superior* (Abb. 136/5, 140/3, 153/43, 154/5, 156/15), ist oft multipel vorhanden (GAGNON 1957). Vom Hauptstamm geht ein kleiner Zweig zur Nieren-

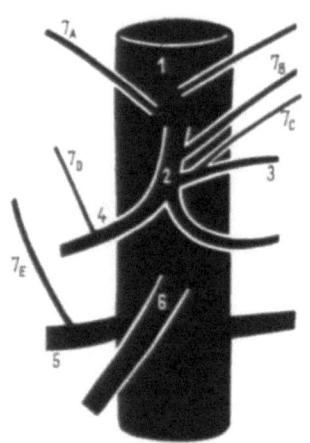

Abb. 135. Ursprungsvarianten der A. phrenica inferior. *1* Aorta; *2* Tr. celiacus; *3* A. gastrica sinistra; *4* A. hepatica communis; *5* A. renalis dextra; *6* A. mesenterica superior; *7* A. phrenica inferior (7_A entspringt von der Aorta, 7_B vom Tr. celiacus, 7_C von der A. gastrica sinistra, 7_D von der A. hepatica communis, 7_E von der A. renalis dextra)

kapsel (BOIJSEN 1959). In $^1/_6$ der Fälle geht sie von der A. renalis (Abb. 136/5_B) aus.

Die A. capsularis superior und A. suprarenalis media entspringen zuweilen als überzählige Zweige

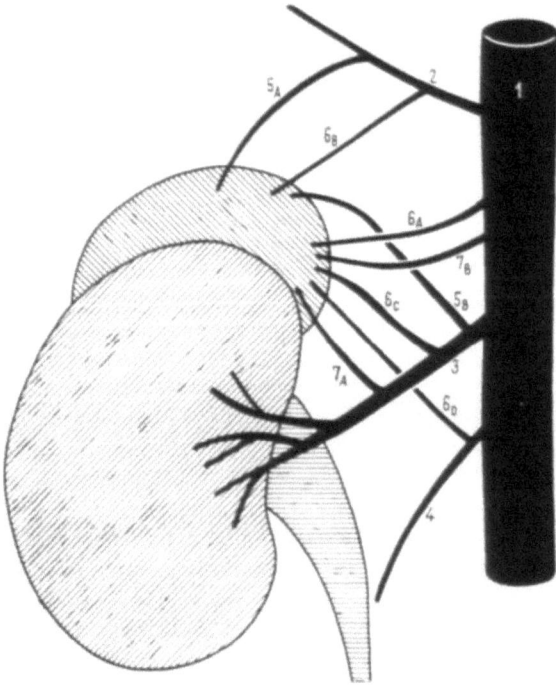

Abb. 136. Blutversorgungsvarianten der Nebenniere. *1* Aorta; *2* A. phrenica inferior; *3* A. renalis; *4* A. testicularis; *5* A. suprarenalis superior (5_A entspringt von der A. phrenica inferior, 5_B von der A. renalis); *6* A. suprarenalis media (6_A entspringt von der Aorta, 6_B von der A. phrenica inferior, 6_C von der A. renalis, 6_D von der A. testicularis); *7* A. suprarenalis inferior (7_A entspringt von der A. renalis, 7_B von der Aorta)

von der unteren Zwerchfellarterie (ADACHI 1928; ANSON und Mitarbeiter 1947).

Vier Arterienpaare der **Aa. lumbales** (Abb. 133/5, 152/26) entspringen an der Rückseite der Abdominalaorta in Höhe des Mittelabschnitts der Lendenwirbel, verlaufen seitwärts und gelangen in die Substanz des M. psoas. Die Zwerchfellschenkel verdecken die ersten beiden Gefäße. Die rechtsseitigen verlaufen alle hinter der V. cava inferior. Die fünfte A. lumbalis entspringt von der A. iliolumbalis. Die Aa. lumbales haben einen Durchmesser von durchschnittlich 0,14 cm (DE LUCA und DE SERIO 1960). In Höhe des Foramen intervertebrale gibt jede Arterie einen *R. dorsalis* ab, von dem der *R. spinalis* zur Wirbelsäule verläuft. Im weiteren bogenförmigen Verlauf treten sie mit Zweigen der A. epigastrica inferior sowie oben mit den Aa. intercostales anteriores, unten mit der A. iliolumbalis, A. circumflexa ilium profunda und superficialis in Verbindung (PATURET 1958).

Die paarige **A. suprarenalis media** (Abb. 133/7, 136/6, 140/5, 156/14) entspringt unter der Abzweigung der A. mesenterica superior von der Aorta (136/6_A), gelegentlich aber von der A. gastrica sinistra, A. lienalis, A. hepatica communis, A. lumbalis 1, A. phrenica inferior (Abb. 136/6_B), A. renalis (Abb. 136/6_C) und A. testicularis (Abb. 136/6_D; BOIJSEN 1959; GAGNON 1964; KAHN 1967). Nach Erreichung der Nebenniere teilt sie sich in zahlreiche

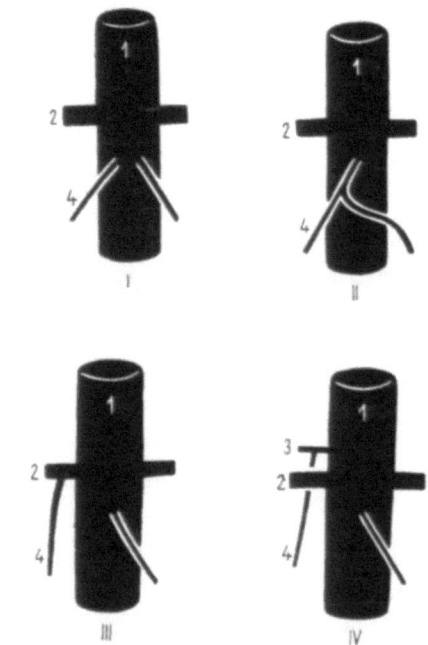

Abb. 137. Varianten der A. testicularis (A. ovarica). *I* Normaltyp; *II* gemeinsamer Gefäßstamm; *III* Ursprung von der A. renalis; *IV* Ursprung von der A. suprarenalis media; *1* Aorta; *2* A. renalis; *3* A. suprarenalis media; *4* A. testicularis (A. ovarica)

Zweige und anastomosiert mit der oberen sowie unteren Arterie.

Die paarige **A. testicularis** (bzw. **A. ovarica**; Abb. 133/10, 137, 156/19, 194/27, 198/4) geht von der Aortenvorderseite unter dem Ursprung der A. renalis in Höhe der Wirbel L 2—3 aus (Abb. 137/I). Doch können sie mit gemeinsamem Stamm von der Aorta (Abb. 137/II; RAUBER—KOPSCH 1951), der A. renalis (Abb. 137/III) oder vom überzähligen Nierengefäß (ANSON und KURTH 1955), der A. suprarenalis media (Abb. 137/IV; ADACHI 1928) entspringen. Die Ursprungsvarianten sind in 10—15% der Fälle zu beobachten. Die *A. testicularis* ist 21,7 (17—30) cm lang und hat einen durchschnittlichen Durchmesser von 0,8 mm (DE LUCA und DE SERIO 1960). In ihrem Verlauf kreuzt sie am M. psoas major schräg den Ureter und die A. iliaca externa, wonach sie in den Leistenkanal eintritt und sich im Hoden verzweigt. Die *A. ovarica* ist kürzer und wendet sich an der Grenze des kleinen Beckens medialwärts. Über das Ligamentum ovarii proprium gelangt sie zwischen die Blätter des Ligamentum latum, wo sie sich in ihre Zweige teilt. Am Anfang gibt die A. testicularis bzw. ovarica oft mehrere kleinere Zweige zur Nierenkapsel oder zum Ureter (*Rr. capsulares et ureterici*; Abb. 140/11) ab (SCHMERBER 1896).

Die Arteria renalis, ihre Zweige und ihr Kollateralkreislauf

Die A. renalis (Abb. 133/9, 138, 139, 140, 151/35, 152/24 und 25, 153/40, 154/2, 155/2, 157/32) geht zu beiden Seiten von der Aorta abdominalis, etwas hinter der Mitte des Gefäßes, in Höhe der Wirbel L 1—2 aus, und zwar in mehr als 50% der Fälle in der unteren Hälfte von L 1, in etwa 25% zwischen L 1—2 und zum kleineren Teil in Höhe von L 2 (EDSMAN 1957; DE LUCA und DE SERIO 1960; OLSSON 1964). In der Regel entspringt die rechtsseitige etwas höher als die linksseitige. HEIDSIECK (1928) fand den Ausgangspunkt der rechten A. renalis um 1,41 cm, den der linken um 1,51 cm tiefer als den der A. mesenterica superior. EDSMAN (1957) konstatierte einen Zusammenhang der Nierenlokalisation mit dem Ursprung der Aa. renales. Mit Hilfe eines Diagramms vermochte er den Ursprungsort einzelner Nierenarterien linksseitig mit 95%iger, rechtsseitig mit 70%iger Sicherheit zu bestimmen. Vom Ausgangspunkt verlaufen die Nierenarterien zum Hilus. Die rechtsseitige zieht sich hinter der V. cava inferior hin. Beide sind vorn von der entsprechenden Vene verdeckt.

Die rechte A. renalis ist 4,5 (3,5—7) cm, die linke 4 (2,5—5) cm lang (DE LUCA und DE SERIO 1960). Die Länge der Arterie ist abhängig von ihrer Aufzweigungsstelle. Ihr Durchmesser beträgt auf der rechten Seite durchschnittlich 0,43 cm, auf der linken 0,45 cm (beidseitig 0,2—0,6 cm). Die Arterien verlaufen aszendierend, horizontal und deszendierend (AUGIER 1923; NARATH 1951). BOIJSEN (1959) fand aszendierende Gefäße linksseitig in 40,1%, rechtsseitig in 8,6%, horizontale linksseitig in 43,4%, rechtsseitig in 39%, deszendierende linksseitig in 16,5%, rechtsseitig in 51,9% der Fälle. Im Falle einer gerade verlaufenden Nierenarterie beeinflußt das Ansteigen des Blutdrucks durch die Versteifung des Gefäßes die Lokalisation der Niere (HAYEK 1935). Bei gewundenen Gefäßen kommt es im ähnlichen Fall zur Verschiebung der Niere zur Seite oder nach unten (MÖRIKE 1965).

Vor dem Nierenhilus oder im Sinus teilt sich die A. renalis meist in zwei Äste, die sich unter Bildung weiterer Äste innerhalb des Organs endarterienartig verzweigen (GRAVES 1954; BOIJSEN 1959; OLSSON 1964). Jeder zu einer größeren Arterie zählende Bereich bildet ein besonderes Segment. Der vordere und hintere Hauptzweig verläuft vor bzw. hinter dem Nierenbecken und teilt sich dann von neuem. BOIJSEN (1959) unterscheidet vier oder fünf, GRAVES (1954) und SYKES (1964) fünf, SEROW (1959) vier, TERNON (1959) drei, FALLER und UNGVÁRI (1962) sieben Segmente.

LÖFGREN (1949) stellte in jeder Niere 7 dorsale (D) und 7 ventrale (V) Pyramiden fest. Die Niere umfaßt drei Teile: Die Pars superior enthält die 3 oberen Pyramidenpaare (1V, 1D, 2V, 2D, 3V, 3D), die Pars intermedia das 4. und 5. Paar (4V, 4D, 5V, 5D), die Pars inferior hingegen das 6. und 7. Pyramidenpaar (6V, 6D, 7V, 7D). Unter Berücksichtigung der Aufteilung nach Pyramiden gibt BOIJSEN (1959) die Gefäßversorgung der von ihm beschriebenen vier Segmente folgendermaßen an:

Der R. posterior (Abb. 155/4, 156/10) stellt in der Regel die direkte Fortsetzung des hinteren A.-renalis-Zweiges dar. In 80% der Fälle geht er extrahilär von der A. renalis, in 5—10% der Fälle direkt von der Aorta aus (FINE und KEEN 1966). Hinter den oberen Kelchschenkeln wendet er sich dem Hilus zu. In 20% der Fälle versorgt er einen Teil der hinteren Hälfte des unteren Segments, in weiteren 20% die ganze hintere Nierenhälfte (OLSSON und JÖNSSON 1962). Über die Pyramiden 4D und 5D kann auch der ganze Spitzenteil dazugehören. In diesem Fall wird die ganze Dorsalseite der Niere von hier versorgt (Abb. 138).

Der *R. anterior* (Abb. 155/3, 156/11) ist der vordere Zweig des Hauptstammes, der den mittleren Teil der Nierenvorderseite mit einem oberen (*A. segmenti anterioris superioris*; Abb. 156/12) und einem mittleren Nebenzweig (*A. segmenti anterioris*

Die *A. segmenti superioris* (*A. polaris superior*; Abb. 153/41, 154/3) zeigt große Variationsbereitschaft und entspringt hilär vom Hauptstamm oder vom proximalen Abschnitt (80%) bzw. auch von der Aorta. Oft teilt sie sich vor dem Eintritt in das Parenchym. Hierbei kann sie durch Umschließung des oberen Kelchhalses eine Kompression zustande bringen. Zu ihrem Versorgungsgebiet rechnen die Pyramiden 1V, 1D, 2V, 2D und in 10% der Fälle auch 3V und 3D (GRAVES 1954).

Multiple Nierenarterien (Abb. 139, 151, 154, 156). In der Niere gibt es sehr viele Gefäßvarianten, die einerseits in klinischer Beziehung von Bedeutung sind, weil im Zusammenhang mit ihnen mehr pathologische Prozesse vorkommen, und die andererseits ohne genaue Kenntnisse mit anderen Gefäßen verwechselt werden können (OLSSON 1964).

Multiple Nierenarterien sind in etwa 26% der Fälle anzutreffen (BOIJSEN 1959; EDSMAN 1957; VOGLER und HERBST 1958; GEYER und POUTASSE 1962), und zwar kommen die überzähligen Arterien auf den beiden Seiten ungefähr im gleichen Verhältnis vor. Eine doppelte A. renalis hat man in 24—25% (Abb. 139/IV, 153/40 und 41, 156/10 und 11), eine dreifache in 1—2% (Abb. 139/VII, 156/10 und 11), eine vierfache in 0,1% der Fälle vorgefunden (BOIJSEN 1959; HELLSTRÖM 1928).

HELLSTRÖM hat für die Ursprungsvarianten der Nierenarterien das folgende Schema aufgestellt:

1. A. renalis ohne Polarterien (Normaltyp)
2. oben⟩Polarterien⟨Aorta / A. renalis / andere Arterien unten⟩
3. zwei oder mehr Aa. renales (Hilusgefäße) ⟨Aorta / andere Arterien

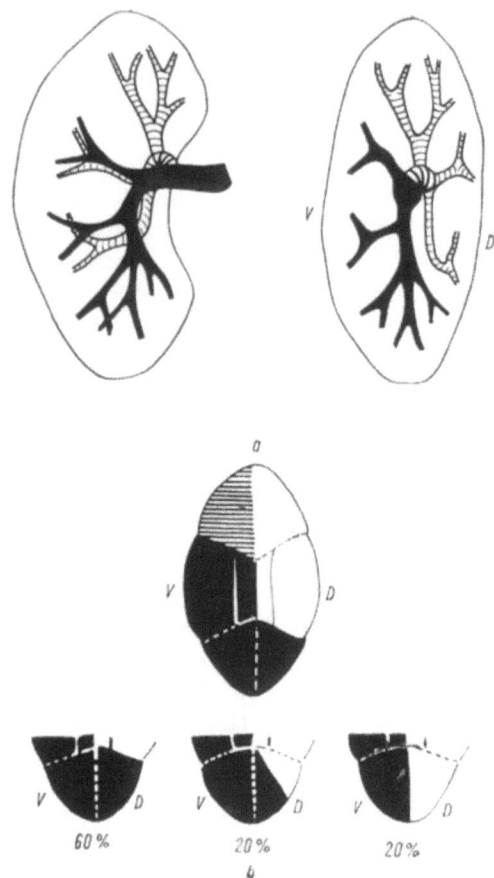

Abb. 138. Schema der segmentalen Verzweigung der Nierenarterien (aus O. OLSSON, G. JÖNSSON: Roentgen examination of the kidney and the ureter. In: Handbuch der Urologie. Bd. V/1, Springer Verlag, Berlin—Göttingen—Heidelberg 1962, S. 1—365). *V* ventrale Arterie; *D* dorsale Arterie, *a* Schema der häufigsten Blutversorgung; *b* Varianten der Blutversorgung des unteren Pols (schwarz: von vorne, weiß: von hinten, gestrichelt: gemischt versorgte Segmente)

inferioris; Abb. 156/20) versorgt. Die letztere Arterie entspringt in 7%, die vorige in 25% der Fälle extrahilär (FINE und KEEN 1966). Dieses Gefäß verläuft nach dem Eintritt in das Parenchym um den oberen Kelch oder Kelchhals und teilt sich dann in seine Zweige. Die Arterien der Vorderfläche laufen meist parallel zum mittleren Kelchhals, können diesen aber auch kreuzen (MÁTYUS 1965). Neben der Standardversorgung durch 4V und 5V rechnen hierzu noch 3V und noch häufiger (60%) die untere Polspitze (6V, 6D, 7V, 7D; OLSSON und JÖNSSON 1962).

Die *A. segmenti inferioris* (*A. polaris inferior*) ist in 60% der Fälle ein direkter Zweig der Aorta und geht in den restlichen Fällen vom vorderen Ramus des Hauptstammes aus; die Arterie versorgt die Pyramiden 6V, 6D, 7V, 7D. Den hinteren Teil versorgt der R. posterior in 20% der Fälle zur Hälfte, in 20% ganz.

Am häufigsten ist der überzählige Ursprung der Arterien des oberen und unteren Pols zu beobachten. Die A. segmenti superioris entspringt der A. renalis in 12% (Abb. 139/II), der Aorta in 7% (Abb. 139/V), die A. segmenti inferioris entspringt der A. renalis in 1,4% (Abb. 139/III), der Aorta in 5,5% (Abb. 139/VI; MERKLIN und MICHELS 1958 bei Untersuchungen der Blutversorgung von 11 000 Nieren). Die überzähligen Nierengefäße können extraaortal von der A. hepatica communis, vom Tr. celiacus, der A. mesenterica superior et inferior oder A. iliaca interna ausgehen (RAUBER—KOPSCH 1951; TILLE 1961; MLYNARCZYK 1966). Die obere Polarterie entspringt häufiger von der A. renalis, die seltenere untere Polarterie eher von der Aorta. Die oberen Gefäße gehen oberhalb der Hauptnierenarterien ab, zumeist bevor sie den Nierensinus erreichen. Der Ursprung des unteren überzähligen Gefäßes zeigt ein variableres Bild. Meistens geht

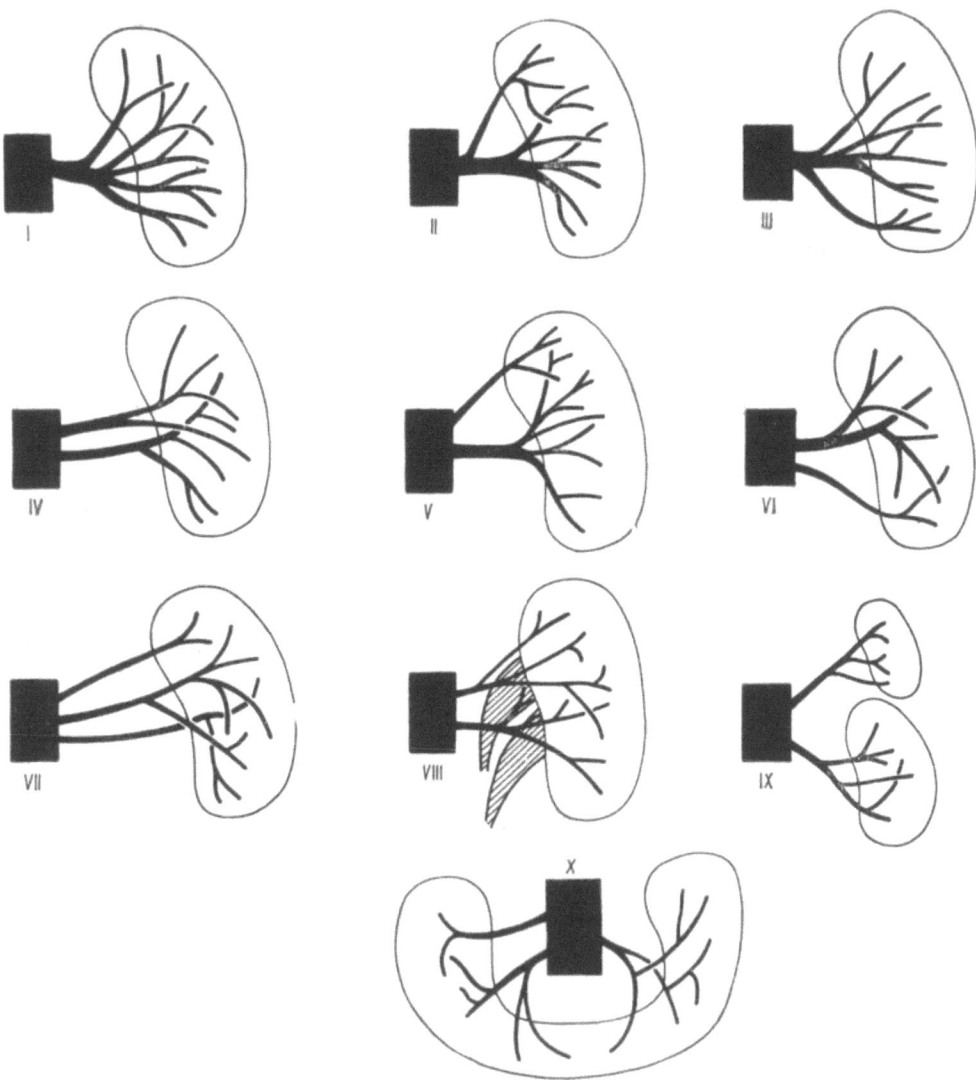

Abb. 139. Varianten der Nierenarterien. *I* Normaltyp; *II* eine Arterie + A. polaris superior; *III* eine Arterie + A. polaris inferior; *IV* zwei Arterien; *V* zwei Arterien (A. polaris superior von der Aorta); *VI* zwei Arterien (A. polaris inferior von der Aorta); *VII* drei Arterien (A. polaris superior von der Aorta); *VIII* zwei Arterien (doppeltes Nierenbecken); *IX* zwei Arterien (Doppelniere); *X* Hufeisenniere

es zum Nierenhilus und verläuft dort im weiteren normal. Die mittleren Nierensegmente werden erheblich seltener als die beiden Pole von überzähligen Arterien versorgt. BÁLINT und PALKOVICH (1952) teilten die anomalen Nierengefäße in zwei Gruppen ein. Die eine besitzt einen selbständigen Blutversorgungsbereich, die andere anastomosiert nur mit der A. renalis und hat kein besonderes Segmentgebiet. Die letzteren Gefäße gehen hauptsächlich von Muskelarterien oder vom extrarenalen Abschnitt der Nierenarterie aus.

Die variierende Entwicklung der Nieren. Zur Variabilität der Nierenentwicklung gesellen sich Veränderungen des Gefäßsystems. OLSSON (1964) unterscheidet aus klinischer Sicht folgende Gruppen: zahlenmäßige Abweichung (Agenesie, überzählige Nieren); Abweichung in der Lokalisation (Ektopie, Rotation); Abweichung in der Form und Ausdehnung (Hypo-, Hyperplasie, Fusion); strukturelle Veränderungen.

Als anatomische Varianten mit normaler Funktion kann man nur die überzähligen Nieren und einen Teil der Fusionen auffassen. Die Doppelniere (Abb. 139/IX) wird von einer oder von mehreren Aa. renales mit Blut versorgt. Im Falle multipler Gefäße kann im Sinus eine bogenförmige Verbindung zwischen den Teilen vorhanden sein (BABICS 1945). Die Blutversorgung verschmolzener Nieren (Hufeisenniere; Abb. 139/X) weist große Unterschiedlichkeit auf (VOGLER und HERBST 1958; PIRLET und DELVIGNE 1965). Zwischen den Varianten des Nierenkelchs und des Pyelons sowie der Zahl der Nierenarterien besteht kein Zusammenhang. Bei doppeltem Nierenbecken (Abb. 139/VIII) sind ungefähr 50% überzählige Gefäße vorhanden (BOIJSEN 1959).

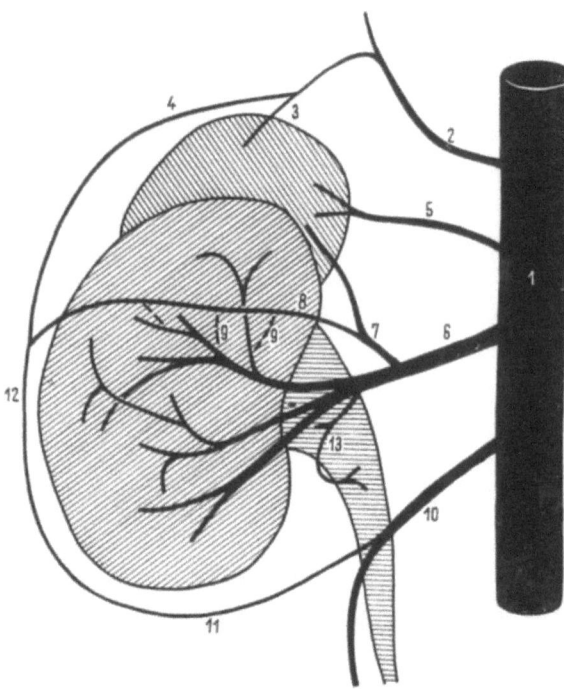

Abb. 140. Die intra- und extrarenalen Kollateralen der Nierenarterien. *1* Aorta; *2* A. phrenica inferior; *3* A. suprarenalis superior; *4* A. capsularis superior; *5* A. suprarenalis media; *6* A. renalis; *7* A. suprarenalis inferior; *8* A. capsularis media; *9* Aa. perforantes; *10* A. testicularis; *11* A. capsularis inferior; *12* Arcus arteriosus perirenalis; *13* Rr. pelvici et ureterici

Intrarenale Angioarchitektur (Abb. 154, 155, 156). Zwischen den beschriebenen Teilungsformen der A. renalis, den inmitten der Nierenpyramiden laufenden segmentalen bzw. subsegmentalen Arterien *(Aa. interlobares)* und der Gelapptheit der Niere besteht ein enger Zusammenhang (SYKES 1964). Nach Abgabe kleinerer Zweige zu den Nierenkelchen und zum Nierenbecken gehen sämtliche interlobäre Arterien an der Seite der Pyramide zum Cortex. An der Grenze der Mark- und Rindensubstanz erfolgt eine dichotomische Teilung. Die senkrecht zur Oberfläche verlaufenden Gefäße wenden sich um und gehen parallel zur Oberfläche weiter *(Aa. arcuatae)*. Von diesen verlaufen die *Aa. interlobulares*, von welchen die *Vasa afferentia* ausgehen, zur Rinde (GRAY 1954). Die Blutversorgung der Marksubstanz erfolgt durch die von den Aa. arcuatae ausgehenden *Arteriolae rectae verae* und durch die von den *Vasa efferentia* entspringenden *Arteriolae rectae spuriae*.

Die *extrarenalen Zweige* der A. renalis:

Die A. phrenica inferior (Abb. 135/7$_E$) geht auf der rechten Seite bisweilen von der A. renalis aus (KAHN 1967).

Die A. suprarenalis superior (Abb. 136/5$_B$) entspringt in $1/6$ der Fälle, häufig in multipler Form, von der A. renalis (GAGNON 1957).

Die A. suprarenalis media (Abb. 136/6$_C$, 156/14) entspringt zuweilen von der A. renalis (BOIJSEN 1959).

Die *A. suprarenalis inferior* (Abb. 136/7$_A$, 151/36, 154/6, 156/13) ist in 97% der Fälle ein Zweig der A. renalis, die einen kleinen Nebenzweig (A. capsularis superior) zur Nierenkapsel abgibt. Entspringen kann sie noch von der Aorta (Abb. 136/7$_B$), A. testicularis (Abb. 137/IV), A. capsularis inferior und A. ureteralis (GAGNON 1966).

Aa. capsulares. Die obere Kapselarterie *(A. capsularis superior;* Abb. 153/42, 154/4, 156/16) kann ein Zweig der A. suprarenalis inferior, A. renalis, Aorta oder A. phrenica inferior sein (ANSON und Mitarbeiter 1947). Die *A. capsularis media* (Abb. 154/7, 156/17) umgeht vorn bzw. hinten den Nierenhilus und gelangt so auf den konvexen Nierenrand. Über ihre perforierenden Zweige steht sie mit den Aa. interlobares und interlobulares in Verbindung (SCHMERBER 1895). Diese Arterie kann von den Aa. lumbales, von der A. mesenterica superior, A. colica sinistra und A. renalis ausgehen (SCHMERBER 1896). Die *A. capsularis inferior* (Abb. 156/18), meist ein Zweig der A. testicularis, windet sich bogenartig unter den unteren Nierenpol und stellt eine Verbindung mit der A. capsularis superior her.

Die A. testicularis (A. ovarica; Abb. 137/III, 156/19) geht manchmal von der A. renalis oder von einem überzähligen Nierengefäß aus (ANSON und KURTH 1955).

Die *Rr. pelvici et ureterici* dienen als kleine Zweige der Versorgung des Nierenbeckens und der Ureteren (DOUIVILLE und HOLLINSHEAD 1955).

Kollateralkreislauf der Niere (Abb. 140). Die Segmentzweige der Nierenarterien sind Endarterien (GRAVES 1954). Nach isolierter Auffüllung einer Segmentarterie ergibt sich indessen ein Nephrogramm von der ganzen Niere (MÁTYUS 1965), das mit Hilfe der intravenösen Verbindungen oder arteriovenösen Anastomosen zustande kommt (GÖMÖRI und Mitarbeiter 1965). Die Entwicklung eines gewissen Kollateralkreislaufs ermöglichen extra- und intrarenale Anastomosen.

1. Zwischen den große Unterschiedlichkeit aufweisenden Gefäßen gibt es extrarenale Verbindungen. Am wichtigsten ist die gebogene Anastomose zwischen der A. capsularis inferior und superior an der konvexen Nierenoberfläche (Arcus arteriosus perirenalis; Abb. 140/12, 154/8). Überdies kommen die A. suprarenalis inferior, die Rr. pelvici et ureterici und gegebenenfalls die A. phrenica inferior, die A. suprarenalis superior et media sowie die A. testicularis für einen regionären Kreislauf in Frage (HABIGHORST und Mitarbeiter 1966; SUHLER und Mitarbeiter 1966). Auch über die A. mesenterica superior und inferior hat man

die Entwicklung eines Kollateralkreislaufs beobachtet (CAMERINI und SCAGNOL 1967).

2. Intrarenale Anastomosen können über die perforierenden Arterien (Abb. 140/9) zustande kommen, welche die Aa. interlobares und interlobulares mit den Kapselgefäßen verbinden (MERKLIN und MICHELS 1958; GRAVES 1954; BOIJSEN 1959). Es gibt zwei Gruppen: Rr. glomerulares und Rr. aglomerulares. Unter normalen Bedingungen strömt das Blut in den perforierenden Zweigen von der Niere in Richtung der perirenalen Gefäße (ELISKA 1968). Klinisch hat man an den normalerweise nicht bewertbaren dünnen Gefäßen bei Insuffizienz des Hauptzweiges dennoch eine zufriedenstellende Blutversorgung festgestellt (HAAGE und REHM 1964).

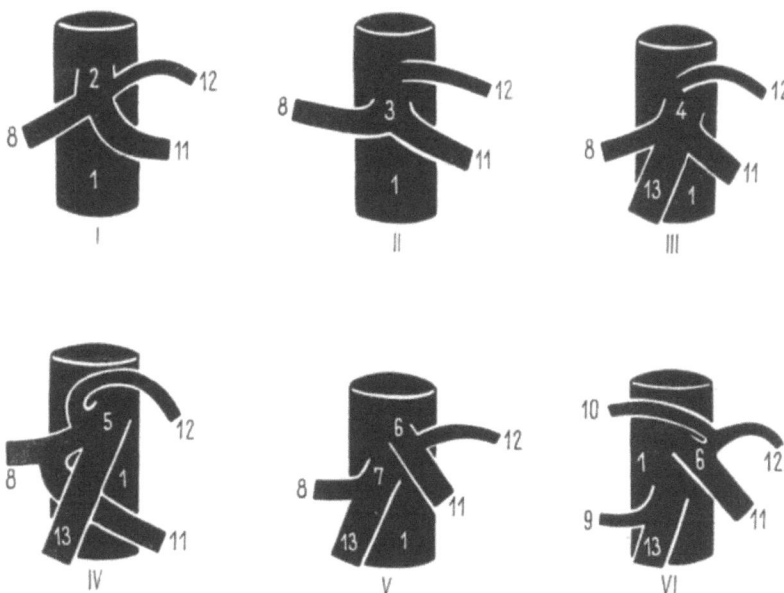

Abb. 141. Ursprungs- und Teilungsvarianten des Tr. celiacus. I Tr. hepatogastrolienalis (Tr. celiacus); II Tr. hepatolienalis; III Tr. hepatolienomesentericus; IV Tr. celiacomesentericus; V Tr. gastrolienalis und Tr. hepatomesentericus; VI Tr. gastrolienalis; 1 Aorta; 2—7 verschiedene Teilungsformen des Tr. celiacus; 8 A. hepatica communis; 9 A. hepatica accessoria dextra; 10 A. hepatica accessoria sinistra; 11 A. lienalis; 12 A. gastrica sinistra; 13 A. mesenterica superior

Der Truncus celiacus und seine Zweige

Der unpaarige Tr. celiacus (Abb. 133/6, 141, 143/6, 151/11, 152/8, 153/13, 157/6) entspringt unmittelbar unter dem Hiatus aorticus von der Aorta. Die Projektion der Ausgangsstelle findet man im allgemeinen in Höhe der Intervertebralspalte zwischen den Wirbeln Th 12 und L 1 (ROSSI und COVA 1904; ADACHI 1928; ÖDMAN 1958). Entspringt der Tr. celiacus gemeinsam mit der A. mesenterica superior, so kann der Ausgangspunkt auch tiefer liegen. Im Verhältnis zur vorderen Aortenwand befindet sich der Austrittspunkt in 25% der Fälle links von der Mittellinie, sonst in der Mittellinie. Ein Ursprung auf der rechten Seite kommt selten vor. Von der A. renalis beträgt der Ursprungsabstand 1—4 cm (BOIJSEN und OLIN 1964), von der A. mesenterica superior 0,92 (0,2—3,0) cm (MICHELS 1955). Der Tr. celiacus verläuft nach rechts und unten (ROSSI und COVA 1904), selten auch nach rechts und oben (ÖDMAN 1958). Seine Zweige nehmen an der Blutversorgung des Magens, der Leber, Gallenblase, des Duodenums, Pankreas und der Milz teil. Nach ihrer Teilung treten sie an mehreren Stellen mit den Zweigen der A. mesenterica superior in Verbindung. Der Tr. celiacus ist 2,48 (1,1—3,5) cm lang; sein Durchmesser beträgt laut MICHELS (1955) 1,01 (0,6—1,3) cm.

ADACHI (1928) unterscheidet 6 Teilungsformen am Tr. celiacus (Abb. 141): Tr. hepatogastrolienalis (Tr. celiacus; Abb. 141/I). Die A. hepatica communis, A. gastrica sinistra und A. lienalis bilden die Zweige des Hauptstammes. Diese Form hat man in 73—90% Fälle beobachtet (ROSSI und COVA 1904; PIQUAND 1910; ADACHI 1928). Tr. hepatolienalis (Abb. 141/II). Die A. gastrica sinistra entspringt gesondert 7,5% (PIQUAND 1910; ADACHI 1928). Tr. hepatolienomesentericus (Abb. 141/III). Neben der A. hepatica communis und A. lienalis geht auch die A. mesenterica superior von hier aus (1,2%; ADACHI 1928). Tr. celiacomesentericus (Abb. 141/IV). Alle drei Standardgefäße und die A. mesenterica superior entspringen mit gemeinsamem Stamm (1,3%; ROSSI und COVA 1904; RIO BRANCO 1912; EATON 1917). Überdies kann eine Verbindung zwischen dem Tr. celiacus, der A. mesenterica superior und A. mesenterica inferior zustande kommen (ZWERINA und POISEL 1966). Tr. gastrolienalis und Tr. hepatomesentericus (Abb. 141/V). Die A. gastrica sinistra und A. lienalis sowie die A. hepatica communis und A. mesenterica superior entspringen gemeinsam (0,4%; ADACHI 1928). Tr. gastrolienalis (Abb. 141/VI). Die A. gastrica sinistra und A. lienalis entspringen gemeinsam, während die A. hepatica communis fehlt. Die A. hepatica accessoria sinistra (von der A. gastrica sinistra) bzw. die A. hepatica accessoria dextra (von der A. mesenterica superior) ersetzen die fehlende A. hepatica communis (2—4%; RIO BRANCO 1912; ADACHI 1928. Zuweilen fehlen der Tr. celiacus und die A. mesenterica superior; in diesem Fall ersetzt die sehr kräftig entwickelte A. mesenterica inferior diese

Gefäße (WITT und KOURIK 1969). Aus dem unterschiedlichen Ursprung der Nebenzweige ergeben sich zahlreiche Variationen der erwähnten sechs Haupttypen.

Folgende **Zweige** des Tr. celiacus lassen sich differenzieren: A. gastrica sinistra, A. hepatica communis (A. hepatica accessoria dextra, A. hepatica accessoria sinistra, A. gastrica accessoria sinistra), A. gastrica dextra, A. cystica, A. gastroduodenalis, A. lienalis. Als variable Zweige kommen noch in Frage: A. pancreatica dorsalis, A. phrenica inferior dextra, A. colica media, A. colica media accessoria (ADACHI 1928; MICHELS 1955; ÖDMAN 1958).

A. gastrica sinistra (Abb. 141/12, 143/20, 151/25, 152/15, 153/14, 157/7, 158/3, 165/14). Neben dem Ursprung vom Tr. celiacus geht sie in 6% der Fälle unmittelbar von der Aorta aus (MICHELS 1955), und zwar in Höhe der Wirbel L 2 (Th 12—L 2; DE LUCA und DE SERIO 1960). Das direkt von der Aorta ausgehende Gefäß entspringt 0,5 cm höher. In diesem Fall geht die A. phrenica inferior mitunter von der A. gastrica sinistra aus. Der Hauptstamm verläuft zwischen den Blättern des Omentum minus zum oberen Ende der Curvatura minor ventriculi und bildet längs der kleinen Kurvatur einen Arterienbogen mit der A. gastrica dextra. Zuweilen verläuft die Arterie längs der kleinen Kurvatur in zwei Äste geteilt. Ihre sekundären (6—12) Zweige teilen sich an der vorderen und hinteren Magenwand senkrecht zur Magenachse. In den oberen $^2/_3$ des Magens versorgen sie einen größeren Bereich als die Zweige der von der großen Kurvatur gleichfalls hierhin laufenden A. gastroepiploica sinistra. Die A. gastrica sinistra ist 6 (3—10) cm lang und hat einen Durchmesser von 0,3 (0,2—0,7) cm (DE LUCA und DE SERIO 1960). Ihre Kollateralen entstehen hauptsächlich über die Rr. esophagei und Rr. gastricae breves. Zu den Endzweigen der A. gastroepiploica sinistra bestehen ebenfalls Verbindungen hinter dem Magen und intraparietal (LEVASSEUR und COUINAUD 1968).

Die A. hepatica communis (Abb. 141/8, 143/7, 151/12, 152/9, 153/17, 157/8) entspringt entweder vom Tr. celiacus (93%), von der A. mesenterica superior (4%) oder von der Aorta (3%; ADACHI 1928; MORINO 1959). Ihren Ausgangspunkt findet man am häufigsten in Höhe der Wirbel L 1 (Th 12—L 2; DE LUCA und DE SERIO 1960). Die A. hepatica communis und ihre Fortsetzung, die A. hepatica propria, verlaufen im Ligamentum hepatoduodenale zur Porta hepatis. Rechts von der Arterie liegt der Ductus choledochus, zwischen und hinter ihnen die V. portae. Die A. hepatica communis ist 5,3 (3—8) cm lang (DE LUCA und DE SERIO) und hat einen Durchmesser von 0,4—1,2 cm (MICHELS 1955; ÖDMAN 1958). Die ziemlich variablen Kollateralen entstehen über den A. gastroduodenalis, A. cystica und A. gastrica dextra.

Nach den Untersuchungsergebnissen von ADACHI (1928) kommen nachstehende *Teilungsvarianten* am häufigsten vor: 1. Nach einem Verlauf von 2—3 cm teilt sich die A. hepatica communis in die A. hepatica propria und A. gastroduodenalis (91%). 2. Der Hauptstamm teilt sich auf einmal in drei Zweige. Zwei gehen in die Leber, der dritte läuft als A. gastroduodenalis weiter (5%). 3. Nach Abgabe des Leberzweiges teilt sie sich in einen zweiten Leberzweig und in die A. gastroduodenalis (3,5%). 4. Die A. hepatica communis läuft nach Abgabe von drei Leberzweigen als A. gastroduodenalis weiter (0,5%).

Die **A. hepatica propria** (Abb. 142/1, 151/13, 152/13, 153/18, 157/9, 162/4, 163/5, 183/15) bildet die Fortsetzung der A. hepatica communis und stellt die Hauptversorgungsarterie der Leber dar. Ihre Länge beträgt 0,5—4 cm, ihr Durchmesser 0,3 bis 0,7 cm (ÖDMAN 1958).

In der Regel gelangt sie mit drei *Zweigen* (R. medius, R. dexter, R. sinister) in die Leber. Nach MICHELS (1957) sind folgende Arterien in der Leberpforte am häufigsten anzutreffen: 1. R. dexter, sinister, medius (aus der A. hepatica propria); 2. R. dexter, medius (aus der A. hepatica propria), R. sinister (aus der A. gastrica sinistra); 3. R. sinister, medius (aus der A. hepatica propria), R. dexter (aus der A. hepatica accessoria dextra); 4. R. dexter, sinister, medius (aus der A. hepatica propria), A. hepatica accessoria sinistra; 5. R. dexter, sinister, medius (aus der A. hepatica propria), A. hepatica accessoria dextra; 6. zuweilen findet man im Hilus fünf Leberzweige der A. hepatica propria (KISS 1926); 7. manchmal, wenn auch selten, sind ausschließlich die A. hepatica accessoria dextra oder sinistra bzw. beide ohne Zweige der A. hepatica propria vorhanden.

Der *R. medius* (Abb. 162/12, 163/11, 183/21) bildet den in den Lobus quadratus eintretenden und diesen versorgenden Gefäßabschnitt, der an der Vorderseite des linken V.-portae-Zweiges verläuft und in 50% der Fälle mit dem R. dexter und sinister, in 40% mit dem R. dexter, in 10% der Fälle mit dem R. sinister gemeinsam entspringt (ADACHI 1928). Selten geht er unmittelbar von der A. hepatica propria aus, und in 2% der Fälle fehlt er. Der Durchmesser des R. medius beträgt 0,36 (0,2—0,6) cm (MICHELS 1955).

Der *R. dexter* (Abb. 142/7, 143/8, 151/14, 153/20, 157/10, 162/5, 163/6, 183/16) verläuft vor, selten hinter dem Ductus hepaticus. Der Vorder- und Rückseite des rechten Schenkels der V. portae wendet sich je ein Zweig zu, doch kommt es vor, daß sich beide Zweige auf der Vorderseite befinden. In 10% der Fälle fehlt der R. dexter, dann wird er durch die A. hepatica accessoria sinistra oder dextra ersetzt. Der Durchmesser des R. dexter beträgt 0,64 (0,4—0,9) cm (MICHELS 1955).

Der *R. sinister* (Abb. 142/2, 143/9, 151/15, 153/19, 157/12, 162/6, 163/7, 183/17) tritt in $^2/_3$ der Fälle hinter, in $^1/_3$ vor dem linken Zweig der V. portae in die Leberpforte ein, fehlt aber in 20% der Fälle. Ersetzt wird er in diesem Fall durch die A. hepatica accessoria dextra, seltener durch die A. hepatica accessoria sinistra. Der R. sinister hat einen Durchmesser von 0,5 (0,3—0,7) cm (MICHELS 1955).

Die Zweige der A. hepatica propria sind in der Leber segmental verteilt (HEALEY und Mitarbeiter 1953; COUINAUD 1954). Nach COUINAUD gibt es in der Leber acht Segmente. Die Zweige der A. hepatica propria, V. portae und des Ductus hepaticus teilen sich und verlaufen nebeneinander. Auch im normalen Fall sieht man oft Windungen (»tortuosity«) an den Arterien (ALFIDI und Mitarbeiter 1968).

Die *Segmentaufteilung der Leberarterien* zeigt laut COUINAUD (1954) folgendes Bild (Abb. 142):

1. *Linker Leberlappen*. Falls eine Arterie vorhanden ist, teilt sich diese in zwei Zweige. Ein Zweig (*A. segmenti medialis*, A_4; Abb. 142/6, 162/12, 163/11, 183/21) versorgt hauptsächlich die untere Leberfläche (*R. superficialis*, A_{4a}), in anderen Fällen auch den dreieckigen Teil der Leberwölbung rechts von der linken Lappengrenze (*R. profundus*, A_{4b}). Der andere Zweig (*A. segmenti lateralis*, A_{2+3}) teilt sich alsbald in ein hinteres oberes (*A. segmenti lateralis superioris*, A_2; Abb. 142/4, 162/10, 163/9, 183/19) und ein vorderes unteres Gefäß (*A. segmenti lateralis inferioris*, A_3; Abb. 142/5, 162/11, 163/10, 183/20), die den entsprechenden Bereich des linken Leberlappens versorgen. Varianten von zwei Arterien: A_{2+3}, A_4; A_{2+3+4a}, A_{4b}; A_2, A_{3+4}; Varianten von drei Arterien: A_{2+3}, A_1, A_4; A_{1+2}, A_3, A_4.

2. *Rechter Leberlappen*. Ein Zweig (*A. segmenti anterioris*, A_{5+8}) teilt sich in zwei Gefäße und versorgt den vorderen unteren Teil (*A. segmenti anterioris inferioris*, A_5; Abb. 142/8, 162/13, 163/12, 183/22) sowie den vorderen oberen Teil (*A. segmenti anterioris superioris*, A_8; Abb. 142/11, 162/16, 163/16, 183/25) des mittleren Drittels vom rechten Leberlappen. Das andere Gefäß (*A. segmenti posterioris*, A_{6+7}) versorgt mit je einem Zweig den unteren seitlichen Abschnitt (*A. segmenti posterioris inferioris*, A_6; Abb. 142/9, 162/14, 163/14, 183/23) sowie den hinteren oberen Teil (*A. segmenti posterioris superioris*, A_7; Abb. 142/10, 162/15, 163/15, 183/24) des rechten Lappenrandes. Varianten: A_{6+7}, A_5, A_8; A_6, A_{5+7+8}; A_{7+8}, A_5, A_6; $A_{5+6+7+8}$.

3. *Lobus caudatus*. Die den Lobus versorgende Arterie (*A. segmenti lobi caudati*, A_1; Abb. 142/3, 162/8, 163/8, 183/18) entspringt entweder vom R. dexter und sinister (70%), R. dexter (14%), R.

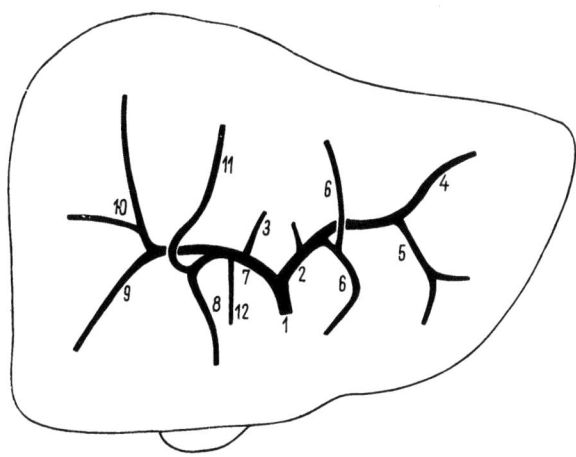

Abb. 142. Die Teilung der A. hepatica propria in der Leber. *1* A. hepatica propria; *2* R. sinister; *3* Aa. lobi caudati, A_1; *4* A. segmenti lateralis superioris, A_2; *5* A. segmenti lateralis inferioris, A_3; *6* A. segmenti medialis, A_4; *7* R. dexter; *8* A. segmenti anterioris inferioris, A_5; *9* A. segmenti posterioris inferioris, A_6; *10* A. segmenti posterioris superioris, A_7; *11* A. segmenti anterioris superioris, A_8; *12* A. cystica

sinister (8%) oder vom R. dexter und der A. hepatica propria (3%), vom R. sinister und der A. hepatica propria (2%) bzw. von der A. gastrica sinistra (3%).

Zwischen den einzelnen Lebersegmentzweigen sind in der Hälfte der Fälle Kommunikationen vorhanden. Extrahepatisch entstehen Anastomosen zwischen den größeren Leberarterien, der A. gastrica sinistra, A. gastroduodenalis und A. cystica.

Die *A. hepatica accessoria dextra* (Abb. 141/9) geht zuweilen von der A. mesenterica superior (10%), seltener vom Tr. celiacus, von der Aorta, A. cystica oder A. pancreaticoduodenalis aus (MICHELS 1955). Sie läuft hinter der V. portae und dem Ductus choledochus zur Leberpforte und versorgt meist den rechten Leberlappen. In der Leberpforte befindet sie sich zwischen dem Ductus hepaticus und dem rechten Schenkel der V. portae. Bisweilen tritt sie hier mit der A. hepatica propria bzw. dem R. dexter in Verbindung. Die Länge der A. hepatica accessoria dextra beträgt 8 (7—10) cm, der Durchmesser 0,7 (0,6—0,8) cm (MICHELS 1955).

Die *A. hepatica accessoria sinistra* (Abb. 141/10, 162/7) geht entweder von der A. gastrica sinistra (17%) oder von der Aorta, A. lienalis bzw. A. mesenterica superior aus (PIQUAND 1910; MICHELS 1955). Von ihrem Ursprung geht sie zwischen den Blättern des kleinen Netzes bogenförmig nach rechts und tritt in den Lobus sinister ein. In der Leberpforte findet man sie an der Rückseite, seltener an der Vorderseite des linken Schenkels der V. portae. Die Arterie ersetzt den R. sinister der A. hepatica propria und hat einen Durchmesser von 0,44 (0,4—0,5) cm (MICHELS 1955).

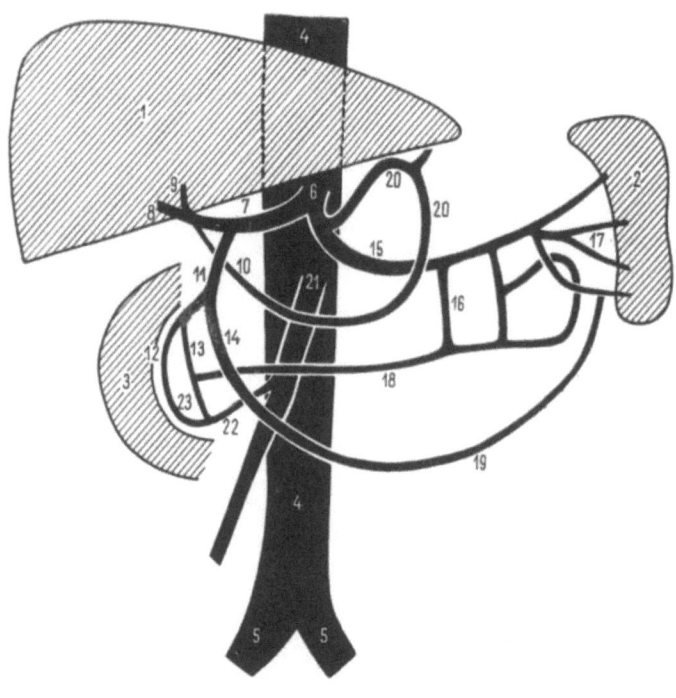

Abb. 143. Wichtige Zweige des Tr. celiacus (Schema der Blutversorgung des Pankreas). *1* Hepar; *2* Lien; *3* Duodenum; *4* Aorta; *5* A. iliaca communis; *6* Tr. celiacus; *7* A. hepatica communis; *8* R. dexter (A. hepatica propria); *9* R. sinister; *10* A. gastrica dextra; *11* A. gastroduodenalis; *12* A. retroduodenalis; *13* A. supraduodenalis superior; *14* A. gastroepiploica dextra; *15* A. lienalis; *16* Aa. caudae pancreatis; *17* Rr. lienales; *18* A. pancreatica dorsalis; *19* A. gastroepiploica sinistra; *20* A. gastrica sinistra; *21* A. mesenterica superior; *22* A. pancreaticoduodenalis inferior; *23* Arcus pancreaticoduodenales

Die *A. gastrica accessoria sinistra* ist im Grunde mit der A. hepatica accessoria sinistra identisch, verläuft jedoch in umgekehrter Richtung, so daß die beiden imstande sind, einander zu ersetzen. Sie können eine Verbindung zwischen der A. gastrica sinistra und den Arterien des linken Leberlappens zustande bringen. Es entsteht ein Circulus arteriosus hepatogastricus zwischen den Blättern des kleinen Netzes (ADACHI 1928). Von diesem Gefäßring entspringen die A. hepatica propria, A. gastrica sinistra, A. gastrica dextra, A. gastroduodenalis und die A. phrenica inferior.

A. gastrica dextra (Abb. 143/10, 151/16, 153/26, 157/14, 158/4). Die an der rechten Seite der kleinen Magenkurvatur verlaufende Arterie ist schwächer als die A. gastrica sinistra (YAKUBI 1920) und entspringt entweder von der A. hepatica propria (50%), vom R. sinister oder dexter (40%) oder von der A. hepatica communis (10%; PIQUAND 1910). Mitunter zweigt sich das Gefäß von dem Arterienbogen ab, der zwischen der A. gastroduodenalis und A. hepatica propria entsteht. Laut BROWNE (1940) fehlt diese Arterie in 10% der Fälle. Zwischen den Blättern des kleinen Netzes verläuft sie an der kleinen Kurvatur entlang zur A. gastrica sinistra, mit der sie den Arcus arteriosus ventriculi superior bildet. In der Pylorusregion treten ihre Endzweige mit den von der A. gastroduodenalis ausgehenden Aa. supraduodenales superiores in Verbindung.

Die **A. cystica** (Abb. 153/21, 157/11, 162/9, 163/13, 183/26) ist am häufigsten ein Zweig des R. dexter (61—82%), R. sinister (1—13%) oder der A. hepatica accessoria dextra (12%). Überdies kann sie von der A. hepatica propria, von A_8 und A_6, von der A. hepatica communis, A. gastroduodenalis, vom Tr. celiacus, von der A. mesenterica superior und A. retroduodenalis ausgehen (RUBASCHEWA 1930; ANSON 1951; COUINAUD 1954). Doppelt tritt die Arterie in 12—25% der Fälle in Erscheinung (RIO BRANCO 1912; DASELER und CUTTER 1948; HESS 1961; DEUTSCH 1967). Ein dreifaches Gefäß wird selten beobachtet (HESS 1961). Nach RUBASCHEWA (1930) teilt sich die A. cystica an der Grenze von Corpus und Collum in einen rechten und linken Zweig. Die Hauptzweige verlaufen subserös. Der linke Zweig versorgt die untere Fläche und den Fundus, der rechte die Vorderfläche. Zwischen den Zweigen gibt es ein reichhaltiges Anastomosensystem (HABIGHORST und Mitarbeiter 1965).

Außer diesen Verbindungen kommen noch solche mit den subkapsulären Arterien des Lobus dexter und quadratus zustande. In den Korrosionsuntersuchungen von KÁDÁR und BÁLINT (1953) bildet der R. sinister die Hauptanastomose zwischen der Gallenblase und den Leberarterien. Hier entstehen auch arteriovenöse Shunts mit der V. portae. Das Gefäßnetz des Ductus cysticus und hepaticus steht mit den Zweigen der A. cystica ebenfalls in Verbindung (LANG 1947). Die A. cystica ist 1,7 (0,2—3) cm lang und hat einen Durchmesser von 0,27 (0,2—0,4) cm (MICHELS 1955).

Die **A. gastroduodenalis** (Abb. 143/11, 151/17, 152/10, 153/22, 157/13) entspringt am Anfang der A. hepatica communis, wendet sich nach unten und teilt sich medial vom deszendierenden Schenkel des Duodenums vor dem Pankreaskopf in ihre Endzweige. Ihre Zweige versorgen den Pankreaskopf, das Duodenum und einen Teil des Omentums. Die Arterie ist 6 cm lang und hat einen Durchmesser von 0,53 (0,4—0,7) cm (MICHELS 1955; ÖDMAN 1958). Sie hat folgende *Zweige*:

Bei den *Aa. supraduodenales superiores* (Abb. 143/13, 152/12, 153/25, 157/17) handelt es sich um kleinere Gefäßstämme oder um einen Zweig, der

Gefäße zum Pankreaskopf *(Rr. pancreatici)* und zum Duodenum *(Rr. duodenales)* abgibt. Erst winden sie sich vor dem Pankreaskopf, dann laufen sie in mediodorsaler Richtung weiter. Oft treten sie mit den Arterien der dorsalen Seite (sekundäre pankreatikoduodenale Arkaden; MICHELS 1955) in Verbindung. Schließlich bilden sie mit der A. pancreaticoduodenalis inferior (anterior) den *Arcus pancreaticoduodenalis anterior* (Abb. 151/18; PIERSON 1943).

Die hintere Arterie des Pankreaskopfes, *A. retroduodenalis* (Abb. 143/12, 153/24, 157/16), ist oft multipel vorhanden. Ausgehen kann sie noch von der A. hepatica propria, vom R. dexter, R. medius und von der A. gastrica dextra (MICHELS 1955). Erst gelangt sie in dorsolateraler Richtung hinter den Kopf der Bauchspeicheldrüse, dann wendet sie sich medialwärts und bildet mit der A. pancreaticoduodenalis inferior (posterior) den *Arcus pancreaticoduodenalis posterior* (FALCONER und GRIFFITHS 1950; ANSON 1951). Der Durchmesser der A. retroduodenalis beträgt 0,1—0,2 cm (ÖDMAN 1955).

KOKAS und KUBIK (1954) unterscheiden vier Formen der pankreatikoduodenalen Bogen. Der vordere Bogen ist »U«-förmig, gewunden, spitz oder unterbrochen. Im letzten Fall wird die Verbindung durch die nach vorn kommenden Zweige des hinteren Bogens gewährleistet. Der hintere Bogen ist »U«-förmig, spitz, winklig oder unregelmäßig. Die einzelnen Gefäße laufen schräg zum Darmlumen. MORETTI (1965) differenzierte am vorderen Bogen 1—3, am hinteren 1—4 Verbindungstypen.

Die *A. gastroepiploica dextra* (Abb. 143/14, 151/19, 152/11, 153/23, 157/15, 158/6) stellt die gerade Fortsetzung der A. gastroduodenalis dar, kann aber auch von der A. hepatica accessoria dextra und sinistra oder von der A. lienalis bzw. A. mesenterica superior ausgehen (ADACHI 1928). Die Pars horizontalis superior duodeni hinten kreuzend, verläuft sie vor der Bauchspeicheldrüse zur großen Magenkurvatur, wo sie in der Omentumduplikatur mit der von der A. lienalis entspringenden A. gastroepiploica sinistra in Verbindung tritt (Arcus arteriosus ventriculi inferior). Die A. gastroepiploica dextra hat einen Durchmesser von 0,2 bis 0,4 cm (ÖDMAN 1958), ihre Zweige teilen sich an der großen Magenkurvatur und im Netz *(Rr. epiploici)*. Die A. gastroepiploica dextra tritt intraparietal mit dem Arcus arteriosus ventriculi superior in Verbindung. Die Verbindungen der Netzzweige miteinander gewährleisten eine kollaterale Möglichkeit (LEVASSEUR und COUINAUD 1968).

Die **A. lienalis** (Abb. 143/15, 151/20, 152/16, 153/27, 157/18, 164/4, 165/4, 166 und 167/2) ist der stärkste Zweig des Tr. celiacus und entspringt selten von der Aorta oder von der A. mesenterica superior (ROSSI und COVA 1904; KUPIC und Mitarbeiter 1967) in Höhe von L 1 (Th 12—L 2; DE LUCA und DE SERIO 1960). Sie verläuft in horizontaler Richtung oder etwas aufwärts in Windungen nach links am oberen Pankreasrand (Sulcus arteriae lienalis) über die V. lienalis (90%) zur Milz hin. Hinter dem Pankreas liegt sie in 8%, davor in 2% der Fälle (HENSCHEN 1928). Durch die Plica phrenicolienalis gelangt sie in die Milz, in der sie sich in die Endzweige teilt. Die A. lienalis versorgt Körper und Schwanz des Pankreas, die Milz, die linke Hälfte des großen Netzes, die große Magenkurvatur und einen Teil des Fundus. Die Länge der Arterie ist 9,5 (7—14) cm, der Durchmesser 0,55 (0,4—0,8) cm (ÖDMAN 1958). Die A. lienalis ist manchmal doppelt vorhanden (KUPIC und Mitarbeiter 1967). Sie hat folgende *Zweige*:

Die *Rr. pancreatici* (Abb. 151/21, 153/28) versorgen den Körper und Schwanz der Bauchspeicheldrüse. Die A. lienalis gibt 6—10 kleinere Arterien in die Drüsensubstanz ab (ANSON 1951). Mitunter geht von der A. lienalis unmittelbar nach ihrem Ursprung die nach der hinteren Seite laufende *A. pancreatica dorsalis* (Abb. 143/18, 165/6) aus (MULLER und FIGLEY 1957), die mit der A. retroduodenalis und A. pancreaticoduodenalis inferior anastomosiert (ÖDMAN 1958). In 5% der Fälle besteht die Verbindung aus einem dicken Gefäßstamm (CHÉRIGIÉ und Mitarbeiter 1967). Die *A. pancreatica inferior* entspringt vom distalen Teil der A. lienalis und nimmt an der Blutversorgung des Schwanzes teil. Sofern sich die Arterien im Pankreaskopf zu einem gemeinsamen Gefäßstamm vereinigen, kommt die an der unteren Fläche parallel mit der A. lienalis verlaufende *A. pancreatica magna* zustande (10%). Letztere hat mitunter einen Durchmesser von 0,2—0,4 cm (MICHELS 1955). Der zum Pankreasschwanz gehende kleinere Zweig *(A. caudae pancreatis;* Abb. 143/16, 157/20, 165/7) kommt vom Hauptstamm der A. lienalis und ist meistens multipel.

Die *Aa. gastricae breves* (Abb. 151/22, 157/21, 164/5, 165/5) verlaufen als kleine Zweige vom Hauptstamm des Gefäßes zum Magenfundus, wo sie mit den anderen Arterien in Verbindung treten.

Die *A. gastroepiploica sinistra* (Abb. 143/19, 151/23, 153/29, 157/19, 158/5, 164/6, 165/13, 166 und 167/3) entspringt zusammen mit dem unteren Endzweig der A. lienalis und verläuft in der Pars gastrolienalis des großen Netzes, dann in der Pars gastromesocolica etwa 1,5 cm unter der großen Magenkurvatur und anastomosiert mit der A. gastroepiploica dextra. Sie ist ein stärkerer Gefäßstamm als letztere. Ihre Zweige gehen zur großen Magenkurvatur und zum großen Netz *(Rr. epiploici)*, gegebenenfalls zum unteren Milzpol (A. polaris inferior). Ihre Anzahl beträgt 16—20. Die Versorgung des Magenkorpus erfolgt zu einem größeren Teil von der A. gastrica sinistra in der oberen Korpushälfte als von der A. gastroepiploica sinistra. In der unteren Hälfte und im Antrum ist die Teilung dieselbe. Die A. gastroepiploica sinistra bringt bisweilen eine Verbindung mit dem Arcus Riolani zustande (LUZSA 1963). Diese Anastomose vermag man oft nur in pathologischen Fällen nachzuweisen (KAHN und ABRAMS 1964).

Die *Rr. lienales* (Abb. 143/17, 151/24) sind die Endzweige der A. lienalis. Die pinselartig divergierenden Endarterien versorgen segmental die Milz. Es gibt 2—5 Segmente. Die Milz wird so von den Arterien (*A. polaris superior*, A_1; Abb. 164/7, 165/9, 166 und 167/4; *A. terminalis superior*, A_2; Abb. 164/8, 165/10, 166 und 167/5; *A. terminalis media*, A_3; Abb. 164/9; *A. terminalis inferior*, A_4; Abb. 164/10, 165/11, 166 und 167/6; *A. polaris inferior*, A_5; Abb. 164/11, 165/12, 166 und 167/7) von oben nach unten in stufenförmige Segmente eingeteilt (KIKKAWA 1966). Bei den Untersuchungen von GYURKÓ und SZABÓ (1966) wurde die Milz von 2 (10,77%), 3 (40%), 4 (38,46%) bzw. von 5 (10,77%) Arterien versorgt. Die Teilung erfolgt entweder im Hilus (Marginaltyp) oder schon vorher am Hauptstamm (Teilungstyp). Mitunter stammt das obere Polargefäß getrennt von der A. lienalis, das untere von der A. gastroepiploica sinistra (ÖDMAN 1958). Zwischen den einzelnen Segmentarterien sind in 15,1% der Fälle extralienale, in 7,1% intralienale Anastomosen nachzuweisen (KIKKAWA 1966). Bei Vorhandensein einer überzähligen Milz (HABERER 1901) kann die versorgende Arterie selbständig sein oder von einem Segmentzweig kommen (Abb. 165/8). KÁDÁR (1950) hat mit Hilfe der Mikrokorrosion aufgezeigt, daß die Blutbahn der Milz infolge der direkten Einmündung der Arterienzweige in die Sinus kontinuierlich ist. Über die Wand der Sinus kommuniziert ihr Lumen frei mit der Pulpa.

Die Arteria mesenterica superior und ihre Zweige

Die unpaarige A. mesenterica superior (Abb. 133/8, 141/13, 143/21, 144/6, 151/26, 152/18, 153/31, 157/22) entspringt an der vorderen Aortenwand in Höhe der Wirbel L 1—2 (Th 12—L 2; MICHELS 1955; ÖDMAN 1959). Ihr Abstand vom Tr. celiacus beträgt 0,5—2 cm, von der Bifurcatio aortae 11,5 cm (JACKSON 1963), von der A. mesenterica inferior 5,3 (3,5—7,0) cm (GILLOT und Mitarbeiter, zit. Handbook of Circ. 1959).

Ursprungsvarianten können durch gemeinsamen Ursprung mit dem Tr. celiacus (ADACHI 1928) oder mit der A. mesenterica inferior (GWYN und SKILTON 1966), fernerhin durch eine Duplikaturbildung (DELANNOY 1923) entstehen.

Die A. mesenterica superior befindet sich, nach dem Ursprung vor der Pars horizontalis inferior duodeni, links von der V. mesenterica superior zwischen den beiden Mesenterialblättern. Ihren Anfang kreuzt hinten schräg die linke V. renalis, vorn die Grenze zwischen der V. lienalis und dem Pankreaskopfstamm. Unter dem Pankreas hervortretend, läuft sie steil abwärts. Im weiteren Verlauf gibt es nach eigenen Untersuchungsergebnissen drei Typen. Am häufigsten wendet sie sich nach rechts und teilt sich an der rechten Seite der Aorta in ihre Zweige (Typ I; Abb. 144/I), seltener wendet sie sich nach links und beginnt schon auf der linken Seite, Zweige abzugeben (Typ II; Abb. 144/II), während sie im weiteren nach rechts geht. Beim Typ III beschreibt sie eine »S«-Form (Abb. 144/III), wobei sie nach links läuft, aber auf dieser Seite kaum Zweige abgibt. Sie verzweigt sich erst, nachdem sie auf die rechte Seite der Aorta gelangt ist.

Bis zur Abgabe des ersten Zweiges ist die A. mesenterica superior 4,3 (3—6) cm lang; der Durchmesser beträgt nach DE LUCA und DE SERIO (1960) 0,5 (0,4—0,6) cm, nach MICHELS (1955) 0,8—1,4 cm.

Die *Zweige* nehmen an der Blutversorgung des Pankreas und Duodenums teil, überdies versorgen sie den Dünndarm und das Kolon etwa bis zur Milzkurvatur.

Die *Aa. pancreaticoduodenales inferiores* (Abb. 143/22, 153/32) entspringen von der A. mesenterica superior (93%) oder vom Tr. celiacus (1%). In 6% der Fälle werden sie durch die Aa. retroduodenales ersetzt (ADACHI 1928). Sofern sie von der A. mesenterica superior entspringen, gehen sie von ihrer rechten Seite bzw. von der Rückwand selbständig oder auf der linken Seite gemeinsam mit den Aa. jejunales aus. Die Aa. pancreaticoduodenales inferiores versorgen einerseits die Pars horizontalis inferior des Duodenums (*R. anterior*; Abb. 157/24), andererseits teilen sie sich an der Rückseite des Pankreaskopfes und am unteren Rand des Korpus (*R. posterior*; Abb. 157/23). An der Innenseite der Pars descendens duodeni stehen sie mit den Aa. retroduodenales in Verbindung. Die Flexura duodenojejunalis wird bereits von den Aa. jejunales versorgt.

Die Zahl der Dünndarmarterien, *Aa. jejunales et ilei* (Abb. 151/27, 152/19, 153/33, 157/25, 159/2), wechselt zwischen 6—20 (DWIGHT 1903). Nach der Verzweigung verlaufen sie zwischen den Mesenterialblättern zum Jejunum und Ileum, wobei unterdes zahlreiche bogenförmige Anastomosen zwischen ihren Zweigen zustande kommen. Im allgemeinen folgen die Bögen (Abb. 159/3) in 5 Abschnitten aufeinander. Der verbindungsfreie Abschnitt ist im

Jejunum am längsten, ileozäkal am kürzesten. In der Region des MECKELschen Divertikels sind die Anastomosen am dichtesten (LARDENNOIS und OKINCZYC 1910).

Die *A. ileocolica* (Abb. 151/30, 153/34, 157/26, 160/4) entspringt in ⅓ der Fälle gemeinsam mit der A. colica dextra (STEWARD und RANKIN 1933). Am Ursprung entsteht häufig eine Anastomose mit der A. intercostalis posterior dextra 12 (JACKSON 1963). Sie verläuft schräg nach rechts und unten. Der proximale Abschnitt liegt retroperitoneal. Die Arterie kreuzt vorn den rechten Ureter, die A. testicularis und den M. psoas. Noch vor Erreichung der Ileozäkalregion teilt sie sich in ihre Zweige. Der nach links gehende Zweig tritt mit der terminalen Ileumarterie (*R. iliacus*; Abb. 160/5) in Verbindung. Der das Zäkum versorgende Gefäßstamm teilt sich in eine vordere und eine hintere Arterie (*A. cecalis anterior et posterior*; Abb. 160/6 und 8). Die Wurmfortsatzarterie (*A. appendicularis*; Abb. 160/7) läuft hinter dem Ileum vor Einmündung in die BAUHINsche Klappe zum Mesenterium des Appendix. An dessen hinterem Rand vorbeigehend, gibt sie 4—6 Zweige ab, zwischen denen keine größeren Verbindungen vorhanden sind. Die A. appendicularis geht nur in ⅓ der Fälle von der A. ileocolica aus. Zuweilen entspringt sie vom R. iliacus, von der A. cecalis anterior und posterior sowie von der A. colica dextra. Manchmal ist sie doppelt vorhanden (INAMURA 1923). Die *A. ascendens* (Abb. 160/9) der A. ileocolica tritt mit der A. colica dextra in Verbindung. Die A. appendicularis mündet meistens endarterienartig (SOLANKE 1968).

Die *A. colica dextra* (Abb. 151/29, 153/35, 157/27) entspringt von der rechten Seite der A. mesenterica superior, und zwar selbständig (38%) oder gemeinsam mit der A. colica media (52%) bzw. als Zweig der A. ileocolica (8%). In 2% der Fälle fehlt sie (MICHELS und Mitarbeiter 1965). Sie versorgt das Colon ascendens und die Flexura coli dextra. An der Grenze des Colon ascendens tritt sie mit der A. ileocolica, an der Flexura coli dextra mit der A. colica media in bogenförmige Verbindung.

Die *A. colica media* (Abb. 151/28, 153/36, 157/28, 158/7) entspringt etwa 1 cm unter der A. pancreaticoduodenalis inferior (44%) oder gemeinsam mit der A. colica dextra (52%) bzw. als aberrantes Gefäß kranial von dem Ursprung der Aa. jejunales (4%; MICHELS und Mitarbeiter 1965). Unmittelbar von der Aorta geht sie selten aus (STEWARD und RANKIN 1933). Die A. colica media läuft nach rechts in Richtung der Flexura coli dextra und gibt unterdes nach oben Zweige zum Colon transversum und nach links zur Flexura coli sinistra ab. Sie versorgt die Flexura coli dextra und das Colon transversum. An der Blutversorgung der Flexura coli sinistra ist sie in

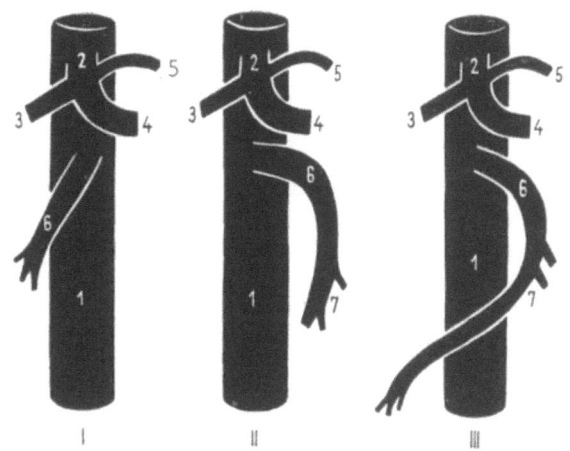

Abb. 144. Verlaufsvarianten der A. mesenterica superior. *I* Nach rechts, *II* nach links gewendet; *III* »S«-förmig; *1* Aorta; *2* Tr. celiacus; *3* A. hepatica communis; *4* A. lienalis; *5* A. gastrica sinistra; *6* A. mesenterica superior; *7* Rr. arteriae mesentericae superioris

verschiedenem Maße beteiligt. Die Kolonarterien stehen im allgemeinen durch 1—2 Bögen miteinander in Verbindung. Es sind also weniger Arkaden zwischen den Hauptstämmen als Bögen zwischen den Dünndarmarterien vorhanden. Etwa 2—3 cm vor dem Darmlumen gibt es zwischen den senkrecht in die Darmwand eintretenden Gefäßen keine Verbindungen mehr.

Die A. hepatica accessoria dextra kommt als überzähliger Zweig der A. mesenterica superior vor (ADACHI 1928).

Die Arteria mesenterica inferior und ihre Zweige

Die unpaarige A. mesenterica inferior (Abb. 133/11, 151/31, 152/20, 153/37, 157/29) entspringt an der linken Seite der Aortenvorderfläche in Höhe des oberen Drittels des Wirbels L 4 (L 3—4), manchmal aber auch gemeinsam mit der A. mesenterica superior (GWYN und SKILTON 1966). Die Ausgangsstelle befindet sich in 5—6 cm Abstand von der Bifurcatio aortae (MICHELS 1955) und 5,3 (3,5—7) cm von der A. mesenterica superior (GILLOT und Mitarbeiter, zit. Handbook of Circulation 1959). Die Arterie versorgt die Flexura coli sinistra, das Colon descendens und sigmoideum sowie die oberen ⅔ des Rektums. Ihre Zweige treten in der Flexura-colisinistra-Region mit der A. colica media, im Rektum mit der A. pudenda interna in Verbindung. Die A. mesenterica inferior ist 12 (4—22) cm lang und hat einen Durchmesser von 0,23 (0,08—0,5) cm (DE LUCA und DE SERIO 1961). MICHELS und Mitarbeiter (1965) unterscheiden drei Verteilungstypen: 2 Zweige (56%), 3 Zweige (38%) und 2 Zweige mit Queranastomose (6%). Sie hat folgende *Zweige*:

Die *A. colica sinistra* (Abb. 151/32, 152/21, 153/38, 157/30, 161/2), der erste Zweig des Hauptstammes, teilt sich nach kaum 1 cm Verlauf in 2—6 Gefäße. Sie geht in Höhe des Wirbels L 4 retroperitoneal nach links. Der aszendierende Zweig läuft vor dem linken Ureter und M. psoas zur Flexura coli sinistra, wo er mit der A. colica media in Verbindung tritt. Bisweilen verläuft von hier zur A. lienalis bzw. zur A. gastroepiploica sinistra ein Verbindungszweig (LUZSA 1963, 1965; KAHN und ABRAMS 1964). Der horizontal bzw. etwas nach unten verlaufende Abschnitt versorgt das Colon descendens und steht mit den Sigmaarterien in Verbindung.

Die zum Sigma verlaufenden Zweige des Hauptstammes, die *Aa. sigmoideae* (Abb. 151/33, 152/22, 153/39, 157/31), teilen sich in 2—5 Gefäße. Anfangs verlaufen sie retroperitoneal, dann, die A. und V. iliaca communis kreuzend, im Mesosigmoideum. Nach oben hin treten sie mit der A. colica sinistra, nach unten mit der A. rectalis superior in Verbindung.

Die *A. rectalis superior* (Abb. 151/34, 152/23) ist die gerade Fortsetzung des Hauptstammes und verläuft anfangs steil retroperitoneal abwärts. Sie versorgt meist in 2 Äste geteilt die oralen $^2/_3$ des Rektums. Mit den Aa. sigmoideae und der A. rectalis media (von der A. pudenda interna) kommen Anastomosen zustande. Die A. rectalis superior hat einen Durchmesser von 0,2—0,3 cm (MICHELS und Mitarbeiter 1965).

Die *Blutversorgung der Flexura coli sinistra* erfolgt über die kollateralen Marginalarterien (DRUMMOND 1913) in höherem Prozentsatz durch die A. mesenterica superior, als man auf Grund der anatomischen Untersuchungsergebnisse anzunehmen geneigt wäre. Laut MICHELS und Mitarbeitern (1965) ist das Anastomosensystem zwischen den beiden Aa. colicae einwandfrei (61%), schwach (32%) oder fehlt ganz (7%). Bei der Angiographie in vivo von der A. mesenterica inferior aus konnte nur die aborale Hälfte des Colon descendens (18%), die aboralen $^2/_3$ des Colon descendens (25%), die Flexura coli sinistra (44%), der Abschnitt über der Flexura coli sinistra (10%) und das aborale Drittel des Colon transversum (3%) aufgefüllt werden (KAHN und ABRAMS 1964).

Nach den Untersuchungsresultaten von MICHELS und Mitarbeitern (1965) kann eine variierende Blutversorgung der Flexura coli sinistra über die vom Tr. celiacus entspringende A. colica media (Tr. celiacocolicus), über die A. lienalis (Tr. splenocolicus), die A. hepatica accessoria dextra (Tr. hepatocolicus), die A. pancreatica dorsalis (Tr. pancreaticocolicus), die A. gastroepiploica dextra (Tr. gastrocolicus) und über die hintere Netzarterie (Tr. omentocolicus) zustande kommen.

Der Kollateralkreislauf der unpaarigen Baucharterien

In der Blutversorgung der Bauchorgane sind die Kollateralen von außerordentlicher Bedeutung. Als erster hat RIOLAN (1649) die Anastomosen zwischen den Bauchgefäßen beschrieben. HALLER (1759) berichtete über die wichtigeren Verbindungen zwischen den intraabdominalen Gefäßen, unter denen er das bogenförmige, miteinander anastomosierende Gefäßsystem des Kolontraktes »Arcus Riolani« nannte. Von den Kollateralen der drei unpaarigen Bauchgefäße sind die folgenden als wichtig zu bezeichnen (Abb. 145).

1. Die vordere pankreatikoduodenale Arkade (Abb. 145/16 und 23) bildet eine Verbindung zwischen dem Tr. celiacus und der A. mesenterica superior. Die verhältnismäßig kleinkalibrige Anastomose besteht aus der A. supraduodenalis superior und A. pancreaticoduodenalis inferior. Nötigenfalls kann der Durchmesser auf das Mehrfache anwachsen (DIEMEL und SCHMITZ-DRÄGER 1965; SCHMIDT und SCHIMANSKI 1967).

2. Die hintere pankreatikoduodenale Arkade (Abb. 145/15 und 22) besteht zwischen der A. retroduodenalis und A. pancreaticoduodenalis inferior posterior. Ihr kommt eine weit geringere Bedeutung als der vorigen zu (DIEMEL und SCHMITZ-DRÄGER 1965).

3. Von den Bauchspeicheldrüsenarterien steht zuweilen die A. pancreatica dorsalis mit den Pankreatikoduodenalbögen in Verbindung. Über die mit den kleineren Pankreasarterien gebildeten Anastomosen vermag sie einen regionären Kreislauf zwischen der A. lienalis und A. gastroduodenalis aufrechtzuerhalten (REUTER und OLIN 1965).

4. Die ständigen Verbindungen längs der kleinen und großen Magenkurvatur (Arcus arteriosus ventriculi superior et inferior) sichern günstige Strömungsverhältnisse zwischen der A. gastrica sinistra und A. hepatica propria bzw. der A. lienalis und A. gastroduodenalis. Manchmal kommt eine Anastomose auch mit den Ösophagusarterien und der A. phrenica inferior sinistra zustande (MICHELS und Mitarbeiter 1968).

5. Zwischen den einzelnen Leberhilusgebilden (A. hepatica propria und A. gastroduodenalis oder der A. hepatica propria und A. hepatica accessoria dextra) können Verbindungen zustande kommen (MICHELS 1953). Intrahepatische Anastomosen entstehen mitunter zwischen einzelnen Leberzweigen der A. hepatica propria sowie zwischen diesen und der A. cystica (SCHORN und Mitarbeiter 1957; DÜX und Mitarbeiter 1966).

6. Der Arcus Riolani (Abb. 145/26) verbindet durch seine Beziehungen zur A. colica media und sinistra die A. mesenterica superior mit der A.

mesenterica inferior. Eine Möglichkeit für seine Erweiterung entsteht bei Insuffizienz der A. mesenterica inferior, wenn die Strömung von der A. colica media her erfolgt (Typ I; BAYLIN 1939; DIEMEL und Mitarbeiter 1964). Sofern die A. mesenterica superior sich einengt, tritt eine gegensätzliche Strömung ein (Typ II; DEBRAY und Mitarbeiter 1961; CARUCCI 1963; DIEMEL und Mitarbeiter 1964). Falls die Verbindung zwischen der A. colica media und sinistra unzureichend ist, sind diese Gefäße funktionell als Endarterien anzusehen (JACKSON 1963).

7. Unter Vermittlung der A. rectalis superior (Abb. 145/30) und media entsteht eine Kollateralverbindung zwischen der A. mesenterica inferior und A. pudenda interna, die klinisch von geringer Bedeutung ist (BARBACCIA und POMPILI 1960; EDWARDS und LEMAY 1955; BELLMANN und HERWIG 1964).

8. Zwischen der A. mesenterica inferior und A. lienalis haben KAHN und ABRAMS (1964) nahe der Flexura coli sinistra in pathologischen Fällen eine arterielle Verbindung nachgewiesen, die wir unter normalen anatomischen Verhältnissen beobachten konnten (LUZSA 1963, 1965).

9. Zwischen der A. intercostalis posterior dextra 12 und der A. ileocolica (JACKSON 1963) sowie zwischen den Aa. lumbales und der A. colica dextra bzw. A. lienalis (BÜCHELER und Mitarbeiter 1966) hat man gelegentlich Verbindungen gefunden. Die A. phrenica inferior weist bisweilen eine bogenartige Anastomose mit dem Tr. celiacus auf (FRY und KRAFT 1963).

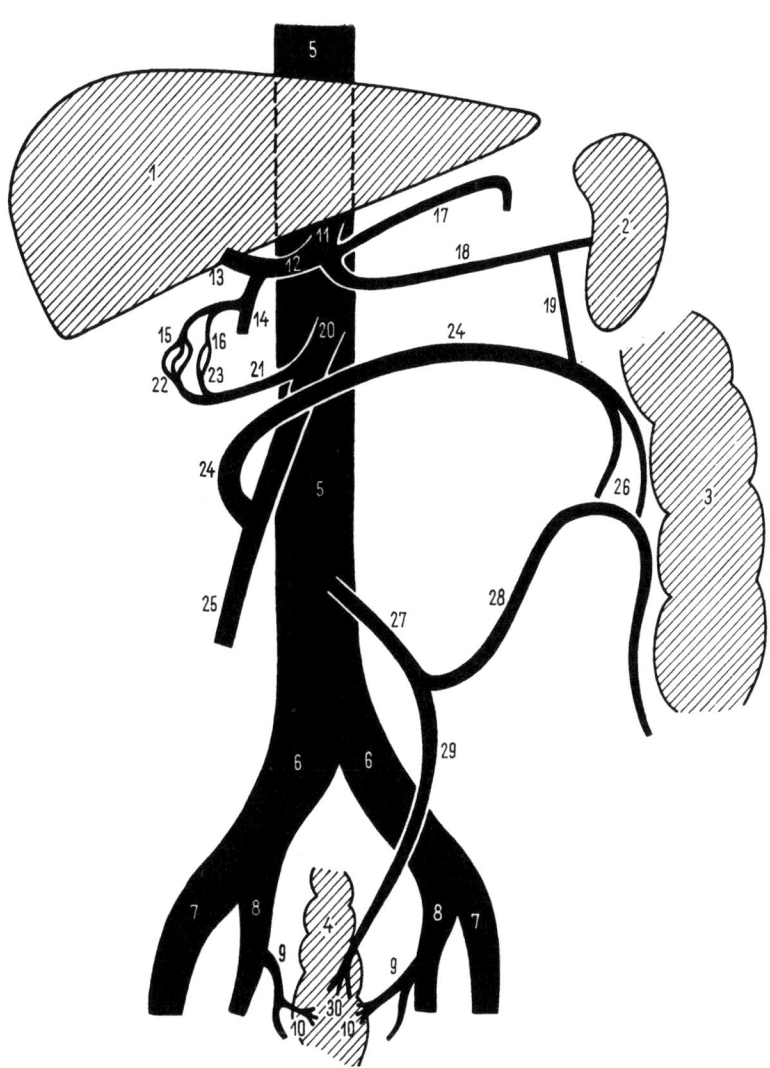

Abb. 145. Häufige Kollateralen der unpaarigen Baucharterien. *1* Hepar; *2* Lien; *3* Colon descendens; *4* Rectum; *5* Aorta abdominalis; *6* A. iliaca communis; *7* A. iliaca externa; *8* A. iliaca interna; *9* A. pudenda interna; *10* A. rectalis inferior; *11* Tr. celiacus; *12* A. hepatica communis; *13* A. hepatica propria; *14* A. gastroduodenalis; *15* A. retroduodenalis; *16* A. supraduodenalis; *17* A. gastrica sinistra; *18* A. lienalis; *19* R. anastomoticus zwischen der A. lienalis und A. colica media; *20* A. mesenterica superior; *21* A. pancreaticoduodenalis inferior; *22* R. posterior; *23* R. anterior; *24* A. colica media; *25* A. colica dextra et ileocolica; *26* R. anastomoticus zwischen der A. colica media und sinistra; *27* A. mesenterica inferior; *28* A. colica sinistra; *29* A. rectalis superior; *30* R. anastomoticus zwischen der A. rectalis superior und inferior

Die Arteriographie der Aorta abdominalis und ihrer Zweige

Seitdem DOS SANTOS und Mitarbeiter (1931) die perkutane Angiographie der Aorta abdominalis ausgearbeitet haben, besteht die Möglichkeit zur In-vivo-Beobachtung des intraabdominalen Gefäßsystems. Die Röntgenanatomie der Baucharterien wurde systematisch von MERCIER und VANNEUVILLE (1968) zusammengefaßt. Das SELDINGERsche retrograde Verfahren (1953) und die intravenöse Methode von STEINBERG und Mitarbeitern (1959) bieten kein gleichmäßig gut überschaubares Bild vom ganzen Bauchgefäßsystem. Einerseits bereitet angesichts der sich füllenden zahlreichen Gefäße die Differenzierung Schwierigkeiten, andererseits vermag man die kleineren Gefäße mit rascherer Strömung nicht alle auf einmal nachzuweisen. So wurde eine funktionelle Auswertung der morphologischen Betrachtungsweise erst mit Hilfe von selektiven Methoden, durch isolierte Auffüllung der einzelnen Gefäße möglich (A. renalis: ALKEN und SOMMER 1950; Tr. celiacus: ÖDMAN 1958; A. mesenterica superior: ÖDMAN 1959; A. mesenterica inferior: STRÖM und WINBERG 1962; A. lienalis: RÖSCH und BRET 1963; Aa. suprarenales: LUDIN 1963; Aa. lumbales: VAN VOORTHUISEN 1964; A. hepatica: DREYFUSS und Mitarbeiter 1967; A. phrenica inferior: KAHN 1967; Aa. capsulares: MEYERS und Mitarbeiter 1967; A. ovarica: THOMAS 1966).

Bei der *postmortalen Angiographie* füllt sich nach Kontrastauffüllung der Aorta abdominalis das ganze Bauchgefäßsystem auf einmal intensiv an. So eignet sich die Übersichtsaufnahme aus **a.-p. Richtung** (Abb. 151, 153) nur zur Beobachtung der größeren Gefäßbahnen, weil die zahlreichen Gefäßkreuzungen und Deckschatten störend wirken. Das obere Drittel der *Aorta abdominalis* (Abb. 151/5) liegt in der Mittellinie oder etwas links von dieser. Im weiteren verläuft sie gerade oder schwach gewölbt. Bis zur Teilung verjüngt sie sich gleichmäßig ein wenig. Bis zu seiner Teilung in Höhe des Wirbels L 4 verläuft der bilaterale Stamm der A. iliaca communis gabelartig divergierend. Die *Aa. phrenicae inferiores* (Abb. 153/15 und 16) gehen vom Ursprung bogenförmig nach oben und zur Seite. Von den *Aa. suprarenales* (Abb. 153/43, 156/13—15) gehen die oberen häufig von der Zwerchfellarterie aus. Die mittleren und unteren Arterien lassen sich postmortal schwer auffüllen. Die segmental seitlich verlaufenden Zweige der *Aa. lumbales*, die am Rand der Wirbel zur Wirbelsäule gelangenden *Rr. dorsales*, werden meistens orthograd projiziert. Den längs der Wirbelsäule steil deszendierenden Verlauf der *A. testicularis* vermag man mittels selektiver Auffüllung sicherer nachzuweisen. Die Verlaufsrichtung der rechten und linken *A. renalis* (Abb. 151/35, 153/40) ist der Lage der Nieren entsprechend verschieden. Ihren Anfang kreuzt die A. mesenterica superior je nach ihrer Verlaufsrichtung auf der einen Seite. Das dünne Netz der extrarenalen Zweige und deren Verbindungen bilden mehrfache Krümmungen (PALUBINSKAS 1964). Sie füllen sich unterschiedlich an. Unter den intrarenalen Arterien wird die Zeichnung der Segmentzweige, der interlobären und interlobulären Arterien sowie der Aa. arcuatae, zumeist durch die gleichzeitig angefüllten Magen- und Darmgefäße beeinträchtigt. Der *Tr. celiacus* (Abb. 151/11, 153/13) differenziert sich kaum vom intensiven Aortenschatten. Die aufwärts und im Bogen nach links gehende *A. gastrica sinistra* (Abb. 151/25, 153/14) kreuzt den Anfang der Milzarterie. Die sich nach links windende *A. lienalis* (Abb. 151/20) verläuft vor der Projektion der 10.—11. Rippe erst quer, dann aufwärts zum Milzhilus. Die *A. gastroepiploica sinistra* (Abb. 151/23, 153/29) wendet sich vom Ursprung im Bogen abwärts und nach rechts. Die *A. hepatica communis* (Abb. 151/12, 153/17) zieht sich nach rechts und etwas aufwärts. In der Projektion des rechten Wirbelsäulenrandes teilt sie sich vor der Projektion der Wirbel Th 12 und L 2 in ihre Zweige. Die *A. gastroduodenalis* (Abb. 151/17, 153/22) läuft 1,5—5,5 cm rechts von der Mittellinie steil abwärts (ÖDMAN 1958). Ihre Endzweige vermag man günstigenfalls ganz bis zur A. pancreaticoduodenalis inferior zu verfolgen. Die *A. gastroepiploica dextra* (Abb. 151/19, 153/23) kreuzt die Aorta und geht auf die linke Seite hinüber. Die *A. hepatica propria* (Abb. 151/13, 153/18) gibt am Anfang die zur kleinen Magenkurvatur gehende *A. gastrica dextra* (Abb. 151/16) ab. Letztere kreuzt über der A. gastroepiploica dextra zwischen Th 11 und L 3 die Aorta. Meist ist die A. gastrica dextra schwächer als die A. gastroepiploica dextra. Die *Leberzweige* kreuzen mit wechselndem Ursprung und Verlauf die Projektion der unteren Rippen und der Aa. intercostales posteriores 9—12. Die *A. cystica* (Abb. 153/21) verläuft leicht gekrümmt in Richtung der Gallenblasenachse. Der über den Aortenrand hinausgehende Abschnitt der *A. mesenterica superior* (Abb. 151/26, 153/31) kreuzt irgendeine A. renalis. Die vom Anfang nach rechts gehende *A. pancreaticoduodenalis inferior* (Abb. 151/18, 153/32) liegt im Falle einer nach links neigenden A. mesenterica superior im Aortenschatten. Bei dem nach rechts gewendeten Typ ist sie kürzer und teilt sich sogleich in ihre Zweige. Die zu den Därmen laufenden *Aa. jejunales et ilei* (Abb. 151/27, 153/33) zweigen sich der Reihe nach ab und verteilen sich besenartig zwischen den Därmen. Die Verbindungen zwischen ihnen werden zusammenprojiziert und geben ein unklares retikuläres Bild. Die *A. ileocolica* (Abb. 151/30, 153/34) wendet sich nach rechts und abwärts, während die *A. colica dextra* (Abb. 151/29, 153/35) über ihr in einer mehr horizontalen Lage verläuft. Der Weg der *A. colica media* (Abb. 151/28, 153/36) ist vom Entwicklungsgrad des vorgenannten Gefäßes abhängig; ihre Zweige vermag man gewöhnlich nicht bis zur linken Kolonkurvatur zu verfolgen. Die dünn entspringende *A. mesenterica inferior* (Abb. 151/31, 153/37) wird von Zweigen der A. mesenterica superior überkreuzt. Dennoch lassen sich ihre steil aszendierenden, zur Seite gehenden und deszendierenden Gefäßstämme von jener differenzieren. Die *A. rectalis superior* (Abb. 151/34) und ihre charakteristische Kreuzung mit der A. iliaca communis kann man mit Sicherheit bestimmen.

In der **seitlichen Aufnahme** (Abb. 152) sind nur die größeren Gefäßstämme wahrnehmbar, deren wechselseitige Lage und deren Ursprung in diesem Bild unbedingt besser als aus sagittaler Richtung zur Darstellung kommen. Die *Aorta abdominalis* (Abb. 152/4) folgt der Wirbelsäulenbiegung. Ihre Teilung läßt sich nicht mit Sicherheit feststellen, weil der Anfang der beiden A. iliaca communis voneinander verdeckt ist. Die segmental entspringenden *Aa. lumbales* (Abb. 152/26) und die *Aa. renales* (Abb. 152/24 und 25) verlaufen, von der Aorta ausgehend, nach hinten. In der Regel wird der untere Teil der Zweige der linken Arterie mehr oder weniger mit dem oberen Abschnitt der rechten Niere zusammenprojiziert; natürlich hängt dies auch von den Lokalisationsverhältnissen der Nieren ab. Der Stamm des *Tr. celiacus* (Abb. 152/8) ist im ganzen Verlauf sichtbar. Ebenso vermag man seine Lage im Verhältnis zur A. mesenterica superior und die etwaigen Verbindungen mit dieser zu beurteilen (Abb. 152/17). Die *A. gastrica sinistra* (Abb. 152/15) läuft gerade aufwärts und dann nach einer Wendung von fast 180° abwärts. Die *A. lienalis* (Abb. 152/16) läßt sich meist nur am Ursprung bestimmen, weil sie sich orthograd nach links aufwärts und etwas nach hinten zieht. Die *A. hepatica communis* (Abb. 152/9) verläuft vor- und abwärts zur Leber hin. Als erster Zweig entspringt von ihr die *A. gastroduodenalis* (Abb. 152/10), die steil nach vorn und abwärts läuft. Die *A. gastroepiploica dextra* (Abb. 152/11) geht in einem nach unten konvexen Bogen erst nach vorn, dann aufwärts. Die *A. hepatica propria* (Abb. 152/13) teilt sich in einer Breite, die mehr als eine Wirbelkörperbreite ausmacht, vor dem vorderen Wirbelsäulenrand in ihre Segmentzweige. Die Verlaufsrichtung des Hauptstammes der *A. mesenterica superior* (Abb. 152/18) bildet je nach dem Füllungszustand des Darms einen unterschiedlichen Winkel mit der Abdominalaorta. Bei Asthenikern ist der Winkel erheblich kleiner als bei Pyknikern. Der Verlauf der kleineren Zweige läßt sich schon nicht mehr genau differenzieren. Ursprung und Anfang der *A. mesenterica inferior* (Abb. 152/20) werden meist hinter die Aorta projiziert. Nur der weitere Verlauf ihrer Zweige läßt sich aus dieser Richtung feststellen. Die *A. colica sinistra* (Abb. 152/21) geht nach hinten und oben, die *A. sigmoidea* (Abb. 152/22) nach vorn und unten, die *A. rectalis superior* (Abb. 152/23) steil nach unten.

Stellt man **vom ganzen Bauchorgankomplex ein anatomisches Präparat** her, so lassen sich aus der **a.-p. Richtung** (Abb. 153) auch erheblich kleinere Zweige der einzelnen intraabdominalen Arterienstämme, und zwar frei von störenden Knochen- und Weichteilschatten, beobachten. So sind in einer Aufnahme die Organe mit verschiedener Gefäßstruktur (Leber, Milz, Nieren, Därme) zu sehen. Die Verbindungen zwischen ihnen vermag man in einem dem anatomischen Bild entsprechenden Entwicklungszustand zu erkennen.

In den **Aufnahmen, die die Nieren** im Zusammenhang mit der Umgebung (Abb. 154, 156) oder ohne Fettkapsel (Abb. 155) zeigen, wird die Lokalisation der *A. renalis* (Abb. 154/2, 155/2, 156/10 und 11), *Aa. suprarenales* (Abb. 154/5 und 6, 156/13—15) und *A. testicularis* (Abb. 156/19) im Verhältnis zueinander wahrnehmbar. Die Nebennierenarterien teilen sich pinselartig in etwa 50 kleinere Zweige und bilden ein oberflächliches Netz, von dem aus sie radiär in das Drüseninnere verlaufen (ANSON und Mitarbeiter 1947). Der von den *Aa. capsulares* (Abb. 154/4, 156/16—18) gebildete *Arcus arteriosus perirenalis* (Abb. 154/8), die winzigen Zweige der *Rr. pelvici* und die Verbindungen der A. testicularis vermag man gleichzeitig zu differenzieren. Die Auffüllung der extra- und intrarenalen Anastomosen kommt auch unter normalen Bedingungen zustande. Die segmentalen Teilungstypen der intrarenalen Angioarchitektur lassen sich bis zu den Aa. arcuatae verfolgen. Die multiple A. renalis sowie die Polgefäße füllen sich im Gegensatz zur Angiographie in vivo sämtlich an.

Für den Nachweis der Verbindungen zwischen dem Tr. celiacus und der A. mesenterica superior eignet sich die **gezielte a.-p. Aufnahme von den unpaarigen Gefäßen** (Abb. 157). Die Beziehungen zwischen den Zweigen der *A. gastroduodenalis* (Abb. 157/13) und *A. pancreaticoduodenalis inferior* (Abb. 157/23 und 24; *Arcus pancreaticoduodenalis anterior et posterior*) bzw. deren Entwicklungszustand und den vollständigen Verlauf der einzelnen Teile kann man frei von störenden Gefäßschatten beurteilen.

In **gezielten Aufnahmen vom anatomischen Magenpräparat** (Abb. 158) zeigt die Konfiguration des *Arcus arteriosus ventriculi superior* (Abb. 158/3 und 4) und *inferior* (Abb. 158/5 und 6) trotz der Aufeinanderprojektion der Vorder- und Rückwand, in welchem Maße die Arterien an der Blutversorgung teilnehmen. Die *A. colica media* (Abb. 158/7) läuft parallel zur großen Kurvatur. Die *Rr. omentales* kreuzen hinten die Aa. gastroepiploicae.

In den **isolierten Darmschlingenaufnahmen** (Abb. 159) zeigt die Gefäßstruktur des Dünndarms an den verschiedenen Abschnitten des Ileums und Jejunums einen unterschiedlichen Entwicklungszustand der Arkaden. Etwa 1—2 cm von der Darmwand sind größere Verbindungen zwischen den Gefäßen nicht mehr zu sehen. (Die submukösen Arterienplexus füllen sich bei Anwendung dieser Methode nicht an.)

In der **Aufnahme vom Zäkum** (Abb. 160) weisen die Verbindungen der *A. ileocolica* (Abb. 160/4) zu den Dünndarmarterien und zur A. colica dextra einen unterschiedlichen Entwicklungsgrad auf. Die *Aa. cecales* (Abb. 160/6 und 8) umschließen gabelförmig das Zäkum. Die *A. appendicularis* (Abb. 160/7) läuft nach rechts, wendet sich dann — der Lage des Appendix entsprechend — ab und teilt sich in ihre segmental verästelten Endzweige, zwischen denen keine wesentlichen makroskopischen Verbindungen vorhanden sind.

Wie aus den **gezielten Aufnahmen vom Dickdarm** (Abb. 161) hervorgeht, sind die gewölbten Verbindungen der Dickdarmarterien geringer als die des Dünndarms. Die Anastomosen zwischen den kleineren Zweigen hören bereits von der Darmwand weiter entfernt auf.

In der **a.-p. Aufnahme von der Leber** (Abb. 162) windet sich der *R. sinister* (Abb. 162/6) bogenförmig nach links. Die *A. segmenti medialis* (A_4; Abb. 162/12) bildet eine Schlinge und teilt sich in ihre Zweige. Die *A. segmenti lateralis superioris* (A_2; Abb. 162/10) verläuft in gerader Fortsetzung des Hauptstammes in Richtung des linken Leberrandes. Von ihrem Verlauf weicht die *A. segmenti lateralis inferioris* (A_3; Abb. 162/11) etwas nach unten ab. Der *R. dexter* (Abb. 160/5) geht in gerader Linie nach rechts und gibt meist am Anfang einen abwärts gehenden Zweig, die *A. cystica* (Abb. 162/9), ab. Die *A. segmenti anterioris superioris* (A_8; Abb. 162/16) läuft nach unten und rechts in Richtung der Leberwölbung, die *A. segmenti anterioris inferioris* (A_5; Abb. 162/13) hingegen steil abwärts. Im weiteren verläuft der Hauptstamm gerade in Richtung des rechten Leberrandes und teilt sich in die nach oben gehende *A. segmenti posterioris superioris* (A_7; Abb. 162/15) sowie in die abwärts verlaufende *A. segmenti posterioris inferioris* (A_6; Abb. 162/14). Die *Aa. lobi caudati* (A_1; Abb. 162/8) ziehen gewöhnlich vom Anfang des rechten und linken Hauptzweiges aufwärts. In der **kraniokaudalen** Leberaufnahme (Abb. 163) geht der *R. sinister* (Abb. 163/7) in konvexem Bogen links nach hinten. Die *A. segmenti medialis* (A_4; Abb. 163/11) wendet sich erst nach vorn, dann — eine Schlinge bildend — nach hinten. So kreuzt ihre Projektion die Arterien der lateralen Segmente. Die *A. segmenti lateralis superioris* (A_2; Abb. 163/9) verläuft zur Seite und nach hinten, die *A. segmenti lateralis inferioris* (A_3; Abb. 163/10) zur Seite und nach vorn. Der *R. dexter* (Abb. 163/6) zieht zur Seite und teilt sich dabei rasch in seine Zweige. Die *A. cystica* (Abb. 163/13) verläuft am Gallenblasenrand entlang gerade vorwärts. Die *A. segmenti anterioris inferioris* (A_5; Abb. 163/12) läuft vorwärts, die *A. segmenti anterioris superioris* (A_8; Abb. 163/16) kreuzt, in dieser Richtung verlaufend, die lateralen Segmentarterien. Die *A. segmenti posterioris inferioris* (A_6; Abb. 163/14) geht zur Seite, die *A. segmenti posterioris superioris* (A_7; Abb. 163/15) schräg nach hinten. Sofern sich die größeren Zweige der *Aa. lobi caudati* (A_1; Abb. 163/8) anfüllen, ziehen sie von dem gabelartig verzweigten rechten und linken Hauptzweig nach hinten. Im Leberbereich teilen sich die Arterien dichotomisch. Die Endzweige bilden ein subkapsuläres Netz. Mittels entsprechender Technik vermag man selbst 0,1 mm große Gefäße zu beurteilen. Sofern man gleichzeitig die Ductus biliferi auffüllt, kann man die mit der der Arterien übereinstimmende Teilung beobachten.

In **Aufnahmen von der Milz** und ihrer Umgebung (Abb. 164, 165, 166 und 167) lassen sich die Teilungstypen der *A. lienalis* (Abb. 164/4, 165/4) und ihre Beziehungen zu den benachbarten Organen feststellen. Die Blutversorgung des Pankreasschwanzes erfolgt zumeist durch die vor der Teilung der A. lienalis ausgehenden *Aa. caudae pancreatis* (Abb. 165/7). Mit den Arterien der Flexura coli sinistra ist eine etwaige Anastomose nachzuweisen. Die *A. gastroepiploica sinistra* (Abb. 164/6, 165/13) wendet sich im Bogen nach unten und rechts. Die *Aa. gastricae breves* (Abb. 164/5, 165/5) gehen zur Lateral- und Rückseite des Magenfundus. Die Teilung der *Rr. lienales* und ihre Verbindungen zu einer etwaigen *überzähligen Milz* (Abb. 165) sieht man deutlich auch in dem aus einer Richtung aufgenommenen Bild, weil die intralienale Verzweigung von oben nach unten gleichmäßig erfolgt. Eine Kreuzung von vorn nach hinten kommt zwischen den größeren Gefäßstämmen selten vor. Falls man von isolierten Organpräparaten Aufnahmen aus zwei Richtungen macht, so läßt sich die Anordnung der einzelnen Segmentzweige (*A. polaris superior*, A_1; Abb. 164/7, 165/9, 166 und 167/4; *A. terminalis superior*, A_2; Abb. 164/8, 165/10, 166 und 167/5; *A. terminalis media*, A_3; Abb. 164/9; *A. terminalis inferior*, A_4; Abb. 164/10, 165/11, 166 und 167/6, *A. polaris inferior*, A_5; Abb. 164/11, 165/12, 166 und 167/7) genau verfolgen. Die charakteristische pinselartige Teilung verdeckt aus keiner Richtung die Zweige der benachbarten Gefäßbereiche.

DIE VENA CAVA INFERIOR UND IHRE ZWEIGE

Die untere Hohlvene und ihre Zweige stehen über den eigenen Sammelbereich hinaus in enger Verbindung mit dem Pfortaderkreislauf und sind, wenn dieser insuffizient wird, imstande, den partiellen Transport der Blutmenge aus diesem Gefäßbereich zu übernehmen. Die klinische Bedeutung der segmentalen Anordnung der Lebervenen hat durch ihre angiographische Nachweisbarkeit stark zugenommen. Die Zweige der V. cava inferior und superior bilden ein einheitliches, einander wechselseitig ersetzendes Kollateralnetz.

Anatomie der Vena cava inferior und ihrer Zweige

Die V. cava inferior (Abb. 146, 147/11, 168/5, 169/5, 170/4, 180/4, 181/5, 182/4, 208/7, 209/4) entsteht in Höhe der Wirbel L 4—5 aus dem Zusammenfluß der Vv. iliacae communes und sammelt das Blut der unteren Extremität, des Beckens und der Bauchhöhle. Vom Ursprung verläuft sie vor dem rechten Wirbelsäulenrand, lateralwärts einen schwachen Bogen bildend, zu den Wirbeln L 2—3. Hier wendet sie sich etwas nach rechts und vorn und mündet dann, das Diaphragma durchbohrend, nach kurzem intrathorakalem Verlauf in den rechten Vorhof. Ihr Anfangsabschnitt ist rechts von der A. iliaca communis dextra und hinter ihr anzutreffen. Hinter der V. cava inferior liegt der M. psoas major, über diesem die A. renalis, A. suprarenalis, Aa. lumbales und A. phrenica. Vorn wird sie schräg von der A. testicularis dextra überkreuzt. Vor ihr befinden sich das Mesenterium, die Pars descendens duodeni, das Pankreas, die A. mesenterica superior und die Leber. Die V. portae liegt erst vor und links von ihr, später kreuzt sie schräg von vorn ihren Verlauf und gelangt auf ihre rechte Seite. Links befindet sich die Aorta, rechts liegen der rechte Ureter, die rechte Niere und Nebenniere. Die A. renalis dextra verursacht hinten, der Lobus caudatus vorn eine Impression an der V. cava inferior. An ihrem intrathorakalen Abschnitt unterscheidet man einen extra- und intraperikardialen Teil. Die V. cava inferior enthält keine Klappen und ist durchschnittlich 24 cm lang (20 cm abdominaler + 0,5 cm diaphragmaler + 3,5 cm thorakaler Abschnitt). Der Durchmesser beträgt am Anfang 2,2 cm, in Höhe der Nierenvenen 3 cm, über den Lebervenen 3,3 cm (PATURET 1958). Der Frontaldurchmesser des Abschnitts unter der Einmündung der Nierenvenen ist schmaler als der sagittale. An der Einmündung der Nieren- und Lebervenen ist die V. cava inferior weiter, am diaphragmalen Abschnitt enger (FUCHS 1964).

Varianten kommen in 1,5—4% der Fälle vor (Abb. 146, EDWARDS 1951).

1. V. cava inferior sinistra infrarenalis (Abb. 146/II). Wenn die linke V. supracardinalis erhalten bleibt, läuft das Gefäß unter der Einmündung der Vv. renales auf die linke Seite der Aorta und gelangt dann nach Kreuzung der Wirbelsäule auf die rechte Seite. Im oberen Abschnitt zeigt sie eine normale Lage (FUCHS 1964; GRYSKA und EARTHROWL 1967).

2. V. cava inferior bilateralis infrarenalis (Abb. 146/III). Falls die Vv. supracardinales bilateral erhalten bleiben, ist die V. cava inferior unter den Nierenvenen doppelt vorhanden. Hier vereinigen sich die beiden Zweige und laufen auf der rechten Seite aufwärts. Diese Variante ist in 1% der Fälle anzutreffen (GLADSTONE 1929). Eine symmetrische Entwicklung der beiden Gefäße ist selten zu beobachten (HIRSCH und CHAN 1963; COLBORN 1964).

3. V. cava inferior preureteralis (Abb. 146/IV). Die V. posterocardinalis dextra ist erhalten geblieben, die

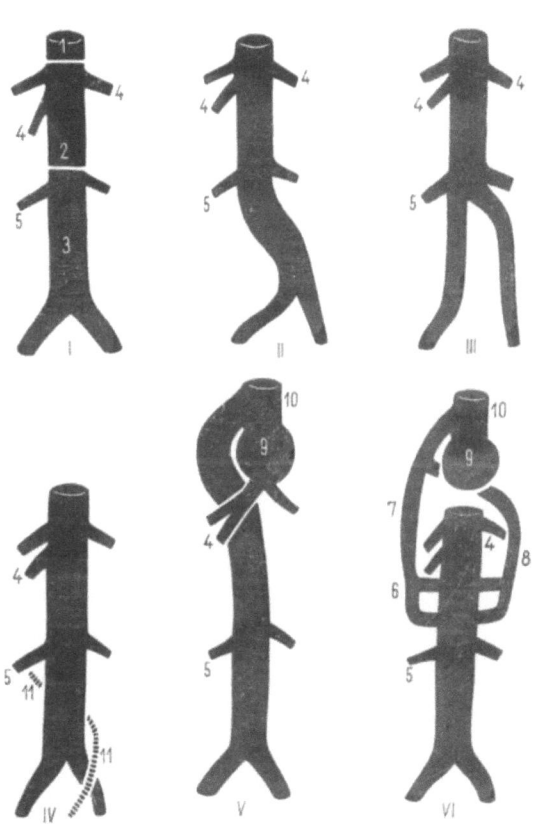

Abb. 146. Varianten der V. cava inferior. *I* Normaltyp (3 Abschnitte der V. cava inferior); *II* V. cava inferior sinistra infrarenalis; *III* V. cava inferior bilateralis infrarenalis; *IV* V. cava inferior preureteralis; *V* Agenesia partialis; *VI* Obstructio congenitalis; *1* Pars hepatica; *2* Pars subcardinalis; *3* Pars supracardinalis; *4* Vv. hepaticae; *5* V. renalis; *6* Vv. lumbales; *7* V. azygos; *8* V. hemiazygos; *9* Atrium dextrum; *10* V. cava superior; *11* Ureter dexter retrocavalis

V. supracardinalis hat sich zurückentwickelt. Der rechte Ureter befindet sich nicht auf der rechten Seite der V. cava inferior, sondern hinter ihr, gelangt dann auf ihre linke Seite und geht zur Blase (O'LOUGHLIN 1961; LEMAITRE und Mitarbeiter 1963).

4. Bei Agenesia partialis venae cavae inferioris (Abb. 146/V) fehlt gewöhnlich der obere Abschnitt der V. cava inferior. Prärenal setzt sie sich in der V. azygos fort und mündet in die V. cava superior. Die Variante kommt in 0,6% der Fälle vor und ist oft von anderen Anomalien begleitet (PETERSEN 1965). Die Vv. hepaticae ergießen sich hierbei — unabhängig vom unteren Gefäßabschnitt — bei der normalen Mündung der V. cava inferior in den rechten Vorhof (STACKELBERG 1952; BEUREN 1966). Erheblich seltener ist zu beobachten, daß der sich aus der mittleren Subkardinalvene entwickelnde Abschnitt der V. cava inferior fehlt. In diesem Fall münden beide Nierenvenen in die persistierende V. cardinalis sinistra (BARTEL und WIERNY 1963).

5. Bei Stenosis sive obstructio congenitalis venae cavae inferioris (Abb. 146/VI) ist der diaphragmale Abschnitt eingeengt oder obliteriert. Den Kreislauf sichern die Kollateralen (BÜCHELER und Mitarbeiter 1966).

6. Es gibt noch andere, selten vorkommende Variationen der V. cava inferior, denen geringe klinische Bedeutung zukommt (EDWARDS 1951). Die in den linken Vorhof mündende V. cava inferior stellt eine pathologische Veränderung dar.

Die parietalen und viszeralen **Zweige** der V. cava inferior:

Die **Vv. phrenicae inferiores** münden selbständig oder gemeinsam mit einem benachbarten Gefäß in die V. cava inferior (RAUBER–KOPSCH 1951).

Die **Vv. lumbales** (Abb. 169/18, 181/18, 209/5) begleiten die gleichnamigen Arterien. Die oberen beiden münden in die V. azygos, die unteren in die V. cava inferior. Die longitudinale Verbindung zwischen ihnen (*V. lumbalis ascendens*; Abb. 168/17, 169/17) setzt sich in der V. azygos fort. Die linksseitigen Vv. lumbales sind länger als die rechtsseitigen. Hinter der Aorta erreichen die Vv. lumbales die V. cava inferior.

Die **V. testicularis (V. ovarica)** begleitet die gleichnamige Arterie und bildet am unteren Abschnitt den *Plexus pampiniformis*. Der obere Abschnitt ist ein singuläres Gefäß, das auf der linken Seite in die V. renalis mündet. Sofern auf der rechten Seite proximal zwei Gefäßstämme vorhanden sind, geht das eine zur V. renalis, das andere zur V. cava inferior. Diese Venen enthalten Klappen im Gebiet der Mündung (RAUBER–KOPSCH 1951). In Einzelfällen konnten anläßlich der Angiographie Klappen in ganzer Länge der Vene nachgewiesen werden (JACOBS 1969).

Die **Vv. renales** (Abb. 168/15 und 16, 169/15 und 16, 171/3, 180/14 und 15, 181/15 und 16) dienen als Sammelgefäße der Niere. An der Oberfläche sich sternförmig vereinigend, folgen sie im allgemeinen auch nach dem Austritt aus dem Segment den Arterien. Zwischen ihnen sind — im Gegensatz zu den Arterien — zahlreiche Anastomosen vorhanden. Nachdem sie sich im Nierenhilus zu 2—3 Gefäßstämmen vereinigt haben, setzen sich die Venen in der V. renalis fort. Der Hauptstamm verläuft vor den Arterien in Höhe der Wirbel L 1—2 schräg zur V. cava inferior. Der linke mündet meist höher ein als der rechte. In 25% der Fälle münden sie in gleicher Höhe (GILLOT und GALLEGOS 1966). Die linke V. renalis kreuzt vor dem Ursprung der A. mesenterica superior und A. testicularis die Aorta. Die Länge der V. renalis ist linksseitig 7,5 cm, rechtsseitig 2,5 cm (GRAY 1954). Doppelte V. renalis (Abb. 168/16) kommt rechtsseitig in 16,3%, linksseitig in 3,1% der Fälle vor, dreifache und vierfache Vene rechtsseitig in 3,3% bzw. 1,1% der Fälle (MERKLIN und MICHELS 1958). Die linksseitige doppelte V. renalis umschließt ringartig vorn und hinten die Aorta (GRAY 1954). Das Vorhandensein einer linksseitigen retroaortalen Nierenvene hat ORTMANN (1968) in 12,2% der Fälle beobachtet. In den Nierenvenen kommen manchmal Klappen vor (AHLBERG und Mitarbeiter 1968).

Zweige der linken Nierenvene sind: Vv. phrenicae inferiores, V. suprarenalis sinistra, V. capsularis sinistra, Vv. pyeloureterales sinistrae (Abb. 171/5), V. testicularis sinistra, Anastomose mit der V. lumbalis ascendens sinistra. Zweige der rechten Nierenvene sind: V. capsularis dextra, Vv. pyeloureterales dextrae, Anastomose mit der V. lumbalis ascendens dextra.

Kollateralen der V. renalis (BÜCHELER und Mitarbeiter 1967): 1. Vv. subcapsulares — Vv. uretericae — V. iliaca interna; 2. Vv. subcapsulares — Vv. phrenicae — Vv. lumbales; 3. linksseitig die V. testicularis; 4. V. renalis — Vv. lumbales; 5. Anastomosis splenorenalis (CARON und RIBET 1964; siehe Kapitel über die V. portae).

Die **V. suprarenalis** mündet rechtsseitig mit kurzem Stamm etwa 4 cm über der Einmündung der V. renalis in die V. cava inferior (STARER 1965). Die V. suprarenalis dextra mündet manchmal in die eine Lebervene (REUTER und Mitarbeiter 1967). Die linksseitige vereinigt sich mit der V. phrenica inferior und mündet in die V. renalis. Es gibt manchmal auch doppelte bzw. dreifache Nebennierenvenen (REUTER und Mitarbeiter 1967), wie auch Verbindungen zu den Nierenkapselvenen (ANSON und CAULDWELL 1947), zur V. thoracica interna, zu den Vv. intercostales, zur V. testicularis und V. portae (GAGNON 1956) bekannt sind.

Die **Vv. hepaticae** (Abb. 147, 149, 168, 169, 170, 180, 181, 182), die das Blut der A. hepatica und V. portae sammelnden Lebervenen, verlaufen zwischen den Zweigen der V. portae in den Spalten der Portalsegmente in engem Zusammenhang mit dem Parenchym von unten nach oben und hinten. Die hintere Fläche erreichend, setzen sie sich in schräger Richtung in der V. cava inferior fort. Die 3 Kleinfinger dicke Hauptvene bildet Segmente, die in enger Korrelation mit dem Pfortadersystem stehen (KNOPP 1953; STUCKE 1959; RIGAUD und Mitarbeiter 1962; UNGVÁRY und FALLER 1963; ELIAS 1963). Die sich aus den *Vv. centrales* vereinigenden Lebervenen verlaufen bogenförmig und bilden ausgeprägte Spiralen. Die Grenze zwischen den 3 Segmenten (dem mittleren, rechten und linken) befindet sich zwischen dem mittleren und linken Segment an der Grenze des rechten und linken Leberlappens. Die Grenzlinie zwischen dem mittleren und rechten Segment liegt in der Mitte des rechten Lappens. Die Anordnung der einzelnen Lebervenen zeigt folgendes Bild (STUCKE 1959; ELIAS 1963):

Die *V. hepatica dextra* (Abb. 147/1, 149/2, 168/6, 169/6, 170/5, 180/5, 181/6, 182/5) läuft an der dorsalen Segmentgrenze und nimmt Zweige vom oberen dorsalen (*V. hepatica superior dextra*; Abb. 147/2, 149/3, 168/7, 169/7, 170/6, 180/6, 181/7, 182/6) und intermediären Segment (*V. hepatica posterolateralis*; Abb. 147/3, 168/8, 169/8, 170/7, 180/7, 181/8, 182/7) auf, zuweilen aber auch vom vorderen oberen Segment sowie vom hinteren und kaudalen Abschnitt (*V. hepatica processus caudati*; *V. hepatica posteroinferior*; Abb. 147/10, 149/4, 168/9, 169/9, 170/9, 181/9, 182/9). Letztere münden manchmal direkt in die V. cava inferior. Die V. hepatica dextra verläuft nach oben, hinten und links, wobei sie einen nach rechts und vorn konvexen Bogen beschreibt.

Die *V. hepatica media* (Abb. 147/4, 149/5, 168/10, 169/10, 170/10, 180/9, 181/10, 182/10) geht in der Hauptgrenzlinie von unten in einem nach vorn gewölbten Bogen nach oben. Die Zweige nimmt sie vom vorderen, oberen und medialen Teil des rechten Lappens auf. Meist vereinigt sie sich aus zwei Gefäßen.

Bei den *Vv. hepaticae caudatae* (*inferior et superior*; Abb. 147/5, 149/6, 170/11, 182/11) handelt es sich um kleinere Zweige, die vom Processus caudatus ausgehend, selbständig in die V. cava inferior einmünden.

Die *V. hepatica sinistra* (Abb. 147/6, 149/7, 168/11, 169/11, 170/12, 180/10, 181/11, 182/12) verläuft an der linken Segmentgrenze von unten nach oben und hinten, wobei sie einen nach vorn und links gewölbten Bogen bildet. Sie vereinigt die Venen des linken Lappens aus drei Zweigen.

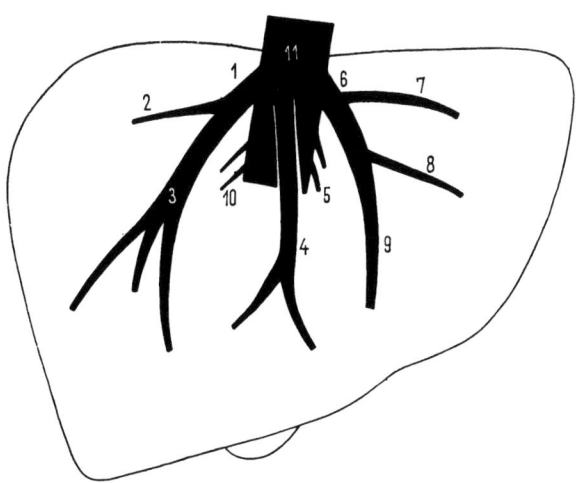

Abb. 147. Teilung der Vv. hepaticae in der Leber. *1* V. hepatica dextra; *2* V. hepatica superior dextra; *3* Vv. hepaticae posterolaterales; *4* V. hepatica media; *5* Vv. hepaticae caudatae (inferior et superior); *6* V. hepatica sinistra; *7* V. hepatica superior sinistra; *8* Radix superior; *9* Radix inferior; *10* Vv. hepaticae posteroinferiores; *11* V. cava inferior

Der obere verläuft horizontal (*V. hepatica superior sinistra*; Abb. 147/7, 149/8, 168/12, 169/12, 170/13, 180/11, 181/12, 182/13), während der mittlere (*Radix superior*; Abb. 147/8, 149/9, 168/13, 169/13, 170/14, 180/12, 181/13, 182/14) und der untere (*Radix inferior*; Abb. 147/9, 149/10, 168/14, 169/14, 170/15, 180/13, 181/14, 182/15) oft einen gemeinsamen Stamm aufweist.

RIGAUD und Mitarbeiter (1962) unterscheiden drei *Variationen* in der Einmündung der wichtigsten Lebervenen, und zwar in Abhängigkeit von der durch konstitutionelle Faktoren determinierten Leberform. Die Abweichung tritt hauptsächlich an der V. hepatica dextra in Erscheinung, die aus 1—2 gesondert bzw. gemeinsam mündenden größeren Zweigen besteht. Die V. hepatica media und sinistra zeigen meist eine typische Einmündungsform. Es kommt auch vor, daß die V. hepatica fehlt oder rudimentär ist (DOEHNER 1968). Sehr selten verlaufen die Trunci doppelt (KOGUERMAN und LEPP 1968). Eine ausführlichere Klassifizierung wurde von BANNER und BRESFIELD (1958) vorgenommen. Einige der V.-hepatica-Stämme münden bisweilen unmittelbar in den rechten Vorhof. In diesem Fall befindet sich eine Klappe an der Einmündung (RAUBER—KOPSCH 1951). Bei Agenesie des oberen Abschnitts der V. cava inferior gehen die Vv. hepaticae gemeinsam direkt in den rechten Vorhof (BEUREN 1966). SCAVO (1963) beobachtete an der Einmündung der Vv. hepaticae eine Verdickung der glatten Muskulatur, der er eine Rolle bei der Entwicklung der »Lebersperre« zuschreibt. Anläßlich eigener Untersuchungen sahen wir an der Mündung der Lebervenen einen schmalen Schattenausfall.

Diese postmortale Kontraktion der glatten Muskulatur unterstützt die histologischen Untersuchungsergebnisse von SCAVO.

Die V. cava inferior sowie superior und die V. portae stehen in Kollateralverbindung miteinander. Mit dieser Frage befassen wir uns in den Kapiteln über die V. cava superior und V. portae.

Kontrastauffüllung der Vena cava inferior, Cavographie (»inferior«)

Die Kontrastauffüllung der V. cava inferior hat erstmalig DOS SANTOS (1935) ausgeführt. Mit der physiologischen Erforschung des Kollateralkreislaufs beschäftigten sich SURRINGTON und JONAS (1952) nach Unterbindung der V. cava inferior. Unsere Kenntnisse über den Sakrolumbalkreislauf bereicherte die Methode von HELANDER und LINDBOM (1959), die nach Einengung mit einem Kompressionsballon die Kontrastauffüllung der V. cava inferior vornahmen. Anatomische und chirurgische Untersuchungsergebnisse führten zur genauen Erschließung der Vv. hepaticae. Die retrograde Kontrastauffüllung ergibt eine wesentlich bessere Darstellung des Verlaufs der Vv. hepaticae (RAPPAPORT 1951), Vv. renales (CARON und RIBET 1964), Vv. suprarenales (STARER 1965) und V. testicularis (GŐSFAY 1959). Bei der anterograden Cavographie in vivo (GANSAU 1955; HELANDER und LINDBOM 1959) füllt sich wegen der Strömungsverhältnisse meist nur der Hauptstamm der unteren Hohlvene an. An der Einmündungsstelle der Vv. renales tritt die Auffüllung am Stamm blasser in Erscheinung. Die Seitenzweige kommen nur im Falle eines Strömungshindernisses zur Darstellung. Die Vv. lumbales können in vivo mit direkter Auffüllung oder mit retrograder Azygographie nachgewiesen werden (BÜCHELER und Mitarbeiter 1968).

Bei der *postmortalen Phlebographie* werden in der **a.-p. Aufnahme** (Abb. 168) die lumbalen Segmentzweige der vor dem rechten Wirbelsäulenrand aufsteigenden *V. cava inferior* (Abb. 168/5) sowie die *Vv. lumbales ascendentes sinistrae* (Abb. 168/17) und der Plexus venosi vertebrales aufeinanderprojiziert. Die *Vv. renales* (Abb. 168/15 und 16) und ihre Seitenzweige füllen sich vollständig an. Die *V. testicularis dextra* läßt sich rechts von der V. cava inferior gut bestimmen, dagegen die linke Vene wegen der Wirbelsäulenvenen nicht immer differenzieren. Die *Vv. hepaticae* vermag man einzeln bis zu den winzigen Zweigen zu verfolgen. Die *V. hepatica dextra* (Abb. 168/6) und *V. hepatica superior dextra* (Abb. 168/7) wenden sich am rechten Leberrand lateralwärts im konvexen Bogen nach oben und in mediale Richtung. Ursprung und oberer Abschnitt der *V. hepatica media* (Abb. 168/10) liegen in der Projektion der V. cava inferior. Die Vene läuft nach links und oben. Der Anfang der *V. hepatica sinistra* (Abb. 168/11) liegt vor der Mitte der Wirbelsäule. Die Vene geht steil nach oben und rechts. Die *Radix inferior* (Abb. 168/14) verläuft nahe dem rechten Wirbelrand fast gerade aufwärts, die *Radix superior* (Abb. 168/13) schräg, die *V. hepatica superior sinistra* (Abb. 168/12) horizontal nach rechts.

Aus **seitlicher Richtung** (Abb. 169) findet man die *V. cava inferior* (Abb. 169/5) in der Projektion des vorderen Wirbelsäulenrandes, entsprechend der Lage der physiologischen Lordose. Im unteren Lendenabschnitt zeigt sie eine nach vorn konvexe, dann gerade und hinter der Leber nach hinten konvexe Biegung, so daß ihr Verlauf einem schwach gewölbten »S« entspricht. Der Anfang der *V. renalis dextra* (Abb. 169/16) wölbt sich in orthograder Lage nach hinten, die *linke Vene* (Abb. 169/15) hingegen aus dem Schatten der V. cava inferior nach vorn. Den queren bzw. kaudokranialen Verlauf der *Vv. lumbales* (Abb. 169/18) und der *Plexus venosi vertebrales* (Abb. 169/17) vermag man zu differenzieren. Die *V. hepatica dextra* (Abb. 169/6) geht vor der unteren Hohlvene bogenförmig aufwärts. Die *V. hepatica media* (Abb. 169/10) liegt im Schatten der V. cava inferior oder etwas dahinter. Die *V. hepatica superior dextra* (Abb. 169/7) ist das am höchsten gelegene, horizontal verlaufende Gefäß, während die *V. hepatica superior sinistra* (Abb. 169/12) im großen und ganzen parallel unter ihr liegt. Beide findet man hinter der V. cava inferior. Die *V. hepatica sinistra* (Abb. 169/11) und ihre Zweige verlaufen nach hinten und sind zumeist von der V. cava inferior verdeckt.

Im **anatomischen Nierenpräparat** (Abb. 171) läßt sich die Angioarchitektur der V. renalis innerhalb des Organs beobachten. An der Nierenoberfläche umsäumen die von den *Venulae stellatae* ausgehenden *Venulae rectae* und *Vv. interlobulares* (Abb. 171/4) gleichsam spiculumartig die Rindensubstanz. Die *Vv. arcuatae* sind gewölbt. Die geraden *Vv. interlobares* münden nach Vereinigung mehrerer Venen im Hilus oder außerhalb dessen in die *V. renalis* (Abb. 171/3). Die Verbindungen der *Vv. capsulares* und *Vv. pyeloureterales* (Abb. 171/5) füllen sich ebenfalls an.

In der **kraniokaudalen Leberaufnahme** (Abb. 170) ist der senkrechte Verlauf der *Vv. centrales* zu den *Vv. sublobulares* deutlich zu erkennen. Die Betrachtung der dreifachen Segmentgliederung in dieser dritten Projektion ergänzt die a.-p. und aus seitlicher Richtung aufgenommenen Bilder.

DAS PFORTADERSYSTEM

Der Pfortaderkreislauf nimmt zwischen den Venen einen eigenartigen Platz ein, weil sich die vom Magen-Darmtrakt kommenden afferenten Zweige von dem in die Leber eintretenden Stamm nach Art der Arterien in Kapillaren teilen. Die Verzweigung erfolgt im Rahmen der Arterien-, Venen- und Gallenwege nach einem einheitlichen Segmentsystem. Zur Ausarbeitung des Segmentsystems hat die Entwicklung der postmortalen angiographischen Methodik in hohem Maße beigetragen. Das andere Charakteristikum besteht in den verschiedenen Anastomosen zwischen dem Pfortader- und Cavasystem, deren funktionelle Bedeutung seit langer Zeit bekannt ist. Zum genaueren Nachweis dieser Anastomosen und zur Feststellung ihrer Dynamik dient die Splenoportographie.

Die Vena portae und ihre Zweige

Die V. portae (Abb. 148/1, 149/11, 172/4, 173/4, 174/12, 175/4, 180/23, 181/22, 182/16, 183/4) entsteht in Höhe der Wirbel L 1—2 aus dem Zusammenfluß der V. mesenterica superior und V. lienalis. Diese Höhe pflegt bei Pyknikern zwischen den Wirbeln Th 12—L 1, bei Asthenikern zwischen L 1—3 zu variieren (RÖSCH 1964). Vom Ausgangspunkt zieht sich die V. portae am unteren Rand des Ligamentum hepatoduodenale zwischen und hinter der A. hepatica und dem Ductus choledochus zur Leberpforte. Ihr Anfangsabschnitt befindet sich hinter, sehr selten vor dem oberen horizontalen Duodenalschenkel und dem Pankreaskopf (KNIGHT 1921). Die Vene verläuft gerade, bisweilen etwas nach oben gebogen. Ihre Projektion bildet mit der Wirbelsäule einen Winkel von 40—90° (BERGSTRAND 1964). Die zahlreichen Variationsmöglichkeiten sind von konstitutionellen Faktoren abhängig. Bei Asthenikern läuft die Vene aufwärts, bei Pyknikern eher zur Seite. Die V. portae hat eine Länge von 6 (3—9) cm (ROUSSELOT 1953; RÖSCH 1964). Ihr Durchmesser beträgt bei der postmortalen Splenoportographie im leberfernen Abschnitt 2,3 cm, im lebernahen 1,9 cm (ROUSSELOT 1953). Der Wert in vivo ist niedriger: 1,39 (0,9—2,5) cm (RÖSCH 1964).

Varianten hat man selten beobachtet. Bei Verdoppelung bildet der eine Stamm die Fortsetzung der V. lienalis, der andere die der V. mesenterica superior (STAUBER 1965). Eine anomale Einmündung kann in die V. cava inferior erfolgen (EDWARDS 1951/a) bzw. steht die V. portae mitunter mit den Vv. pulmonales in Verbindung (s. dort). Vv. portae accessoriae nennt man jene kleinen Venen, die sich, nachdem sie von der Umgebung in die Leber gelangt sind, ebenso wie der Hauptstamm in Kapillaren teilen. Man kennt vier derartige Gruppen: zystische, vom kleinen Netz stammende, diaphragmale und paraumbilikale (WALCKER 1922).

An der Bildung der V. portae nehmen die V. lienalis, V. mesenterica superior, V. mesenterica inferior und V. gastrica sinistra teil. Nach WALCKER (1922) kommen folgende Variationen bei den an der Gestaltung des Hauptstammes beteiligten Gefäßen vor: 1. V. lienalis + V. mesenterica superior (erstere mündet in letztere; 42%); 2. V. lienalis + V. mesenterica superior (letztere mündet in erstere; 29%); 3. V. lienalis + V. mesenterica superior + V. mesenterica inferior (20%); 4. V. lienalis + V. mesenterica superior + V. mesenterica inferior + V. gastrica dextra; 5. V. lienalis + V. mesenterica superior + V. mesenterica inferior (die V. gastrica sinistra mündet in die V. lienalis bzw. in die V. mesenterica superior). Die letzten zwei Variationen sind zusammen in 9% der Fälle zu beobachten.

Die *afferenten Zweige* der V. portae:

Die *V. mesenterica superior* (Abb. 172/5, 173/5, 174/13, 180/24, 181/23) verläuft an der rechten Seite der gleichnamigen Arterie vor der Pars horizontalis inferior duodeni und hat denselben Sammelbereich wie die entsprechende Arterie (*Vv. jejunales et ilei;* Abb. 172/6, 173/6, 174/14, 178/2, 180/25, 181/24; *V. gastroepiploica dextra;* Abb. 172/7, 173/7, 174/15, 177/3, 180/26; *Vv. pancreaticae, V. ileocolica;* Abb. 172/8, 173/6, 174/16, 179/4, 180/27; *V. appendicularis, V. colica dextra;* Abb. 172/9, 174/17, 180/28; *V. colica media;* Abb. 172/10, 174/18, 176/9, 177/5, 180/29; *Vv. pancreaticoduodenales;* Abb. 174/19). Der Durchmesser der V. mesenterica superior beträgt 1,7 cm (ROUSSELOT 1953). Die Zahl ihrer Hauptzweige variiert (10—25), dennoch ist das ganze Gefäß ziemlich konstant angeordnet. Der Hauptstamm läuft steil aufwärts, wobei ihm von beiden Seiten Zweige zufließen. Die Vv. jejunales münden in drei größeren Stämmen vereinigt (50%) oder bestehen aus einem tiefer einmündenden horizontalen und einem höheren vertikalen Teil (GILLOT und Mitarbeiter 1964). Letzterer mündet oft in die V. portae oder V. lienalis. Der Dickdarm enthält mehr Venen als Arterien. In der Teilung der Venen und Anordnung der sekundären Arkaden treten ebenfalls Unterschiede zutage (ILLARIONOVA 1966).

Die *V. lienalis* (Abb. 172/11, 173/9, 174/27, 176/4, 180/30, 181/25) stellt das andere Hauptsammelgefäß der V. portae dar und beginnt in der Milz mit 3—5 Zweigen (*V. polaris superior,* V_1; Abb. 174/30, 176/11; *R. terminalis superior,* V_2; Abb. 174/31, 176/12; *R. terminalis medius,* V_3; Abb. 176/13; *R.*

terminalis inferior, V_4; Abb. 174/32, 176/14; *V. polaris inferior*, V_5; Abb. 174/33), die jeweils von einem Segment stammen. Verbindungen zwischen den größeren Venen sind nicht vorhanden (KIKKAWA 1966). Die einzelnen Segmentzweige vereinigen sich alsbald zu einem gemeinsamen Stamm, der hinter dem Pankreasschwanz und -körper einen nach unten hin meist konvexen Bogen oder eine Welle bildet und sich nach Erreichung des rechten Wirbelsäulenrandes in Höhe der Wirbel L 1—2 in der V. portae fortsetzt. Der Stamm verläuft bei Pyknikern quer, bei Asthenikern schräg abwärts. Die Länge der V. lienalis beträgt 12,8 (8—19) cm, der Durchmesser 1,02 (0,6—1,6) cm (RÖSCH 1964). Außer mehreren winzigen Zweigen (*Vv. pancreaticae*; Abb. 176/7; *Vv. gastricae breves*; Abb. 172/13, 174/29, 176/6, 180/31; *V. gastroepiploica sinistra*; Abb. 172/12, 174/28, 176/8, 177/4) nimmt die V. lienalis die V. mesenterica inferior auf, die häufig in die V. portae mündet.

Die *V. mesenterica inferior* (Abb. 172/14, 173/10, 174/20, 180/32, 181/26) entspringt im kleinen Becken, bildet mit der *V. rectalis superior* (Abb. 172/17, 173/11, 174/23, 180/35, 181/27) einen nach links oben konvexen Bogen und läuft in Richtung der V. portae. Unterwegs nimmt sie die *Vv. sigmoideae* (Abb. 172/16, 174/22, 180/34) und *V. colica sinistra* (Abb. 172/15, 174/21, 180/33, 181/28) auf. Im kleinen Becken steht sie mit dem System der V. iliaca interna in Verbindung. Der Durchmesser der V. mesenterica inferior beträgt 0,6 cm (ROUSSELOT 1953).

Die an der kleinen Magenkurvatur verlaufenden Venen (*V. gastrica sinistra et dextra*; Abb. 172/18, 173/8, 174/24 und 25, 180/36) und die von der Pylorusvorderseite ausgehende *V. prepylorica* vereinigen sich zu einem gemeinsamen Stamm, der aufwärts und nach links in konvexer Bogenform vor der Wirbelsäule verläuft und direkt in die V. portae, mitunter in die V. lienalis mündet (RAUBER–KOPSCH 1951). Unter Vermittlung der Speiseröhrenvenen erhalten sie eine wichtige Verbindung zwischen der V. cava superior und V. portae aufrecht.

Die Gallenblasenvene, *V. cystica* (Abb. 174/26), mündet nach einigen Autoren in die Vv. hepaticae (BRAUS und ELZE 1956), nach anderen in Kapillaren aufgelöst durch das Leberparenchym in die Lebervenen (TÖNDURY 1959) bzw. in die V. portae (HABIGHORST und Mitarbeiter 1965). Während PFUHL (1932) Verbindungen zwischen den beiden Systemen voraussetzt, vermochte ZIELKE (1962) die V. cystica nur von der V. portae her aufzufüllen.

Die *V. umbilicalis* (Abb. 221/31, 222/11) geht vom Nabel über das Ligamentum falciforme zur linken sagittalen Leberfurche, durch die sie zum linken Zweig der V. portae gelangt. Von hier zieht sich zur V. cava inferior der Ductus venosus, der sich nach der Geburt im großen und ganzen schließt. Das in einem Teil der Fälle partiell durchgängige Lumen der V. umbilicalis beträgt 0,2—0,4 cm (BAYLY und GONZALEZ 1964). Teils in die V. umbilicalis, teils direkt in die V. portae münden die periumbilikalen *Vv. paraumbilicales*, die eine Verbindung zwischen der V. portae und den Vv. cavae zustande bringen. Zuweilen mündet die V. umbilicalis nach Durchbohrung des Zwerchfells direkt in den rechten Vorhof (SHRYOCK und Mitarbeiter 1942).

Die *efferenten Zweige* der V. portae:

Nach Eintritt in die Leber teilt sich die V. portae mit der A. hepatica und den Gallenwegen nach Art der Arterien (HJORSTJÖ 1948; ELIAS und PETTY 1952; HEALEY 1954; COUINAUD 1957). In der Leberpforte hat man drei Teilungsformen der V. portae ermittelt (BERGSTRAND 1957): 1. Am häufigsten kommt die Teilung in einen rechten und linken Hauptzweig vor. Der rechte teilt sich nach 1 cm Verlauf in einen ventrokranialen und dorsokaudalen Ast. 2. Die Teilung erfolgt gleichzeitig in drei Gefäße. 3. Der rechte ventrokraniale Teil entspringt unmittelbar von der V. portae. Die V. portae teilt sich danach in zwei Hauptzweige.

Der *R. sinister* (Abb. 148/2, 149/12, 172/20, 173/13, 174/35, 175/6, 180/38, 181/30, 182/18, 183/6), der linke Hauptzweig, zieht aufwärts und nach vorn und wendet sich an der Grenze des linken und mittleren Lappens nach vorn und rechts. An dieser Biegung gibt er nach oben und hinten (*R. superior*, V_2; Abb. 148/4, 149/14, 172/22, 173/14, 174/37, 175/8, 180/39, 182/19, 183/8) sowie nach unten und vorn (*R. inferior*, V_3; Abb. 148/5, 149/15, 172/23, 173/15, 174/38, 175/9, 180/40, 182/20, 183/9) laufende Zweige ab. Der sich zurückwendende Stamm (*Pars transversa*, V_4; Abb. 148/6, 149/16, 172/24, 173/16, 174/39, 175/10, 180/41, 182/21, 183/10) schickt 2—6 Zweige zum Lobus quadratus. Die zum Processus caudatus laufenden Gefäßstämme gehen vom linken Hauptzweig oder von der Bifurkation der V. portae aus (*Rr. caudati*, V_1; Abb. 148/3, 149/13, 172/21, 174/36, 175/7, 182/26, 183/7).

Der *R. dexter* (Abb. 148/7, 149/17, 172/19, 173/12, 174/34, 175/5, 180/37, 181/29, 182/17, 183/5) teilt sich gewöhnlich in zwei Gefäßstämme; der vordere (*R. anterior*) gibt einen nach unten (*R. anterior inferior*, V_5; Abb. 148/8, 149/18, 172/25, 173/17, 174/40, 175/11, 180/42, 182/22, 183/11) und einen nach oben laufenden Zweig ab (*R. anterior superior*, V_8; Abb. 148/11, 149/21, 172/28, 173/20, 174/43, 175/14, 180/45, 182/25, 183/14). Der Hauptstamm geht nach hinten und rechts weiter *(R. posterior)* und schickt Gefäßstämme zum unteren Abschnitt des rechten

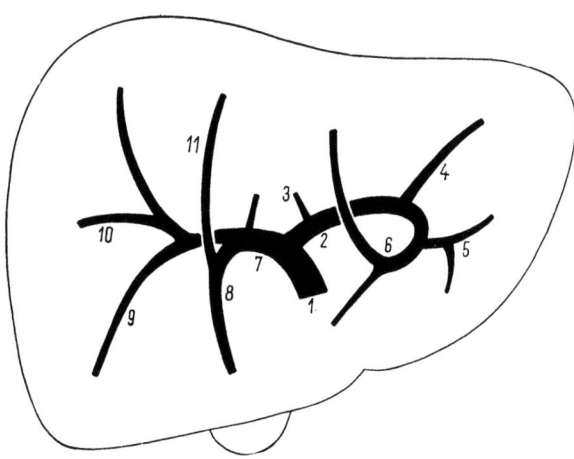

Abb. 148. Die Teilung der V. portae in der Leber. *1* V. portae; *2* R. sinister; *3* Rr. caudati, V_1; *4* R. superior sinister, V_2; *5* R. inferior sinister, V_3; *6* Pars transversa, V_4; *7* R. dexter; *8* R. anterior inferior, V_5; *9* R. posterior inferior, V_6; *10* R. posterior superior, V_7; *11* R. anterior superior, V_8

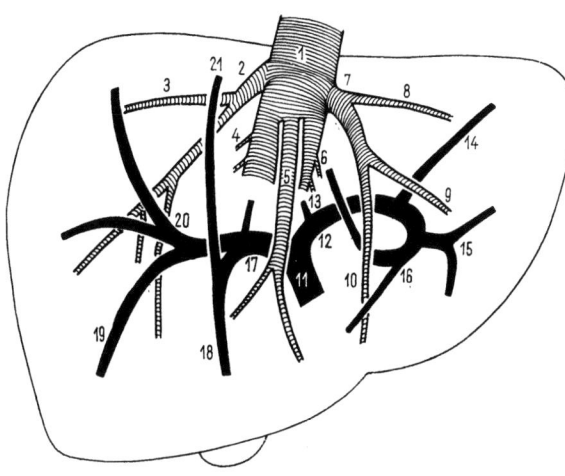

Abb. 149. Die Verteilung der Vv. hepaticae und V. portae in der Leber. *1* V. cava inferior; *2* V. hepatica dextra; *3* V. hepatica superior dextra; *4* V. hepaticae posteroinferiores; *5* V. hepatica media; *6* Vv. hepaticae caudatae; *7* V. hepatica sinistra; *8* V. hepatica superior sinistra; *9* Radix superior; *10* Radix inferior; *11* V. portae; *12* R. sinister; *13* Rr. caudati, V_1; *14* R. superior sinister, V_2; *15* R. inferior sinister, V_3; *16* Pars transversa, V_4; *17* R. dexter; *18* R. anterior inferior, V_5; *19* R. posterior inferior, V_6; *20* R. posterior superior, V_7; *21* R. anterior superior, V_8

Leberrandes (*R. posterior inferior*, V_6; Abb. 148/9, 149/19, 172/26, 173/18, 174/41, 175/12, 180/43, 182/23, 183/12) ebenso wie zum oberen Abschnitt (*R. posterior superior*, V_7; Abb. 148/10, 149/20, 172/27, 173/19, 174/42, 175/13, 180/44, 182/24, 183/13).

Die Zweige der Vv. hepaticae und V. portae zeigen, von oben bzw. unten in die Leber eindringend, eine charakteristische Lage (Abb. 149). Die beiden Systeme verlaufen in einem gleichsam voneinander frei gelassenen Bereich in gegensätzlicher Richtung.

Der portokavale Kollateralkreislauf

Die präformierten Kollateralen zwischen der V. portae, V. cava superior und inferior ermöglichen im Falle einer anatomischen Behinderung eine Steuerung der Strömung in veränderter Richtung (PICK 1909; McINDOE 1928; EDWARDS 1951/b; DOEHNER und Mitarbeiter 1955; DÜX und Mitarbeiter 1962/a; MAURER 1964). Die folgenden anatomischen Verbindungen gestatten nötigenfalls die Entwicklung des regionären Kreislaufs (Abb. 150).

1. Anastomoses gastroesophageales (Abb. 150/I). Den Kollateralkreislauf gewährleisten die Verbindungen der V. gastrica sinistra, Vv. gastricae breves und ihrer Zweige mit den Speiseröhrenvenen zur V. cava superior. Die Venen der Kardia-Fornixregion können ohne pathologische Bedeutung bei Vorhandensein von normalen Speiseröhrenvenen weiter sein (PARCHWITZ 1961).

2. Anastomoses mesentericorectales (Abb. 150/II). Die Anfangszweige der V. mesenterica inferior bilden ein Venengeflecht mit den Vv. rectales mediae et inferiores.

3. Anastomoses umbilicoepigastricales (Abb. 150/III). Der linke Hauptzweig der V. portae steht unter Vermittlung der V. umbilicalis mit der V. epigastrica in Verbindung.

4. Die Anastomoses splenoparietales (Abb. 150/IV) entstehen zwischen den Venen an der Milzoberfläche und in der Bauchwand (Vv. lumbales, V. hemiazygos, Vv. epigastricae) und den diaphragmalen Venen (Vv. diaphragmaticae, Vv. intercostales).

5. Die Anastomoses retroperitoneales (Abb. 150/V) bestehen zwischen den Vv. mesentericae und dem paravertebralen Venenplexus und sichern so die Strömung zu V. cava inferior und superior.

6. Die Anastomoses transhepaticae (Abb. 150/VI) verbinden die diaphragmalen sowie Bauchdeckenvenen und die V. cava inferior mit den Gefäßen der Leberoberfläche (WALCKER 1922).

7. Anastomoses splenorenales (Abb. 150/VII). Die diaphragmalen, peripankreatischen und gastrischen Venenplexus stehen über der V. lumbalis ascendens mit der linken V. renalis in Verbindung. Die Nebennierenvene mündet unmittelbar in die V. renalis. Erheblich seltener kommt eine direkte Verbindung zwischen der V. renalis dextra und V. lienalis bzw. V. portae vor (GRÜNERT 1960; DÜX und Mitarbeiter 1962/b; CRONQUIST und RANNIGER 1965).

8. Anastomoses portopulmonales (Abb. 150/VIII). Die Vv. gastricae können auch über die Vv. mediastinales und Vv. pericardiacae mit den Vv. pulmonales in Verbindung stehen (SCHOENMACKERS und VIETEN 1953).

9. Die Anastomoses portocavales rectae (Abb. 150/IX) gewährleisten zuweilen eine direkte Ver-

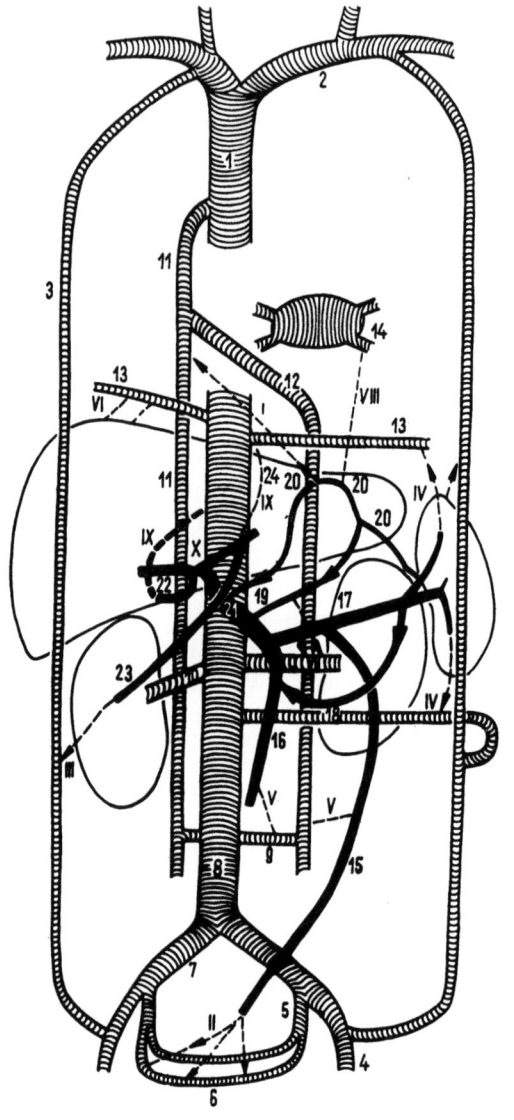

Abb. 150. Portokavale Anastomosen. *I* Anastomoses gastroesophageales; *II* Anastomoses mesentericorectales; *III* Anastomoses umbilicoepigastricales; *IV* Anastomoses splenoparietales; *V* Anastomoses retroperitoneales; *VI* Anastomoses transhepaticae; *VII* Anastomoses splenorenales; *VIII* Anastomoses portopulmonales; *IX* Anastomoses portocavales rectae; *X* Anastomoses intrahepaticae; *1* V. cava superior; *2* Vv. brachiocephalicae; *3* Vv. epigastricae superiores et inferiores; *4* V. iliaca externa; *5* V. iliaca interna; *6* Vv. rectales; *7* V. iliaca communis; *8* V. cava inferior; *9* Vv. lumbales; *10* V. renalis; *11* V. azygos; *12* V. hemiazygos; *13* Vv. phrenicae inferiores; *14* Vv. pulmonales; *15* V. mesenterica inferior; *16* V. mesenterica superior; *17* V. lienalis; *18* Vv. gastroepiploicae; *19* V. gastrica dextra et sinistra; *20* Vv. gastricae breves; *21* V. portae; *22* V. cystica; *23* V. umbilicalis; *24* Ductus venosus

bindung zwischen den beiden Systemen (Ductus venosus, V. cystica).

10. Die Anastomoses intrahepaticae (Abb. 150/X) erhalten eine Verbindung zwischen dem R. dexter und sinister aufrecht (GUNTZ und FARISSE 1966).

Eine Darstellung der Kollateralen ermöglicht die postmortale Angiographie nach Unterbindung der V. portae (SCHOENMACKERS und VIETEN 1964). Bei eigenen Untersuchungen fanden wir postmortal, falls in vivo der Pfortaderkreislauf normal war, daß nach gleichzeitiger Herausnahme sämtlicher Intraabdominalorgane sich nirgends Kontrastmittel entleert hat, was die Sperre der Anastomosen bewies (Abb. 174).

Aus klinischer Sicht kann man die portokavalen Anastomosen in zwei Gruppen, die zur Leber hinführenden (hepatopetale) und zur V. cava inferior transportierenden (hepatofugale) einteilen. Eine hepatopetale Strömung gewährleisten die Vv. ligamenti hepatoduodenales, Vv. cholecystae, Vv. gastroepiploicae, Vv. gastricae breves, V. gastrica sinistra und dextra (PICK 1909). Die hepatofugalen Kollateralen sichern die Strömung zum Retroperitoneum (Anastomoses splenoparietales, splenorenales, retroperitoneales), zur Bauchwand (Anastomoses umbilicoepigastricales) bzw. zum oberen und unteren Ende des Verdauungstraktes (Anastomoses gastroesophageales, mesentericorectales; McINDOE 1928).

Kontrastuntersuchung des Pfortadersystems, Splenoportographie

Zur Untersuchung der sich bei einer Behinderung des Pfortaderkreislaufs entwickelnden pathologischen Veränderungen haben MOORE und BRINDENBAUGH (1950, zit. ZSEBŐK 1967) als erste eine Kontrastauffüllung der V. portae in vivo vorgenommen. Anschließend folgten die bahnbrechenden Arbeiten von ABEATICI und CAMPI (1951), LEGER (1955), GVOZDANOVIĆ und HAUPTMANN (1955), BERGSTRAND (1957), DÜX und Mitarbeitern (1962/a, b), RÖSCH (1964) und vielen anderen Autoren, welche die V. portae durch Einspritzung eines Kontrastmittels in die Milz darstellten (Splenoportographie). In jüngster Zeit wurde durch Einspritzung in die V. umbilicalis eine intensivere Auffüllung der V. portae erzielt (PICCONE und Mitarbeiter 1967). Bei der Splenoportographie füllen sich im Normalfall außer der Milzvene, V. portae und ihren efferenten Zweigen keine anderen Gefäße an. Die postmortale Venographie über irgendeinen Zweig der V. mesenterica superior führt zur Darstellung des gesamten Pfortadersystems. Ein Nachweis der Anastomosen wird so mit besserem Effekt als in vivo möglich (SCHOENMACKERS und VIETEN 1953, 1954, 1964).

Bei der *postmortalen Venographie* konvergieren in der **a.-p. Aufnahme** (Abb. 172) die Zweige der *V. mesenterica superior* (Abb. 172/5) fächerartig zum Hauptstamm vor der Wirbelsäule. Die *V. mesenterica inferior* (Abb. 172/14) kann an verschiedenen Stellen einmünden, verläuft aber konstant den linken Wirbelsäulenrand entlang. Die *V. colica sinistra* (Abb. 172/15) und *Vv. sigmoideae* (Abb. 172/16) werden mit den Zweigen der V. mesenterica superior zusammenprojiziert. Die *V. lienalis* (Abb. 172/11) läuft quer oder schräg von der Milz in Richtung zum rechten Wirbelsäulenrand. Die Venen der Milz und des Magenfundus fallen zum Teil meist aufeinander, so daß sich die genauere Identifizierung in diesem Gebiet oft schwierig gestaltet. Die einen Bogen beschreibende *V. gastrica sinistra* (Abb. 172/18) kreuzt die Wirbelsäule. Die *V. gastrica dextra* fällt zum Teil in den Schatten der V. lienalis und läßt sich von dieser nicht immer trennen. Die *V. portae* (Abb. 172/4) geht vom Anfang an schräg nach rechts und oben. Ihre Trennungsstelle determiniert genau den Platz der Leberpforte. Die intrahepatischen Zweige repräsentieren einwandfrei die Angioarchitektur.

In der **seitlichen Aufnahme** (Abb. 173) liegen die Zweige der *V. mesenterica superior* (Abb. 173/5) vor dem Verlauf der *V. mesenterica inferior* (Abb. 173/10), die im Falle der Mündung in die V. lienalis auf die Milzvene hinweist. Die *V. lienalis* (Abb. 173/9) liegt bei dieser Projektion in schräger Stellung größtenteils orthograd. Ihre Zweige und die Milz fallen auf das hintere Drittel der Leber und lassen sich daher von dieser nicht differenzieren. Die *V. portae* (Abb. 173/4) zeigt schräg nach oben und vorn, die V. lienalis schräg nach hinten und oben, so daß sie mit der V. mesenterica superior eine charakteristische »Y«-Form ergeben. Der von den beiden oberen Schenkeln des »Y« gebildete Winkel hängt von der Projektion der wechselseitigen Lage der Leber und des Milzhilus ab. In den vorderen ²/₃ der Leber vermag man die einzelnen Segmentzweige gut zu differenzieren.

Im **anatomischen Präparat** (Abb. 174) gestattet die Darstellung des ganzen Pfortaderkreislaufs die Differenzierung von feineren Einzelheiten der Verzweigungen innerhalb der Organe. Die Darmgefäße divergieren, was auch in der a.-p. Projektion deutlich zum Ausdruck kommt. Man kann die Milzstruktur beobachten und gleichzeitig die Magenvenen bis zu den sehr dünnen Zweigen verfolgen.

In der **gezielten Teilaufnahme** sind die winzigen Zweige und Verbindungen des Pfortaderkreislaufs mit dem reichhaltigen Venennetz **des Magens** (Abb. 177), **der Milz** (Abb. 176), **mit den Dünn-** (Abb. 178) bzw. **Dickdarmschlingen** (Abb. 179) noch deutlicher zu sehen. In der Aufnahme **der Leber** (Abb. 175) liegen die efferenten Zweige des Pfortaderkreislaufs vollständig isoliert vor dem Untersucher. Nach der üblichen a.-p. und der oben beschriebenen seitlichen Aufnahme sieht man die V.-portae-Zweige nunmehr in kraniokaudaler Projektion. So fällt das Gebiet der V. cava inferior und der Hauptlebervenen, ein gefäßarmer Bereich, in die Augen. Über die einzelnen Segmentzweige hinaus lassen sich auf diese Weise auch kleinere Einzelheiten der Vv. interlobulares und Vv. centrales bis zu einem Durchmesser von 0,1 mm erkennen.

Nach **gleichzeitiger Auffüllung der V. portae und V. cava inferior** kann man die wechselseitigen Projektionsverhältnisse studieren. Im **a.-p. Bild** (Abb. 180) läuft die *V. mesenterica superior* (Abb. 180/24) auf der linken Seite der V. cava inferior, von der sie gewöhnlich nicht differenziert werden kann. Die *V. mesenterica inferior* (Abb. 180/32) kreuzt quer die Zweige der linken Nierenvene, während die rechte V. renalis von den *Vv. colicae mediae* (Abb. 180/29) schräg überschnitten wird. Die *V. lienalis* (Abb. 180/30) und die *Vv. gastricae* (Abb. 180/36) sieht man gesondert ebenso wie bei einfacher Auffüllung der V. portae. Die *V. portae* (Abb. 180/23) kreuzt schräg den Schatten der V. cava inferior. Im Leberbereich vermag man die V.-portae-Zweige und die Vv. hepaticae auf Grund der Kreuzungen aus ihrer Verlaufsrichtung voneinander zu differenzieren. Aus **seitlicher Richtung** (Abb. 181) befindet sich die *V. mesenterica superior* (Abb. 181/23) vor der V. cava inferior, während die *V. mesenterica inferior* (Abb. 181/26) in der Projektion der letzteren liegt. Die *V. lienalis* (Abb. 181/25) wird von der unteren Hohlvene und von den Lebergefäßen verdeckt. Die Leberzweige der *V. portae* (Abb. 181/22) lassen sich schwer beurteilen, weil die nach vorn und hinten ausstrahlenden Teile der Vv. hepaticae das Bild beherrschen. Eine Trennung ist oft unmöglich.

Nach **simultaner Kontrastauffüllung** laufen im **anatomischen Leberpräparat** (Abb. 182) aus **kraniokaudaler Strahlenrichtung** die zwei Zweige der V. portae vorn nach zwei Seiten. Das rechte Zweigsystem wird erst von der V. hepatica media, dann mehr lateral von der V. hepatica dextra überkreuzt. Die V. hepatica superior dextra liegt ziemlich frei. Auf der linken Seite überschneidet die V. hepatica sinistra peripher mit ihren Zweigen die Äste der Pars transversa und der lateralen Venen. Der Schatten der V. hepatica superior sinistra fällt nicht mit dem eines größeren Pfortadergefäßes zusammen.

Die **gleichzeitige Kontrastdarstellung der V. portae, A. hepatica und der Gallenwege** (Abb. 183) veranschaulicht auf vollkommene Weise ihren Verlauf im Verhältnis zueinander sowie die gleichzeitigen Teilungen entsprechend der Segmentanordnung. Sowohl zentral wie peripher ist die dreifache Anordnung deutlich wahrnehmbar.

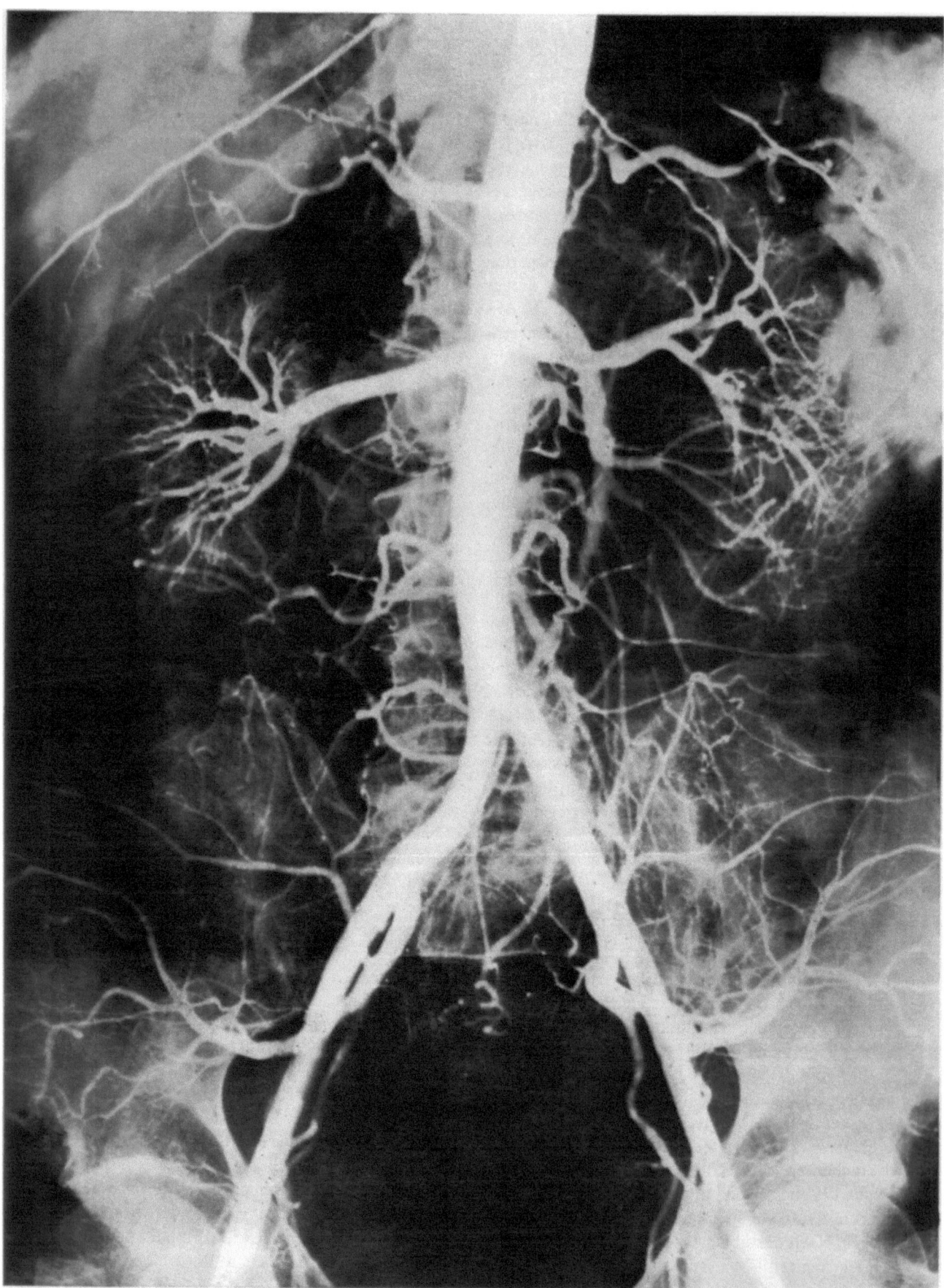

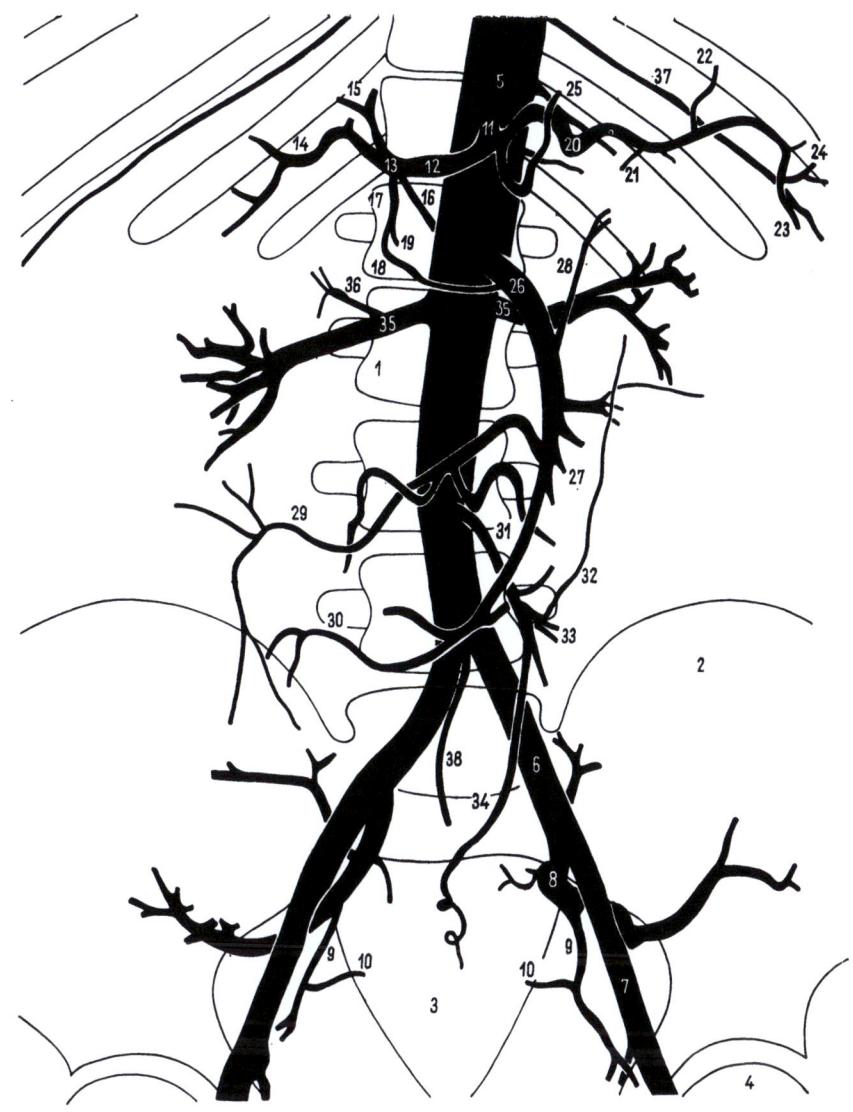

Abb. 151. Die Aorta abdominalis und ihre Zweige, I (Aorta abdominalis et rami).
Exposition: anterior-posterior

1 Vertebrae lumbales
2 Os ilium
3 Os sacrum
4 Caput femoris
5 Aorta abdominalis
6 A. iliaca communis
7 A. iliaca externa
8 A. iliaca interna
9 A. pudenda interna
10 A. rectalis media
11 Tr. celiacus
12 A. hepatica communis
13 A. hepatica propria
14 R. dexter
15 R. sinister
16 A. gastrica dextra
17 A. gastroduodenalis
18 Arcus pancreaticoduodenalis anterior
19 A. gastroepiploica dextra
20 A. lienalis
21 Rr. pancreatici
22 R. gastricus
23 A. gastroepiploica sinistra
24 Rr. lienales
25 A. gastrica sinistra
26 A. mesenterica superior
27 Aa. jejunales et ilei
28 A. colica media
29 A. colica dextra
30 A. ileocolica
31 A. mesenterica inferior
32 A. colica sinistra
33 Aa. sigmoideae
34 A. rectalis superior
35 A. renalis
36 A. suprarenalis inferior dextra
37 Aa. intercostales posteriores
38 A. sacralis mediana

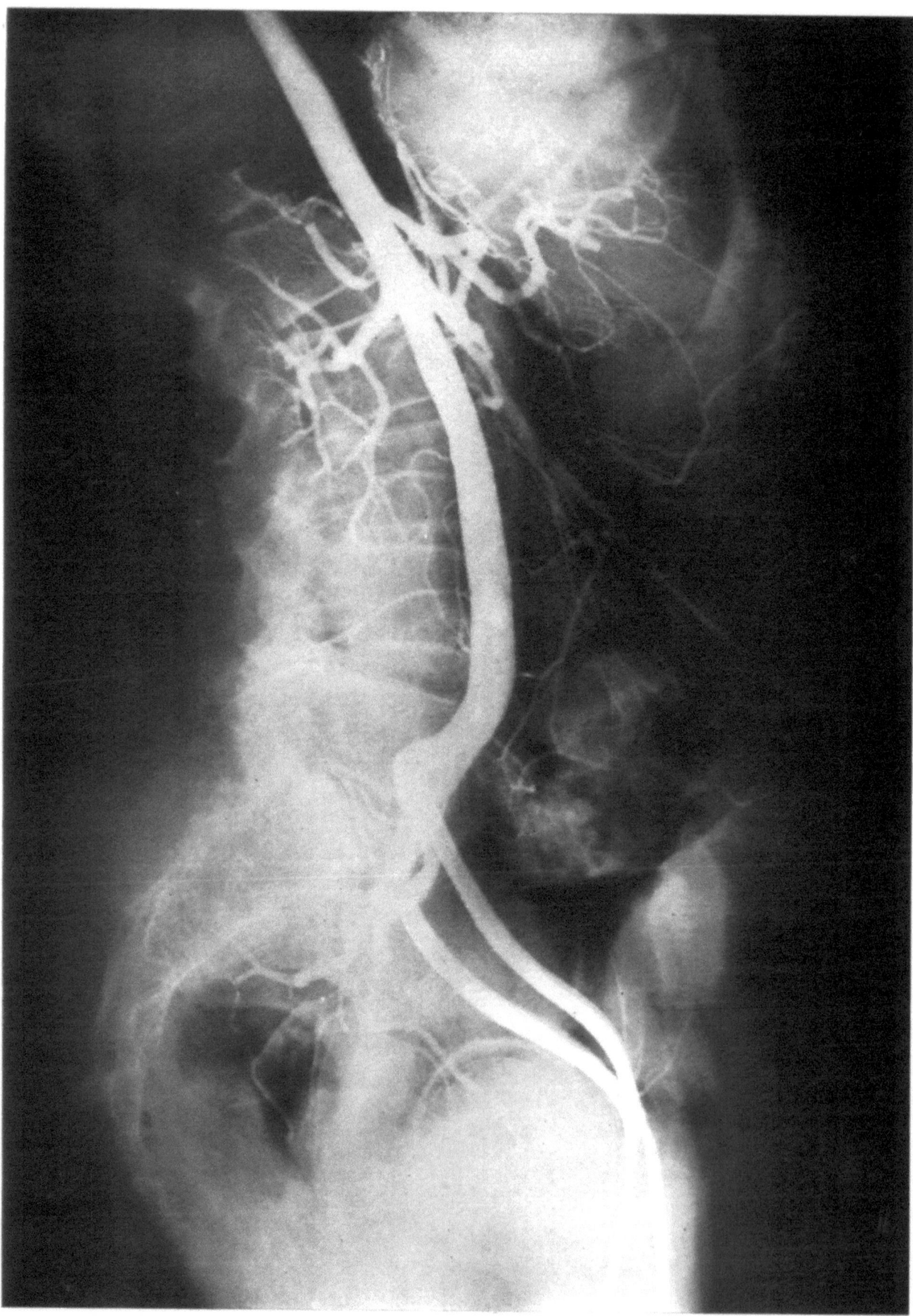

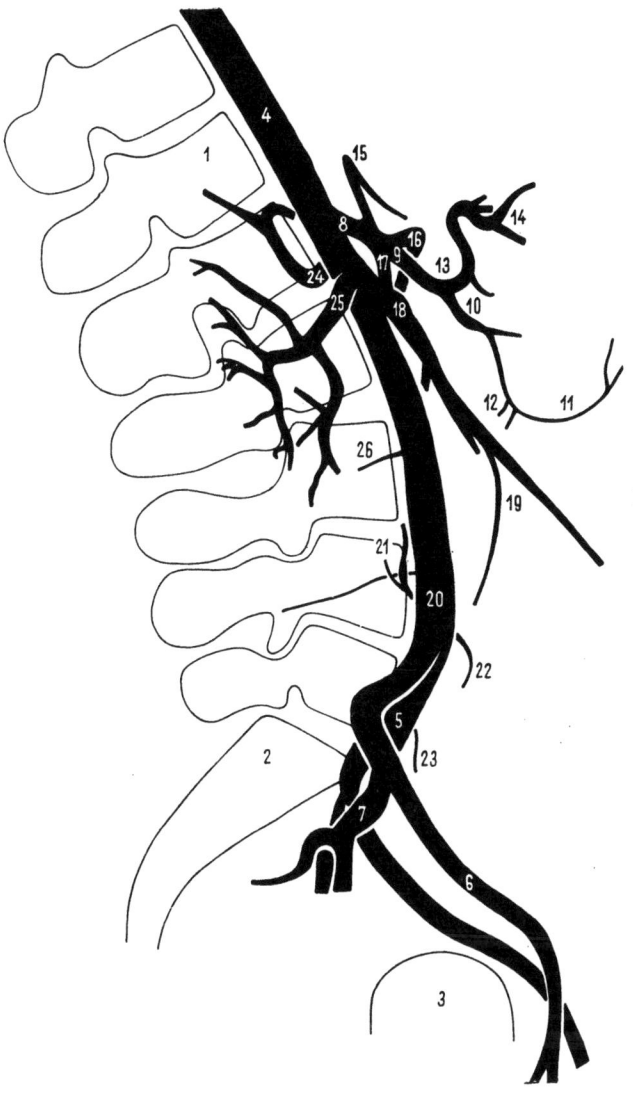

Abb. 152. Die Aorta abdominalis und ihre Zweige, II (Aorta abdominalis et rami). Exposition: dextrosinister

1 Vertebrae lumbales
2 Os sacrum
3 Caput femoris
4 Aorta abdominalis
5 A. iliaca communis
6 A. iliaca externa
7 A. iliaca interna
8 Tr. celiacus
9 A. hepatica communis
10 A. gastroduodenalis
11 A. gastroepiploica dextra
12 Aa. supraduodenales
13 A. hepatica propria
14 Rr. hepatici
15 A. gastrica sinistra
16 A. lienalis
17 R. anastomoticus (Tr. celiacus — A. mesenterica superior)
18 A. mesenterica superior
19 Aa. intestinales
20 A. mesenterica inferior
21 A. colica sinistra
22 Aa. sigmoideae
23 A. rectalis superior
24 A. renalis sinistra
25 A. renalis dextra
26 Aa. lumbales

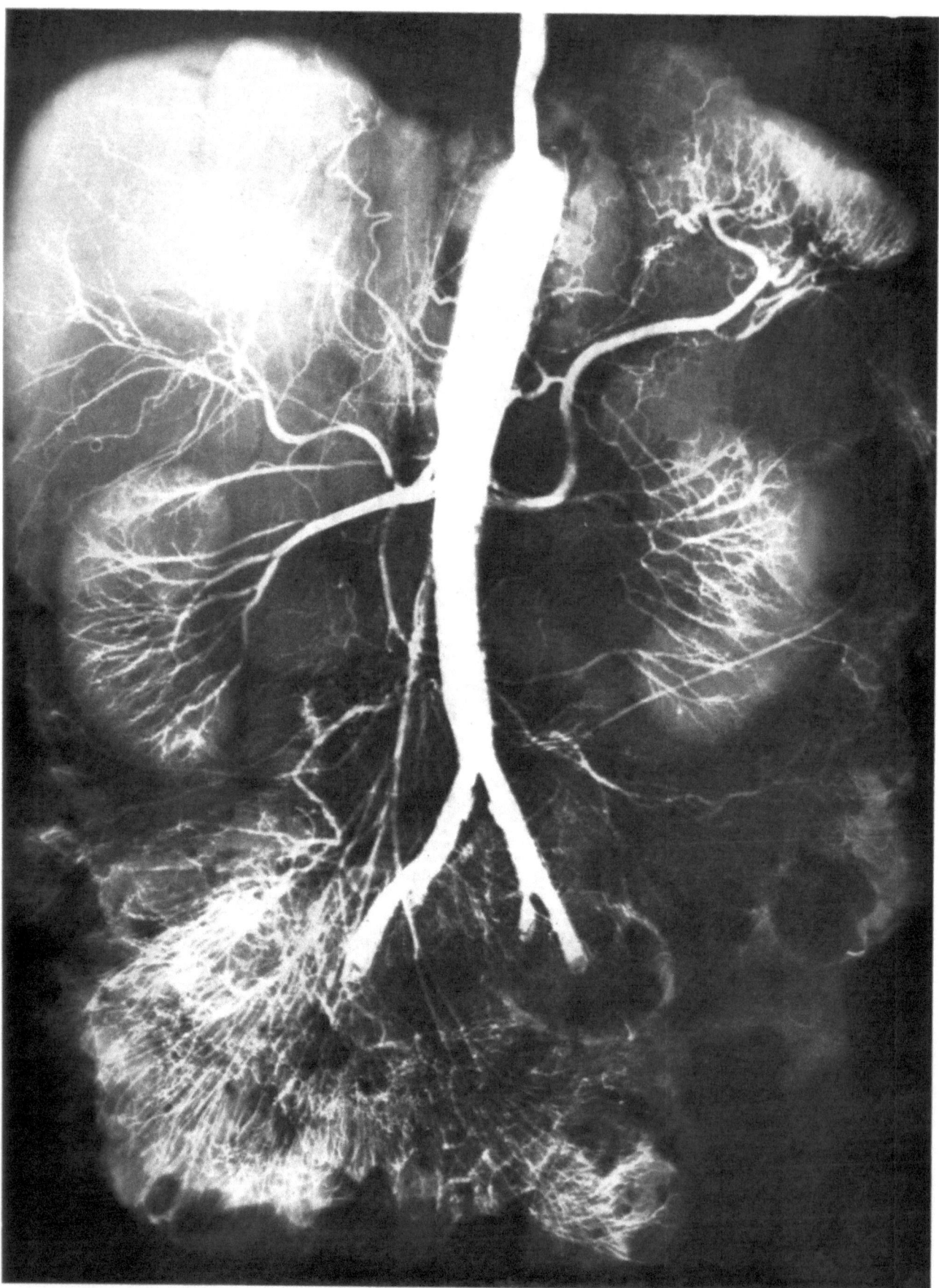

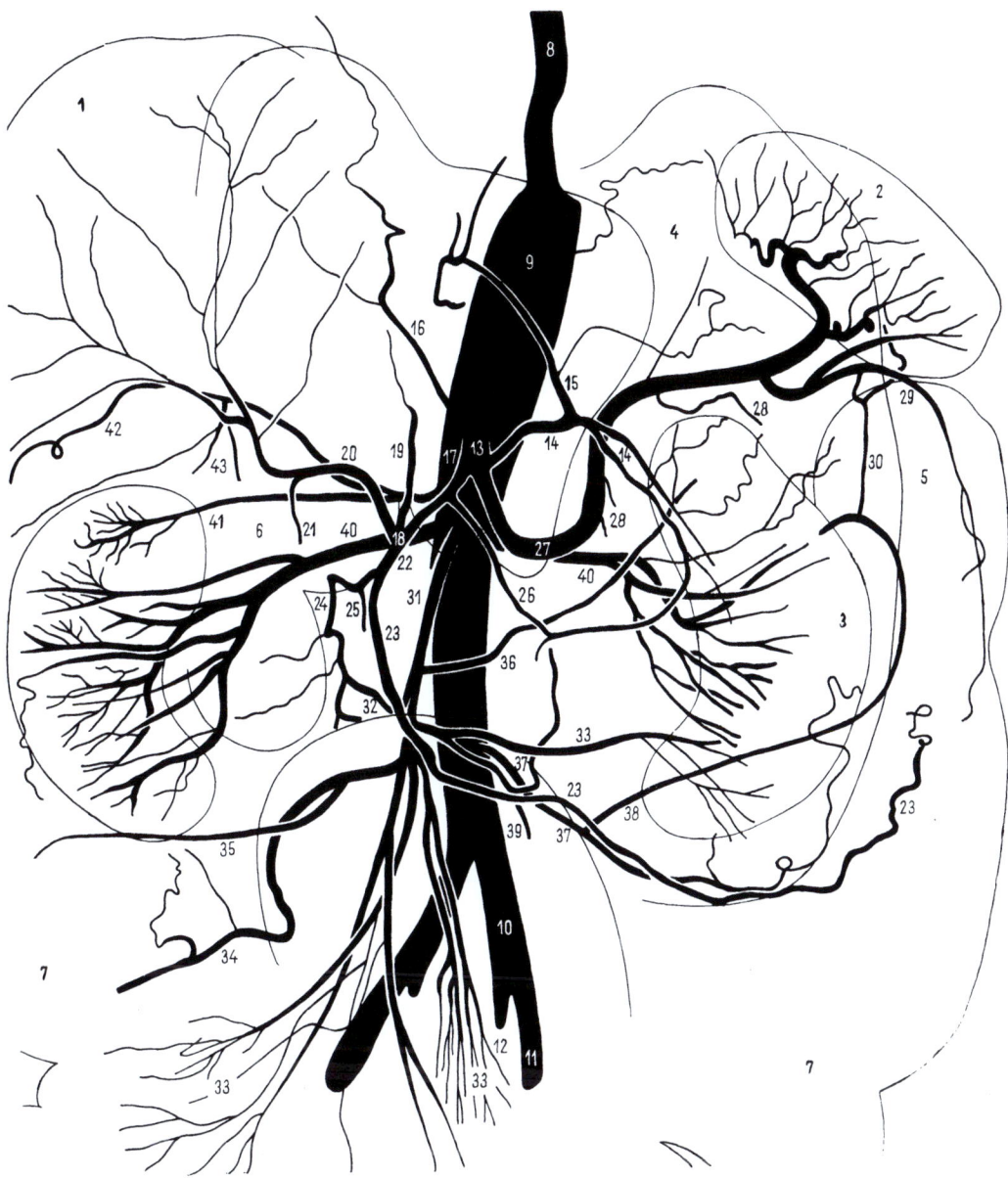

Abb. 153. Die Aorta abdominalis und ihre Zweige, III (Aorta abdominalis et rami). Praeparatio corporis mortui insecati. Exposition: anterior-posterior

1 Hepar
2 Lien
3 Ren
4 Fundus ventriculi
5 Flexura coli sinistra
6 Vesica fellea
7 Intestina
8 Kanüle in der Aorta
9 Aorta abdominalis
10 A. iiliaca communis
11 A. iliaca externa
12 A. iliaca interna
13 Tr. celiacus
14 A. gastrica sinistra
15 A. phrenica inferior sinistra
16 A. phrenica inferior dextra
17 A. hepatica communis
18 A. hepatica propria
19 R. sinister
20 R. dexter
21 A. cystica
22 A. gastroduodenalis
23 A. gastroepiploica dextra
24 A. retroduodenalis
25 A. supraduodenalis superior
26 A. gastrica dextra
27 A. lienalis
28 Rr. pancreatici
29 A. gastroepiploica sinistra
30 R. anastomoticus (A. lienalis — A. colica sinistra)
31 A. mesenterica superior
32 A. pancreaticoduodenalis inferior
33 Aa. jejunales et ilei
34 A. ileocolica
35 A. colica dextra
36 A. colica media
37 A. mesenterica inferior
38 A. colica sinistra
39 A. sigmoidea
40 A. renalis
41 A. segmenti superioris (polaris superior)
42 A. capsularis superior
43 A. suprarenalis superior dextra

17 Röntgenanatomie

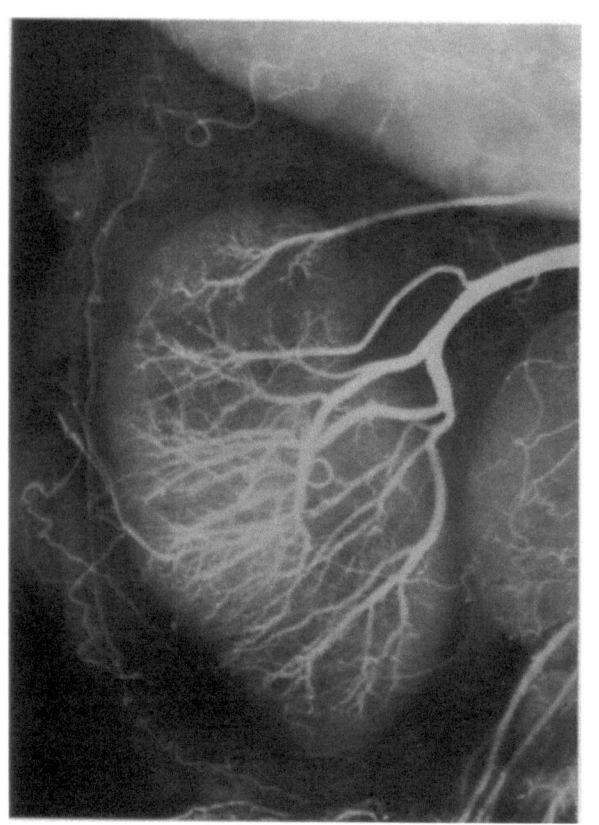
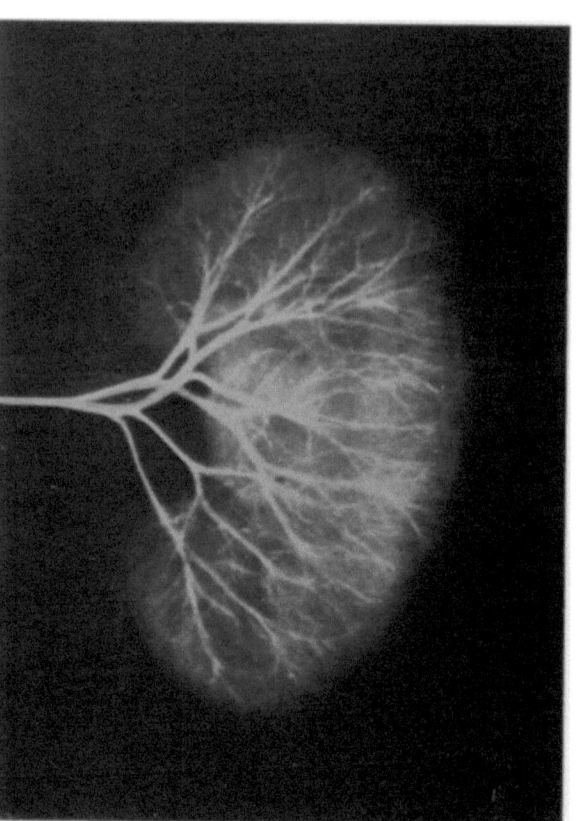
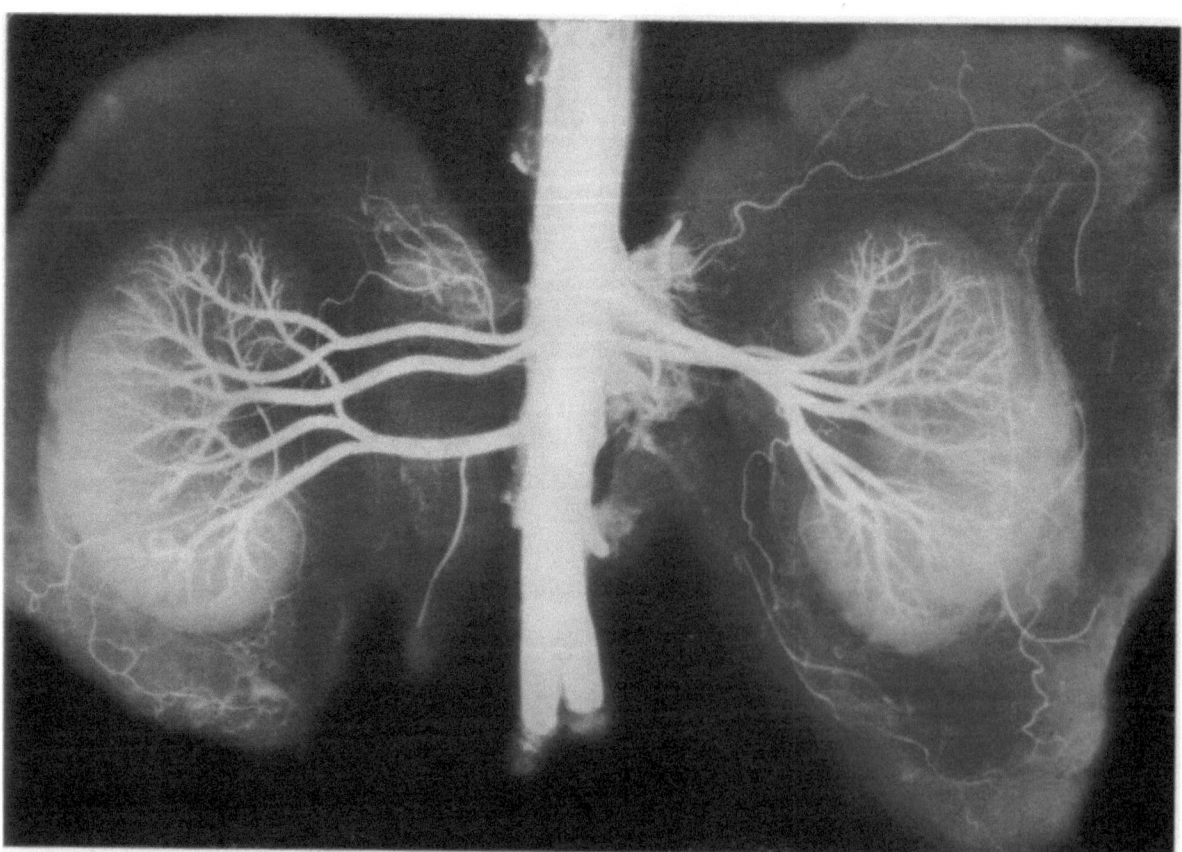

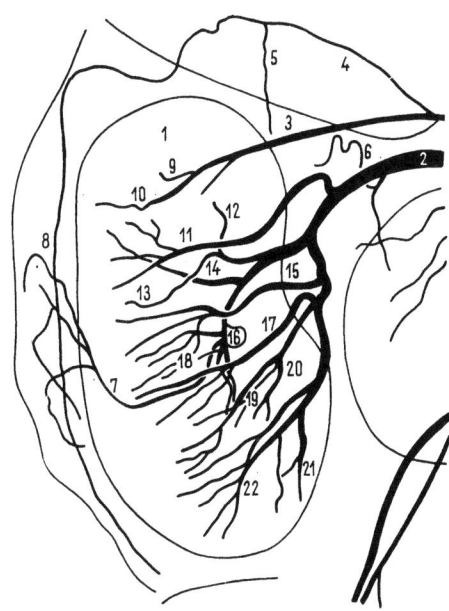
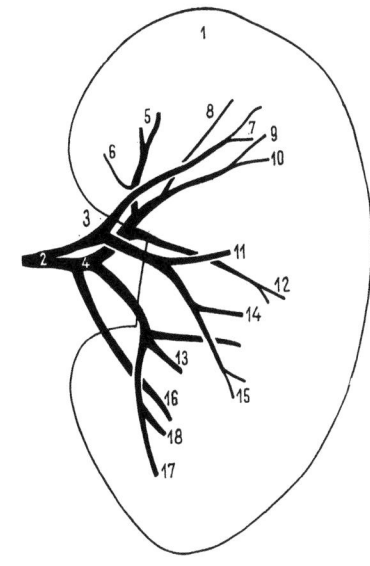

Abb. 154. Die A. renalis und ihre Zweige (A. renalis et rami). Praeparatio corporis mortui insecati. Exposition: anterior-posterior

Abb. 155. Die intrarenalen Zweige der A. renalis (Rr. intrarenales arteriae renalis). Praeparatio corporis mortui insecati. Exposition: anterior-posterior

1 Ren dexter	9 1V	17 5V
2 A. renalis	10 1D	18 5D
3 A. segmenti superioris	11 2V	19 6V
4 A. capsularis superior	12 2D	20 6D
5 A. suprarenalis superior	13 3V	21 7V
6 A. suprarenalis inferior	14 3D	22 7D
7 A. capsularis media	15 4V	
8 Arcus arteriosus perirenalis	16 4D	

1 Ren sinister	7 2V	13 5D
2 A. renalis	8 2D	14 5V
3 R. anterior	9 3V	15 6V
4 R. posterior	10 3D	16 6D
5 1V	11 4V	17 7V
6 1D	12 4D	18 7D

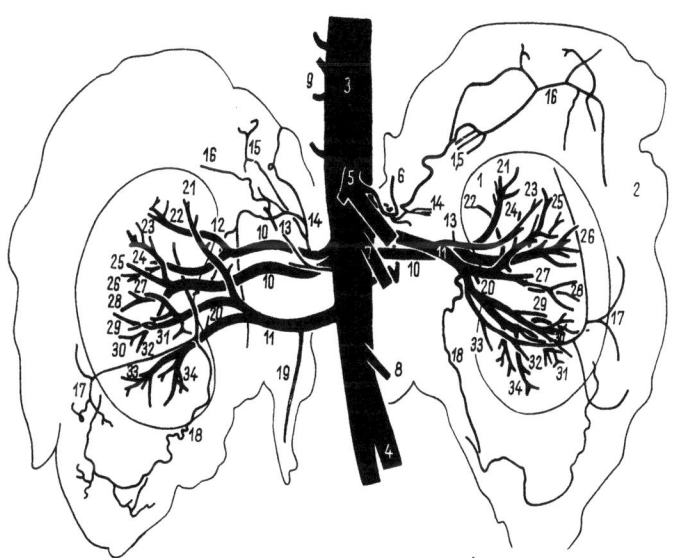

Abb. 156. Die paarigen Zweige der Aorta abdominalis (Rr. gemini aortae abdominalis). Praeparatio corporis mortui insecati. Exposition: anterior-posterior

1 Ren	10 A. renalis (Rr. posteriores)	18 A. capsularis inferior	26 3D
2 Capsula adiposa renis	11 A. renalis (R. anterior)	19 A. testicularis dextra	27 4V
3 Aorta abdominalis	12 A. segmenti anterioris superioris	20 A. segmenti anterioris inferioris	28 4D
4 A. iliaca communis	13 A. suprarenalis inferior	21 1V	29 5V
5 Tr. celiacus	14 A. suprarenalis media	22 1D	30 5D
6 A. gastrica sinistra	15 A. suprarenalis superior	23 2V	31 6V
7 A. mesenterica superior	16 A. capsularis superior	24 2D	32 6D
8 A. mesenterica inferior	17 A. capsularis media	25 3V	33 7V
9 Aa. lumbales			34 7D

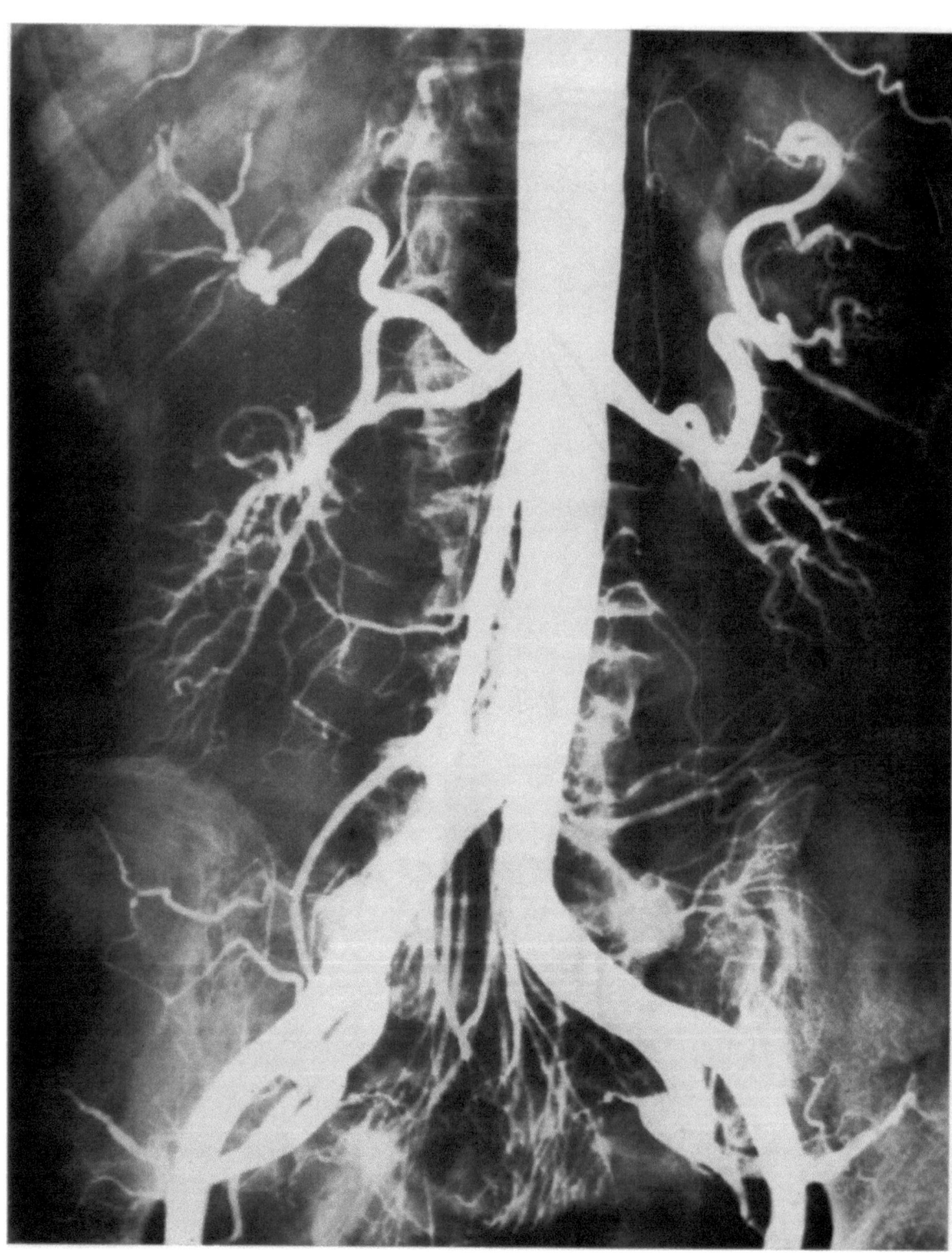

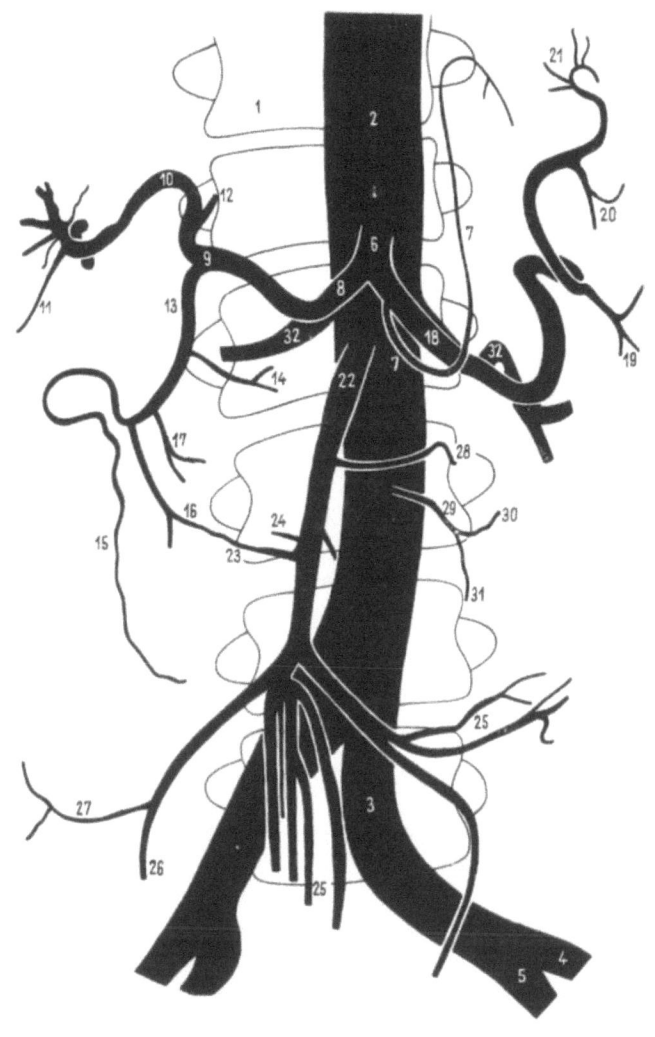

Abb. 157. Die Zweige des Tr. celiacus sowie der A. mesenterica superior und inferior (Tr. celiacus, A. mesenterica superior et inferior et rami).
Exposition: anterior-posterior

1 Vertebrae lumbales
2 Aorta abdominalis
3 A. iliaca communis
4 A. iliaca externa
5 A. iliaca interna
6 Tr. celiacus
7 A. gastrica sinistra
8 A. hepatica communis
9 A. hepatica propria
10 R. dexter
11 A. cystica
12 R. sinister
13 A. gastroduodenalis
14 A. gastrica dextra
15 A. gastroepiploica dextra
16 A. retroduodenalis
17 A. supraduodenalis superior
18 A. lienalis
19 A. gastroepiploica sinistra
20 A. caudae pancreatis
21 Aa. gastricae breves
22 A. mesenterica superior
23 A. pancreaticoduodenalis inferior posterior
24 A. pancreaticoduodenalis inferior anterior
25 Aa. jejunales et ilei
26 A. ileocolica
27 A. colica dextra
28 A. colica media
29 A. mesenterica inferior
30 A. colica sinistra
31 A. sigmoidea
32 A. renalis

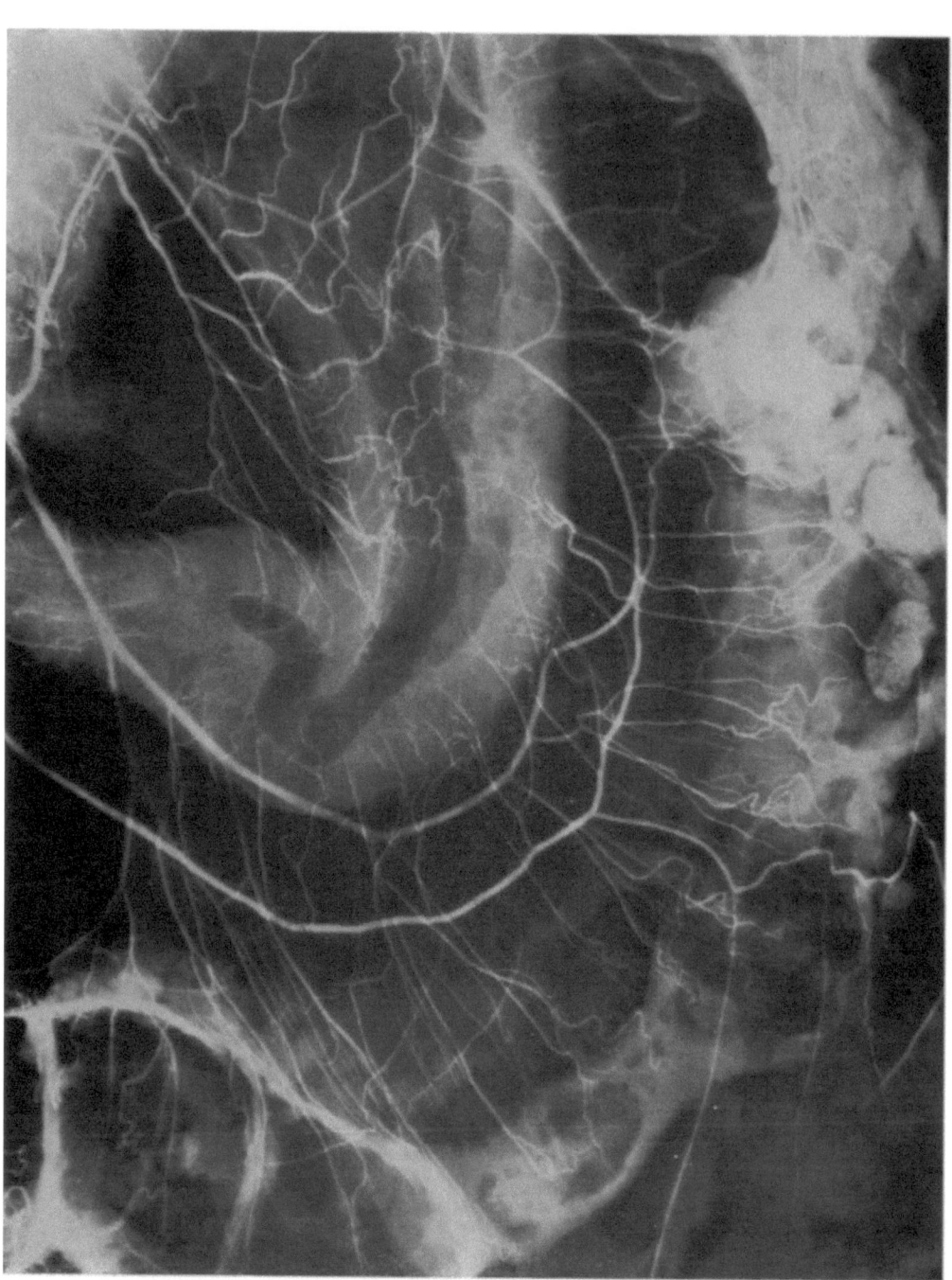

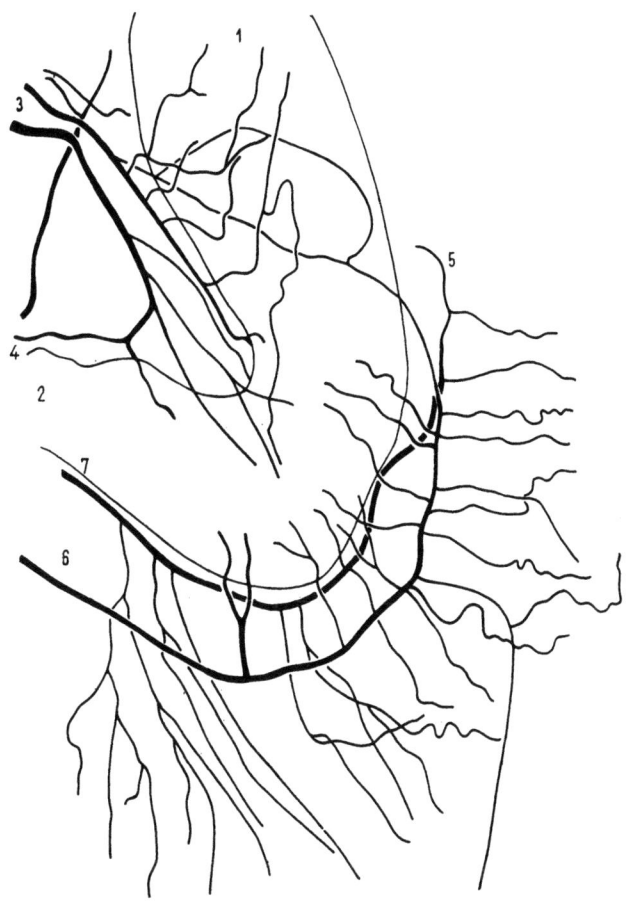

Abb. 158. Die Magenarterien (Aa. gastricae). Praeparatio corporis mortui insecati. Exposition: anterior-posterior

1 Fundus ventriculi
2 Antrum pyloricum
3 A. gastrica sinistra
4 A. gastrica dextra
5 A. gastroepiploica sinistra
6 A. gastroepiploica dextra
7 A. colica media

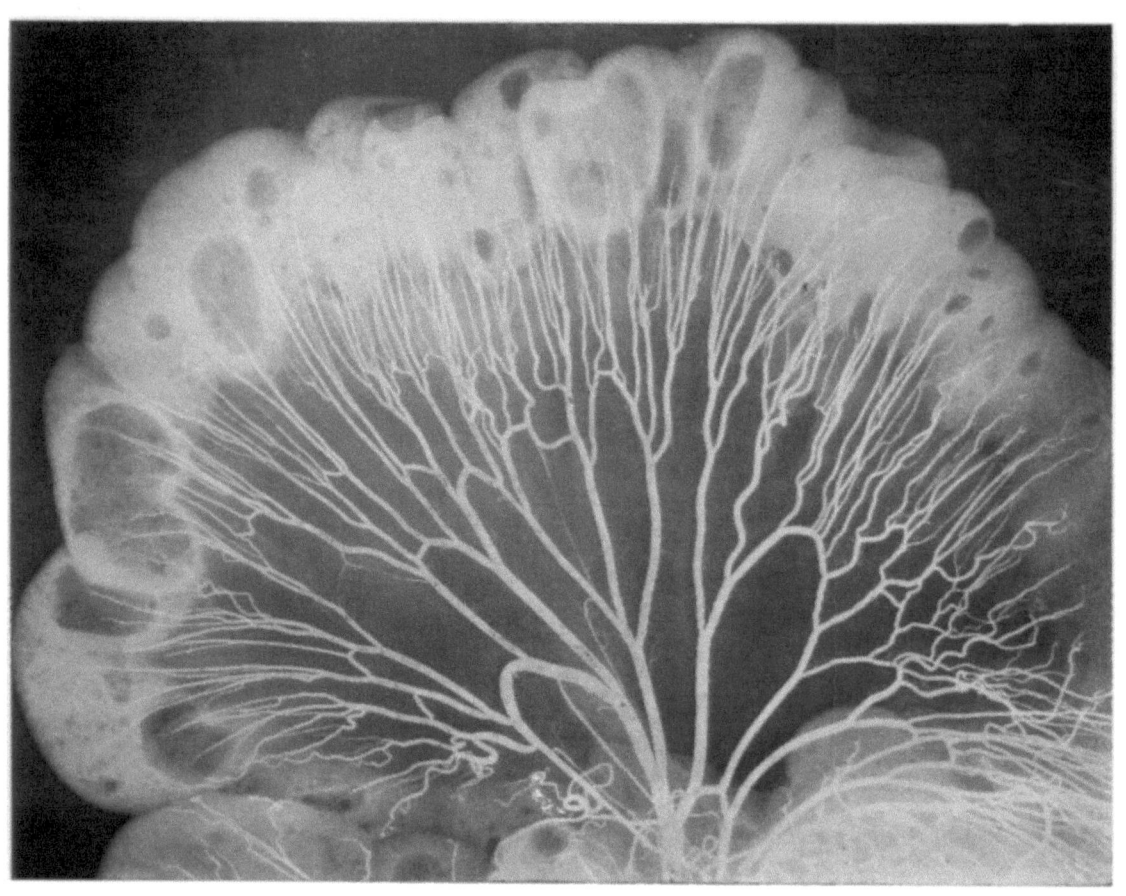
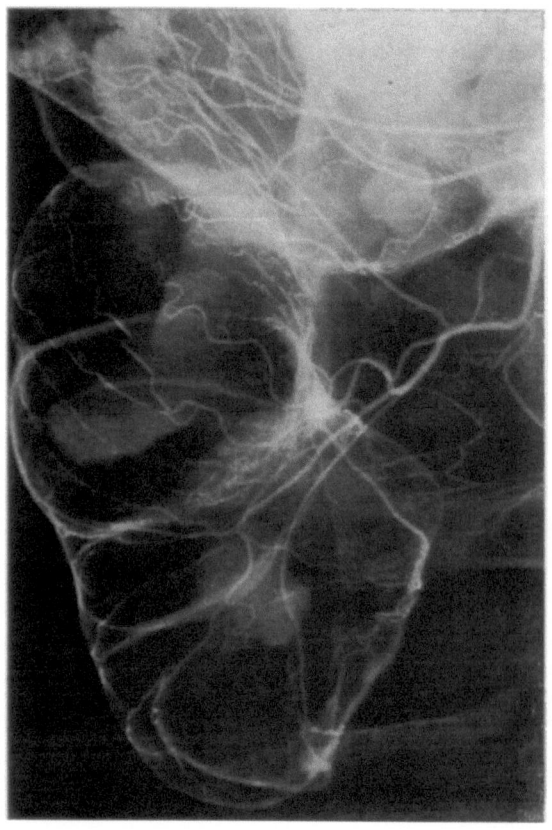
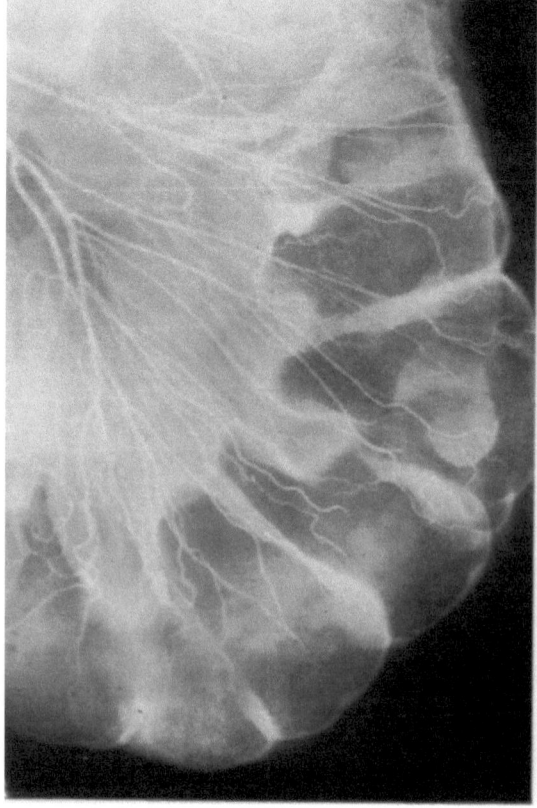

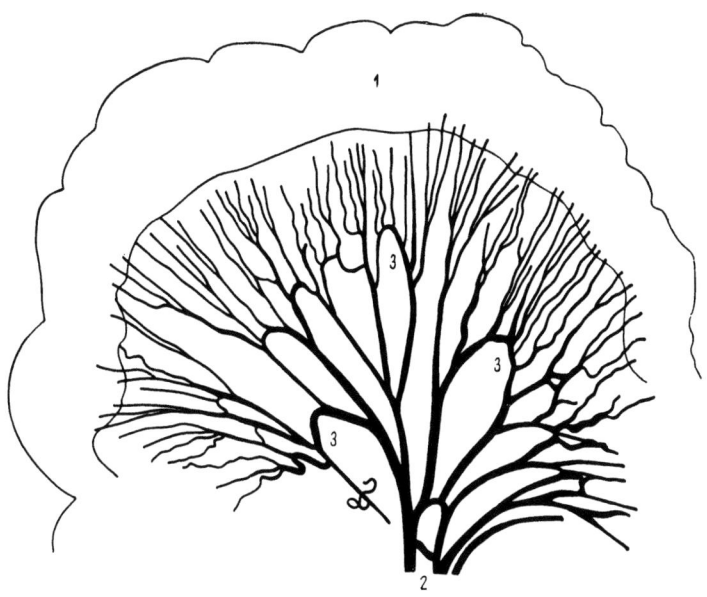

Abb. 159. Die Dünndarmarterien (Aa. jejunales). Praeparatio corporis mortui insecati. Exposition: anterior-posterior

1 Jejunum
2 Aa. jejunales
3 Arcus arteriarum

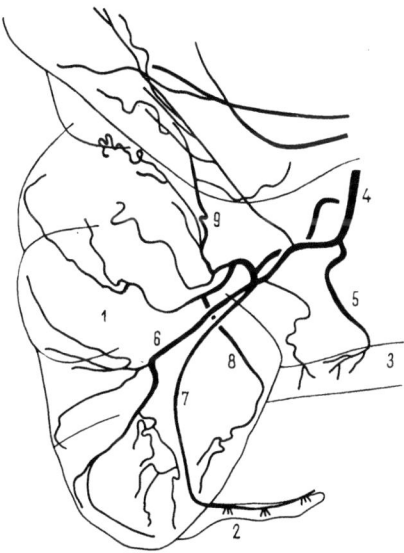

Abb. 160. Die Zäkumarterien (Aa. ileocolicae). Praeparatio corporis mortui insecati. Exposition: anterior-posterior

1 Cecum
2 Appendix vermiformis
3 Ileum
4 A. ileocolica
5 R. iliacus
6 A. cecalis anterior
7 A. appendicularis
8 A. cecalis posterior
9 A. ascendens

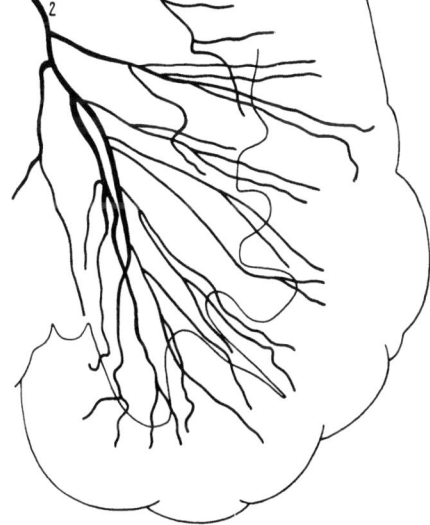

Abb. 161. Die Dickdarmarterien (Aa. colicae). Praeparatio corporis mortui insecati. Exposition: anterior-posterior

1 Colon ascendens
2 A. colica sinistra

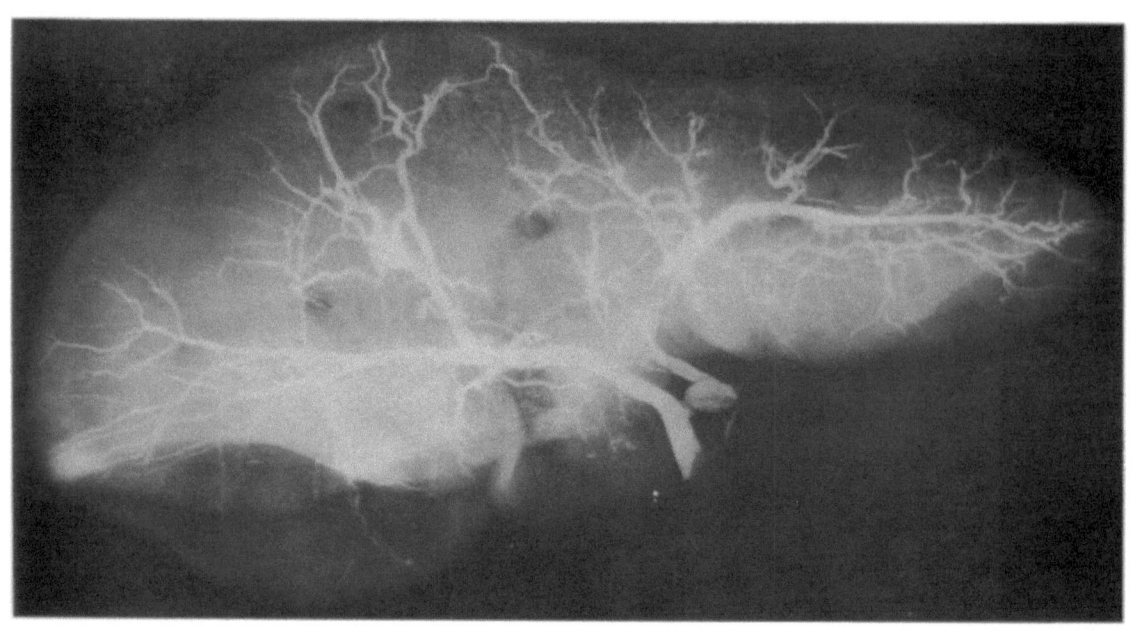

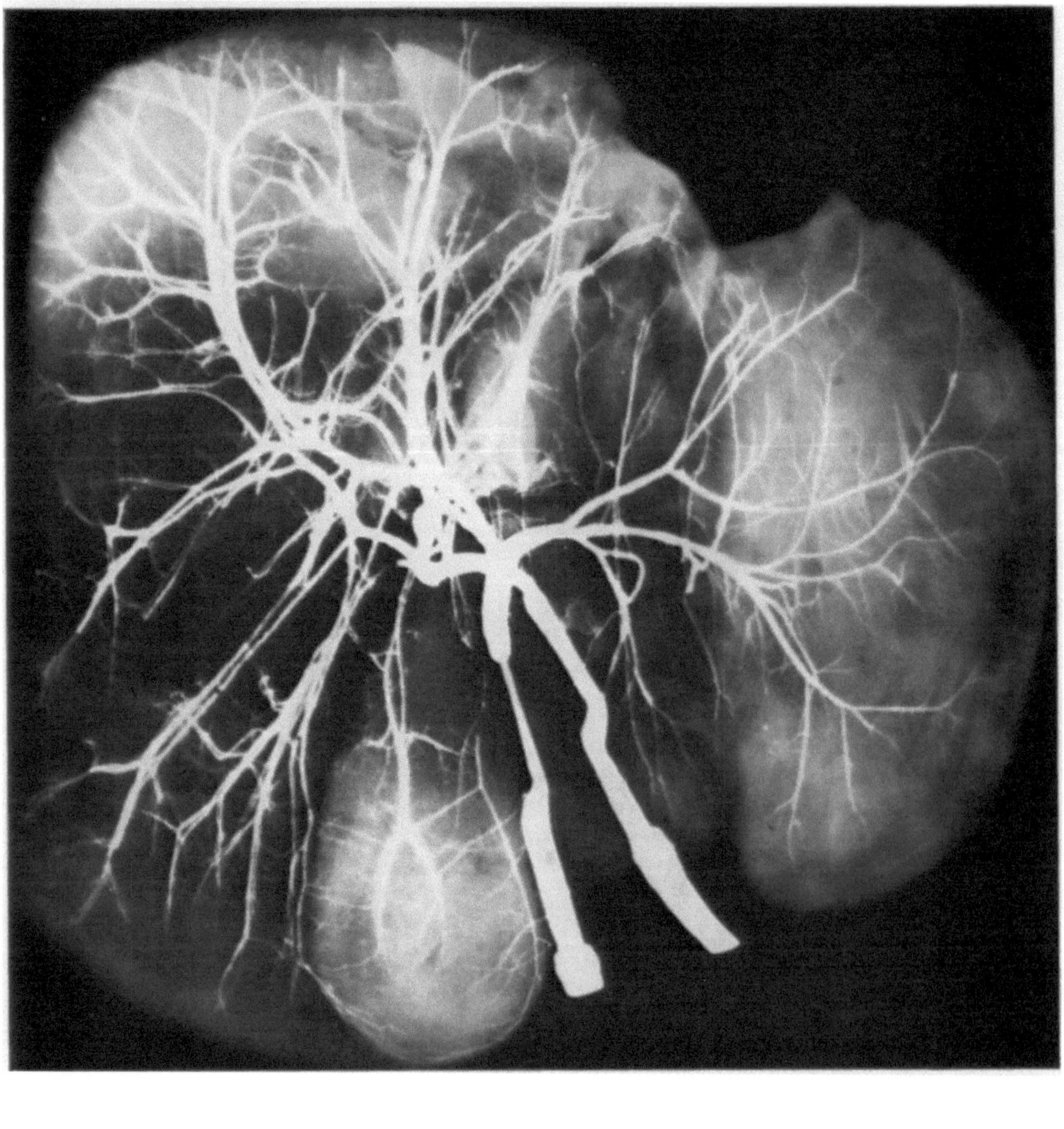

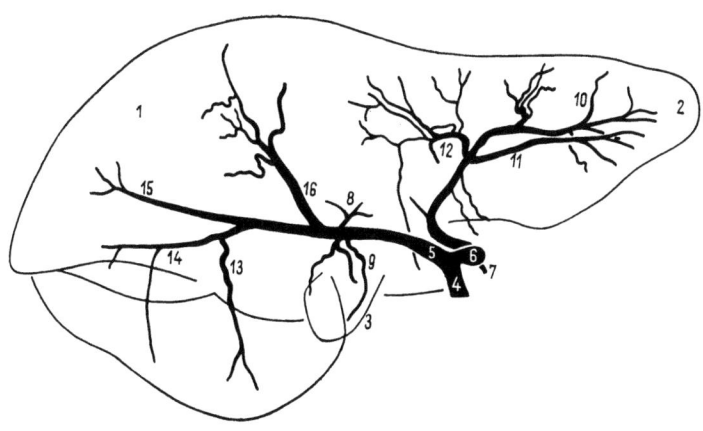

Abb. 162. Die A. hepatica propria und ihre Zweige, I (A. hepatica propria et rami). Praeparatio corporis mortui insecati. Exposition: anterior-posterior

1 Hepar, Lobus dexter
2 Lobus sinister
3 Vesica fellea
4 A. hepatica propria
5 R. dexter
6 R. sinister
7 A. hepatica accessoria sinistra
8 A. lobi caudati, A_1
9 A. cystica
10 A. segmenti lateralis superioris, A_2
11 A. segmenti lateralis inferioris, A_3
12 A. segmenti medialis, A_4
13 A. segmenti anterioris inferioris, A_5
14 A. segmenti posterioris inferioris, A_6
15 A. segmenti posterioris superioris, A_7
16 A. segmenti anterioris superioris, A_8

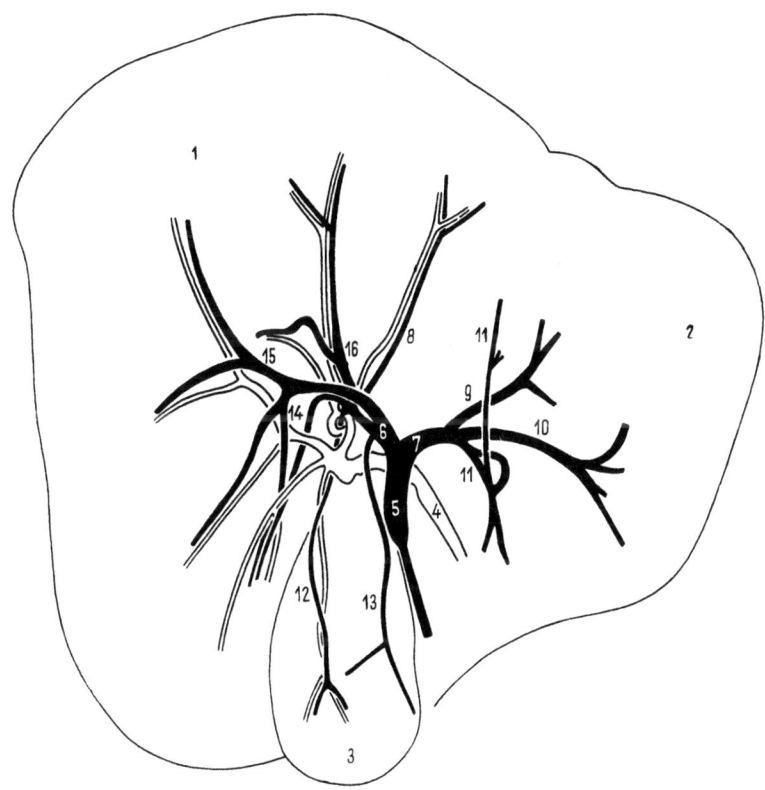

Abb. 163. Die A. hepatica propria und der Ductus hepaticus dexter mit ihren Zweigen (A. hepatica propria et rami, Ductus hepaticus dexter et rami). Praeparatio corporis mortui insecati. Exposition: kraniokaudal

1 Hepar, Lobus dexter
2 Lobus sinister
3 Vesica fellea
4 Ductus hepaticus dexter
5 A. hepatica propria
6 R. dexter
7 R. sinister
8 A. lobi caudati, A_1
9 A. segmenti lateralis superioris, A_2
10 A. segmenti lateralis inferioris, A_3
11 A. segmenti medialis, A_4
12 A. segmenti anterioris inferioris, A_5
13 A. cystica
14 A. segmenti posterioris inferioris, A_6
15 A. segmenti posterioris superioris, A_7
16 A. segmenti anterioris superioris, A_8

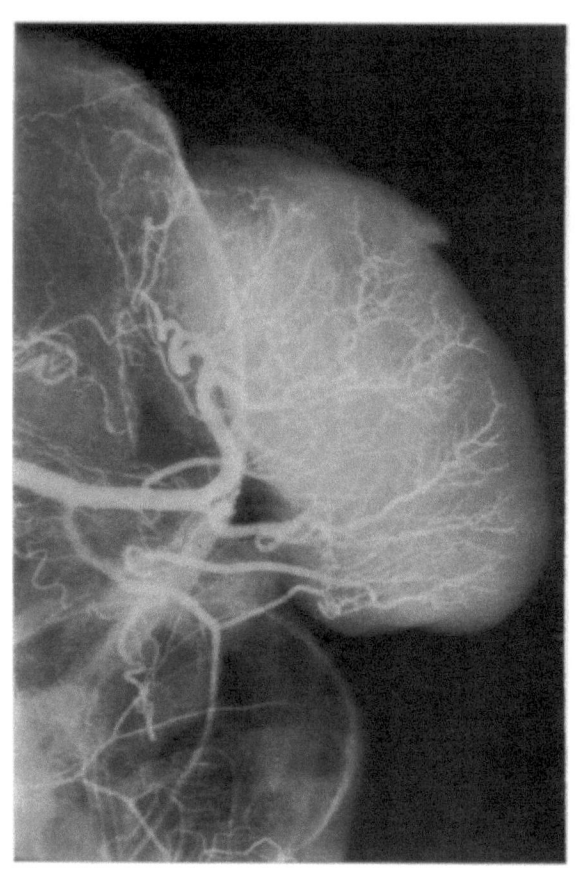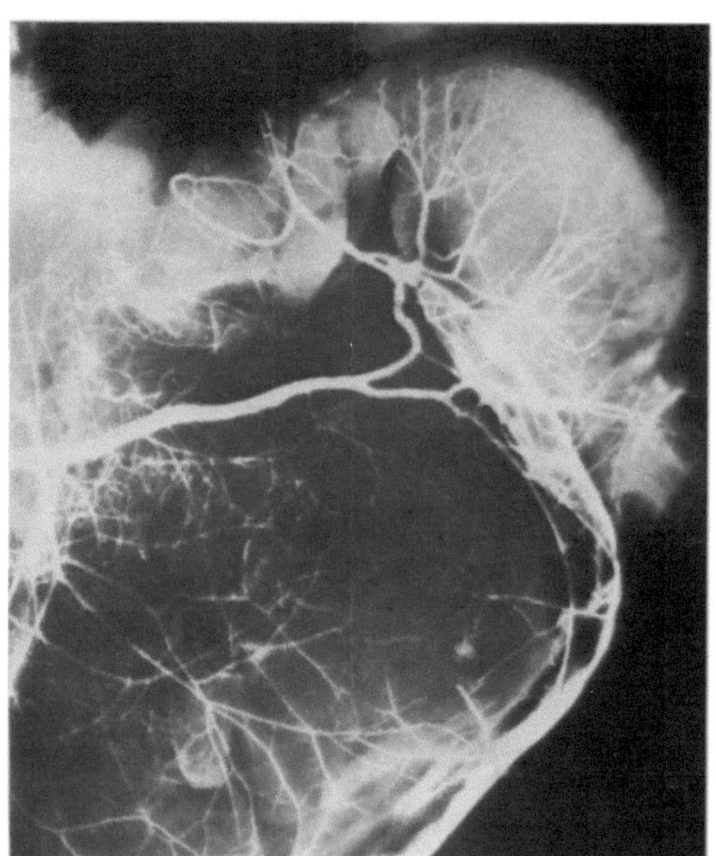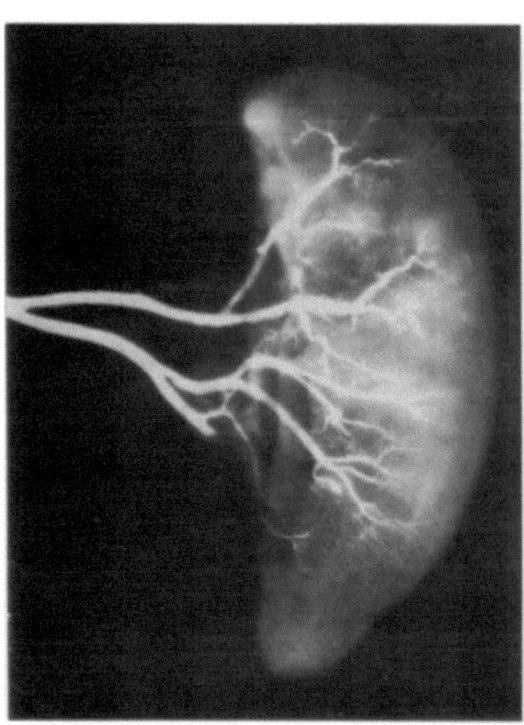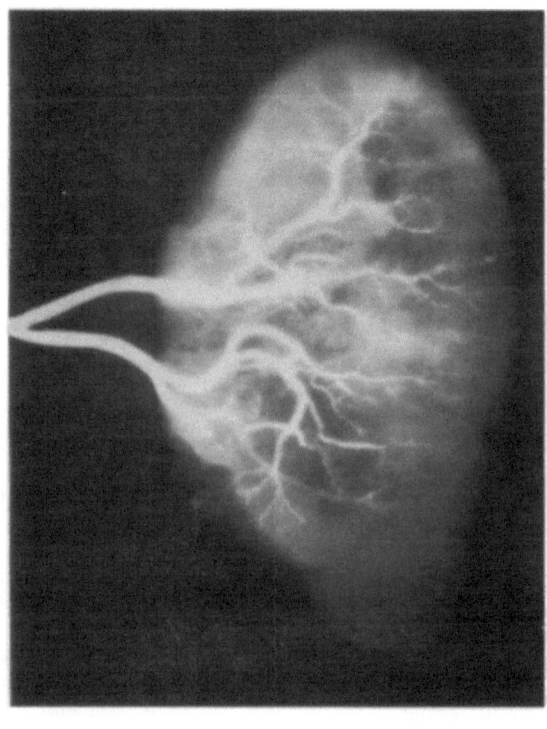

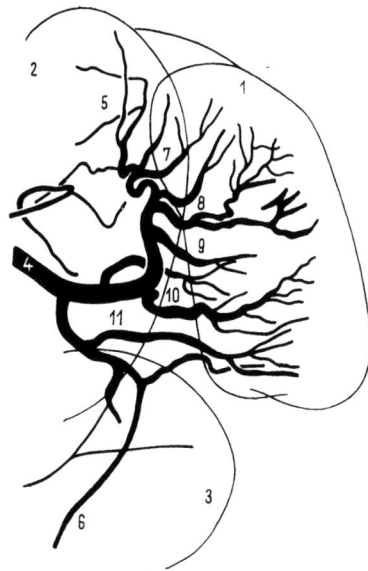
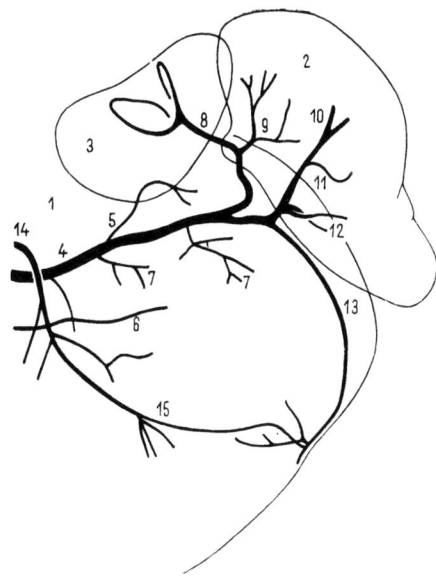

Abb. 164. Die A. lienalis und ihre Zweige (A. lienalis et rami). Praeparatio corporis mortui insecati. Exposition: anterior-posterior

1 Lien
2 Fundus ventriculi
3 Flexura coli sinistra
4 A. lienalis
5 Aa. gastricae breves
6 A. gastroepiploica sinistra
7 A. polaris superior, A_1
8 A. terminalis superior, A_2
9 A. terminalis media, A_3
10 A. terminalis inferior, A_4
11 A. polaris inferior, A_5

Abb. 165. Die A. lienalis und ihre Zweige; überzählige Milz (A. lienalis et rami; Lien succenturiatus; Aplasia arteriae terminalis mediae, A_3). Praeparatio corporis mortui insecati. Exposition: anterior-posterior

1 Fundus ventriculi
2 Lien
3 Lien succenturiatus
4 A. lienalis
5 Aa. gastricae breves
6 A. pancreatica dorsalis
7 Aa. caudae pancreatis
8 R. succenturiatus arteriae lienalis
9 A. polaris superior, A_1
10 A. terminalis superior, A_2
11 A. terminalis inferior, A_4
12 A. polaris inferior, A_5
13 A. gastroepiploica sinistra
14 A. gastrica sinistra
15 R. anastomoticus (A. gastrica — A. gastroepiploica sinistra)

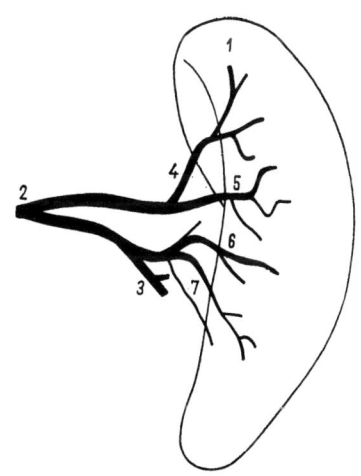
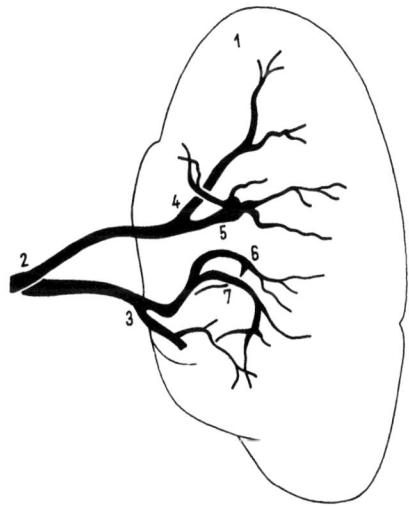

Abb. 166 und 167. Die Endzweige der Milzarterie (Rr. lienales; Aplasia arteriae terminalis mediae, A_3). Praeparatio corporis mortui insecati. Exposition: anterior-posterior (Abb. 166); dextrosinister (Abb. 167)

1 Lien
2 A. lienalis
3 A. gastroepiploica sinistra
4 A. polaris superior, A_1
5 A. terminalis superior, A_2
6 A. terminalis inferior, A_4
7 A. polaris inferior, A_5

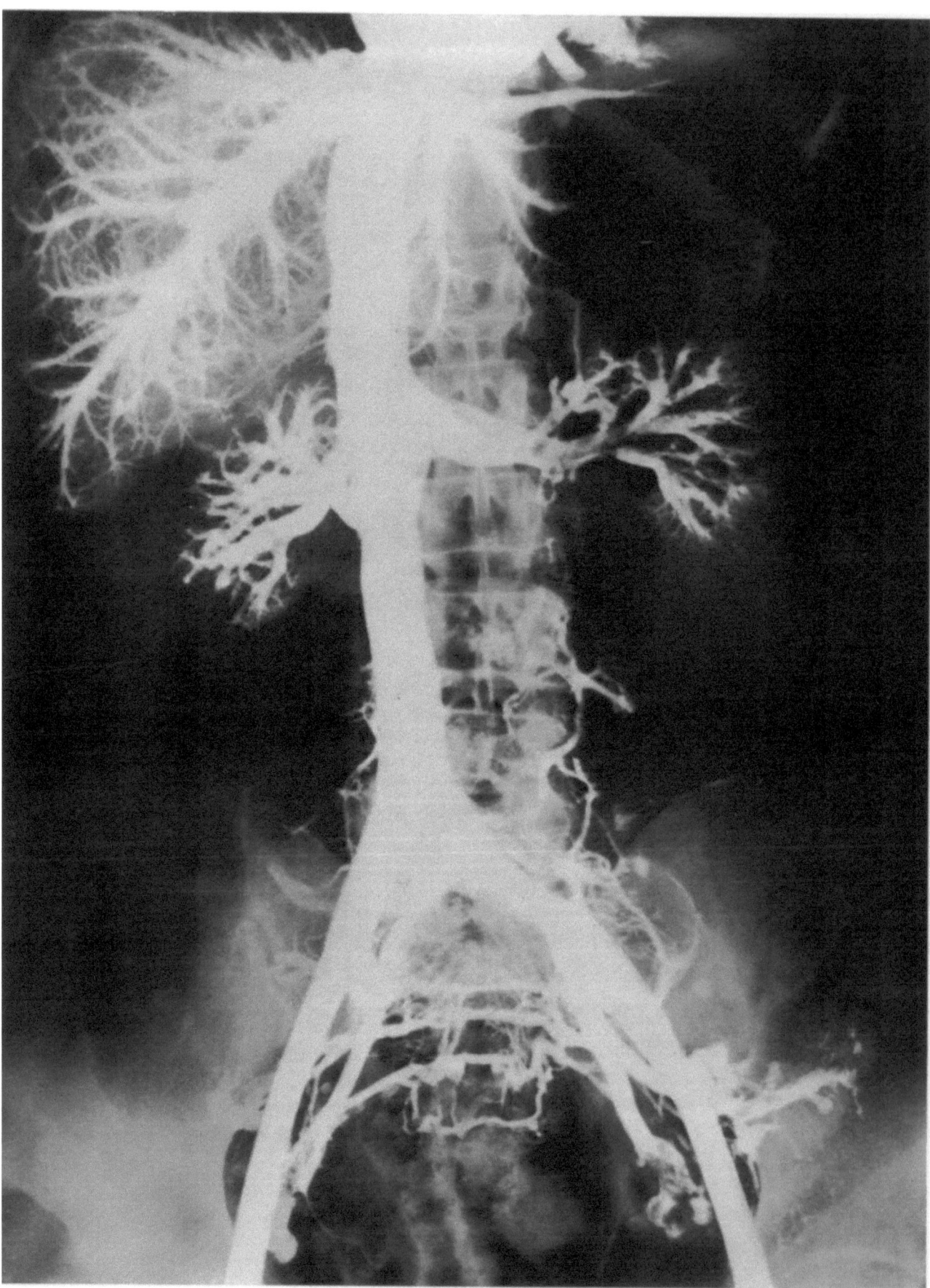

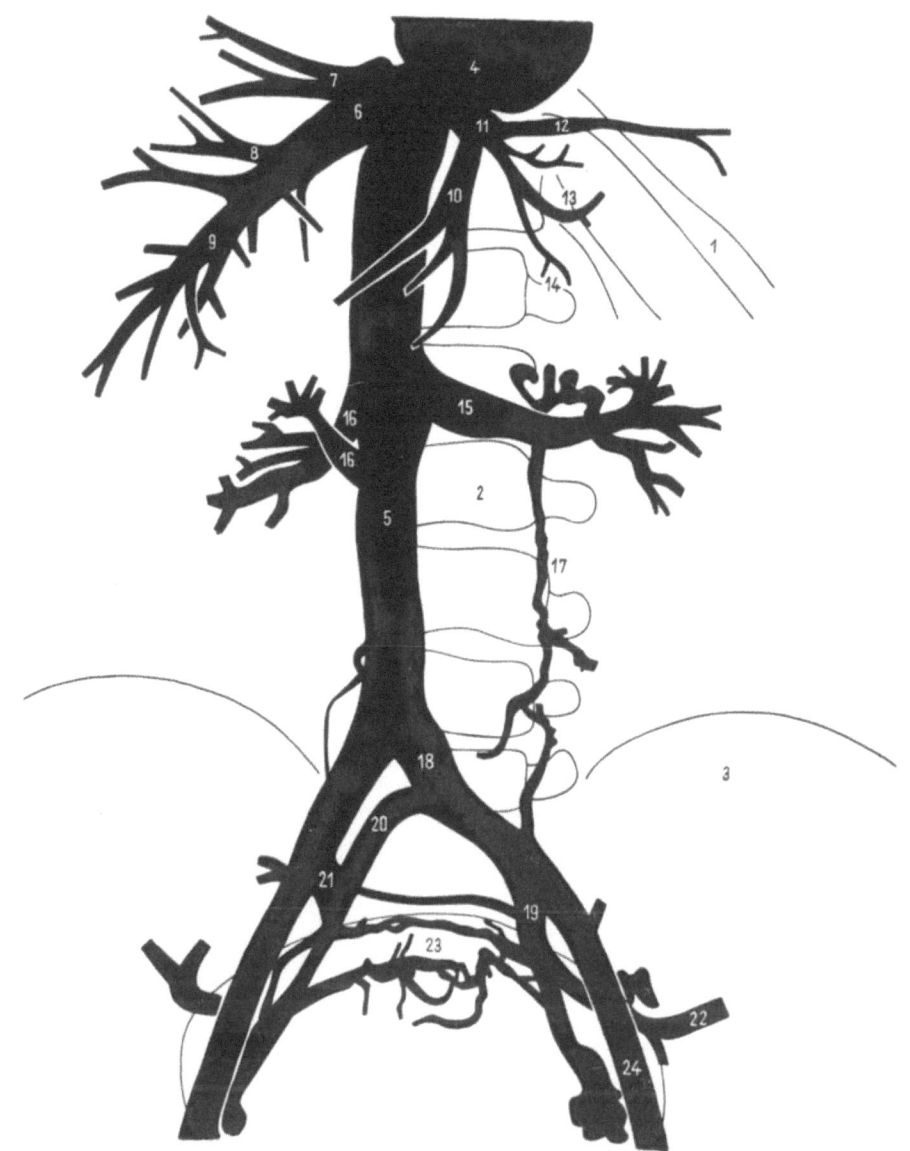

Abb. 168. Die V. cava inferior und ihre Zweige, I (V. cava inferior et rami).
Exposition: anterior-posterior

1 Costae
2 Vertebrae lumbales
3 Os ilium
4 Atrium dextrum
5 V. cava inferior
6 V. hepatica dextra
7 V. hepatica superior dextra
8 V. hepatica posterolateralis
9 V. hepatica posteroinferior
10 V. hepatica media
11 V. hepatica sinistra
12 V. hepatica superior sinistra
13 Radix superior
14 Radix inferior
15 V. renalis sinistra
16 Vv. renales dextrae
17 V. lumbalis ascendens
18 V. iliaca communis
19 V. iliaca interna sinistra
20 V. iliaca interna dextra (R. sinister)
21 V. iliaca interna dextra (R. dexter)
22 V. glutea superior
23 Plexus venosus sacralis
24 V. iliaca externa

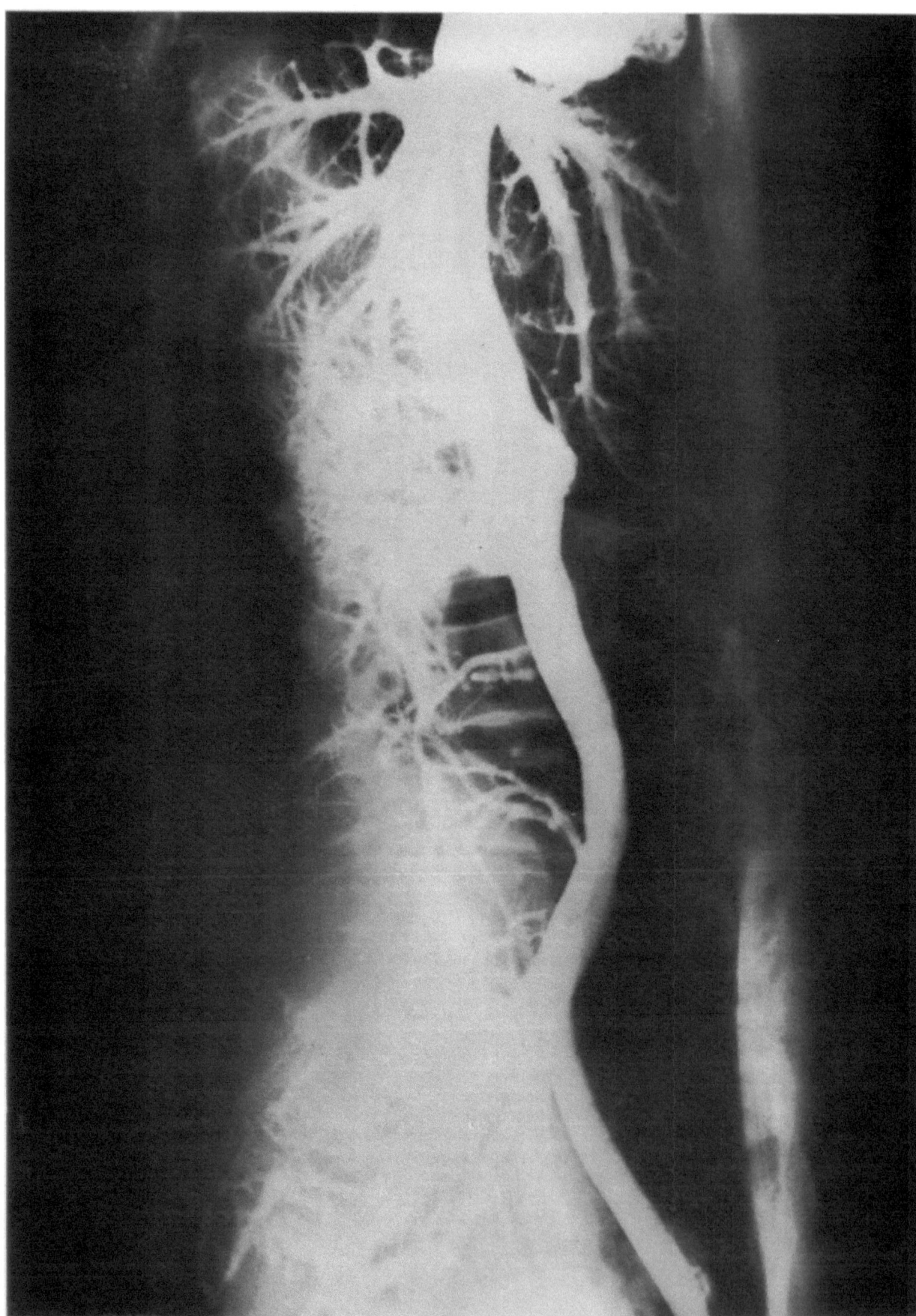

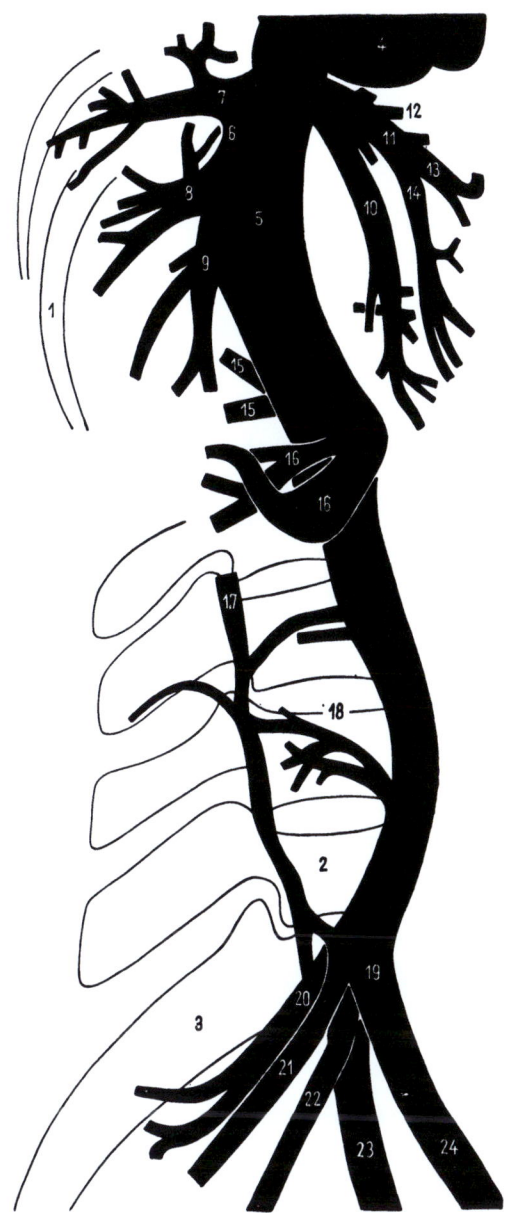

Abb. 169. Die V. cava inferior und ihre Zweige, II (V. cava inferior et rami).
Exposition: dextrosinister

1 Costae
2 Vertebrae lumbales
3 Os sacrum
4 Atrium dextrum
5 V. cava inferior
6 V. hepatica dextra
7 V. hepatica superior dextra
8 V. hepatica posterolateralis
9 V. hepatica posteroinferior
10 V. hepatica media
11 V. hepatica sinistra
12 V. hepatica superior sinistra
13 Radix superior
14 Radix inferior
15 V. renalis sinistra
16 Vv. renales dextrae
17 Plexus venosi vertebrales et V. lumbalis ascendens
18 Vv. lumbales
19 Vv. iliacae communes
20 V. iliaca interna sinistra
21 V. iliaca interna dextra (R. dexter)
22 V. iliaca interna dextra (R. sinister)
23 V. iliaca externa sinistra
24 V. iliaca externa dextra

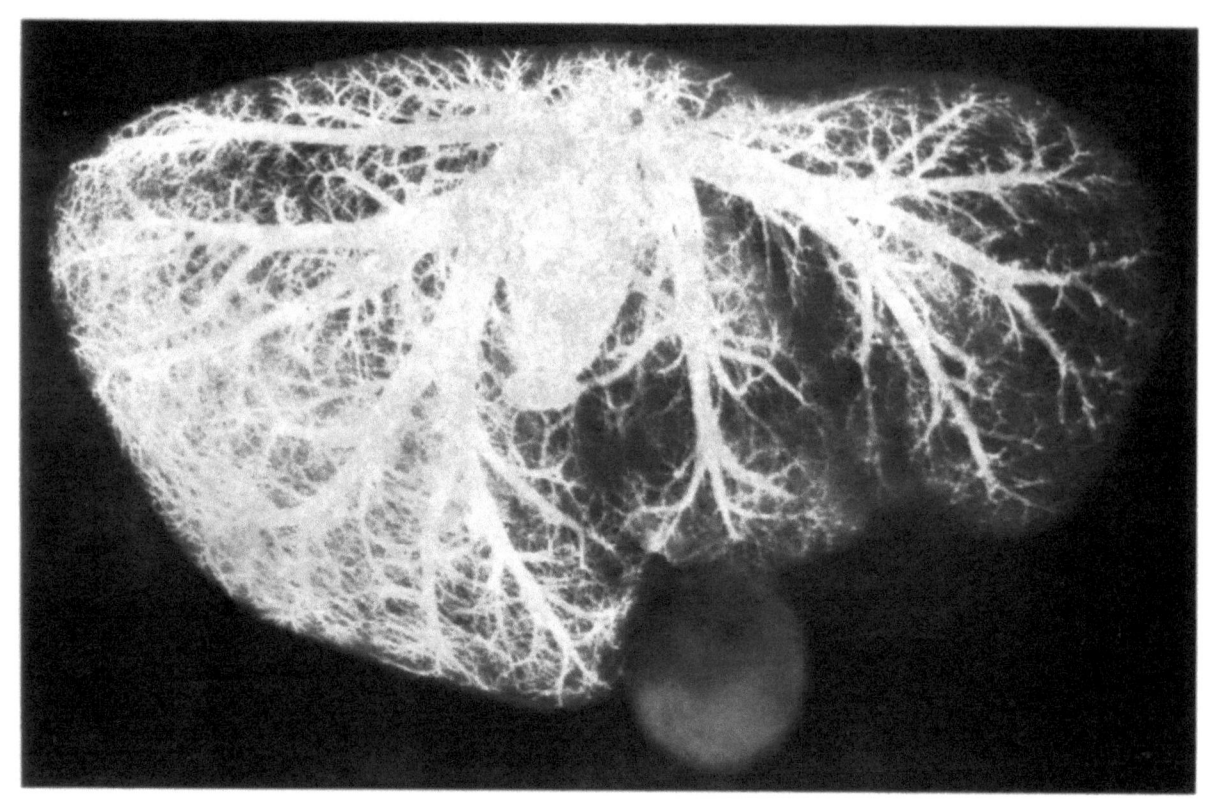

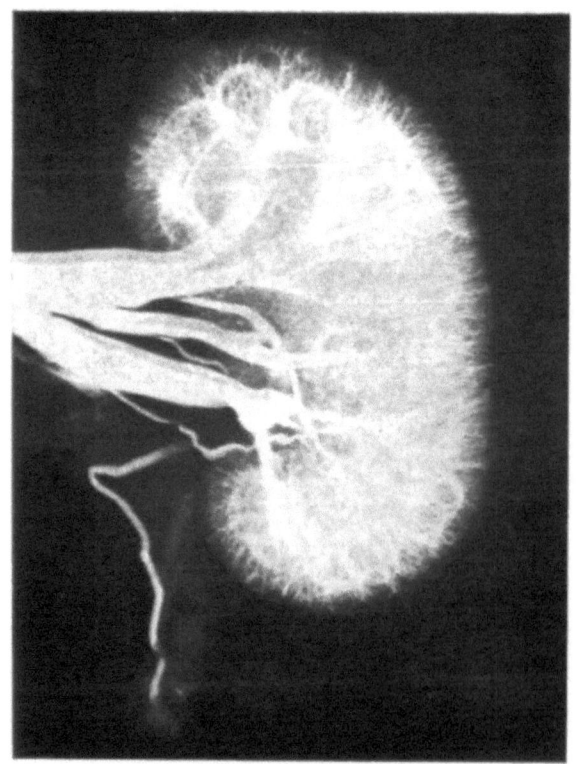

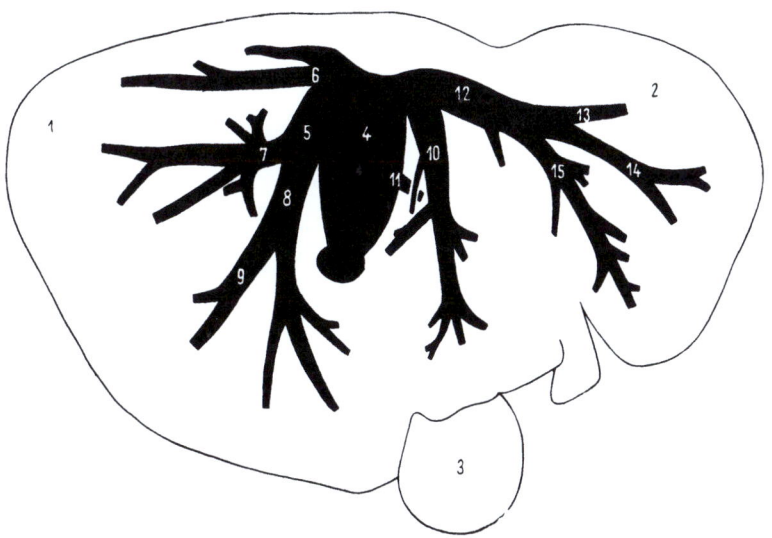

Abb. 170. Die Teilung der Vv. hepaticae in der Leber (Vv. hepaticae et rami). Praeparatio corporis mortui insecati. Exposition: kraniokaudal

1 Hepar, Lobus dexter
2 Lobus sinister
3 Vesica fellea
4 V. cava inferior
5 V. hepatica dextra
6 V. hepatica superior dextra
7 V. hepatica posterolateralis
8 V. hepatica postero-intermedia
9 V. hepatica postero-inferior
10 V. hepatica media
11 Vv. hepaticae caudatae
12 V. hepatica sinistra
13 V. hepatica superior sinistra
14 Radix superior
15 Radix inferior

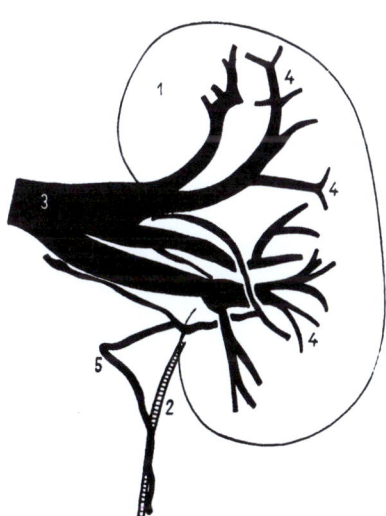

Abb. 171. Die V. renalis und ihre Zweige (V. renalis et rami). Praeparatio corporis mortui insecati. Exposition: anterior-posterior

1 Ren sinister
2 Ureter
3 V. renalis
4 Vv. interlobulares
5 V. pyeloureteralis sinistra

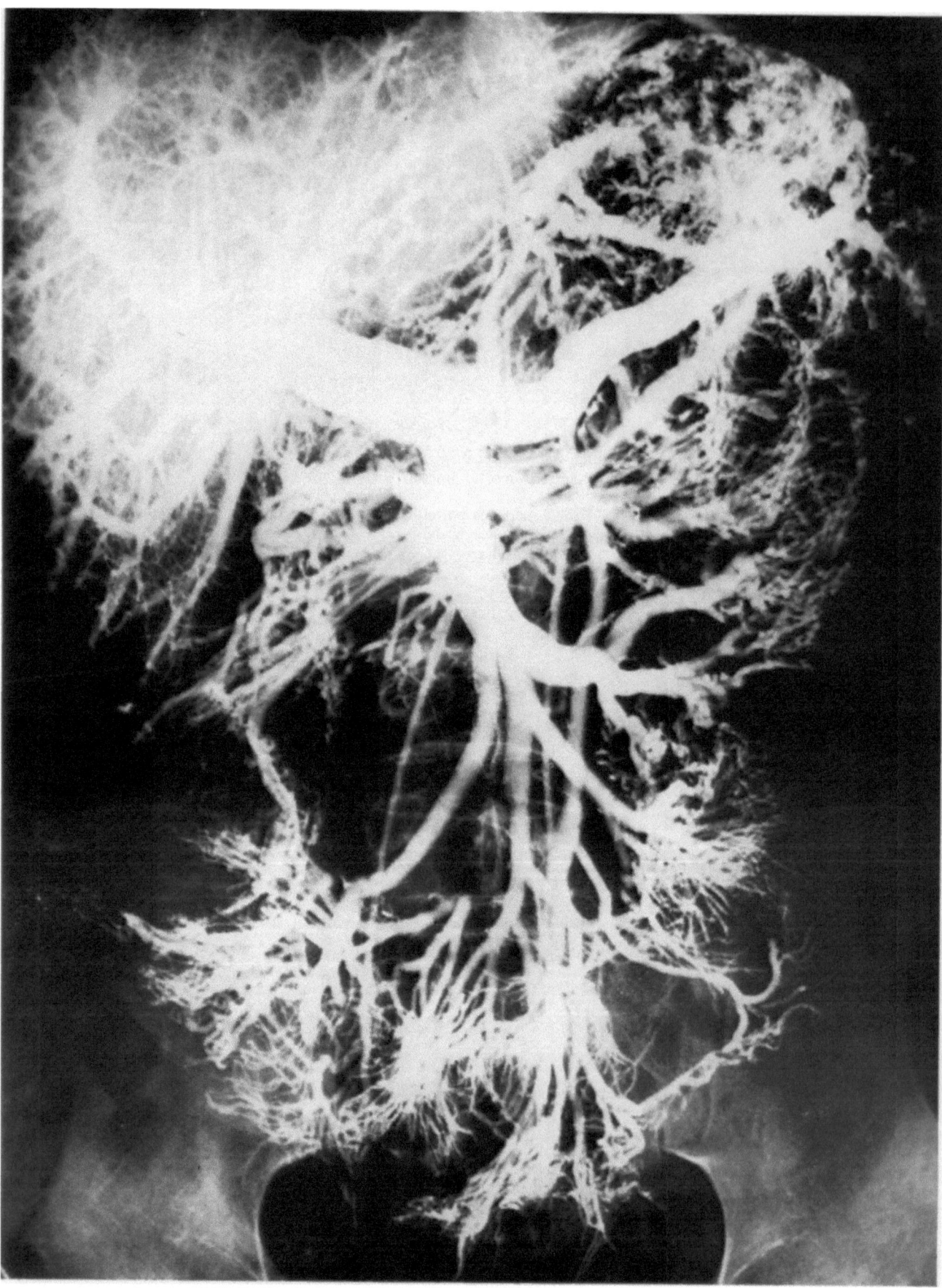

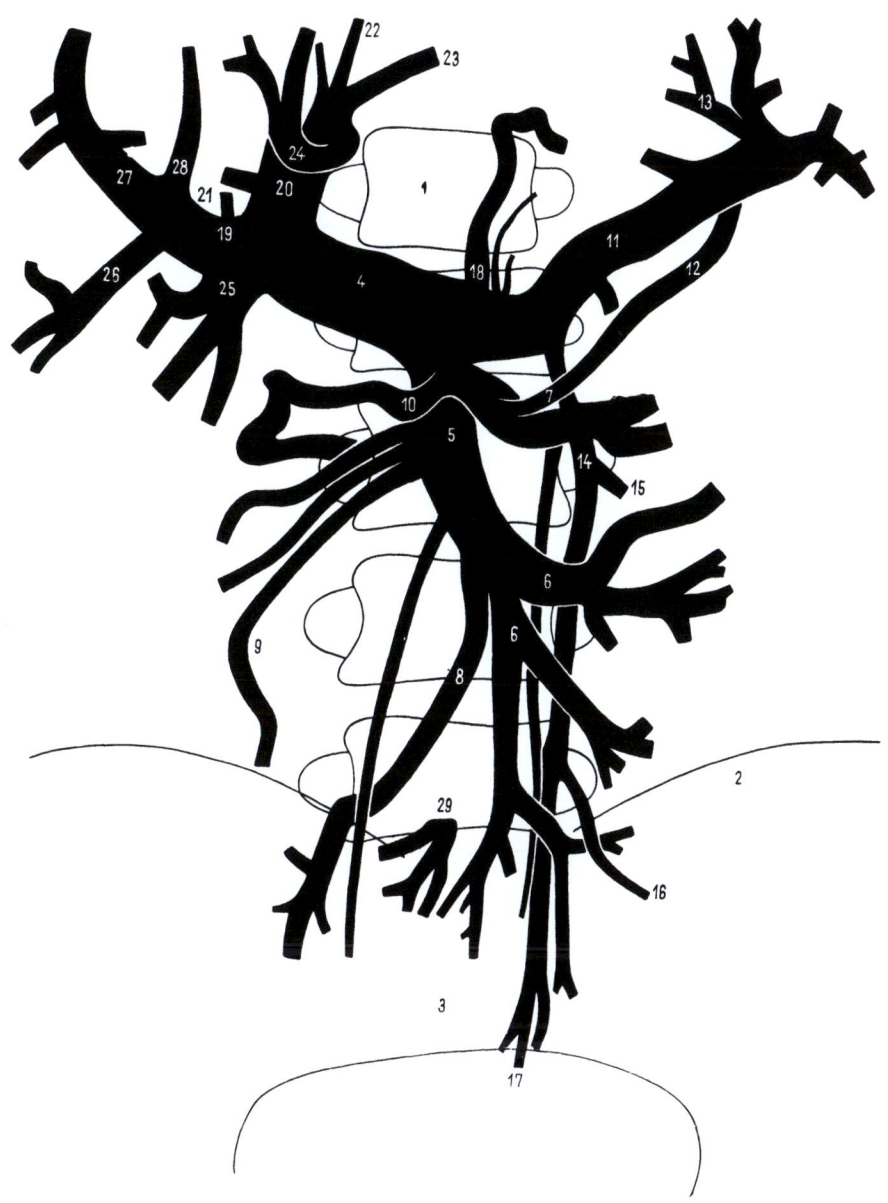

Abb. 172. Die V. portae und ihre Zweige, I (V. portae et rami). Exposition: anterior-posterior

1 Vertebrae lumbales
2 Ala ossis ilii
3 Os sacrum
4 V. portae
5 V. mesenterica superior
6 Vv. jejunales et ilei
7 V. gastroepiploica dextra
8 V. ileocolica
9 V. colica dextra
10 V. colica media
11 V. lienalis
12 V. gastroepiploica sinistra
13 Vv. gastricae breves
14 V. mesenterica inferior
15 V. colica sinistra
16 Vv. sigmoideae
17 Vv. rectales superiores
18 V. gastrica sinistra
19 R. dexter venae portae
20 R. sinister venae portae
21 Rr. caudati, V_1
22 R. superior sinister, V_2
23 R. inferior sinister, V_3
24 Pars transversa, V_4
25 R. anterior inferior, V_5
26 R. posterior inferior, V_6
27 R. posterior superior, V_7
28 R. anterior superior, V_8
29 Kanüle in einer V. jejunalis

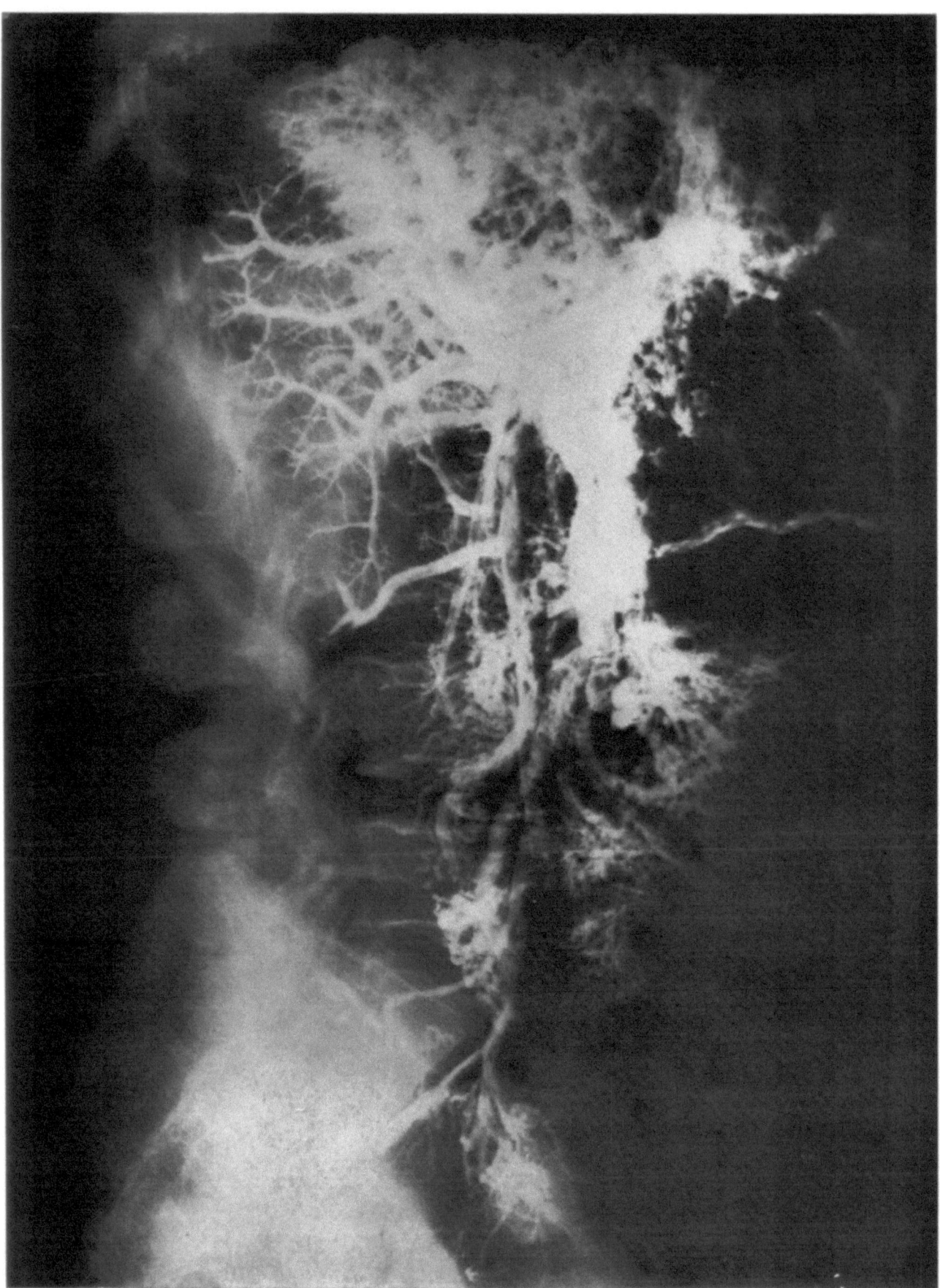

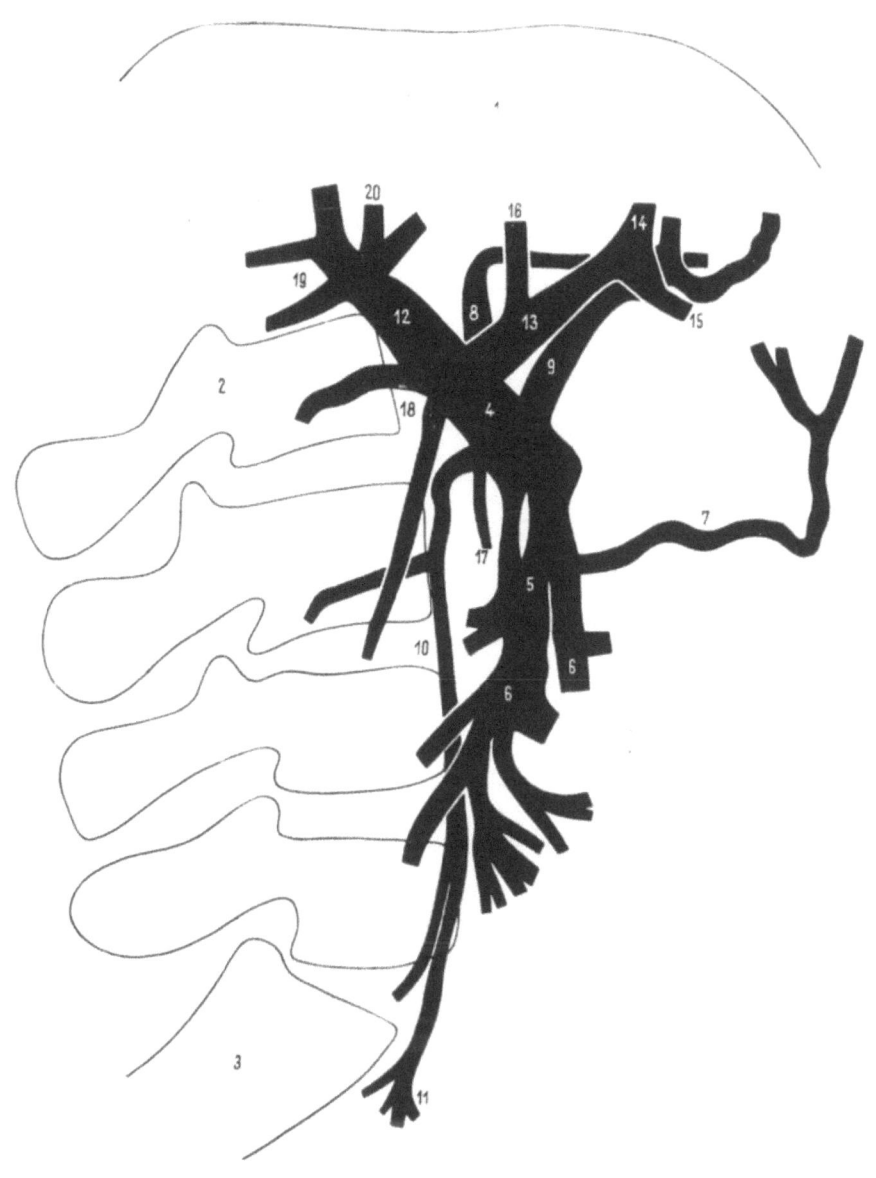

Abb. 173. Die V. portae und ihre Zweige, II (V. portae et rami). Exposition: dextrosinister

1 Diaphragma
2 Vertebrae lumbales
3 Os sacrum
4 V. portae
5 V. mesenterica superior
6 Vv. jejunales, Vv. ilei, V. ileocolica, V. colica dextra et media
7 V. gastroepiploica dextra
8 V. gastrica sinistra
9 V. lienalis
10 V. mesenterica inferior
11 V. rectalis superior
12 R. dexter venae portae
13 R. sinister venae portae
14 R. superior sinister, V_2
15 R. inferior sinister, V_3
16 Pars transversa, V_4
17 R. anterior inferior, V_5
18 R. posterior inferior, V_6
19 R. posterior superior, V_7
20 R. anterior superior, V_8

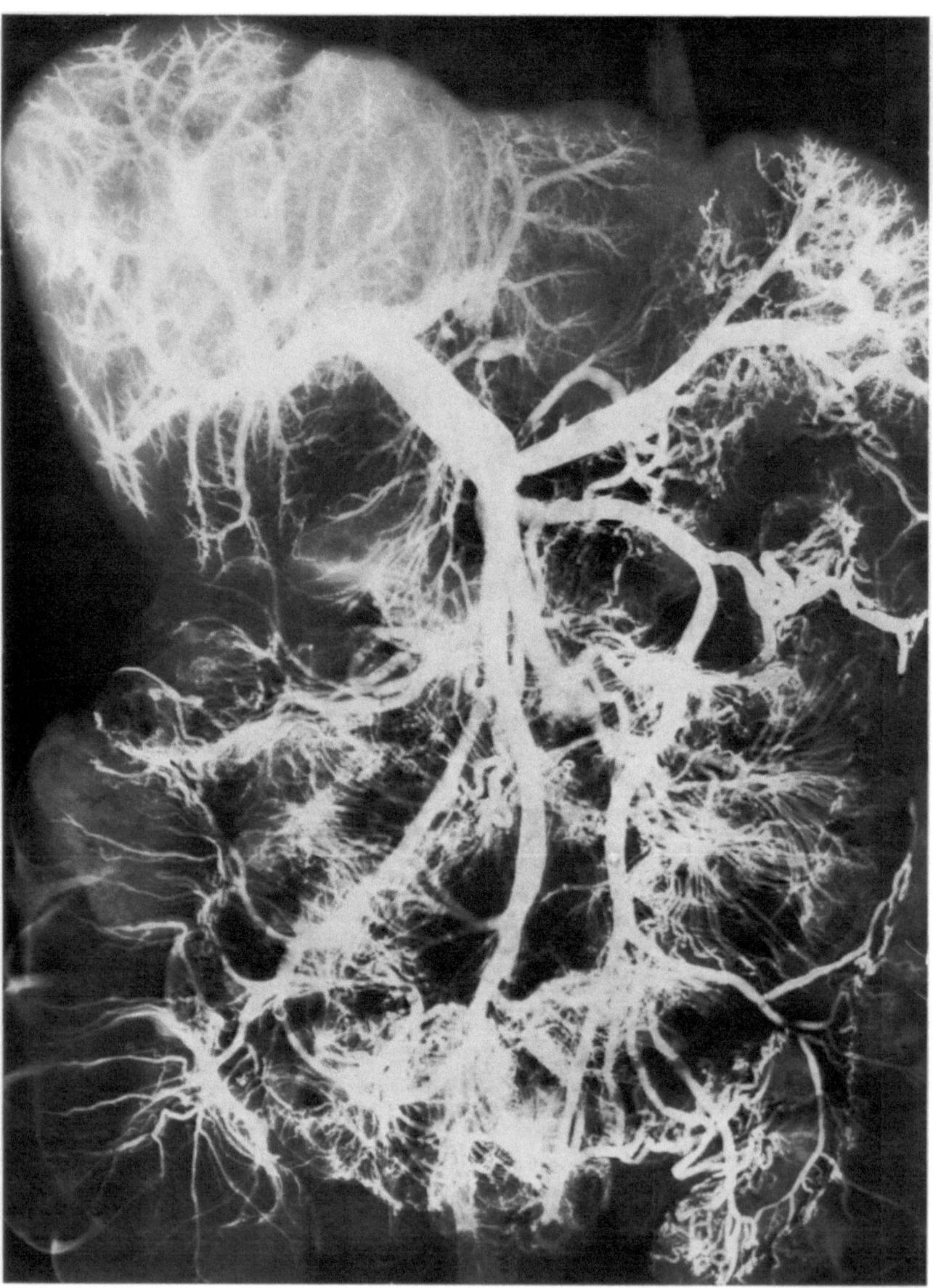

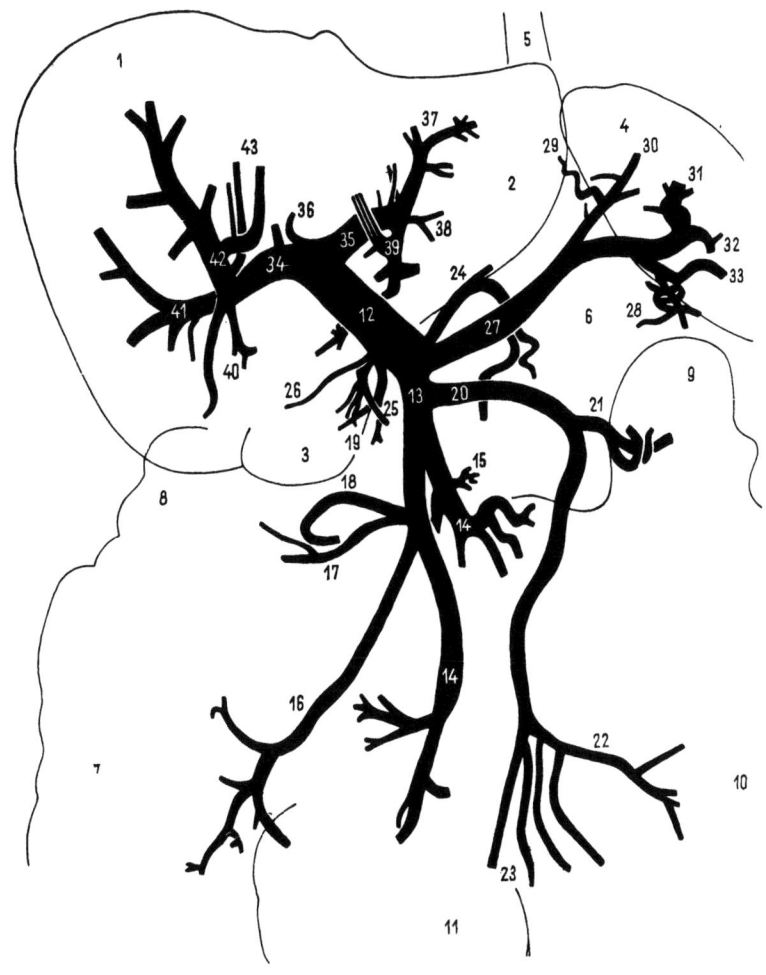

Abb. 174. Die V. portae und ihre Zweige, III (V. portae et rami, Aplasia rami terminalis medii, V_3). Praeparatio corporis mortui insecati. Exposition: anterior-posterior

1 Hepar, Lobus dexter
2 Lobus sinister
3 Vesica fellea
4 Lien
5 Esophagus
6 Ventriculus
7 Cecum
8 Flexura coli dextra
9 Flexura coli sinistra
10 Colon sigmoideum
11 Rectum
12 V. portae
13 V. mesenterica superior
14 Vv. jejunales et ilei
15 V. gastroepiploica dextra
16 V. ileocolica
17 V. colica dextra
18 V. colica media
19 Vv. pancreaticoduodenales
20 V. mesenterica inferior
21 V. colica sinistra
22 Vv. sigmoideae
23 Vv. rectales superiores
24 V. gastrica sinistra
25 V. gastrica dextra
26 V. cystica
27 V. lienalis
28 V. gastroepiploica sinistra
29 Vv. gastricae breves
30 V. polaris superior, V_1
31 R. terminalis superior, V_2
32 R. terminalis inferior, V_4
33 V. polaris inferior, V_5
34 R. dexter venae portae
35 R. sinister venae portae
36 Rr. caudati, V_1
37 R. superior, V_2
38 R. inferior, V_3
39 Pars transversa, V_4
40 R. anterior inferior, V_5
41 R. posterior inferior, V_6
42 R. posterior superior, V_7
43 R. anterior superior, V_8

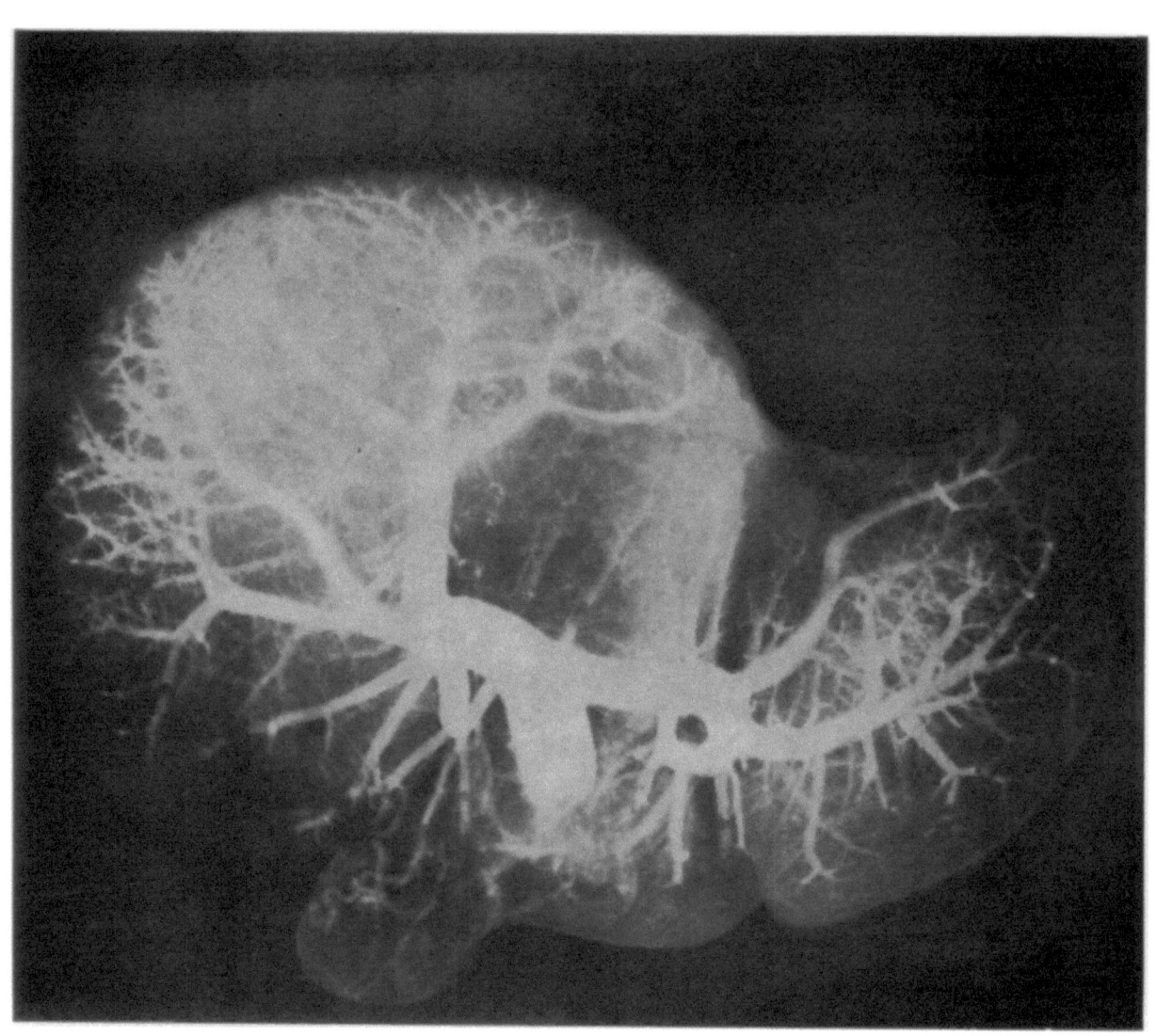

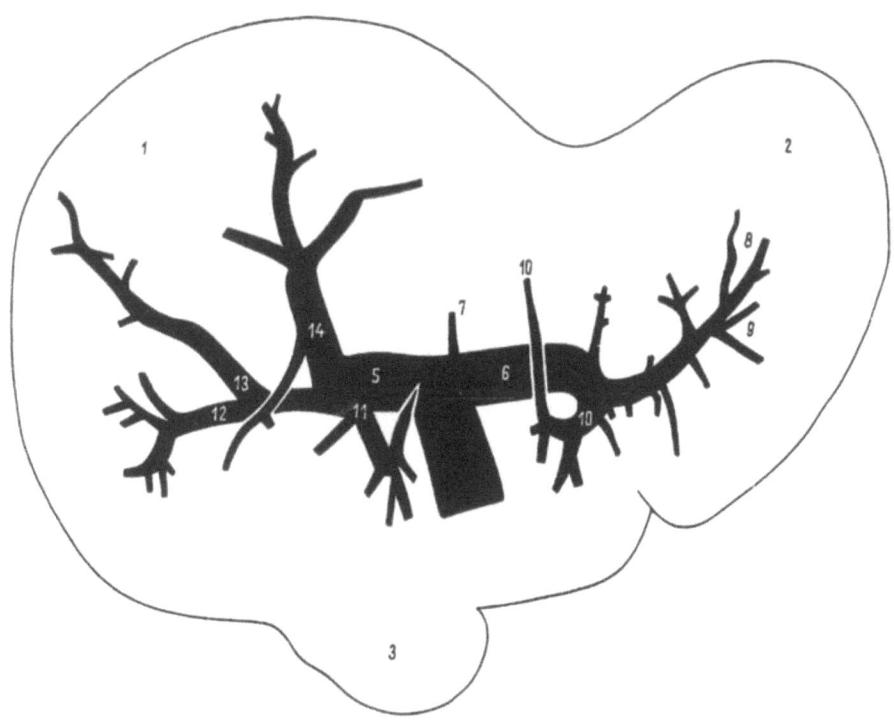

Abb. 175. Die efferenten Zweige der V. portae (Rr. efferentes venae portae). Praeparatio corporis mortui insecati. Exposition: kraniokaudal

1 Hepar, Lobus dexter
2 Lobus sinister
3 Vesica fellea
4 V. portae
5 R. dexter
6 R. sinister
7 Rr. caudati, V_1
8 R. superior, V_2
9 R. inferior, V_3
10 Pars transversa, V_4
11 R. anterior inferior, V_5
12 R. posterior inferior, V_6
13 R. posterior superior, V_7
14 R. anterior superior, V_8

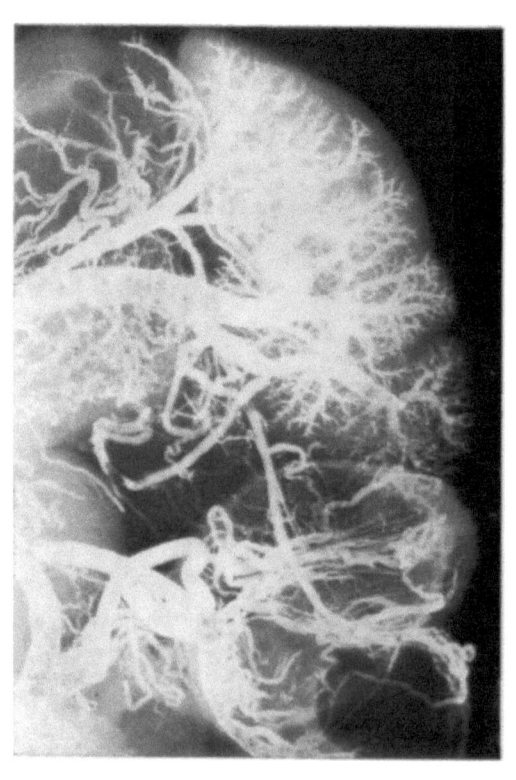
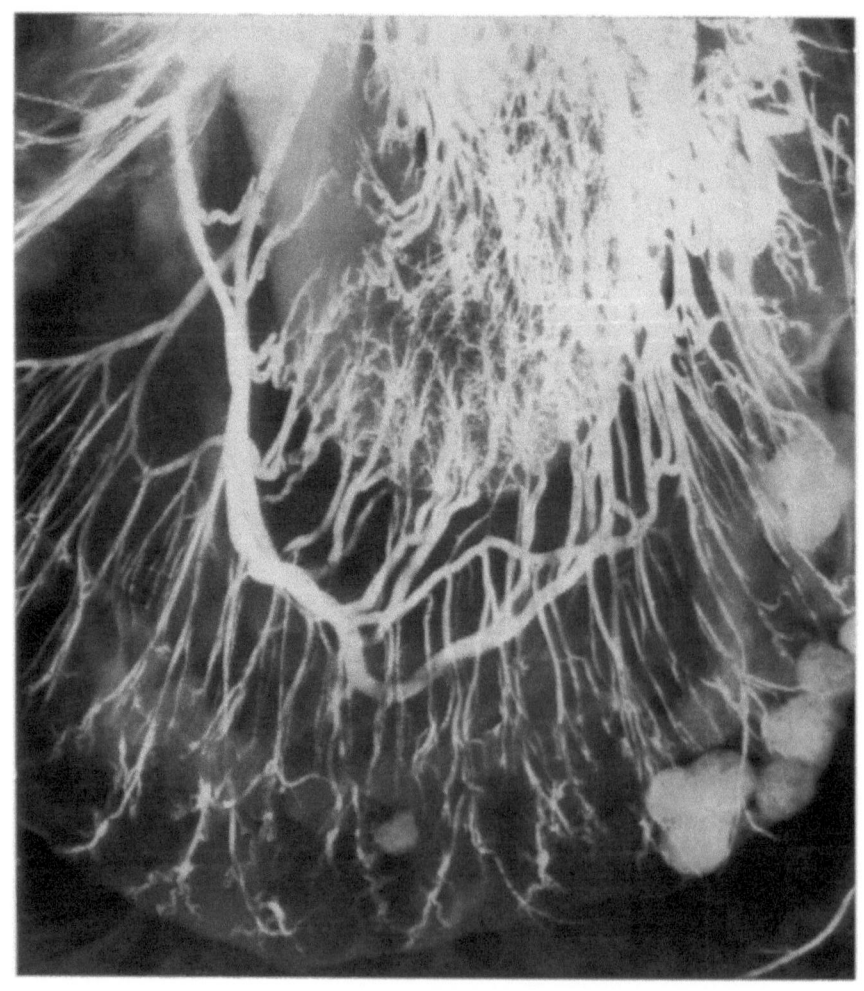

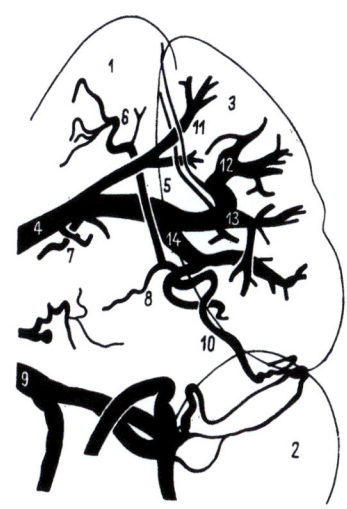

Abb. 176. Die V. lienalis und ihre Zweige (V. lienalis et rami). Praeparatio corporis mortui insecati. Exposition: anterior-posterior

1 Ventriculus
2 Flexura coli sinistra
3 Lien
4 V. lienalis
5 V. perilienalis
6 Vv. gastricae breves
7 Vv. pancreaticae
8 V. gastroepiploica sinistra
9 V. colica media
10 R. anastomoticus (V. lienalis — V. colica media)
11 V. polaris superior, V_1
12 R. terminalis superior, V_2
13 R. terminalis medius, V_3
14 R. terminalis inferior, V_4

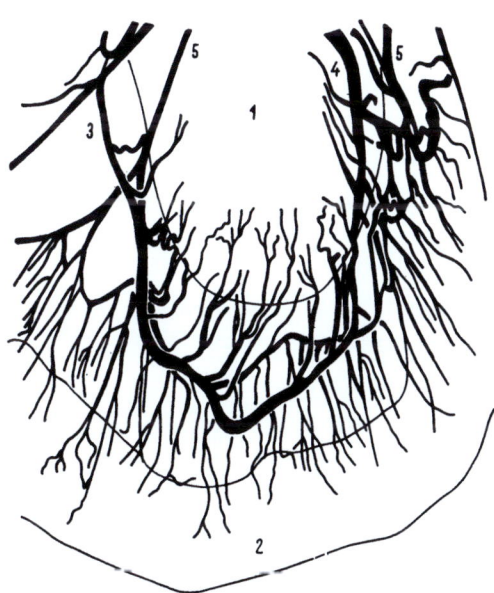

Abb. 177. Die Venen des Magens und des Colon transversum (Vv. gastricae et coli transversi). Praeparatio corporis mortui insecati. Exposition: anterior-posterior

1 Ventriculus
2 Colon transversum
3 V. gastroepiploica dextra
4 V. gastroepiploica sinistra
5 V. colica media

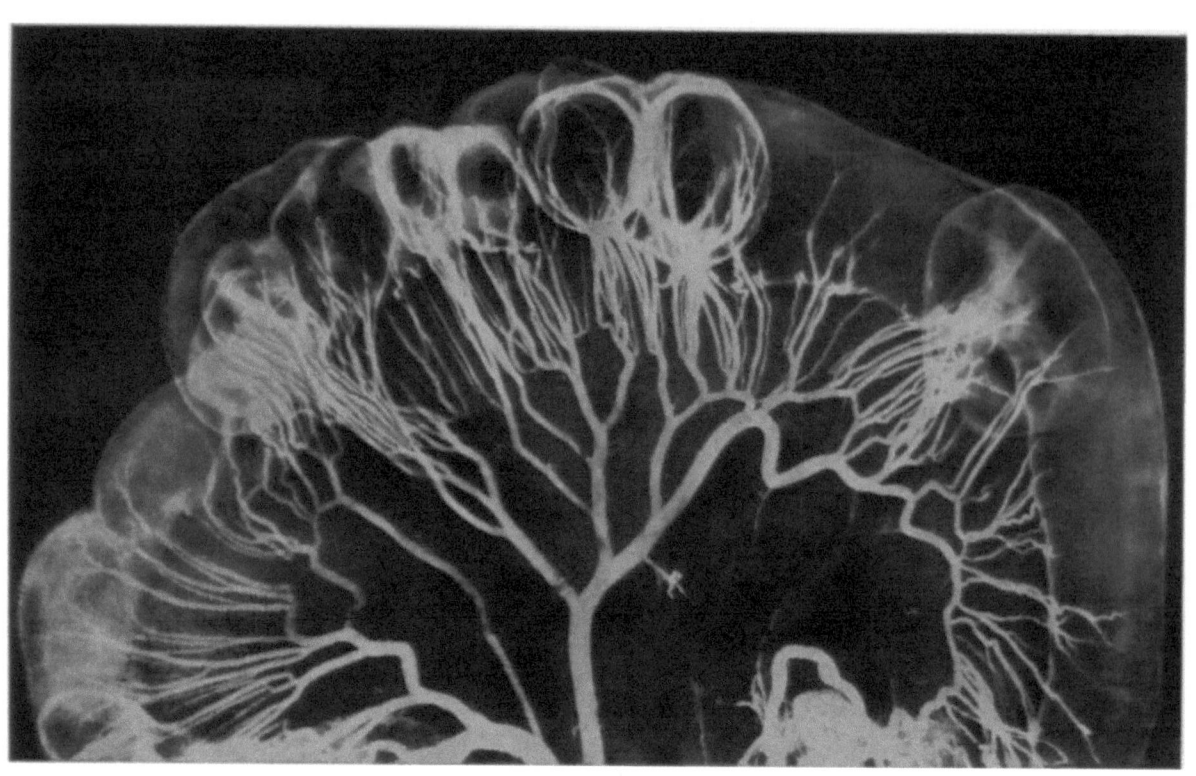
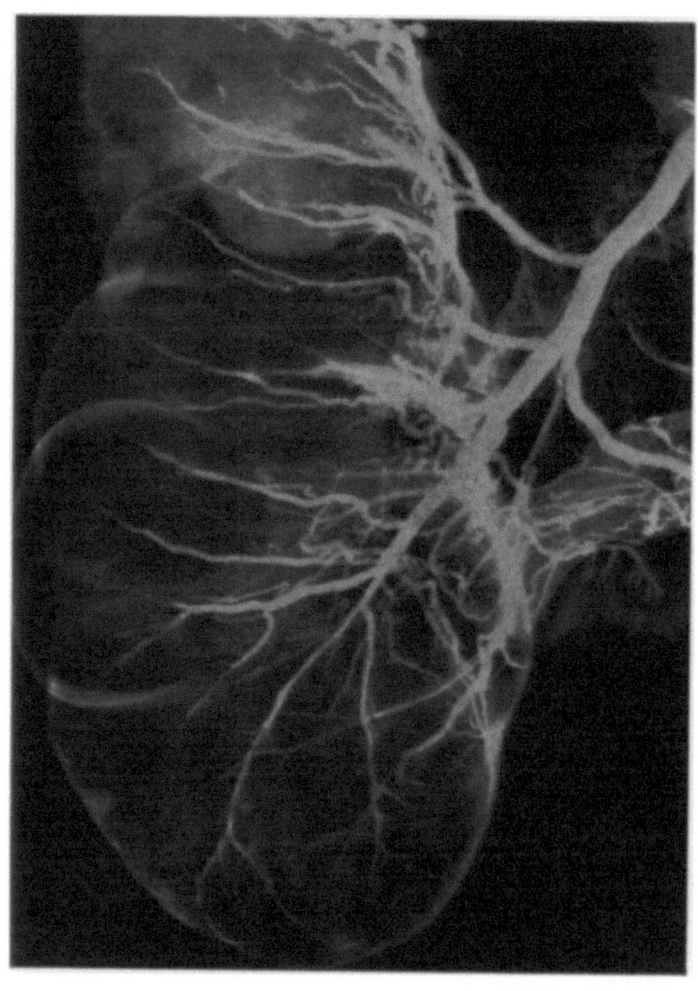

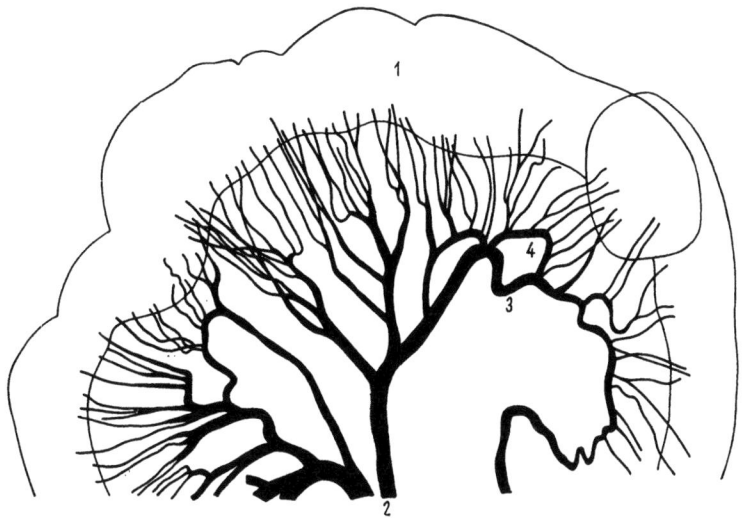

Abb. 178. Die Dünndarmvenen (Vv. jejunales). Praeparatio corporis mortui insecati. Exposition: anterior-posterior

1 Jejunum	*3* Arcus venosus I
2 Vv. jejunales	*4* Arcus venosus II

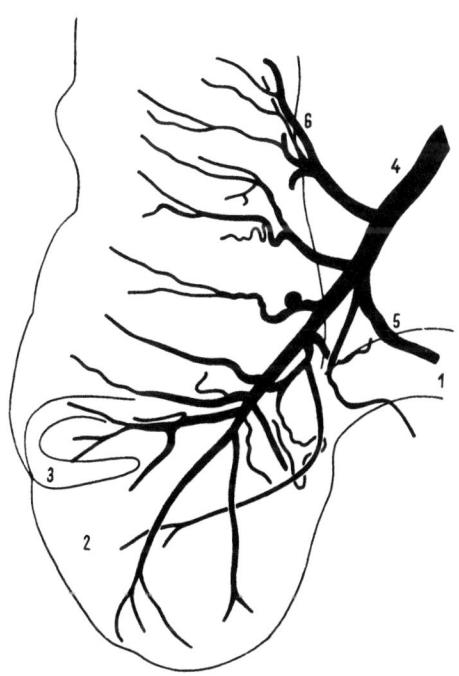

Abb. 179. Die Zäkumvenen (V. ileocolica et rami). Praeparatio corporis mortui insecati. Exposition: anterior-posterior

1 Ileum
2 Cecum
3 Appendix vermiformis
4 V. ileocolica
5 R. anastomoticus (V. ileocolica — Vv. ilei)
6 R. anastomoticus (V. ileocolica — V. colica dextra)

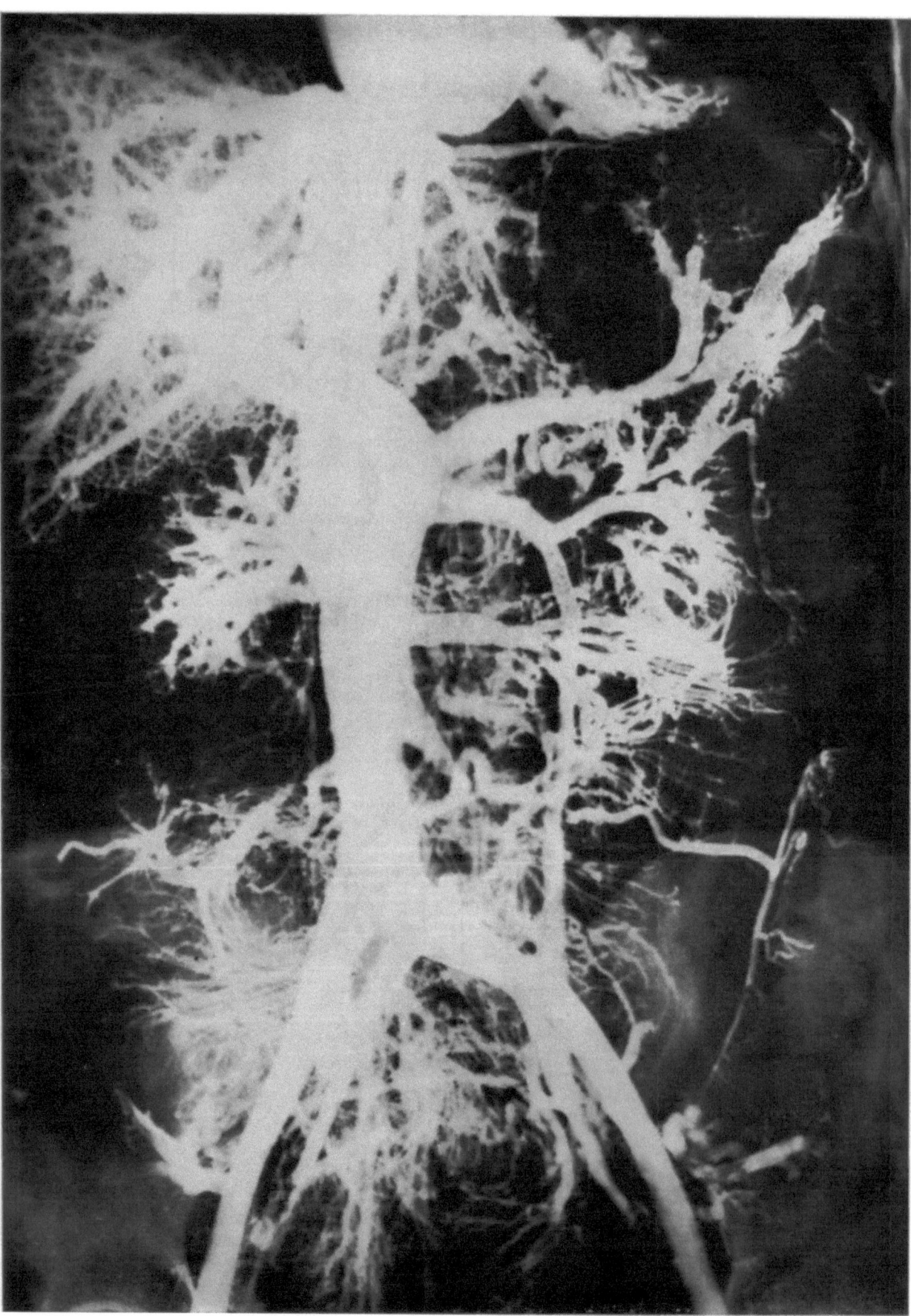

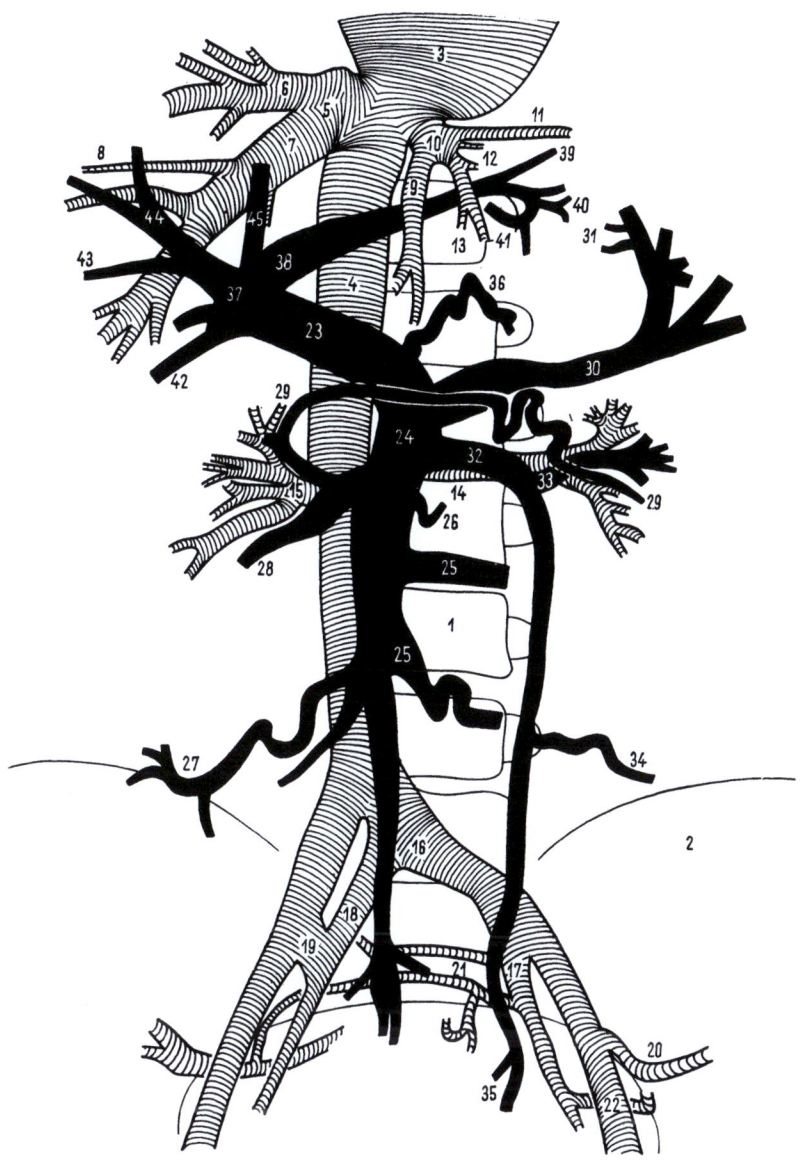

Abb. 180. Die V. cava inferior, V. portae und ihre Zweige, I (V. cava inferior, V. portae et rami). Exposition: anterior-posterior

1 Vertebrae lumbales
2 Ala ossis ilii
3 Atrium dextrum
4 V. cava inferior
5 V. hepatica dextra
6 V. hepatica superior dextra
7 V. hepatica posterolateralis
8 V. hepatica posterointermedia
9 V. hepatica media
10 V. hepatica sinistra
11 V. hepatica superior sinistra
12 Radix superior
13 Radix inferior
14 V. renalis sinistra
15 V. renalis dextra
16 V. iliaca communis
17 V. iliaca interna sinistra
18 V. iliaca interna dextra, R· sinister
19 V. iliaca interna dextra, R. dexter
20 V. glutea superior
21 Plexus venosus sacralis
22 V. iliaca externa
23 V. portae
24 V. mesenterica superior
25 Vv. jejunales et ilei
26 V. gastroepiploica dextra
27 V. ileocolica
28 V. colica dextra
29 V. colica media
30 V. lienalis
31 Vv. gastricae breves
32 V. mesenterica inferior
33 V. colica sinistra
34 V. sigmoidea
35 Vv. rectales superiores
36 V. gastrica sinistra
37 R. dexter venae portae
38 R. sinister venae portae
39 R. superior, V_2
40 R. inferior, V_3
41 Pars transversa, V_4
42 R. anterior inferior, V_5
43 R. posterior inferior, V_6
44 R. posterior superior, V_7
45 R. anterior superior, V_8

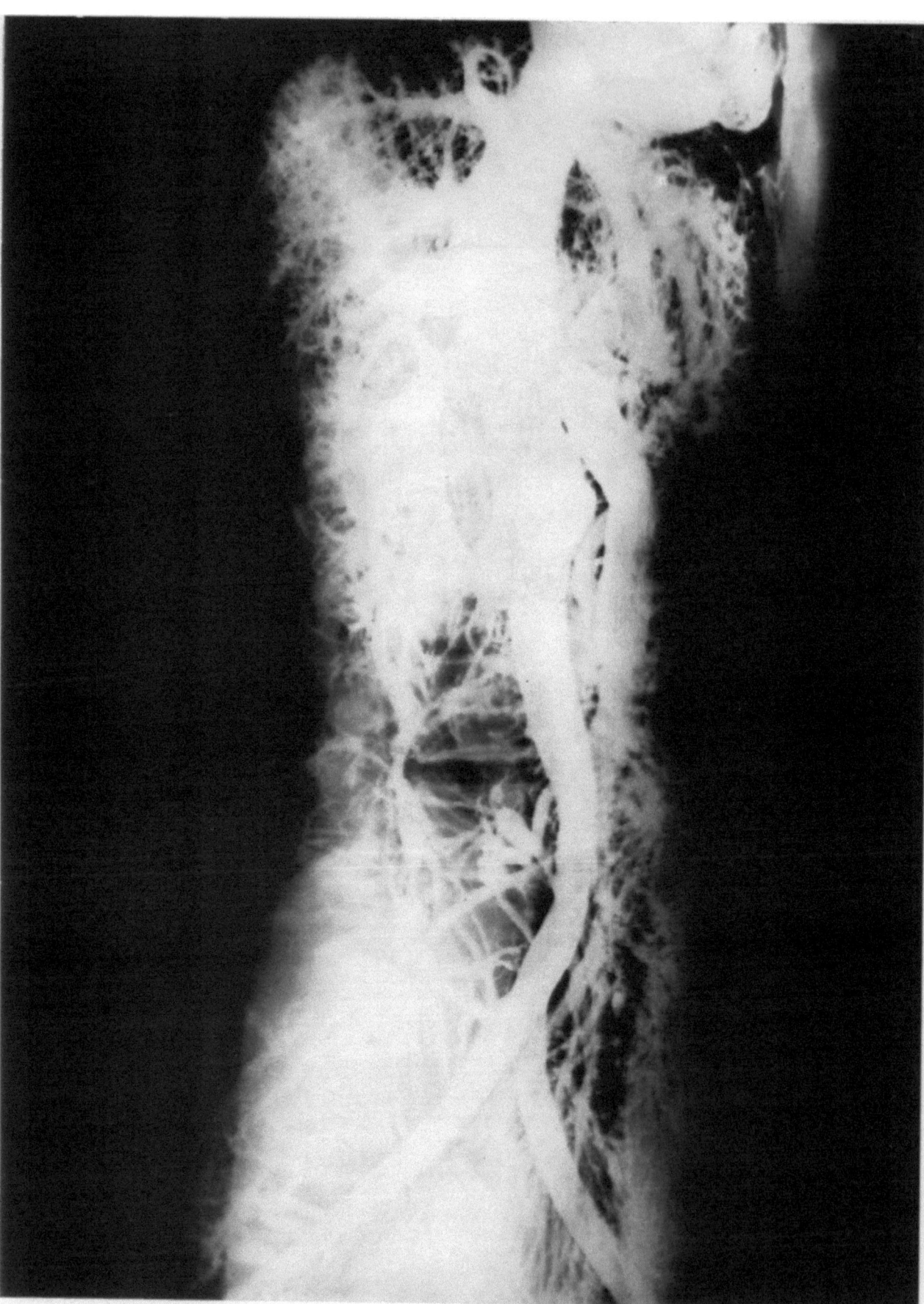

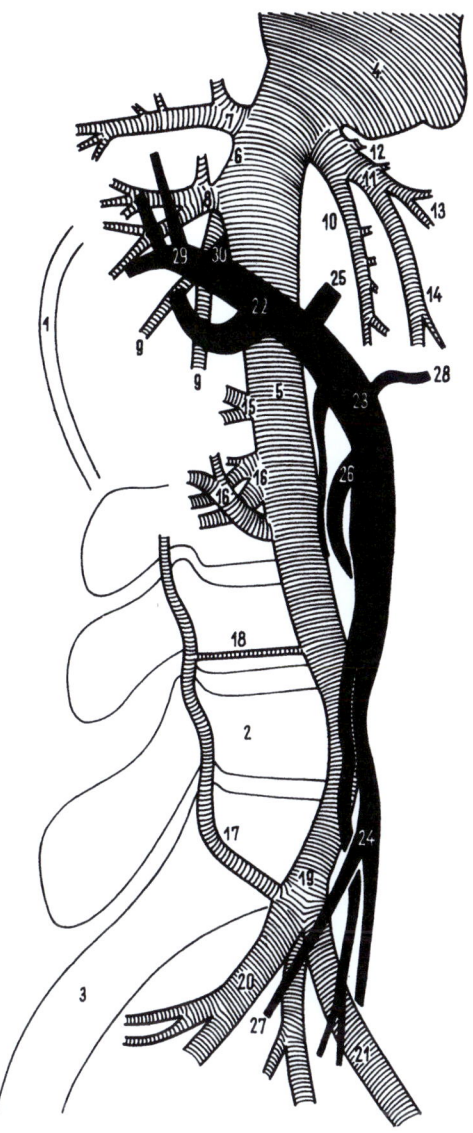

Abb. 181. Die V. cava inferior, V. portae und ihre Zweige, II (V. cava inferior, V. portae et rami). Exposition: dextrosinister

1 Costae
2 Vertebrae lumbales
3 Os sacrum
4 Atrium dextrum
5 V. cava inferior
6 V. hepatica dextra
7 V. hepatica superior dextra
8 V. hepatica posterolateralis
9 V. hepatica posteroinferior
10 V. hepatica media
11 V. hepatica sinistra
12 V. hepatica superior sinistra
13 Radix superior
14 Radix inferior
15 V. renalis sinistra
16 Vv. renales dextrae
17 Plexus venosus vertebralis
18 Vv. lumbales
19 Vv. iliacae communes
20 Vv. iliacae internae
21 Vv. iliacae externae
22 V. portae
23 V. mesenterica superior
24 Vv. jejunales et ilei
25 V. lienalis
26 V. mesenterica inferior
27 Vv. rectales superiores
28 V. colica sinistra
29 R. dexter venae portae
30 R. sinister venae portae

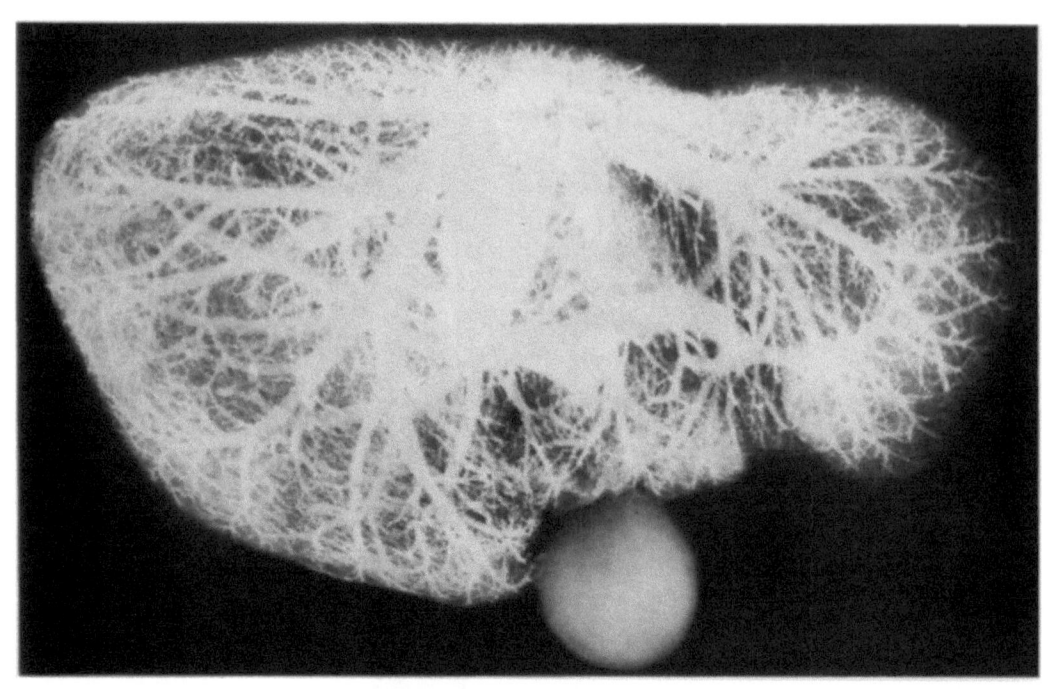

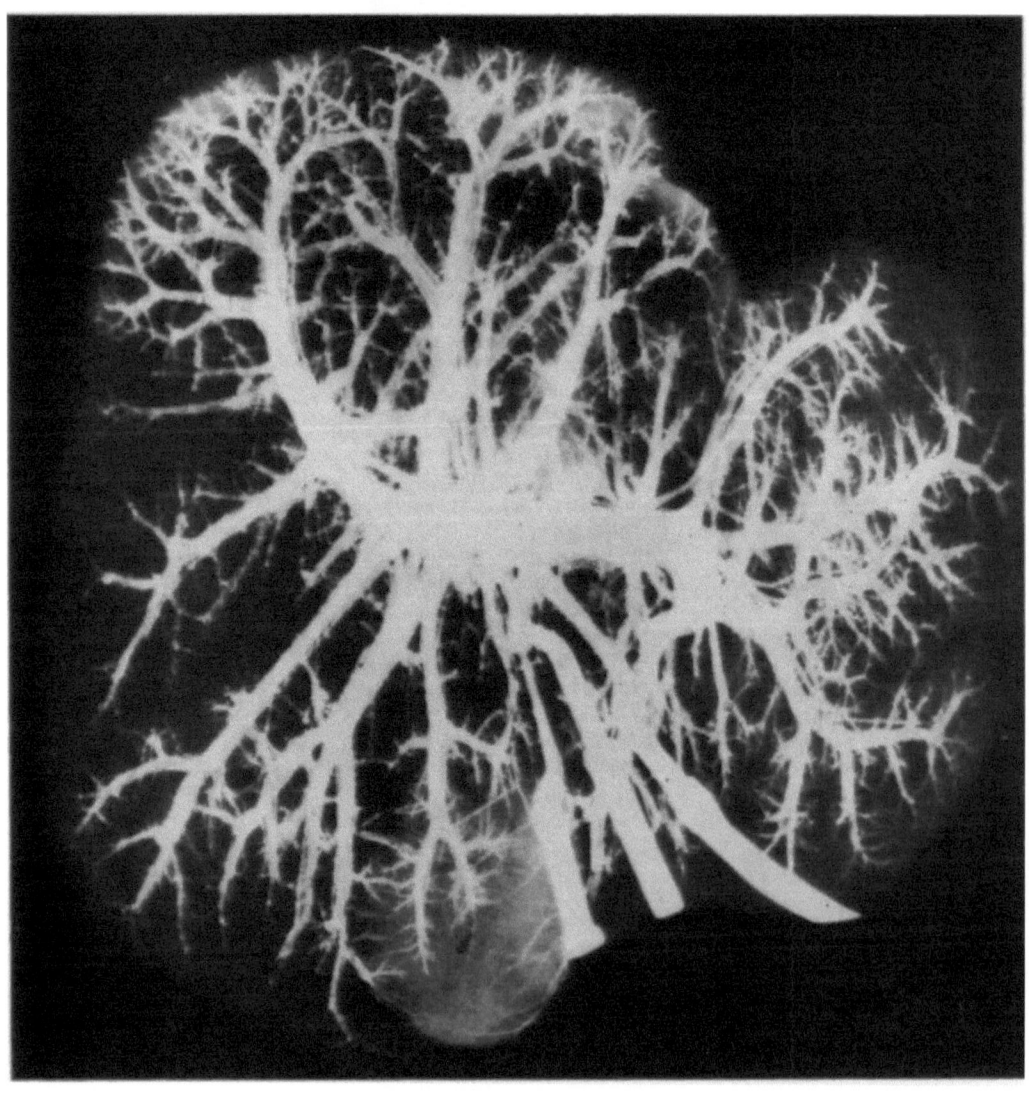

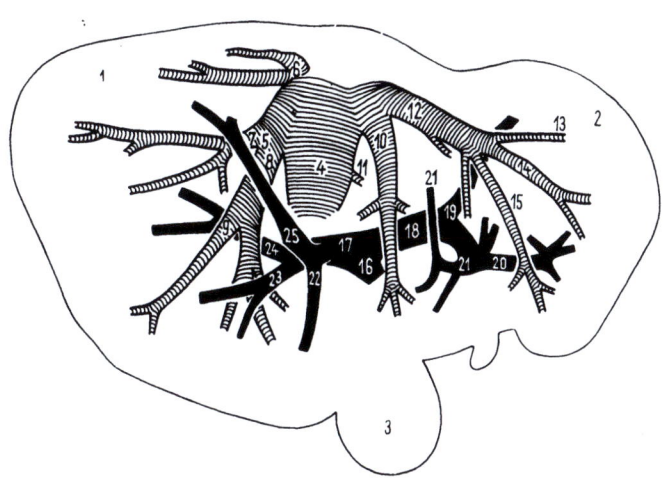

Abb. 182. Die V. portae und ihre efferenten Zweige sowie die Vv. hepaticae (V. portae, Rr. efferentes et Vv. hepaticae). Praeparatio corporis mortui insecati. Exposition: kraniokaudal

1 Hepar, Lobus dexter
2 Lobus sinister
3 Vesica fellea
4 V. cava inferior
5 V. hepatica dextra
6 V. hepatica superior dextra
7 V. hepatica posterolateralis
8 V. hepatica posterointermedia
9 V. hepatica posteroinferior
10 V. hepatica media
11 Vv. hepaticae caudatae
12 V. hepatica sinistra
13 V. hepatica superior sinistra
14 Radix superior
15 Radix inferior
16 V. portae
17 R. dexter
18 R. sinister
19 R. superior, V_2
20 R. inferior, V_3
21 Pars transversa, V_4
22 R. anterior inferior, V_5
23 R. posterior inferior, V_6
24 R. posterior superior, V_7
25 R. anterior superior, V_8
26 Rr. caudati, V_1

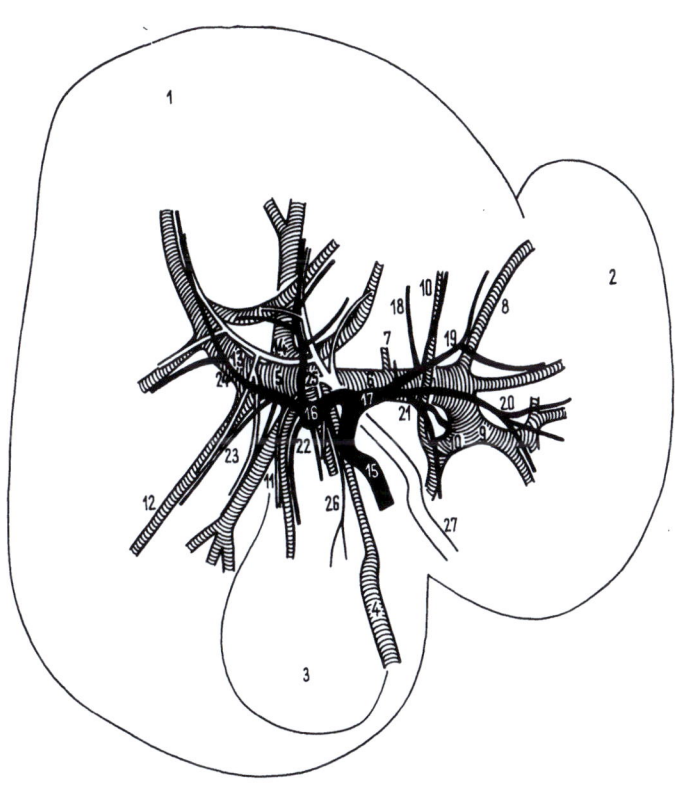

Abb. 183. Die V. portae, A. hepatica, der Ductus hepaticus dexter und deren Zweige (V. portae, A. hepatica, Ductus hepaticus dexter et rami). Praeparatio corporis mortui insecati. Exposition: kraniokaudal

1 Hepar, Lobus dexter
2 Lobus sinister
3 Vesica fellea
4 Kanüle in der V. portae
5 R. dexter
6 R. sinister
7 Rr. caudati, V_1
8 R. superior, V_2
9 R. inferior, V_3
10 Pars transversa, V_4
11 R. anterior inferior, V_5
12 R. posterior inferior, V_6
13 R. posterior superior, V_7
14 R. anterior superior, V_8
15 Kanüle in der A. hepatica propria
16 R. dexter
17 R. sinister
18 A. lobi caudati, A_1
19 A. segmenti lateralis superioris, A_2
20 A. segmenti lateralis inferioris, A_3
21 A. segmenti medialis, A_4
22 A. segmenti anterioris inferioris, A_5
23 A. segmenti posterioris inferioris, A_6
24 A. segmenti posterioris superioris, A_7
25 A. segmenti anterioris superioris, A_8
26 A. cystica
27 Kanüle im Ductus hepaticus dexter

DIE BLUTGEFÄSSE DES BECKENS UND DER UNTEREN EXTREMITÄTEN

DIE ARTERIA ILIACA COMMUNIS UND IHRE ZWEIGE

Im Becken und in den unteren Extremitäten herrscht ein um 40—60 mm Hg höherer Blutdruck als in den oberen Extremitäten, der sie in höherem Maße zu Erkrankungen des Gefäßsystems disponiert. Das Kollateralgefäßnetz ist ebenfalls weniger reichhaltig, so daß klinische Zeichen von Gefäßinsuffizienzen häufiger zutage treten. Den Arterien des kleinen Beckens fällt eine bedeutende Rolle als Kollateralen des Aorten- und Urogenitalsystems zu.

Arteria iliaca communis

Die A. iliaca communis (Abb. 151/6, 152/5, 153/10, 157/3, 184/1, 192/9, 193/3, 194/6, 195/5) ist ein dickes Gefäß, das auf die Teilung der Aorta abdominalis folgt und die arterielle Durchblutung der Kleinbeckenorgane und unteren Extremitäten gewährleistet. Sie entspringt am häufigsten in Höhe des Wirbels L 4 (81%), seltener in der Mittellinie zwischen L 3 und S 1 (DE LUCA und DE SERIO 1961). Von der Ausgangsstelle verläuft die A. iliaca communis nach vorn, zur Seite und abwärts, wonach sie sich vor der Articulatio sacroiliaca in zwei Gefäße teilt. Ihr Anfang ruht auf dem Lendenwirbel, der untere Teil auf dem M. psoas major. Hinter der rechtsseitigen Arterie liegt der Anfang der V. cava inferior. Die A. iliaca communis dextra kreuzt hinten die V. iliaca communis dextra. Links vom linksseitigen Gefäß findet die Teilung der A. mesenterica inferior statt. Beide werden am Ende ihres Verlaufs vorn schräg vom Ureter überkreuzt. Die Teilung der Aorta bildet beim Mann einen Winkel von 65°, bei der Frau von 75° (40—80°). Die Länge der A. iliaca communis beträgt rechtsseitig 6,5 cm, linksseitig 6,3 (3,5—12) cm (DE LUCA und DE SERIO 1961). REICH und Mitarbeiter (1964) konstatierten, daß die linke Arterie in 72% der Fälle länger war als die rechte. Der Durchmesser der A. iliaca communis ist rechtsseitig 0,89 cm, linksseitig 0,83 (0,5—1,2) cm (DE LUCA und DE SERIO 1961). REICH und Mitarbeiter (1964) verglichen die Bifurkation der Aa. iliacae communes mit der die Spinae iliacae anteriores superiores verbindenden Geraden und stellten fest, daß die rechtsseitige 1,5 cm, die linksseitige 2 cm unter dieser Linie lag. Die 1 cm unter dem Nabel beginnende Oberflächenprojektion der Aa. iliacae communes entspricht der Geraden, die man zur Mitte der die Spina iliaca anterior superior mit der Symphyse verbindenden Linie zieht (GRAY 1954).

Varianten beobachtet man selten. Mitunter entspringen die A. iliaca externa und interna fast unmittelbar von der Aorta (ADACHI 1928). In diesem Fall ist die A. iliaca communis ganz kurz.

Einige unbedeutende *Zweige* laufen zum Peritoneum, Ureter und M. psoas. Als überzählige Zweige kommen die A. sacralis mediana, A. renalis aberrans und die A. iliolumbalis in Frage (RAUBER—KOPSCH 1951; GRAY 1954).

Die Arteria iliaca interna und ihre Zweige

Die A. iliaca interna (Abb. 151/8, 152/7, 153/12, 157/5, 184/3, 192/10, 193/4, 194/7, 195/6) ist ein kurzer, gedrungener Gefäßstamm, der die Beckenorgane mit Blut versorgt. Die Arterie zieht von der Teilung der A. iliaca communis bis zum Foramen ischiadicum majus und teilt sich dann in ihre Zweige. Das Ovar und der Ureter liegen vor der A. iliaca interna, hinter ihr die V. iliaca interna, einige Nerven und die Articulatio sacroiliaca, seitlich am Anfang die V. iliaca externa, medial das Peritoneum. Ihr Verlauf zeigt entweder eine auswärts konkave (39%) oder gerade (31%), nach innen konkave (22%) oder gewundene (8%) Form. Die A. iliaca interna ist rechtsseitig 3,9 cm, linksseitig 4 (2—7) cm lang und hat einen Durchmesser von 0,5 (0,3—0,7) cm (DE LUCA und DE SERIO 1962). Bei Erwachsenen ist sie dünner, bei Neugeborenen dicker als die A. iliaca externa.

Varianten trifft man kaum an. Wenn die Arterie fehlt, läuft die A. iliaca communis bogenförmig in das Becken und dann als A. iliaca externa weiter. Von diesem Bogen gehen die Arterien der Beckenorgane aus (RAUBER—KOPSCH 1951). Die zahlreichen Teilungsformen lassen sich schwer klassifizieren (Abb. 184). Im allgemeinen teilt sie sich in einen hinteren und einen vorderen Stamm. Von diesen

Stämmen gehen die Nebenzweige aus. ROBERTS und KRISHINGNER (1967) unterscheiden fünf Ursprungstypen: 1. Die A. glutea superior + A. umbilicalis sowie die A. glutea inferior + A. pudenda interna bilden je einen gemeinsamen Stamm (51%). 2. Die A. glutea superior + inferior und die A. pudenda interna + A. umbilicalis bilden gemeinsame Stämme (26,8%). 3. Sämtliche vier Gefäße entspringen gesondert (14,4%). 4. Die A. glutea superior + inferior + A. pudenda interna entspringen gemeinsam, die A. umbilicalis gesondert (7,2%). 5. Die A. glutea superior + A. pudenda interna sowie die A. glutea inferior + A. umbilicalis bilden gemeinsam jeweils einen Gefäßstamm (sehr selten).

Ferner geht die A. uterina von der Vorderseite der A. iliaca interna oft zusammen mit der A. umbilicalis aus.

Die *Zweige* der A. iliaca interna:

Ein Teil der *A. iliolumbalis* (Abb. 184/4, 192/11, 193/5, 194/8) entspricht der 5. Lumbalarterie *(R. lumbalis)*, der andere anastomosiert in der Hüftpfannenmuskulatur mit der A. circumflexa ilium profunda *(R. iliacus)*. Meist von der A. iliolumbalis, zuweilen aber auch von der A. glutea superior gehen die *Aa. sacrales laterales* (Abb. 192/12, 193/6, 194/9) aus, die Zweige in den Wirbelkanal abgeben.

Die *A. obturatoria* (Abb. 184/5, 185/6, 192/13, 193/7, 194/10, 195/9, 200/5) entspringt nicht nur von der A. iliaca interna, sondern auch von der A. epigastrica inferior (28,5%), A. iliaca externa (1,2%) oder A. femoralis (0,4%; JASCHTSCHINSKI 1891). Den regelwidrigen Ursprung findet man bei Frauen auf der rechten Seite häufiger (RAUBER—KOPSCH 1951). Der Durchmesser der A. obturatoria beträgt 0,2—0,3 cm (DE LUCA und DE SERIO 1962). Die Arterie läuft lateralwärts unter der Linea terminalis zum Canalis obturatorius, durch den sie zwischen die Adduktoren des Oberschenkels eindringt und sich in zwei Endzweige (*R. anterior*; Abb. 194/26; und *R. posterior*; Abb. 194/25) teilt. Über die Incisura acetabuli gibt sie einen zum Femurkopf gehenden Zweig (*R. acetabularis*; Abb. 193/8, 194/12) und den innerhalb des Beckens zur Symphyse laufenden *R. pubicus* (Abb. 193/9, 194/11, 200/8) ab. Die Endzweige der A. obturatoria treten mit der A. epigastrica inferior in Verbindung. Falls die A. epigastrica inferior stark entwickelt ist, geht zuweilen die A. obturatoria von ihr aus.

Die *A. glutea superior* (Abb. 184/6, 192/14, 193/10, 194/13, 195/7) bildet den dicksten Zweig, dessen Hauptstamm durch den Hiatus suprapiriformis zwischen die Gesäßmuskeln eindringt und mit seinen Zweigen *(R. superficialis et profundus)* deren Blutversorgung sichert. Bisweilen entspringt von der A. glutea superior die A. iliolumbalis oder die A. sacralis lateralis (RAUBER—KOPSCH 1951).

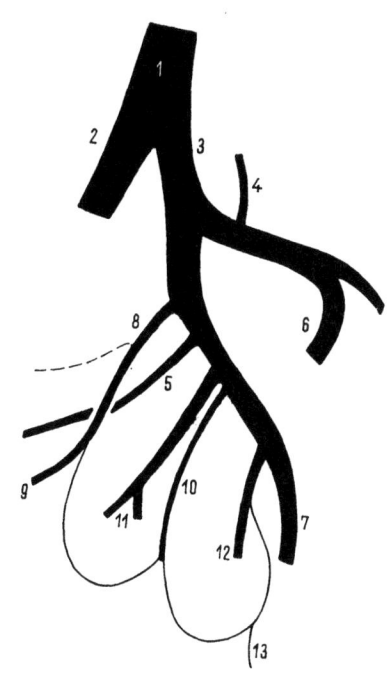

Abb. 184. Die Zweige der A. iliaca interna. *1* A. iliaca communis; *2* A. iliaca externa; *3* A. iliaca interna; *4* A. iliolumbalis; *5* A. obturatoria; *6* A. glutea superior; *7* A. glutea inferior; *8* A. umbilicalis; *9* A. vesicalis superior; *10* A. vesicalis inferior; *11* A. uterina; *12* A. pudenda interna; *13* A. rectalis media

Die *A. glutea inferior* (Abb. 184/7, 192/15, 193/11, 194/14, 195/8, 200/6) gelangt durch den Hiatus infrapiriformis zum M. gluteus maximus. Das Becken verläßt sie in der die Spina iliaca posterior superior mit dem Tuberculum ischiadicum verbindenden Linie (GRAY 1954). Sehr selten ist ihr den N. ischiadicus begleitender dünner Zweig (A. comitans nervi ischiadici) stark entwickelt und bildet anstelle der A. femoralis die Hauptarterie der unteren Extremität, die sich distal in der A. poplitea fortsetzt (RAUBER—KOPSCH 1951). Die A. comitans nervi ischiadici kommt auch beidseitig vor (MARTINEZ und Mitarbeiter 1968).

Die *A. umbilicalis* (Abb. 184/8, 220/25, 222/10) stellt im embryonalen Leben und beim Neugeborenen den dicksten Zweig der A. iliaca interna dar, der im Ligamentum umbilicale mediale zum Nabel läuft und nach der Geburt atrophiert. Ihre halbseitige Aplasie kommt in 0,4—1% der Fälle vor (CARRIER und Mitarbeiter 1966; DEHALLEUX und Mitarbeiter 1966). In der Regel geht von der erhalten gebliebenen Wurzel dieses Gefäßes oder von den Aa. vesicales die *A. ductus deferentis* aus. Die hier entspringenden Zweige der *Aa. vesicales superiores* (Abb. 184/9, 185/2, 192/16, 193/12, 194/15) stehen mit der A. epigastrica inferior in Verbindung (SHEHATA 1964).

Die *A. vesicalis inferior* (Abb. 184/10, 185/7, 192/17, 193/13, 194/16) ist zumeist ein direkter

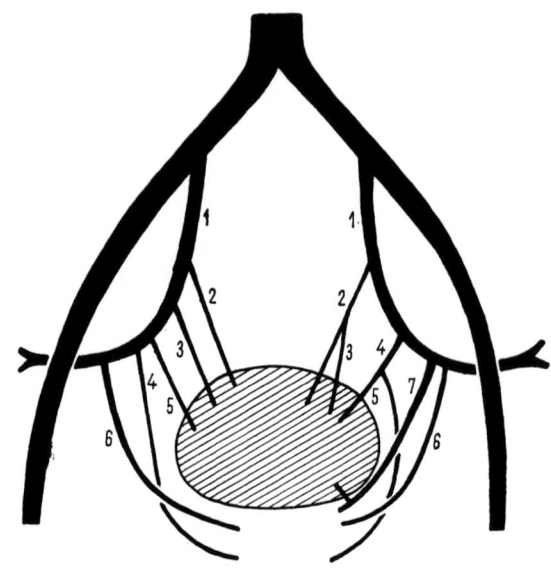

Abb. 185. Varianten der Aa. vesicales. *1* A. iliaca interna; *2* A. vesicalis superior; *3* A. vesicalis media; *4* A. pudenda interna; *5* A. rectalis media; *6* A. obturatoria; *7* A. vesicalis inferior

Zweig der A. iliaca interna und oft doppelt vorhanden (*A. vesicalis media*; Abb. 185/3). An der Versorgung der Blase nimmt außer den genannten auch die A. rectalis media teil. Von zwei Seiten zusammenlaufend, bilden diese Arterien miteinander ein Netz (MARANTA und Mitarbeiter 1964). Mitunter läuft auch von der A. pudenda interna ein Zweig zur Vorderwand.

Die *A. uterina* (Abb. 184/11, 192/18, 194/17, 199/5) bildet den stärksten Zweig der vorderen Wurzel, der beim Mann die A. ductus deferentis entspricht. Am unteren Rand des Ligamentum latum läuft die A. uterina, den Ureter vorn kreuzend, zum Gebärmutterhals. Sie ist 15 cm lang und hat einen Durchmesser von 0,3 cm (PATURET 1958). Von der Zervix ab versorgt sie die Scheidenwand als *A. vaginalis* (Abb. 194/19), die mit der kontralateralen Arterie und mit Zweigen der A. pudenda interna anastomosiert. Der neben dem Uterus verlaufende Hauptstamm geht in zahlreichen Windungen zum Tubenwinkel, von wo er in der Mesosalpinx einen mit der Tube parallel laufenden Zweig (*R. tubarius*; Abb. 194/18, 199/7) abgibt. Der andere Teil geht im Mesovarium zu den Ovarien (*R. ovaricus*; Abb. 199/6). Beide Gefäße stehen mit der A. ovarica in Verbindung und bilden mit ihr einen arteriellen Bogen. Längs des Corpus uteri verläuft die Arterie erheblich gewundener als an der Zervix. Die Rückwand des Uterus ist besser mit Blut versorgt als die Vorderwand. Die Zervixarterien gehen konvergierend zum äußeren Muttermund. Die Korpuszweige bilden mit den transversal verlaufenden massiven Gefäßstämmen ein mit der Gegenseite verbindendes Netz (FERNSTRÖM 1955). Der zum Ovar gehende Zweig teilt sich im Mesovarium und gibt parallel laufende Nebenzweige in die Eierstocksubstanz ab. Im Ligamentum teres uteri geht ein kleines Gefäß vom Hauptstamm aus.

Die *A. rectalis media* (Abb. 151/10, 184/13, 185/5, 192/17, 193/14, 194/24) ist ein selbständiger Zweig der A. iliaca interna, der mitunter zusammen mit der A. pudenda interna oder A. vesicalis inferior entspringt (RAUBER—KOPSCH 1951). Nach oben besteht eine wichtige Verbindung mit der A. mesenterica inferior, nach unten mit der A. pudenda interna. Der Durchmesser der A. rectalis media beträgt 0,1—0,25 cm. In 50 % der Fälle ist die Arterie multipel vorhanden (MICHELS und Mitarbeiter 1965).

Die *A. pudenda interna* (Abb. 151/9, 184/12, 185/4, 192/19, 193/15, 194/20, 195/10) läuft zum Damm und zu den äußeren Geschlechtsorganen, und zwar durch den Hiatus infrapiriformis aus dem Becken heraustretend an der Seitenwand der Fossa ischiorectalis vorwärts durch die Substanz des Diaphragma urogenitale, und teilt sich zwischen den Corpora cavernosa in ihre Endzweige. Der zum Mastdarm laufende Zweig (*A. rectalis inferior*; Abb. 193/16, 194/21) steht mit den anderen Mastdarmarterien in Verbindung. Am Damm teilt sich der zu den äußeren Geschlechtsorganen gehende Zweig (*A. perinealis*; Abb. 193/17, 194/22) am hinteren Ende des Hodensacks bzw. des großen Labiums (*Rr. scrotales sive labiales posteriores*; Abb. 194/23). Die *A. bulbi penis* (Abb. 193/18) bzw. *A. bulbi vestibuli* tritt in den Bulbus ein. Von dieser entspringt die zur Urethra gehende *A. urethralis* (Abb. 196 und 197/5), die bis zur Glans penis gelangt, wo sie mit der A. profunda und dorsalis penis anastomosiert. Bisweilen ist sie ein selbständiger Zweig der A. pudenda interna (KISS 1963). Die in die Schwellkörper eintretenden tiefliegenden Arterien (*A. profunda penis*; Abb. 193/19, 196 und 197/3; bzw. *A. profunda clitoridis*) sind dicker als die auf der Dorsalseite verlaufende *A. dorsalis penis* (Abb. 193/20, 196 und 197/4) bzw. *A. dorsalis clitoridis*. Zwischen der bilateralen A. dorsalis penis läuft in der Mittellinie die unpaarige V. dorsalis penis.

Die Arteria iliaca externa, Arteria femoralis und ihre Zweige

Die **A. iliaca externa** (Abb. 151/7, 152/6, 153/11, 157/4, 192/20, 193/21, 194/28, 195/11) versorgt die untere Extremität, und zwar als stärkster Zweig der A. iliaca communis, der sich von der Articulatio sacroiliaca abwärts, nach vorn und zur Seite bis zum Ligamentum inguinale hinzieht, unter dem die Arterie zum Oberschenkel gelangt und als A. femoralis weitergeht. Sie liegt auf dem M. psoas. Vorn

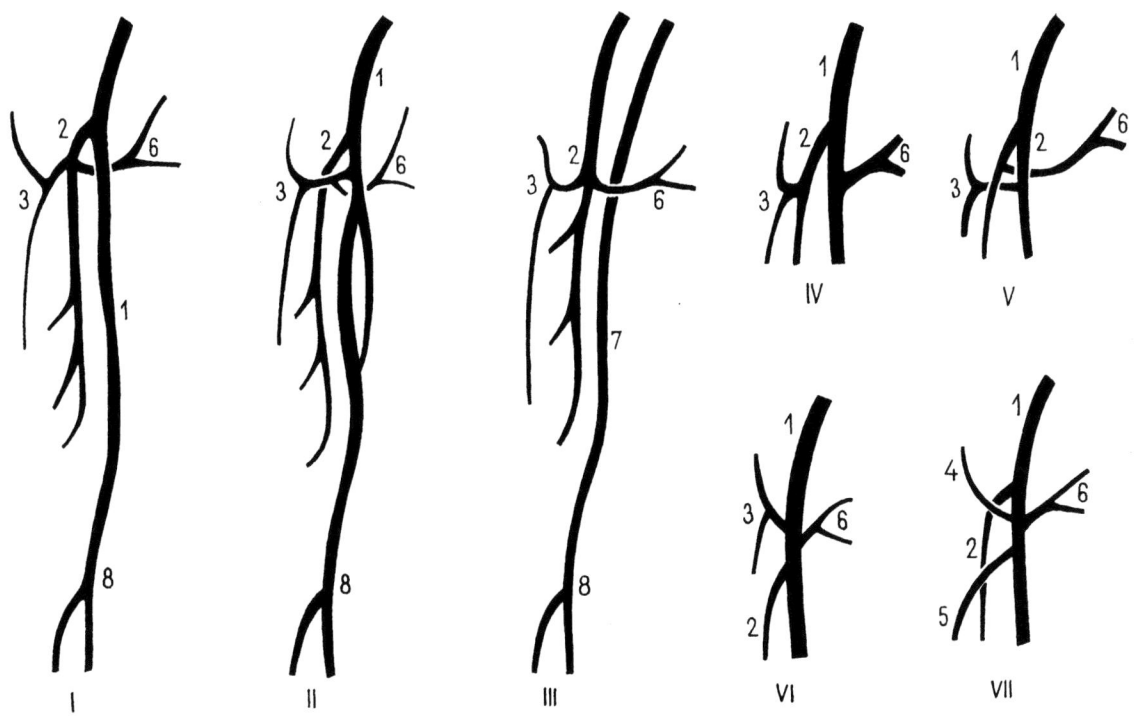

Abb. 186. Varianten der A. femoralis und ihrer Zweige. *I* Normaltyp; *II* Inselbildung an der A. femoralis (die A. circumflexa femoris medialis und lateralis entspringen gemeinsam von der A. femoralis); *III* A. comitans nervi ischiadici; *IV* die A. circumflexa femoris medialis geht von der A. femoralis aus; *V* die A. circumflexa femoris lateralis entspringt von der A. femoralis; *VI* die A. circumflexa femoris medialis und lateralis gehen vom Hauptstamm aus; *VII* der eine Zweig der A. circumflexa femoris lateralis geht gesondert, die Zweige der A. circumflexa femoris medialis gehen gemeinsam von der A. femoralis aus; *1* A. femoralis; *2* A. profunda femoris; *3* A. circumflexa femoris lateralis; *4* R. ascendens; *5* R. descendens; *6* A. circumflexa femoris medialis; *7* A. comitans nervi ischiadici; *8* A. poplitea

kreuzt ihren Anfang der Ureter, während die Vasa testicularia ihr Ende kreuzen. Die A. iliaca interna liegt auf der Medialseite des Gefäßes. Die A. iliaca externa ist gerade (57%), gebogen (29%) oder gewunden (14%). Sie hat auf der rechten Seite eine Länge von 9 cm, auf der linken Seite von 8,8 (6—12) cm, ihr Durchmesser ist 0,68 (0,4—1) cm (DE LUCA und DE SERIO 1962). Nennenswerte Varianten sind nicht anzutreffen. Sie hat folgende *Zweige*:

Die *A. epigastrica inferior* (Abb. 192/21, 195/13) entspringt 0,5 cm über dem Ligamentum inguinale, nach QUAIN (1884) aber ganz selten auch von der A. femoralis. Das Gefäß verläuft medialwärts, wendet sich dann aufwärts, geht die Dorsalseite des M. rectus abdominis entlang und tritt mit den Endzweigen der A. thoracica interna in Verbindung. In 80% der Fälle verläuft es in der Linie der Spina iliaca anterior inferior (HARSÁNYI 1951). Der in Richtung der Symphyse vordringende Zweig *(R. pubicus)* anastomosiert mit der A. obturatoria, die selten auch von hier entspringt (JASCHTSCHINSKI 1891). Der andere Zweig dringt in den Canalis inguinalis ein *(A. cremasterica)* und verzweigt sich in der Hodensackhaut.

Die *A. circumflexa ilium profunda* (Abb. 192/22, 193/22, 195/12) geht längs der Crista iliaca bogenförmig aufwärts, tritt mit der A. iliolumbalis in Verbindung und anastomosiert dann über ihrem aszendierenden Zweig *(R. ascendens)* mit den Lumbalarterien und der A. epigastrica inferior. Es entsteht so eine für den Kollateralkreislauf wichtige Verbindungsbrücke zwischen der A. iliaca externa und der Aorta abdominalis (GRAY 1954).

Die **A. femoralis** (Abb. 186, 192/23, 193/24, 195/14, 200 und 201/9, 202 und 203/4) läuft als Fortsetzung der A. iliaca externa vom Ligamentum inguinale zur Fossa poplitea, wo sie in die A. poplitea übergeht. Im oberen Drittel liegt die A. femoralis in der Mitte des Trigonum subinguinale zwischen der V. femoralis und dem N. femoralis unter der Fascia lata. Im mittleren Drittel wird sie vom M. sartorius verdeckt. Die oberen $^2/_3$ der Arterie liegen vor der V. femoralis. Im Canalis adductorius verläuft die V. femoralis vor und medial von der A. femoralis. Der Verlauf entspricht einer von der Mitte des Ligamentum inguinale zum Condylus medialis femoris gezogenen Geraden. Die Länge der A. femoralis ist 15—30 cm, ihr Durchmesser beträgt 0,8—0,9 cm (PATURET 1958).

Was die *Varianten* anbelangt, so fehlt die A. femoralis selten. In einem solchen Fall wird sie durch die A. comitans nervi ischiadici vertreten (Abb. 186/III; PERNKOPF 1922). Mitunter versorgt die A. profunda femoris den Gefäßbereich des Oberschenkels (BRAEDEL 1961). Die Verdopplung der A. femoralis entspricht meist einer Inselbildung des unter dem Ursprung der A. profunda befindlichen Drittels, während im unteren Drittel wieder ein singulärer Gefäßstamm zu sehen ist (Abb. 186/II; MÜLLER 1967). Als überzähliger Zweig gilt die A. saphena, ein die gleichnamige Vene begleitender dünner Gefäßstamm (MANNERS-SMITH 1912).

Die *Zweige* der A. femoralis:

Die *A. epigastrica superficialis* (Abb. 192/24, 195/15, 200 und 201/10) läuft an der Oberfläche in Nabelrichtung und tritt mit den Hautzweigen der A. thoracica interna in Verbindung.

Die *A. circumflexa ilium superficialis* (Abb. 192/25, 200/11) geht in Richtung der Spina iliaca anterior superior und entspringt oft zusammen mit der vorigen (ADACHI 1928).

Bei den *Aa. pudendae externae* (Abb. 192/26, 200/12) handelt es sich um 2—3 Gefäßstämme, die sich in der Leistenbeuge, im Skrotum bzw. in den großen Schamlippen teilen (*Rr. inguinales*; Abb. 200/14; *Rr. scrotales sive labiales anteriores*; Abb. 200/13).

Die *A. profunda femoris* (Abb. 186/2, 192/27, 193/25, 195/16, 200 und 201/15) stellt den dicksten Zweig dar, der gewöhnlich 3—4 (0—8) cm unter dem Ligamentum inguinale am Lateralrand der Dorsalseite, seltener an der Medialseite entspringt (LANZ und WACHSMUTH 1938). Unter dem M. adductor longus schmiegt sie sich an der Schenkelrückseite dem Knochen an. Die A. profunda femoris hat einen Durchmesser von 3,18—6,68 mm (GYURKÓ und SZABÓ 1968). In der Hälfte der Fälle gibt sie am Anfang medialwärts und zur Seite gehende Zweige ab (*A. circumflexa femoris medialis*; Abb. 186/6, 192/28, 193/23, 200 und 201/16; und *lateralis*; Abb. 186/3, 192/31, 200 und 201/18). Letztere können sowohl selbständig (Abb. 186/IV, V, VI) als auch gemeinsam entspringen (Abb. 186/II, VII). Bisweilen gehen also von der A. femoralis im Trigonum subinguinale 1—4 Arterien aus. Die mediale Arterie teilt sich zwischen den oberflächlichen und tiefliegenden Muskeln (*R. ascendens*; Abb. 192/29, 200 und 201/17; *R. profundus*; Abb. 192/30) sowie im Hüftgelenk (*R. acetabularis*) und tritt in der Fossa trochanterica mit dem seitlichen Gefäß (*R. transversus*) in Verbindung. Die laterale Arterie gibt einen aszendierenden und deszendierenden (*R. ascendens*; Abb. 192/31, 200/19; *R. descendens*; Abb. 186/5, 200 und 201/20) sowie einen mit der medialen Arterie verbindenden Zweig ab. Die in die Muskeln auf der Dorsalseite eindringenden, sog. perforierenden Zweige der A. profunda femoris (*Aa. perforantes*; Abb. 200 und 201/21) stehen miteinander und mit den benachbarten Gefäßen in Verbindung. Es gibt 3—4 derartige Zweige. Sie halten eine Kollateralverbindung zwischen dem proximalen Abschnitt der A. femoralis und der A. poplitea aufrecht.

Die *A. genus descendens* (Abb. 201/22, 202 und 203/5) geht vom Canalis adductorius aus und gibt Zweige zum Rete articulare genus (*Rr. articulares*; Abb. 201/24) und einen Zweig, der die V. saphena magna begleitet (*R. saphenus*; Abb. 201/23), ab.

Die Arteria poplitea, Arteria tibialis anterior, Arteria tibialis posterior und ihre Zweige

Die **A. poplitea** (Abb. 187, 200 und 201/25, 202 und 203/6, 204 und 205/5) läuft vom unteren Rand des Canalis adductorius bis zum unteren Rand des M. popliteus und teilt sich hier in ihre Endzweige. Dieses Gebiet befindet sich bei Erwachsenen in 6 cm Abstand vom Kniegelenk (MORRIS und Mitarbeiter 1960). In seiner ganzen Länge verläuft das Gefäß in der Tiefe, erst am Femur, dann an der Gelenkkapsel und schließlich am M. popliteus. Die V. poplitea findet man hinter und etwas lateral von der Arterie. Am meisten an der Oberfläche liegt der N. tibialis. Der Anfang der A. poplitea geht schräg von der Medialseite zur Mittellinie, danach verläuft sie gerade abwärts. Ihre Länge ist 16—18 cm, ihr Durchmesser 0,7 cm (PATURET 1958).

Als *Variante* kommt (selten) die Inselbildung vor (ADACHI 1928). Am häufigsten ist eine Teilungsvariabilität zu beobachten, die nach PÄSSLER und PÄSSLER (1963) nachstehende Formen aufweist: Normaltyp (94,62%; Abb. 187/I). Hoch abzweigende A. tibialis anterior (2,22%; Abb. 187/II). Hoch abzweigende A. tibialis posterior. Die A. peronea entspringt von der A. tibialis anterior (1,2%). Trifurkation an der normalen Stelle (1,26%; Abb. 187/III). Normale Teilung. Die A. peronea geht von der A. tibialis anterior aus (0,6%; Abb. 187/IV). Die A. peronea entspringt hoch von der A. poplitea (0,1%).

Die *Zweige* der A. poplitea:

Die *Aa. genus superiores (medialis et lateralis)* (Abb. 202 und 203/8 und 7, 204/6 und 7) umgehen das untere Femurende und teilen sich im Rete articulare genus; sie stehen mit der A. genus descendens in Verbindung.

Die *A. genus media* (Abb. 202 und 203/9) tritt von hinten in die Kniegelenkkapsel ein.

Die *Aa. genus inferiores (medialis et lateralis)* (Abb. 202 und 203/11 und 12, 204 und 205/9 und 10)

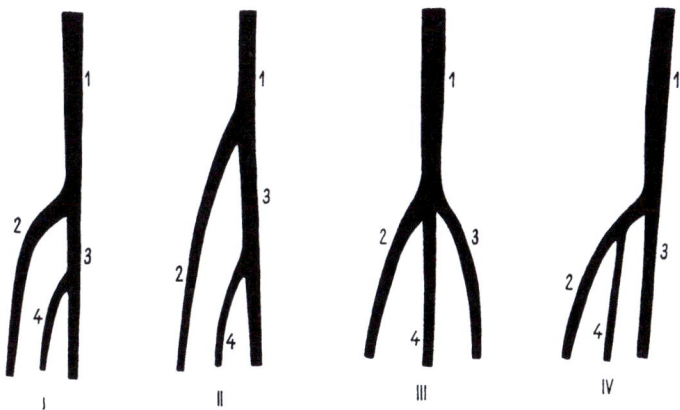

Abb. 187. Teilungsvarianten der A. poplitea. *I* Normaltyp; *II* hohe Teilung; *III* Trifurkation; *IV* die A. peronea entspringt von der A. tibialis anterior; *1* A. poplitea; *2* A. tibialis anterior; *3* A. tibialis posterior; *4* A. peronea

umschließen die Kondylen der Tibia und nehmen an der Bildung des Rete articulare teil; sie anastomosieren mit der A. recurrens tibialis anterior.

Die *Aa. surales* (Abb. 202 und 203/10, 204 und 205/8) bestehen aus Zweigen, die zwischen den oberen und mittleren Gelenkzweigen entspringen und einerseits in den M. gastrocnemius, andererseits unter die Haut verlaufen.

Die **A. tibialis anterior** (Abb. 188/1, 202 und 203/13, 204 und 205/11, 206/11, 207/11) ist ein Endzweig der A. poplitea, der vom unteren Rand des M. popliteus nach Durchbohrung der Membrana interossea zwischen die Unterschenkel-Extensoren gelangt und dort steil abwärts läuft. Ihr Projektionsverlauf entspricht einer Geraden, die man von der Mitte des Abstandes zwischen dem Caput fibulae und der Tuberositas tibiae bis zur Halbierungslinie zwischen den beiden Fußknöcheln zieht. Hier geht sie als A. dorsalis pedis weiter. Die A. tibialis anterior hat einen Durchmesser von 1,19—3,5 mm (GYURKÓ und SZABÓ 1968).

Varianten (Abb. 188) manifestieren sich bei einer oberflächlichen bzw. lateralen Lage der Arterie. Mitunter ist die A. tibialis anterior rudimentär und wird von den perforierenden Zweigen der A. tibialis posterior vertreten (RAUBER—KOPSCH 1951). Als überzähliger Zweig ist selten die den N. peroneus begleitende A. nervi peronei superficialis vorhanden (ADACHI 1928). Die anderen Varianten hängen mit der A. tibialis posterior zusammen. PÄSSLER und PÄSSLER (1963) ermittelten hinsichtlich der Konfiguration der Gefäße in der Knöchelregion folgende Gruppen: Normaltyp (98,16%; Abb. 188/I). Rudimentäre A. tibialis posterior. Die Aa. plantares gehen von der A. peronea aus (1,21%; Abb. 188/II). Rudimentäre A. tibialis anterior. Die A. dorsalis pedis entspringt von der A. peronea (0,5%; Abb. 188/III). Die A. tibialis anterior und posterior fehlen. Den Fuß versorgt die A. peronea mit Blut (0,13%; Abb. 188/IV).

Die *Zweige* der A. tibialis anterior:

Die *A. recurrens tibialis posterior* (Abb. 202 und 203/14, 204 und 205/12) wendet sich zum Kniegelenk zurück.

Die *A. recurrens tibialis anterior* (Abb. 202 und 203/15, 204 und 205/13) entspringt an der Vorderseite der Membrana interossea und läuft zum Rete articulare.

Bei den *Rr. musculares* handelt es sich um Muskelzweige.

Die *Aa. malleolares anteriores (medialis et lateralis)* gehen zu den Fußknöcheln und nehmen an der Bildung des Rete articulare teil.

Die *A. dorsalis pedis* (Abb. 206/12, 207/12) läuft von der Halbierungslinie zwischen den Knöcheln in gerader Linie zum 1. Spatium interosseum. Sie fehlt ziemlich selten (GARUSI 1968). Außer den zu den Fußrückenseiten gehenden Zweigen (*A. tarsea lateralis*; Abb. 206/13, 207/13; und *A. tarsea medialis*) beschreibt ein Zweig eine Biegung in der Tarsometatarsallinie (*A. arcuata*; Abb. 188/4, 206/14, 207/14). Von letzterer entspringen die 5 *Aa. metatarseae dorsales* (Abb. 207/21), die über ihre perforierenden Zweige mit den Plantargefäßen in Verbindung stehen. An den Zehenwurzeln sich dichotomisch teilend, gehen sie als *Aa. digitales dorsales* weiter. Der Endzweig der A. dorsalis pedis geht auf die Plantarseite hinüber (*R. plantaris*

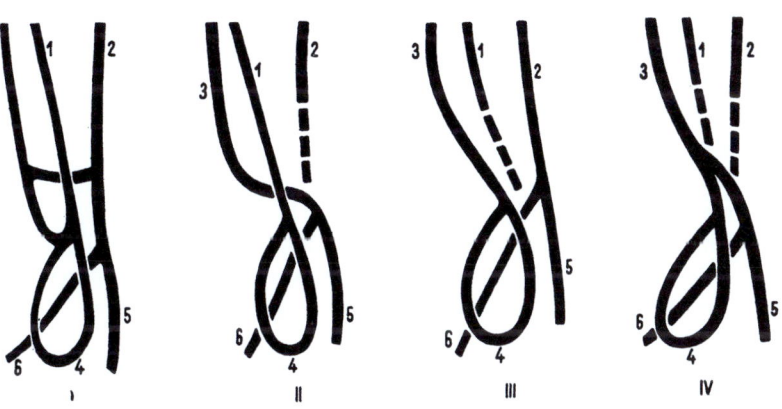

Abb. 188. Konfigurationsvarianten der Unterschenkelarterien. *I* Normaltyp; *II* rudimentäre A. tibialis posterior; *III* rudimentäre A. tibialis anterior; *IV* beide Hauptgefäße rudimentär; *1* A. tibialis anterior; *2* A. tibialis posterior; *3* A. peronea; *4* A. arcuata; *5* A. plantaris medialis; *6* A. plantaris lateralis

profundus; Abb. 206/15, 207/15) und nimmt an der Bildung des Arterienbogens in der Fußsohle teil.

Die **A. tibialis posterior** (Abb. 188/2, 202 und 203/16, 204 und 205/14, 206/16, 207/16) bildet den anderen Endzweig der A. poplitea, der sich zwischen den an der Oberfläche und tiefliegenden Muskeln in gerader Linie von der Mitte der Kniekehle bis zur Mitte des Abstandes zwischen medialem Knöchel und Kalkaneus entlangzieht und sich an der Fußsohle in die Endzweige teilt. Sie hat einen Durchmesser von 2,23—4,15 mm (GYURKÓ und SZABÓ 1968). *Varianten* ergeben sich hauptsächlich aus dem Entwicklungszustand der A. peronea (GRAY 1954). In diesem Fall ist die A. tibialis posterior rudimentär oder sie fehlt (FERRANTE und Mitarbeiter 1967). Sie hat folgende *Zweige:*

Der *R. circumflexus fibulae* (Abb. 202 und 203/17, 204 und 205/15) umschließt den Hals der Fibula.

Die **A. peronea** *(fibularis)* (Abb. 188/3, 202/18, 204 und 205/18) entspringt 2,3 (0—5,6) cm unter dem Ursprung der A. tibialis posterior, wendet sich schräg zur Fibula und läuft neben ihr zum lateralen Fußknöchel (ADACHI 1928). Sie fehlt manchmal. Falls beide Aa. tibialis rudimentär sind, versorgt sie als einzige Arterie den Fuß (FERRANTE und Mitarbeiter 1967). Neben Muskelzweigen tritt sie 4—6 cm über dem Knöchel mit dem die Membrana interossea durchbohrenden Zweig *(R. perforans)*, fernerhin mit dem Fußrückengeflecht und etwas tiefer mit der A. tibialis posterior *(R. communicans;* Abb. 205/19) in Verbindung. Die zum äußeren und inneren Fußknöchel gehenden Zweige *(Rr. malleolares laterales et mediales;* Abb. 207/17) stehen auch mit dem Fersenbeingeflecht (Rete calcaneum; Abb. 207/18) in Verbindung.

Die **Aa. plantares** *(medialis et lateralis;* Abb. 188/5 und 6, 206/17 und 18, 207/19 und 20) entspringen hinter dem medialen Knöchel und laufen dann distalwärts in die Sulci plantares. Das seitliche Gefäß ist stärker; es wendet sich in Höhe der Basis der Fußwurzelknochen bogenförmig *(Arcus plantaris;* Abb. 206/19) medialwärts und anastomosiert mit dem Endzweig der A. dorsalis pedis sowie mit dem tiefliegenden Abschnitt der medialen Arterie *(R. profundus;* Abb. 206/15, 207/15). Der an der Oberfläche verlaufende Zweig der medialen Arterie *(R. superficialis)* geht am Medialrand des ersten Metatarsus weiter und versorgt die Medialfläche der ersten Zehe sowie die einander zugewendeten Flächen der 1. und 2. Zehe. Die Oberflächen zwischen den 2.—4. Zehen empfangen ihre Blutversorgung nach Teilung der vom Arcus plantaris kommenden Zweige *(Aa. metatarseae plantares;* Abb. 206/20, 207/22) von den *Aa. digitales plantares communes et propriae* (Abb. 206/21, 207/23). Den Lateralrand der 5. Zehe versorgt meist unmittelbar ein von der A. plantaris lateralis ausgehendes Gefäß. Die Aa. digitales plantares communes stehen mit den Fußrückengefäßen in Verbindung. Zahlreiche Varianten der Fußarterien ergeben sich aus einer Verschiebung des wechselseitig kompensierenden Gleichgewichts. Die A. dorsalis pedis ersetzt zuweilen den Arcus plantaris (RAUBER—KOPSCH 1951). Der Unterschiedlichkeit der Aa. metatarseae bzw. Zehenarterien kommt keine praktische Bedeutung zu.

Der Kollateralkreislauf der Arterien des Beckens und der unteren Extremitäten

Die anatomische Form des Kollateralkreislaufs im Becken und in den unteren Extremitäten wird durch das in 3 Gruppen vorhandene Anastomosensystem gewährleistet (Abb. 189; BRANTIGAN 1963).

1. Die Anastomose in der Hüftregion ist weniger vollkommen als die der Skapularegion. Die Verbindungen zwischen der Aorta (Aa. lumbales, A. sacralis mediana, A. testicularis, A. mesenterica superior et inferior; Abb. 189/3, 2 und 1), der A. iliaca interna (A. glutea superior et inferior, A. pudenda interna, A. obturatoria, A. iliolumbalis; Abb. 189/5, 6, 9, 8 und 7), der A. iliaca externa (A. epigastrica inferior, A. circumflexa ilium profunda; Abb. 189/12 und 13) und der A. femoralis (A. epigastrica superficialis, A. circumflexa ilium superficialis, Aa. pudendae externae, A. profunda femoris, Aa. circumflexae femoris medialis et lateralis; Abb. 189/15, 16 und 19) sind imstande, die Insuffizienz der Aa. iliacae zu kompensieren (LÉRICHE 1940). Kommt es zu einer Obliteration im proximalen Abschnitt der A. femoralis, so wird die einwandfreie Durchblutung der Extremität unmöglich, weil die Kompensation der A. profunda femoris ausgefallen ist (BELLMANN und HERWIG 1964). Im unteren Drittel kann sich indessen über die Brückenanastomosen zwischen der A. femoralis und A. poplitea eine entsprechende Strömung entwickeln.

2. Die Anastomose der Knieregion kommt über die Verbindungsgefäße um das Gelenk zustande, nämlich über die A. femoralis (A. genus descendens; Abb. 189/22), die A. profunda femoris (A. perforans III), A. circumflexa femoris lateralis (R. descendens; Abb. 189/21), die A. poplitea (Aa. genus superiores, media et inferiores; Abb. 189/24 und 25) und die A. tibialis anterior (A. recurrens tibialis anterior et posterior; Abb. 189/27). Diese Verbindung funktioniert jedoch nicht immer zufriedenstellend, vielmehr ist sie nur im Falle entsprechender Kompensation des Rete articulare genus funktionell einwandfrei (BELLMANN und HERWIG 1964).

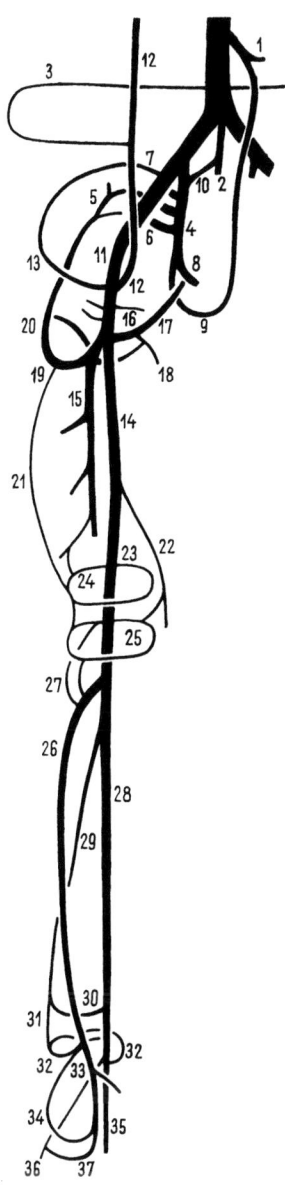

Abb. 189. Kollateralkreislauf der Arterien des Beckens und der unteren Extremitäten. *1* A. mesenterica inferior; *2* A. sacralis mediana; *3* Aa. lumbales; *4* A. iliaca interna; *5* A. glutea superior; *6* A. glutea inferior; *7* A. iliolumbalis; *8* A. obturatoria; *9* A. pudenda interna; *10* A. sacralis lateralis; *11* A. iliaca externa; *12* A. epigastrica inferior; *13* A. circumflexa ilium profunda; *14* A. femoralis; *15* A. profunda femoris; *16* A. circumflexa femoris medialis; *17* R. profundus; *18* R. transversus; *19* A. circumflexa femoris lateralis; *20* R. ascendens; *21* R. descendens; *22* A. genus descendens; *23* A. poplitea; *24* Aa. genus superiores; *25* Aa. genus inferiores; *26* A. tibialis anterior; *27* A. recurrens tibialis anterior et posterior; *28* A. tibialis posterior; *29* A. peronea; *30* R. communicans; *31* R. perforans; *32* Aa. malleolares mediales et laterales; *33* A. dorsalis pedis; *34* A. arcuata; *35* A. plantaris medialis; *36* A. plantaris lateralis; *37* Arcus plantaris

3. Die Unterschenkel-Fußanastomose entsteht zwischen den drei Unterschenkelarterien am Knöchel (Aa. malleolares; Abb. 189/32) und in der Fersenbeinregion (Aa. calcaneares) über die Verbindungen der A. peronea (R. communicans, R. perforans; Abb. 189/30 und 31) und mit Hilfe der den Arcus plantaris bildenden Gefäße (A. dorsalis pedis, Aa. plantares; Abb. 189/33, 35 und 36). Am wichtigsten ist der Anfangsabschnitt der A. tibialis posterior (Abb. 189/28), dessen Ausfall nur durch die Aa. surales kompensiert werden kann. Die A. tibialis anterior (Abb. 189/26) wird durch die Verbindungen mit dem Rete articulare genus und mit der A. peronea ersetzt. Ein Ausfall der A. peronea (Abb. 189/29) zieht angesichts ihrer zahlreichen Anastomosen keine klinischen Anzeichen nach sich.

Die Arteriographie des Beckens und der unteren Extremitäten

Die erste Arteriographie der unteren Extremität hat BROOKS (1924) mit Natriumjodid ausgeführt. Den Nachweis der Beckenarterien ermöglichte die von DOS SANTOS (1929) eingeführte Lumbalaortographie. Nach den ersten bahnbrechenden Untersuchungen (SGALITZER und Mitarbeiter 1930; LÉRICHE 1935; FONTAINE 1937; RATSCHOW 1937; DIMTZA und JÄGER 1938) hat man die anatomischen Grundlagen und pathologischen Veränderungen heute bereits auf Grund eines umfangreichen Materials aufgearbeitet (LINDBOM 1952; WELLAUER 1957; MALCHIODI und RUBERTI 1957; PÄSSLER 1958; RATSCHOW 1959; ABRAMS 1961).

Für die Röntgenuntersuchung der Beckengefäße hat OLOVSON (1941) Vorstudien durchgeführt, indem er die Kollateralen postmortal anfüllte. Über Untersuchungen in vivo referierten, gestützt auf ein größeres Material, zuerst GESENIUS (1949), anschließend LOOSE (1953, 1957) und PÄSSLER (1952, 1957) sowie ORLANDI und Mitarbeiter (1968). Die selektive Methodik (ÖDMAN 1956; GOLLMANN 1957) ermöglicht schon die einwandfreie Kontrastauffüllung einzelner Gefäße. Klinisch wichtig ist insbesondere die Auffüllung der Uterusarterien (FERNSTRÖM 1955) sowie der Blasenarterien (BOIJSEN und NILSSON 1962; BÜCHELER und THURN 1964; KELEMEN und Mitarbeiter 1965).

Bei den Extremitäten-Arteriographien sieht man auch Gefäße mit einem Durchmesser von 0,1 mm, im Becken jedoch lassen sich angesichts der größeren Schichtstärke im a.-p. Bild nur Arterien differenzieren, die dicker sind als 0,3 mm, und aus seitlicher Richtung nur solche, die dicker sind als 0,5 mm. MALCHIODI und RUBERTI (1957) beobachteten Varianten in 10% der Fälle, PÄSSLER und PÄSSLER (1963) bei der Unterschenkel-Arteriographie an den Zweigen der A. poplitea in 5,38%, an den Gefäßen der Knöchelregion in 1,84% der Fälle. Anatomische Untersuchungen (QUAIN 1884;

ADACHI 1928; LANZ und WACHSMUTH 1938) ergaben demgegenüber eine 20—40%ige Verschiedenheit. Der Unterschied beruht einerseits auf der genaueren Registrierung der anatomischen Wahrnehmungen, andererseits darauf, daß die Abweichungen bei der Angiographie nicht immer festgestellt werden können.

Bei der *postmortalen Angiographie* liegen in der **a.-p. Aufnahme vom Becken** (Abb. 192, 193, 194) die gabelartig divergierenden beiden Zweige der sich in Höhe des Wirbels L 4 verzweigenden Aorta, die *Aa. iliacae communes* (Abb. 192/9, 193/3, 194/6), in der Projektion des Sakroiliakalgelenks. Den genauen Teilungsort vermag man wegen der Aufeinanderprojektion des Anfangs der A. iliaca externa und interna nicht immer zu ermitteln. Die *A. iliaca interna* (Abb. 192/10, 193/4, 194/7) verläuft medialwärts in einem konvexen Bogen und wendet sich dann lateralwärts. Die zu den Gesäßmuskeln vordringenden *A. glutea superior* und *inferior* (Abb. 192/14 und 15, 193/10 und 11, 194/13 und 14) bilden die bogenförmige Fortsetzung des Hauptstammes, kreuzen die A. iliaca externa und sind im weiteren im Schatten der Hüftschaufel anzutreffen. Die *A. iliolumbalis* (Abb. 192/11, 193/5, 194/8) bildet in der oberen Hüftschaufelhälfte mit der A. circumflexa ilium profunda eine meist gutentwickelte Anastomose. Die *Aa. sacrales laterales* (Abb. 192/12, 193/6, 194/9) liegen vor dem Kreuzbein und treten mit der A. sacralis mediana in Verbindung. Deren Ende vermag man bis zur Steißbeinspitze zu verfolgen. Von den an den beiden Rändern des kleinen Beckens aufeinanderprojizierten Gefäßformationen läuft die *A. pudenda interna* (Abb. 192/19, 193/15, 194/20) durch den Hiatus infrapiriformis, bildet einen lateralwärts konvexen Bogen, geht dann zu den Schambeinen und gelangt über der Projektion des Foramen obturatorium unter die Symphyse. Sie ist beim Mann besser entwickelt als bei der Frau. Die *A. dorsalis penis* (Abb. 193/20) geht leicht gebogen nach oben und medialwärts, nach Erreichung der Mittellinie wendet sie sich abwärts und geht parallel zum kontralateralen Gefäß in der Längsachse des Penis nach unten. Die *A. profunda penis* (Abb. 193/19) ist der schwächere Zweig, der meist in der Projektion des unteren Randes vom Os ischii entspringt und schräg abwärts sowie medialwärts geht. Die Arterie liegt immer lateraler als die vorige. Die *A. obturatoria* (Abb. 192/13, 193/7, 194/10) kreuzt nach dem Ursprung schräg den oberen Schenkel des Os pubis und liegt in der Projektion des Foramen obturatorium, so daß ihre Zweige von der A. pudenda interna bisweilen nicht differenziert werden können. Die Anastomose der A. obturatoria mit der A. circumflexa femoris medialis füllt sich meist gut an.

Die *A. ductus deferentis* vermag man von den Blasenarterien nicht zu trennen. Die *A. uterina* (Abb. 192/18, 194/17) läuft quer über die Mitte des kleinen Beckens. Den Verlauf beeinflussen in hohem Maße die Lageveränderungen des Uterus. Die nach Erreichung des Gebärmutterhalses vom aufwärts gehenden massiven gewundenen Hauptstamm der A. uterina senkrecht ausgehenden, korkenzieherartig gewundenen Seitenzweige treffen in der Mitte zusammen. Den Fundus umschließen bogenförmig die kleineren Zweige. Der *R. tubarius* (Abb. 194/18) und *R. ovaricus* lassen sich am besten im herausgenommenen Organpräparat studieren (Abb. 199). So vermag man auch ihre Beziehungen zur A. ovarica und zu den kleineren Ovarialgefäßen zu beurteilen. Die *Aa. vesicales* (Abb. 192/16 und 17, 193/12 und 13, 194/15 und 16) sind mehrere winzige Zweige, die nach dem Ursprung vom Beckenrand die Blase mit mehrfachen Verbindungen umgeben. Die *A. rectalis media* (Abb. 192/17, 193/14, 194/24) entspringt gewöhnlich gemeinsam mit der A. vesicalis inferior und läßt sich schwer von dieser differenzieren. Die *A. vaginalis* (Abb. 194/19), die gleichfalls unter den unteren Blasenarterien bzw. in deren Bereich liegt, füllt sich nicht immer an. Der unterschiedliche Entwicklungszustand der *männlichen und weiblichen Beckengefäße* manifestiert sich hauptsächlich in der stärkeren Beschaffenheit der A. pudenda interna beim Mann bzw. der A. obturatoria bei der Frau. Die zu den Geschlechtsorganen gehende A. uterina und ihre Zweige studiert man am besten im herausgenommenen Organpräparat (Abb. 199), die Penisarterien hingegen in den vom Glied aus zwei Richtungen gemachten Aufnahmen (Abb. 196, 197). Die eigenen Arterien des Hodens und Nebenhodens (A. testicularis, A. epididymidis) sind in der Aufnahme des aus dem Skrotum herauspräparierten Hodens nachweisbar (Abb. 198). Die *A. iliaca externa* (Abb. 192/20, 193/21, 194/28) verläuft, am Beckenrand einen lateralwärts etwas konvexen Bogen bildend, in Richtung des Caput femoris und setzt sich in seiner Projektion bereits als A. femoralis fort. Die *A. epigastrica inferior* (Abb. 192/21) geht in der Projektion der Hüftschaufel steil aufwärts und bildet leichte Krümmungen. Die *A. circumflexa ilium profunda* (Abb. 192/22, 193/22) beschreibt am Lateralrand der Ala ossis ilii einen großen Bogen.

In der **seitlichen Aufnahme** (Abb. 195) erkennt man nur größere Zweige. Die *A. iliaca communis* (Abb. 195/5) zieht sich vor dem Kreuzbein nach unten und etwas nach hinten. Den genauen Ursprung der *A. iliaca interna* (Abb. 195/6) vermag man infolge der Aufeinanderprojektion der beiden Seiten auch aus dieser Sicht nicht genau zu beurteilen. Unter den von ihr ausgehenden hinteren Zweigen (*A. glutea superior et inferior, A. pudenda interna*; Abb. 195/7, 8 und 10) gehen die zu den Gesäßmuskeln vordringenden nach hinten und unten, während die A. pudenda interna sich bogenförmig nach vorn wendet. Die *A. obturatoria* (Abb. 195/9) verläuft schräg nach vorn und abwärts. Die anderen Arterien im kleinen Becken vermag man infolge ihrer dünneren Beschaffenheit bzw. ihres orthograden Verlaufs nicht mehr zu beurteilen. Die *A. iliaca externa* (Abb. 195/11) beschreibt in ihrem nach vorn und unten gewendeten Verlauf eine »S«-Form, deren oberer Teil sich nach hinten und deren unterer Teil sich nach vorn wölbt. Die bilateralen Gefäße überqueren die Mitte des Beckenschattens. Aus dem Becken heraustretend, wenden sie sich vor dem Caput femoris abwärts.

In der **a.-p. Aufnahme vom Oberschenkel** (Abb. 200) deszendiert die den Femurkopf schräg kreuzende *A. femoralis* (Abb. 200/9) mit einem medialwärts zuweilen schwach gewundenen Verlauf steil abwärts, wendet sich dann in Höhe des Canalis adductorius zur Seite und kreuzt den Femurschatten. Die *A. profunda femoris* (Abb. 200/15) entspringt unmittelbar unter dem Femurhalsrand und wendet sich etwas, jedoch nach unten gerichtet, zur Seite. Der mit der A. obturatoria in Verbindung stehende Zweig der *A. circumflexa femoris medialis* (Abb. 200/16) gibt medialwärts, ihr *R. profundus* in Richtung des Femurhalses einen rückwärts gewendeten Zweig ab. Die mediale Arterie tritt mit dem *R. ascendens* (Abb. 200/19) der *A. circumflexa femoris lateralis* (Abb. 200/18) in Verbindung. Der *R. descendens* (Abb. 200/20) wendet sich in einem lateralwärts konvexen Bogen abwärts. Die *Aa. perforantes* (Abb. 200/21) kreuzen, einzeln seitwärts gerichtet, den Femurschatten. Die *A. genus descendens* (Abb. 200/22) läuft mit medialer oder seitlicher Wendung schräg zum Kniegelenk.

In der **seitlichen Aufnahme** (Abb. 201) kreuzt die *A. femoralis* (Abb. 201/9) von vorn nach hinten an der Grenze des mittleren und unteren Femurdrittels die Projektion des Knochens, wobei sie unterdes in der Fossa poplitea als A. poplitea weiterläuft. Die deszendierenden Zweige der *A. profunda femoris* (Abb. 201/15) zeigen einen ähnlichen Verlauf. Die medialen Zweige der A. femoralis (A. epigastrica superficialis, A. circumflexa ilium superficialis, Aa. pudendae externae), die teils zum Sitz- und Schambein, teils zur Hüftschaufel verlaufen, kann man am besten in der Beckenaufnahme studieren.

In der **a.-p. Aufnahme vom Knie** (Abb. 202) umschließen die oberen und unteren bogenförmigen Zweige (*Aa. genus superiores et inferiores*; Abb. 202/7, 8, 11 und 12) der von der Medialseite zur Mittellinie gehenden *A. poplitea* (Abb. 202/6) die Kondylen des Femurs bzw. der Tibia. Die *A. genus media* (Abb. 202/9) findet sich in Höhe des Gelenkspalts. Die *Aa. surales* (Abb. 202/10) verlaufen vom Ursprung ab schräg abwärts. Die Teilung der A. poplitea ist etwa 6 cm unter dem Kniegelenkspalt vorzufinden.

Aus **seitlicher Richtung** (Abb. 203) liegt die *A. poplitea* (Abb. 203/6) hinter dem Kniegelenk nahe dem Knochen. Die das Gelenk von unten bzw. oben umschmiegenden Zweige sind auch hier deutlich zu sehen. Die *Aa. surales* (Abb. 203/10) gehen in den Weichteilen nach hinten und unten. Die Teilung der A. poplitea sieht man unter dem Fibulahals.

In der **a.-p. Aufnahme vom Unterschenkel** (Abb. 204) wendet sich die *A. tibialis anterior* (Abb. 204/11) bogenförmig lateralwärts, dann, vor dem Fibulaschatten abwärts gehend, medialwärts. In Höhe der Knöchel findet man sie in der Mitte des Abstandes zwischen den beiden Malleolen. Die *A. tibialis posterior* (Abb. 204/14) geht als gerade Fortsetzung der A. poplitea im Tibiaschatten nach unten und etwas medialwärts. In der Knöchelregion liegt sie bereits hinter der medialen Malleole. Die *A. peronea* (Abb. 204/18) entspringt gewöhnlich vom Stamm der A. tibialis posterior und verläuft zwischen den beiden größeren Gefäßen. Am unteren Abschnitt kreuzt sie den Schatten der A. tibialis anterior.

Aus **seitlicher Richtung** (Abb. 205) verläuft die *A. tibialis anterior* (Abb. 205/11) anfangs vorwärts, dann am hinteren Rand der Tibia abwärts. Im unteren Drittel, den Knochen schräg kreuzend, verläuft sie nach vorn und liegt in Knöchelhöhe vor dem Knochen. Die *A. tibialis posterior* (Abb. 205/14) zieht im Fibulaschatten gerade abwärts; ihr unterer Abschnitt liegt hinter dem medialen Knöchel. Die *A. peronea* (Abb. 205/18) befindet sich hinter den beiden Gefäßen, sie kreuzt dann schräg die A. tibialis posterior und geht nach vorn weiter.

In der **dorsoplantaren Aufnahme von der Knöchelregion und vom Fuß** (Abb. 206) verläuft die *A. plantaris lateralis* (Abb. 206/18) vom medialen Knöchel schräg zur Seite und kreuzt die Projektion der Fußwurzelknochen und die A. dorsalis pedis. Die *A. plantaris medialis* (Abb. 206/17) geht vom Ursprung direkt in Richtung des 1. Metatarsus. Der *Arcus plantaris* (Abb. 206/19) verläuft quer an der Basis der Metatarsi. Die zu den Zehen laufenden *Aa. digitales plantares communes et propriae* (Abb. 206/21) gehen zwischen den Metatarsi bzw. an den beiden Zehenrändern distalwärts. Die *A. dorsalis pedis* (Abb. 206/12) läuft von der Mitte des Abstandes zwischen den Malleolen bis zur 1. Interossealspalte und gibt die zu den beiden Seiten der Fußwurzelknochen und bogenförmig zum Fußrücken gehenden Zweige ab.

Aus **seitlicher Richtung** (Abb. 207) liegt die Fortsetzung der in der Knöchelregion vor der Tibia befindlichen A. tibialis anterior, nämlich die *A. dorsalis pedis* (Abb. 207/12), am Dorsalrand der Fußwurzelknochen im Weichteilschatten und wendet sich dann in der Projektion des 1. Metatarsus auf die Plantarseite. Die hinter dem medialen Fußknöchel hervortretende *A. tibialis posterior* (Abb. 207/16) kreuzt quer den Kalkaneusschatten und wendet sich ebenfalls zur Plantarseite. Die *Rr. calcanei* (Abb. 207/18) bilden meist einen reichhaltigen Plexus im Fersenbeinschatten. Der Hauptstamm teilt sich bereits in der Kalkaneusprojektion. Die *A. plantaris lateralis* (Abb. 207/20) geht am unteren Rand der Fußwurzelknochen abwärts und trifft im Arcus plantaris die Fußrückenarterie. Die *A. plantaris medialis* (Abb. 207/19) läuft aus der Kalkaneusprojektion vorwärts und teilt sich im Bereich der Fußwurzelknochen in ihre Zweige. Die Arterien zwischen den Metatarsi und Zehen werden aus dieser Richtung größtenteils aufeinanderprojiziert und lassen sich daher schwer trennen. Dagegen eignet sich diese Projektion zur Darstellung des von den Fußrücken- und den Plantargefäßen gebildeten Arterienbogens.

DIE VENA ILIACA COMMUNIS UND IHRE ZWEIGE

Die Hauptmerkmale der Beckenvenen ergeben sich aus der Bildung zusammenhängender Geflechte und der engen Verbindung mit dem Pfortaderkreislauf. Die komplizierten hämodynamischen Verhältnisse der venösen Strömung in den unteren Extremitäten vermag man nur zu verstehen, wenn man sich die zirkulatorische Regulation zwischen den Oberflächenvenen und tiefliegenden Venen vor Augen führt.

Die Vena iliaca communis, Vena iliaca interna, Vena iliaca externa und ihre Zweige

Die **Vv. iliacae communes** (Abb. 168/18, 169/19, 180/16, 181/19, 208/9, 209/7) entspringen vor den Articulationes sacroiliacae und gehen zum rechten Rand der Wirbel L 4—5, wo sie sich zur V. cava inferior vereinigen. Die Gefäße sammeln das Blut aus den Venen des Beckens und der unteren Extremitäten. Die linksseitige Vene läuft medial von der A. iliaca communis schräg aufwärts. Die rechtsseitige erreicht rechts von der Arterie und hinter ihr mit steilerem Verlauf die V. cava inferior. Die linke ist 7,5, die rechte 5,5 cm lang; ihr Durchmesser beträgt 1,6—1,8 cm (PATURET 1958). An ihrer Rückwand sieht man, dem Neigungswinkel des Promontoriums entsprechend, eine Impression (LIECHTI 1948), die bei durchschnittlich 15—22% der Erwachsenen vorkommt (MAY und NISSL 1959).

Varianten treten selten in Erscheinung. Wenn sich die linke V. iliaca communis nicht mit dem kontralateralen Gefäß vereinigt, so läuft sie auf der linken Seite der Aorta aufwärts. In diesem Fall entsteht am unteren Abschnitt eine doppelte V. cava inferior (s. die Varianten der V. cava inferior). Bei Agenesie der Vv. iliacae communes fehlt gleichzeitig die V. cava inferior (BÉTOULIÈRES und Mitarbeiter 1959).

Zweige: Die *V. sacralis mediana* (Abb. 208/8) mündet in die linke V. iliaca communis, die *V. iliolumbalis* entweder in diese Vene oder in die V. iliaca interna.

Die **V. iliaca interna** (Abb. 168/19, 20 und 21, 169/20, 21 und 22, 180/17, 18 und 19, 181/20, 208/10, 209/8) findet man auf beiden Seiten hinter und etwas medial der entsprechenden Arterie vor dem Sakroiliakalgelenk. Sie mündet in die V. iliaca communis und transportiert das Blut der Beckenvenen ab. Die V. iliaca interna enthält keine Klappen, ist 4—5 cm lang und hat einen Durchmesser von 1,2—1,3 cm. Von Einfluß auf den Durchmesser ist die Form des Gefäßes, nämlich ob es einfach, doppelt oder plexusartig ist (PATURET 1958). Als *Variante* ist mitunter zu beobachten, daß sie mit zwei Wurzeln entspringt und ein Gefäß in die kontralaterale V. iliaca communis einmündet (Abb. 168/20 und 21, 169/21 und 22).

Die *Zweige* begleiten paarweise die entsprechenden Arterien. Ein besonderes Charakteristikum stellen die sog. »Venenplexus« dar.

Parietale Zweige: Die von der Gesäßgegend kommenden Venen (*Vv. gluteae superiores et inferiores*; Abb. 208/11, 209/9 und 10) stehen im Zusammenhang mit den *Vv. obturatoriae* (Abb. 208/13, 209/11); letztere anastomosieren mit der V. iliaca externa. Die Kreuzbeinvenen (*Vv. sacrales laterales*; Abb. 208/12) bilden ein Geflecht (*Plexus venosus sacralis*; Abb. 208/14) und kommunizieren mit der V. sacralis mediana.

Am Beckenboden entstehen zahlreiche Verbindungen zwischen den Viszeralzweigen. Hiervon macht nur die dorsale Vene des Penis (der Klitoris) eine Ausnahme (RAUBER—KOPSCH 1951). Die

V. pudenda interna (Abb. 210 und 211/7) nimmt die vom Hodensack bzw. von den großen Labien kommenden Venen *(Vv. scrotales* bzw. *Vv. labiales posteriores)* sowie die die gleichnamige Arterie begleitende *V. profunda penis* (Abb. 210 und 211/6) bzw. *clitoridis* auf. Die V. pudenda interna kommuniziert mit dem Plexus venosus rectalis. Die *Vv. vesicales* (Abb. 208/15) bilden um die Blase ein reichhaltiges Geflecht *(Plexus venosus vesicalis;* Abb. 208/16), das mit den Venen um Prostata und Rektum in Verbindung steht. Das hinter der Symphyse befindliche Geflecht, der *Plexus venosus prostaticus* (Abb. 208/16, 210 und 211/7), nimmt die *V. dorsalis penis* auf, die in der Corona-glandis-Region aus zwei Venen entsteht (ABESHOUSE und RUBEN 1952). Der *Plexus venosus rectalis*, das Geflecht um die gleichnamigen Arterien, hat eine wichtige Verbindung mit der V. mesenterica inferior. Der *Plexus venosus uterinus et vaginalis*, bei den Frauen das stärkste Beckengeflecht, besteht aus einem den Uteruskörper, Uterushals und den oberen Scheidenabschnitt umgebendes Netz. Das Blut aus diesem Netz wird von den zwischen den Blättern des Ligamentum latum seitlich verlaufenden *Vv. uterinae* in die V. iliaca interna abgeleitet.

Die **V. iliaca externa** (Abb. 168/24, 169/23 und 24, 180/22, 181/21, 208/17, 209/12, 212/5) transportiert das Venenblut der unteren Extremität von der Region des Ligamentum inguinale in die Richtung des Sakroiliakalgelenks, vor dem sie in die V. iliaca communis mündet. Auf beiden Seiten liegt die Vene medial von der sie begleitenden Arterie, wenn auch die linksseitige Vene einen gewundeneren Verlauf zeigt. In 1—7% der Fälle befindet sich eine Klappe am Anfang der Vene (BASMAJIAN 1952). Die V. iliaca externa kommuniziert mit der V. obturatoria und hat einen Durchmesser von 1,3—1,4 cm (PATURET 1958).

Die V. iliaca externa besitzt zwei ständige *Zweige*, die *V. epigastrica inferior* und *V. circumflexa ilium profunda*. Der erstere steht mit der V. thoracica interna, der letztere mit der V. iliolumbalis in Verbindung, so daß diese wichtige Kollateralen der V. cava inferior darstellen.

Eigentümlichkeiten der Venen in den unteren Extremitäten

Die Venen der unteren Extremitäten teilt man in tief- und an der Oberfläche liegende ein. Die *tiefliegenden Venen* liegen in gemeinsamer Scheide mit den Arterien und laufen distal von der V. poplitea als Duplikaturen. Auf Grund der Verbindungen zwischen den beiden Gefäßstämmen bilden sie ein Geflecht um die Arterien. Ungeachtet der großen Unterschiedlichkeit weisen sie jedoch eine gewisse konstante Anordnung auf. Unter den in die tiefliegenden Venen einmündenden *Muskelvenen* besitzen die Venen des M. soleus und gastrocnemius eine spezielle hämodynamische Funktion. Ihren normalen, typisch arkadenartigen Verlauf (CHARPY und HOVELACQUE 1920) vermag man nur bis zum 25. Lebensjahr (!) nachzuweisen (GULLMO 1957). Diese Muskelvenen füllen sich bei der Relaxation des Muskels mit Blut an, das anläßlich der Kontraktion in zentripetaler Richtung aus ihnen herausgepreßt wird (ALMÉN und NYLANDER 1962).

Die *subkutanen Venen* liegen in lockerem Fettgewebe und bilden Schlingen und Netze. Eine Klappe enthalten sie nur an der Teilungsstelle. Mit den tiefliegenden Venen stehen sie in Verbindung. Ihre gemeinsamen Sammelgefäße, die V. saphena parva und magna, verlaufen gerade und besitzen eine stärkere Wand als die tiefliegenden Venen. Überdies enthalten sie weniger Klappen.

Verbunden sind die an der Oberfläche und tiefliegenden Venen durch die *Vv. communicantes* und *Vv. perforantes* (Abb. 212 und 213/9, 214 und 215/8, 216 und 217/11, 218/12 und 13), die quer verlaufen (RAIVIO 1948). Zu jedem einzigen paarigen Gefäßstamm gehören etwa zehn Vv. communicantes. Diejenigen Verbindungen, die gerade zu den tiefliegenden Venen verlaufen, nennt LINTON (1938) Vv. communicantes, diejenigen, die zu den Muskelvenen gehen, Vv. perforantes. In der Praxis vermag man sie indessen nicht zu differenzieren. Klinische Bedeutung kommt hauptsächlich jenen zu, bei denen die hämodynamische Belastung am größten ist. Die Klappen liegen so, daß die Strömung von der Oberfläche in die Tiefe geht (PIRNER 1956). GULLMO (1959) hat kaum 0,1 cm weite Einströmungsschlingen an ihnen beschrieben, die es ermöglichen, daß die Strömung ohne Knickung der die Faszie perforierenden Vene auch im Falle einer Verschiebung der Muskelbinde gewährleistet sei.

Die *Venenklappen* spielen eine außerordentlich wichtige Rolle in der Regulation der Strömung. Sie sind bereits in mehr als 20 µm großen Postkapillaren anzutreffen (STAUBESAND 1959) und liegen hauptsächlich distal von den Einmündungen. In längeren Gefäßstämmen sind sie nicht nur an der Einmündung, sondern auch anderswo vorhanden. Der freie Rand der Klappensegel befindet sich im Verhältnis zur Körperoberfläche parallel zur Längsachse (BRAUS und ELZE 1956). Der subinguinalen Klappe der V. femoralis (0,5—1 cm unter dem Ligamentum inguinale) und der unter der Kniekehle gelegenen der V. poplitea kommt besonders große Bedeutung zu (BASMAJIAN 1952), da diese bei Beugung der Extremität eine saugend-pressende Regulation vollziehen (KÜGELEN 1951).

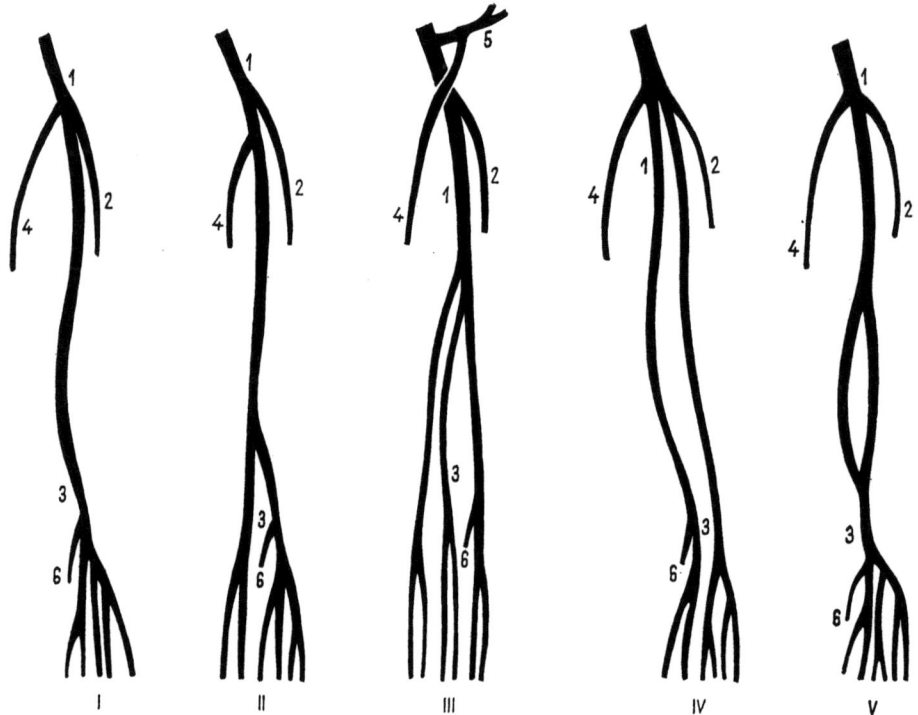

Abb. 190. Varianten der V. femoralis, V. poplitea und V. saphena magna. *I* Normaltyp; *II* geteilte V. femoralis am unteren Abschnitt, doppelte V. poplitea; die V. saphena magna mündet distal; *III* dreifache V. femoralis und V. poplitea; die V. saphena magna mündet in die V. epigastrica superficialis; *IV* bis zum Ende geteilte V. femoralis; *V* Inselbildung an der V. femoralis; *1* V. femoralis; *2* V. profunda femoris; *3* V. poplitea; *4* V. saphena magna; *5* V. epigastrica superficialis; *6* V. saphena parva

Die V. femoralis enthält 1—6 Klappen, von denen die über der Einmündung der V. saphena und unter der Mündung der V. profunda femoris gelegenen am konstantesten sind (BASMAJIAN 1952). In den tiefliegenden Unterschenkelvenen sind sie in Abständen von 2,2 cm, in den subkutanen in Abständen von 4 cm anzutreffen. Die V. saphena magna enthält 10 (7—15), die V. saphena parva 8 Klappen (RAIVIO 1948). Zuweilen fehlen die Klappen in der V. poplitea, femoralis und iliaca (LUKE 1951) oder am ganzen Unterschenkel (LODIN 1958/59, zit. MAY und NISSL 1959). Es kommt auch vor, daß die tiefliegenden Venen fehlen (TONITZA und Mitarbeiter 1967).

Die Vena femoralis und ihre Zweige

Die V. femoralis (Abb. 190, 208/18, 212 und 213/6, 214 und 215/5) zieht sich in der Fortsetzung der V. poplitea längs der entsprechenden Arterie bis zum Ligamentum inguinale, wo sie in die V. iliaca externa übergeht. Außer den den Arterien entsprechenden Zweigen nimmt sie die V. saphena magna (accessoria) auf. Der Durchmesser der V. femoralis beträg 0,9—1 cm (PATURET 1958).

MAY und NISSL (1966) beschreiben vier *Varianten*; Normaltyp (62,34%; Abb. 190/I); am unteren Abschnitt zwei Vv. femorales, die sich später vereinigen (21,16%; Abb. 190/II); multiple V. femoralis (13,72%; Abb. 190/III); ein bis zum Ende geteiltes Gefäß (2,78%; Abb. 190/IV). Bei Agenesie (OLIVIER 1957) wird die V. femoralis durch die V. comitans nervi ischiadici ersetzt. Inselbildung (Abb. 190/V) kommt vor.

Die **V. poplitea** (Abb. 190, 212 und 213/10, 216 und 217/5) verläuft in der Kniekehle dorsal von der gleichnamigen Arterie und hat einen Durchmesser von 0,8 cm (PATURET 1958). Außer den die Arterien begleitenden Venen nimmt sie die V. saphena parva auf. Der Zusammenfluß der Unterschenkelvenen erfolgt an sehr verschiedenen Stellen, so daß die Länge der V. poplitea sehr variabel ist und nur in 50% der Fälle unter der Kniegelenklinie beginnt. Sie ist entweder einfach (55,85%), doppelt (39,15%), doppelt + 2 V. femoralis (2,78%) oder dreifach (2,22%; MAY und NISSL 1966) angelegt. Agenesie ist selten zu beobachten (SERVELLE 1952).

Vv. tibiales posteriores et anteriores, Vv. peroneae. Die drei Unterschenkelvenen begleiten paarweise die entsprechende Arterie. Bisweilen teilen sie sich in 3—4 Gefäße. Am proximalen Abschnitt verschmelzen sie. Die Einmündung erfolgt entweder unter dem Kniegelenk (47,5%), in Höhe des Gelenks (8,35%) oder darüber (44,15%;

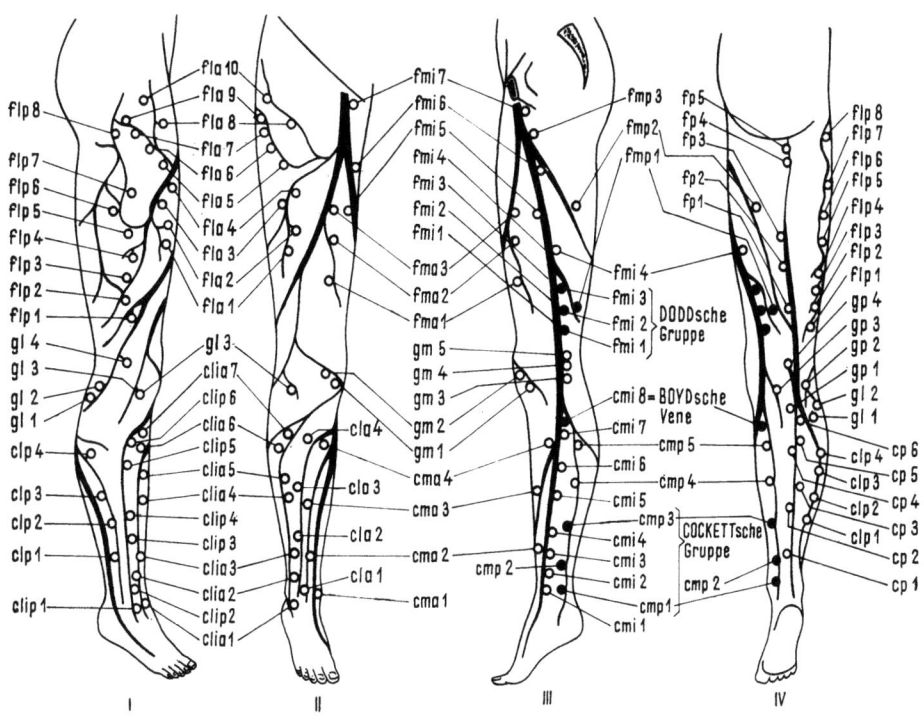

Abb. 191. Schema der Vv. communicantes in den unteren Extremitäten (nach R. MAY und R. NISSL — aus J. LIMBORGH und Mitarbeiter: De venae communicantes van het been. Ned. T. Geneesk. *106,* 1962, 415). *I* Bein von lateral gesehen; *II* Bein von vorne gesehen; *III* Bein von medial gesehen; *IV* Bein von hinten gesehen; *cma* Vv. communicantes cruris mediales anteriores; *cmi* Vv. communicantes cruris mediales intermediae; *cmp* Vv. communicantes cruris mediales posteriores; *cla* Vv. communicantes cruris laterales anteriores; *clia* Vv. communicantes cruris laterales intermediae anteriores; *clip* Vv. communicantes cruris laterales intermediae posteriores; *clp* Vv. communicantes cruris laterales posteriores; *cp* Vv. communicantes cruris posteriores; *gm* Vv. communicantes genus mediales; *gl* Vv. communicantes genus laterales; *gp* Vv. communicantes genus posteriores; *fma* Vv. communicantes femorales mediales anteriores; *fmi* Vv. communicantes femorales mediales intermediae; *fmp* Vv. communicantes femorales mediales posteriores; *fla* Vv. communicantes femorales laterales anteriores; *flp* Vv. communicantes femorales laterales posteriores; *fp* Vv. communicantes femorales posteriores

MAY und NISSL 1966). Die *Vv. tibiales anteriores* (Abb. 216 und 217/8) leiten das Blut der Fußrückenvenen ab und liegen medial von den Vv. peroneae. Die *Vv. tibiales posteriores* (Abb. 216 und 217/6, 218/11) kommen hinter dem Innenknöchel hervor und ziehen an der Fußinnenseite zur Fossa poplitea. Die *Vv. peroneae* (Abb. 216 und 217/7) befinden sich erst an der Medialseite der Vv. tibiales anteriores und dann lateral von diesen (NETZER 1958). Eine Agenesie der Unterschenkelvenen beobachtet man sehr selten (GULLMO 1964).

Vv. pedis. Die tiefliegenden Fußvenen begleiten die entsprechenden Arterien. Mit dem subkutanen Fußrückennetz stehen die Plantarvenen über die kommunizierende Vene des 1. Spatium interosseum in Verbindung. LIMBORGH (1963) unterscheidet neben den Interdigitalverbindungen noch die *Vv. communicantes pedis plantares* (15), *marginales* (14) und *dorsales* (20; Abb. 218/12 und 13).

Subkutane Venen. Die *V. saphena magna* (Abb. 208/21, 212 und 213/11, 214 und 215/7, 216 und 217/9, 218/15) geht von den an der Oberfläche liegenden Venen des medialen Fußrückenrandes aus und verläuft vor dem medialen Knöchel zum Unterschenkel, wo sie auf der Medialseite zum Oberschenkel geht und dem Condylus medialis femoris hinten ausweicht. Im ganzen Verlauf liegt die Vene im subkutanen Bindegewebe. Durch den Hiatus saphenus dringt sie in die Tiefe und mündet in die V. femoralis. Die Mündungsstelle findet man in Höhe der Einströmung der V. profunda femoris etwa 9 cm unter der Leistenbeuge (MAY und NISSL 1959). Am Unter- und Oberschenkel hat die Vene meist je einen vorderen und hinteren größeren Zweig, die sie in der Knieregion bzw. einige cm vor ihrer Einmündung aufnimmt. Diese nennt man *V. saphena accessoria* (*medialis et lateralis*; LIMBORGH 1963). In das obere Ende der V. saphena magna münden die *Vv. pudendae externae, V. epigastrica superficialis* und *V. circumflexa ilium superficialis.* Die Einmündung kann entweder einige cm distaler als typisch erfolgen oder nach Kreuzung der V. femoralis hoch in irgendeine Bauchfellvene. Der Durchmesser der V. saphena magna beträgt am Anfang 0,4—0,5 cm, am oberen Ende 0,7—0,8 cm (PATURET 1958).

Die *V. saphena parva* (Abb. 216 und 217/10, 218/16) geht vom lateralen Rand des Fußrückens aus und gelangt, hinter dem äußeren Knöchel verlaufend, auf die dorsale Unterschenkelseite, wo sie die Faszie durchbohrt, zwischen den beiden Köpfen des M. gastrocnemius in die Tiefe dringt und in die V. poplitea mündet. Die Einmündung geschieht entweder zusammen mit der an der Dorsalseite des Oberschenkels gelegentlich vor handenen V. femoropoplitea oder selbständig (MAY und NISSL 1966). Die Einmündungsstelle der V. saphena parva befindet sich meistens in Höhe des Kniegelenkspalts, manchmal über ihm, sehr selten unter ihm (MAY und NISSL 1968).

Vv. communicantes (et perforantes). Die präzise Anatomie der Vv. communicantes (Abb. 191) ist von LINTON (1938), COCKETT (1955) und später von LIMBORGH (1963) ausgearbeitet worden. Ihre Anzahl und Lokalisation geben wir nach der Beschreibung von LIMBORGH an:

Vv. communicantes cruris. Mediales: In drei Gruppen 1—6, 5—10 bzw. 3—6 Zweige zwischen der V. saphena magna und den Vv. tibiales posteriores. Laterales: In vier Gruppen 2—5, 5—10, 4—10 bzw. 2—5 Zweige, welche die V. saphena magna mit den Vv. tibiales anteriores (2 Gruppen) bzw. mit den Vv. peroneae und den Venen des M. gastrocnemius (je 1 Gruppe) verbinden. Posteriores: 2—6 Zweige zwischen der V. saphena parva und den Venen des M. gastrocnemius.

Vv. communicantes genus. Mediales: 2—6 Zweige von der V. saphena magna zur V. poplitea. Laterales: 2—6 Zweige von den lateralen Venen zur V. poplitea. Posteriores: 2—7 Zweige von der V. saphena parva zur V. poplitea.

Vv. communicantes femorales. Mediales: In 3 Gruppen 1—4, 4—8, 1—5 Zweige, die sich von der V. saphena accessoria zu den Muskelvenen bzw. von der V. saphena magna zur V. femoralis ziehen. Laterales: In 2 Gruppen 6—12 und 3—9 Zweige, die von den subkutanen Venen zu den Muskelvenen gehen. Posteriores: 4—7 Zweige von der V. femoropoplitea zur V. femoralis oder auch zu einer V. perforans.

Der Kollateralkreislauf der Venen des Beckens und der unteren Extremitäten

Den Kollateralkreislauf der Beckenvenen sichern die reichhaltigen Verbindungen zwischen den beiden Seiten. Die Plexus venosus sacralis, prostaticus, rectalis, uterinus und vaginalis zwischen den Vv. iliacae internae erhalten innerhalb des kleinen Beckens eine enge Verbindung miteinander aufrecht. Die Vv. scrotales (labiales) bringen miteinander, mit der V. circumflexa femoris medialis und mit dem Plexus venosus rectalis eine Kollateralzirkulation zustande. Hier steht also die V. femoralis mit der V. iliaca interna in Verbindung. Im Falle von insuffizientem Kreislauf kann die Verbindung zwischen der V. iliaca externa und interna einerseits von den gleichseitigen, andererseits den kontralateralen Venen gesichert werden (THOMAS und Mitarbeiter 1967).

Der Kollateralkreislauf der unteren Extremitäten wird von den Oberflächen- und tiefliegenden Venen mit Hilfe der dazwischen liegenden Vv. communicantes aufrechterhalten. Verbindungen gibt es auch zwischen den tiefliegenden Venen. Die Anastomosen zwischen der V. profunda femoris und V. poplitea sowie zwischen den Vv. comitantes femorales und popliteae sind imstande, den Kreislauf nach Bedarf zu kompensieren. Die Endzweige der Vv. comitantes femorales besitzen ebenfalls zahlreiche regionäre Kommunikationen (MAVOR und GALLOWAY 1967). Die tiefliegenden Unterschenkelvenen gelangen hauptsächlich durch die Muskelvenen und indirekt über die Gefäße an der Oberfläche miteinander in Verbindung.

Die Phlebographie des Beckens und der unteren Extremitäten

Die Kontrastuntersuchung der Venen in den unteren Extremitäten wurde nach Tierexperimenten am Menschen erstmalig von BERBERICH und HIRSCH (1923) vorgenommen. In den nach Injektion von Strontiumbromid gemachten Aufnahmen sind die Klappen deutlich sichtbar geworden. Erst nach der Lösung zahlreicher technischer und anatomischer Probleme (RATSCHOW 1930; BARBER und ORLEY 1932; DOS SANTOS 1938; LINDBLOM 1941; FINE 1942) hat sich die Phlebographie zu einem in der Praxis anwendbaren Routineverfahren entwickelt. Die richtige Bewertung der tiefliegenden und subkutanen Venen sowie der Verbindungen zwischen ihnen ergab die klinische Bedeutung dieses Untersuchungsverfahrens (LINTON 1938; COCKETT 1955; GULLMO 1957, 1964; LIMBORGH 1963; MAY und NISSL 1959, 1966, 1968). Aus der röntgenologischen Untersuchung der Beckenvenen resultierten wesentliche Ergebnisse für die Anatomie (LIECHTI 1948; ABESHOUSE und RUBEN 1952; BASMAJIAN 1952; DE LA PENA 1956). Heute werden bereits selektive Auffüllungen der V. profunda penis (DE LA PENA 1956), der V. clitoridis (PETKOVIČ 1953), des Corpus cavernosum penis (MOLNÁR und HAJÓS 1960), der Vv. uterinae (SCHLÜSSLER und Mitarbeiter 1966) und der V. ovarica (DELORME und Mitarbeiter 1968) durchgeführt. Die Phlebographien der unteren Extremitäten, von denen es zahlreiche Variationen gibt, teilt man im wesentlichen in retrograde (MARTINET 1959) und anterograde (GREITZ 1955; MAY und NISSL 1959) ein. Die intraosseale Venographie (DRASNAR 1946; LEGER und MASSE 1951; VAS und KERPEL 1954; OLIVIER 1957; ZSEBŐK und Mitarbeiter 1957; LUZSA 1959/60; ARNOLDI 1961) ist im Grunde eine Form des anterograden Verfahrens.

Bei der *postmortalen Phlebographie* haben wir die unteren Extremitäten- und Beckenvenen mittels perkutaner Punktion anterograd aufgefüllt, so daß die Füllung der von den Gefäßstämmen ausgehenden Seitenzweige nur über die Anastomosen erfolgt. Die Klappen verhindern die retrograde Auffüllung.

In der **seitlichen Aufnahme von der Knöchelregion und vom Fuß** (Abb. 218) füllen sich sowohl die oberflächlichen Fußrücken- als auch die tiefliegenden Plantarvenen an. Die Verbindungen zwischen ihnen und das Venennetz um den Fußknöchel vermag man nur aus dieser Richtung zu studieren. Den Schatten der von den *Vv. plantares* ausgehenden *Vv. tibiales posteriores* (Abb. 218/11) sowie die *V. saphena magna* (Abb. 218/15) findet man am hinteren bzw. vorderen Rand der Tibia. Die *V. saphena parva* (Abb. 218/16) liegt in den Weichteilen etwas hinter den Vv. tibiales posteriores.

In der **a.-p. Aufnahme vom Unterschenkel** (Abb. 216) verlaufen die sich unter dem Knie teilenden Zweige der V. poplitea — die *tiefliegenden Venen* —, den Arterien entsprechend, im Schatten der Tibia und Fibula. Die *V. saphena magna* (Abb. 216/9) zieht sich den medialen Unterschenkelrand entlang; ihre zahlreichen Verbindungen mit den tiefliegenden Venen sind deutlich wahrnehmbar. Die *V. saphena parva* (Abb. 216/10) wird meist mit den tiefliegenden Venen zusammenprojiziert und läßt sich daher nicht sicher von diesen differenzieren.

Aus **seitlicher Richtung** (Abb. 217) liegen die *tiefliegenden Venen* in der Projektion der Fibula bzw. dahinter, und zwar überwiegend in einem gemeinsamen Bündel. Die *V. saphena magna* (Abb. 217/9) vermag man nur an einzelnen Gefäßabschnitten von den vorigen zu trennen. Die *V. saphena parva* (Abb. 217/10) sieht man am Unterschenkel hinten unter der Haut und dann in der Muskulatur. Ihre Einmündung kann an verschiedenen Stellen erfolgen; der Verlauf und die Verbindungen lassen sich deutlich verfolgen.

In der **a.-p. Aufnahme vom Oberschenkel** (Abb. 212) verläuft die *V. femoralis* (Abb. 212/6), der A. femoralis entsprechend, meist in schwacher »S«-Form. Ihre Seitenzweige füllen sich kaum an.

Die *V. saphena magna* (Abb. 212/11) zieht medial zu ihrer Einmündung, die in verschiedener Höhe erfolgt.

Aus **seitlicher Richtung** (Abb. 213) kreuzt die *V. femoralis* (Abb. 213/6) in ihrem der Arterie entsprechenden Verlauf den Femur und befindet sich etwas höher als die Arterie. Die *V. saphena magna* (Abb. 213/11) wird hinter die V. femoralis projiziert und legt sich dann, im oberen Drittel den Femur kreuzend, neben die genannte Vene.

Erfolgt die Auffüllung der oberflächlichen Venen gleichzeitig mit einer Unterbindung der tiefliegenden Venen, so füllen sich auch die Verbindungen zwischen den oberflächlichen und tiefliegenden Venen an. In der auf diese Weise gemachten **Aufnahme aus zwei Richtungen** vom Oberschenkel (Abb. 214, 215) sieht man die Schatten der *V. saphena magna* und *Vv. communicantes* (Abb. 214 und 215/7 und 8) sowie der *Muskelvenen* und der *V. profunda femoris* (Abb. 214 und 215/6).

In der **a.-p. Aufnahme vom Becken** (Abb. 208) liegen die *Vv. iliacae communes* (Abb. 208/9), zum rechten Wirbelsäulenrand gehend, vor dem Sakroiliakalgelenk. Von den Zweigen der *V. iliaca interna* (Abb. 208/10) kommt meistens nur der Anfangsabschnitt der *V. glutea superior* und *inferior* (Abb. 208/11) zur Darstellung. Die *V. obturatoria* (Abb. 208/13) füllt sich gewöhnlich nur über die Anastomose der V. circumflexa femoris medialis an. Die Gefäßstämme des *Plexus venosus rectalis*, der *Vv. profundae penis*, der *V. dorsalis penis* und des *Plexus venosus prostaticus* (Abb. 208/16) münden unter Vermittlung der *V. pudenda interna* in die V. iliaca interna. Den *Plexus venosus sacralis* (Abb. 208/14) vermag man stets zu differenzieren.

In der **seitlichen Aufnahme** (Abb. 209) lassen sich die Nebenzweige in Anbetracht der arterienähnlichen charakteristischen »S«-Form der Vv. iliacae wegen der hochgradigen Plexusbildung in der Regel nicht differenzieren.

Nach Auffüllung des Corpus cavernosum penis (Kavernosographie) ist das Septum zwischen den Schwellkörpern in der **a.-p. Aufnahme vom Penis** (Abb. 210) deutlich sichtbar. Die orthograd projizierten Crura penis ergeben so je einen aprikosenkerngroßen zusammenliegenden Schatten zwischen den Schenkeln der beiderseitigen Ossa ischii.

In der **Schrägaufnahme** (Abb. 211) lassen sich die Schwellkörper in ihrem ganzen Verlauf gut bestimmen. Die beiden Schenkel werden in diesem Fall zusammenprojiziert. Das intensive Kontrastmittel verdeckt die Septen zwischen den Schwellkörpern. Die ableitende *V. dorsalis* und *profunda penis* (Abb. 210 und 211/6) sowie die *V. pudenda interna* (Abb. 210 und 211/7) füllen sich stets an.

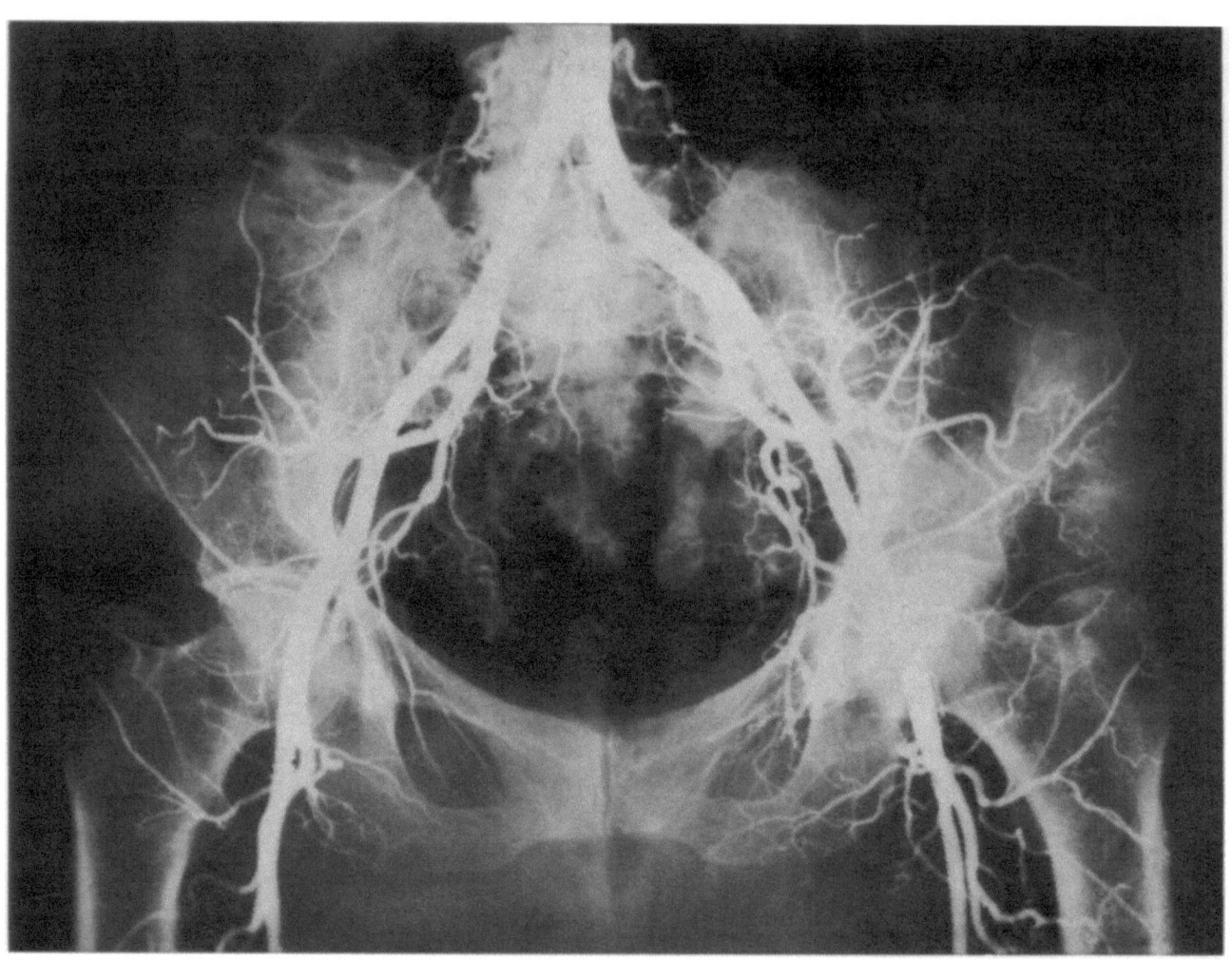

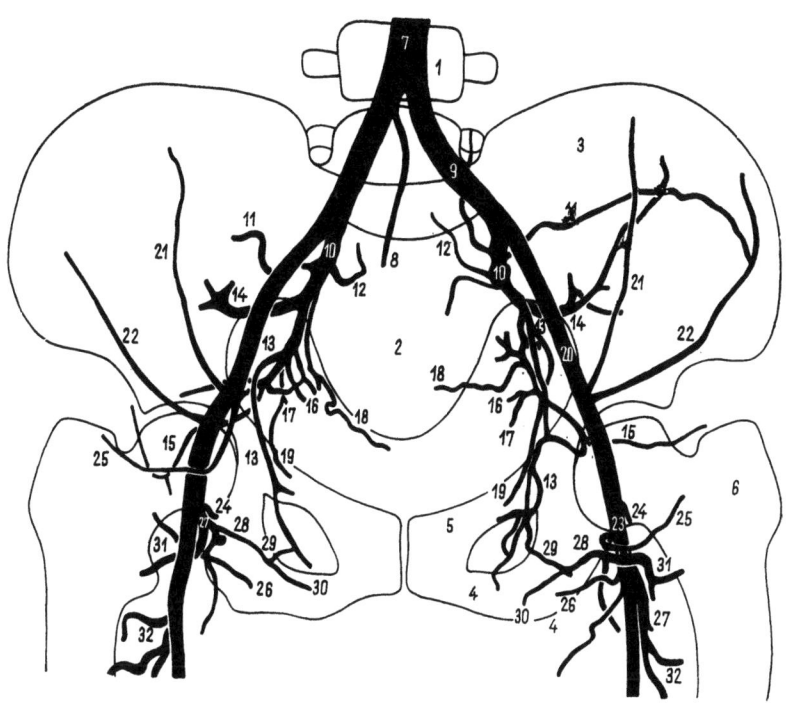

Abb. 192. Die A. iliaca communis und ihre Zweige, I (A. iliaca communis et rami). Exposition: anterior-posterior

1 Vertebra lumbalis 4
2 Os sacrum
3 Os ilium
4 Os ischii
5 Os pubis
6 Femur
7 Aorta abdominalis
8 A. sacralis mediana
9 A. iliaca communis
10 A. iliaca interna
11 A. iliolumbalis
12 Aa. sacrales laterales
13 A. obturatoria
14 A. glutea superior
15 A. glutea inferior
16 A. vesicalis superior
17 A. vesicalis inferior et rectalis media
18 A. uterina
19 A. pudenda interna
20 A. iliaca externa
21 A. epigastrica inferior
22 A. circumflexa ilium profunda
23 A. femoralis
24 A. epigastrica superficialis
25 A. circumflexa ilium superficialis
26 Aa. pudendae externae
27 A. profunda femoris
28 A. circumflexa femoris medialis
29 R. ascendens
30 R. profundus
31 A. circumflexa femoris lateralis, R. ascendens
32 R. descendens

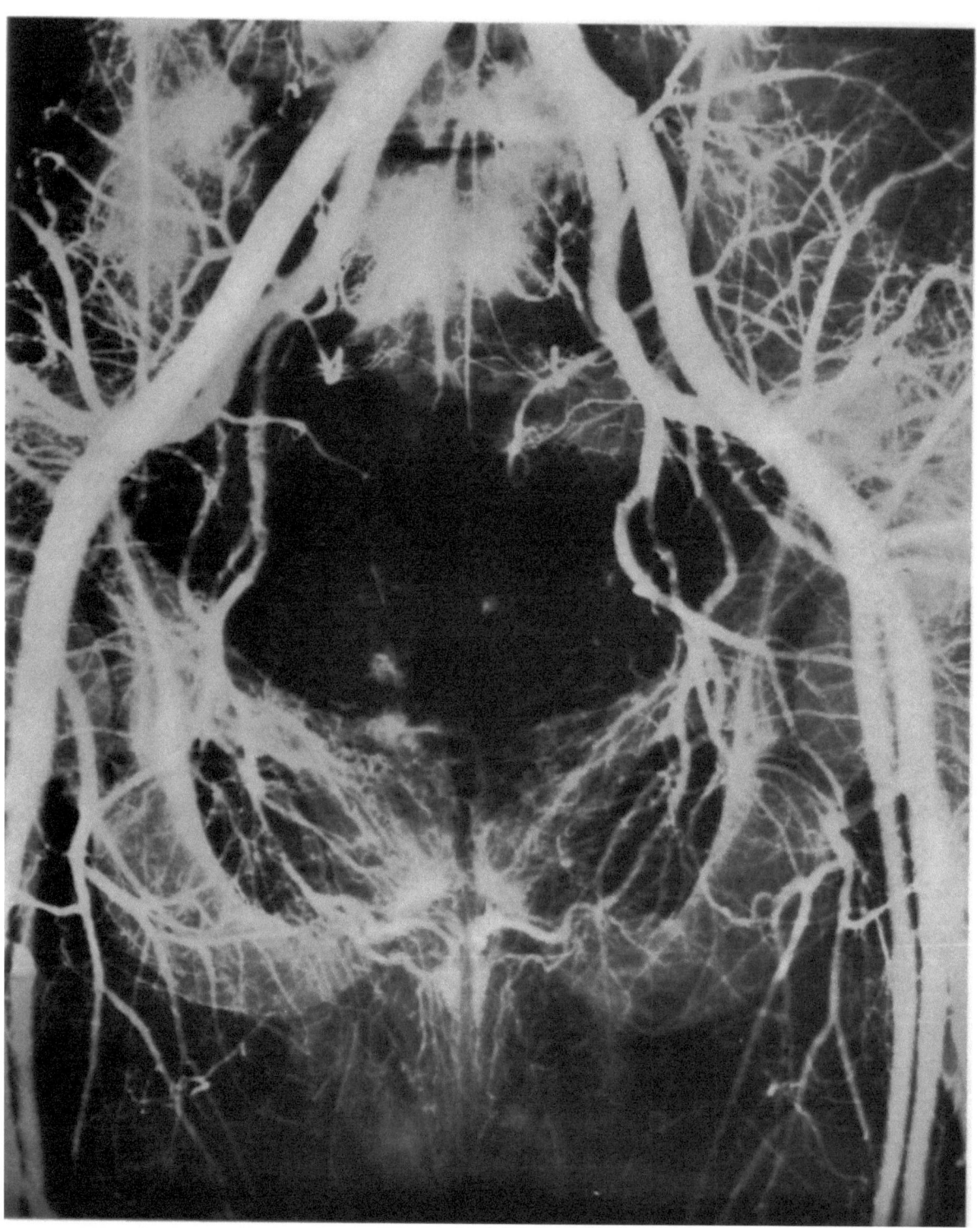

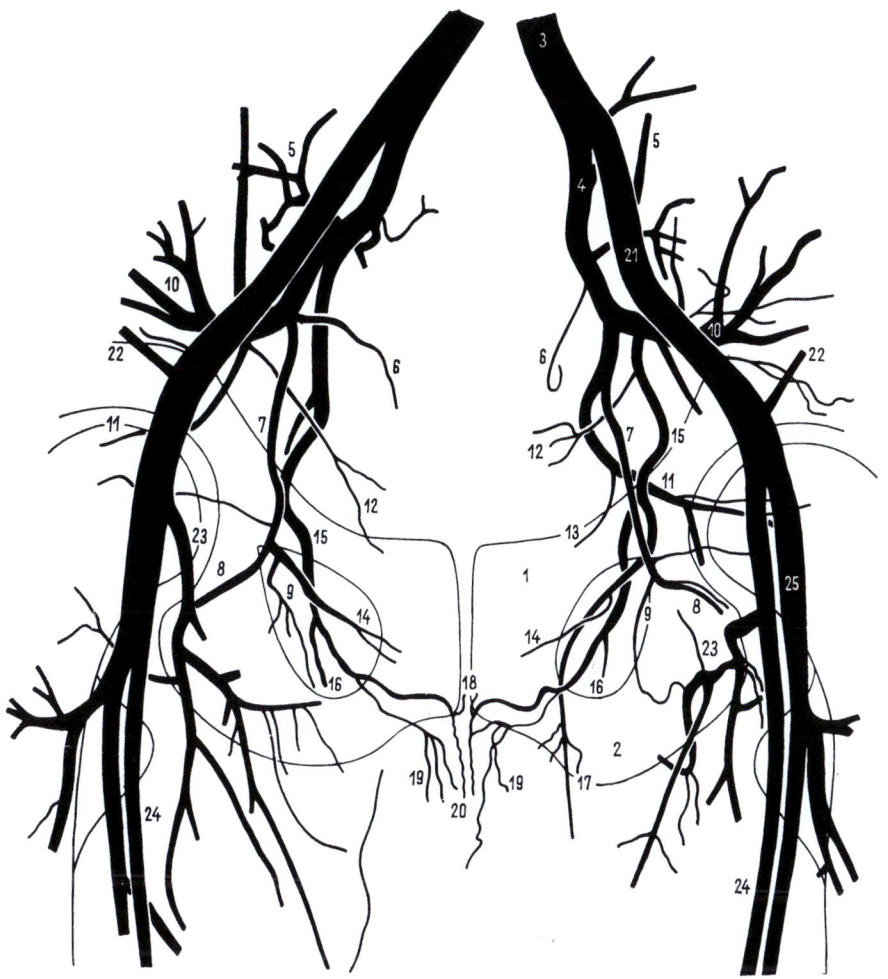

Abb. 193. Die A. iliaca communis und ihre Zweige II sowie die Arterien der männlichen Geschlechtsorgane (A. iliaca communis et rami, Arteriae organorum genitalium masculinorum). Exposition: anterior-posterior

1 Os pubis
2 Os ischii
3 A. iliaca communis
4 A. iliaca interna
5 A. iliolumbalis
6 A. sacralis lateralis
7 A. obturatoria
8 R. acetabularis
9 R. pubicus
10 A. glutea superior
11 A. glutea inferior
12 A. vesicalis superior
13 A. vesicalis inferior
14 A. rectalis media
15 A. pudenda interna
16 A. rectalis inferior
17 A. perinealis
18 A. bulbi penis
19 A. profunda penis
20 A. dorsalis penis
21 A. iliaca externa
22 A. circumflexa ilium profunda
23 A. circumflexa femoris medialis
24 A. femoralis
25 A. profunda femoris

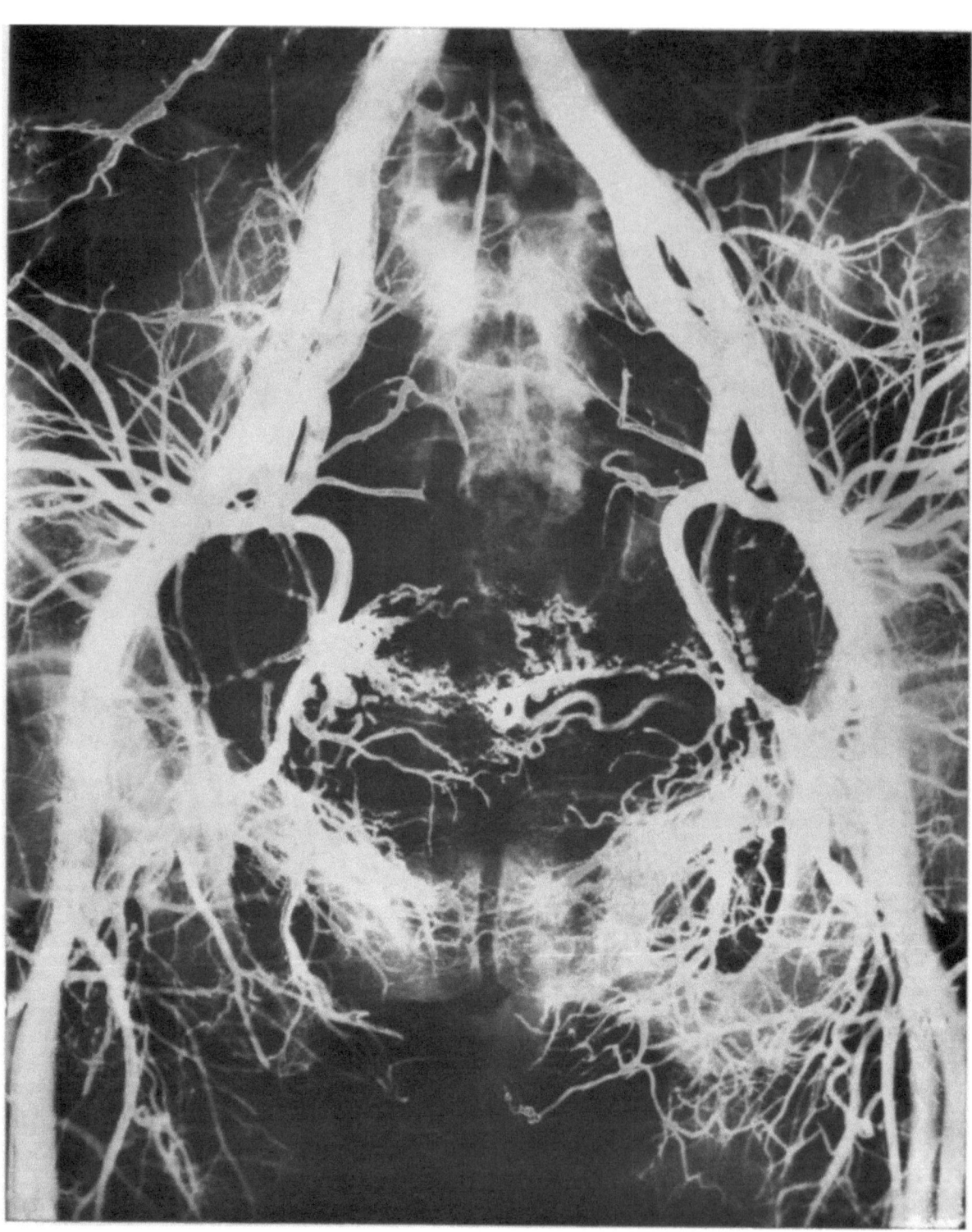

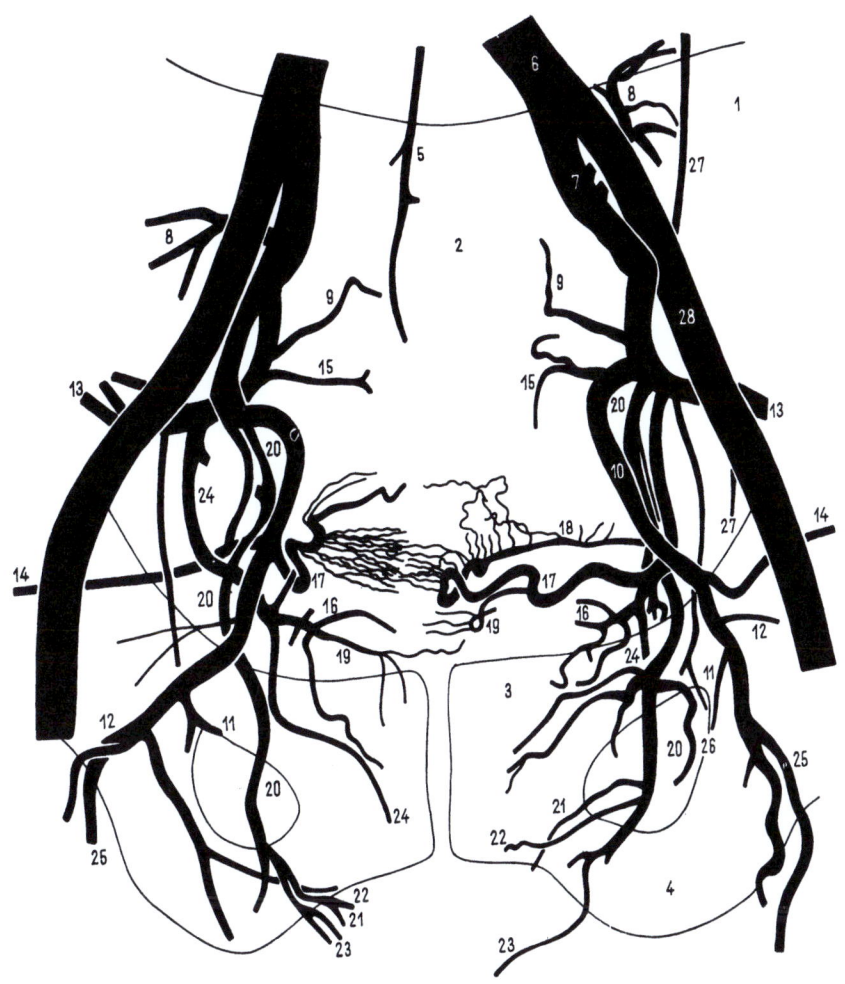

Abb. 194. Die A. iliaca communis und ihre Zweige III sowie die Arterien der weiblichen Geschlechtsorgane (A. iliaca communis et rami, Arteriae organorum genitalium femininorum). Exposition: anterior-posterior

 1 Os ilium
 2 Os sacrum
 3 Os pubis
 4 Os ischii
 5 A. sacralis mediana
 6 A. iliaca communis
 7 A. iliaca interna
 8 A. iliolumbalis
 9 Aa. sacrales laterales
10 A. obturatoria
11 R. pubicus
12 R. acetabularis
13 A. glutea superior
14 A. glutea inferior
15 A. vesicalis superior
16 A. vesicalis inferior
17 A. uterina
18 R. tubarius
19 A. vaginalis
20 A. pudenda interna
21 A. rectalis inferior
22 A. perinealis
23 Rr. labiales posteriores
24 A. rectalis media
25 A. obturatoria, R. posterior
26 R. anterior
27 A. ovarica
28 A. iliaca externa

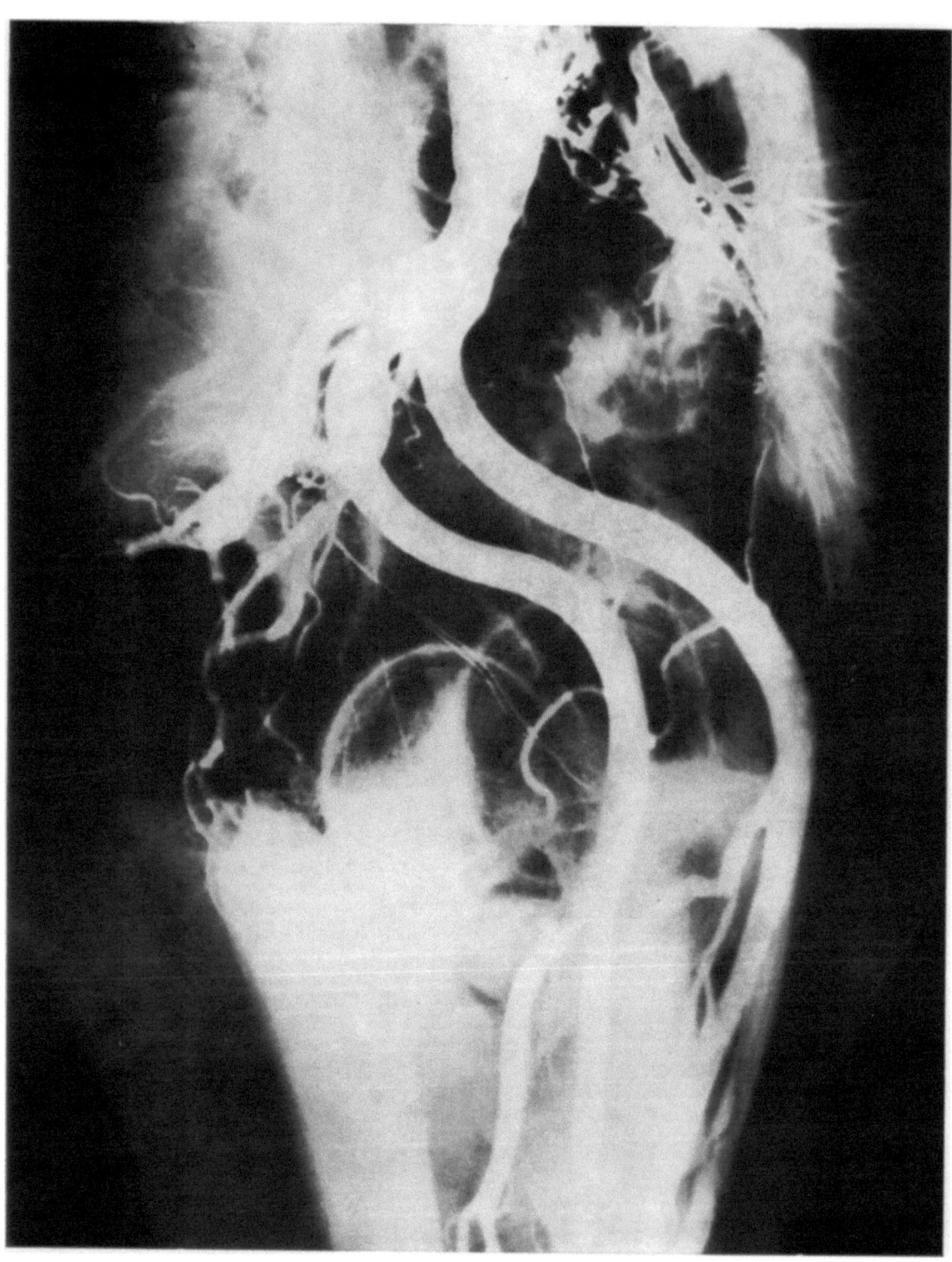

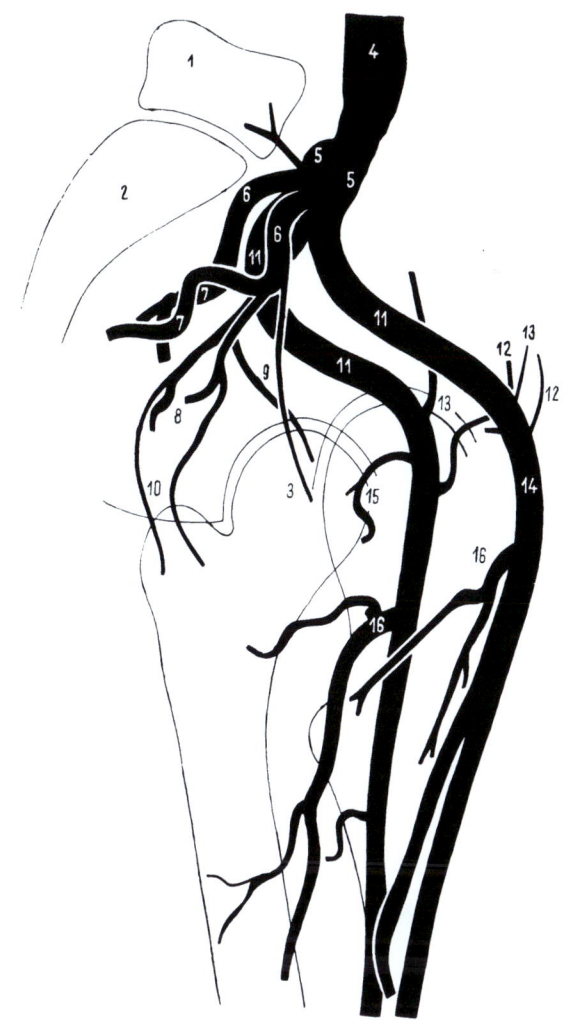

Abb. 195. Die A. iliaca communis und ihre Zweige, IV (A. iliaca communis et rami). Exposition: dextrosinister

1 Vertebra lumbalis 5
2 Os sacrum
3 Femur
4 Aorta abdominalis
5 A. iliaca communis
6 A. iliaca interna
7 A. glutea superior
8 A. glutea inferior
9 A. obturatoria
10 A. pudenda interna
11 A. iliaca externa
12 A. circumflexa ilium profunda
13 A. epigastrica inferior
14 A. femoralis
15 A. epigastrica superficialis
16 A. profunda femoris

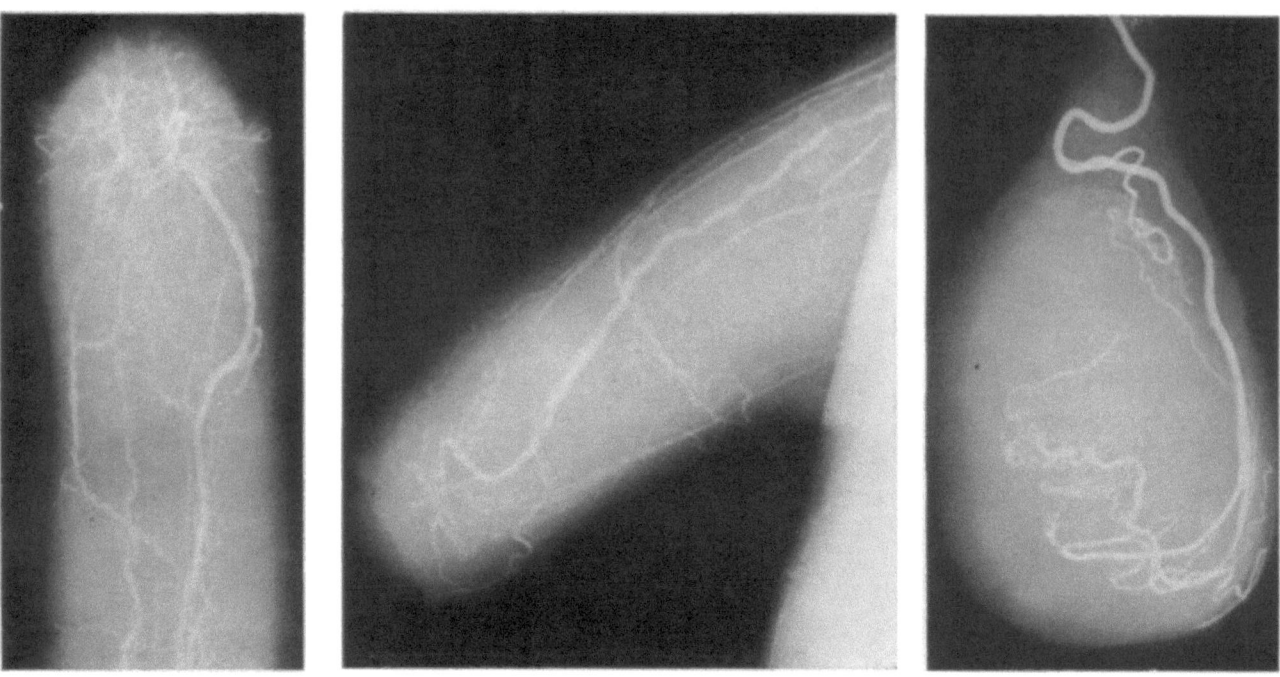

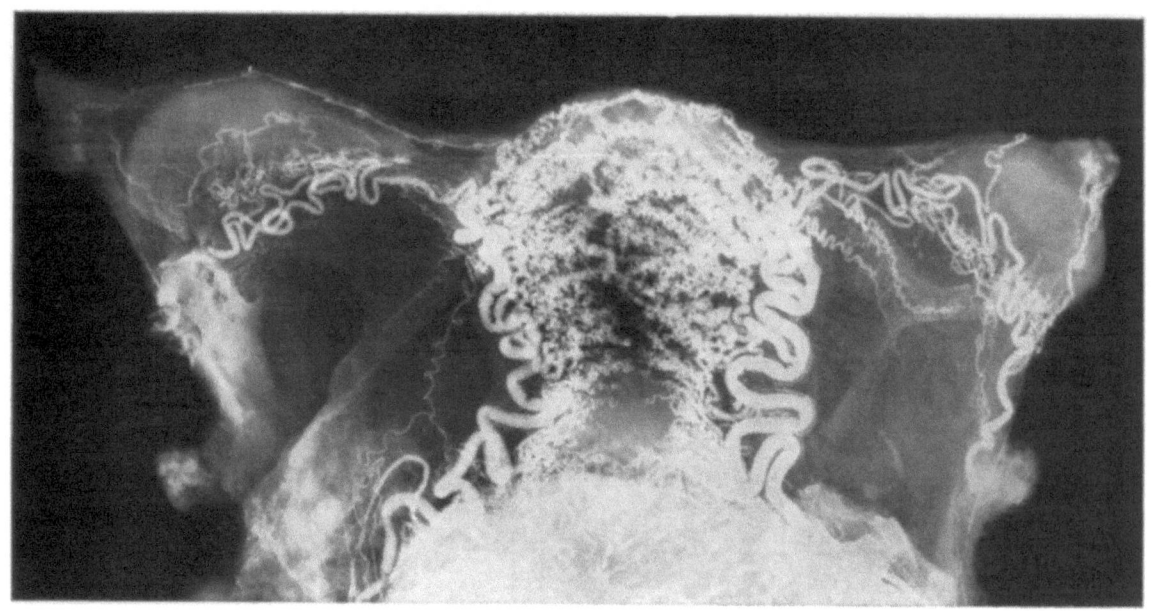

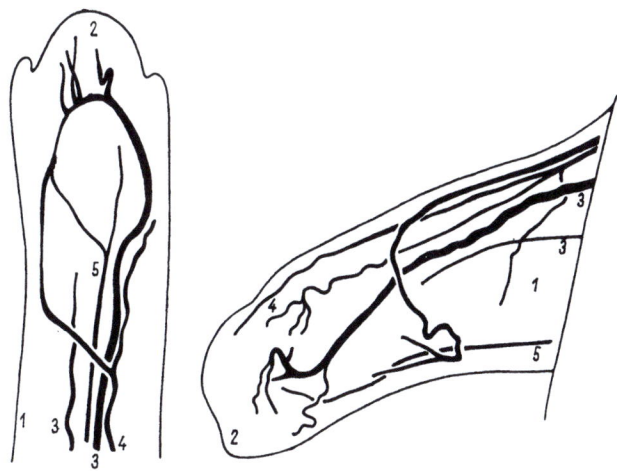
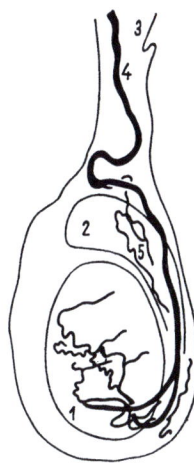

Abb. 196 und 197. Die Penisarterien (Aa. penis). Exposition: anterior-posterior (Abb. 196), laterolateral (Abb. 197)

1 Corpus penis
2 Glans penis
3 A. profunda penis
4 A. dorsalis penis
5 A. urethralis

Abb. 198. Die Hoden- und Nebenhodenarterien (A. testis et epididymidis). Praeparatio corporis mortui insecati. Exposition: laterolateral

1 Testis
2 Epididymis
3 Funiculus spermaticus
4 A. testicularis
5 A. epididymidis

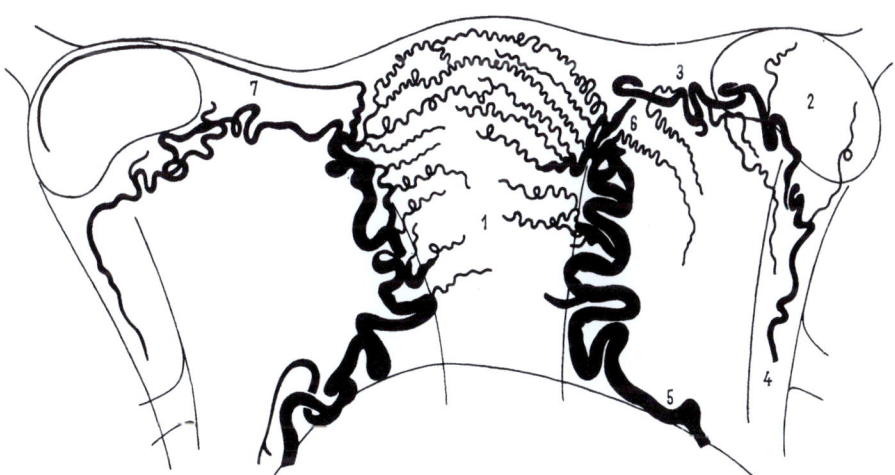

Abb. 199. Die A. uterina und ihre Zweige (A. uterina et rami). Praeparatio corporis mortui insecati. Exposition: anterior-posterior

1 Uterus
2 Ovarium
3 Tuba uterina
4 Ligamentum ovarii proprium
5 A. uterina
6 R. ovaricus
7 R. tubarius

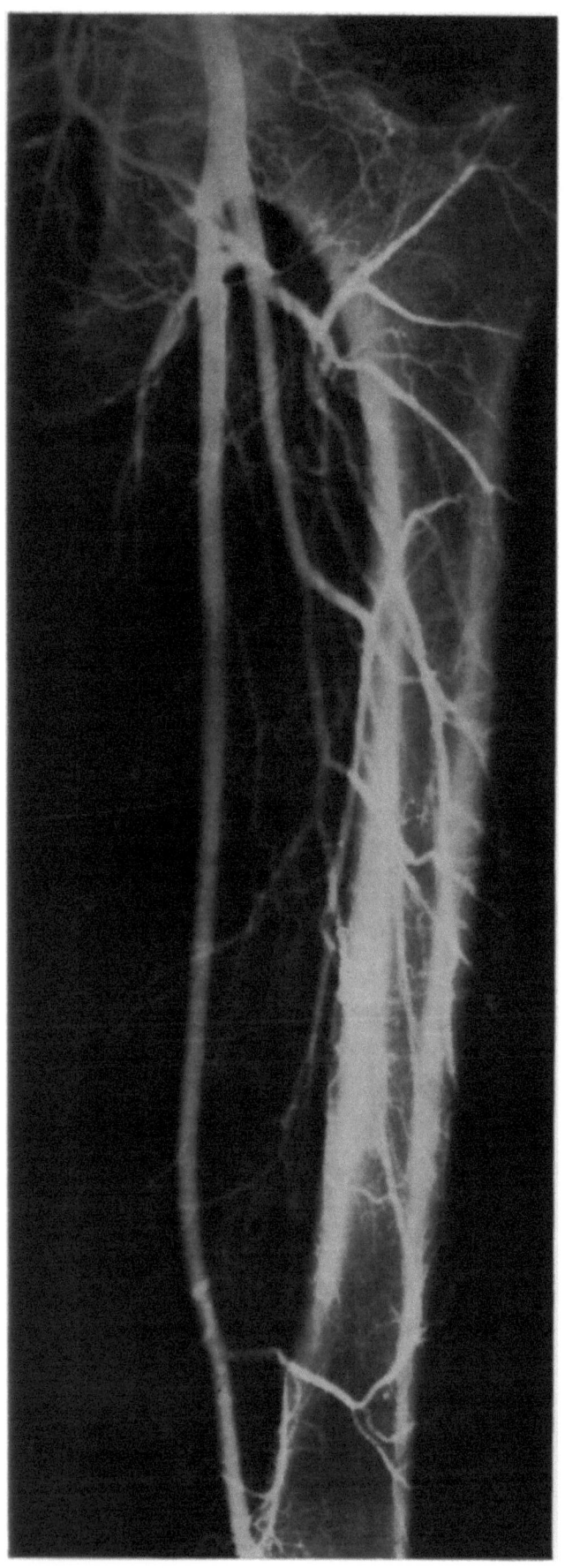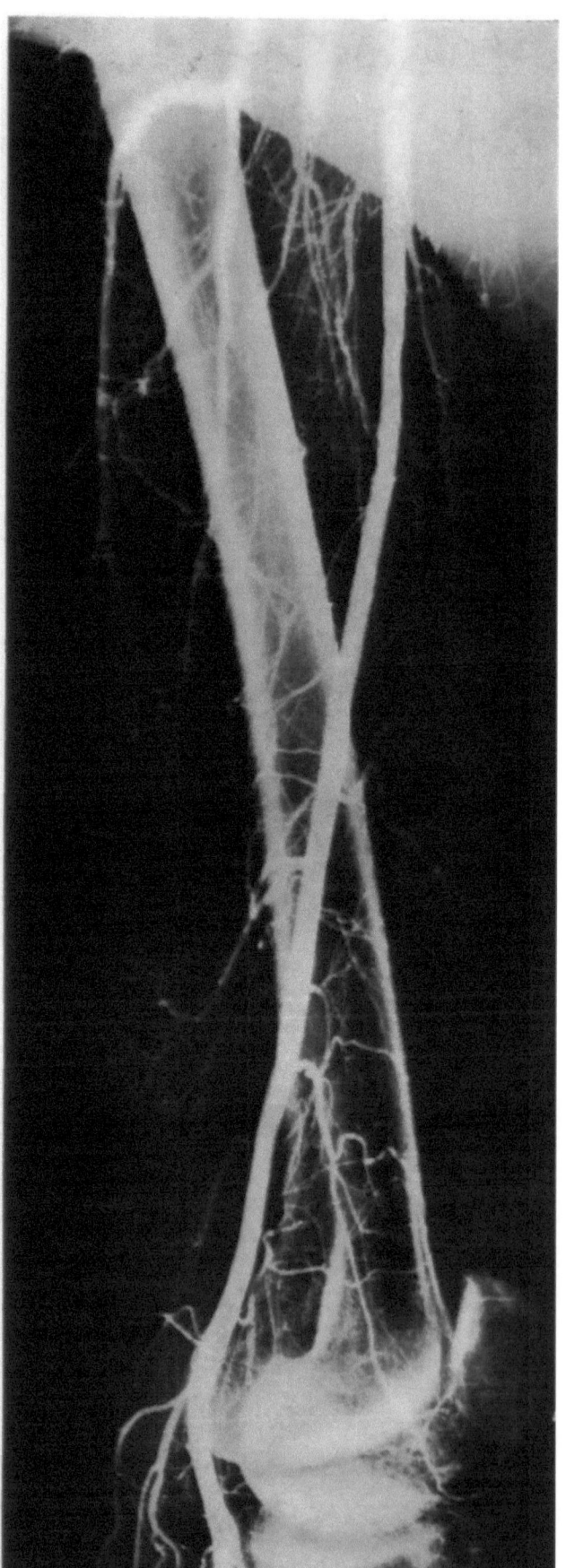

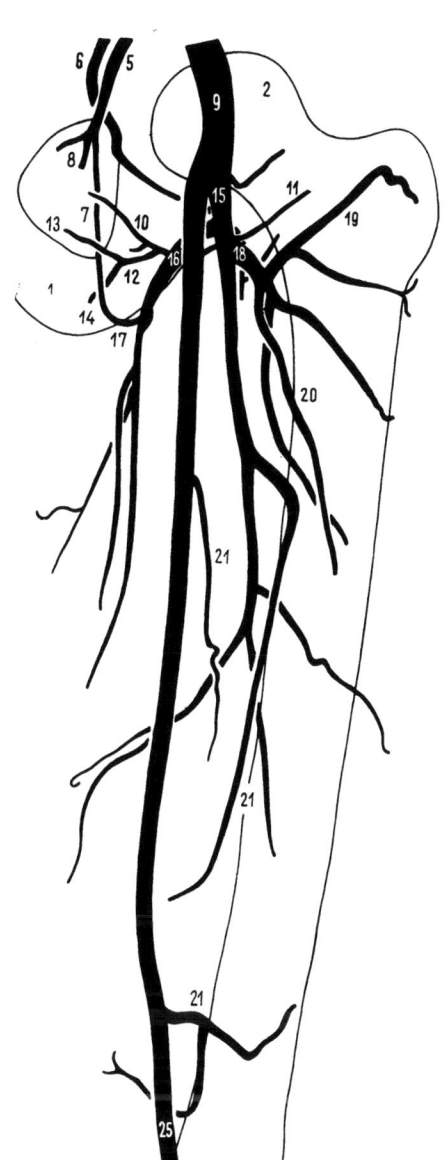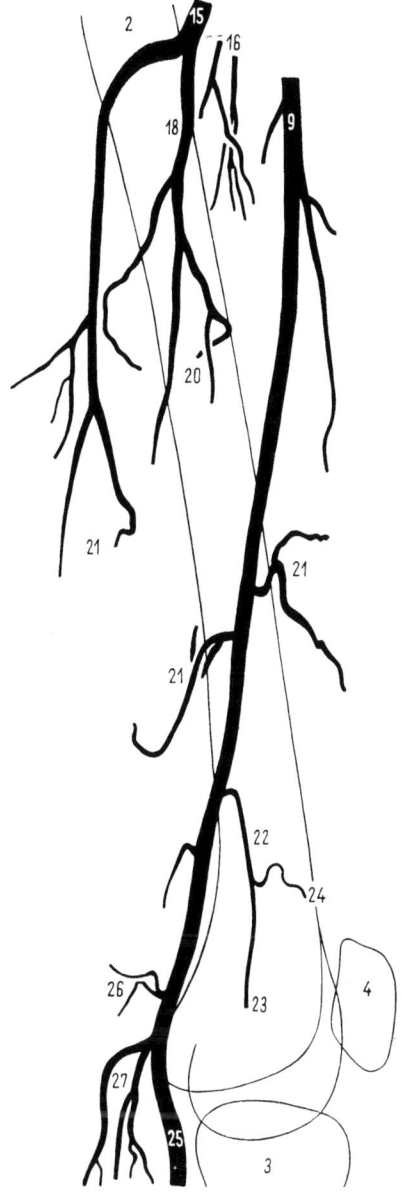

Abb. 200 und 201. Die A. femoralis und ihre Zweige (A. femoralis et rami).
Exposition: anterior-posterior (Abb. 200), dextrosinister (Abb. 201)

1 Os ischii
2 Femur
3 Tibia
4 Patella
5 A. obturatoria
6 A. glutea inferior
7 Anastomosis (A. obturatoria — A. profunda femoris)
8 R. pubicus
9 A. femoralis
10 A. epigastrica superficialis
11 A. circumflexa ilium superficialis
12 A. pudenda externa
13 Rr. labiales anteriores
14 Rr. inguinales
15 A. profunda femoris
16 A. circumflexa femoris medialis
17 R. ascendens
18 A. circumflexa femoris lateralis
19 R. ascendens
20 R. descendens
21 Aa. perforantes
22 A. genus descendens
23 R. saphenus
24 Rr. articulares
25 A. poplitea
26 Aa. genus superiores
27 Aa. surales

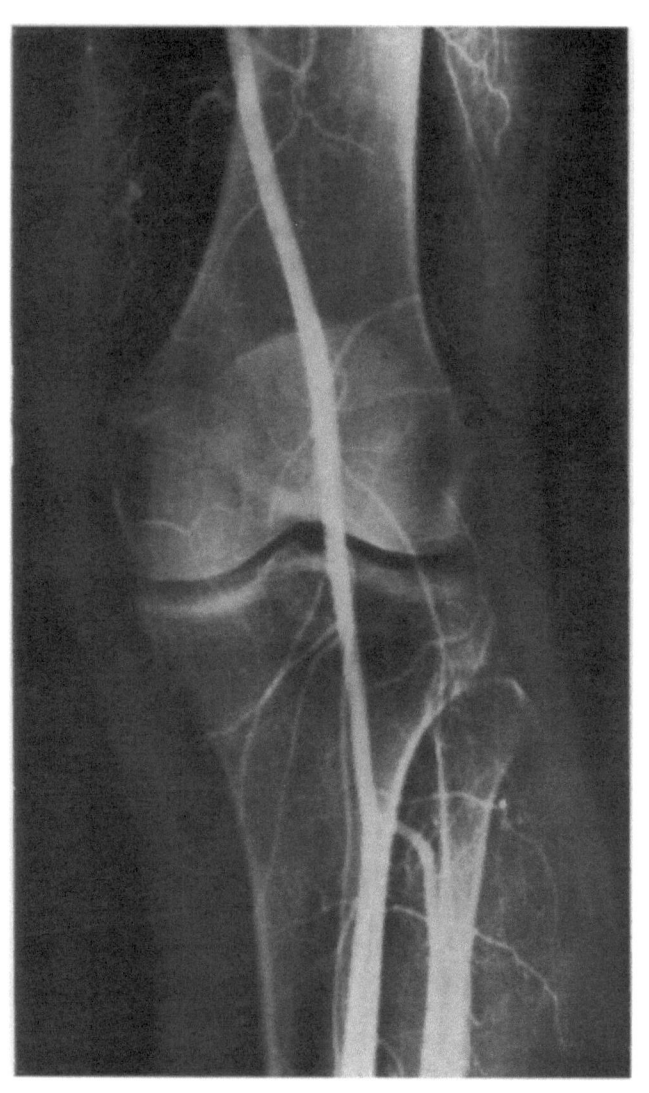
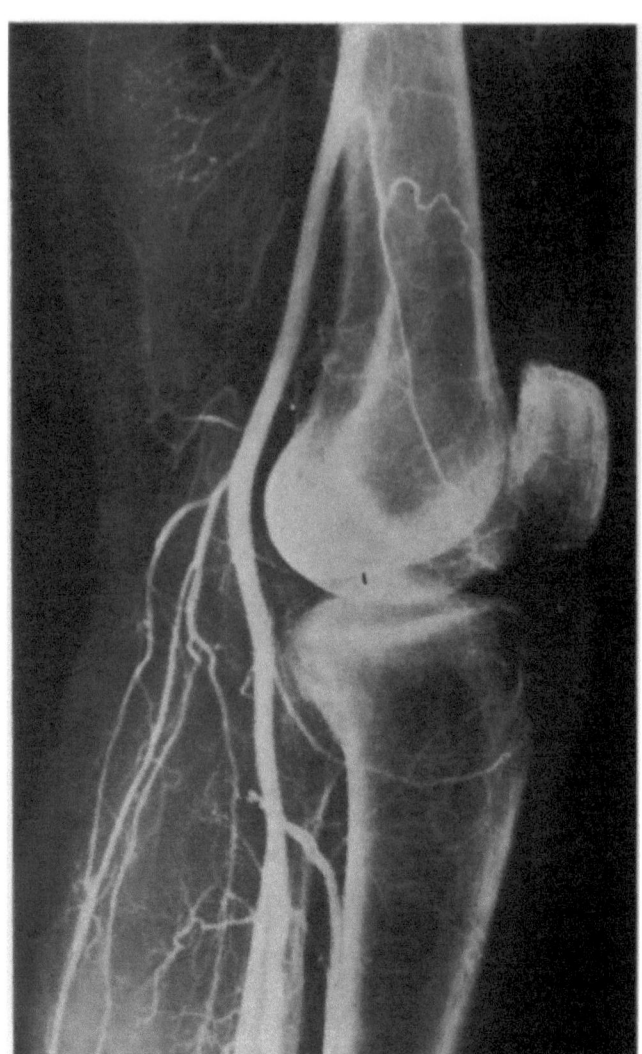

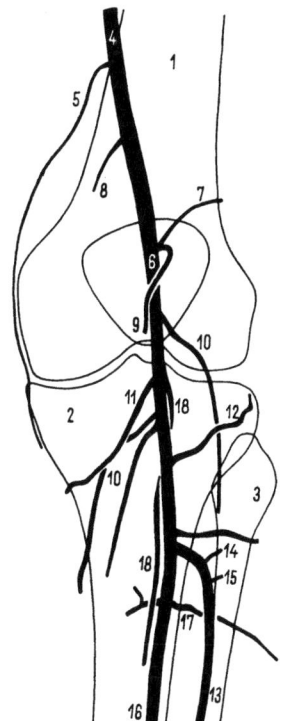 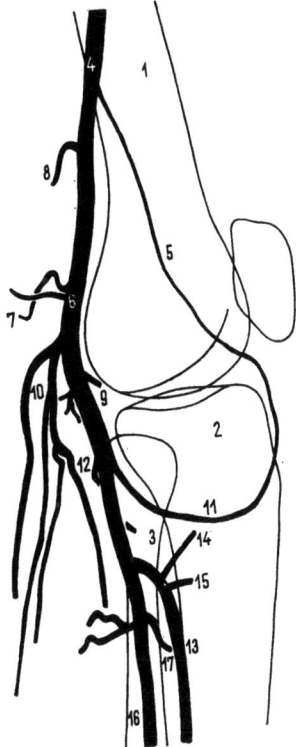

Abb. 202 und 203. Die A. poplitea und ihre Zweige (A. poplitea et rami). Exposition: anterior-posterior (Abb. 202), dextrosinister (Abb. 203)

1 Femur
2 Tibia
3 Fibula
4 A. femoralis
5 A. genus descendens
6 A. poplitea
7 A. genus superior lateralis
8 A. genus superior medialis
9 A. genus media
10 Aa. surales
11 A. genus inferior medialis
12 A. genus inferior lateralis
13 A. tibialis anterior
14 A. recurrens tibialis posterior
15 A. recurrens tibialis anterior
16 A. tibialis posterior
17 R. circumflexus fibulae
18 A. peronea

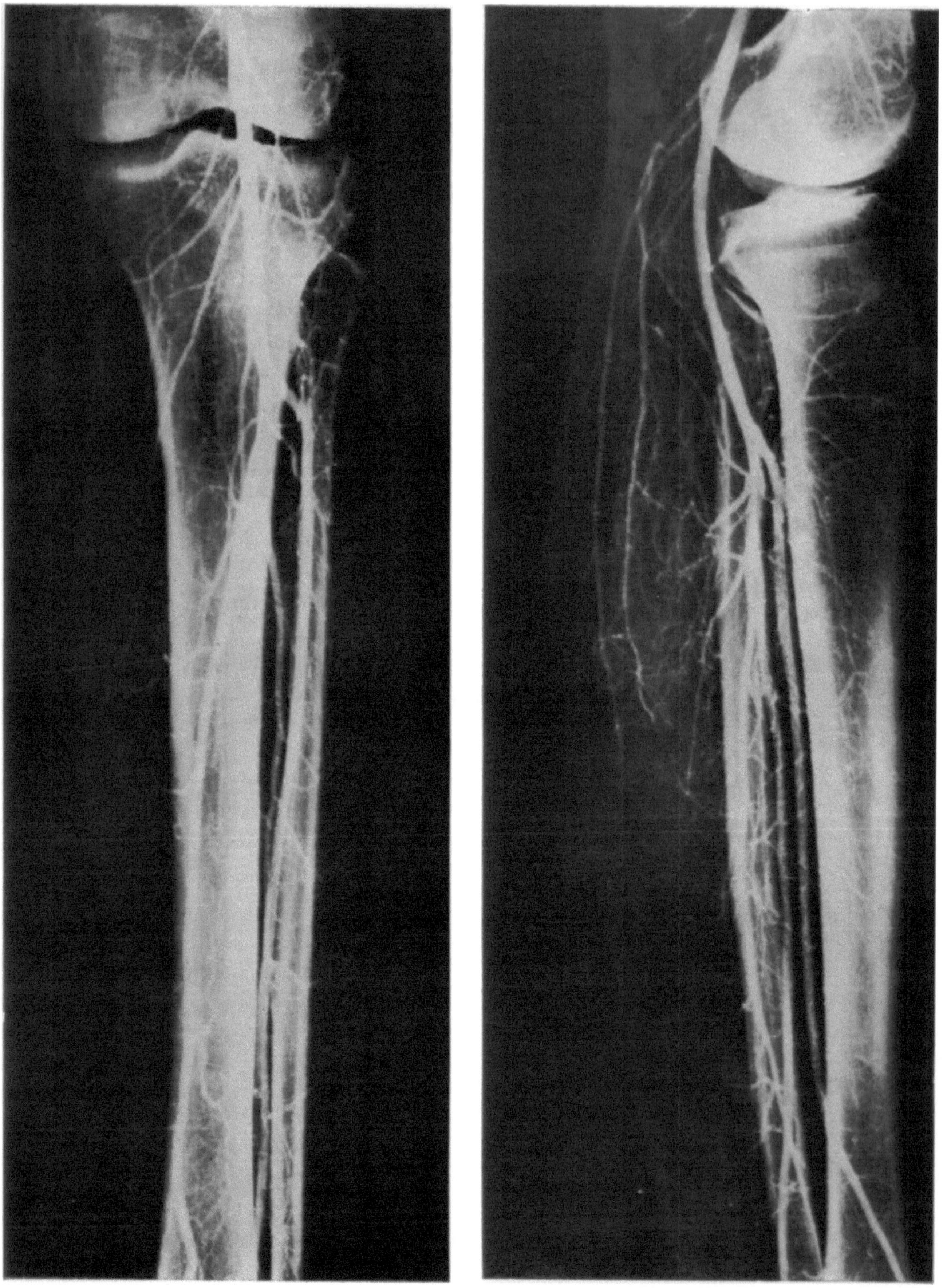

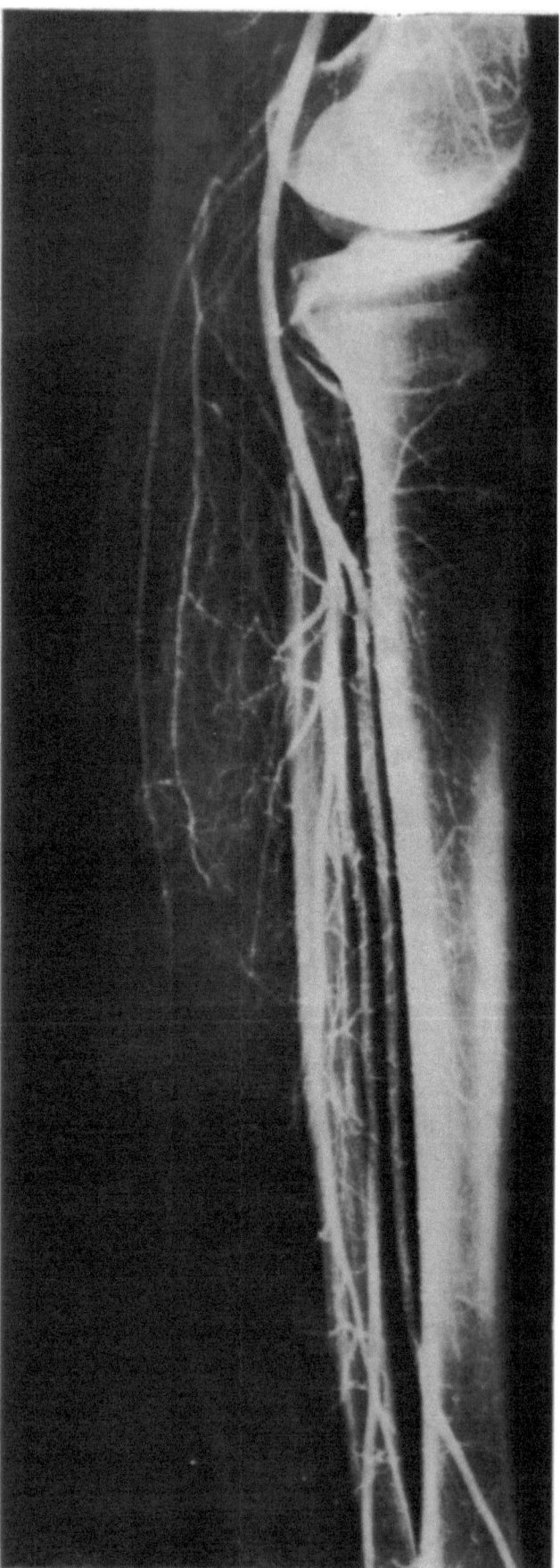

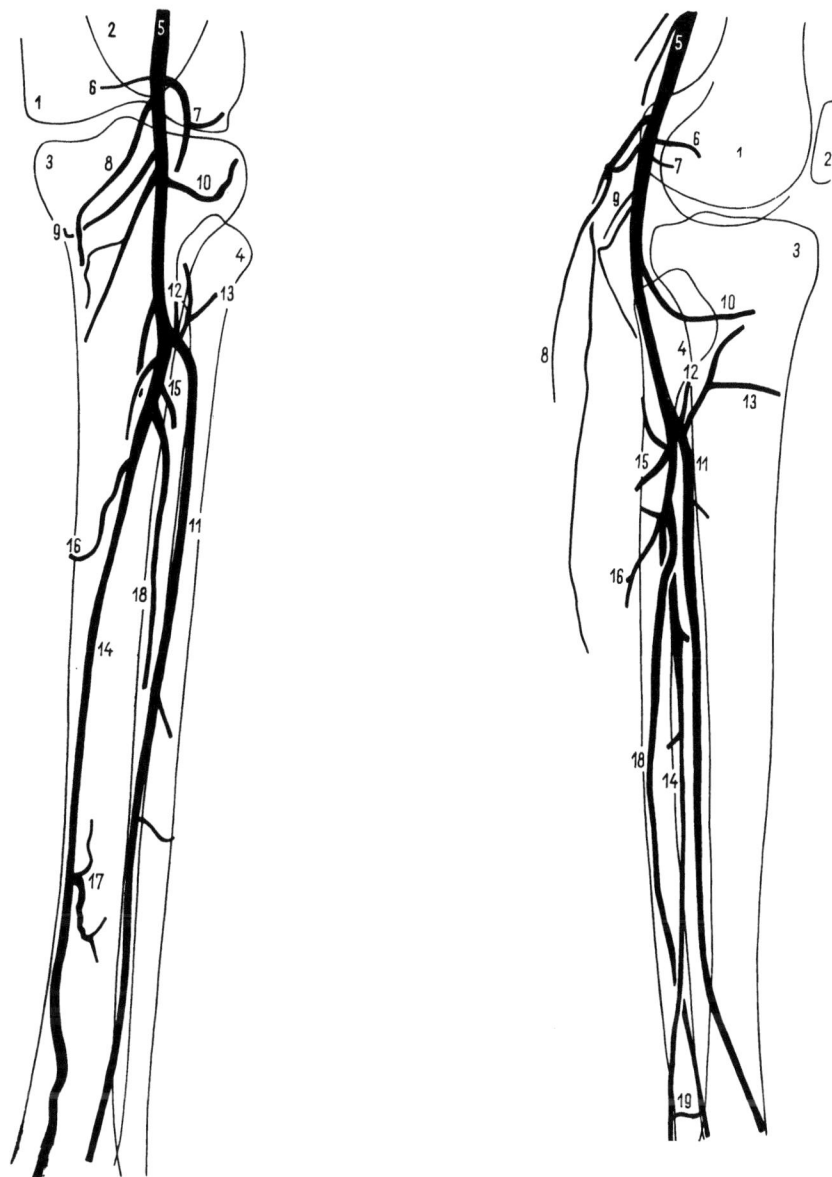

Abb. 204 und 205. Die Zweige der A. poplitea (Rr. arteriae popliteae). Exposition: anteriorposterior (Abb. 204), dextrosinister (Abb. 205)

1 Femur
2 Patella
3 Tibia
4 Fibula
5 A. poplitea
6 A. genus superior medialis
7 A. genus superior lateralis
8 Aa. surales
9 A. genus inferior medialis
10 A. genus inferior lateralis
11 A. tibialis anterior
12 A. recurrens tibialis posterior
13 A. recurrens tibialis anterior
14 A. tibialis posterior
15 R. circumflexus fibulae
16 R. muscularis
17 A. nutricia fibulae
18 A. peronea
19 R. communicans

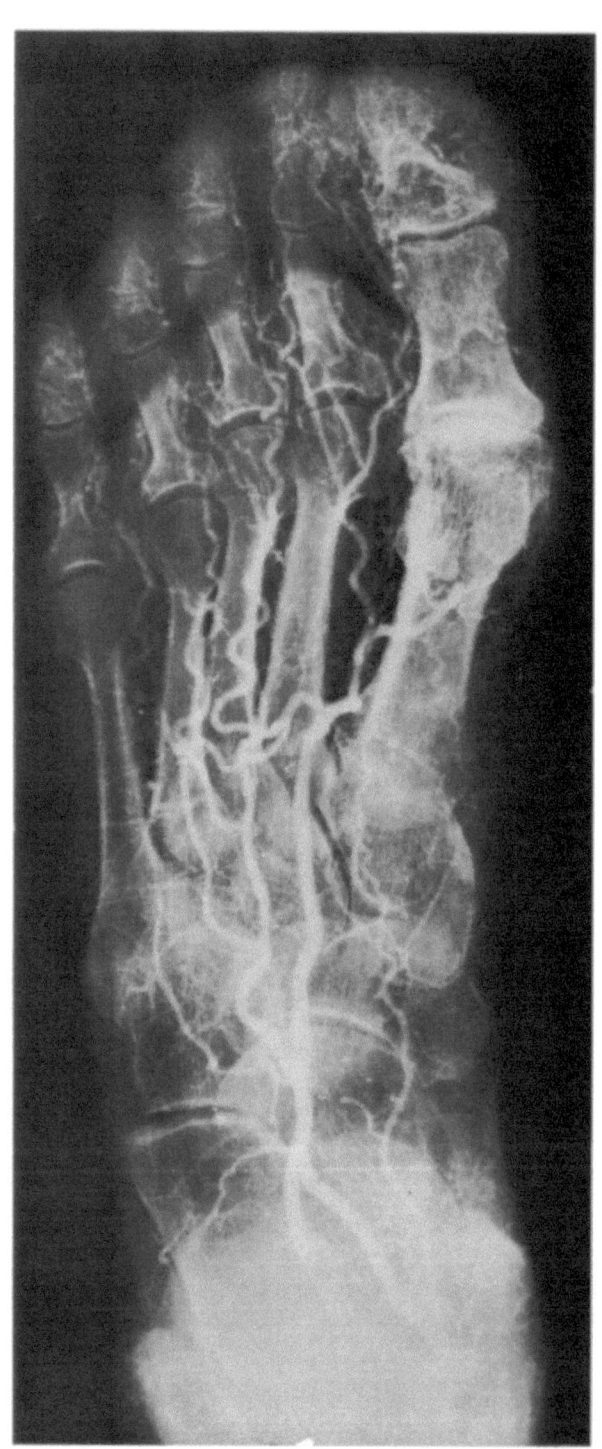

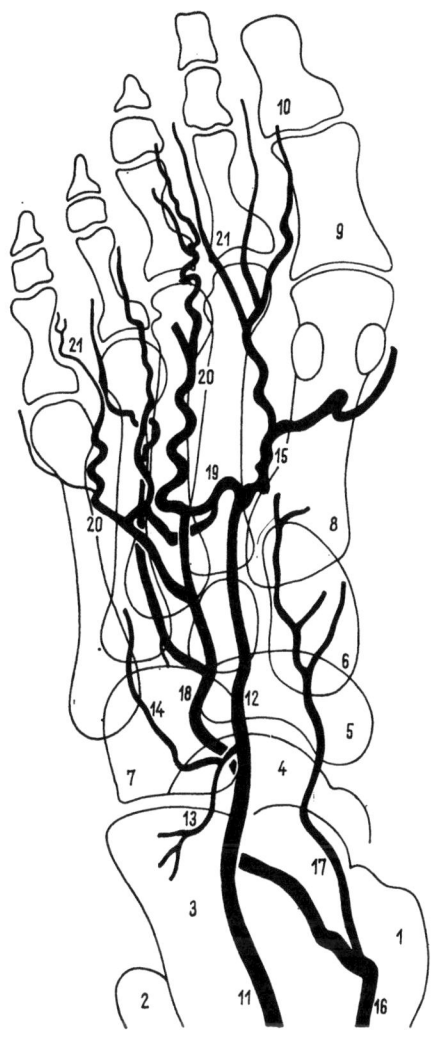

Abb. 206. Die A. tibialis anterior und posterior sowie ihre Zweige, I
(A. tibialis anterior et posterior et rami). Exposition: dorsoplantaris

1 Tibia	*8* Ossa metatarsalia	*15* R. plantaris profundus
2 Fibula	*9* Phalanges proximales	*16* A. tibialis posterior
3 Calcaneus	*10* Phalanges distales	*17* A. plantaris medialis
4 Talus	*11* A. tibialis anterior	*18* A. plantaris lateralis
5 Os naviculare	*12* A. dorsalis pedis	*19* Arcus plantaris
6 Ossa cuneiformia	*13* A. tarsea lateralis	*20* Aa. metatarseae plantares
7 Os cuboideum	*14* A. arcuata	*21* Aa. digitales plantares

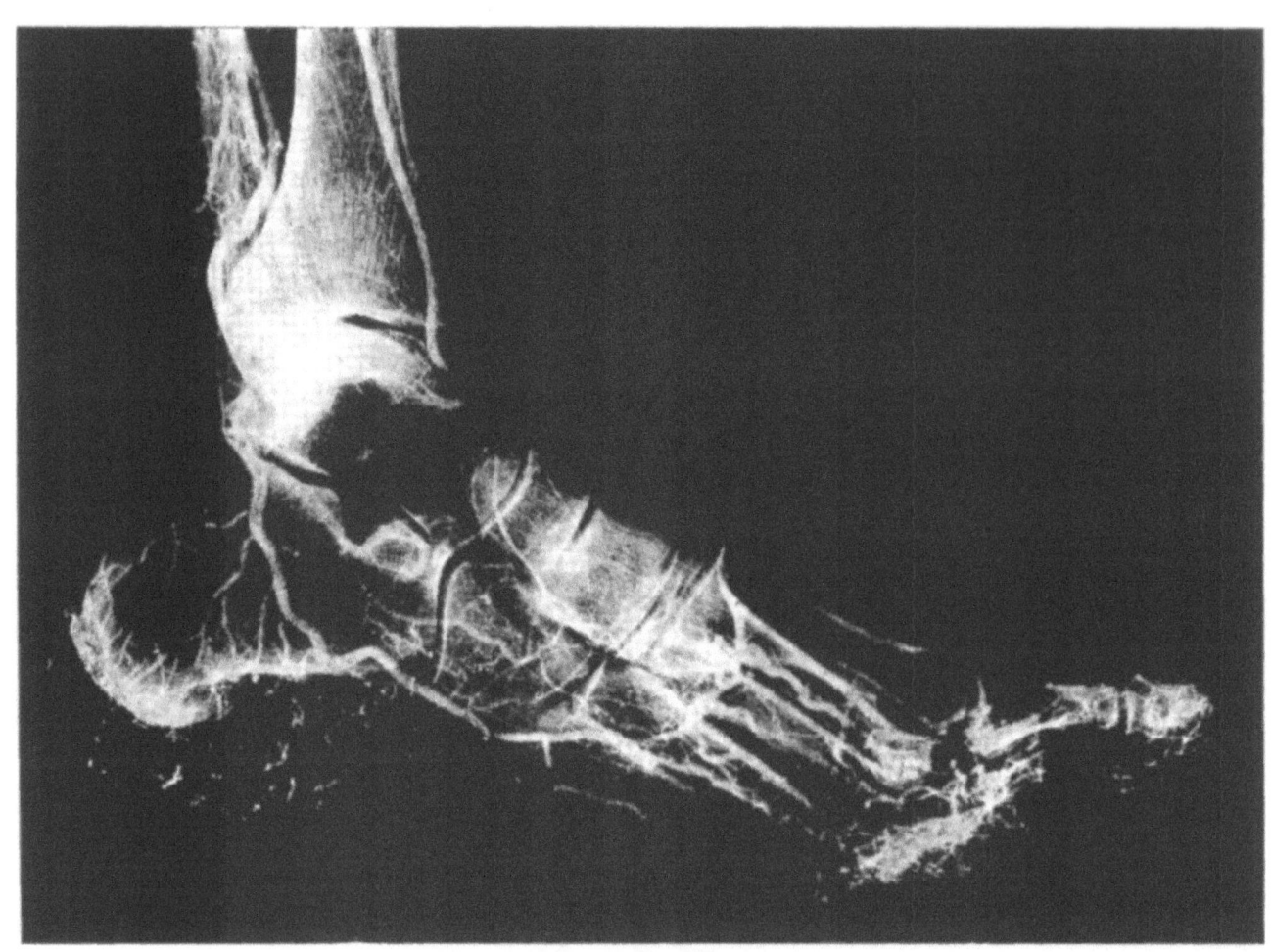

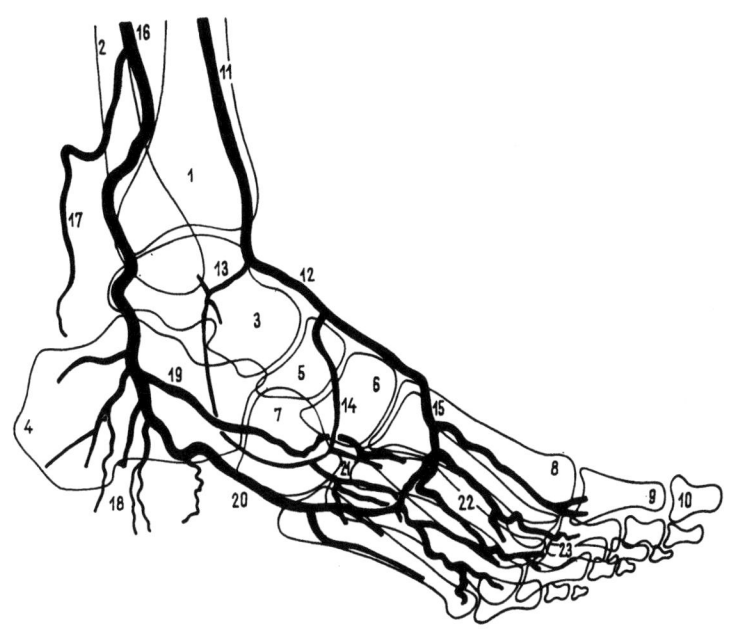

Abb. 207. Die A. tibialis anterior und posterior sowie ihre Zweige, II (A. tibialis anterior et posterior et rami). Exposition: dextrosinister

1 Tibia	*9* Phalanges proximales	*17* R. malleolaris medialis
2 Fibula	*10* Phalanges distales	*18* Rr. calcanei
3 Talus	*11* A. tibialis anterior	*19* A. plantaris medialis
4 Calcaneus	*12* A. dorsalis pedis	*20* A. plantaris lateralis
5 Os naviculare	*13* A. tarsea lateralis	*21* Aa. metatarseae dorsales
6 Ossa cuneiformia	*14* A. arcuata	*22* Aa. metatarseae plantares
7 Os cuboideum	*15* R. plantaris profundus	*23* Aa. digitales plantares propriae
8 Ossa metatarsalia	*16* A. tibialis posterior	

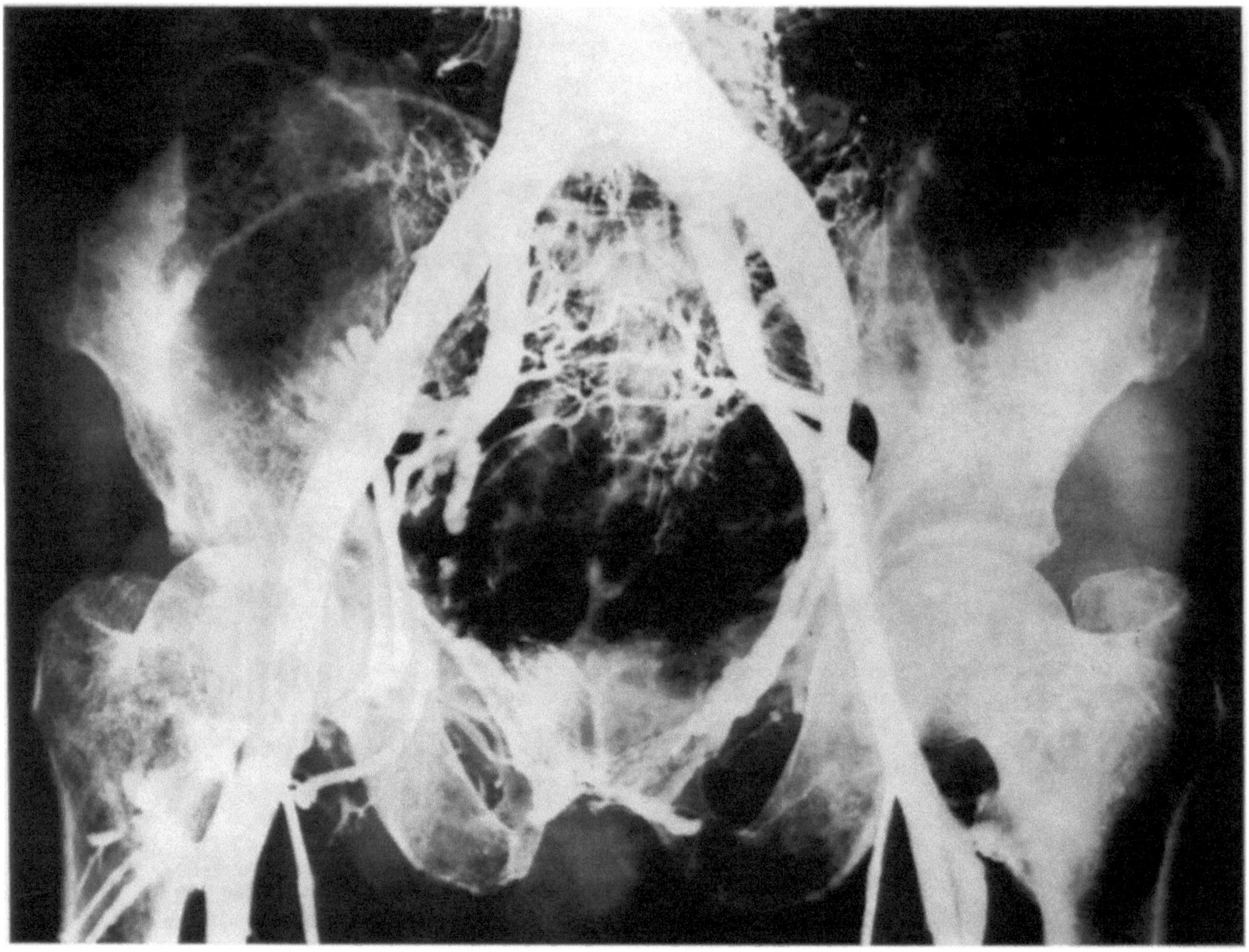

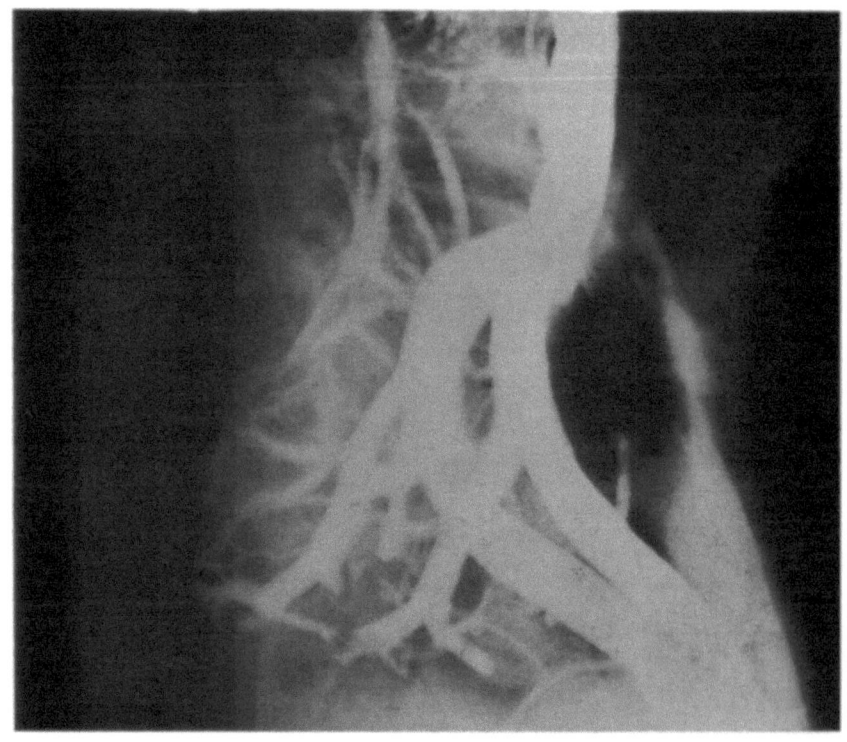

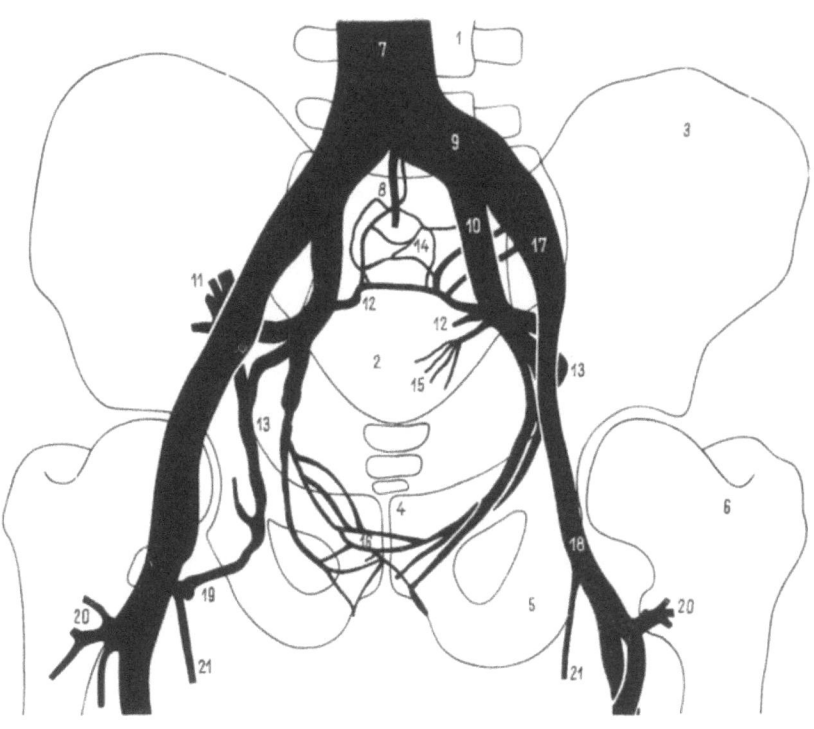

Abb. 208. Die V. iliaca communis und ihre Zweige, I (V. ili
Exposition: anterior-posterior

1 Vertebra lumbalis 4
2 Os sacrum
3 Os ilium
4 Os pubis
5 Os ischii
6 Femur
7 V. cava inferior
8 V. sacralis mediana
9 V. iliaca communis
10 V. iliaca interna
11 V. glutea superior
12 Vv. sacrales laterales
13 V. obturatoria
14 Plexus venosus sacralis
15 Vv. vesicales
16 Ple⟩ pro⟩
17 V. i
18 V. femoralis
19 V. circumflexa femoris medialis
20 V. circumflexa femoris lateralis
21 V. saphena magna

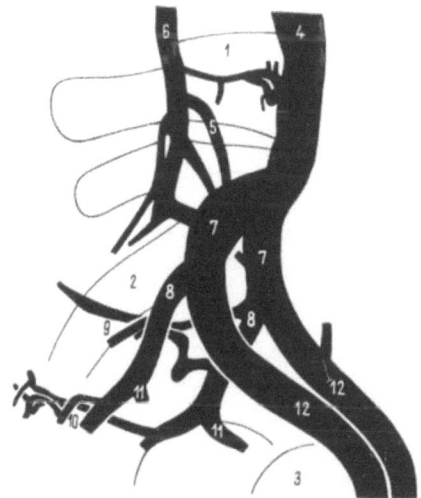

Abb. 209. Die V. iliaca communis und ihre Zweige, II
(V. iliaca communis et rami). Exposition: dextrosinister

1 Vertebra lumbalis 4
2 Os sacrum
3 Articulationes coxae
4 V. cava inferior
5 Vv. lumbales
6 Plexus venosus vertebralis
7 V. iliaca communis
8 V. iliaca interna
9 V. glutea superior
10 V. glutea inferior
11 V. obturatoria
12 V. iliaca externa

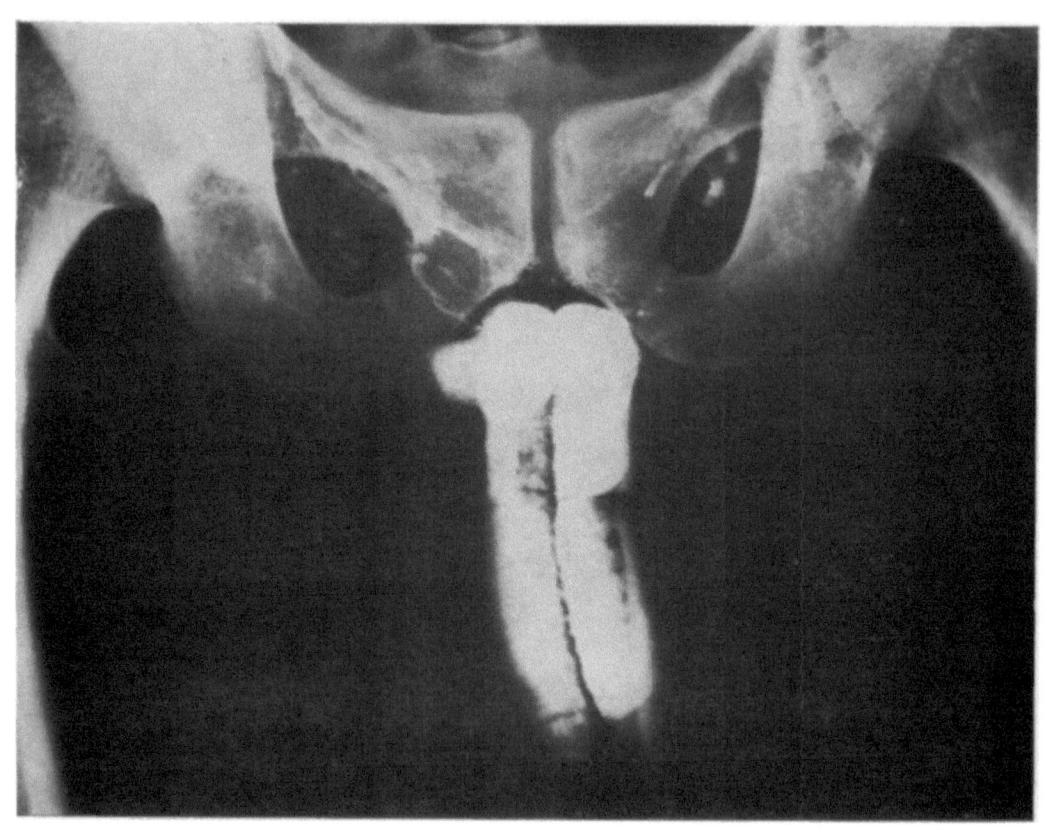

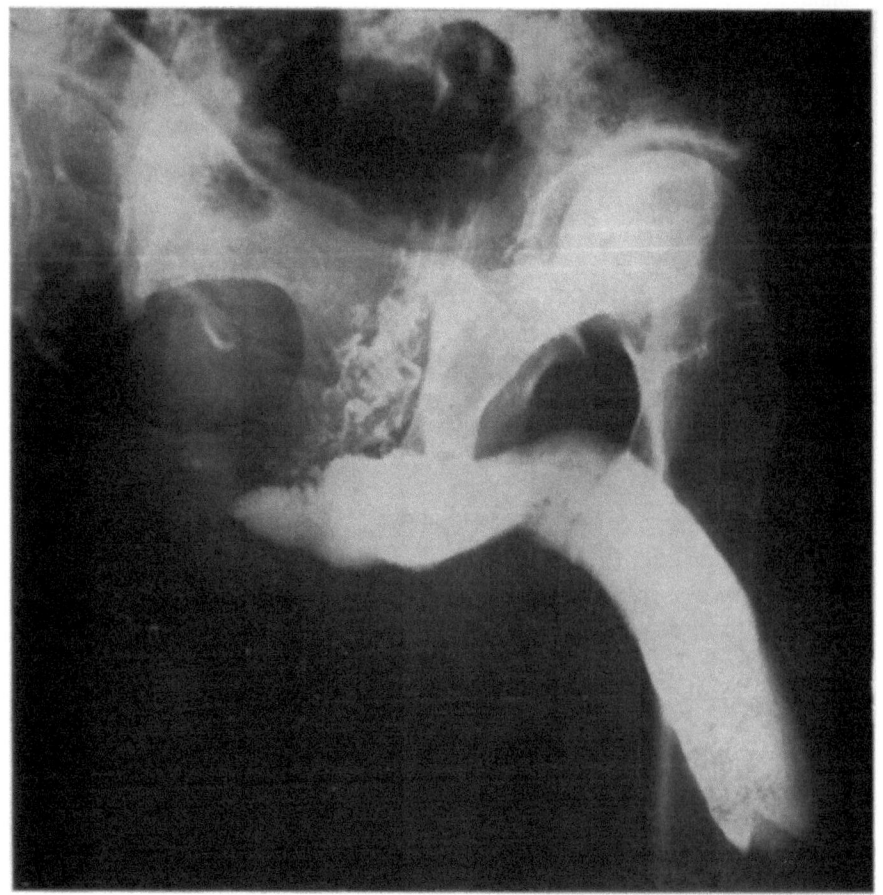

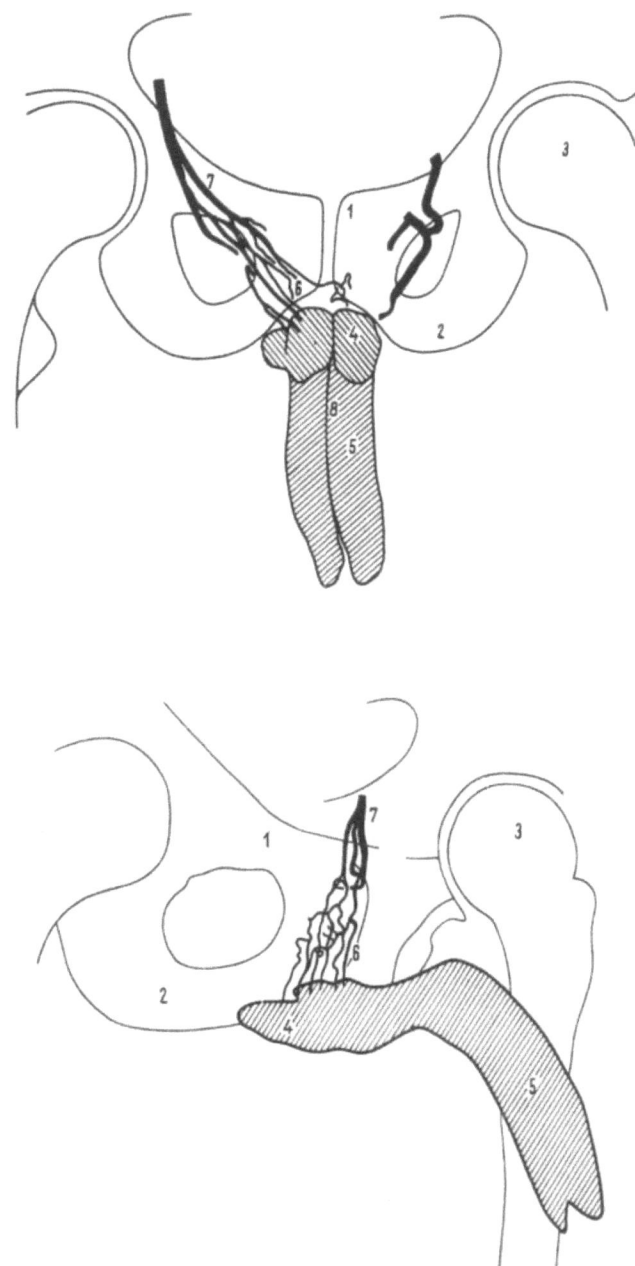

Abb. 210 und 211. Kontrastfüllung des Corpus cavernosum penis (Cavernosographie).
Exposition: anterior-posterior (Abb. 210), obliquus I (Abb. 211)

1 Os pubis
2 Os ischii
3 Femur
4 Crura penis
5 Corpora cavernosa penis
6 Vv. profundae penis
7 Plexus venosus prostaticus et V. pudenda interna
8 Septum penis

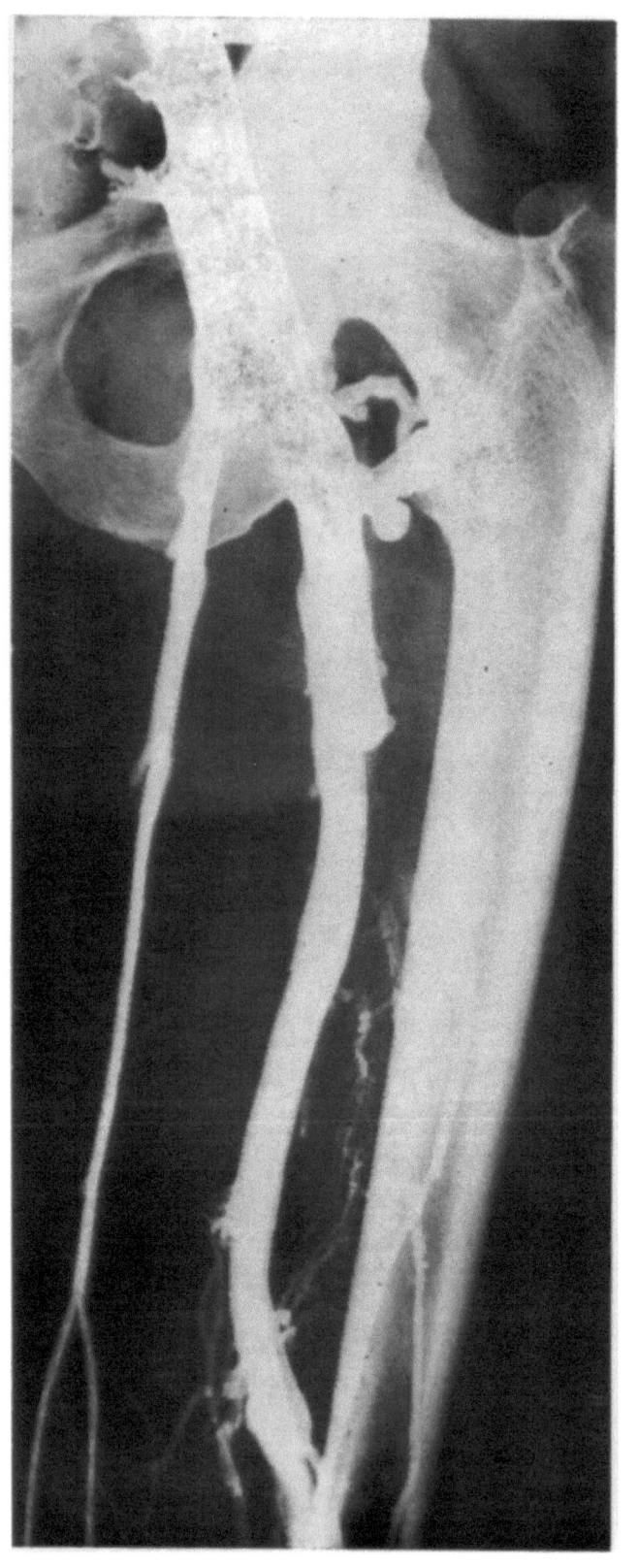
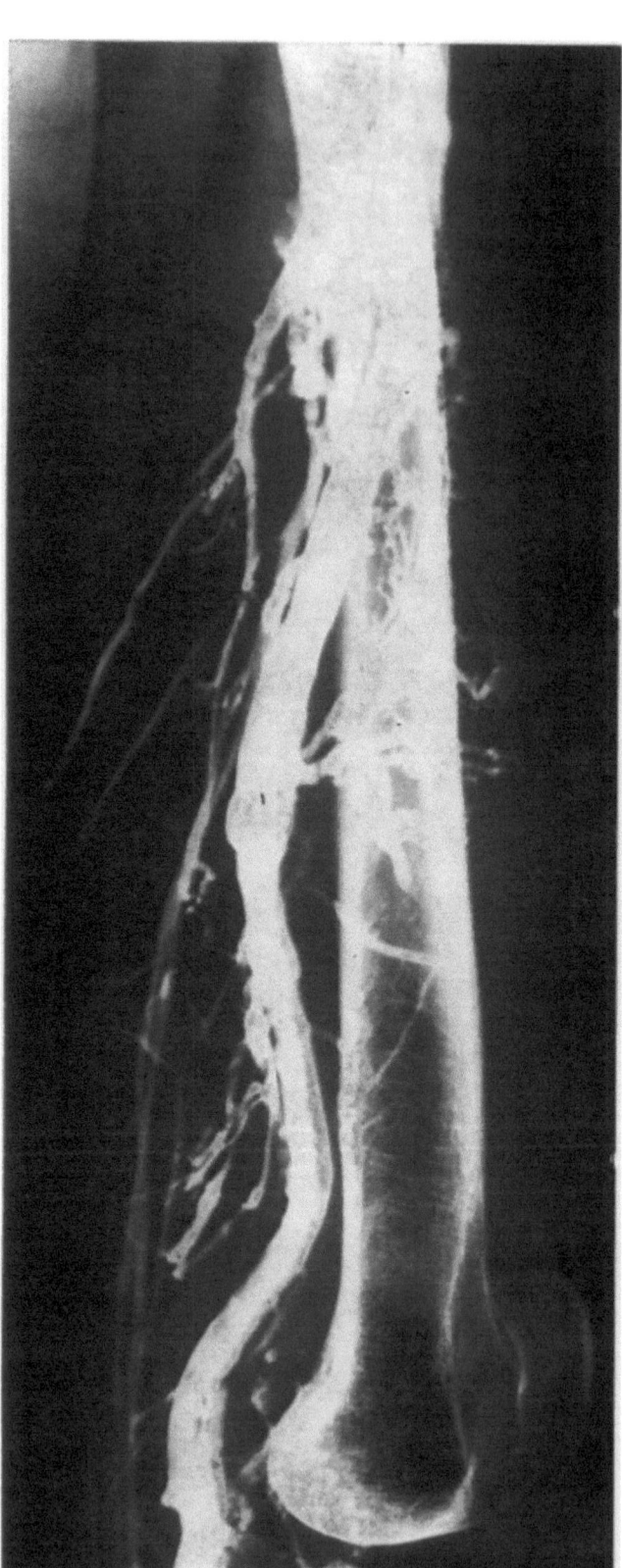

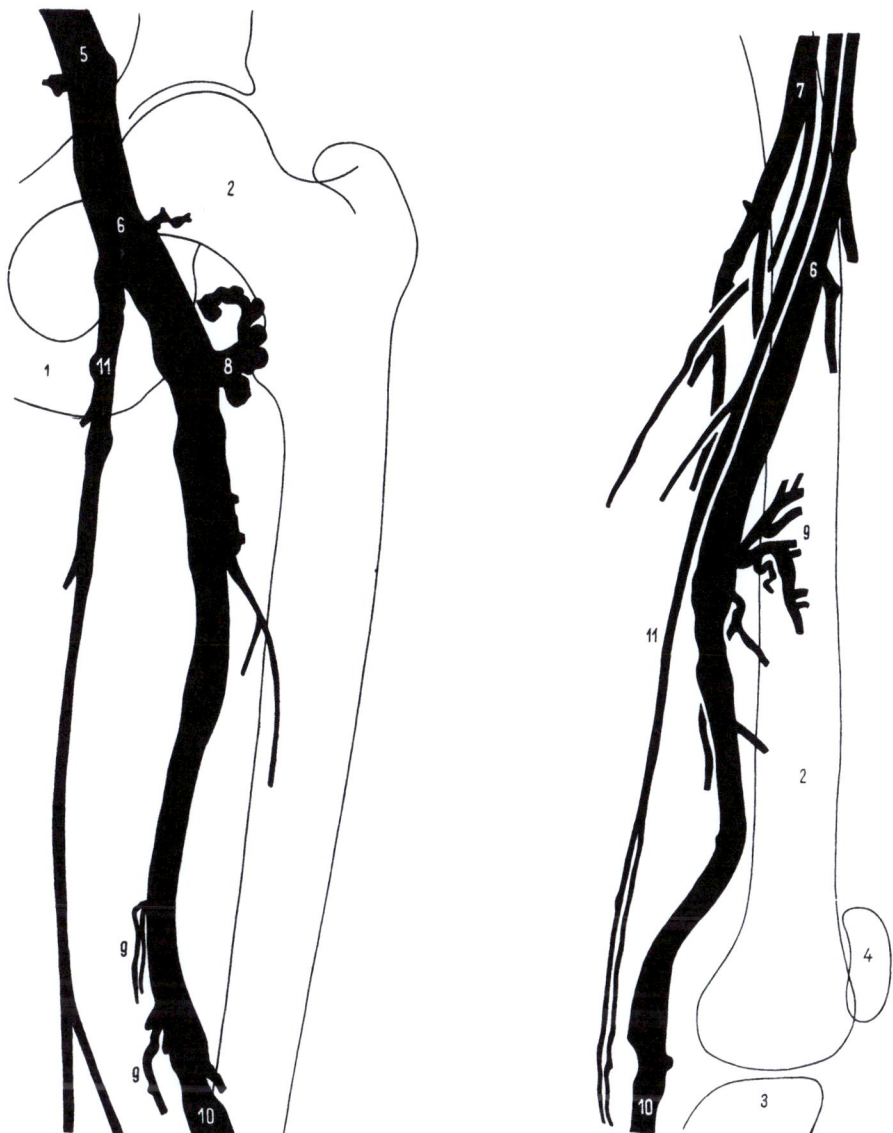

Abb. 212 und 213. Die V. femoralis und ihre Zweige (V. femoralis et rami). Exposition: anterior-posterior (Abb. 212), dextrosinister (Abb. 213)

1 Os ischii
2 Femur
3 Tibia
4 Patella
5 V. iliaca externa
6 V. femoralis
7 V. profunda femoris
8 V. circumflexa femoris lateralis
9 Vv. perforantes
10 V. poplitea
11 V. saphena magna

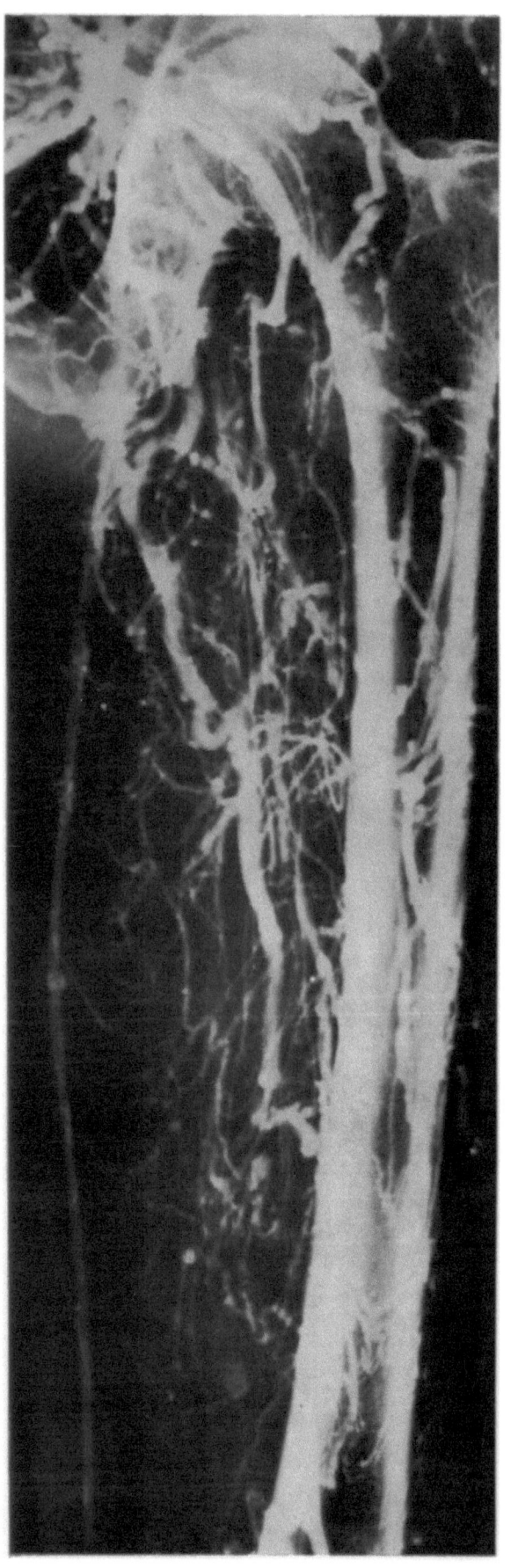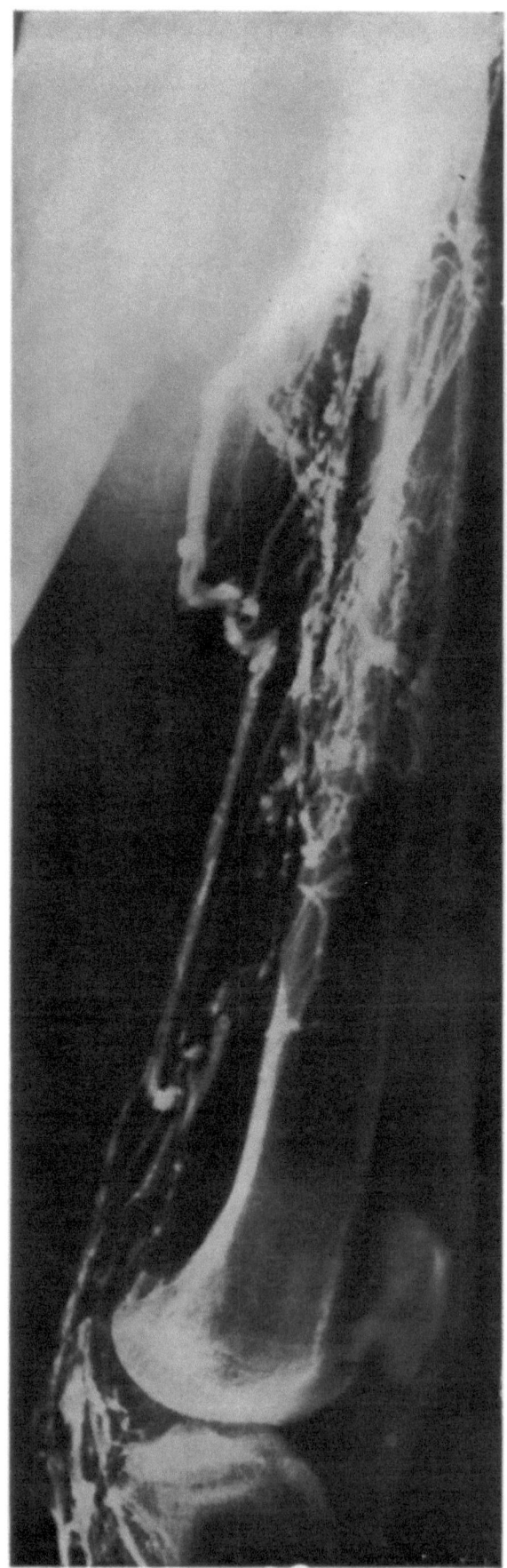

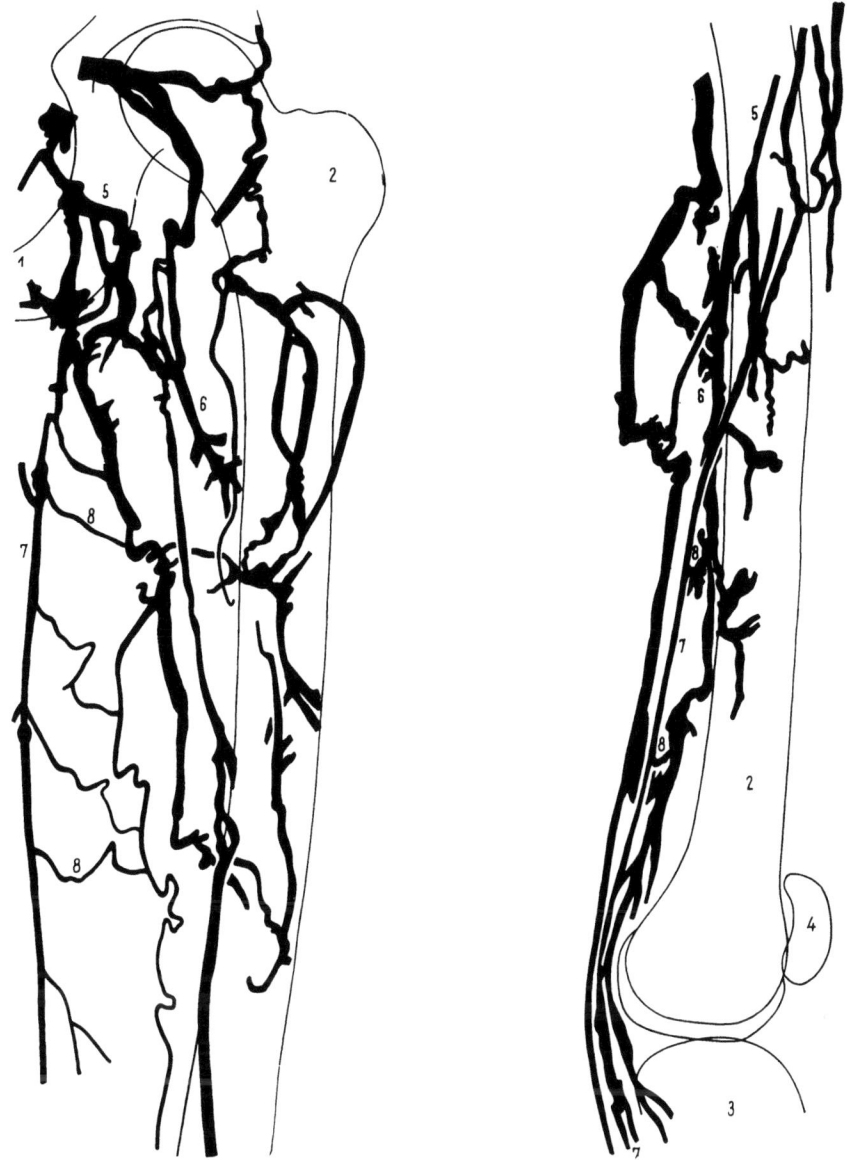

Abb. 214 und 215. Verbindungszweige der V. saphena magna (Rr. communicantes venae saphenae magnae). Exposition: anterior-posterior (Abb. 214), dextrosinister (Abb. 215)

1 Os ischii
2 Femur
3 Tibia
4 Patella
5 V. femoralis
6 V. profunda femoris
7 V. saphena magna
8 Vv. communicantes

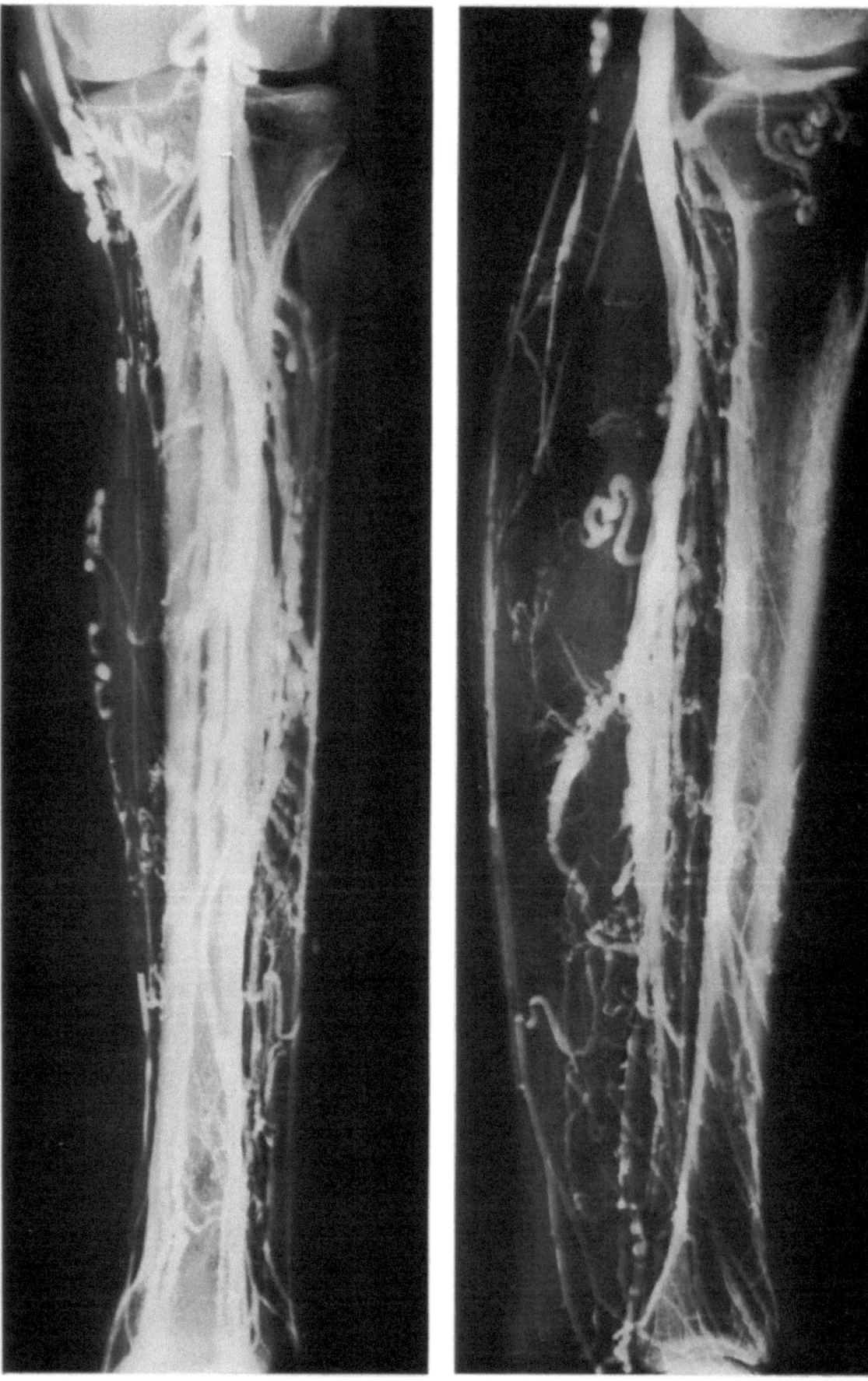

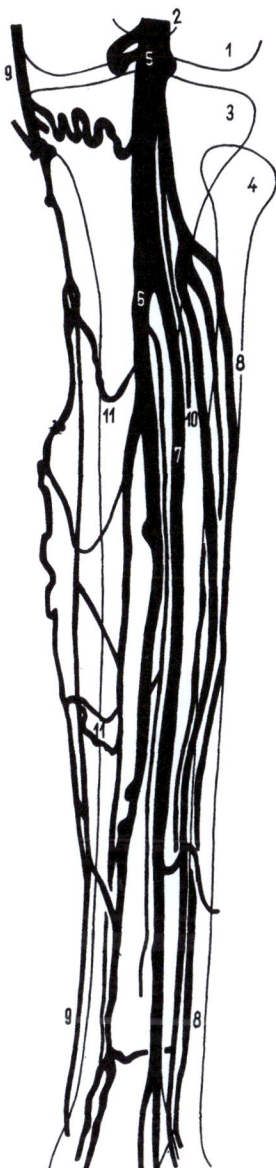 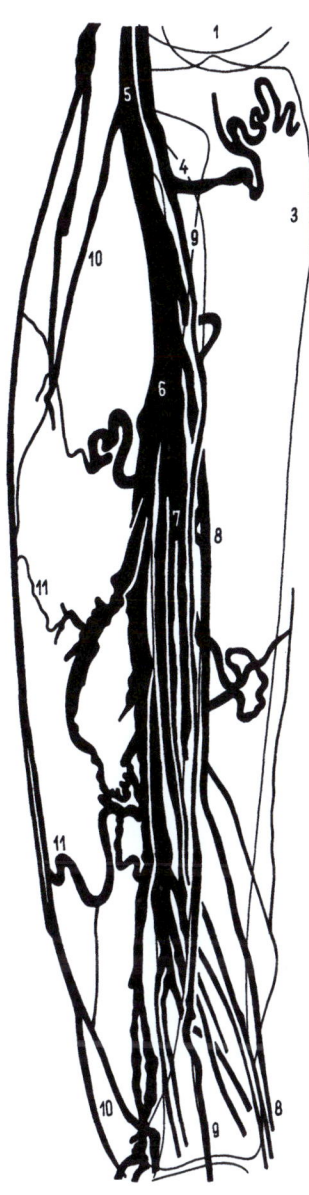

Abb. 216 und 217. Die V. poplitea und ihre Zweige sowie die V. saphena magna und parva (V. poplitea et rami, V. saphena magna et parva). Exposition: anterior-posterior (Abb. 216), dextrosinister (Abb. 217)

1 Femur
2 Patella
3 Tibia
4 Fibula
5 V. poplitea
6 Vv. tibiales posteriores
7 Vv. peroneae
8 Vv. tibiales anteriores
9 V. saphena magna
10 V. saphena parva
11 Vv. communicantes

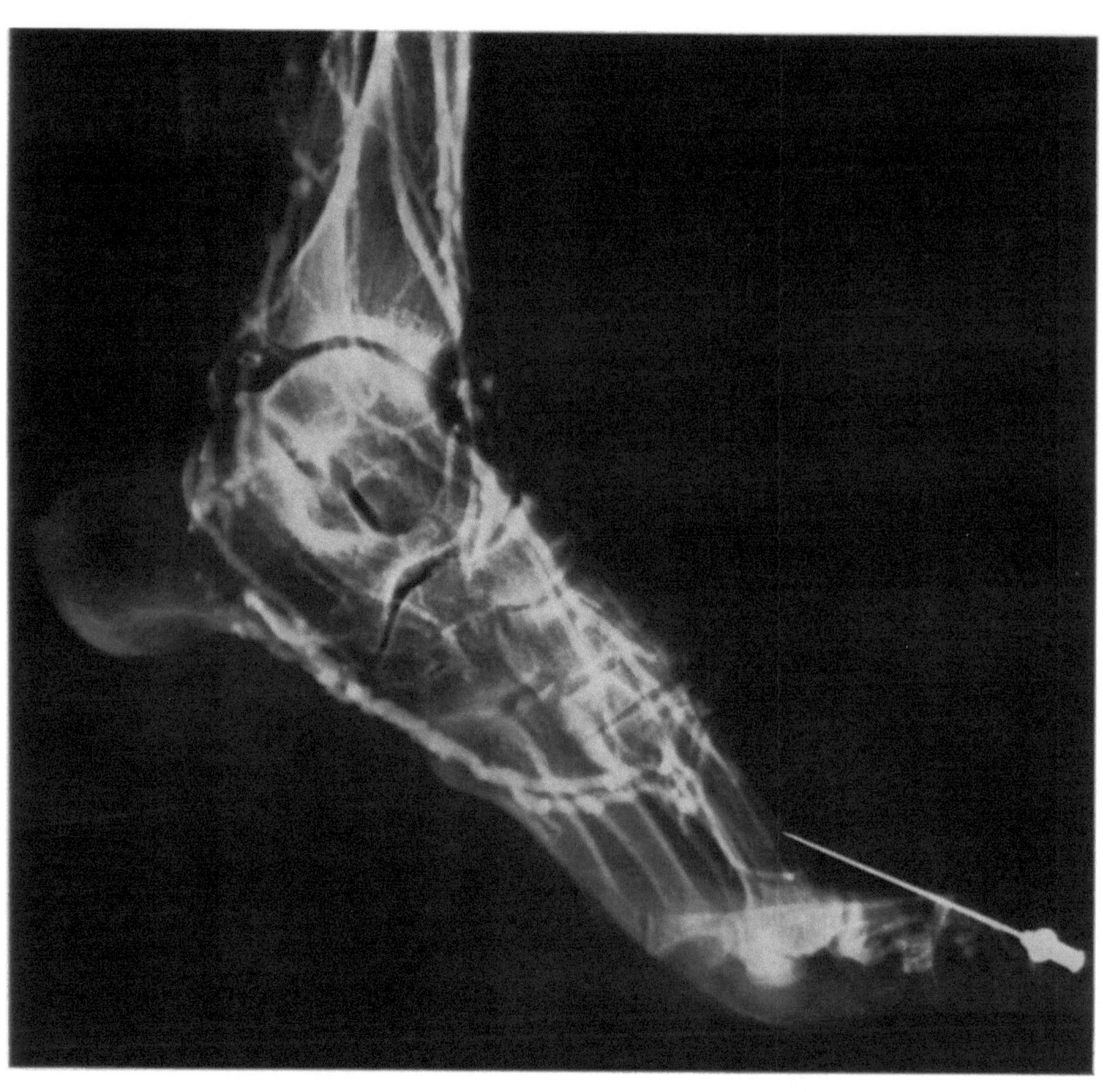

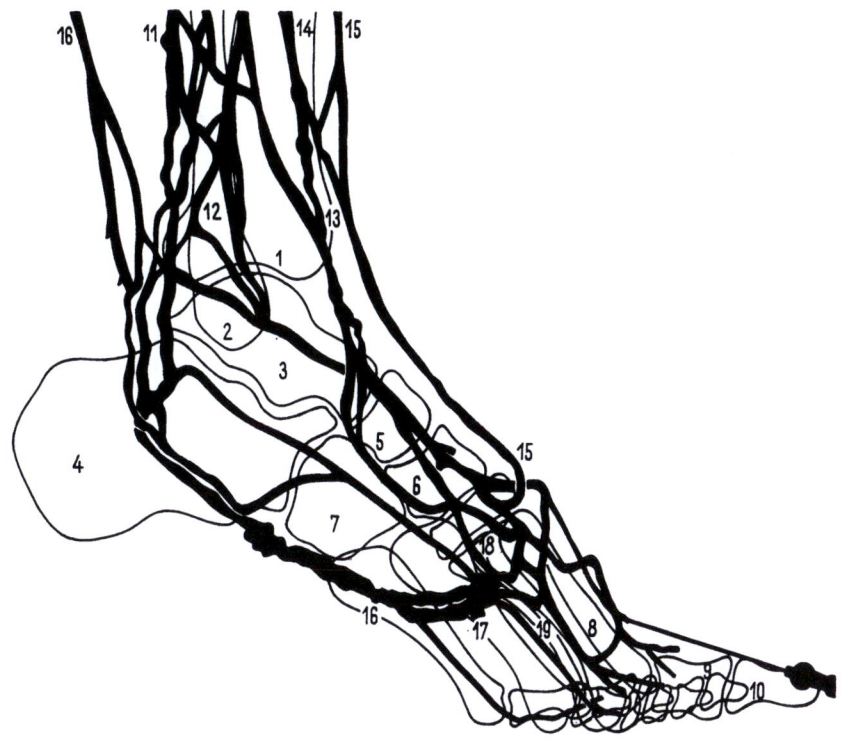

Abb. 218. Die Vv. tibiales anteriores und posteriores sowie die V. saphena magna und parva (Vv. tibiales anteriores et posteriores, V. saphena magna et parva). Exposition: dextrosinister

1 Tibia
2 Fibula
3 Talus
4 Calcaneus
5 Os naviculare
6 Ossa cuneiformia
7 Os cuboideum
8 Ossa metatarsalia
9 Phalanges proximales
10 Phalanges distales
11 Vv. tibiales posteriores
12 Vv. communicantes (V. saphena parva — Vv. tibiales posteriores)
13 Vv. communicantes (V. saphena magna — Vv. tibiales anteriores)
14 Vv. tibiales anteriores
15 V. saphena magna
16 V. saphena parva
17 Arcus venosus dorsalis pedis
18 Rete venosum dorsale pedis
19 Vv. metatarseae dorsales

ANHANG

DIE RÖNTGENMORPHOLOGIE DER BLUTZIRKULATION DES NEUGEBORENEN

Die Kreislaufverhältnisse des Neugeborenen weichen in mehreren Punkten wesentlich von denen des Erwachsenen ab (Abb. 219). Beim Fetus gelangt die aus der Plazenta frisches Blut transportierende *V. umbilicalis* (Abb. 219/8, 221/31, 222/11) im Ligamentum teres hepatis zur Leberpforte und teilt sich in zwei Äste. Der eine (*V. umbilicalis sinistra*; Abb. 221/29) mündet in den linken Zweig der V. portae, der andere als *Ductus venosus* (Abb. 219/10, 221/30, 222/18) direkt in die V. cava inferior.

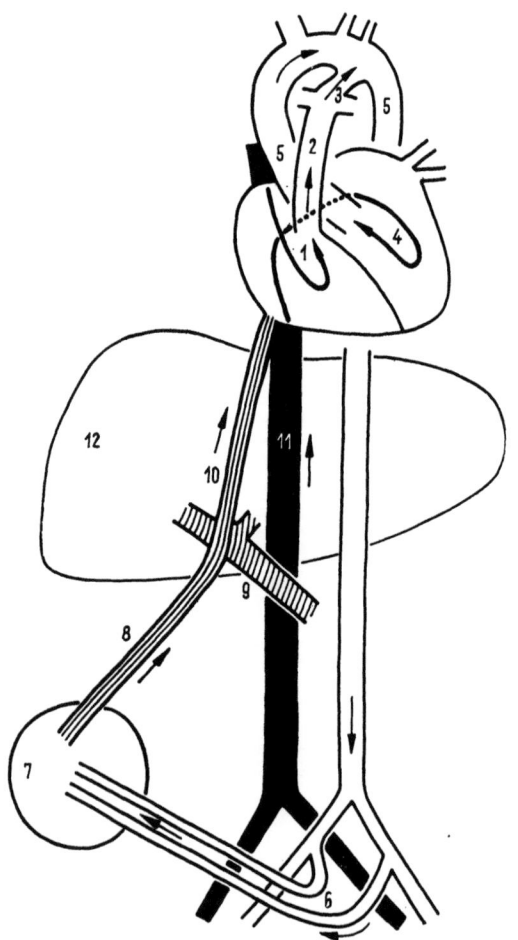

Abb. 219. Schema des embryonalen Blutkreislaufs. *1* Atrium et Ventriculus dexter; *2* Tr. pulmonalis; *3* Ductus arteriosus; *4* Atrium et Ventriculus sinister; *5* Aorta; *6* Aa. umbilicales; *7* Placenta; *8* V. umbilicalis; *9* V. portae; *10* Ductus venosus; *11* V. cava inferior; *12* Hepar

Das mit dem Venenblut der unteren Körperhälfte vermengte frische sauerstoffreiche Blut strömt aus dem rechten Vorhof über das Foramen ovale in den linken Vorhof, das Blut der oberen Hohlvene hingegen zu einem erheblichen Teil in den Tr. pulmonalis. Eine Vermischung der beiden Systeme wird durch die an der Mündung der V. cava inferior vorhandene Klappe (Valvula venae cavae inferioris) verhindert. Diese treibt die Strömung zum Foramen ovale. Das von der V. cava superior kommende Blut wird vom Tuberculum intervenosum des rechten Vorhofs gelenkt. Der sich von der Teilung des Tr. pulmonalis zum Arcus aortae hinziehende *Ductus arteriosus* (Abb. 219/3) schaltet die Lunge größtenteils aus der Zirkulation aus. Das verbrauchte embryonale Blut wird von Zweigen der A. iliaca interna, den *Aa. umbilicales* (Abb. 219/6, 220/25, 222/10), in den Organismus der Mutter zurücktransportiert. Nach Unterbindung der Nabelschnur sind diese charakteristischen fetalen Kreislaufeigentümlichkeiten noch eine Zeitlang zu beobachten. Im Hinblick auf die vorhandenen Shunts zwischen dem arteriellen und venösen Gefäßsystem des Neugeborenen bestehen andere Kreislaufverhältnisse als im Erwachsenenalter. Diese Abweichungen bleiben häufig ohne jede Bedeutung lange erhalten, während sie in anderen Fällen zu Anomalien mit ernsthaften Folgen führen können.

Die *V. umbilicalis* obliteriert meist nicht vollständig, so daß sie im Erwachsenenalter für die direkte Portographie geeignet bleibt (BAYLY und GONZALEZ 1964). Bedeutung kommt diesem Umstand hauptsächlich vom Gesichtspunkt des portalen Kollateralkreislaufs zu.

Das *Foramen ovale* bleibt nach den Obduktionsstatistiken bei 25% der Erwachsenen offen (HARANGHY 1966). Solange der Druck im linken Vorhof größer ist als im rechten, bleibt dieser Umstand ohne klinische Bedeutung, weil die Öffnung durch die Klappe des Foramens geschlossen wird.

Das Offenbleiben des *Ductus arteriosus* führt infolge der Vermengung des aus dem kleinen und großen Kreislauf stammenden Blutes unbedingt zu einer Kreislauferkrankung.

Die *A. umbilicalis* atrophiert stets. Nach DEHALLEUX und Mitarbeitern (1966) ist bei 0,7—1,1% der Neugeborenen nur eine Nabelarterie anzutreffen.

Röntgenologische Untersuchung. Die Kreislaufverhältnisse des Neugeborenen hat man *in vivo* sowohl über die V. umbilicalis (HIRVONEN und Mitarbeiter 1961) als auch über die A. umbilicalis (KAUFMANN und WEISSER 1963; EMMANOUILIDES und REIN 1964) untersucht. SCHOENMACKERS und VIETEN (1954) fanden bei der postmortalen Angiographie hauptsächlich das Gefäßsystem des Gehirns, Herzens und der Nieren besser entwickelt als das der anderen Organe.

Gibt man bei der *postmortalen Angiographie* das Kontrastmittel in die Aorta (nach proximaler Unterbindung der Aorta ascendens; Abb. 220), so füllen sich über die fetalen Arterien und den Ductus arteriosus die Zweige des Tr. pulmonalis an. Wenn die Lunge noch keine Luft enthält, so ist das pulmonale Gefäßsystem sehr unterentwickelt. Gehirn und Bauchhöhle der Frucht sind gut vaskularisiert. In den Extremitäten dominiert vor allem die Auffüllung der physiologischen Kollateralen. Selbst die palmaren und plantaren Arterienbögen kommen vollständig zur Darstellung. Die *Aa. umbilicales* (Abb. 220/25) sind fast so dick wie die A. iliaca communis. Bereits 1 cm nach ihrem Ursprung wenden sie sich im Winkel von 180° zum Nabel.

Bei der *Venographie* (Abb. 221) füllen sich (nach Unterbindung des Tr. pulmonalis und der Aorta) die Rumpf- und Kopfvenen sowie die Vv. pulmonales an. Im Becken- und Schultergürtelbereich verhindern die Klappen die retrograde Darstellung der Extremitätenvenen. Die Herzhöhlen füllen sich über das offene Foramen ovale gänzlich an. Die Größe der rechten Herzhälfte dominiert. Die Vv. pulmonales vermag man bis zu den winzigsten Zweigen zu verfolgen. Die Pars hepatica der V. cava inferior und der *Ductus venosus* (Abb. 221/30) werden aufeinanderprojiziert. In der Leber kommt sowohl das Pfortadersystem wie das kavale Gefäßsystem zur Darstellung. Die *V. umbilicalis* (Abb. 221/31) verläuft erst medialwärts, dann in einer winkelartigen Biegung abwärts und geht, in der Mittellinie auf die Zweige des Pfortaderkreislaufs projiziert, im Nabel verloren.

Füllt man das *ganze fetale Gefäßsystem* an (Abb. 222), so läßt sich das Verhältnis der Arterien und Venen zueinander klar verfolgen. Im oberen Teil der Bauchhöhle ist auf der rechten Seite die V. cava inferior, in der Mitte der *Ductus venosus* (Abb. 222/18), auf der linken Seite die Aorta zu sehen. Im unteren Teil der Bauchhöhle liegt rechts die V. cava inferior, links von ihr wird in der Mittellinie auf den Schatten der Aorta und des Pfortaderkreislaufs auch die *V. umbilicalis* (Abb. 222/11) projiziert.

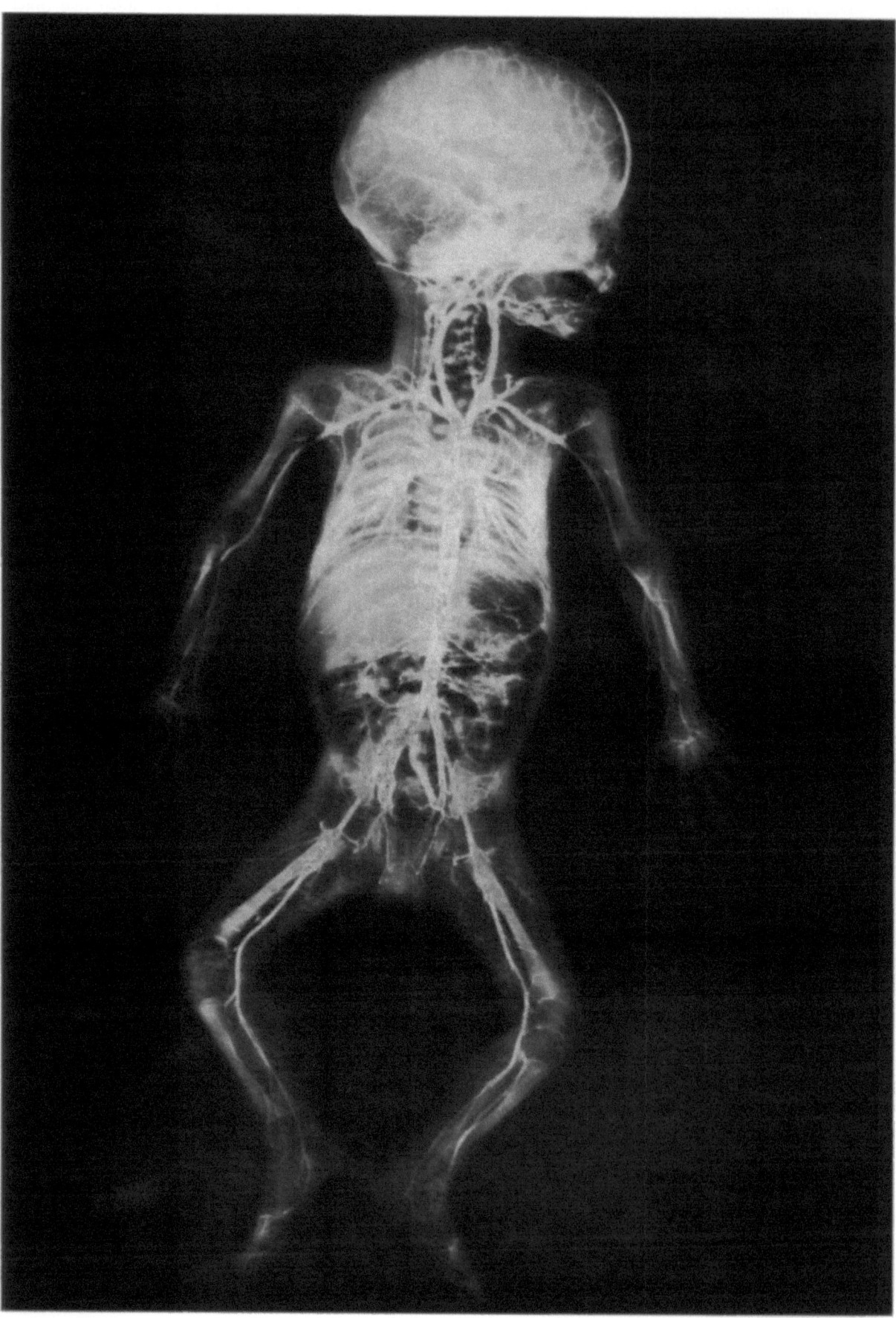

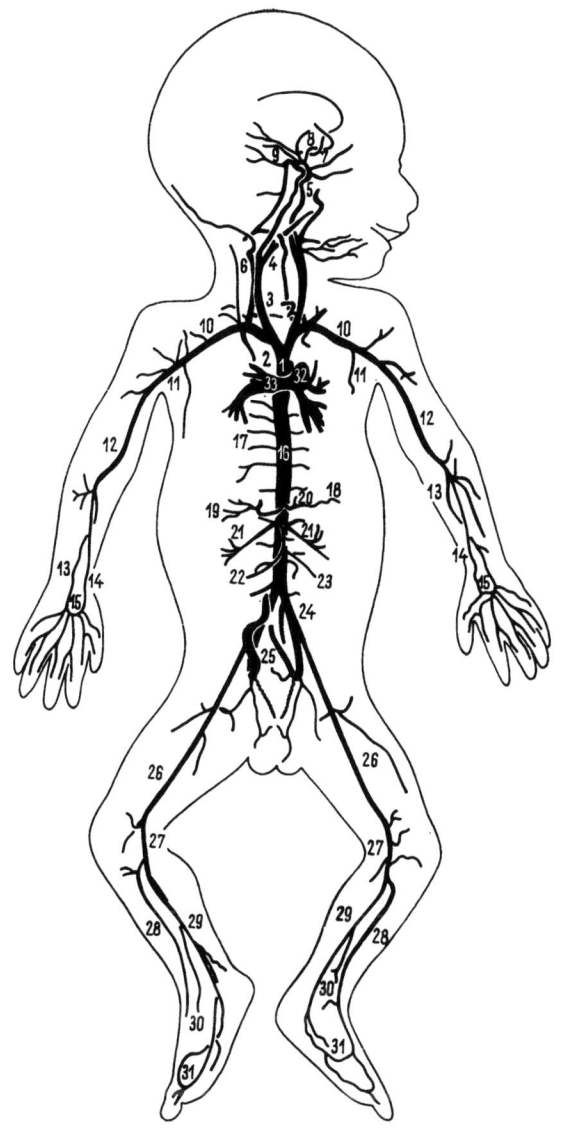

Abb. 220. Die Arterien des Neugeborenen (Aa. neonati).
Exposition: anterior-posterior

1 Aorta
2 Tr. brachiocephalicus
3 A. carotis communis
4 A. carotis externa
5 A. carotis interna
6 A. vertebralis
7 A. cerebri anterior
8 A. cerebri media
9 A. cerebri posterior
10 A. subclavia
11 A. axillaris
12 A. brachialis
13 A. ulnaris
14 A. radialis
15 Arcus palmaris profundus
16 Aorta descendens
17 Aa. intercostales posteriores
18 A. lienalis
19 A. hepatica propria
20 A. gastrica sinistra
21 A. renalis
22 A. mesenterica superior
23 A. mesenterica inferior
24 A. iliaca communis
25 A. umbilicalis
26 A. femoralis
27 A. poplitea
28 A. tibialis anterior
29 A. tibialis posterior
30 A. peronea
31 Arcus plantaris
32 A. pulmonalis sinistra
33 A. pulmonalis dextra

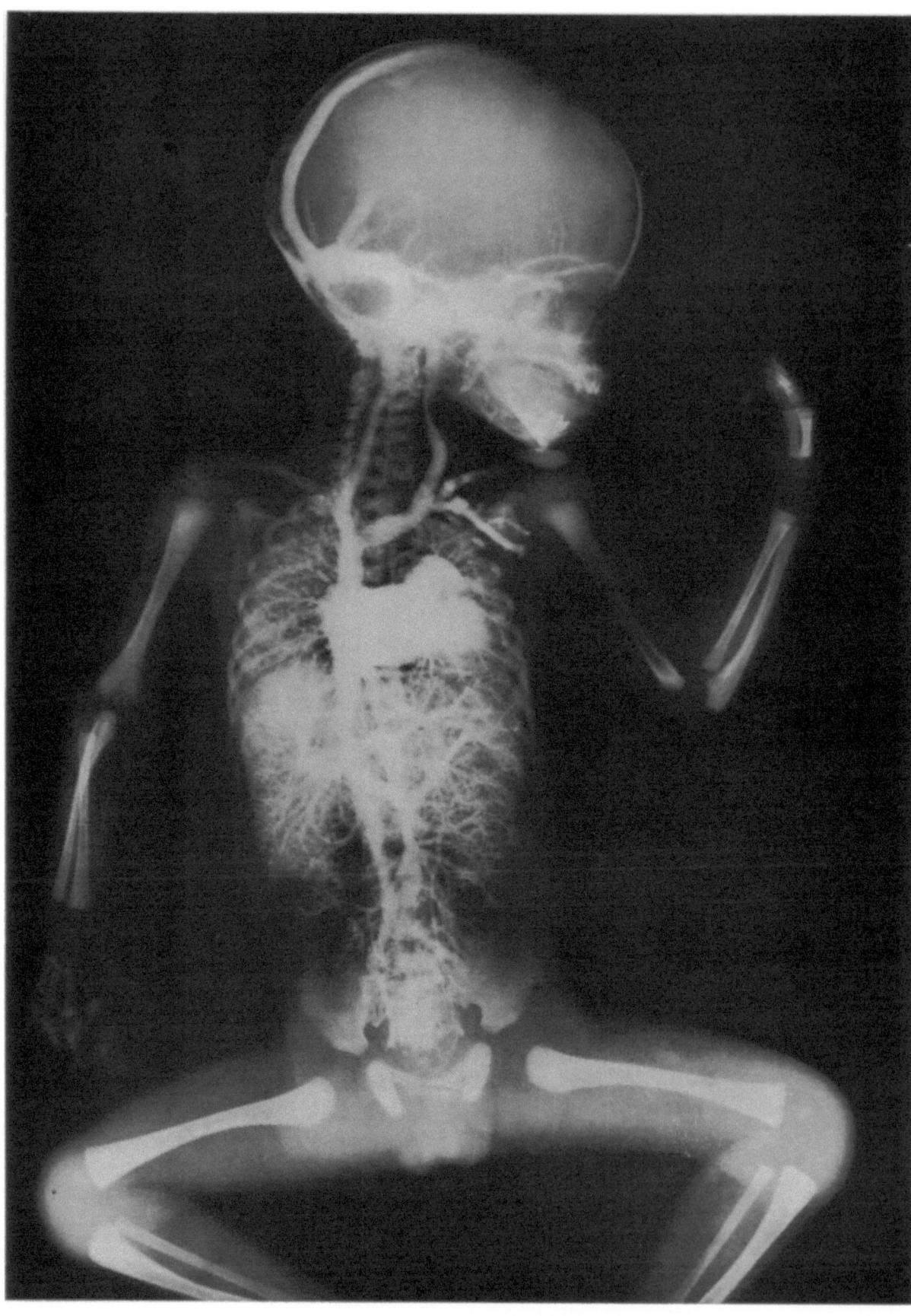

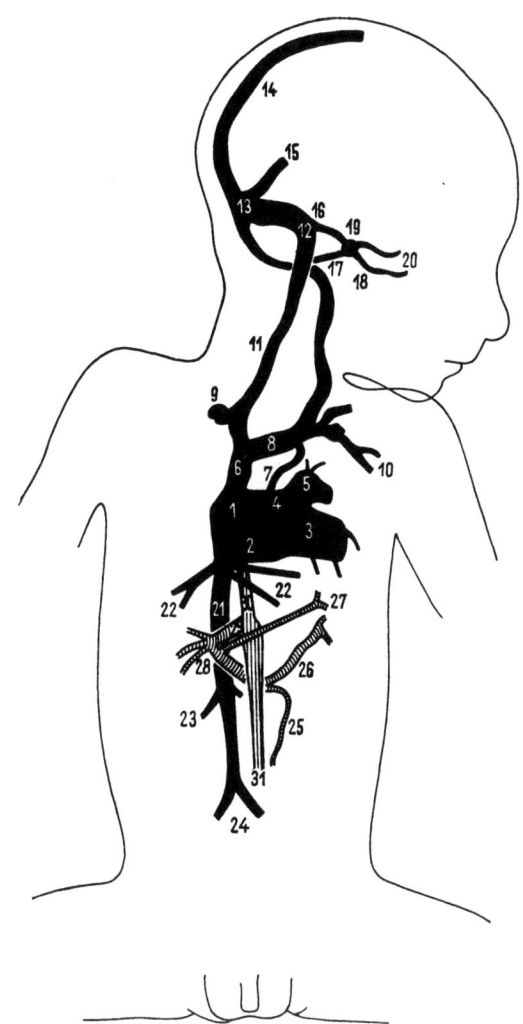

Abb. 221. Die Venen des Neugeborenen (Vv. neonati).
Exposition: anterior-posterior

 1 Atrium dextrum
 2 Ventriculus dexter
 3 Ventriculus sinister
 4 Atrium sinistrum
 5 Tr. pulmonalis
 6 V. cava superior
 7 V. cava superior sinistra persistens
 8 V. brachiocephalica
 9 V. subclavia
10 V. axillaris
11 V. jugularis interna
12 Sinus sigmoideus
13 Confluens sinuum
14 Sinus sagittalis superior
15 Sinus rectus
16 Sinus petrosus superior
17 Sinus petrosus inferior
18 Sinus sphenoparietalis
19 Sinus cavernosus
20 V. ophthalmica
21 V. cava inferior
22 Vv. hepaticae
23 V. renalis
24 V. iliaca communis
25 V. mesenterica inferior
26 V. lienalis
27 R. sinister venae portae
28 V. portae
29 V. umbilicalis sinistra
30 Ductus venosus
31 V. umbilicalis

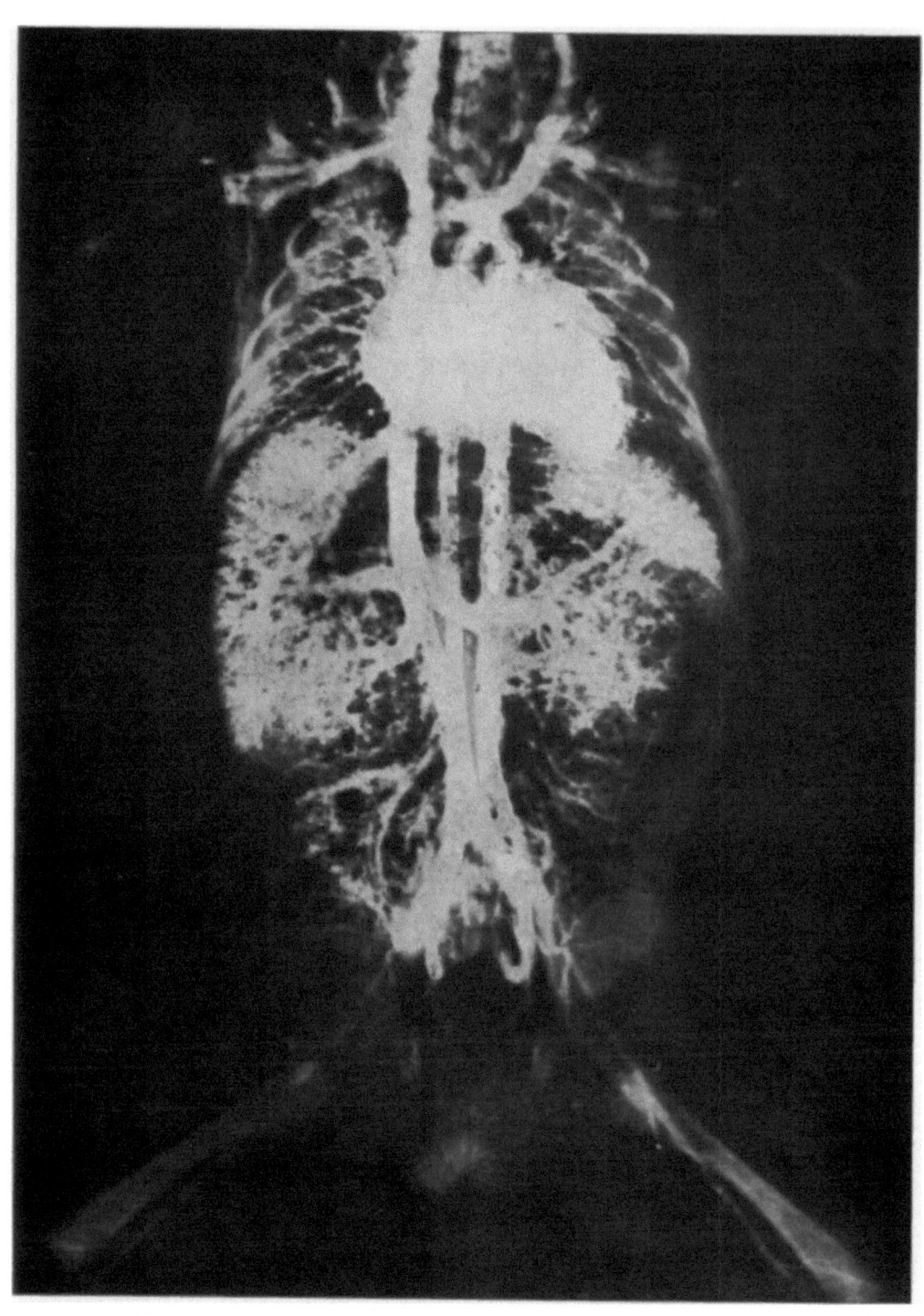

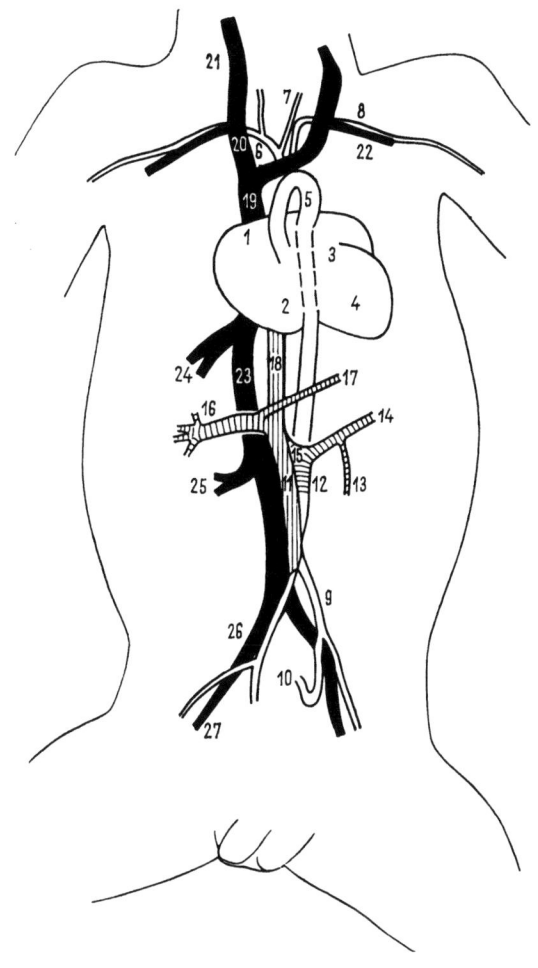

Abb. 222. Die Arterien und Venen des Neugeborenen
(Aa. et Vv. neonati). Exposition: anterior-posterior

1 Atrium dextrum
2 Ventriculus dexter
3 Atrium sinistrum
4 Ventriculus sinister
5 Aorta
6 Tr. brachiocephalicus
7 A. carotis communis
8 A. subclavia
9 A. iliaca communis
10 A. umbilicalis
11 V. umbilicalis
12 V. mesenterica superior
13 V. mesenterica inferior
14 V. lienalis
15 V. portae
16 R. dexter
17 R. sinister
18 Ductus venosus
19 V. cava superior
20 V. brachiocephalica
21 V. jugularis interna
22 V. subclavia
23 V. cava inferior
24 Vv. hepaticae
25 V. renalis
26 V. iliaca communis
27 V. iliaca externa

LITERATUR

Allgemein benutzte Handbücher, Monographien und anatomische Atlanten

ABRAMS, H. L.: Angiography, Bd. 2. Little, Brown & Co., Boston 1961.
ADACHI, B.: Das Arteriensystem der Japaner. Kenkyu-Sha, Kyoto 1928.
ADACHI, B.: Das Venensystem der Japaner. Kenkyu-Sha, Tokio 1933.
ANSON, B. J.: An atlas of human anatomy. W. B. Saunders Co., Philadelphia—London 1951.
BENNINGHOFF, A.: Blutgefäße und Herz (in: Handbuch der mikroskopischen Anatomie des Menschen, Bd. 6, hrsg. von MÖLLENDORFF, W.). Springer Verlag, Berlin 1930.
BRANTIGAN, O.: Clinical Anatomy. McGraw-Hill Book Co., New York—Toronto—London 1963.
GRAY'S Anatomy descriptive and applied (hrsg. von JOHNSTON, T. B., WHILLIS, J.). Longmans, Green and Co., London—New York—Toronto 1954.
HAYEK, H.: Normale Anatomie (in: Handbuch der Thoraxchirurgie, Bd. I, hrsg. von DERRA, E.). Springer Verlag, Berlin—Göttingen—Heidelberg 1958.
KISS, F.: Rendszeres bonctan (Systematische Anatomie). Medicina Könyvkiadó, Budapest 1963.
KISS, F., SZENTÁGOTHAI, J.: Anatomischer Atlas des menschlichen Körpers, Bd. II—III, 35. Aufl. Akadémiai Kiadó—Medicina Könyvkiadó, Budapest 1968.
KOVÁTS, F., jr., ZSEBŐK, Z.: Röntgenanatomische Grundlagen der Lungenuntersuchung, 4. deutsche Aufl. Akadémiai Kiadó, Budapest 1959.
NAGY, D.: Röntgenanatomie. Akadémiai Kiadó, Budapest 1959.
NAGY, D.: Chirurgische Anatomie. Thorax. Akadémiai Kiadó, Budapest 1962.
PATURET, G.: Traité d'anatomie humaine, Bd. II—III. Masson et Cie, Paris 1958.
PERNKOPF, E.: Topographische Anatomie des Menschen, Bd. I—IV. Urban & Schwarzenberg, Berlin—Wien 1937.
QUAIN, R.: Anatomy of the arteries of human body. Taylor and Walston, London 1884.
RAUBER, A., KOPSCH, FR.: Lehrbuch und Atlas der Anatomie des Menschen (hrsg. von KOPSCH, FR.), Bd. II. G. Thieme Verlag, Leipzig 1951.
SCHINZ, H. R., BAENSCH, W. E., FRIEDL, E., UEHLINGER, E.: Lehrbuch der Röntgendiagnostik, Bd. III—IV. G. Thieme Verlag, Stuttgart 1952.
SCHOENMACKERS, J., VIETEN, H.: Atlas postmortaler Angiogramme. G. Thieme Verlag, Stuttgart 1954.
SOBOTTA, J.: Az ember anatómiájának atlasza (Atlas der Anatomie des Menschen), Bd. III. Franklin-Társulat, Budapest 1911.
TÖNDURY, G.: Angewandte und topographische Anatomie. G. Thieme Verlag, Stuttgart 1959.
TÖRŐ, I., CSABA, GY.: Az ember normális és pathológiás fejlődése (Die normale und pathologische Entwicklung des Menschen). Akadémiai Kiadó, Budapest 1964.
ZDANSKY, E.: Röntgendiagnostik des Herzens und der großen Gefäße. Springer Verlag, Wien 1962.
ZSEBŐK, Z. B.: Einführung in die Methodik der Röntgenuntersuchungen. Akadémiai Kiadó, Budapest 1967.

Einleitung

BERBERICH, J., HIRSCH, S.: Die röntgenologische Darstellung der Arterien und Venen am lebenden Menschen. Klin. Wschr. 2 (1923) 2226.
CASTELLANOS, A., PEREIAS, R., GARCIA, A.: La angiocardiografia radioopaca. Arch. Soc. Estud. clin. Habana 31 (1937) 523.
CRAINICIANU, A.: Anatomische Studien über die Coronararterien und experimentelle Untersuchungen über ihre Durchgängigkeit. Virchows Arch. path. Anat. 238 (1922) 1.
CZMÓR, S., URBÁNYI, E.: Arteriographische Beobachtungen an den Herzgefäßen. Röfo 60 (1939) 57.
DOS SANTOS, R.: Phlébographie d'une veine cave inférieure suturée. J. Urol. méd. chir. 39 (1935) 586.
FRIK, W., PERSCH, W. F.: Der Einfluß des Kontrastmitteltyps auf das Arterienkaliber. Röfo 111 (1969) 620.
HASCHEK, E., LINDENTHAL, O. TH.: Ein Beitrag zur praktischen Verwertung der Photographie nach Röntgen. Wien. klin. Wschr. 9 (1896) 63.
HEINZ, E. R.: Stereoangiography. Amer. J. Roentgenol. 104 (1968) 220.
JAMIN, F., MERKEL, H.: Stereoskopische Röntgenbilder des Herzens. Fischer Verlag, Jena 1907.
LAUBRY, CH., COTTENOT, P., ROUTIER, D., HEIM DE BALSAC, R.: Radiologie clinique du cœur et des gros vaisseaux. Masson et Cie, Paris 1939.
MONIZ, E.: Die zerebrale Arteriographie und Phlebographie. Springer Verlag, Berlin 1940.
MONIZ, E., LIMA, P. A.: L'encéphalographie artérielle: son importance dans la localisation des tumeurs cérébrales. Rev. neurol. 34 (1927) 72.
RÁNKY, L.: A collateralis hálózat kialakulása és jelentősége az elzáródásos verőérbetegségekben (Entwicklung und Bedeutung des Kollateralnetzes bei den obliterativen Arterienerkrankungen). Habil.-Schrift, Budapest 1962.
ROBB, G. P., STEINBERG, I.: Visualization of chambers of the heart, pulmonary circulation and great vessels. Summary of methods and results. J. Amer. med. Ass. 114 (1940) 474.
SCHOENMACKERS, J.: Technik der postmortalen Angiographie mit Berücksichtigung verwandter Methoden postmortaler Gefäßdarstellung. Ergebn. allg. Path. path. Anat. 39 (1960) 53.

SICARD, J. A., FORESTIER, G.: Injections intravasculaires d'huile iodée sous contrôle radiologique. C. R. Soc. Biol. (Paris) 88 (1923) 1200.

SUTTON, D.: Arteriography. E. S. Livingstone Ltd., Edinburgh—London 1962.

TUCKER, J. L., KREMENTZ, E. T.: Anatomical corrosion specimen I. Heart-lung models prepared from dogs. Anat. Rec. *127* (1957) 655.

VASTESAEGER, M. M., VAN DER STRAETEN, P. P., BERNARD, R. M.: La coronarographie hyperstéréoscopique, méthode d'examen post mortem de la vascularisation myocardique et des anastomoses intercoronariennes. Acta cardiol. (Brux.) *10* (1955) 495.

Das Herz

ASSMANN, H.: Die klinische Röntgendiagnostik der inneren Krankheiten. Vogel Verlag, Berlin 1934.

AYRES, S. M., STEINBERG, I.: Dextrorotation of heart: Angiocardiographic study of forty-one cases. Circulation 27 (1963) 268.

BARGMANN, W., DOERR, W.: Das Herz des Menschen, Bd. I. G. Thieme Verlag, Stuttgart 1963.

BAUER, D. F. DE: Heterotoxity. A bibliography of visceral transposition (s.i.v.c.) in man. Duke Univ. School of Med., Michigan 1944.

BELOU, P.: Revision anat. del sistema arterial. Ateneo, Buenos Aires 1934.

BENSON, P. A., LACK, A. R.: Anomalous aortic origin of left coronary artery. Arch. Path. *86* (1968) 214.

BEUREN, A. J.: Die angiokardiographische Darstellung kongenitaler Herzfehler. W. de Gruyter & Co., Berlin 1966.

BJÖRK, L.: Angiographic demonstration of extracardial anastomoses to the coronary arteries. Radiology *87* (1966) 274.

BLAND, E. F., WHITE, P. D., GARLAND, J.: Congenital anomalies of the coronary arteries: Report of an unusual case associated with cardiac hyperthrophy. Amer. Heart J. *8* (1933) 787.

BOEREMA, I., BLICKMAN, J. R.: Reduced intrathoracic circulation as an aid in angiocardiography. J. thorac. Surg. *30* (1955) 129.

BOPP, F.: Über den Situs inversus. Inaug.-Diss., Heidelberg 1947.

BROOKS, H. ST. J.: Two cases of an abnormal coronary artery of the heart arising from the pulmonary artery; with some remarks upon the effect of this anomaly in producing cirsoid dilatation of the vessels. J. Anat. Physiol. *20* (1886) 26.

BRÜCKE, E.: Vorlesungen über Physiologie. Bd. I, 1885.

CAMPBELL, M., FORGACS, P.: Laevocardia with transposition of the abdominal viscera. Brit. Heart J. *15* (1953) 401.

CASTELLANOS, A. et al.: Arterias coronarias supernumerias. Rev. Cubana Cardiol. 1953 (zit. HAYEK, H. 1958).

CASTELLANOS, A., PEREIAS, R., GARCIA, A.: La angiocardiografia radioopaca. Arch. Soc. Estud. clin. Habana *31* (1937) 523.

CHRISTIAENS, L., DUPUIS, C., AVINÉE, J. C.: Les dextroversions cardiaques. Arch. Malad. Cœur *57* (1964) 809.

CORDIER, G., HEFFEZ, A.: Anatomie chirurgicale du sinus veineux coronaire du cœur. C. R. Ass. Anat. *39* (1952) 817.

CORREIA, M.: Les anastomoses entre les artères coronaires du cœur. Presse méd. *47* (1939) 1542.

CRAINICIANU, A.: Anatomische Studien über die Coronararterien und experimentelle Untersuchungen über ihre Durchgängigkeit. Virchows Arch. path. Anat. *1* (1922) 238.

CZMÓR, S., URBÁNYI, E.: Arteriographische Beobachtungen an den Herzgefäßen. Röfo *60* (1939) 57.

DAVIS, P. L., COMPTON, V.: Congenital absence of the left coronary artery. Med. Tms. (Lond.) *90* (1962) 293.

DEBIEC, B.: Studies concerning the children extracoronary blood supply of the atria. Aggiorn. pediat. *18* (1967) 138.

DEBIERRE, C.: La projection des orifices du cœur. J. Anat. (Paris) *34* (1908) 1.

DIETLEN, H.: Klinische Bedeutung der Veränderungen am Zirkulationsapparat, insbesondere der wechselnden Herzgröße, bei verschiedenen Körperstellungen (Liegen und Stehen). Dtsch. Arch. klin. Med. *97* (1909) 132.

DIETLEN, H.: Ergebnisse des medizinischen Röntgenverfahrens für die Physiologie. Ergebn. Physiol. *10* (1910) 598.

DIETLEN, H.: Herz und Gefäße im Röntgenbild. J. A. Barth Verlag, Leipzig 1923.

DI GIORGI, S., GENSINI, G. G.: The coronary venous pressure. Cardiologia (Basel) *46* (1965) 337.

DI GUGLIELMO, L., GUTTADAURO, M.: Anatomic variations in the coronary arteries. Acta radiol. (Stockh.) *41* (1954) 393.

DOERR, W.: Die Mißbildungen des Herzens und der großen Gefäße (in: Lehrbuch der speziellen pathologischen Anatomie, hrsg. von KAUFMANN, E., STAEMMLER, M.). W. de Gruyter & Co., Berlin 1955.

DUTRA, F. R.: Arch. intern. Med. *85* (1950) 955 (zit. DOERR, W. 1955).

DÜX, A.: Koronarographie. G. Thieme Verlag, Stuttgart 1967.

DÜX, A., HASPER, M., HILGER, H. H., SCHAEDE, A., THURN, P.: Die Koronarsklerose im intravitalen Korenarogramm. Röfo *100* (1964) 9.

DÜX, A., HILGER, H. H., SCHAEDE, A., THURN, P.: Zur Koronarographie. Koronararterienbefunde im selektiven Aorto- und Lävokardiogramm bei angeborenen und erworbenen Herzfehlern. Röfo *95* (1961) 1.

EDWARDS, J. E.: Anomalous coronary arteries with special reference to arterio-venous-like communications. Circulation *17* (1958) 1001.

ESTES, E. H., jr., ENTMAN, M. L., DIXON II, H. B., HACKEL, D. B.: The vascular supply of the left ventricular wall. Anatomic observations, plus a hypothesis regarding acute events in coronary artery disease. Amer. Heart J. *71* (1966) 58.

EVANS, W.: Congenital stenosis (coarctation), atresia and interruption of the aortic arch. Quart. J. Med. *26* (1933) 1.

FELDT, R. H., ONGLEY, P. A., TITUS, J. L.: Total coronary arterial circulation from pulmonary artery with survival to age seven. Mayo Clin. Proc. *40* (1965) 539.

FORSSMANN, W.: Über Kontrastdarstellung der Höhlen des lebenden rechten Herzens und der Lungenschlagader. Münch. med. Wschr. *78* (1931) 489.

GÄBERT, E.: Die Lagebeziehungen des Oesophagus zur hinteren Herzfläche und ihre Veränderungen durch Erweiterung des linken Vorhofes im Röntgenbild. Röfo *32* (1924) 410.

GENSINI, G. G., BUONANNO, C., PALACIO, A.: Anatomy of the coronary circulation in living man. Dis. Chest *52* (1967) 125.

GENSINI, G. G., DI GIORGI, S., COSKUN, O., PALACIO, A., KELLY, A. E.: Anatomy of the coronary circulation in living man. Circulation *31* (1965) 778.

GENSINI, G. G., DI GIORGI, S., MURAD-NETTO, S.: Coronary venous occluded pressure. Arch. Surg. 86 (1963) 72.
GROSS, L.: The blood supply to the heart in its anatomical and clinical aspects. P. B. Hoeber, New York 1921.
HACKENSELLNER, H. A.: Über akzessorische, von der Arteria pulmonalis abgehende Herzgefäße und ihre Bedeutung für das Verständnis der formalen Genese des Ursprungs einer oder beider Koronararterien von der Lungenschlagader. Frankf. Z. Path. 66 (1955) 463.
HACKENSELLNER, H. A.: Koronaranomalien unter 1000 Herzen. Anat. Anz. 101 (1955) 123.
HALLMAN, G. L., COOLEY, D. A., SINGER, D. B.: Congenital anomalies of the coronary arteries: anatomy, pathology and surgical treatment. Surgery 59 (1966) 133.
HALPERN, M. H.: Extracardiac anastomoses of the coronary arteries in the human newborn. Anat. Rec. 118 (1954) 2.
HELLWING, E.: Untersuchungen über die Variabilität der Länge der Arteria coronaria sinistra. Thoraxchirurgie 15 (1967) 218.
HETTLER, M. G.: Die semiselektive, bilaterale Koronarographie. Eine neue klinische Untersuchungsmethode der Herzkranzarterien. Röfo 103 (1965) 3.
HETTLER, M. G.: Zur normalen und pathologischen Anatomie der Koronararterienversorgung des Herzens im intravitalen Angiogramm. Röfo 105 (1966) 480.
HOLZMANN, M.: Erkrankungen des Herzens und der Gefäße (in: Lehrbuch der Röntgendiagnostik, hrsg. von SCHINZ, H. R., BAENSCH, W. E., FRIEDL, E., UEHLINGER, E.). G. Thieme Verlag, Stuttgart 1952.
JAMESON, A. G., ELLIS, K., LEVINE, O. R.: Anomalous left coronary artery arising from pulmonary artery. Brit. Heart J. 25 (1963) 251.
JANKER, R.: Roentgen cinematography. Amer. J. Roentgenol. 36 (1936) 384.
JANKER, R.: Ein röntgenkinematographischer Film über die Kontrastdarstellung der Herzinnenräume und der großen Gefäße bei angeborenen Herzfehlern. Langenbecks Arch. klin. Chir. 266 (1950) 322.
JOESSEL, G.: Lehrbuch der topographisch-chirurgischen Anatomie, Bd. II/1. Cohen Verlag, Bonn 1889.
JÖNSSON, G.: Visualization of the coronary arteries: Preliminary report. Radiology 29 (1948) 536.
KÁDÁR, F.: Topographische Beziehungen zwischen arteriellen und venösen Kranzgefäßen des Herzens. Anat. Anz. 103 (1956) 113.
KÁDÁR, F.: Die topographischen Verhältnisse zwischen Gefäßen und Muskelfasern des Herzens. Anat. Anz. 113 (1963) 381.
KIRSCH, O.: Grundlagen der orthodiagraphischen Herzgröße und Thoraxbreitenbeurteilung im Kindesalter. S. Karger Verlag, Berlin 1929.
KLAFTEN, E., PALUGYAY, J.: Vergleichende Untersuchungen über Lage und Ausdehnung von Herz und Lunge in der Schwangerschaft und im Wochenbett. Arch. Gynäk. 131 (1927) 347.
KNESE, K. H.: Topographie des Herzens (in: Das Herz des Menschen, hrsg. von BARGMANN, W., DOERR, W.). G. Thieme Verlag, Stuttgart 1963.
KÖNIG, K., BICHMANN, R.: Vergleichende Untersuchungen zur röntgenologischen Herzvolumenbestimmung in Rücken- und Bauchlage. Röfo 107 (1967) 38.
KREUZFUCHS, S.: Aortenverlauf und Meßbarkeit im Kindesalter. Röfo 54 (1936) 396.
LAUBRY, C., COTTENOT, P., ROUTIER, D., HEIM DE BALSAC, R.: Étude anatomoradiologique du cœur et des gros vaisseaux par opafication. J. Radiol. Électrol. 19 (1935) 195, 561, 700 — 20 (1936) 65.
LAUX, G., MARCHAL, G.: Contribution à l'étude de la morphologie et de la topographie des veines du cœur. Arch. Anat. (Strasbourg) 31 (1948) 179.
LILJESTRAND, G., LYSHOLM, E., NYLIN, G., ZACHRISSON, C.: The normal heart volume in man. Amer. Heart J. 17 (1939) 406.
LIND, J., WEGELIUS, C.: Angiographic studies in children III (in: Advances in Pediatrics, Bd. 5). Academic Press, New York 1952.
LONGENECKER, C. G., REEMTSMA, K., CREECH, O.: Surgical implications of single coronary artery. Amer. Heart J. 61 (1961) 382.
LUDWIG, H.: Röntgenologische Beurteilung der Herzgröße. Röfo 59 (1939) 139.
LUDWIG, H.: Die röntgenologische Beurteilung der Herzgröße bei der Frau. Röfo 63 (1941) 311.
LUSCHKA, H.: Die fibrösen Bänder des menschlichen Herzbeutels. Z. nation. Med. 3 (1858) 4.
MASON, D. G., HUNTER, W. C.: Amer. J. Path. 13 (1937) 835 (zit. DOERR, W. 1955).
MOBERG, A.: Anastomoses between extracardiac vessels and coronary arteries via bronchial arteries. Acta radiol. (Stockh.) 6 (1967) 177.
MOCHIZUKI, S.: Vv. cordis (in: Das Venensystem der Japaner, hrsg. von ADACHI, B.). Kenkyu-Sha, Tokio 1933.
MORITZ, F.: Über die Norm der Größe und Form des Herzens beim Manne. Dtsch. Arch. klin. Med. 171 (1931) 431 — 172 (1932) 462 — 174 (1934) 330.
MURRAY, R. M.: Single coronary artery with fistulous communication. Circulation 28 (1963) 437.
NAGY, D.: Adatok a coronariák anatómiájához (Zur Anatomie der Koronargefäße). Orv. Hetil. 90 (1949) 181.
NEIL, C., MOUNSEY, P.: Auscultation in patent ductus arteriosus. With a description of two fistulae simulating patent ductus. Brit. Heart J. 20 (1958) 61.
NEUFELD, H. N., LESTER, R. G., ADAMS, P., jr., ANDERSON, R. C., LILLEHEI, C. W., EDWARDS, J. E.: Congenital communication of a coronary artery with a cardiac chamber of the pulmonary trunk (coronary artery, fistula). Circulation 24 (1961) 171.
NORDENSTRÖM, B., OVENFORS, C. O., TÖRNELL, G.: Coronary angiography in 100 cases of ischaemic heart disease. Radiology 78 (1962) 714.
NORDENSTRÖM, B., OVENFORS, C. O., TÖRNELL, G.: Myocardiography of the cardiac veins in coronary angiography. Acta radiol. (Stockh.) 57 (1962) 11.
PALTAUF, R.: Dextrocardie und Dextroversio cordis. Wien. klin. Wschr. 13 (1901) 120.
PARSONNET, V.: The anatomy of the veins of the human heart with special reference to normal anastomotic channels. J. med. Soc. N. J. 50 (1952) 446.
PAULIN, S.: Coronary Angiography. A technical, anatomic and clinical study. Acta radiol. (Stockh.) Suppl. 233 (1964).
PETELENZ, T.: Radiological picture of extracoronary arteries of myocardium in man. Cardiologia (Basel) 46 (1965) 65.
PRIBBLE, R. H.: Anatomic variations of the coronary arteries and their clinical significance. The third reported case of an unusual anomaly. J. Indiana med. Ass. 54 (1961) 329.
RADNER, S.: An attempt at the roentgenologic visualization of coronary blood vessels in man. Acta radiol. (Stockh.) 26 (1945) 497.
RAGHIB, G., RUTTENBERG, H. D., ANDERSON, R. C., AMPLATZ, K., ADAMS, P., jr., EDWARDS, J. E.: Termina-

tion of left superior vena cava in left atrium, atrial septal defect, and absence of coronary sinus. Circulation *31* (1965) 906.
RANNINGER, K., THILENIUS, O. G., CASSELS, D. E.: Angiographic diagnosis of an anomalous right coronary artery arising from the pulmonary artery. Radiology *88* (1967) 29.
RAUTMANN, H.: Untersuchung und Beurteilung der röntgenologischen Herzgröße. Kreislaufbücherei Bd. 9, Darmstadt 1951.
ROBB, G. P., STEINBERG, I.: Visualization of the chambers of the heart. Amer. J. Roentgenol. *41* (1938) 1.
ROBERTSON, H. F.: Vascularization of the epicardial and periaortic fat pads. Amer. J. Path. *6* (1930) 209.
ROBICSEK, F., SANGER, P. W., DAUGHERTY, H. K., GALLUCCI, V.: Origin of the anterior interventricular (descending) coronary artery and vein from the left mammary vessels. J. thorac. cardiovasc. Surg. *53* (1967) 602.
ROESLER, H.: The relation of the shape of the heart to the shape of the chest. Amer. J. Roentgenol. *32* (1934) 464.
ROHRER, F.: Volumenbestimmung von Körperhöhlen und Organen auf orthodiagraphischem Wege. Röfo *24* (1916) 285.
ROHRER, F.: Volumenbestimmung von Körperhöhlen bei Herzschlagverlangsamung. Röfo *40* (1929) 519.
RUBLI, H.: Anat. Anz. *77* (1933/34) 169 (zit. DOERR, W. 1955).
SABISTON, D. C., jr., PELLARGONIO, S., TAUSSIG, H. B.: Myocardial infarction in infancy; surgical management of complication of congenital origin of left coronary artery from pulmonary artery. J. thorac. cardiovasc. Surg. *40* (1960) 321.
SANDERS, W. J., POORMAN, D. H.: Complete situs inversus with anomalous right carotid artery. Arch. Surg. *96* (1968) 86.
SARRAZIN, R.: A propos des valvules du sinus coronaire. Arch. Anat. path. *13* (1965) 124.
SCHAEDE, A.: Die Bedeutung des Koronarogrammes bei den Koronarerkrankungen. Verh. dtsch. Ges. inn. Med. *69* (1963) 624.
SCHLESINGER, M. J., ZOLE, P. M., WESSLER, S.: The conus artery: a third coronary artery. Amer. Heart J. *38* (1949) 823.
SCHOENMACKERS, J., VIETEN, H.: Postmortale Angiogramme der Koronararterien bei angeborenen und erworbenen Herzfehlern. Dtsch. med. Wschr. *79* (1954) 671.
SICK, C.: Einige Untersuchungen über den Verlauf der Pleurablätter am Sternum, die Lage der arteriellen Herzklappen zur Brustwand und den Stand der rechten Herzfellkuppe. Arch. Anat. (1885) 324.
SMITH, J. C.: Review of single coronary artery with report of 2 cases. Circulation *1* (1950) 1168.
SOLOFF, L.: Anomalous coronary arteries from the pulmonary artery; report of a case in which left coronary artery arose from pulmonary artery. Amer. Heart J. *24* (1942) 118.
SONES, F. M., jr., SHIREY, E. K.: Cine coronary arteriography. Mod. Conc. cardiov. Dis. *31* (1962) 735.
SPALTEHOLZ, W.: Die Arterien der Herzwand. Hirzel Verlag, Leipzig 1924.
SPRER, F.: Über quantitative formgerechte Darstellung der Herzhöhlen im Ausgußverfahren. Z. Kreisl.-Forsch. *408* (1959) 501.
STEIN, H. L., HAGSTROM, J. W. C., EHLERS, K. H., STEINBERG, I.: Anomalous origin of the left coronary artery from the pulmonary artery. Amer. J. Roentgenol. *93* (1965) 320.
STUMPF, P.: Die Gestaltänderung des schlagenden Herzens im Röntgenbild. Röfo *38* (1928) 1055.

SYMMERS, W., CLAIR, ST.: Note on accessory coronary arteries. Inl. Anat. & Physiology *61* (1907) 141.
SZEDERKÉNYI, GY., STECZIK, A.: Arteria pulmonalisból eredő coronariák (Von der Arteria pulmonalis entspringende Koronargefäße). Morph. igazságü. Orv. Szle *4* (1964) 134.
TESCHENDORF, W.: Lehrbuch der röntgenologischen Differentialdiagnose der Erkrankungen der Brustorgane G. Thieme Verlag, Stuttgart 1952.
TESTUT, L., JACOB, O.: Traité d'anatomie topographique, Bd. 1. Doin et Cie, Paris 1921.
THURN, P.: Diagnose und Differentialdiagnose der Herzerkrankungen im Röntgenbild (in: Lehrbuch der röntgenologischen Differentialdiagnostik, Bd. I, hrsg. von TESCHENDORF W.). G. Thieme Verlag, Stuttgart 1958.
THURN, P., DÜX, A.: Zur Methodik der Koronarographie. Röntgen-Bl. *16* (1963) 97.
THURN, P., DÜX, A., HILGER, H. H.: Zur Physiologie und Morphologie des Koronarkreislaufes im Koronarogramm. Röfo *98* (1963) 381.
TORI, G.: Radiological visualization of the coronary sinus and coronary veins. Acta radiol. (Stockh.) *36* (1952) 405.
VAN PRAAGH, R., VAN PRAAGH, S., VLAD, P., KEITH, J. D.: Anatomic types of congenital dextrocardia. Amer. J. Cardiol. *13* (1964) 510.
VESTERMARK, S.: Single coronary artery. Cardiologia (Basel) *46* (1965) 79.
VIRCHOW, H.: Ein nach Form zusammengesetztes Thoraxskelett. Arch. Anat. Entwickl.-Gesch. (1913) 157.
VOSS, R.: Cyanosis congenita. Norsk. mag. f. laegevidensk. *10* (1856) 670.
WEGELIUS, C., LIND, J.: New trends in angiocardiography. Med. Illust. *4* (1950) 135.
WHITE, N. K., EDWARDS, J. E.: Anomalies of the coronary arteries. Report of 4 cases. Arch. Path. *45* (1948) 766.
WIGGERS, C. J.: Circulation *5* (1952) 609 (zit. THURN, P. 1958).
WILDER, R. J., PERLMAN, A.: Roentgenographic demonstration of anomalous left coronary artery arising from the pulmonary artery. Amer. J. Roentgenol. *91* (1964) 511.
WILSON, P.: An unusual variation of the coronary arteries. Anat. Anz. *116* (1965) 299.
ZDANSKY, E.: Zur Röntgenologie der Dynamik des Herzens. Röfo *75* (1951) Sonderheft 179.

Die thorakalen Arterien des Körperkreislaufs

ALEKSANDROWICZ, R.: Dwa przypadki braku pnia ramienno-głowowego. Fol. Morph. *16* (1967) 235.
ÁLMOS, S., LÓNYAI, T.: A felső mediastinum verőér rendellenességei (Die Arterien-Regelwidrigkeiten im oberen Mediastinum). Magy. Radiol. *15* (1962) 92.
ARKIN, A.: Double aortic arch with total persistence of the right and isthmus stenosis of the left arch: a new clinical and X-ray picture. Amer. Heart J. *11* (1936) 44.
ASSMANN, H.: Die klinische Röntgendiagnostik der inneren Krankheiten. Vogel Verlag, Berlin 1934.
BAYFORD, D.: An account of a singular case of obstructive deglutition. Mem. med. Soc. Lond. Ed. *2* (1789) 27.
BEDFORD, D. E., PARKINSON, J.: Right-sided aortic arch (situs inversus aortae). Brit. J. Radiol. *9* (1936) 776.
BENDER, F., MENGES, G., SCHULZE, W.: Seltene Verlaufsanomalie des Aortenbogens mit rechtsthoracaler Schleifenbildung. Röfo *100* (1964) 203.

CASTELLANOS, A., PEREIAS, R., GARCIA, A.: La angiocardiografia radioopaca. Arch. Soc. Estud. clin. Habana 31 (1937) 523.

DEFFRENNE, P., VERNEY, R.: L'aorte cervicale. Ann. Radiol. 11 (1968) 525.

EDWARDS, J. E.: Retro-esophageal segment of the left aortic arch, right ligamentum arteriosum and right descending aorta causing a congenital vascular ring about the trachea and esophagus. Proc. Mayo Clin. 108 (1948) 23.

ENNABLI, E.: Les artères intercostales. Thèse Médecine, Paris 1967.

EXALTO, J., DICKE, W. K., AALSMEER, W. C.: Congenital stricture of trachea and esophagus by double aortic arch. Arch. chir. neerl. 2 (1950) 170.

FLEISCHNER, F.: Korrigierte Kreuzfuchssche Messung. Röfo 34 (1926) 426.

FRANKE, H.: Über Entwicklungs- und Lageanomalien der Aorta. Röfo 73 (1950) 267.

FRAY, W. W.: Right aortic arch. Radiology 26 (1936) 27.

GROB, M.: Über Anomalien des Aortenbogens und ihre entwicklungsgeschichtliche Genese. Helv. paediat. Acta 4 (1949) 274.

GROLLMAN, J. H., BEDYNEK, J. L., HENDERSON, H. S., HALL, R. J.: Right aortic arch with an aberrant retroesophageal innominate artery: Angiographic diagnosis. Radiology 90 (1968) 782.

GROSSE-BROCKHOFF, F., LOTZKE, H., SCHAEDE, A., THURN, P.: Verlaufsanomalien des Aortenbogens und der Arcusgefäße. Röfo 80 (1954) 314.

HOLZAPFEL, G.: Ungewöhnlicher Ursprung und Verlauf der Arteria subclavia dextra. Anat. Hefte 12 (1899) 369.

HOLZMANN, M.: Erkrankungen des Herzens und der Gefäße (in: Lehrbuch der Röntgendiagnostik, hrsg. von SCHINZ, H. R., BAENSCH, W. E., FRIEDEL, E., UEHLINGER, E.). G. Thieme Verlag, Stuttgart 1952.

JANKER, R.: Die Röntgenuntersuchung des Herzens und der großen Gefäße. W. Girardet Verlag, Wuppertal—Elberfeld 1955.

JÖNSSON, G., BRODEN, B., KARNELL, J.: Thoracic aortography. Acta radiol. (Stockh.) Suppl. 89 (1951).

JUNGBLUT, R.: Ursprungsvarietäten der großen Gefäße des Aortenbogens. Röntgen-Bl. 19 (1966) 472.

KEATS, T. E., MARTT, J. M.: Tracheo-esophageal constriction produced by unusual combination of anomalies of great vessels: Case report. Amer. Heart J. 63 (1962) 265.

KIS-VÁRDAY, GY.: Érgyűrűt képező aortaív (Ein Aortenbogengefäßring). Orv. Hetil. 104 (1963) 1953.

KRAUSE, W.: Anatomische Varietäten. 1880 (zit. ADACHI, B. 1928).

KREUZFUCHS, S.: Aortométrie précise. Presse méd. 44 (1936) 2013.

LIECHTY, J. D., SHIELDS, T. W., ANSON, B. J.: Variations pertaining to aortic arches and their branches; with comments on surgically important types. Quart. Bull. Northw. Univ. med. Sch. 31 (1957) 136.

NEUHAUSER, E. B. D.: The roentgendiagnosis of double aortic arch and other anomalies of the great vessels. Amer. J. Roentgenol. 56 (1946) 1.

PÓKA, L., NAGY, D.: A nyelőcső artériái (Die Arterien der Speiseröhre). Sebész Nagygyűlés, Eü. Kiadó, Budapest 1952.

PONTES, A. P. DE: Artérias supra-aorticas. Thesis, Rio de Janeiro 1963.

REUTERWALL, O.: Zur Frage der Arterienelastizität. Virchows Arch. path. Anat. 239 (1922) 363.

SCHMIDT, J.: Röntgendiagnostische Besonderheiten der Arteria lusoria. Röfo 86 (1957) 188.

SHAPIRO, A., ROBILLARD, G.: The esophageal arteries (their configurational anatomy and variations in relation to surgery). Ann. Surg. 130 (1950) 2.

SIMAY, A., VEZENDI, S., DAYKA, Á.: Pseudocoarctatio aortae. Magy. Radiol. 19 (1967) 355.

SNELLING, C. E., ERB, J. H.: Double aortic arch. Arch. Dis. Childh. 8 (1933) 401.

SONDERS, C. R., PEARSON, C. M., ADAMS, H. D.: Aortic deformity simulating mediastinal tumor: subclinical form of coarctation. Dis. Chest 20 (1951) 35.

STEINBERG, I.: Anomalies (pseudocoarctation) of the arch of the aorta. Amer. J. Roentgenol. 88 (1962) 73.

THURNER, B.: Die angeborenen Anomalien der Aorta thoracica im Röntgenbild. Wien. Z. inn. Med. 32 (1951) 132.

VAQUEZ, H., BORDET, E.: Radiologie du cœur et des vaisseaux de la base. Baillière, Paris 1928.

WHEELER, P. C., KEATS, T. E.: The left aortic diverticulum as a component of a constricting vascular ring: Report of two neonatal cases. Amer. J. Roentgenol. 89 (1963) 989.

ZDANSKY, E.: Zur Kritik der Kreuzfuchsschen Aortenmessung. Röfo 45 (1932) 40.

Die thorakalen Venen des Körperkreislaufs

ABRAMS, H. L.: Vertebral and azygos systems and some variations in systematic venous return. Radiology 69 (1957) 508.

BEUREN, A. J.: Die angiokardiographische Darstellung kongenitaler Herzfehler. W. de Gruyter & Co., Berlin 1966.

BOZSÓ, G.: Zur Röntgenanatomie der Vena azygos. Röntgen-Bl. 19 (1966) 215.

CAMPBELL, M., DEUCHAR, D. C.: The left-sided superior vena cava. Brit. Heart J. 16 (1954) 423.

CARLSON, H. A.: Obstruction of superior vena cava; experimental study. Arch. Surg. 29 (1934) 669.

CHEVREL, J. P., HUREAU, J., ALEXANDRE, J. H., LASSAU, J. P.: Deux nouvelles voies de drainage veineux du corps thyroïde. Arch. Anat. path. 13 (1965) 97.

CHLYVITCH, B.: Cas de veine supérieure gauche avec persistance du segment transverse et de la corne gauche du sinus réumiens. Embouchure de la veine sushépatique gauche dans l'oreillette droite. Ann. Anat. path. 9 (1932) 1053.

DERRA, E., LOOGEN, F., SATTER, P.: Anomalien der unteren Hohlvene. Dtsch. med. Wschr. 90 (1965) 689.

DOERR, W.: Die Mißbildungen des Herzens und der großen Gefäße (in: Lehrbuch der speziellen pathologischen Anatomie, hrsg. von KAUFMANN, E., STAEMMLER, M.). W. de Gruyter & Co., Berlin 1955.

DREWES, J.: Die Phlebographie der oberen Körperhälfte. Springer Verlag, Berlin—Göttingen—Heidelberg 1963.

DREWES, J., SELING, A.: Persistieren der linken oberen Hohlvene mit Doppelung der linken Vena subclavia. Röfo 104 (1966) 677.

DÜNNER, L., CALM, A.: Die Röntgenologie der Gefäße, insbesondere Lungengefäße am lebenden Menschen. Röfo 31 (1923) 635.

DÜX, A., BÜCHELER, E., DOHMEN, M., FELIX, R.: Die direkte retrograde Azygographie. Röfo 107 (1967) 310.

ERDÉLYI, M.: Röntgenrétegvizsgálatok (Röntgenschichtuntersuchungen). Egyetemi Nyomda, Budapest 1944.

FRIEDLICH, A., BING, R. J., BLOUNT, S. G., jr.: Physiological studies in congenital heart disease. IX. Circulatory dynamics in the anomalies of venous return to the heart including pulmonary arteriovenous fistula. Bull. Johns Hopk. Hosp. 86 (1950) 20.

GARDNER, F., ORAM, S.: Persistent left superior vena draining pulmonary veins. Brit. Heart J. 15 (1953) 305.

GENSINI, G. G., CALDINI, P., CASACCIO, F., BLOUNT, S. G.: Persistent left superior vena cava. Amer. J. Cardiol. 4 (1959) 677.

GLASGOW, E. F.: Persistent left superior vena cava with bilateral azygos system in adult. Brit. Heart J. 25 (1963) 264.

GOERTTLER, KL.: Normale und pathologische Entwicklung des menschlichen Herzens. Habil.-Schrift, Kiel 1957 (in: Zwanglose Abhdlg. a. d. Geb. d. norm. u. patholog. Anat.). G. Thieme Verlag, Stuttgart 1958.

GROSSE-BROCKHOFF, F., LOOGEN, F., SCHAEDE, A.: Angeborene Herz- und Gefäßmißbildungen (in: Handbuch der inneren Medizin, Bd. IX/3, hrsg. von BERGMANN, G., FREY, F., SCHIEGK, H.). Springer Verlag, Berlin—Göttingen—Heidelberg 1960.

HAGEDORN, A.: Venenanomalie und Mißbildung des Vorhofes bei einem 15jährigen Jungen. Inaug.-Diss., Berlin 1954.

HALPERT, B., COMAN, F. D.: Complete situs inversus of the vena cava superior. Amer. J. Path. 6 (1930) 191.

HOLZMANN, M.: Erkrankungen des Herzens und der Gefäße (in: Lehrbuch der Röntgendiagnostik, hrsg. von SCHINZ, H. R., BAENSCH, W. E., FRIEDL, E., UEHLINGER, E.). G. Thieme Verlag, Stuttgart 1952.

JAKUBCZIK, I.: Seltene Anomalien der großen intrathoracalen Blut- und Lymphgefäßstämme. Anat. Anz. 112 (1963) 257.

JONNESCO, T.: Appareil digestif (in: Anatomie humaine, Bd. 4/1, hrsg. von POIRIER, P., CHARPY, A.). Masson et Cie, Paris 1914.

KNAPPE, J., HASCHE, E., EGER, H., FIEHRING, H., ERBSTÖSSER, H., GIEGLER, I.: Seltene Verlaufsanomalien intrathoracaler Körpervenen und Lungenvenen. Röfo 109 (1968) 309.

NAKAYAMA, T., KITAGAWA, T.: Pri la vejnoj de la ezofago. Okajimas Folia anat. jap. 40 (1965) 807.

REED, A. F.: A left superior vena cava draining the blood from a closed coronary sinus. J. Anat. 73 (1938) 195.

ROMINGER, C. J.: The normal axillary venogram. Amer. J. Roentgenol. 80 (1958) 217.

SAXENA, S. K.: A case of bilateral superior vena cava with bilateral azygos vein. J. anat. Soc. India 14 (1965) 37.

SCHOBINGER, R. A.: Intraosseous venography. Grune & Stratton, New York 1960.

SGALITZER, M., KOLLERT, V., DEMEL, R.: Kontrastdarstellung der Venen im Röntgenbilde. Klin. Wschr. 10 (1931) 1659.

SICARD, J. A., FORESTIER, G.: Méthode générale d'exploration radiologique par l'huile iodée (lipiodol). Bull. Soc. méd. Hôp. 46 (1922) 463.

STEINBERG, I.: Dilatation of the hemiazygos veins in superior venae cavae occlusion simulating mediastinal tumour. Amer. J. Roentgenol. 87 (1962) 248.

SÜSSE, H. J., AURIG, G.: Das transosseale Venogramm der Venae intercostales, der Vena azygos und der Vena thoracica interna. Röfo 81 (1954) 335.

SWART, B.: Die Breite der Vena azygos als röntgendiagnostisches Kriterium. Röfo 91 (1959) 416.

SZÜCS, S.: Mellkasi intraossealis venographia (Thorakale intraosseale Venographie). Habil.-Schrift, Budapest 1964.

SZÜCS, S., MISKOVITS, G., GAÁL, J.: Durch Azygographie verifizierter lobus venae azygos. Radiol. diagn. (Berl.) 1 (1960) 120.

TARKIAINEN, E.: Intercostal vein meningorachidography. A technical, anatomic and clinical study. Acta radiol. (Stockh.) Suppl. 271 (1967).

TORI, G.: The radiological demonstration of the azygos and other thoraco-abdominal veins in the living. Brit. Heart J. 27 (1954) 16.

WINTER, F. S.: Persistent left superior vena cava. Angiology 5 (1954) 90.

ZÁGREANU, D., RÁDULESCU, D., VLAICU, R.: Contribution au diagnostique des anomalies veineuses supérieures. Cor et vasa (Praha) 6 (1964) 49.

Die Blutgefäße der Lunge

ABESI, E. J.: Abnormaler Ursprung einer Bronchialarterie. Anat. Anz. 119 (1966) 104.

ABRAMS, H. L.: Vertebral and azygos venous systems, and some variations in systematic venous return. Radiology 69 (1957) 508

ANDERSON, R. C., ADAMS, P., BURKE, B.: Anomalous inferior vena cava with azygos continuation (infrahepatic interruption of the inferior vena cava). J. Pediat. 59 (1961) 370.

APPLETON, A. B.: Segments and blood vessels of the lung. Lancet 2 (1944) 592.

APPLETON, A. B.: The arteries and veins of the lungs. J. Anat. 79 (1945) 97.

ASSMANN, H.: Das anatomische Substrat der normalen Lungenzeichnung im Röntgenbild. Röfo 17 (1911) 141.

AVIADO, D. M.: The lung circulation. Pergamon Press, Oxford—London—Edinburgh—New York—Paris—Frankfurt 1965.

AVIADO, D. M., DALY, M., B. LEE, C. Y. DE, SCHMIDT, C. F.: The contribution of the bronchial circulation to the venous admixture in pulmonary venous blood. J. Physiol. (Lond.) 155 (1961) 602.

BELL, A. L. L., jr., SHIMOMURA, S., GUTHRIE, W. J., HEMPEL, H. F., FRITZPORTRICK, H. F., BEGG, CH. F.: Wedge pulmonary arteriography, its application in congenital and acquired heart disease. Radiology 73 (1959) 566.

BHAGVANT, R. K., CARLSON, R. G., FERLIC, R. M., SELLERS, R. D., LILLEHEI, C. W.: Partial anomalous pulmonary venous connections. Amer. J. Cardiol. 20 (1967) 91.

BIKFALVI, A., SCHEIFER, D., BECKER, H., AROLD, R.: Untersuchungen zur arteriellen Versorgung der Trachea. Med. Welt 18 (1967) 693.

BJÖRK, L.: Anastomoses between the coronary and bronchial arteries. Acta radiol. (Stockh.) 4 (1966) 93.

BLAKE, HU. A., HALL, R. J., MANION, W. C.: Anomalous pulmonary venous return. Circulation 32 (1965) 406.

BLAND, E. F., WHITE, P. D., GARLAND, J.: Congenital anomalies of coronary arteries: Report of an unusual case associated with cardiac hypertrophy. Amer. Heart J. 8 (1933) 787.

BOGSCH, A.: Beiträge zu den Röntgen-Darstellungsmöglichkeiten der Pulmonalarterien. Röfo 88 (1958) 401.

BOLT, W., FORSSMANN, W., RINK, H.: Selektive Angiographie in der praeoperativen Diagnostik und in der inneren Klinik. G. Thieme Verlag, Stuttgart 1957.

BOTENGA, A. S. J.: Selectieve arteriografie van arteria bronchialis en intercostalis. Ned. T. Geneesk. 112 (1968) 1119.

Boyden, E. A.: Segmental Anatomy of the Lungs. McGraw-Hill Book Co., New York 1955.
Boyden, E. A., Hartmann, J.: Amer. J. Anat. 79 (1946) 321 (zit. Hornykiewytsch, Th., Stender, H. St. 1954).
Boyden, E. A., Scannel, J. G.: An analysis of variations in the bronchovascular pattern of the right upper lobe of fifty lungs. Amer. J. Anat. 79 (1946) 321.
Brantigan, O. C.: Anomalies of the pulmonary veins. Their surgical significance. Dis. Chest 21 (1952) 174.
Brooks, H. St. J.: Two cases of abnormal coronary artery of heart arising from pulmonary artery with some remarks upon effect of this anomaly in producing cirsoid dilatation of vessels. J. Anat. Physiol. 20 (1886) 26.
Brown, S., McCarthy, J. E., Fine, A.: The pulmonary artery. A roentgenographic and roentgenkymographic study. Radiology 32 (1939) 175.
Bruwer, A., Clagett, O. Th., McDonald, J. R.: J. thoracic. Surg. 19 (1950) 957 (zit. Doerr, W. 1955).
Campbell, M., Deuchar, D. C.: Left-sided superior vena cava. Brit. Heart J. 16 (1954) 423.
Castellanos, A., Garcia, O.: Classification des anomalies de l'artère pulmonaire et de ses branches. Arch. Mal. Cœur 44 (1951) 193.
Cauldwell, E. W., Siekert, R. G., Lininger, R. E., Anson B. J.: The bronchial arteries. An anatomic study of 150 human cadavers. Surg. Gynec. Obstet. 86 (1948) 395.
Chang, C. H. J.: The normal X-ray measurement of the right descending pulmonary artery in 1085 cases and its clinical application. Nagoya J. med. Sci. 28 (1965) 67.
Cohnheim, J., Litten, M.: Über die Folgen der Embolie der Lungenarterien. Virchows Arch. path. Anat. 65 (1875) 99.
Cory, R. A. S., Valentini, E. J.: Varying patterns of the lobar branches of the pulmonary artery. Thorax 14 (1959) 267.
Csákány, Gy.: Újabb szempontok a tüdő röntgenvizsgálatában (Neue Gesichtspunkte bei der Röntgenuntersuchung der Lunge). Habil.-Schrift, Budapest 1965.
Csákány, Gy., Varga, L.: A partialis vena pulmonalis transpositio röntgen-diagnosisának lehetőségéről (Über die Möglichkeit einer Röntgendiagnose der partiellen Transposition der Vena pulmonalis). Tuberk. és Tüdőbetegs. 19 (1966) 193.
Cudkowicz, L., Armstrong, J. B.: Observations on the normal anatomy of the bronchial arteries. Thorax 6 (1951) 343.
Delarue, J., Abelauet, R., Chomette, G., Levame, M.: Recherches sur les interdépendances entre les réseaux artériels coronariens et médiastinaux chez l'homme: Mise en évidence d'anastomoses coronarobronchiques par angiographie post mortem du système artériel bronchique. C. R. Soc. Biol. (Paris) 154 (1960) 937.
Delmas, A. E.: Projection de l'artère pulmonaire sur la paroi thoracique. C. R. Ass. Anat. 80 (1954) 658.
Diaz, W. H., Jordan, F. R., Snymau, H. W.: Persistent left superior vena cava draining into left atrium, as isolated anomaly. Amer. Heart J. 57 (1959) 616.
Didion, H.: Virchows Arch. path. Anat. (1942) 1309 (zit. Doerr, W. 1955).
Doerr, W.: Die Mißbildungen des Herzens und der großen Gefäße (in: Lehrbuch der speziellen pathologischen Anatomie, hrsg. von Kaufmann, E., Staemmler, M.). W. de Gruyter & Co., Berlin 1955.
Dotter, Ch. T., Hardisty, N. M., Steinberg, I.: Anomalous right pulmonary vein entering the inferior vena cava. Two cases diagnosed during life by angiocardiography and cardiac catheterization. Amer. J. med. Sci. 31 (1949) 218.

Dotter, Ch. T., Steinberg, I.: Angiographic study of the pulmonary artery. J. Amer. Med. Ass. 139 (1949) 566.
Downing, D. F.: Absence of inferior vena cava. Pediatrics 12 (1953) 675.
Ellis, F. H., Grindlay, J. H., Edwards, J. E.: The bronchial arteries. II. Their role in pulmonary embolism and infarction. Surgery 31 (1952) 167.
Felix, W.: Topographische Anatomie des Brustkorbes, der Lunge und der Pleura (in: Die Chirurgie der Brustorgane, Bd. I, hrsg. von Sauerbruch, F.). Springer Verlag, Berlin 1928.
Ferry, R. M., Boyden, E. A.: Variations in the bronchovascular patterns of the right lower lobe of 50 lungs. J. thorac. Surg. 22 (1951) 188.
Fiandra, O., Barcia, A., Cortes, R., Stanhom, J.: Partial anomalous pulmonary venous drainage into the inferior vena cava. Acta radiol. (Stockh.) 57 (1962) 301.
Fishman, A. P.: Respiratory gases in the regulation of the pulmonary circulation. Physiol. Rev. 41 (1961) 214.
Florance, W.: Anatomie und Pathologie der Arteria bronchialis. Ergebn. allg. Path. path. Anat. 39 (1960) 152.
Fogel, M., Somogyi, Zs., Gács, J.: Transposition der Pulmonalvenen. Röfo 90 (1959) 32.
Fonó, R.: Az arteria pulmonalis jobb ágának hiányáról (Über das Fehlen der A. pulmonalis dextra). Magy. Radiol. 20 (1968) 7.
Forssmann, W.: Über die Kontrastdarstellung der Höhlen des lebenden rechten Herzens und der Lungenschlagader. Münch. med. Wschr. 78 (1931) 489.
Franceschi, E.: Le vena polmonari nella stasi di vizio mitralico. Anat. Berichte 9 (1927) 511.
Giese, W.: Über die Endstrombahn der Lunge. Zbl. allg. Path. path. Anat. 97 (1957) 233.
Gremmel, H.: Die Transversalschichtuntersuchung des Herzens und der großen Gefäße. Röfo 96 (1962) 3.
Groen, A. S., Ziedses des Plantes, B. G., De Jong, J., Westra, D.: Angiografie van de bronchiale arteriën met toepassing van de subtractiemethode. Ned. T. Geneesk. 110 (1966) 2201.
Halmágyi, D. F. J.: Die klinische Physiologie des kleinen Kreislaufs. G. Fischer Verlag, Jena 1957.
Harley, H. R. S.: Sinus venosus type of interatrial septal defect. Thorax 13 (1958) 12.
Hayek, H.: Über einen Kurzschlußkreislauf. Z. Anat. Entwickl.-Gesch. 110 (1940) 412.
Hayek, H.: Kurz- und Nebenschlüsse in der Pleura. Z. Anat. Entwickl.-Gesch. 112 (1942) 221.
Hayek, H.: Die menschliche Lunge. Springer Verlag, Berlin—Göttingen—Heidelberg 1953.
Healey, J. E., jr.: An anatomic survey of anomalous pulmonary veins; their clinical significance. J. thorac. Surg. 23 (1952) 433.
Herrnheiser, G., Kubat, A.: Systematische Anatomie der Lungengefäße. Z. Anat. Entwickl.-Gesch. 105 (1936) 570.
Herrnheiser, G., Kubat, A.: Systematische Anatomie der Lunge. Röfo 74 (1951) 623.
Hornykiewytsch, Th., Stender, H. St.: Normale und pathologisch veränderte Lungengefäße im Schichtbild. Röfo 79 (1953) 44, 639, 704 — 80 (1954) 458 — 81 (1954) 36, 134, 455, 642 — 82 (1955) 228, 331, 642.
Howald, E.: Helv. paediat. Acta 4 (1949) 322 (zit. Doerr, W. 1955).
Jameson, A. G., Ellis, K., Levine, O. R.: Anomalous left coronary artery from pulmonary artery. Brit. Heart J. 25 (1963) 251.

JANKER, R.: Röntgenologische Funktionsdiagnostik, Textteil, Bildteil. W. Girardet Verlag, Wuppertal—Elberfeld 1954.

JOVANOVIC, M. S., BERNIER, R., TURNEL, N.: Agénésie isolée de l'artère pulmonaire gauche. Laval Méd. *38* (1967) 668.

JUNGHANS, W.: Die Endstrombahn der Lunge im postmortalen Angiogramm. Virchows Arch. path. Anat. *331* (1958) 263.

KARPATI, A.: Über das röntgenmorphologische und röntgenkinetische Bild der Stamm- und Lungengefäße. Med. Mschr. *11* (1957) 784.

KASSAI, D.: A tüdő segmentumai (Die Segmente der Lunge). Akadémiai Kiadó, Budapest 1950.

KASSAI, T., KUROTAKI, M.: Anomalous origin of the left pulmonary artery. A case report and review. Okajimas Folia Anat. Jap. *44* (1967) 29.

KENT, E. M., BLADES, B.: The surgical anatomy of the pulmonary lobes. J. thorac. Surg. *12* (1942) 18.

KOVÁCS, G.: A bronchopulmonalis kollateralis keringés vizsgálata és klinikai jelentősége (Untersuchung des bronchopulmonalen Kollateralkreislaufs und dessen klinische Bedeutung). Habil.-Schrift, Szeged 1965.

KREUZFUCHS, S.: Röfo *56* (1937) 756 (zit. RICHTER, K. 1963).

LATARJET, M., JUTTIN, P.: Données nouvelles sur la circulation des artères bronchiques. Poumon *7* (1951) 35.

LINDSKOG, G. E.: Bilobectomy. Surgery and consideration in resection of right, middle and lower lobes. J. thorac. Surg. *18* (1949) 619.

LÖHR, H. H., GRILL, W., SCHOLTZE, H., SCHÖLMERICH, P.: Beiträge zur Angiocardiographie chirurgischer Lungenerkrankungen. Springer Verlag, Berlin—Göttingen—Heidelberg 1964.

LÖHR, H., SCHOLTZE, H., GRILL, W.: Normale und pathologische Lungensegmente im selektiven Angiogramm. Acta radiol. (Stockh.) *51* (1959) 33.

LÜDIN, M.: Beitr. path. Anat. *112* (1952) 380 (zit. DOERR, W. 1955).

MANHOFF, L. J., jr., HOWE, J. S.: Absence of the pulmonary artery: a new classification for pulmonary arteries of anomalous origin. Report of a case of absence of the pulmonary artery with hypertrophied bronchial arteries. Arch. Path. *48* (1949) 155.

MARCHAND, P., GILROY, J. C., WILSON, V. H.: Anatomical study of the bronchial vascular system and its variations in disease. Thorax *5* (1950) 207.

MASSUMI, R. A., RIOS, J. C., DONOHOE, R. R.: The pathogenesis of angiographic nonvisualization or attenuation of a patent pulmonary artery and the role of bronchial artery-pulmonary artery anastomosis. J. thorac. cardiovasc. Surg. *49* (1965) 772.

MEHN, W. H., HIRSCH, F. E.: Amer. J. Path. *23* (1947) 125 (zit. DOERR, W. 1955).

MELNIKOW, A.: Die Varietäten der intrapulmonalen Gefäße. Z. Anat. Entwickl.-Gesch. *71* (1924) 185.

MILLER, W. S.: The arrangement of the bronchial blood vessels. Anat. Anz. *28* (1906) 432.

MILLER, W. S.: The vascular supply of pleura pulmonalis. Anat. Rec. *1* (1906) 73.

MILLER, W. S.: The vascular supply of the bronchial tree. Amer. Rev. Tuberc. *12* (1925) 87.

MILLER, W. S.: The Lung. Charles C. Thomas, Springfield/Ill. 1947.

MOBERG, A.: Anastomoses between extracardiac vessels and coronary arteries — via bronchial arteries. Acta radiol. (Stockh.) *6* (1967) 177.

MOORE, C. B., KRAUS, W. Z., DOCK, D. S., WOODWARD, E., DEXLER, L.: The relationship between pulmonary arterial pressure and roentgenographic appearance in mitral stenosis. Amer. Heart J. *58* (1959) 576.

NARATH, A.: Der Bronchialbaum der Säugetiere und des Menschen. Bibl. med. Abt. A, Stuttgart 1901.

NORDENSTRÖM, B.: Selective catheterization and angiography of bronchial and mediastinal arteries in man. Acta radiol. (Stockh.) *6* (1967) 13.

OLIVEROS, G. L.: Arterias y venas pulmonarias. Anatomia segmentaria. Arch. esp. Morfol. Suppl. 3 (1951).

O'RAHILLY, R., DEBSON, H., KING, T. S.: Subclavian origin of bronchial arteries. Anat. Rec. *108* (1950) 227.

PRINZMETAL, M., jr., ORNITZ, E. M., SIMKIN, D., BERGMANN, H. C.: Arterio-venous anastomoses in liver, spleen and lungs. Amer. J. Physiol. *152* (1948) 48.

RICHTER, K.: Die zentrale Lungenschlagader im Röntgenbild. Akademie-Verlag, Berlin 1963.

RICHTER, K., BÖCK, G.: Die Anomalie der epibronchialen rechten Pulmonalarterie als Leitsymptom eines pulmokardiovasculären Syndroms. Röfo *107* (1967) 31.

ROBB, G. P., STEINBERG, I.: A practical method of visualization of the chambers of the heart, the pulmonary circulation and the great blood vessels in man. J. clin. Invest. *17* (1938) 507.

ROMANKEVITCH, V.: Topographisch-anatomische Untersuchungen über den Lungenabschnitt des Vagus und die Bronchialgeflechte. Dtsch. Z. Chir. *231* (1931) 593.

ROMODA, T., ISTVÁNFFY, M., ZÁBORSZKY, B.: A v. pulmonalis transpositio diagnosticus nehézségeiről (Über die diagnostischen Schwierigkeiten bei der V.-pulmonalis-Transposition). Orv. Hetil. *49* (1963) 2325.

RUYSCH, F.: Epistola anatomica, problematica secta. Amsterdam 1696.

SABISTON, D. C., jr., NEILL, C. A., TAUSSIG, H. B.: Direction of blood flow in anomalous coronary artery arising from pulmonary artery. Circulation *22* (1960) 591.

SANISH, R., GESSNER, J.: Atlas der selektiven Lungenangiographie. G. Fischer Verlag, Jena 1958.

SCHOBER, R.: Selektive Bronchialisarteriographie. Röfo *101* (1964) 337.

SCHOEDEL, W.: Über broncho-pulmonale Gefäßverbindungen. Ann. Acad. Sci. fenn. A *102* (1964).

SCHOENMACKERS, J.: Über Bronchialvenen und ihre Stellung zwischen großem und kleinem Kreislauf. Arch. Kreisl.-Forsch. *32* (1960/a) 1.

SCHOENMACKERS, J.: Technik der postmortalen Angiographie mit Berücksichtigung verwandter Methoden postmortaler Gefäßdarstellung. Ergebn. allg. Path. path. Anat. *39* (1960/b) 53.

SCHOENMACKERS, J., VIETEN, H.: Porto-cavale und portopulmonale Anastomosen im postmortalen Angiogramm. Röfo *79* (1953) 488.

SCHOENMACKERS, J., VIETEN, H.: Porto-cavale Anastomosen. Zbl. Chir. *76* (1954) 1236.

SCHWARTZ, G.: Röntgenoskopische Beobachtungen von Eigenpulsation der Hilusschatten und ihrer Verzweigungen. Wien. klin. Wsch. *23* (1910) 892.

SHEDD, D. P., ALLEY, R. D., LINDSKOG, G. E.: Observations on the hemodynamics of bronchial-pulmonary vascular communications. J. thorac. Surg. *22* (1951) 537.

SIELAFF, H. J.: Lungenarterien und Lungenvenen (in: Handbuch der medizinischen Radiologie, Bd. X/3, hrsg. von DIETHELM, L., OLSSON, O., STRNAD, F., ZUPPINGER, A.). Springer Verlag, Berlin 1964.

SILVER, C. P.: The radiological pattern of injected pulmonary and bronchial arteries. Brit. J. Radiol. *25* (1952) 617.

STEIN, H. L., HAGSTROM, J. W. C., EHLERS, K. H., STEINBERG, I.: Anomalous origin of the left coronary artery from the pulmonary artery. Amer. J. Roentgenol. *93* (1965) 320.

STEINBACH, H. L., KEATS, TH. E., SHELINE, G. E.: The roentgen appearance of the pulmonary veins in heart disease. Radiology *65* (1955) 157.

SWAN, H. J. C., BURCHELL, H. B., WOOD, E. H.: Differential diagnosis at cardiac catheterization of anomalous pulmonary venous drainage related to an atrial septal defect or abnormal venous connection. Proc. Mayo Clin. *25* (1953) 452.

SZEDERKÉNYI, GY., STECZIK, A.: Arteria pulmonalisból eredő coronariák (Von der Arteria pulmonalis entspringende Koronargefäße). Morph. igazságü. Orv. Szle. *4* (1964) 134.

TAN, P. M., LOH, T. F., YONG, N. K., SUGAI, K.: Aberrant left pulmonary artery. Brit. Heart J. *30* (1968) 110.

TÖNDURY, G., WEIBEL, E.: Über das Vorkommen von Blutkreislaufanastomosen in der menschlichen Lunge. Schweiz. med. Wschr. *86* (1956) 265.

TÖNDURY, G., WEIBEL, E.: Anatomie der Lungengefäße (in: Ergebnisse der gesamten Tuberkulose- und Lungenforschung, Bd. XIV, hrsg. von ENGEL, S. T., HEILMEYER, L., HEIN, J., UEHLINGER, E.). G. Thieme Verlag, Stuttgart 1958.

VERLOOP, M. C.: The arteriae bronchiales and their anastomoses with the arteriae pulmonales. Acta anat. (Basel) *5* (1948) 171.

VIAMONTE, Mc., jr., PARKS, R. E., SMOAK, W. M.: Guided catheterization of the bronchial arteries. Radiology *85* (1965) 205.

VIAMONTE, Mc., jr.: Intrathoracic extracardiac shunts. Sem. Roentgenol. *2* (1967) 342.

WALDHAUSEN, J. A., FRIEDMAN, S., TYERS, G. F. O., RASHKIND, W. J., PETRY, E., MILLER, W. W.: Ascending aorta-right pulmonary artery anastomosis. Circulation *38* (1968) 463.

WATZKA, M.: Über Gefäßsperren und arterio-venöse Anastomosen. Z. mikr.-anat. Forsch. *39* (1936) 521.

WEIBEL, E.: Die Entstehung der Längsmuskulatur in den Ästen der A. bronchialis. Z. Zellforsch. *47* (1958) 440.

WEIBEL, E.: Die Blutgefäßanastomosen in der menschlichen Lunge. Z. Zellforsch. *50* (1959) 653.

WEINTRAUB, R. A.: Ectopic origin of one pulmonary artery from the ascending aorta. Radiology *86* (1966) 666.

WINTER, F. S.: Persistent left superior vena cava. Survey of world literature and report of 30 additional cases. Angiology *5* (1954) 90.

ZDANSKY, E.: Zur Röntgenologie der Dynamik des Herzens. Röfo *75* (1951) Sonderheft 179.

ZENKER, R., HEBERER, G., LÖHR, H. H.: Die Lungenresectionen. Springer Verlag, Berlin–Göttingen–Heidelberg 1954.

ZUCKERKANDL, E.: Über die Anastomosen der Venae pulmonales mit den Bronchialvenen und mit dem mediastinalen Venennetze. S.-B. Akad. Wiss. Wien, math.-nat. Kl. *84* (1882) 110.

ZUCKERKANDL, E.: Über die Verbindungen zwischen den arteriellen Gefäßen der menschlichen Lunge. S.-B. Akad. Wiss. Wien, math.-nat. Kl. *87* (1883) 171.

Das Verzweigungssystem der A. carotis communis und A. subclavia

AARON, C., CHAWAF, A.-R.: Variations de la carotide externe et de ses branches. Bull. Ass. Anat. (Nancy) *52* (1967) 125.

AARON, C., DOYON, D., RICHARD, J.: Morphologie de la carotide externe et de ses branches à la lumière de l'artériographie. Bull. Ass. Anat. (Nancy) *51* (1966) 79.

ALEXANDER, L.: The vascular supply of the striopallidum. Assoc. Res. Nerv. Dis. Proc. *21* (1942) 77.

ALTMANN, F.: Anomalies of the internal carotid artery. Laryngoscope *57* (1947) 313.

AMISTANI, B.: Minute vascularisation of the thyroid in various types of goiter. Arch. ital. Anat. Istol. pat. *23* (1950) 365.

ANGERMAYER, S.: Ein Fall von getrenntem Ursprung der Carotis interna sinistra und der Carotis externa sinistra aus dem Aortenbogen. Anat. Hefte *32* (1907) 213.

ARNOULD, G., TRIDON, P., LAXENAIRE, M.: L'artère hypoglosse primitive. Étude anatomique et radioclinique. Rev. neurol. *118* (1968) 372.

ATKINSON, W. J.: The anterior inferior cerebellar artery. J. Neurol. Neurosurg. Psychiat. *12* (1949) 137.

BATUJEFF, N.: Eine seltene Arterienanomalie. Anat. Anz. *4* (1889) 282.

BEAN, R. B.: Observations on a study of the subclavian artery in man. Amer. J. Anat. *4* (1905) 303.

BEKÉNY, GY., FÉNYES, GY.: Az arteria carotis interna elsődleges thrombosisáról 7 angiographiával kórismézett eset kapcsán (Über die primäre Thrombose der Arteria carotis interna auf Grund von 7 angiographisch diagnostizierten Fällen). Ideggyógy. Szle *8* (1955) 78.

BENEDEK, L., HÜTTL, TH.: Über den diagnostischen Wert der zerebralen Stereoangiographie, hauptsächlich bei intrakraniellen Tumoren. S. Karger Verlag, Basel–Leipzig 1938.

BERRY, R. J. A., ANDERSON, J. H.: A case of nonunion of the vertebrales with consequent abnormal origin of the basilaris. Anat. Anz. *35* (1910) 54.

BINSWANGER, O.: Anatomische Untersuchungen über die Ursprungsstelle und den Anfangsteil der Carotis interna. Arch. Psychiat. *9* (1879) 351.

BLACKBURN, J. W.: Anomalies of the encephalic arteries among the insane. J. Comp. Neurol. Physiol. *17* (1907) 493.

BLADT, A.: Die Arterien des menschlichen Kehlkopfes. Inaug.-Diss., Königsberg 1903.

BOERI, R., PASSERINI, A.: The megadolichobasilar anomaly. J. neurol. Sci. *1* (1964) 475.

BONNAL, J., LEGRÉ, J.: L'angiographie cérébrale. Masson et Cie, Paris 1958.

BOSTRÖM, K., GREITZ, T.: Kinking of the internal carotid artery. Acta radiol. (Stockh.) *6* (1967) 105.

BROWN, ST. J., TATLOW, W. F. F.: Radiographic studies of the vertebral arteries in cadavers. Radiology *81* (1963) 80.

BULLEN, F., JOHN, ST.: Absence of one anterior cerebral with both coming from opposite carotid. J. ment. Sci. *36* (1890) 32.

BUSSE, O.: Aneurysmen und Bildungsfehler der A. communicans anterior. Virchows Arch. path. Anat. *228* (1921) 178.

CARPENTER, M. B., NOBACK, C. R., MOSS, M. L.: The anterior chorioideal artery. Arch. Neurol. Psychiat. *71* (1954) 714.

CAVATORTI, P.: Di una rara variazione delle arterie della base dell'encefalo nell'uomo. Monit. Zool. Ital. *18* (1907) 294.

CHANMUGAM, P. K.: Note on an unusual ophthalmic artery associated with other abnormalities. J. Anat. *70* (1936) 580.

CHASE, N. E., TAVERAS, J. M.: Temporal tumours studied by serial angiography. Acta radiol. (Stockh.) *1* (1963) 225.

CLARA, M.: Das Nervensystem des Menschen. J. A. Barth Verlag, Leipzig 1953.

CRITCHLEY, M., SCHUSTER, P.: Beiträge zur Anatomie und Pathologie der A. cerebellaris superior. Z. ges. Neurol. Psychiat. *144* (1933) 681.

CROMPTON, M. P.: The pathology of ruptured middle cerebral aneurysms. Lancet *2* (1962) 421.

CURRY, R. W., CULBERTH, G. G.: The normal cerebral angiogram. Amer. J. Roentgenol. *65* (1951) 345.

DALL'AQUA, U.: L'arteria temporale superficiale dell'uomo. Schwalbe's Jahresberichte *6* (1900) 201.

DANDY, W. E.: Intracranial arterial aneurysms. Comstock Co., Ithaca/N. Y. 1947.

DANIEL, P. M., PRICHARD, M. M. L.: Observations on the vascular anatomy of the pituitary gland and its importance in pituitary function. Amer. Heart J. *72* (1966) 147.

DE ALMEIDA, F.: Note sur les collatérales de l'artère communicante cérébrale antérieure. Arch. Anat. Antrop. Lisboa *13* (1931) 551.

DE VRIESE, B.: Sur la signification morphologique des artères cérébrales. Arch. Biol. (Liège) *21* (1905) 357.

DILENGE, D.: L'angiographie de l'artère carotide interne. Masson et Cie, Paris 1962.

DILENGE, D., CONSTANS, J. P.: Sémiologie angiographique de l'artère cérébrale antérieure. Acta radiol. (Stockh.) *1* (1963) 248.

DILENGE, D., DAVID, M.: La branche méningée de l'artère vertébrale. Neuro-chirurgie *8* (1965) 121.

DILENGE, D., DAVID, M., METZGER, J.: L'angiographie de l'artère ophtalmique (in: L'exploration neuroradiologique en ophtalmologie, hrsg. von GUILLOT, R., SARAUX, H., SEDAN, R.). Masson et Cie, Paris 1966.

DILENGE, D., FISCHGOLD, H., DAVID, M.: L'artère ophtalmique. Aspects angiographiques. Neuro-chirurgie *4* (1961) 249.

DJINDJIAN, R., FAURÉ, C., DEBRUN, G.: L'artériographie du corps thyroïde. Ann. Radiol. *7* (1964) 6.

DOPPMAN, J., DI CHIRO, G.: The arteria radicularis magna: Radiographic anatomy in the adult. Brit. J. Radiol. *41* (1968) 40.

DOYON, D.: Modalités de l'artériographie de la carotide externe. Thèse Médecine, Paris 1966.

DURET, H.: Recherches anatomiques sur la circulation de l'encéphale. Arch. Physiol. (1874).

ECKER, A. D.: The normal cerebral angiogram. Charles C. Thomas, Springfield/Ill. 1951.

EDINGTON, G. H.: Tortuosity of both internal carotid arteries. Brit. med. J. *1* (1901) 1526.

ELLIOTT, H. C.: Textbook of neuroanatomy. J. B. Lippincott Co., Philadelphia—Montreal 1963.

FALCONER, H.: zit. FINKEMEYER, H.: Der Kollateraliskreislauf zwischen A. carotis externa und interna im Arteriogramm. Zbl. Neurochir. *16* (1956) 342.

FAWCETT, E., BLACKFORD, J. V.: The circle of Willis: An examination of 700 specimens. J. Anat. Physiol. *40* (1905/06) 63.

FELDMAN, F., HABIF, D. V., FLEMING, R. J., KANTER, I. E., SEAMAN, W. B.: Arteriography of the breast. Radiology *89* (1967) 1053.

FESANI, F., PELLEGRINO, F.: Il circolo collaterale attraverso le mammarie interne nella obliterazione dell'arteria succlavia all'origine. Minerva Cardioangiol. *16* (1968) 1249.

FIELDS, W. S., BRUETMAN, M. E., WEIBEL, J.: Collateral circulation of the brain. Monogr. Surg. Sci. *2* (1965) 183.

FIFE, C. D.: Absence of common carotid. Anat. Rec. *22* (1921) 115.

FISCHER-BRÜGGE, E.: Lage-Abweichungen der vorderen Hirnarterie im Gefäßbild. Zbl. Neurochir. *3* (1938) 300.

FISHER, M.: Occlusion of the carotid artery. Arch. Neurol. Psychiat. (Chic.) *72* (1954) 187.

FLEMMING, E. E.: Absence of the left internal carotid. J. Anat. Phys. *29* (1895) 23.

GABRIELE, O. F., BELL, D.: Ophthalmic origin of the middle meningeal artery. Radiology *89* (1967) 841.

GABRIELSEN, T. O., AMUDSEN, P.: The pontine arteries in vertebral angiography. Amer. J. Roentgenol. *106* (1969) 296.

GALLOWAY, J. R., GREITZ, T., SJÖRGEN, S. E.: Vertebral angiography in the diagnosis of ventricular dilatation. Acta radiol. (Stockh.) *2* (1964) 321.

GERLACH, J., VIEHWEGER, G.: Die Abhängigkeit des Angiogramms der Hirngefäße von der Strahlen-Projection. Acta neurochir. (Wien) Suppl. *3* (1955) 211.

GIUFFRIDA-RUGGERI, V.: Über die endocranischen Furchen der Arteria meningea media beim Menschen. Z. Morph. Anthr. *16* (1913) 15.

GORDON-SCHAW, G.: Two cases of reduplication of the art. cerebri post. J. Anat. Physiol. *44* (1910) 249.

GREITZ, T.: Radiologic study of brain circulation by rapid serial angiography of carotid artery. Acta radiol. (Stockh.) Suppl. 140 (1956).

GREITZ, T., LAURÉN, T.: Anterior meningeal branch of the vertebral artery. Acta radiol. (Stockh.) *7* (1968) 219.

GREITZ, T., SJÖRGEN, S. E.: The posterior inferior cerebellar artery. Acta radiol. (Stockh.) *1* (1963) 284.

GRISOLI, J., RICHELME, H., SALAMON, G., GUERINEL, G.: Les anastomoses artérielles entre les systèmes circulatoires carotidiens interne et externe vertébral par des branches méningées intracraniennes. C. R. Ass. Anat. *142* (1969) 961.

GRÖNROSS, H.: Eine seltene Anordnung der Arteria maxillaris externa bei einem Erwachsenen. Anat. Anz. *20* (1902) 9.

GROTE, G.: Die Varietäten der Arteria temporalis superficialis. Z. Morph. Antrop. *3* (1901) 1.

GUND, A.: Die Bedeutung der zerebralen Serienangiographie. Wien. klin. Wschr. *72* (1960) 28.

GYURKÓ, GY., SZABÓ, M.: Adatok az emberi arteriás rendszer nagyobb értörzseinek méreteire vonatkozóan (Maßangaben über die größeren Gefäßstämme des arteriellen Systems des Menschen). Magy. Sebész. *21* (1968) 276.

HACKER, H., ALONSO, A.: Über die angiographische Darstellung eines kapillaren Gefäßnetzes am Dorsum sellae und seine Deutung als Neurohypophyse. Röfo *108* (1968) 141.

HANDA, H., HANDA, J., TAZUMI, M.: Tentorial branch of the internal carotid artery (arteria tentorii). Amer. J. Roentgenol. *98* (1966) 595.

HANDA, J., KIKUCHI, H., HANDA, H.: Persistierende karotido-basiläre Anastomose. Die A. primitiva hypoglossica. Röfo *107* (1967) 421.

HANDA, J., SETA, K., HANDA, H.: Die akzessorische Arteria cerebri media. Röfo *108* (1968) 539.

HARRISON, C. R., LUTTRELI, G.: Persistent carotid-basilar anastomosis. J. Neurosurg. *10* (1953) 205.

HARVEY, J. C., HOWARD, L. M.: A rare type of anomalous ophthalmic artery in a negro. Anat. Rec. *92* (1945) 87.

HARZER, K., TÖNDURY, G.: Zum Verhalten der Arteria vertebralis in der alternden Halswirbelsäule. Röfo *104* (1966) 687.

HASEBE, K.: Arterien der Hirnbasis (in: Das Arteriensystem der Japaner, Bd. I, hrsg. von ADACHI, B.). Kenkyu-Sha, Kyoto 1928.

HAWKINS, T. D.: The collateral anastomoses in cerebrovascular occlusion. Clin. Radiol. *17* (1966) 203.

HAWKINS, T. D., MELCHER, D. H.: A meningeal artery in the falx cerebelli. Clin. Radiol. *17* (1966) 377.

HAYREK, S. S., DASS, R.: The ophthalmic artery. I. Origin and intracranial and intracanalicular course. Brit. J. Ophthal. *46* (1962) 65.

HERMAN, L. H., OSTROWSKI, A. Z., GURDJIAN, E. S.: Perforating branches of the middle cerebral artery. Arch. Neurol. *8* (1963) 32.

HEUBNER, A.: Zur Topographie der Ernährungsgebiete der einzelnen Hirnarterien. Zbl. med. Wiss. *52* (1872) 817.

HINCK, V. C.: Persistent primitive trigeminal artery. Radiology *83* (1964) 41.

HOCHSTETTER, A.: Eine einzigartig abnorme Anordnung der Arterien des Gesichtes. Anat. Anz. *113* (1963) 221.

HOCHSTETTER, F. R.: Über einige Fälle einer bisher anscheinend noch nicht beobachteten Varietät der Arteria cerebralis posterior des Menschen. Z. Anat. Entwickl.-Gesch. *107* (1937) 633.

HORÁNYI, B., KÁRPÁTI, M.: Az arteria cerebri media lefutásbeli variátióinak diagnosztikus jelentőségéről (Über die diagnostische Bedeutung von Verlaufsvariationen der Arteria cerebri media). Ideggyógy. Szle *12* (1959) 193.

HROMODA, J.: Anatomische Bemerkungen über die A. chorioidea anterior in bezug auf die Cooper'sche Operation bei der Behandlung des Parkinsonismus. Zbl. Neurochir. *17* (1957) 209.

HUBER, P.: Die prognostische Bedeutung des angiographisch sichtbaren Kollateralkreislaufs bei Verschlüssen der Arteria cerebri media. Röfo *104* (1966) 82.

HYRTL, J.: Beiträge zur pathologischen Anatomie des Gehörorganes. Med. Jb. öst. Staates *11* (1836) 421.

HYRTL, J.: Lehrbuch der Anatomie des Menschen. Braumüller, Wien 1887.

JAIN, K. K.: Some observations of the anatomy of the middle cerebral artery. Canad. J. Surg. *7* (1964) 134.

JENNY, H.: Abnorme einseitige Verdoppelung der Arteria thyreoidea inferior. Anat. Anz. *40* (1910) 623.

KAPLAN, H. A., FORD, D. H.: The brain vascular system. Elsevier Publishing Co., Amsterdam—London—New York 1966.

KAPLAN, H. A., RABINER, A. M., BROWDER, J.: Anatomical study of blood vessels of the brain: The perforating arteries of the base of the forebrain. Trans. Amer. neurol. Ass. *79* (1954) 38.

KAUTZKY, R., ZÜLCH, K. J.: Neurologisch-neurochirurgische Röntgendiagnostik und andere Methoden zur Erkennung intrakranieller Erkrankungen. Springer Verlag, Berlin 1955.

KEMMETMÜLLER, H.: Über eine seltene Varietät der Arteria vertebralis. Anat. Hefte *44* (1911) 305.

KETTUNEN, K.: Arteriographic visualisation of the alveolar (inferior dental) artery of the mandible. Brit. J. Radiol. *38* (1965) 599.

KIMMERLE, A.: Mitteilung über einen eigenartigen Befund am Atlas. Röntgenpraxis *2* (1930) 479.

KIRGIS, H. D., PEEBLES, E. Mc. C.: Sympathetic control of the activity of the cerebral arteries of the cat. Anat. Rec. *139* (1961) 246.

KISS, F.: A szem vérkeringése (Der Blutkreislauf des Auges). Szemészet *86* (1949) 1.

KRAUSE, W.: Anatomische Varietäten. 1880 (zit. ADACHI, B. 1928).

KRAYENBÜHL, H., RICHTER, R.: Die zerebrale Angiographie. G. Thieme Verlag, Stuttgart 1952.

KRAYENBÜHL, H., YASARGIL, M. G.: Die vaskulären Erkrankungen im Gebiet der Arteria vertebralis und Arteria basilaris. G. Thieme Verlag, Stuttgart 1957.

KRAYENBÜHL, H., YASARGIL, M. G.: Der zerebrale kollaterale Blutkreislauf im angiographischen Bild. Acta neurochir. (Wien) *6* (1958) 30.

KRAYENBÜHL, H., YASARGIL, M. G.: Die zerebrale Angiographie. 2. Aufl., G. Thieme Verlag, Stuttgart 1965.

KUHN, R. A.: Normal roentgenographic anatomy of the human circle of Willis. Amer. J. Roentgenol. *86* (1961) 1040.

KUHN, R. A.: Speed of cerebral circulation. New Engl. J. Med. *267* (1962) 689.

KUKWA, A., ZBRODOWSKI, A.: Rzadki pozypadek odejecia tetnicy tarczowej górnej od tetnicy szyjnej wspólnej lewej. Folia morph. (Warszawa) *25* (1966) 641.

LAHL, R.: Carotido-basiläre Anastomose (A. primitiva trigemina) in Kombination mit Anomalien des Circulus arteriosus cerebri. Psychiatr. Neurol. *151* (1966) 365.

LANG, E. K., HANN, E. C., LUROS, TH. J.: Arteriographic demonstration of external-internal carotid anastomoses and their correlation to RISA circulation studies. Radiology *83* (1964) 632.

LANGE, H.: Die zweiwurzelige Arteria vertebralis. Anat. Ber. *39* (1939) 40.

LANGE-COSACK, H., NORLÉN, G., TÖNNIS, W., WALTER, W.: Klinik und Behandlung der raumbeengenden intrakraniellen Prozesse (in: Handbuch der Neurochirurgie, hrsg. von OLIVECRONA, H., TÖNNIS, W.). Springer Verlag, Berlin—Göttingen—Heidelberg—New York 1966.

LAUBER, H.: Über einige Varietäten im Verlauf der Arteria maxillaris interna. Anat. Anz. *19* (1901) 444.

LAZORTHES, G.: Vascularisation et circulation cérébrales. Masson et Cie, Paris 1961.

LECHI, A., NIZZOLI, V.: Contributo angiografico allo studio del settore posteriore del circolo di Willis. Sist. nerv. *4* (1964) 224.

LEHRER, H. Z.: Relative calibre of the cervical internal carotid artery. Brain *91* (1968) 339.

LELLI, G. F.: Comportamento dell'arteria uditiva interna e dei suoi rami labirintici nell'uomo. Z. Anat. Entwickl.-Gesch. *110* (1939) 48.

LEMAY, M., GOODING, CH. A.: The clinical significance of the azygos anterior cerebral artery (A.C.A.). Amer. J. Roentgenol. *98* (1966) 602.

LENHOSSÉK, M.: Az ember anatómiája (Die Anatomie des Menschen). Budapest 1922.

LINDGREN, E.: Percutaneous angiography of vertebral artery. Acta radiol. (Stockh.) *33* (1950) 289.

LINDGREN, E.: Röntgenologie einschließlich Kontrastmethoden (in: Handbuch der Neurochirurgie, Bd. II, hrsg. von OLIVECRONA, H., TÖNNIS, W.). Springer Verlag, Berlin—Göttingen—Heidelberg 1954.

LINDGREN, E.: Radiologic examination of the brain and spinal cord. Acta radiol. (Stockh.) Suppl. 151 (1957).

LIVINI, F.: Studio morfologico delle arterie tiroidee. Schwalbe's Jahresberichte *6* (1900) 201.

LOMAN, J., MYERSON, A.: Visualization of cerebral vessels by direct intracarotid injection of thoriumdioxide. Amer. J. Roentgenol. *35* (1936) 188.

LONGO, L.: Le anomalie del poligono di Willis nell'uomo studiate comparativamente in alcuni mammiferi ed uccelli. Anat. Anz. *27* (1905) 170.

Mani, R. L., Newton, Th. H., Glickman, M. G.: The superior cerebellar artery: An anatomic-roentgenographic correlation. Radiology 91 (1968) 1102.

Mitterwallner, Fr.: Variationsstatistische Untersuchungen an den basalen Hirngefäßen. Acta anat. (Basel) 24 (1955) 51.

Moffat, D. B.: A case of persistence of the primitive olfactory artery. Anat. Anz. 121 (1967) 477.

Moniz, E.: L'encéphalographie artérielle, son importance dans la localisation des tumeurs cérébrales. Rev. neurol. 34 (1927) 72.

Moniz, E.: L'angiographie cérébrale. Masson et Cie, Paris 1934.

Moniz, E.: Die zerebrale Arteriographie und Phlebographie. Springer Verlag, Berlin 1940.

Moniz, E., Lima, P. A., Caldas, P.: A filmogen da circulaçao cerebral. A medic. contemp. (1933) 3.

Moreau, F.: L'angiographie thyroïdienne. Impr. Delteil, Bordeaux 1965.

Morris, L.: Non-union of the vertebral arteries. Brit. J. Radiol. 35 (1962) 415.

Mount, L. A., Taveras, J. M.: Arteriographic demonstration of the collateral circulation of the cerebral hemispheres. Arch. Neurol. Psychiat. (Chic.) 78 (1957) 235.

Multanovsky, J. M.: Variation der Arteria vertebralis. Anat. Anz. 13 (1928) 362.

Nagy, D.: Az arteria meningea media anastomosisairól (Über die Anastomosen der Arteria meningea media). Orv. Hetil. 89 (1948) 348.

Newton, Th. H., Young, D. A.: Anomalous origin of the occipital artery from the internal carotid artery. Radiology 90 (1968) 550.

Nierling, D. A., Wollschlaeger, P. B., Wollschlaeger, G.: Ascending pharyngeal-vertebral anastomosis. Amer. J. Roentgenol. 98 (1966) 599.

Nishimoto, A., Takeuchi, S.: Abnormal cerebrovascular network related to the internal carotid arteries. J. Neurosurg. 29 (1968) 255.

Oblorca, F.: Seltene Varietäten der linken Arteria vertebralis. Anat. Ber. 40 (1940) 2.

Oertel, O.: Über die Persistenz embrionaler Verbindungen zwischen der A. carotis interna und der A. vertebralis cerebralis. Anat. Anz. 55 (1922) 281.

Olivecrona, H.: Die parasagittalen Meningeome. G. Thieme Verlag, Leipzig 1934.

Ormai, S., Szy, S.: Über die arteriographische Untersuchung des Gefäßnetzes der Schilddrüse. Röfo 96 (1962) 411.

Padget, D. H.: The circle of Willis. Its embryology and anatomy (in: Intracranial arterial aneurysms, hrsg. von Dandy, W. E.). Comstock Co., Ithaca/N. Y. 1947.

Padget, D. H.: The development of the cranial arteries in human embryo. Contr. Embryol. Carneg. Instn. 32 (1948) 205.

Paillas, J. E., Sedan, R., Pellet, W., Lavieille, J.: Valeur de la suppléance circulatoire par l'anastomose artérielle maxillo-ophtalmique au cours de la thrombose carotidienne. Press Méd. 74 (1966) 1631.

Paraicz, E.: A központi idegrendszer röntgen-kontrasztvizsgálatainak új útjai csecsemő- és gyermekkorban (Neue Wege der Röntgenkontrastuntersuchung des Zentralnervensystems im Säuglings- und Kindesalter). Habil.-Schrift, Budapest 1965.

Paraicz, E., Szénásy, J.: Neurologisch-klinische Untersuchungen im Säuglings- und Kindesalter. Akadémiai Kiadó, Budapest 1966.

Peeters, F. L. M.: Die Arteriae tentorii. Röfo 109 (1968) 65.

Pellegrini, A.: Il tipo normale e le variazioni delle Arteriae subclavia e axillaris. Monit. Zool. Ital. 15 (1904) 232.

Platzer, W.: Der Carotissiphon und seine anatomische Grundlage. Röfo 84 (1956) 200.

Pollock, J. A., Newton, Th. H.: The anterior falx artery: Normal and pathologic anatomy. Radiology 91 (1968) 1089.

Pontes, A. P. de: Artérias supra-aorticas. Habil.-Schrift, Rio de Janeiro 1963.

Quandt, J.: Die zerebralen Durchblutungsstörungen des Erwachsenenalters. VEB Verlag Volk und Gesundheit, Berlin 1959.

Raad, R.: An angiographic study of the course of the ophthalmic artery in normal and pathological conditions. Brit. J. Radiol. 37 (1964) 826.

Rabischong, P., Paleirac, R., Temple, J. P., Olivier, J., Zourgane, M.: Étude anatomo-radiologique de la portion prétransversaire de l'artère vertébrale. Bull. Ass. Anat. (Nancy) 48 (1962) 1137.

Radner, S.: Intracranial angiography via the vertebral artery. J. Neurosurg. 12 (1955) 369.

Reivich, M., Holling, H. E., Roberts, B., Toole, J. F.: Reversal of blood flow through vertebral artery and its effect on cerebral circulation. New Engl. J. Med. 265 (1961) 878.

Rickenbacher, J.: Der suboccipitale und der intracraniale Abschnitt der Arteria vertebralis. Z. Anat. Entwickl.-Gesch. 124 (1964) 171.

Riggs, H. E., Rupp, C.: Variation in form of the circle of Willis. The relation of the variations to collateral circulation: Anatomic analysis. Arch. Neurol. (Chic.) 8 (1963) 24.

Ring, B. A., Waddington, M.: Ascending frontal branch of middle cerebral artery. Acta radiol. (Stockh.) 6 (1967/a) 209.

Ring, B. A., Waddington, M.: Intraluminal diameters of the intracranial arteries. Vasc. Surg. 1 (1967/b) 137.

Ring, B. A., Waddington, M.: Roentgenographic anatomy of the pericallosal arteries. Amer. J. Roentgenol. 104 (1968) 109.

Rowlands, R. P., Swan, R. H. J.: Tortuosity of both internal carotid arteries. Brit. med. J. 1 (1902) 76.

Ruggiero, G., Calabro, A., Metzger, J., Simon, J.: Arteriography of the external carotid artery. Acta radiol. (Stockh.) 1 (1963) 395.

Ruggiero, G., Constans, J. P.: L'artériographie vertébrale. Analyse de 42 cas. Rev. neurol. 5 (1954) 467.

Sachs, E., jr.: Arteriographic demonstration of collateral circulation through the ophthalmic artery in internal carotid artery thrombosis. J. Neurosurg. 11 (1954) 405.

Salamon, G., Grisoli, J., Paillas, J. E., Faure, J., Giudicelli, G.: Étude artériographique des artères méningées. Neuro-chirurgie 10 (1967) 1.

Salan, A., Astengo, A.: L'arteria basilare. Studio anatomico radiologico del puncto di vista angiografico in relazione a sesso, età e stato morboso. Min. Radiol. 9 (1964) 28.

Schäfer: Über die aneurysmatische Erweiterung der Carotis interna an ihrem Ursprung. Allg. Z. Psychiat. 34 (1878) 438.

Schechter, M. M.: The occipital vertebral anastomosis. J. Neurosurg. 21 (1964) 758.

Schechter, M. M., Zingesser, L. H.: The anterior spinal artery. Acta radiol. (Stockh.) 3 (1965) 489.

Schiefer, W., Vetter, K.: Das cerebrale Angiogramm in verschiedenen Altersstufen. Zbl. Neurochir. 17 (1957) 218.

Schiefer, W., Walter, W.: Die Persistenz embryonaler Gefäße als Ursache von Blutungen des Hirns und seiner Häute. Acta Neurochir. (Wien) 7 (1959) 53.

Schlesinger, B.: The insulo-opercular arteries of the brain, with special reference to angiography of striothalamic tumors. Amer. J. Roentgenol. 70 (1953) 555.

Schmiedel, G.: Die Entwicklung der Arteria vertebralis des Menschen. Morph. Jb. 71 (1933) 315.

Schoenmackers, J., Scheunemann, H.: Angiographische Untersuchungen der A. carotis externa. Dtsch. Zahn-, Mund- u. Kieferheilk. 23 (1956) 346.

Schürmann, K.: Darstellung der A. vertebralis und ihrer Äste im Angiogramm von der A. carotis externa aus. Zbl. Neurochir. 6 (1954) 362.

Schwalbe, G.: Über Wachstumverschiebungen und ihr Einfluß auf die Gestaltung des Arteriensystems. J. Z. Naturwiss. 12 (1878) 267.

Scott, H.: Carotid basilar anastomosis-persistent hypoglossal artery. Brit. J. Radiol. 36 (1963) 431.

Seidel, K.: Arteriographische Beobachtung einer seltenen Carotisanomalie. Röfo 103 (1965) 390.

Sindermann, F.: Angiographische und klinische Bedeutung der Kollateralen bei Verschluß der Arteria carotis interna. Arch. Psychiat. Nervenkr. 209 (1967) 207.

Siqueira, E. B., Amador, L. V.: Normal angiographic configuration of the carotid siphon in the pediatric patient. J. Neurology 21 (1964) 215.

Sjörgen, S. E.: Percutaneous vertebral angiography. Acta radiol. (Stockh.) 40 (1953) 113.

Stafford, F., Gonzalez, A. A.: Branches of the anterior communicating artery in man. Anat. Rec. 127 (1957) 449.

Stopford, J. S. B.: The arteries of the pons and medulla oblongata. J. Anat. Physiol. 50 (1916) 132.

Strong, O. S., Elwyn, A.: Human neuroanatomy. Williams & Wilkins Co., Baltimore 1948.

Sunderland, S.: Neurovascular relations and anomalies of the base of the brain. J. Neurol. Neurosurg. Psychiat. 11 (1948) 243.

Suzuki, B.: Ein Fall der Varietät der Arteria subclavia dextra. Tokyo Igaku Zasshi 8 (1894) 1031.

Szentágothai, J., Rozsos, I., Kutas, J.: A hypophysis hátsó lebenyének szerepe a mellső lebeny vérkeringésében (Die Rolle des Hypophysenhinterlappens im Blutkreislauf des Vorderlappens). Magy. Tud. Akad. Biol. orv. Tud. Oszt. Közl. 8 (1957) 104.

Takahashi, K.: Die perkutane Arteriographie der Arteria vertebralis und ihrer Versorgungsgebiete. Arch. Psychiat. 111 (1940) 373.

Taptas, J. N.: Les dilatations et allongements de l'artère carotide interne; états fonctionnées et organiques. Rev. neurol. 80 (1948) 338.

Tartarini, E., Davini, V., Giugni, L.: Studio arteriografico del sifone carotideo in condizioni normali e patologiche. Sist. nerv. 3 (1955) 3.

Töndury, G.: Einseitiges Fehlen der Arteria carotis interna. Morph. Jb. 74 (1934) 625.

Vieten, H.: Röntgendiagnostik des Herzens und der Gefäße (in: Handbuch der medizinischen Radiologie, Bd. X/3, hrsg. von Diethelm, L., Olsson, O., Strnad, F., Vieten, H., Zuppinger, A.). Springer Verlag, Berlin 1964.

Vogelsang, H.: Angiographisch selten nachweisbarer Kollateralkreislauf bei Arteria-carotis-interna-Verschluß. Röfo 108 (1968) 794.

Weibel, J., Fields, W. S.: Tortuosity, coiling, and kinking of the internal carotid artery. Neurology 15 (1965) 7.

Westberg, G.: The recurrent artery of Heubner and the arteries of the central ganglia. Acta radiol. (Stockh.) 1 (1963) 949.

Wheeler, E. C.: The ophthalmic arterial complex in angiographic diagnosis. Radiology 83 (1964) 26.

Willis, T.: Two discourses concerning the soul of Brutes. 1684 (zit. Lang, E. K., Hann. E. C., Luros, Th. J. 1964).

Wolf, B. S., Newman, Ch. M., Khilnani, M. T.: The posterior inferior cerebellar artery on vertebral angiography. Amer. J. Roentgenol. 87 (1962) 322.

Wollschlaeger, G., Wollschlaeger, P. B.: The primitive trigeminal artery as seen angiographically and post-mortem examination. Amer. J. Roentgenol. 92 (1964) 761.

Wollschlaeger, P. B., Wollschlaeger, G.: Arterial anastomoses of the human brain (a radiographic-anatomical study). VII. Symp. Neurol., New York 1964.

Zappe, L., Juhász, J., Vidovszky, T.: Collaterális keringés és prognózis összefüggései agyi artériás elzáródások esetén (Die Zusammenhänge zwischen Kollateralkreislauf und Prognose bei arteriellen Gehirnobstruktionen). Magy. Radiol. 17 (1965) 138.

Zolnai, B.: Topography of the vertebral artery and the system of vertebral veins. Acta morph. Acad. Sci. hung. Suppl. 9 (1960) 37.

Zuckerkandl, E.: Über die Arteria stapedia des Menschen. Mschr. Ohrenheilk. (1873) 5.

Yasusada, F.: The X-ray findings of the thalamoperforata artery. Nipp. Acta Radiol. 24 (1964) 60.

Die V. jugularis interna und ihr Sammelbereich

Aron-Rosa, D., Ramée, A., Fischgold, H., Offret, C.: Opafication du sinus caverneux par injection de produit opaque dans la veine ophtalmique. Arch. Ophtal. 26 (1966/a) 737.

Aron-Rosa, D., Ramée, A., Metzger, J.: La phlébographie orbitaire (in: L'exploration neuroradiologique en ophtalmologie, hrsg. von Guillot, P., Saraux, H., Sedan, R.). Masson et Cie, Paris 1966/b.

Bargman, B.: Angiographie im Zahn-, Mund- und Kieferbereich. Inaug.-Diss., München 1957.

Baumgartner, J., Woringer, E., Braun, J. P., Abada, M.: Phlébogramme cérébral profond de face et ses variations en cas de processus expansifs de l'espace intra-cranien sus-tentoriel. Acta radiol. (Stockh.) 1 (1963) 182.

Chevrel, J. P., Hureau, J., Alexandre, J.-M., Lassau, J.-P.: Deux nouvelles voies de drainage veineux du corps thyroïde. Arch. Anat. path. 97 (1965) 13.

Clara, M.: Das Nervensystem des Menschen. J. A. Barth Verlag, Leipzig 1953.

Curry, R. W., Culberth, G. G.: The normal cerebral angiogram. Amer. J. Roentgenol. 65 (1951) 341.

De Dominicis, R., Bufalini, G. N., Ragaglini, G.: Il flebogramma cerebrale nei suoi aspetti morfologici e funzionali. Nunt. radiol. (Roma) 30 (1964) 1.

Déjean, Ch., Boudet, Ch.: Du diagnostic des varices de l'orbite et de leurs complications par la phlébographie. Bull. Soc. Ophtal. Paris 64 (1951) 374.

Delmas, A., Pertuiset, B., Bertrand, G.: Les veines du lobe temporal. Rev. Oto-neuro-ophtal. 23 (1951) 224.

Dilenge, D.: L'angiographie de l'artère carotide interne chez le sujet normal. Masson et Cie, Paris 1962.

Drewes, J.: Die Phlebographie der oberen Körperhälfte unter besonderer Berücksichtigung anatomischer Varietäten und hämodynamisch bedingter Phänomene im Venenkontrastbild. Springer Verlag, Berlin—Göttingen—Heidelberg 1963.

ELLIOTT, H. C.: Textbook of Neuroanatomy. J. B. Lippincott Co., Philadelphia—Montreal 1963.

ELMOHAMED, A., HEMPEL, K. J.: Über die Typenhäufigkeit des Confluens sinuum beim Menschen. Frankf. Z. Path. 75 (1966) 321.

ELMOHAMED, A., HEMPEL, K. J.: Über einen Parasinus transversus durae matris. Acta Neurochir. (Wien) 15 (1966) 120.

FISCHGOLD, H., ADAM, H., ÉCOIFFIER, L., PIEQUET, J.: Opafication des plexus rachidiennes et des veines azygos par voie osseuse. J. Radiol. Électrol. 33 (1952) 37.

GEJROT, T., LAUREN, T.: Retrograde venography of the internal jugular veins and transverse sinuses. Acta otolaryng. (Stockh.) 57 (1964) 1.

GVOZDANOVIĆ, V.: Some observations about the normal cerebral phlebogram and its variations. Rad. jug. Akad. Znan. Umj. Od. med. Nauke 291 (1952) 33.

JOHANSON, C.: The cerebral veins and deep dural sinuses of the brain. Acta radiol. (Stockh.) Suppl. 107 (1954).

KÁDÁR, F., KOCSIS, A. G.: Beiträge zur Anatomie und zu den klinischen Beziehungen des Plexus venosus pterygoideus. Schweiz. Mschr. Zahnheilk. 69 (1959) 618.

KESSEL, F.: Verlauf des Nervus accessorius durch eine Insel der Vena jugularis interna. Anat. Anz. 65 (1928) 162.

KISS, F.: A szem vérkeringése (Der Blutkreislauf des Auges). Szemészet 86 (1949) 1.

KISS, F.: Az agy vér és liquor keringése (Blut- und Liquorkreislauf des Gehirns). Orv. Szle 3 (1957) 14.

KRAYENBÜHL, H., RICHTER, H. R.: Die zerebrale Angiographie. G. Thieme Verlag, Stuttgart 1952.

KRAYENBÜHL, H., YASARGIL, M. G.: Die zerebrale Angiographie, 2. Aufl., G. Thieme Verlag, Stuttgart 1965.

LINDGREN, E.: Röntgenologie, einschließlich Kontrastmethoden (in: Handbuch der Neurochirurgie, Bd. II, hrsg. von OLIVECRONA, H., TÖNNIS, W.). Springer Verlag, Berlin—Göttingen—Heidelberg 1954.

LOMBARDI, G., PASSERINI, A.: Venography of the orbit: Technique and anatomy. Brit. J. Radiol. 41 (1968) 282.

MOREAU, F.: L'angiographie thyreoïdéenne. Imp. Delteil, Bordeaux 1965.

NEBAUER, H., SÜSSE, H. J.: Die Phlebographie der Orbita über die Vena frontalis. Klin. Mbl. Augenheilk. 148 (1966) 202.

PORTELA-GOMES, F.: Seio longitudinal superior. Gaz. méd. port. 17 (1964) 354.

RABINOV, K. R.: The postvertebral neck veins in cerebral angiography. Radiology 83 (1964) 626.

RODRIGUEZ, L., ADRIAO, M.: Variation de la veine jugulaire interne. Absence de jugulaire externe. Rameau nerveux traversant une veine. Folia anat. Coimbra 6 (1931) 1.

SCHEUNEMANN, H., SCHRUDDE, J.: Angiographische Untersuchungen der A. carotis externa (in: Handbuch der medizinischen Radiologie, Bd. X/3, hrsg. von DIETHELM, L., OLSSON, O., STRNAD, F., VIETEN, H., ZUPPINGER, A.). Springer Verlag, Berlin 1964.

SCHMIDT-WITTKAMP, E., ROSCHER, M.: Zur Lagebestimmung des »Angulus venosus« im seitlichen Phlebogramm. Röfo 105 (1966) 92.

SHIU, PH. C., HANAFEE, W. N., WILSON, G. H., RAND, R. W.: Cavernous sinus venography. Amer. J. Roentgenol. 104 (1968) 57.

SÜSSE, H. J., KUNITS, G.: Die Phlebographie der extrakraniellen Kopfvenen über die Vena frontalis. Röfo 104 (1966) 184.

TENCHINI, L.: Sul bulbo giugulare inferiore dell'uomo. Ric. Lab. Anat. Roma e altri Lab. Biol. V, VII (1899) (ref. Anat. Jb. 5 [1900] 189).

TÖNNIS, W., SCHIEFER, W.: Zirkulationsstörungen des Gehrins im Serienangiogramm. Springer Verlag, Berlin—Göttingen—Heidelberg 1959.

WENDE, S., CIBA, K.: Der Wert der Jugularis-Venographie für die Darstellung des Sinus cavernosus. Röfo 109 (1968) 56.

WOLF, B. S., HUANG, Y. P.: The subependymal veins of the lateral ventricles. Amer. J. Roentgenol. 91 (1964) 406.

WOLF, B. S., HUANG, Y. P., NEWMAN, C. M.: The lateral anastomotic mesencephalic vein and other variations in drainage of the basal cerebral vein. Amer. J. Roentgenol. 89 (1963) 411.

WOODHALL, V.: Anatomy of the cranial blood sinuses with particular reference to the lateral. Laryngoscope (St. Louis) 49 (1939) 966.

ZOLNAI, B.: Topography of the vertebral artery and the system of vertebral veins. Acta morph. Acad. Sci. hung. Suppl. 9 (1960) 37.

Die A. axillaris und ihr Zweigsystem

BERBERICH, J., HIRSCH, S.: Die röntgenologische Darstellung der Arterien und Venen am lebenden Menschen. Klin. Wschr. 2 (1923) 2226.

EDWARDS, E. A.: Organization of the small arteries of the hand and digits. Amer. J. Surg. 99 (1960) 837.

FLINT, M. H.: Brit. J. plast. Surg. 8 (1955) 186 (zit. STRICKLAND, B., URQUHART, W. 1963).

HASCHEK, E., LINDENTHAL, O. TH.: Ein Beitrag zur praktischen Verwertung der Photographie nach Röntgen. Wien. Klin. Wschr. 9 (1896) 63.

JASCHTSCHINSKI, S. N.: Morphologie und Topographie des Arcus volaris sublimis und profundus des Menschen. Anat. Hefte 7 (1897) 161.

KADANOFF, D., BALKANSKY, G.: Zwei Fälle mit seltenen Varietäten der Arterien der oberen Extremität. Anat. Anz. 118 (1966) 289.

KENESI, C., HONNART, F.: Les artères interosseuses à l'avant-bras. C. R. Ass. Anat. 142 (1969) 1057.

LOETZKE, H. H., KLEINAU, W.: Gleichzeitiges Vorkommen der Aa. brachialis superficialis, radialis und antebrachialis dorsalis superficialis sowie deren Aufzweigungen. Anat. Anz. 122 (1968) 137.

MCCORMACK, L. J., CAULDWELL, E. W., ANSON, B. J.: Brachial and antibrachial arterial patterns. Surg. Gynec. Obstet. 96 (1953) 43.

RATSCHOW, M.: Angiologie. G. Thieme Verlag, Stuttgart 1959.

SOILA, P., WEGELIUS, U., VIITANEN, S. M.: Notes on the technique of angiography of the upper extremity. Angiology 14 (1963) 297.

STRICKLAND, B., URQUHART, W.: Digital arteriography, with reference to nail dystrophy. Brit. J. Radiol. 36 (1963) 427.

WEATHERBY, H. T.: Anat. Rec. 122 (1955) 57 (zit. STRICKLAND, B., URQUHART, W. 1963).

WELLAUER, J.: Arteriographie der Extremitäten (in: Lehrbuch der Röntgendiagnostik, Ergebnisse der medizinischen Strahlenforschung 1952—1956, hrsg. von SCHINZ, H. R., GLAUNER, R., UEHLINGER, F. E.). G. Thieme Verlag, Stuttgart 1957.

Die V. axillaris und ihr Sammelbereich

BILE, S.: Ostacoli e pericoli che si possono incontrare durante la ligatura dell'arteria ascellare in alto, per la presenza di un aderente e cospicuo »anelo venoso« interno all'arteria. Monit. Zool. ital. *46* (1935) 259.

BRECHER, G. A.: A venous return. Grune & Stratton, New York—London 1956.

DREWES, J.: Die Phlebographie der oberen Körperhälfte, unter besonderer Berücksichtigung anatomischer Varietäten und hämodynamisch bedingter Phänomene im Venenkontrastbild. Springer Verlag, Berlin—Göttingen—Heidelberg 1963.

DREWES, J.: Varietäten der Vena cephalica im Phlebogramm. Röfo *100* (1964) 490.

DREWES, J.: Veneninseln im Phlebogramm der oberen Extremität. Röfo *102* (1965) 667.

FISCHER, F. K.: Die Phlebographie von Schulter und Hals und Mediastinum. Schweiz. med. Wschr. *81* (1951) 1198.

GARUSI, G. F., MORETTI, S.: Aspetti morfo-funzionali del tronco axillo-succlavio e dell'apparato valvolare della vena succlavia. Radiol. med. (Torino) *49* (1963) 757.

KADANOFF, D., ČUČKOV, CHR., ZRINOV, B.: Die Unterschiede im Typ der Hauptanastomose zwischen den großen Hautvenen der oberen Extremität beim Menschen. Morph. Jb. *109* (1966) 340.

KALDYI, H.: Einiges über die Vena basilica und die Venen des Oberarmes. Arch. Anat. (1877) 2.

LAVIZZARI, E., OTTOLINI, V.: La dimostrazione radiologica del tronco axillo-succlavio. Atti Soc. lombarda Sci. med.-biol. *10* (1955) 134.

MOBERG, E.: The shoulder-hand-finger syndrome. Surg. Clin. N. Amer. *40* (1960) 376.

ROMINGER, C. J.: The normal axillary venogram. Amer. J. Roentgenol. *80* (1958) 217.

SAÏFI, Y.: Études sur la face dorsale de la main. Mem. Lab. Anat., Paris 1967.

SGALITZER, M., KOLLERT, V., DEMEL, R.: Kontrastdarstellung der Venen im Röntgenbilde. Klin. Wschr. *10* (1931) 1659.

SZÜCS, S.: Mellkasi intraossealis venographia (Thorakale intraosseale Venographie). Habil.-Schrift, Budapest 1964.

TAGARIELLO, P.: Value of phlebography in the diagnosis of intermittent obstruction of the subclavian vein. J. int. Coll. Surg. *17* (1952) 789.

Die Aorta abdominalis und ihre Zweige

ALFIDI, R. J., RASTOGI, H., BUONOCORE, E., BROWN, CH. H.: Hepatic arteriography. Radiology *90* (1968) 1136.

ALKEN, C. F., SOMMER, F.: Die Renovasographie. Z. Urol. *43* (1950) 420.

ANSON, B. J., CAULDWELL, E. W., PICK, J. W., BEATON, L. E.: The blood supply of the kidney, suprarenal gland and associated structures. Surg. Gynec. Obstet. *84* (1947) 313.

ANSON, B. J., KURTH, L. E.: Common variations in the renal blood supply. Surg. Gynec. Obstet. *100* (1955) 156.

AUGIER, M. A.: Appareil urinaire (in: Traité d'anatomie humaine, hrsg. von POIRIER, P., CHARPY, A.). Masson et Cie, Paris 1923.

BABICS, A.: Kóros vesék verőérelváltozásai (Arterienveränderungen in pathologischen Nieren). Orv. Lapja *1* (1945) 264.

BÁLINT, J., PALKOVICH, I.: Rendellenes vesearteriák intrarenalis viszonya az art. renalishoz (Das intrarenale Verhältnis der anomalen Nierenarterien zur A. renalis). Magy. Sebész. *5* (1952) 130.

BARBACCIA, F., POMPILI, G.: I circoli collaterali nelle ostruzioni dell'aorta abdominale e dei suoi rami terminali. Radiol. med. (Torino) *46* (1960) 129.

BASMAJIAN, J. V.: The marginal anastomoses of the arteries to the large intestine. Surg. Gynec. Obstet. *99* (1954) 614.

BAYLIN, G. J.: Collateral circulation following an obstruction of the abdominal aorta. Anat. Rec. *75* (1939) 405.

BELLMANN, G., HERWIG, H.: Die Aortographie in der angiologischen Diagnostik. G. Thieme Verlag, Leipzig 1964.

BOIJSEN, E.: Angiographic studies of the anatomy of single and multiple renal arteries. Acta radiol. (Stockh.) Suppl. 183 (1959).

BOIJSEN, E., OLIN, T.: Zöliakographie und Angiographie der Arteria mesenterica superior (in: Ergebnisse der medizinischen Strahlenforschung, hrsg von SCHINZ, H., GLAUNER, R., RÜTTIMANN, A.). G. Thieme Verlag, Stuttgart 1964.

BROWNE, E. Z.: Variations in origin and course of the hepatic artery and its branches. Surgery *8* (1940) 424.

BÜCHELER, E., DÜX, A., THURN, P.: Die Stenose der abdominellen Aorta. Röfo *104* (1966) 22.

CAMERINI, F., SCAGNOL, A.: Mesenterialer Kollateralkreislauf bei Verschluß der Nierenarterie. Röfo *107* (1967) 290.

CARUCCI, J. J.: Mesenteric vascular occlusion. Amer. J. Surg. *85* (1963) 47.

CHÉRIGIÉ, E., MELLIÈRE, D., BENNET, J.: Anatomie radiologique de la vascularisation du pancréas. J. Radiol. Électrol. *48* (1967) 316.

COUINAUD, C.: Distribution de l'artère hépatique dans le foie. Acta anat. (Basel) *22* (1954) 17.

COUINAUD, C.: Lobes et segments hépatiques. Presse méd. *62* (1954) 709.

DASELER, T. C., CUTTER, W. W.: Arterial blood supply of the common bile duct. Arch. Surg. *57* (1948) 599.

DEBRAY, CH., MARTIN, ET., LEYMARIOS, J.: Les lésions dégénératives du tronc et de l'artère mésentérique supérieure. Sem. Hôp. Paris *37* (1961) 3561.

DELANNOY, E.: Artère mésentérique supérieure double. Bull. Soc. Anat. Paris *93* (1923) 346.

DE LUCA, C., DE SERIO, N.: Studi di anatomia radiologica angiographica sul vivente. Radiol. med. (Torino) *45* (1959) 972 — *46* (1960) 120, 355, 435, 1074 — *47* (1961) 322.

DEUTSCH, V.: Cholecysto-angiography. Amer. J. Roentgenol. *101* (1967) 608.

DIEMEL, H., RAU, G., SCHMITZ-DRÄGER, H. G.: Die Riolanische Kollaterale. Röfo *101* (1964) 253.

DIEMEL, H., SCHMITZ-DRÄGER, H. G.: Intraabdominelle Kollateralbahnen bei Verschlußkrankheiten der Eingeweidearterien. Röfo *103* (1965) 652.

DOS SANTOS, R., LAMAS, A. C., CALDAS, J.: Artériographie des membres et de l'aorte abdominale. Masson et Cie, Paris 1931.

DOUIVILLE, E., HOLLINSHEAD, W. H.: The blood supply of the normal renal pelvis. J. Urol. *73* (1955) 906.

DREYFUSS, J. R., NEBESAR, R. A., POLLARD, J. J.: Hepatic angiography (in: Progress in Radiology. Symposium and invital papers of the 11. Internat. Congress of Radiology, Rom, 22.—28. Sept. 1965. Hrsg. von TURANO, L., RATTI, A., BIAGNINI, C.). Excerpta Medica Foundation, Amsterdam—New York—London 1967.

DRUMMOND, H.: Some points relating to the surgical anatomy of the arterial supply of the large intestine. Proc. roy. Soc. Med. *7* (1913) 185.

Düx, A., Bücheler, E., Thurn, P.: Der arterielle Kollateralkreislauf der Leber. Röfo *105* (1966) 1.

Dwight, T.: The branches of the superior mesenteric artery of the jejunum and ileum. Anat. Anz. *23* (1903) 184.

Eaton, P. B.: The coeliac axis. Anat. Rec. *13* (1917) 369.

Edsman, G.: Angionephrography and suprarenal angiography. Acta radiol. (Stockh.) Suppl. 155 (1957).

Edwards, E. A., Lemay, M.: Occlusion patterns and collaterals in arteriosclerosis of the abdominal aorta and iliac arteries. Surgery *38* (1955) 950.

Eliska, O.: The perforating arteries and their role in the collateral circulation of the kidneys. Acta anat. (Basel) *70* (1968) 184.

Falconer, C. W. A., Griffiths, E.: The anatomy of the blood vessels in the region of the pancreas. Brit. J. Surg. *37* (1950) 334.

Faller, J., Ungvári, Gy.: Die arterielle Segmentation der Niere. Zbl. Chir. *87* (1962) 23.

Fine, H., Keen, D. N.: The arteries of the human kidney. J. Anat. (Lond.) *100* (1966) 881.

Fry, W. J., Kraft, R. O.: Surg. Gynec. Obstet. *117* (1963) 417 (zit. Schmidt, H., Schimanski, K. 1967).

Gagnon, R.: The arterial supply of the human adrenal gland. Rev. canad. Biol. *16* (1957) 421.

Gagnon, R.: Middle suprarenal arteries in man: »A statistical study of two hundred human adrenal glands.« Rev. canad. Biol. *23* (1964) 461.

Gagnon, R.: Les artères surrénales inférieures chez l'homme. Rev. canad. Biol. *25* (1966) 135.

Geyer, J. R., Poutasse, E. F.: Incidence of multiple renal arteries on aortography. J. Amer. Med. Ass. *182* (1962) 120.

Gillot, Claud, Delmas: zit. Handbook of circulation. Hrsg. von Dittmer, D. S., Grebe, R. M.—W. B. Saunders Co., Philadelphia—London 1959.

Göbbeler, Th., Löhr, E.: Abdominelle Aortenverschlüsse und deren Umgebungkreisläufe, unter besonderer Berücksichtigung angiographischer Untersuchungstechnik. Röfo *109* (1968) 471.

Gömöri, P., Nagy, Z., Zolnay, B., Jakab, I., Mészáros, A.: The problem of the arterio-venous anastomoses of the kidney. Acta med. Acad. Sci. hung. *21* (1965) 197.

Gottlob, R.: Angiographie und Klinik. W. Maudrich, Wien—Bonn 1956.

Graves, F. T.: The anatomy of the intrarenal arteries and its application to segmental resection of the kidney. Brit. J. Surg. *42* (1954) 132.

Graves, F. T.: The aberrant renal artery. J. Anat. *90* (1956) 553.

Gwyn, D. G., Skilton, I. S.: A rare variation of the inferior mesenteric artery in man. Anat. Rec. *156* (1966) 235.

Gyurkó, Gy., Szabó, M.: A lép érszerkezetének vizsgálata sebészeti anatómiai szempontból (Untersuchung der Milzgefäßstruktur aus chirurgisch-anatomischer Sicht). Morph. igazságü. orv. Szle *6* (1966) 1.

Haage, H., Rehm, A.: Zum Kollateralkreislauf der Niere. Röfo *100* (1964) 736.

Haberer, H.: Lien succenturiatus und Lien accessorius. Arch. J. Anat. Entwickl.-Gesch. (1901) 47.

Habighorst, L. V., Albers, P., Zeitler, E.: Die Gefäße der Gallenblase im postmortalen Angiogramm. Röfo *103* (1965) 63.

Habighorst, L. V., Kössling, F. K., Albers, P.: Die perirenalen Arterien und der Kollateralkreislauf der Niere im postmortalen Angiogramm. Röfo *105* (1966) 35.

Haller: First lines of physiology. 1759 (zit. Diemel, H., Rau, G., Schmitz-Dräger, H. G. 1964).

Hayek, H.: Bau und Funktion der Arterien als Stütz- und Halteorgane. Z. Anat. Entwickl.-Gesch. *104* (1935) 359.

Healey, J. E., Schroy, P. C., Sorensen, R. J.: The intrahepatic distribution of the hepatic artery in man. J. int. Coll. Surg. *20* (1953) 133.

Heidsieck, E.: Zur Skeletotopie der großen Äste der Bauchaorta. Anat. Anz. *66* (1928) 6.

Hellström, J.: Über die Varianten der Nierengefäße. Z. urol. Chir. *24* (1928) 253.

Henschen, C.: Die chirurgische Anatomie der Milzgefäße. Schweiz. med. Wschr. *58* (1928) 164.

Hess, W.: Die Erkrankungen der Gallenwege und des Pankreas. G. Thieme Verlag, Stuttgart 1961.

Inamura, H.: Blutgefäße des Processus vermiformis. Kyoto Igakkai Zasshi *20* (1923).

Jackson, B. B.: Occlusion of the superior mesenteric artery. Charles C. Thomas, Springfield/Ill. 1963.

Kádár, F.: A lép vérkeringése korróziós készítmények alapján (Der Blutkreislauf der Milz auf Grund von Korrosionspräparaten). Kísérl. Orvostud. *4* (1950) 1.

Kádár, F., Bálint, J.: Adatok az epehólyag vérellátásához (Beiträge zur Blutversorgung der Gallenblase). Magy. Sebész. *6* (1953) 106.

Kahn, P. C.: Selective angiography of the inferior phrenic arteries. Radiology *88* (1967) 1.

Kahn, P. C., Abrams, H. L.: Inferior mesenteric arterial patterns. Radiology *82* (1964) 429.

Kikkawa, F.: The segmental arrangement of the trabecular arteries of the spleen in the human. Acta Anat. Nippon *41* (1966) 105.

Kikkawa, F.: Über die extralienale Verästelung der Arteria lienalis und die Ansatzfigur des Hilus. Okajimas Folia anat. jap. *42* (1966) 1.

Kiss, F.: Über einige Varietäten der Arteria hepatica und Arteria cystica. Z. Anat. Entwickl.-Gesch. *81* (1926) 601.

Köhler, R.: Incomplete angiogram in selective renal angiography. Acta radiol. (Stockh.) *1* (1963) 1011.

Kokas, F., Kubik, I.: Adatok a duodenum vérellátásához (Beiträge zur Blutversorgung des Duodenums). Magy. Sebész. *7* (1954) 99.

Kupic, E. A., Marshall, W. H., Abrams, H. L.: Splenic arterial patterns. Angiographic analysis and review. Invest. Radiol. *2* (1967) 70.

Lang, H.: Die arterielle Blutversorgung der tiefen Gallenwege. Chirurg. *17/18* (1947) 67.

Lardennois, G., Okinczyc, J.: La véritable terminaison de l'artère mésentérique supérieure. Bull. Soc. Anat. Paris *85* (1910) 13.

Levasseur, J. C., Couinaud, C.: Étude de la distribution des artères gastriques. J. Chir. *95* (1968) 57.

Löfgren, F.: Das topographische System der Malpigischen Pyramiden der Menschenniere. Gleerupska Univ.-bokhandeln, Lund 1949.

Ludin, H.: Angiographische Nebennierendarstellung. Röfo *99* (1963) 654.

Luzsa, Gy.: Hasi szervek postmortalis angiographiája (Postmortale Angiographie der Bauchorgane). Magy. Radiol. *15* (1963) 361.

Luzsa, Gy.: Posmrtná angiografie břišnich orgánů (Postmortale Angiographie der Bauchorgane). Čs. Rentgenol. *19* (1965) 2.

Mátyus, E.: A veseerek fejlődési rendellenességei, segmentumischaemia és a vese megbetegedései (Die Entwicklungsanomalien und die Segmentischämie der Nierengefäße sowie Nierenerkrankungen). Habil.-Schrift, Budapest 1965.

MERCIER, R., VANNEUVILLE, G.: Anatomie radiologique de l'aorte abdominale et de ses branches terminales et collatérales. Brosch, Paris 1968.

MERKLIN, R. J., MICHELS, N. A.: Variant renal and suprarenal blood supply with data on inferior phrenic, ureteral and gonadal arteries: Statistical analysis based on 185 dissections and review of literature. J. int. Coll. Surg. 29 (1958) 41.

MEYERS, M. A., FRIEDENBERG, R. M., KING, M. C.: The significance of the renal capsular arteries. Brit. J. Radiol. 401 (1967) 949.

MICHELS, N. A.: Collateral arterial pathways to the liver after ligation of the hepatic artery and removal of the celiac axis. Cancer 6 (1953) 708.

MICHELS, N. A.: Blood supply and anatomy of the upper abdominal organs. J. B. Lippincott Co, Philadelphia 1955.

MICHELS, N. A.: The ever varied blood supply of the liver and its collateral circulation. J. int. Coll. Surg. 27 (1957) 1.

MICHELS, N. A., SIDDHARTH, P., KORNBLITH, P. L., PARKE, W. W.: The variant blood supply to the descending colon, rectosigmoid and rectum, based on 400 dissections. Dis. Colon Rect. 8 (1965) 251.

MICHELS, N. A., SIDDHARTH, P., KORNBLITH, P. L., PARKE, W. W.: Routes of collateral circulation of the gastrointestinal tract as ascertained in a dissection of 500 bodies. Int. J. Surg. 49 (1968) 8.

MLYNARCZYK, L., WOZNIAK, W., KIERSZ, A.: Varianten in der Anzahl und im Verlauf der Nierenarterien. Anat. Anz. 118 (1966) 67.

MORETTI, S.: Le arterie della testa del pancreas. Ann. Radiol. diagn. (Bologna) 38 (1965) 569.

MÖRIKE, K. D.: Der Verlauf der Nierenarterien und ihr möglicher Einfluß auf die Lage der Nieren. Anat. Anz. 116 (1965) 485.

MORINO, F.: Die Arteriographie der Arteria hepatica (in: Röntgendiagnostik der Leber, hrsg. von ANECKER, H., MORINO, F., RÖSCH, J., SCHUMACHER, W., ZUPPINGER, A.). Springer Verlag, Berlin—Göttingen—Heidelberg 1959.

MULLER, R. F., FIGLEY, M. M.: The arteries of the abdomen pelvis and thigh. Amer. J. Roentgenol. 77 (1957) 296.

NARATH, P. A.: Renal pelvis and ureter. Grune & Stratton, New York 1951.

ÖDMAN, P.: Percutaneous selective angiography of the coeliac artery. Acta radiol. (Stockh.) Suppl. 159 (1958).

ÖDMAN, P.: Percutaneous selective angiography of the superior mesenteric artery. Acta radiol. (Stockh.) 51 (1959) 25.

OLSSON, O.: Selektive Nierenangiographie (in: Ergebnisse der medizinischen Strahlenforschung, Bd. I, hrsg. von SCHINZ, H. R., GLAUNER, R., RÜTTMANN, A.). G. Thieme Verlag, Stuttgart 1964.

OLSSON, O., JÖNSSON, G.: Roentgen examination of the kidney and ureter (in: Handbuch der Urologie, hrsg. von ALKEN, C. E., DIX, V. W., WEIRAUCH, H. M., WILDBOLZ, E.). Springer Verlag, Berlin—Göttingen—Heidelberg 1962.

PALUBINSKAS, A. J.: »Stretching« of the arteries in renal arteriography. Radiology 82 (1964) 40.

PICK, J. W., ANSON, B. J.: Inferior phrenic artery: Origin and suprarenal branches. Anat. Rec. 78 (1940) 413.

PIERSON, J. M.: The arterial blood supply of the pancreas. Surg. Gynec. Obstet. 77 (1943) 426.

PIQUAND, G.: Recherches sur l'anatomie du tronc cœliaque et ses branches. Bibl. anat. (Basel) 19 (1910) 159.

PIRLET, FR., DELVIGNE, J.: L'artériographie rénale. Acta urol. belg. 33 (1965) 161.

RATSCHOW, M.: Leistung und Bedeutung der Vasographie als Funktionsprüfung der peripheren Blutgefäße. Röfo 55 (1937) 253.

RATSCHOW, M.: Angiologie. G. Thieme Verlag, Stuttgart 1959.

REUTER, S. R., OLIN, T.: Radiology 85 (1965) 617 (zit. SCHMIDT, H., SCHIMANSKI, K. 1967).

RIO BRANCO, P.: Essai sur l'anatomie et la médecine opératoire du tronc cœliaque et de ses branches et de l'artère hépatique en particulier. Thèse Médecine, Paris 1912.

RIOLAN, J.: Anthropographie. Paris 1649 (zit. ADACHI, B., 1928).

RÖSCH, J., BRET, J.: Slezina arteriografie. Čs. Rentgenol. 17 (1963) 353.

ROSSI, G., COVA, E.: Studio morfologico delle arteria dello stomaco. Arch. ital. Anat. Embriol. 3 (1904) 485.

RUBASCHEWA, A.: Die Blutversorgung der Gallenblase. Röfo 41 (1930) 957.

SCHMERBER, F.: Recherches anatomiques sur l'artère rénale. Ass. Typographic, Lyon 1895.

SCHMERBER, F.: Les artères de la capsule graisseuse du rein. Int. Mschr. Anat. Physiol. 13 (1896) 269.

SCHMIDT, H., SCHIMANSKI, K.: Die Stenose der Arteria coeliaca — ihre Diagnose und klinische Bedeutung. Röfo 106 (1967) 1.

SCHORN, J., STENDER, H. ST., VOEGT, H.: Untersuchungen über die arterielle Strombahn der Leber, I—III. Langenbecks Arch. Klin. Chir. 286 (1957) 187.

SELDINGER, S. I.: Catheter replacement of needle in percutaneous arteriography; new technique. Acta radiol. (Stockh.) 39 (1953) 368.

(SEROW, W. W.) СЕРОВ, В. В.: Гистоангиорентгенографические параллели при гломерулонефритах (Histoangioröntgenographische Parallele bei Gromeluronephritis). Urologiya 24 (1959) 15.

SOLANKE, T. F.: The blood supply of the vermiform appendix in Nigerians. J. Anat. (Lond.) 102 (1968) 353.

STEGER, C., CRESTI, M.: Über den Kollateralkreislauf bei chronischen Verschlüssen der Bauchaorta und der Beckenarterien. Helv. chir. Acta 3 (1963) 322.

STEINBERG, I., FINBY, N., EVANS, J. A.: Safe and practical intravenous method for abdominal aortography, peripheral arteriography and cerebral angiography. Amer. J. Roentgenol. 82 (1959) 758.

STEWARD, J. A., RANKIN, F. W.: Blood supply of the large intestine; its surgical considerations. Arch. Surg. 26 (1933) 843.

STRÖM, B. G., WINBERG, T.: Percutaneous selective arteriography of the inferior mesenteric artery. Acta radiol. (Stockh.) 57 (1962) 401.

SUHLER, A., PIETRI, J., KIENY, R., FONTAINE, R.: Le réseau artériel para-rénal et sa valeur comme circulation de suppléance dans les sténoses et oblitérations de l'artère rénale. J. Chir. (Paris) 92 (1966) 613.

SYKES, D.: The correlation between renal vascularisation and lobulation of the kidney. Brit. J. Urol. 36 (1964) 549.

TERNON, Y.: Chirurg 78 (1959) 517 (zit. MÁTYUS, E. 1965).

TESTUT, L.: Trattato di anatomia umana II. U. T. E. T., Torino 1902.

THOMAS, D. P.: Arteriographic localization of the placenta. Aust. Radiol. 10 (1966) 127.

TILLE, D.: Die Aortographie des Abdomens aus klinischer Sicht. G. Thieme Verlag, Leipzig 1961.

TOMMASEO, T.: Sul' una osservazione anatomica di dolicomegalia dell'arcuata arteriosa intermesenterica. Riv. Anat. pat. *13* (1958) 719.

VAN VOORTHUISEN, A. E.: Selective angiografie van de lumbale arterien. Ned. T. Geneesk. *108* (1964) 2461.

VOGLER, E., HERBST, R.: Angiographie der Nieren. G. Thieme Verlag, Stuttgart 1958.

WITT, H., KOURIK, W.: Gemeinsame Versorgung des Gastrointestinaltraktes sowie der Leber und Milz durch erweiterte, schleifenförmig verlaufende A. mesenterica caudalis. Röfo *111* (1969) 92.

ZWERINA, H., POISEL, S.: Über die Anastomose zwischen dem Tr. coeliacus, der Art. mes. sup. und Art. mes. inf. Anat. Anz. *119* (1966) 427.

YAKUBI, K.: Eck'sche Fistel etc. Chirurg. Anatomie des Stammes der V. portae und der umgebenden Organe. Nippon Geka Gakki Zasshi *21* (1920) 12.

Die V. cava inferior und ihre Zweige

AHLBERG, N. E., BARTLEY, O., CHIDEKEL, N.: Occurrence of valves in the main trunk of the renal vein. Acta radiol. (Stockh.) *7* (1968) 431.

ANSON, B. J., CAULDWELL, E. W.: The blood supply of the kidney, suprarenal gland and associated structures. Surg. Gynec. Obstet. *84* (1947) 313.

BANNER, R. L., BRESFIELD, R. D.: Surgical anatomy of the hepatic veins. Cancer *11* (1958) 22.

BARTEL, J., WIERNY, L.: Zur Agenesie der Vena cava caudalis. Röfo *99* (1963) 467.

BEUREN, A. J.: Die angiokardiographische Darstellung kongenitaler Herzfehler. W. de Gruyter & Co., Berlin 1966.

BÜCHELER, E., DÜX, A., SOBBE, A.: Die renolumbale Anastomose im direkten retroperitonealen Veno- und selektiven Azygogramm. Röfo *109* (1968) 712.

BÜCHELER, E., DÜX, A., THURN, P.: Membranöser Verschluß und Agenesie der Vena cava inferior. Röfo *105* (1966) 806.

BÜCHELER, E., DÜX, A., THURN, P.: Die Röntgendiagnostik der Nierenvenenthrombose. Röfo *106* (1967) 800.

CARON, M. M. J., RIBET, M.: Phlébographie rénale sélective et anastomoses splénorénales. Arch. Mal. Appar. dig. *53* (1964) 41.

COLBORN, G. L.: A case of bilateral inferior vena cava joined only at the iliac anastomosis. J. Urol. *91* (1964) 478.

DOEHNER, G. A.: The hepatic venous system. Radiology *90* (1968) 1119.

DOS SANTOS, R.: Phlébographie d'une veine cave suturée. J. Urol. *39* (1935) 585.

EDWARDS, E. A.: Clinical anatomy of lesser variations of the inferior vena cava; and a proposal for classifying the anomalies of the vessel. Angiology *2* (1951) 85.

ELIAS, H.: Anatomy of the liver (in: The liver, hrsg. von ROUILLER, CH.). Academic Press, New York—London 1963.

FUCHS, W. A.: Vena cava inferior (in: Handbuch der medizinischen Radiologie, Bd. X/3, hrsg. von DIETHELM, L., OLSSON, O., STRNAD, F., VIETEN, H., ZUPPINGER, A.). Springer Verlag, Berlin—Göttingen—Heidelberg—New York 1964.

GAGNON, R.: The venous drainage of the human adrenal gland. Rev. canad. Biol. *14* (1956) 350.

GANSAU, H.: Retrograde Füllung der Beckenvenen durch perkutane Punction der Vena cava inferior. Chirurg *26* (1955) 375.

GILLOT, C., GALLEGOS, A.: Anatomie topographique des veines rénales chez l'homme. C. R. Ass. Anat. *135* (1966) 429.

GLADSTONE, R. J.: Development of inferior vena cava in light of recent research. J. Anat. (Lond.) *64* (1929) 70.

GŐSFAY, S.: Untersuchungen der Vena spermatica interna durch retrograde Phlebographie bei Kranken mit Varikozele. Z. Urol. *52* (1959) 105.

GRYSKA, P. R., EARTHROWL, F. H.: Left-sided inferior vena cava. Arch. Surg. *94* (1967) 363.

HELANDER, C. G., LINDBOM, A.: Venography of the inferior vena cava. Acta radiol. (Stockh.) *52* (1959) 257.

HIRSCH, D. M., CHAN, K. F.: Bilateral inferior vena cava. J. Amer. med. Ass. *185* (1963) 729.

JACOBS, J. B.: Selective gonadal venography. Radiology *92* (1969) 885.

KNOPP, J.: Ein Verfahren zur Abgrenzung der Stromgebiete großer intrahepatischer Gefäße. Virchows Arch. path. Anat. *323* (1953) 563.

KOGUERMAN-LEPP, E. P.: Hepatic veins and venous blood outflow from liver segments in man. Arkh. Anat. Gistol. Embriol. *55* (1968) 105.

LEMAITRE, G., TOISON, G., DEFRANCE, G., MAZEMAN, E.: Deux observations d'uretère rétrocave. J. Radiol. Électrol. *44* (1963) 332.

MERKLIN, R. J., MICHELS, N. A.: The variant renal and suprarenal blood supply with data on the inferior phrenic, ureteral and gonadal arteries. J. int. Coll. Surg. *29* (1958) 41.

O'LOUGHLIN, B. J.: The inferior vena cava (zit. ABRAMS, H. L. 1961).

ORTMANN, R.: Über Bedeutung, Häufigkeit und Variationsbild der linken retroaortalen Nierenvene. Z. Anat. Entwickl.-Gesch. *127* (1968) 346.

PETERSEN, R. V.: Intrahepatic interruption of the inferior vena cava with azygos continuation (Persistent right cardinal vein). Radiology *84* (1965) 304.

RAPPAPORT, A. M.: Hepatic venography. Acta radiol. (Stockh.) *36* (1951) 165.

REUTER, S. R., BLAIR, A. J., SCHTEINGART, D. E., BOOKSTEIN, J. J.: Adrenal venography. Radiology *89* (1967) 805.

RIGAUD, A., SENTENAE, J., SENEGAS, J.: Essai de systématisation de la circulation veineuse sus-hépatique extraparenchymateuse du foie en fonction de la forme et de l'orientation de ce viscère. Bull. Ass. Anat. (Nancy) *48* (1962) 1161.

SCAVO, E.: Sulla reale esistenza nell'uomo di sistemi sfinterici in corrispondenza dello sbocco delle vene epatiche. Anat. e Chir. *8* (1963) 369.

STACKELBERG, B., LIND, J., WEGELIUS, C.: Absence of the inferior vena cava diagnosed by angiocardiography. Cardiologia (Basel) *21* (1952) 583.

STARER, F.: Percutaneous suprarenal venography. Brit. J. Radiol. *38* (1965) 675.

STUCKE, K.: Leberchirurgie. Springer Verlag, Berlin—Göttingen—Heidelberg 1959.

SURRINGTON, C. T., JONAS, A. F., jr.: Intra-abdominal venography following inferior vena cava ligation. Arch. Surg. *65* (1952) 605.

UNGVÁRY, GY., FALLER, J.: Vena-hepatica-Lappen in der Leber. Zbl. Chir. *88* (1963) 1885.

Das Pfortadersystem

ABEATICI, S., CAMPI, L.: La visualizzazione radiologica della porta per via splenica (Nota preventiva). Minerva med. 42 (1951) 593.

BAYLY, J. H., GONZALEZ, O. C.: The umbilical vein in the adult: Diagnosis, treatment and research. Amer. Surg. 30 (1964) 56.

BERGSTRAND, I.: Roentgen anatomy of the intrahepatic portal ramification. Kgl. Fys. Sällsk. Lund Förh. 27 (1957/a) 85.

BERGSTRAND, I.: Das Pfortadergebiet (in: Handbuch der medizinischen Radiologie, Bd. X/3, hrsg. von DIETHELM, L., OLSSON, O., STRNAD, F., VIETEN, H., ZUPPINGER, A.). Springer Verlag, Berlin—Göttingen—Heidelberg—New York 1964.

BRAUS, H., ELZE, C.: Anatomie des Menschen, Bd. 2. Springer Verlag, Berlin 1956.

COUINAUD, C.: Le foie. Masson et Cie, Paris 1957.

CRONQUIST, S., RANNIGER, P.: Spontaneous splenorenal shunts. Acta radiol. (Stockh.) 3 (1965) 433.

DOEHNER, G. A., RUZICKA, F. F., HOFFMAN, G., ROUSELOT, L. M.: The portal venous system: Its roentgenanatomy. Radiology 64 (1955) 675.

DÜX, A., THURN, P., SCHREIBER, H. W.: Der Kollateralkreislauf bei intra- und extrahepatischem Block im Serien-Splenoportogramm. Röfo 97 (1962/a) 255.

DÜX, A., THURN, P., SCHREIBER, H. W., BROICHER, H.: Die spontane splenorenale Anastomose im Splenoportogramm. Röfo 97 (1962/b) 1.

EDWARDS, E. A.: Clinical anatomy of the lesser varieties of the inferior vena cava. Angiology 2 (1951/a) 85.

EDWARDS, E. A.: Functional anatomy of the portasystemic communications. Arch. intern. Med. 88 (1951/b) 137.

ELIAS, H., PETTY, D.: Gross anatomy of the blood vessels and ducts within the human liver. Amer. J. Anat. 90 (1952) 52.

GILLOT, C., HUREAU, J., AARON, C., MARTINI, R., THALER, G.: The superior mesenteric vein. J. int. Coll. Surg. 41 (1964) 339.

GRÜNERT, R. D.: Chirurg 31 (1960) 534 (zit. DÜX, A., THURN, P., SCHREIBER, H. W. 1962/a).

GUNTZ, M., FARISSE, J.: Les anastomoses intrahépatiques des branches de la veine porte. Bull. Ass. Anat. (Nancy) 51 (1966) 471.

GVOZDANOVIĆ, V., HAUPTMANN, E.: Further experience with percutaneous lieno-portal venography. Acta radiol. (Stockh.) 43 (1955) 177.

HABIGHORST, L. V., ALBERS, P., ZEITLER, E.: Die Gefäße der Gallenblase im postmortalen Angiogramm. Röfo 103 (1965) 63.

HEALEY, J. E.: Clinical and anatomic aspects of radical hepatic surgery. J. int. Coll. Surg. 22 (1954) 542.

HJORSTJÖ, C. H.: Die Anatomie der intrahepatischen Gallengänge beim Menschen mittels Röntgen- und Injektionstechnik studiert. Acta Univ. lund. N. S. II, 44 (1948) 3.

ILLARIONOVA, L. T.: Veins of the human large intestine and their relation to the arteries. Vop. Khir. Zheludochn. Kishechn. Trakta 16 (1966) [ref. Excerpta med. (Amst.), Sect. I 21 (1967) 277].

KIKKAWA, F.: The segmental distribution of the trabecular veins in man. Acta Anat. Nippon 41 (1966) 232.

KNIGHT, H. O.: An anomalous portal vein with its surgical dangers. Ann. Surg. 74 (1921) 697.

LEGER, L.: Splénoportographie. Masson et Cie, Paris 1955.

MAURER, H. J.: Untersuchungen über Kollateralbahnen des lieno-portalen Systems. Röntgen-Bl. 17 (1964) 509.

McINDOE, A. H.: Vascular lesions of portal cirrhosis. Arch. Path. 5 (1928) 23.

PARCHWITZ, K. H.: Das Röntgenbild der Magenvarizen. Diagnose und Differentialdiagnose. Habil.-Schrift, Bonn 1961.

PFUHL, W. (in: Handbuch der mikroskopischen Anatomie des Menschen, Bd. V, Teil 2, hrsg. von MÖLLENDORFF, W.). Springer Verlag, Berlin 1932.

PICCONE, V. A., LEVEEN, H. H., WHITE, J. J., SKINNER, G. B., MACLEAN, L. D.: Transumbilical portal hepatography, a significant adjunct in the investigation of liver disease. Surgery 61 (1967) 333.

PICK, L.: Über totale hämangiomatöse Obliteration des Pfortaderstammes und über hepatopetale Kollateralbahnen. Virchows Arch. path. Anat. 197 (1909) 490.

RÖSCH, J.: Splenoportographie im Kindesalter. Röfo 96 (1962) 61.

RÖSCH, J.: Splenoportographie (in: Ergebnisse der medizinischen Strahlenforschung, Bd. I, hrsg. von SCHINZ, H. R., GLAUNER, R., RÜTTIMANN, A.), G. Thieme Verlag, Stuttgart 1964.

ROUSSELOT, L. M., RUZICKA, F. F., DOEHNER, G. A.: Portal venography via the portal and percutaneous splenic routes. Surgery 34 (1953) 557.

SCHOENMACKERS, J., VIETEN, H.: Porto-cavale und portopulmonale Anastomosen im postmortalen Angiogramm. Röfo 79 (1953) 488.

SCHOENMACKERS, J., VIETEN, H.: Postmortale Angiogramme des Pfortadergebietes (in: Handbuch der medizinischen Radiologie, Bd. X/1, hrsg. von DIETHELM, L., OLSSON, O., STRNAD, F., VIETEN, H., ZUPPINGER, A.). Springer Verlag, Berlin—Göttingen—Heidelberg—New York 1964.

SHRYOCK, E. H., JANZEN, J., BARNARD, M. C.: Report of a newborn human presenting sympus dipus, anomalous umbilical vein transposition of the viscera and other anomalies. Anat. Rec. 82 (1942) 347.

STAUBER, R.: Ein seltener Fall von Doppelung der Pfortader. Zbl. Chir. 90 (1965) 1896.

WALCKER, F. J.: Beiträge zur kollateralen Blutzirkulation im Pfortadersystem. Langenbecks Arch. Klin. Chir. 120 (1922) 819.

ZIELKE, K.: Beitrag zur Frage von Verlauf und Mündungsgebiet der Gallenblasenvenen. Acta hepato-splenol. (Stuttg.) 9 (1962) 33.

Die A. iliaca communis und ihre Zweige

BELLMANN, G., HERWIG, H.: Die Aortographie in der angiologischen Diagnostik. G. Thieme Verlag, Leipzig 1964.

BOIJSEN, E., NILSSON, J.: Angiography in the diagnosis of tumors of the urinary bladder. Acta radiol. (Stockh.) 57 (1962) 241.

BRAEDEL, H. U.: Arteriographischer Nachweis einer Gefäßanomalie des rechten Beines. Röfo 95 (1961) 412.

BROOKS, V.: Intra-arterial injection of sodium iodide. J. Amer. med. Ass. 82 (1924) 1016.

BÜCHELER, E., THURN, P.: Zur Methodik der Blasenarteriographie. Röfo 101 (1964) 238.

CARRIER, CH., MATTEAU, P., JEAN, C.: Aplasie d'une artère ombilicale. J. Canad. med. Ass. 94 (1966) 1001.

Dehalleux, J. M., Muller, G., Ritter, J.: Anomalie funiculaire: l'absence d'une artère ombilicale. Recipe (Louvain) 6 (1966) 293.

De Luca, C., De Serio, N.: Studi di anatomia radiologica angiografica sul vivente. Radiol. med. (Torino) 47 (1961) 1074 – 48 (1962) 222, 886.

Dimtza, A., Jäger, W.: Zur Technik der Arteriographie der unteren Extremitäten. Zbl. Chir. 1 (1938) 355.

Dos Santos, R., Lamas, A. C., Caldas, J. P.: L'artériographie des membres de l'aorte et de ses branches abdominales. Bull. Soc. Chirurgie Paris 55 (1929) 587.

Fernström, I.: Arteriography of the uterine artery. Acta radiol. (Stockh.) Suppl. 122 (1955).

Ferrante, G., Giampaglia, F., Leone, F.: Sulle anomalie di divisione delle arterie dell'arto inferiore. Rif. Med. 33 (1967) 1.

Fontaine, R.: L'artériographie des membres. J. int. Chir. 2 (1937) 559.

Garusi, G. F.: Étude artériographique du pied chez le sujet normal. J. Rad. Électrol. 49 (1968) 15.

Gesenius, H.: Oszillographie und Arteriographie. Dtsch. med. Wschr. 74 (1949) 1.

Gollmann, G.: Eine Modifizierung der Seldingerschen Kathetermethode zur isolierten Kontrastfüllung der Aortenäste. Röfo 87 (1957) 211.

Gyurkó, Gy., Szabó, M.: Adatok az emberi artériás rendszer nagyobb értörzseinek méreteire vonatkozóan (Maßangaben über die größeren Gefäßstämme des arteriellen Systems des Menschen). Magy. Sebész. 21 (1968) 276.

Harsányi, L.: Az arteria és vena epigastrica inferior topográfiája a haspunkció szempontjából (Topographie der A. und V. epigastrica inferior aus der Sicht der Bauchpunktion). Orv. Hetil. 92 (1951) 1303.

Jaschtschinski, S. N.: Die typischen Verzweigungsformen der Arteria hypogastrica. Internat. Mschr. Anat. Physiol. 8 (1891) 111.

Kelemen, J., Kelenhegyi, M., Horváth, Gy.: Retrograd arteriographia a hólyagdaganatok diagnosztikájában (Retrograde Arteriographie für die Diagnostik der Blasengeschwülste). Magy. Radiol. 17 (1965) 214.

Lanz, T., Wachsmuth, W.: Praktische Anatomie, Bd. 1/4. Springer Verlag, Berlin 1938.

Lériche, R.: Sur la bénignité des artériographies au thorotrast. Bull. Soc. Chirurgie Paris 61 (1935) 175.

Lériche, R.: De la résection du carrefour aortic-iliaque avec double sympathectomie lombaire pour thrombose artérique de l'aorte. Presse méd. 48 (1940) 601.

Lindbom, Å.: Angiographie (in: Lehrbuch der Röntgendiagnostik, Bd. II, hrsg. von Schinz, H. R., Baensch, W. E., Friedl, E., Uehlinger, E.). G. Thieme Verlag, Stuttgart 1952.

Loose, K. E.: Die Bedeutung der Serienaortographie für die Gefäßdiagnostik des Beckens und der Nieren. Radiol. clin. (Basel) 23 (1953) 325.

Loose, K. E.: Aortographische Diagnostik. Indikation und Ergebnis. 74. Tg. Dtsch. Ges. Chir., München 1957.

Malchiodi, L., Ruberti, U.: Osservazioni anatomoradiologiche sulle anomalie congenite delle arterie dell' arto inferiore (dall'analisti di 650 arteriografie femorali). Minerva Cardioangiol. 5 (1957) 297.

Manners-Smith, T.: The limb arteries of primates. J. Anat. Physiol. 46 (1912) 95.

Maranta, E., Camponovo, F., del Buono, M. S.: Die Beckenangiographie. Röfo 101 (1964) 229.

Martinez, L. O., Jude, J., Becker, D.: Bilateral persistent sciatic artery. A case report. Angiology 19 (1968) 541.

Michels, N. A., Siddharth, P., Kornblith, P. L., Parke, W. W.: The variant blood supply to the descending colon, rectosigmoid and rectum based on 400 dissections. Dis. Colon Rect. 8 (1965) 251.

Morris, G. C., Beall, A. C., jr., Bearry, W. B., Feste, J., de Bakey, M. E.: Surg. Forum 10 (1960) 498 (zit. Pässler, H. W., Pässler, H. H. 1963).

Müller, J. H. A.: Doppelung der Arteria femoralis. Röfo 106 (1967) 152.

Ödman, P.: Percutaneous selective angiography of the main branches of the aorta. Acta radiol. (Stockh.) 45 (1956) 1.

Olovson, T.: Beitrag zur Kenntnis der Verbindungen zwischen A. ilica interna und A. femoralis beim Menschen. Acta chir. scand. Suppl. 67 (1941).

Orlandi, G., Pavlica, P., Damele, C., Tonelli, B.: Studio arteriografico dei circoli collaterali nelle obliterazioni dei iliaci e femorali. Radiol. med. (Torino) 54 (1968) 1130.

Pässler, H. W.: Die Angiographie zur Erkennung, Behandlung und Begutachtung peripherer Durchblutungsstörungen. G. Thieme Verlag, Stuttgart 1952.

Pässler, H. W.: Unsere Technik der automatischen Serienaortographie. Röntgen-Bl. 10 (1957) 73.

Pässler, H. W.: Begutachtung peripherer Durchblutungsstörungen. G. Thieme Verlag, Stuttgart 1958.

Pässler, H. W., Pässler, H. H.: Der Verlauf der Stammarterien im Bereich des Kniegelenkes und des Fußgelenkes. Röntgen-Bl. 16 (1963) 177.

Pernkopf, E.: Über einen Fall von beiderseitiger Persistenz der Arteria ischiadica. Anat. Anz. 55 (1922) 536.

Ratschow, M.: Leistung und Bedeutung der Vasographie als Funktionsprüfung der peripheren Blutgefäße. Röfo 55 (1937) 253.

Ratschow, M.: Angiologie. G. Thieme Verlag, Stuttgart 1959.

Reich, W. J., Nechtow, M. J.: The iliac arteries. J. int. Coll. Surg. 41 (1964) 53.

Roberts, W. H., Krishinger, G.: Comparative study of human internal iliac artery based on Adachi's classification. Anat. Rec. 158 (1967) 191.

Sgalitzer, M., Demel, R., Kollert, V., Ranzenhofer, H.: Darstellung und Behandlung der Erkrankungen peripherer Arterien. Wien. klin. Wschr. 2 (1930) 833.

Shehata, R.: The arterial supply of the urinary bladder. J. Egypt. med. Ass. 47 (1964) 254.

Voelker, F., Boeninghaus, H.: Anatomie und chirurgische Operationslehre der Blase (in: Handbuch der Urologie, hrsg. von Lichtenberg, A., Voelker, F., Wildbolz, H.). Springer Verlag, Berlin 1926.

Wellauer, J.: Arteriographie der Extremitäten (in: Lehrbuch der Röntgendiagnostik, Ergebnisse 1952/56, hrsg. von Schinz, H. R., Glauner, R., Uehlinger, F. E.). G. Thieme Verlag, Stuttgart 1957.

Die V. iliaca communis und ihre Zweige

Abeshouse, B. S., Ruben, M. E.: Prostatic and periprostatic phlebography. J. Urol. 68 (1952) 640.

Almén, T., Nylander, G.: Serial phlebography of the normal lower leg during muscular contraction and relaxation. Acta radiol. (Stockh.) 57 (1962) 264.

ARNOLDI, C. C.: A comparison between the phlebographic picture as seen in dynamic intraosseous phlebography and the clinical signs and symptoms of chronic venous insufficiency. J. cardiovasc. Surg. (Torino) *2* (1961) 184.

BARBER, T. H. T., ORLEY, A.: Some X ray observations in varicose disease of the leg. Lancet *2* (1932) 175.

BASMAJIAN, J. V.: The distribution of valves in the femoral external iliac, and common iliac veins and their relationship to varicose veins. Surg. Gynec. Obstet. *95* (1952) 537.

BERBERICH, J., HIRSCH, S.: Die röntgenologische Darstellung der Arterien und Venen am lebenden Menschen. Klin. Wschr. *2* (1923) 2226.

BÉTOULIÈRES, P., CHAPTAL, G., THÉVENET, A., VIALLA, M., BONNET, H.: Un cas d'agénésie de la veine cave inférieure et des veines iliaques primitives. J. Radiol. Électrol *40* (1959) 810.

BRAUS, H., ELZE, C.: Anatomie des Menschen. Springer Verlag, Berlin 1956.

CHARPY, A., HOVELACQUE, A.: Veines en particulier (in: Traité d'anatomie humaine, Bd. II/3, hrsg. von POIRIER, P., Charpy, A.). Masson et Cie, Paris 1920.

COCKETT, F. B.: The pathology and treatment of venous ulcers of the leg. Brit. J. Surg. *179* (1955) 260.

DE LA PENA, A.: Flebografia de plexos y vasos pelvianos en el vivo. Rev. esp. de Chirurg. Traum. Ortop. *4* (1956) 245.

DELORME, G., TAVERNIER, J., CAILLÉ, J. M., TESSIER, J. P., LANGE, D.: La phlébographie de l'utérus par la technique d'injection rétrograde de l'utéro-ovarienne gauche. Ann. Radiol. *11* (1968) 11.

DOS SANTOS, I. G.: Direct venography: conception, technic, first results. J. Internat. Chir. *3* (1938) 625.

DRASNAR, V.: Intraspongiöse Dauertropfinfusion. Schweiz. med. Wschr. *76* (1946) 36.

FINE, I., FRANK, H. A., STARR, A.: Recent experiences with thrombophlebitis of the lower extremity and pulmonary embolism; value of venography as a diagnostic aid. Ann. Surg. *116* (1942) 574.

GREITZ, T.: Phlebography of the normal leg. Acta radiol. (Stockh.) *44* (1955) 1.

GULLMO, A.: Om flebografi. Svenska Lök.-Tidn. *54* (1957) 3461.

GULLMO, A.: Les localisations anatomiques de l'insuffisance veineuse des membres inférieurs. Bull. Soc. franç. Phlébol. *12* (1959) 343.

GULLMO, A.: Periphere Venen (in: Handbuch der medizinischen Radiologie, Bd. X/3, hrsg. von DIETHELM, L., OLSSON, O., STRNAD, F., VIETEN, H., ZUPPINGER, A.). Springer Verlag, Berlin—Göttingen—Heidelberg—New York 1964.

KÜGELEN, A.: Über den Wandbau der großen Venen. Morph. Jb. *91* (1951) 447.

LEGER, L., MASSE, P.: La phlébographie transspongiocalcanéenne. Presse méd. *59* (1951) 1560.

LIECHTI, A.: Die Röntgenuntersuchung der Wirbelsäule und ihre Grundlagen. Springer Verlag, Wien 1948.

LIMBORGH, J.: La nomenclature des veines communicantes de l'extrémité inférieure. Rapport du Comité de Nomenclature de la Société Beneluxienne de Phlébologie 1963 (zit. MAY, R., NISSL, R. 1966).

LIMBORGH, J., BANGA, D. A., MEIJERINK, C. J. H., LUIGIESI, H. H.: De venae communicantes van het been. Ned. T. Geneesk. *106* (1962) 415.

LINDBLOM, K.: Phlebographische Untersuchungen des Unterschenkels bei Kontrastinjektion in eine subkutane Vene. Acta radiol. (Stockh.) *22* (1941) 288.

LINTON, R. R.: The communicating veins of the lower leg and the operative technique for their ligation. Ann. Surg. *107* (1938) 582.

LUKE, J. C.: The deep vein valves. Surgery *29* (1951) 381.

LUZSA, GY.: A venographia jelentösége a postthromboticus syndroma diagnosisában (Die Bedeutung der Venographie für die Diagnose des postthrombotischen Syndroms). Györ-Sopr. Megy. Tan. Kórh. Közl. *2* (1959/60) 251.

MARTINET, J. D.: Die retrograde Phlebographie (in: Die Phlebographie der unteren Extremität, hrsg. von MAY, R., NISSL, R.). G. Thieme Verlag, Stuttgart 1959.

MAVOR, G. E., GALLOWAY, J.: Collaterals of the deep venous circulation of the lower limb. Surg. Gynec. Obstet. *125* (1967) 561.

MAY, R., NISSL, R.: Die Phlebographie der unteren Extremität. G. Thieme Verlag, Stuttgart 1959.

MAY, R., NISSL, R.: Phlebographische Studien zur Anatomie der Beinvenen. Röfo *104* (1966) 171.

MAY, R., NISSL, R.: Phlebographische Studien über die Venen der Kniekehle und der Wade. Röfo *109* (1968) 614.

MOLNÁR, J., HAJÓS, E.: Kavernosogramme. Z. Urol. *53* (1960) 441.

NETZER, C. O.: Die normale und krankhaft veränderte Venenströmung in den unteren Gliedmaßen. Habil.-Schrift, München 1958.

OLIVIER, CL.: Maladies des veines. Masson et Cie, Paris 1957.

PETKOVIČ, S.: Darstellung der Beckenvenen durch verschiedene Wege. Röfo *79* (1953) 739.

PIRNER, R.: Über die Bedeutung, Form und Art der Klappen in den Venae communicantes der unteren Extremitäten. Anat. Anz. *103* (1956) 450.

RAIVIO, E. V. L.: Untersuchungen über die Venen der unteren Extremitäten mit besonderer Berücksichtigung der gegenseitigen Venenverbindungen zwischen oberflächlichen und tiefen Venen. Ann. Med. exp. Fenn. Suppl. *4* (1948) 26.

RATSCHOW, M.: Uroselektan in der Vasographie unter spezieller Berücksichtigung der Varicographie. Röfo *42* (1930) 37.

SCHLÜSSLER, R., HEINEN, G., BETTE, L.: Die röntgenkinematographische Darstellung der weiblichen Beckengefäße (in: Angiographie, hrsg. von LOOSE, K. E., FISCHER, A. W.). G. Thieme Verlag, Stuttgart 1966.

SERVELLE, M.: Pathologie vasculaire. Masson et Cie, Paris 1952.

STAUBESAND, J.: Funktionelle Morphologie der Arterien, Venen und arterio-venösen Anastomosen (in: Angiologie, hrsg. von RATSCHOW, M.). G. Thieme Verlag, Stuttgart 1959.

THOMAS, M. L., FLETCHER, E. W. L., COCKETT, F. B., NEGUS, D.: Venous collaterals in external and common iliac vein obstruction. Clin. Radiol. *18* (1967) 403.

TONITZA, P., TĂNASE, V., RUSU, M., BURDESCU, C., MOLDOVEANU, N., FRUJINA, V.: Agenezie de trunchiuri venoase profunde ale membrelor inferioare. Viaţa med. *14* (1967) 1325.

VAS, GY., KERPEL, M.: Osteomedullaris phlebographia (Osteomedulläre Phlebographie). Magy. Sebész. *4* (1954) 280.

ZSEBŐK, Z., GERGELY, M., CSILLAG, T.: Intraspongiosus funkcionális venoscopia, venographia (Intraspongiöse funktionelle Venoskopie, Venographie). Magy. Radiol. *9* (1957) 78.

Die Röntgenmorphologie der Blutzirkulation des Neugeborenen

BAYLY, J. H., GONZALEZ, O. C.: The umbilical vein in the adult. Amer. Surg. *30* (1964) 56.

DEHALLEUX, J. M., MULLER, G., RITTER, J.: Anomalie funiculaire: l'absence d'une artère ombilicale. Recipe (Louvain) *25* (1966) 293.

EMMANOUILLIDES, G. C., REIN, B. I.: Abdominal aortography via the umbilical artery in newborn infant. Radiology *82* (1964) 447.

HARANGHY, L.: A kórbonctan elemei (Elemente der pathologischen Anatomie). Medicina Kiadó, Budapest 1966.

HIRVONEN, L., PELTONEN, T., RUOKA, M.: Angiocardiography of the newborn with contrast injected into the umbilical vein. Ann. Paediat. Fenn. *7* (1961) 124.

KAUFFMANN, H. J., WEISSER, K.: Die transumbilicale Aortographie und selective Arteriographie im Neugeborenenalter. Röfo *98* (1963) 699.

NAMENVERZEICHNIS

Aaron 121, 126, 127
Abeatici 250
Abeshouse 308
Abesi 66
Abrams 48, 62, 236, 238, 239, 301
Adachi 30, 36, 37, 38, 39, 47, 61, 121, 122, 123, 124, 125, 129, 130, 147, 148, 149, 150, 151, 202, 203, 226, 227, 231, 232, 234, 235, 236, 237, 294, 298, 299, 300, 301
Addison 11
Adriao 154
Ahlberg 244
Aleksandrowicz 39
Alexander 142
Alfidi 233
Alken 240
Almén 305
Álmos 38
Alonso 141
Altmann 121, 128
Amador 144
Amistani 122
Amudsen 136
Anderson 62, 134
Angermayer 121
Anson 40, 225, 227, 230, 234, 235, 240, 244
Appleton 52, 53, 62
Arkin 38
Armstrong 67
Arnoldi 309
Arnould 129
Aron-Rosa 158, 160, 161
Assmann 25, 42, 58, 59
Astengo 136, 138
Atkinson 137
Augier 227
Aurig 49
Aviado 67, 68
Ayres 28

Babics 229
Bálint 229, 234
Balkansky 202
Banner 245
Barbaccia 239
Barber 308
Bargman 160
Bartel 244
Basmajian 305, 306, 308
Batujeff 129, 134, 149
Bauer 28

Bayford 38
Baylin 239
Bayly 248
Bean 151
Bedford 38
Bell 59, 124
Bellmann 239, 300
Belou 32
Bender 38
Benedek 143
Benninghoff 61
Benson 30
Berberich 11, 204, 308
Bergstrand 247, 248, 250
Berry 134
Bétoulières 304
Beuren 44, 244, 245
Bhagvant 62
Bianchi 31
Bichmann 28
Bikfalvi 66
Bile 205
Binswanger 120
Björk 33, 67
Blickman 35
Blackburn 129, 131, 136, 140
Blackford 138, 140
Blades 57
Bladt 122
Blake 62
Bland 30, 52
Böck 52
Boerema 34
Boeri 136
Bogsch 58
Boijsen 226, 227, 228, 229, 231, 301
Bolt 59
Bonnal 144
Bopp 28
Bordet 42
Boström 128
Botenga 67
Boudet 170
Bozsó 47
Boyden 52, 53, 54, 55, 56, 57, 61, 62, 63, 64
Braedel 298
Brantigan 61, 62, 63, 203, 300
Braus 248, 305
Brecher 205
Bresfield 245
Bret 240
Brindenbaugh 250
Brooks 30, 52
Brown 50, 52, 150, 234

Brücke 30
Bruetman 136, 140
Bruwer 52
Bucciante 34
Bücheler 239, 244, 246, 301
Bullen 131
Busse 131

Calm 48
Camerini 231
Campbell 28, 44, 62
Campi 250
Carlson 48
Caron 244, 246
Carpenter 131
Carrier 295
Carucci 239
Castellanos 11, 29, 30, 43, 51
Cauldwell 65, 66, 244
Cavatorti 131, 136
Chan 243
Chang 59
Chanmugam 130
Charpy 305
Chase 145
Chawaf 121, 126
Chérigié 235
Chevrel 47, 154
Chlyvitch 45
Christiaens 28
Ciba 160
Clair 30
Clara 129, 157
Cockett 308
Colborn 243
Coman 45
Conheim 67
Constans 140
Cordier 34
Correia 33
Cova 231, 235
Couinaud 232, 233, 234, 235, 248
Crainicianu 11, 32
Critchley 137
Crompton 134
Cronquist 249
Csaba 129
Csákány 58, 59, 62
Cudkowicz 67
Culberth 140, 161
Curry 140, 161
Cutter 234
Czmór 11, 33

Dall'Aqua 124
Dandy 136
Daniel 141
Daseler 234
Dass 130
David 134, 145
Davis 30
De Almeida 140
Debiec 33
Debierre 20
Debray 239
Deffrenne 35
Dehalleux 295
Déjean 160
Delannoy 236
De la Pena 308
Delarue 66, 67
Delmas 52, 155
Delorme 308
De Luca 224, 225, 226, 227, 232, 235, 236, 237, 294, 295, 297
Delvigne 229
Derra 44
De Serio 224, 225, 226, 227, 232, 235, 236, 237, 294, 295, 297
Deuchar 44, 62
De Vriese 139, 140
Diaz 62
Di Chiro 134
Didion 61
Diemel 238, 239
Dietlen 26, 27, 28
Di Giorgi 34
Di Guglielmo 32, 33
Dilenge 133, 134, 143, 145, 153, 155
Dimtza 301
Djindjian 122, 126, 152
Doehner 245, 249
Doerr 30, 44, 61, 62
Doppman 134
Dos Santos 11, 239, 246, 301, 308
Dotter 52, 58, 59, 65
Douiville 230
Downing 62
Doyon 126
Drasnar 309
Drewes 44, 48, 49, 154, 155, 206, 207
Drummond 238
Dünner 48
Duret 149
Dutra 30
Düx 33, 46, 49, 238, 249, 250
Dwight 236

Earthrowil 243
Ecker 143
Edington 128
Edsman 227, 228
Edwards, E. H. 203, 204, 239, 243, 244, 247, 249
Edwards, J. E. 30, 37
Elias 245, 248
Eliska 231
Elliott 120, 158
Ellis 69
Elmohamed 157
Else 248, 305

Elwyn 132, 138, 141
Ennabli 41
Eralp 52
Erdélyi 47
Estes 32
Evans 30
Exalto 38

Falconer 235
Faller 227, 245
Farisse 250
Fawcett 138, 140
Feldman 152
Felix 50, 52, 53
Fernström 296
Ferrante 300
Ferry 55
Fesani 142
Fiandra 62
Fields 128, 136, 140, 142
Fife 121
Figley 235
Fine 227, 228, 308
Fischer 207
Fischer-Brügge 132
Fischgold 160
Fisher 128
Fishman 50
Fleischner 42
Flemming 128
Flint 203, 204
Florance 66
Fogel 62
Fonó 52
Fontaine 301
Ford 133, 141, 142
Forestier 11, 48
Forgács 28
Forssmann 28, 59
Franceschi 61
Franke 37
Fray 37
Friedlich 44
Frik 16
Fry 239
Fuchs 243

Gäbert 20
Gabriele 124
Gabrielsen 136
Gagnon 225, 226, 230, 244
Gallegos 244
Galloway 139, 308
Gansau 246
Garcia 51
Gardner 45
Garusi 205, 207, 299
Gejrot 157, 160
Gensini 33, 34, 35, 44
Gerlach 143
Gesenius 301
Gessner 53
Geyer 228
Gibbon 63
Giese 59
Gillot 236, 237, 244, 247

Giuffrida-Ruggeri 124
Gladstone 243
Glasgow 44
Göbbeler 225
Goerttler 45
Gollmann 301
Gömöri 230
Gonzalez 131, 248
Gooding 131
Gorácz 177, 179, 185, 197
Gordon-Schaw 137
Gősfay 246
Gottlob 225
Graves 227, 228, 229, 231
Gray 230, 244, 294, 295, 297, 300
Greitz 128, 134, 135, 309
Gremmel 58
Griffiths 235
Grisoli 143
Grob 37, 38
Groen 67
Grollman 37
Grönross 123
Gross 30
Grosse-Brockhoff 38, 44
Grote 124
Grünert 249
Gryska 243
Gullmo 305, 307, 308
Guntz 250
Guttadaurdo 32, 33
Gvozdanović 161, 250
Gwyn 236, 237
Gyurkó 121, 236, 298, 299, 300

Haage 231
Haberer 326
Habighorst 230, 248
Hackensellner 30, 32
Hacker 141
Hagedorn 45
Hajós 308
Haller 238
Hallman 30
Halmágyi 65
Halpern 33
Halpert 45
Handa 129, 134
Harley 62
Harrison 129
Harsányi 297
Hartmann 63
Harvey 130
Harzer 150
Haschek 11, 204
Hasebe 131, 134, 136, 137
Hauptmann 250
Hawkins 134, 142
Hayek 31, 33, 34, 36, 38, 44, 52, 53, 55, 56, 57, 62, 66, 67, 69, 227
Hayrek 130
Healey 62, 63, 233, 248
Heffez 34
Heidsieck 227
Heinz 15
Helander 246
Hellström 228

Hellwing 31
Hempel 157
Henschen 235
Herbst 228, 229
Herrnheiser 50, 55
Herwig 239, 300
Hess 234
Hettler 32, 33
Heubner 141
Hinck 129
Hirsch 11, 62, 204, 243, 308
Hirtel 149
Hjorstjö 248
Hochstetter 123, 137
Hollinshead 230
Holzapfel 38
Holzmann 26, 43, 45
Horányi 144
Hornykiewytsch 51, 54, 57, 59, 65
Hovelacque 305
Howard 130
Howe 52
Hromoda 131
Huber 142
Hunter 30
Hüttl 143
Hyrtl 129

Illarionova 247
Inamura 237

Jackson 236, 237, 239
Jacob 19, 20
Jacobs 244
Jäger 301
Jain 133
Jakubczik 47
Jameson 30, 52
Jamin 11, 15
Janker 29, 59
Jaschtschinski 203, 295, 297
Joessel 19, 20
Johanson 153, 156
John 131
Jonas 246
Jonnesco 49
Jönsson 33, 227, 228
Jovanovic 52
Jungblut 39
Junghans 51, 60
Juttin 65, 66

Kadanoff 202
Kádár 32, 34, 154, 234, 236
Kahn 225, 226, 230, 236, 238, 239, 240
Kaldyi 205
Kantor 121
Kaplan 133, 141, 142
Karpati, A. 50
Kárpáti, M. 144
Kassai 52, 53, 55
Kautzky 142
Keats 37, 38
Keen 227, 228

Kelemen 301
Kemmetmüller 150
Kent 57
Kerpel 309
Kessel 154
Kettunen 126
Kikkawa 236, 248
Killian 149
Kimmerle 150
Kirgis 120
Kirsch 26
Kiss 130, 153, 155, 232
Kis-Várday 38
Kitagawa 46
Klaften 27
Kleinau 202
Knese 20
Knight 247
Knopp 245
Kocsis 154
Koguerman 245
Kokas 235
König 28
Kopsch 26, 30, 36, 47, 48, 122, 123, 124, 130, 136, 149, 150, 151, 154, 227, 228, 244, 245, 248, 294, 295, 296, 299, 300, 304
Kourik 232
Kovács 69
Kováts 53, 54, 55, 59, 60
Kraft 239
Krause 39, 47, 123, 147
Krayenbühl 120, 121, 128, 129, 131, 132, 133, 134, 136, 137, 138, 142, 143, 144, 149, 150, 151, 153, 155, 156, 158, 161
Krementz 13
Kreuzfuchs 42, 58, 59
Krishingner 295
Kubat 50, 55
Kubik 235
Kügelen 305
Kuhn 136
Kukwa 121, 122
Kunits 154, 160
Kupic 235
Kurotaki 52
Kurth 227

Lack 30
Laënnec 26
Lahl 129
Lang 142, 234
Lange 149
Lange-Cosack 138
Lanz 298, 302
Lardennois 237
Latarjet 65, 66
Lauber 124
Laubry 11, 29
Lauren 134, 157, 160
Laux 33
Lavasseur 232, 235
Lavizzari 207
Lazorthes 132, 141
Lechi 141
Leger 250, 309

Legré 144
Lehrer 129
Lelli 136
Lepp 245
Lériche 301
Lemaitre 244
Lemay 131, 239
Lenhossék 123, 130, 134
Liechti 304, 308
Liechty 36
Liljestrand 27
Lima 11
Limborgh 307, 308
Lind 29
Lindblom 308
Lindbom 246, 301
Lindenthal 11, 204
Lindgren 129, 132, 134, 135, 137, 144, 145, 146, 147, 153, 157
Lindskog 53
Linton 305, 307
Litten 67
Livini 122, 123
Lodin 306
Loetzke 202
Löfgren 227
Löhr 53, 59, 225
Loose 301
Loman 143
Lombardi 160
Longo 135, 137
Longenecker 30
Lónyai 38
Lüdin 62, 240
Ludwig 26
Luke 306
Luschka 30
Luttreli 129
Luzsa 236, 238, 239, 309

Malchiodi 301
Manhoff 52
Mani 137
Manners-Smith 298
Maranta 296
Marchal 33
Marchand 66, 67, 68
Martinez 295
Martinet 309
Martt 37
Mason 30
Masse 309
Massumi 68
Mátyus 228, 229
Maurer 249
Mavor 308
May 304, 306, 307, 308, 309
McCormack 202, 204
McIndoe 249, 250
Meckel 30
Mehn 62
Melcher 134
Melnikow 51
Mercier 239
Merkel 11, 15
Merklin 228, 231, 244
Meyers 240

Michels 228, 231, 232, 233, 234, 235, 236, 237, 238, 244, 296
Miller 58, 65, 66, 67, 68, 69
Mitterwallner 131, 134, 135, 140
Mlynarczyk 228
Moberg 33, 66, 205
Mochizuki 34
Moffat 129
Molnár 308
Moniz 11, 14, 128, 133, 138, 143, 145
Moore 59, 250
Mounsey 30
Mount 142
Moreau 151, 154
Moretti 205, 207, 235
Mörike 227
Morino 232
Moritz 26
Morris 298
Muller 235
Müller 298
Multanovsky 149
Murray 30
Myerson 143

Nagy 32 33, 34, 36, 40, 46, 61, 125
Nakayama 46
Narath, A. 50, 52
Narath, P. A. 227
Nebauer 160
Neil 30
Netzer 307
Neufeld 30
Neuhauser 38
Newton 123, 129, 130
Nierling 150
Nilsson 301
Nishimoto 128
Nissl 304, 306, 307, 308, 309
Nizzoli 141
Nordenström 33, 35, 67
Nylander 305

Oblorca 149
Ödman 232, 234, 235, 236, 240, 301
Oertel 129
Okinczyc 237
Olivecrona 143
Oliveros 53, 62
Olivier 306, 309
Olin 231, 238
O'Loughlin 244
Olovson 301
Olsson 227, 228, 229
O'Rahilly 66
Oram 45
Orlandi 301
Orley 308
Ormai 122
Ortmann 244
Ottolini 207

Padget 130, 139, 140
Paillas 130
Palkovich 229

Paltauf 28
Palubinskas 240
Palugyay 27
Paraicz 144
Parchwitz 249
Parkinson 38
Parsonnet 34
Passerini 136, 160
Pässler 298, 299, 301
Paturet 19, 31, 34, 35, 36, 39, 41, 44, 46, 47, 51, 52, 55, 61, 121, 122, 129, 134, 154, 155, 157, 158, 206, 225, 226, 240, 296, 297, 298, 304, 305, 306, 307
Paulin 31, 33
Peebles 120
Peeters 130
Pellegrini 150
Pellegrino 142
Perlman 30
Pernkopf 20, 137, 297
Persch 16
Petelenz 33
Petersen 244
Petković 308
Petty 248
Pfuhl 248
Piccone 250
Pick 225, 249, 250
Piquand 231, 233, 234
Pirlet 229
Pirner 305
Platzer 128, 129
Poisel 231
Póka 40
Pollock 130
Pompili 239
Pontes 36, 37, 39, 150
Poorman 28
Portela-Gomes 157
Poutasse 228
Pribble 30
Prichard 141
Prinzmetal 68

Quain 66, 121, 122, 129, 149, 150, 200, 202, 297, 301

Raad 124, 130, 143
Rabinov 159
Rabischong 148
Radner 33, 152
Raghib 34
Raivio 305, 306
Rankin 237
Ránky 16
Ranninger 30, 249
Rappaport 246
Ratschow 204, 301, 308
Rauber 26, 30, 36, 47, 48, 122–124, 130, 136, 149, 150, 151, 154, 203, 206, 227, 228, 244, 245, 248, 294, 295, 296, 299, 300, 304
Rautmann 26
Reed 44
Rehm 231
Reich 294
Reuter 238, 244

Reuterwall 43
Ribet 244, 246
Richter 52, 58, 59, 128, 161
Rickenbacher 134, 150
Rigaud 245
Riggs 140
Ring 131, 133, 135, 136, 137, 138
Rio Branco 231, 234
Riolan 238
Robb 11, 29, 52, 58
Roberts 294
Robertson 33
Robicsek 30
Robillard 40
Robinson 134
Rodriguez 154
Rohrer 26
Romankevitch 66
Rominger 48, 206, 207
Romoda 61
Rösch 240, 247, 248, 250
Roscher 161
Rossi 231, 235
Rousselot 247
Rowlands 128
Rubaschewa 234
Ruben 308
Ruberti 301
Rubli 30
Ruggiero 126, 140
Rupp 140
Ruysch 65, 67

Sabiston 30, 52
Saïfi 206
Salamon 124, 125, 126
Salan 136, 138
Sanders 28
Sanish 53
Sarrazin 34
Saxena 46
Scagnol 231
Scannel 63
Scavo 245
Schäfer 120
Schaede 32
Schechter 124, 146
Scheunemann 126, 160
Schiefer 129, 137, 145, 158
Schimanski 238
Schinz 46
Schlesinger 30, 145
Schlüssler 308
Schmerber 227, 230
Schmidt 38, 238
Schmidt-Wittkamp 161
Schmitz-Dräger 238
Schmiedel 134
Schober 67
Schobinger 49
Schoedel 69
Schoenmackers 13, 14, 16, 33, 67, 68, 126, 249, 250
Schorn 238
Schrudde 160
Schwalbe 120
Schwartz 58

Scott 129
Seidel 128
Seling 44, 48
Serow 227
Servelle 306
Sgalitzer 48, 206, 301
Shapiro 40
Shedd 68
Shehata 295
Shirey 33
Shiu 158
Sicard 11, 48
Sick 20
Sielaff 50, 51
Silver 66
Simay 38
Sindermann 142
Siqueira 144
Sjögren 131, 135, 144
Skilton 236, 237
Smith 30
Snelling 38
Sobotta 206
Soila 204
Solanke 237
Soloff 30
Sommer 240
Sonders 38
Sones 33
Spalteholz 30, 33
Sprer 20
Stackelberg 244
Stafford 131
Starer 246
Stauber 247
Staubesand 305
Steczik 30, 52
Stein 30, 52
Steinbach 64
Steinberg 11, 28, 29, 38, 48, 52, 58, 59, 239
Stender 54, 57, 59, 65
Stewart 237
Stopford 134, 135, 136, 137
Strickland 204
Strong 132, 138, 141
Stucke 245
Suhler 230
Sunderland 138
Surrington 246
Süsse 49, 154, 160
Sutton 11
Swart 47
Sykes 227, 230

Symmers 30
Szabó 121, 236, 298, 299, 300
Szederkényi 30, 52
Szentágothai 141
Szücs 14, 45, 46, 47, 49, 207
Szy 122

Tagariello 207
Takahashi 143, 152
Takeuchi 128
Tan 52
Taptas 128
Tarkiainen 50
Tartarini 128, 143
Tatlow 150
Taveras 142, 145
Thomas 240, 308
Thurn 20, 32, 33, 301
Thurner 37
Tenchini 154
Ternon 227
Teschendorf 28
Testut 19, 20
Tille 228
Töndury 20, 52, 61, 68, 128, 150, 248
Tonitza 306
Tönnis 158
Tori 35, 49
Törő 129
Tucker 13

Ungvári 227, 245
Urbányi 11, 33
Urquhart 204

Vanneuville 239
Van Praagh 28
Van Voorthuisen 240
Vaquez 42
Varga 62
Vas 309
Vastesaeger 15
Verloop 66, 67
Verney 36
Vestermark 30
Vetter 129, 145
Viamonte 67
Viehweger 143
Vieten 14, 16, 33, 67, 137, 249, 250
Virchow 20
Vogelsang 129
Vogler 228, 229
Voss 33

Wachsmuth 298, 302
Waddington 131, 133, 135, 136, 137, 138
Walcker 247, 249
Waldhausen 52
Walter 137
Watzka 68
Weatherby 203
Wegelius 29
Weibel 61, 68, 128
Weintraub 52
Wellauer 301
Wende 160
Wessler 47
Westberg 145
Wheeler 38, 143
White 30
Wierny 244
Wiggers 32
Wilder 30
Willis 142
Wilson 30
Winter 44, 62
Witt 232
Wolf 156, 160
Wollschlaeger 129, 145
Woodhall 153
Wrisberg 46

Yakubi 234
Yasargil 120, 121, 129, 131, 132, 133, 134, 137, 138, 139, 142, 143, 144, 149, 150, 151, 153, 155, 156, 158, 161
Yasusada 141
Yazuta 151
Young 123, 129

Zagreanu 44
Zappe 142
Zbrodowski 121, 122
Zdansky 19, 20, 25, 27, 28, 29, 37, 38, 42, 43, 47
Zenker 53, 54, 55, 56, 63
Zielke 248
Zingesser 146
Zolnai 150, 158
Zsebők 29, 53, 54, 55, 59, 60, 204, 207, 250, 309
Zuckerkandl 67, 68
Zülch 142
Zwerina 231

SACHVERZEICHNIS*

Angioarchitektur, Aa. coronariae 32
—, intrarenale 230
—, postmortale Angiographie 17
Angiographie, A. carotis communis 125
—, A. carotis externa 125
—, A. subclavia 152
— in vivo, Auswertung 16
—, Neugeborene 343
—, postmortale 35
—, —, Auswertung 16
—, zerebrale 143
Angiokardiographie 28
Anomalie 11
—, megadolichobasilare 136
Aorta abdominalis 224, 240, 241
— —, Ursprungsreihenfolge der Zweige 224
—, Altersfaktoren 43
— ascendens 35, 41, 43, 44
— descendens (thoracica) 40, 41, 42, 43, 44
—, I. Schrägstellung 41
—, geschlechtsbedingte Unterschiede 43
—, p.-a. Thoraxaufnahme 41
—, physiologische Bedeutung 35
—, — Veränderungen 43
—, Pulsation 43
—, II. Schrägstellung 41
—, Zwerchfellstand 43
Aortenbogen fehlt 38
Aortenknopf 41
Aortenmessung 42
Aortenweite 43
Aortographie 43
Arcus aortae 35, 42, 43, 44
— — circumflexus dexter 38
— — — sinister 37
— — dexter (Situs inversus aortae) 37
— — duplex 38
— arteriosus perirenalis 241
— — ventriculi inferior 241
— — ventriculi superior 241
— medianoulnaris 203
— palmaris profundus 202, 205
— — superficialis 203, 205
— palpebralis inferior 130
— — superior 130
— pancreaticoduodenalis anterior 241
— — posterior 241

Arcus plantaris 300, 303
— radioulnaris 203
— Riolani 238
— ulnaris 203
— venosus juguli 155
Arteria (-ae)
— alveolaris inferior 125, 127, 128
— alveolares superiores anteriores 125
— — — posterior 125
— angularis 123
— appendicularis 237, 242
— arcuata 299
— ascendens (A. ileocolica) 237
— auricularis posterior 124, 127
— — profunda 124, 127
— axillaris 200, 204
— azygos cerebri anterior 131
— basilaris 135, 146
— brachialis 200, 204
— bulbi penis 296
— — vestibuli 296
— callosomarginalis 132, 145
— canalis pterygoidei 125
— capsulares (superior, media et inferior) (A. renalis) 230, 241
— carotis communis 120, 126
— — externa 121, 126, 127, 128
— — interna 128, 143
— caudae pancreatis 235, 242
— cecales 242
— — anterior 237
— — posterior 237
— centralis retinae 130, 143
— cerebelli inferior anterior 136, 146
— — — posterior 135, 146
— — media 137
— — superior 137, 146
— cerebri anterior 131, 144
— — media 132, 145
— — — ascccessorica 134
— — posterior 137, 146
— cervicalis ascendens 151, 152, 153
— — profunda 151, 152
— — superficialis 151, 153
— choroidea anterior 131, 141, 144
— — medialis 137
— — posterior 141
— ciliares 130, 143
— — anteriores 130
— — posteriores (breves et longae) 130

Arteria circumflexa femoris lateralis 298, 303
— — medialis 298, 303
— — humeri anterior 200, 204
— — — posterior 200, 204
— — ilium profunda 297, 302
— — — superficialis 298
— — scapulae 200, 204
— cochleae 136
— colica dextra 237, 240
— — media 237, 240, 241
— — sinistra 238, 241
— collateralis media 202, 204
— — radialis 202, 204
— — ulnaris inferior 202, 204
— — — superior 202, 204
— comitans nervi ischiadici 295
— communicans anterior 140, 147
— — posterior 140, 147
— coronaria accessoria 30
— — dextra 30, 33
— — sinistra 31, 33
— —, Versorgungsgebiet 32
— cremasterica 297
— cystica 234, 240, 242
— digitales dorsales (A. dorsalis pedis) 299
— — — (A. radialis) 202, 205
— — palmares communes 203, 205
— — — propriae 203, 205
— — plantares communes 300, 303
— — — propriae 300, 303
— dorsalis clitoridis 296
— — nasi 131, 144
— — pedis 299, 304
— — penis 296, 302
— ductus deferentis 295, 296, 302
— epigastrica inferior 295, 297, 302
— — superficialis 298
— — superior 150
— ethmoidalis anterior 130, 144
— — posterior 130, 144
— facialis 123, 126, 127, 128
— falcea anterior 130
— femoralis 297, 303
— frontalis ascendens (A. cerebri media), s. noch Rr. orbitofrontales 133, 145
— gastrica accessoria sinistra 234
— — breves 235, 242
— — dextra 234, 240
— — sinistra 232, 240, 241
— gastroduodenalis 234, 240, 241

* Der besseren Übersicht halber wurde auf eine Unterscheidung der Singular- und Pluralformen verzichtet.

Arteria gastroepiploica dextra 235, 240, 241
— — sinistra 235, 240, 242
— genus descendens 298, 303
— — inferiores (medialis et lateralis) 298, 303
— — media 298, 303
— — superiores (medialis et lateralis) 298, 303
— glutea inferior 295, 302, 303
— — superior 295, 302, 303
— gyri angularis 133, 145
— hepatica accessoria dextra 233, 237
— — — sinistra 233
— — communis 232, 240, 241
— — propria 232, 240, 241, 251
— hyaloidea 130
— ilei 236, 240
— ileocolica 237, 240, 241
— iliaca communis 294, 302
— — externa 296, 302, 303
— — interna 294, 302
— iliolumbalis 295, 302
— infraorbitalis 125, 127, 128
— intercostales posteriores 40
— — suprema 151, 152
— interossea anterior 202, 204
— — communis 202, 204
— — posterior 202, 204
— — recurrens 202, 204
— jejunales 236, 240
— labialis inferior 123, 126
— — superior 123, 126
— labyrinthi 136, 146
— lacrimalis 130, 143
— laryngea inferior 151
— — superior 122, 126
— lienalis 235, 240, 241, 242
— lingualis 122, 126, 127, 128
— lobi caudati, A_1 (A. hepatica propria) 242
— lumbales 226, 240, 241
— — ima 224
— lusoria dextra 38
— malleolares anteriores (medialis et lateralis) 299
— masseterica 125, 128
— maxillaris 124, 127, 128
— mediana 202
— — linguae 123
— meningea anterior 130
— — media 124, 127, 128
— — posterior 123, 127
— mesenterica inferior 237, 240, 241
— — superior 236, 240, 241
— metacarpeae dorsales 202
— — palmares 202
— metatarseae dorsales 299
— — plantares 300
— nasales posteriores laterales 125
— — —septi 125
— nutriciae humeri 202
— obturatoria 295, 302, 303
— occipitalis 123, 127
— ophthalmica 130, 143
— ovarica 227
— palatina ascendens 123, 126, 127

Arteria palatina descendens 125, 127, 128
— — major 125
— — minores 125
— palpebralis lateralis 130
— — mediales 130
— pancreatica dorsalis 235
— — inferior 235
— — magna 235
— pancreaticoduodenales inferiores 236, 240, 241
— perforantes (A. profunda femoris) 298, 303
— pericallosa 132, 144
— — posterior 139
— pericardiacophrenica 150, 153
— perinealis 296
— peronea (fibularis) 300, 303
— pharyngea ascendens 123, 126, 127
— phrenica inferior 225, 230, 240
— — superiores 41
— plantaris lateralis 300, 303, 304
— — medialis 300, 303, 304
— polaris inferior, A_5 (A. lienalis) 236, 242
— — — (A. renalis), s. noch A. segmenti inferioris 228
— — superior, A_1 (A. lienalis) 236, 242
— — — (A. renalis), s. noch A. segmenti superioris 228
— poplitea 298, 303
— primitiva acustica (otica) 129
— — hypoglossica 129
— — olfactoria 129
— — trigemina 129
— princeps pollicis 202, 205
— profunda brachii 202, 204
— — clitoridis 296
— — femoris 298, 303
— — linguae 123, 127
— — penis 296, 302
— pudendae externae 298
— — interna 296, 302, 303
— pulmonalis dextra 52, 60
— — —, Pars basalis 54
— — sinistra 55, 60
— — —, Pars basalis 57
— radialis 202, 204, 205
— — indicis 202
— rectalis inferior 296
— — media 296, 302
— — superior 238, 240, 241
— recurrens (A. cerebri anterior), s. noch R. centralis longus 132, 145
— — radialis 202, 204
— — tibialis anterior 299
— — — posterior 299
— — ulnaris 202
— renalis 227, 240, 241
— —, multiple 228
— retroduodenalis 235
— sacrales laterales 295, 302
— — mediana 224
— segmenti anterioris, A_{5+8} (A. hepatica propria) 233

Arteria segmenti anterioris inferioris, A_5 (A. hepatica propria) 233, 242
— — — — (A. renalis) 227
— — — superioris, A_8 (A. hepatica propria) 233, 242
— — — — (A. renalis) 227
— — inferioris (A. renalis) 228
— — lateralis, A_{2+3} (A. hepatica propria) 233
— — — inferioris, A_3 (A. hepatica propria) 233, 242
— — — superioris, A_2 (A. hepatica propria) 233, 242
— — lobi caudati, A_1 (A. hepatica propria) 233
— — medialis, A_4 (A. hepatica propria) 233, 242
— — posterioris, A_{6+7} (A. hepatica propria) 233
— — — inferioris, A_6 (A. hepatica propria) 233, 242
— — — superioris, A_7 (A. hepatica propria) 233, 242
— — superioris (A. renalis) 228
— sigmoideae 238, 241
— sphenopalatina 125, 127, 128
— spinalis posterior 134, 146
— striata medialis 141
— stylomastoidea 124
— subclavia 147, 152, 153
— subcostalis 40
— sublingualis 122, 127
— submentalis 123, 126, 127
— subscapularis 200, 204
— supraduodenales superiores 234
— supraorbitalis 131, 144
— suprarenales 240, 241
— — inferior 230
— — media 226, 230
— — superior 225, 230
— suprascapularis 151, 152
— supratrochlearis 131, 144
— surales 299, 303
— tarsea lateralis 299
— — medialis 299
— temporalis media 124, 127, 128
— — profundae 125, 127
— — superficialis 124, 127, 128
— terminalis inferior, A_4 (A. lienalis) 236, 242
— — media, A_3 (A. lienalis) 236, 242
— — superior, A_2 (A. lienalis) 236, 242
— testicularis 227, 240, 241
— thalamogeniculatae 141
— thalamoperforatae 141
— thoracica interna 150, 152, 153
— — lateralis 200, 204
— — suprema 200, 204
— thoracoacromialis 200
— thoracodorsalis 200, 204
— tibialis anterior 299, 303
— — posterior 300, 303, 304
— transversa colli 151, 152
— — faciei 124, 128
— thymica 39

379

Arteria tympanica anterior 124, 127
— — inferior 123, 127
— — posterior 124
— — superior 125
— thyroidea ima 36
— — inferior 151 152, 153
— — superior 122, 126, 127, 128
— ulnaris 202, 204, 205
— umbilicalis 295, 342, 343
— urethralis 296
— uterina 296, 302
— vertebralis, Pars cervicalis 149, 152, 153
— —, Pars intracranialis 134, 145
— —, Pars suboccipitalis 150, 153
— vaginalis 296, 302
— vesicalis inferior 295, 302
— — media 296
— — superiores 295, 302
— vestibuli 136
— zygomaticoorbitalis 124, 127, 128
Arterien, Hypophyse 141
—, Leberpforte 232
Arteriogramm, WEDGEsches 59
Arteriographie, Aorta abdominalis 239
—, Becken und untere Extremitäten 301
—, obere Extremitäten 204
Azygographie 49
Azygoslappen 47

Barium sulfuricum purissimum 13
Bronchialisangiographie 67
Blutversorgung, Finger 203
—, Flexura coli sinistra 238
—, Pleura visceralis 66
—, Stammganglien und Capsula interna 141
Bulbus aortae 43, 44

Carotisangiographie 143
Carotisgabelung 132
Cavernosographie 309
Cavographie (inferior) 246
— (superior) 48
Circulus arteriosus cerebri 139, 147
— — intracerebralis 131

Ductus arteriosus 342
— venosus 342, 343

Fingerarterien 205
Foramen ovale 342

Gefäßauffüllung in vivo und post mortem, Unterschiede 16
Gehirnsinus 156

Herz, Aortenostium 20
—, Dextrokardie 28
—, — bei normalem Bauchsitus 28
—, Dextrorotation 28

Herz, linke Kammer 22
—, — Venenostium 20
—, — Vorhof 22
—, Lävokardie 28
—, Lävotorsion 28
—, physiologische Veränderungen der Röntgenmorphologie 26
—, Projektionstopographie, Herzhöhlen 20
—, —, Oberflächen und Ostien 19
—, Pulmonalostium 20
—, rechte Kammer 22
—, — Venenostium 20
—, — Vorhof 21
—, Situs inversus totalis 28
—, Thoraxaufnahme, I. Schrägstellung 23
—, —, Sagittalrichtung 22
—, —, seitliche Richtung 24
—, —, II. Schrägstellung 24
Herzdurchmesser, lineare 24
Herzgröße, normale, röntgenologische Methoden zur Bestimmung 24
Herzoberfläche, Bestimmung 25
Herzvolumen, Bestimmung 26

Injektionstechnik 13
Isthmusstenosis aortae (Coarctatio) 38

Kollateralkreislauf, Aorta abdominalis 224
—, Aa. coronariae 33
—, Arterien des Beckens und der unteren Extremitäten 300
—, Arterien des Gehirns 142
—, Arterien der Niere 230
—, Arterien der oberen Extremitäten 203
—, Lungengefäße 67
—, portokavaler 249
—, Schädelvenen 159
—, unpaarige Baucharterien 238
—, Venen des Beckens und der unteren Extremitäten 308
—, V. renalis 244
— zwischen thorakalen und abdominalen großen Venen 48
Kontrastauffüllung 13
—, Gallenwege 251
Kontrastmittel 13
Koronarographie 33
Kreislaufverhältnisse des Neugeborenen 342

Lebersperre 245
Lungenarterien, lobuläre 51
—, Meßmethoden zur Bestimmung des Durchmessers 59
—, prälobuläre 51
—, Segmentarterien 51, 59
—, terminale 51, 59
—, Verlaufsrichtungen 59

Mediastinalvenen 49
Meningorhachidographie 50
Milz, überzählige 242
Mittelhandarterien 205

Niere, Entwicklung 229

Oberarmvenen, Doppelsystem 205

Parasinus sagittalis 158
Phlebographie, Becken und untere Extremitäten 308
—, Kopf und Hals 160
—, obere Extremitäten 206
Plexus basilaris 158, 161
— pampiniformis 244
— pharyngeus 154
— pterygoideus 154, 160, 161
— thyroideus impar 47, 49, 160
— venosi vertebrales 160, 161, 246
— venosus prostaticus 305, 309
— — rectalis 305, 309
— — sacralis 304, 309
— — suboccipitalis 48, 161
— — uterinus 305
— — vaginalis 305
— — vesicalis 305
Pneumoangiographie 59
Pneumovenographie 65
Präparation 13
Pseudocoarctatio aortae (Arcus aortae bicurvatus) 38

Radix inferior (V. hepatica sinistra) 245, 246
— superior (V. hepatica sinistra) 245, 246
Ramus (-i)
— acetabularis (A. circumflexa femoris medialis) 298
— — (A. obturatoria) 295
— acromialis (A. suprascapularis) 151
— — (A. thoracoacromialis) 200
— ad pontem (A. basilaris) 136
— anastomotici arcuati (R. spinalis anterior, A. vertebralis) 134
— — cum A. lacrimali 125
— anterior, A_3 (A. pulmonaris dextra) 53
— —, — (A. pulmonaris sinistra) 56
— — (A. obturatoria) 295
— — (A. pancreaticoduodenalis inferior) 236
— — (A. recurrens ulnaris) 202
— — (A. renalis) 227
— — (A. thyroidea superior) 122
— — inferior, V_5 (V. portae) 248
— — superior, V_8 (V. portae) 248
— — (V. portae) 248
— —, V_3 (V. pulmonalis superior dextra) 62, 64
— —, — (V. pulmonalis superior sinistra) 64
— apicalis, A_1 (A. pulmonalis dextra) 53

Ramus apicalis, A_1 (A. pulmonalis sinistra) 56
— — (superior) lobi inferioris, A_6 (A. pulmonalis dextra) 54
— — — — —, — (A. pulmonalis sinistra) 57
— — —, V_6 (V. pulmonalis inferior dextra) 63
— — —, — (V. pulmonalis inferior sinistra) 64
— —, V_1 (V. pulmonalis superior dextra) 62
— apicoposterior, V_{1+2} (V. pulmonalis superior sinistra) 63
— articulares (A. genus descendens) 298
— ascendens (A. circumflexa femoris lateralis) 298
— — (A. circumflexa femoris medialis) 298, 303
— — (A. circumflexa ilium profunda) 297
— — (A. transversa colli) 151
— atrialis dexter anterior (A. coronaria dextra) 31
— — — posterior (A. coronaria dextra) 31
— — sinister anterior (A. coronaria sinistra) 32
— — — posterior (A. coronaria sinistra) 32
— auriculares anteriores (A. temporalis superficialis) 124
— — (A. auricularis posterior) 124
— — (A. occipitalis) 124
— — sinister posterior (A. coronaria sinistra) 32
— basalis anterior, A_8 (A. pulmonalis dextra) 55
— — —, — (A. pulmonalis sinistra) 57
— — lateralis, A_9 (A. pulmonalis dextra) 55
— — —, — (A. pulmonalis sinistra) 57
— — medialis, A_7 (A. pulmonalis sinistra) 57
— — — (cardiacus), A_7 (A. pulmonalis dextra) 55
— — posterior, A_{10} (A. pulmonalis dextra) 53
— — —, — (A. pulmonalis sinistra) 57
— bronchialis anterior (Aorta) 66
— — dexter (Aorta) 66
— — — inferior (Aorta) 67
— — — superior (Aorta) 67
— — sinister inferior (Aorta) 66
— — — superior (Aorta) 66, 67
— calcanei (A. tibialis posterior) 304
— calcarinus (A. cerebri posterior) 139
— capsulares (A. testicularis sive A. ovarica) 227
— caroticotympanici (A. carotis interna) 129

Ramus carpeus dorsalis (A. radialis) 202
— — palmaris (A. radialis) 202
— — — (A. ulnaris) 202
— caudati, V_1 (V. portae) 248
— centralis (A. cerebri media) 133, 145
— — (A. cerebri posterior) 139
— — longus (A. cerebri anterior) 132, 145
— choroideus posterior lateralis (A. cerebri posterior) 139, 147
— — — medialis (A. cerebri posterior) 139, 147
— circumflexus (A. coronaria sinistra) 32, 33
— — fibulae (A. tibialis posterior) 300
— communicans (A. peronea) 300
— collaterales (A. intercostalis posterior) 41
— coni pulmonalis dexter (A. coronaria dextra) 31
— — — sinister (A. coronaria sinistra) 32
— costalis lateralis (A. thoracica interna) 150
— cricothyroideus (A. thyroidea superior) 122
— cutaneus lateralis (A. intercostalis posterior) 41
— — medialis (A. intercostalis posterior) 41
— deltoideus (A. profunda brachii) 202
— — (A. thoracoacromialis) 200
— descendens (A. circumflexa femoris lateralis) 298, 303
— — (A. occipitalis) 124, 128
— — (A. transversa colli) 151, 153
— — dexter (A. hepatica propria) 232, 242
— — (V. portae) 248
— dorsales (A. cervicalis profunda) 151
— — (A. intercostalis posterior) 41
— — (Aa. lumbales) 226, 240
— — linguae (A. lingualis) 123, 127
— duodenales (Aa. supraduodenales superiores) 235
— epiploici (A. gastroepiploica dextra) 235
— — (A. gastroepiploica sinistra) 235
— esophagei (Aorta descendens [thoracica]) 40
— frontalis (A. temporalis superficialis) 124, 127
— — internus (A. callosomarginalis) 132
— — medius (A. callosomarginalis) 132
— — posterior (A. callosomarginalis) 132
— frontopolaris (A. cerebri anterior 132, 145
— glandulares (A. facialis) 123

Rami glandulares (A. thyroidea inferior) 151
— iliacus (A. ileocolica) 237
— — (A. iliolumbalis) 295
— inferior, V_3 (V. portae) 248
— infrahyoideus (A. thyroidea superior) 122
— inguinales (Aa. pudendae externae) 298
— intercostales anteriores (A. thoracica interna) 150
— interventricularis anterior (A. coronaria sinistra) 31, 33
— — posterior (A. coronaria dextra) 31
— labiales posteriores (A. pudenda interna) 296
— lateralis (A. cerebelli inferior posterior) 135
— — (A. cerebelli superior) 137
— —, A_4 (R. lobi medii, A. pulmonalis dextra) 54
— lienales (A. lienalis) 236, 242
— lingularis inferior, A_5 (A. pulmonalis sinistra) 56
— — superior, A_4 (A. pulmonalis sinistra) 56
— —, V_{4+5} (V. pulmonalis superior sinistra) 64
— lobi medii, A_{4+5} (A. pulmonalis dextra) 53
— — —, V_{4+5} (V. pulmonalis superior dextra) 62
— lumbalis (A. iliolumbalis) 295
— malleolares laterales (A. peronea) 300
— — mediales (A. tibialis posterior) 300
— mammarii laterales (A. thoracica lateralis) 200
— marginalis dexter (A. coronaria dextra) 31
— — obtusus (A. coronaria sinistra), s. noch R. diagonalis 32
— mastoidei (A. auricularis posterior) 124
— — (A. occipitalis) 124
— medialis (A. cerebelli inferior posterior) 135
— — (A. cerebelli superior) 137
— —, A_5 (R. lobi medii, A. pulmonalis dextra) 54
— mediastinales (A. thoracica interna) 150
— medius (A. hepatica propria) 232
— meningeus accessorius (A. maxillaris) 125, 127
— — anterior (A. vertebralis) 134
— — (A. occipitalis) 124, 128
— — (A. vertebralis) 134, 145
— musculares (A. ophthalmica) 130
— — (A. tibialis anterior) 299
— occipitalis (A. auricularis posterior) 124
— — (A. cerebri posterior) 139, 147
— — (A. occipitalis) 124
— orbitofrontales (A. cerebri media) 133, 145

381

Ramus ovaricus (A. uterina) 296, 302
— palmaris profundus (A. ulnaris) 203
— — superficialis (A. radialis) 202
— pancreatici (A. lienalis) 235
— — (Aa. supraduodenales superiores) 235
— parietalis (anterior et posterior) (A. cerebri media) 133, 145
— — (A. temporalis superficialis) 124, 127
— parietooccipitalis (A. cerebri posterior) 139
— — (A. pericallosa) 132
— parotidei (A. temporalis superficialis) 124
— pectorales (A. thoracoacromialis) 200
— pelvici (A. renalis) 230, 241
— perforans (A. peronea) 300
— — (A. radialis) 202
— — (A. thoracica interna) 150
— pericardiaci (Aorta descendens) 40
— petrosus superficialis (A. maxillaris) 125
— pharyngei (A. pharyngea ascendens) 123
— — (A. thyroidea inferior) 151
— plantaris profundus (A. tibialis anterior) 299
— posterior (A. obturatoria) 295
— — (Aa. pancreaticoduodenales inferiores) 236
— — (A. recurrens ulnaris) 202
— — (A. renalis) 227
— — (A. thyroidea superior) 122
— —, A_2 (A. pulmonalis dextra) 53
— —, — (A. pulmonalis sinistra) 56
— — inferior, V_6 (V. portae) 249
— — superior, V_7 (V. portae) 249
— — (V. portae) 248
— —, V_2 (V. pulmonalis superior dextra) 62
— precentralis (A. cerebri media) 133, 145
— — (A. pericallosa) 132
— precuneus (A. pericallosa) 132
— premassetericus (A. facialis) 123
— profundus (A. circumflexa femoris medialis) 298, 303
— — (A. glutea superior) 295
— — (A. plantaris medialis) 300
— pubicus (A. obturatoria) 295
— sacrales (A. sacralis mediana) 224
— saphenus (A. genus descendens) 298
— scrotales sive labiales anteriores (Aa. pudendae externae) 298
— — — posteriores (A. pudenda interna) 296
— septi sinister anterior (A. coronaria sinistra) 32
— sinister (A. hepatica propria) 233, 242
— — (V. portae) 248
— sinus cavernosi (A. carotis interna) 129

Ramus spinalis anterior (A. vertebralis) 134, 146
— — (A. cervicalis ascendens) 151
— — (A. cervicalis profunda) 151
— — (A. intercostalis posterior) 41
— — posterior (A. vertebralis) 146
— — (A. lumbalis) 226
— sternocleidomastoideus (A. thyroidea superior) 122
— striati (A. cerebri media) 133, 145
— subapicalis (subsuperior), A_x (A. pulmonalis dextra) 55
— — —, — (A. pulmonalis sinistra) 57
— superficialis (A. glutea superior) 295
— superior, V_2 (V. portae) 248
— suprahyoideus (A. lingualis) 122
— temporales (A. cerebri media) 133, 145
— — (A. cerebri posterior) 139, 147
— terminalis inferior, V_4 (V. lienalis) 248
— — medius, V_3 (V. lienalis) 247
— — superior, V_2 (V. lienalis) 247
— tonsillaris (A. facialis) 123
— tracheales (A. thyroidea inferior) 151
— transversus (A. circumflexa femoris medialis) 298
— tubarius (A. uterina) 296, 302
— ureterici (A. testicularis sive ovarica) 227, 230
— ventricularis dexter anterior (A. coronaria dextra) 31
— — — posterior (A. coronaria dextra) 31
— — sinister anterior (A. coronaria sinistra) 132
— — — posterior (A. coronaria sinistra) 31
Röntgenanatomie, A. pulmonalis dextra 58
—, A. pulmonalis sinistra 58
—, Tr. brachiocephalicus 36
—, Tr. pulmonalis 58
—, V. azygos 46
—, Vv. brachiocephalicae 47
—, V. cava superior 45
—, Vv. pulmonales 64
Röntgendarstellung der isolierten Organpräparate 15
Röntgentechnik 15

Sinus cavernosus 158, 161
— coronarius 34, 35
— intercavernosi 158, 161
— occipitalis 158, 161
— petrosus inferior 158, 161
— — superior 158, 161
— rectus 157, 161
— sagittalis inferior 157, 161
— — superior 157, 160, 161
— sigmoideus 158, 160, 161
— sphenoparietalis 158, 160, 161
— transversus 157, 160, 161

Sinusprinzip 155
Splenoportographie 250
Stereoskopaufnahmen 15

Tractus arterious anterior 134
— — posterolateralis 134
Transposition, Vv. pulmonales 61
Tr. bicaroticosubclavius dexter 39
— — sinister 39
— bicaroticus 39
— brachiocephalicus 36, 43
— — dexter, linksseitiger 38
— — duplices 39
— celiacomesentericus 230
— celiacocolicus 238
— celiacus 231, 240, 241
— costocervicalis 151
— gastrocolicus 238
— gastrolienalis 231
— hepatocolicus 238
— hepatogastrolienalis 231
— hepatolienalis 231
— hepatolienomesentericus 231
— hepatomesentericus 231
— linguofacialis 121
— pulmonalis 50, 51, 60
— —, Pulsation 58
— omentocolicus 238
— pancreaticocolicus 238
— splenocolicus 238
— thyrocervicalis 151, 152
— thyrolingualis 121
— thyrolinguofacialis 121

Variante 11
—, an der Konvexität des Arcus aortae entspringende große Gefäße 39
—, Arcus aortae 37
—, A.-axillaris-Zweige 200
—, A. basilaris 136
—, A. brachialis 201
—, A. carotis communis 121
—, A.-carotis-externa-Zweige 121
—, A. carotis interna 128, 129
— A. cerebelli superior 137
—, A. cerebelli inferior posterior 135
—, A. cerebri anterior 131
— A. cerebri media 131, 133
—, A. cerebri posterior 137
— A. choroidea anterior 131
—, A. communicans anterior 140
—, A. communicans posterior 140
—, Aa. coronariae 30
—, A. femoralis 298
—, A. hepatica communis 232
—, A.-hepatica-propria-Zweige 233
—, A. iliaca communis 294
—, A. iliaca interna und Zweige 294
—, A. mesenterica superior 236
—, A. ophthalmica 130
—, A. poplitea 298
—, A. phrenica inferior 226
—, A. renalis 228
—, A. subclavia 147
—, A.-subclavia-Zweige 147
— Aa. suprarenales 226

Variante, A. testicularis (ovarica) 226
—, A. thoracica interna 150
— A. thyroidea inferior 151
—, A. tibialis anterior 299
—, A. tibialis posterior 300
—, A. vertebralis 39, 148, 150
—, A. vertebralis, Pars intracranialis 134
—, Arterien des linken Lungenoberlappens 55
—, Arterien des linken Lungenunterlappens 57
—, Arterien des rechten Lungenmittellappens 53
—, Arterien des rechten Lungenoberlappens 52
—, Arterien des rechten Lungenunterlappens 54
—, außerhalb der Aortenkonvexität entspringende große Gefäße 38
—, Azygossystem 46
—, Confluens sinuum 157
—, Fußarterien 300
—, Herz 28
—, innere Gehirnvenen 156
—, Lebervenen 245
—, superfiziale Großhirnvenen 155
—, Tr. celiacus 231
—, Tr. pulmonalis 52
—, Unterarm- und Handarterien 203
—, V. axillaris 205
—, V. basilica 206
—, Vv. brachiocephalicae 47
—, V. cava inferior 243
—, V. cava superior 44
—, V. cephalica 206
—, V. femoralis 306
—, V. iliaca communis 304
—, V. iliaca interna 304
—, V. poplitea 306
—, V. portae 247
—, Vv. pulmonales 61
—, V. renalis 244
—, V. subclavia 48
—, Venen der Kubitalregion 206
Vasa privata 65
— publica 50
Vena (-ae)
— anastomotica zwischen V. cerebri media superficialis und Vv. temporooccipitales 155
— angularis 154
— appendicularis 247
— arcuatae (V. renalis) 246
— articulares temporomandibulares 154
— auriculares anteriores 154
— — posterior 154
— axillaris 48, 205, 207
— azygos 45, 49, 50
— basalis 156, 160, 161
— — communis (V. pulmonalis inferior sinistra) 64
— — inferior, V$_{9+10}$ (V. pulmonalis inferior dextra) 63
— — superior, V$_{8+9}$ (V. pulmonalis inferior dextra) 63
— basilica 206, 207

Venae brachiales 205, 207
— brachiocephalicae 47, 49
— — dextra 47
— — sinistra 47
— bronchiales 46, 48, 61, 67
— canalis pterygoidei 154
— capsulares (V. renalis) 246
— cava inferior 243, 246
— — —, Agenesia partialis 244
— — — bilateralis infrarenalis 243
— — — preureteralis 243
— — — sinistra infrarenalis 243
— — —, Stenosis sive obstructio 244
— — superior 44, 49
— — —, Pulsation 45
— — — sinistra persistens 44
— centrales (cerebri) 155
— — retinae 159
— — (V. hepatica) 245, 246
— cephalica 205, 207
— — accessoria 206
— cerebelli inferiores 155
— — precentrales 156
— — superiores 155, 156
— cerebri anteriores 155, 156
— — inferiores 155
— — internae 155, 160, 161
— — magna 156, 161
— — media superficialis 155, 160, 161
— — superiores 155, 161
— cervicalis profunda 48
— choroidea 156
— circumflexa ilium profunda 305
— — — superficialis 307
— colica dextra 247
— — media 247, 251
— — sinistra 248, 251
— communicantes et perforantes 305, 308, 309
— — pedis dorsales 307
— — — marginales 307
— — — plantares 307
— cordis 33
— — anteriores 34
— — magna 34, 35
— — media 34, 35
— — minimae (Thebesii) 34
— — parva 34, 35
— corporis callosi posteriores 156
— cystica 248
— diploicae 159
— — frontalis 159
— — occipitalis 159
— — temporalis anterior 159
— — posterior 159
— dorsales linguae 154
— penis 305, 309
— epigastrica inferior 305
— — superficialis 307
— — superiores 48, 49
— esophageae 46, 48, 160
— ethmoidales 159
— facialis 154, 160, 161
— faciei profunda 154
— femoralis 306, 309
— frontales 155

Venae gastricae breves 248
— — dextra 248, 251
— — sinistra 248, 251
— gastroepiploica dextra 247
— — sinistra 248
— gluteae inferiores 304, 309
— — superiores 304, 309
Vena gyri olfactorii 155, 156
— hemiazygos 46
— — accessoria 46
— hepaticae 245, 246
— — caudatae (inferior et superior) 245
— — dextra 245, 246
— — media 245, 246
— — posteroinferior 245
— — posterolateralis 245
— — processus caudati 245
— — sinistra 245, 246
— — superior dextra 245, 246
— — — sinistra 245, 246
— hilaris inferior 64
— hili 61
— hippocampi 156, 160
— ilei 247
— ileocolica 247
— iliacae communes 304, 309
— — externa 305
— — interna 304, 309
— iliolumbalis 304
— insulares 156
— intercostales anteriores 48
— — posteriores 46, 49, 50
— intercostalis superior dextra 46, 49
— — — sinistra 48
— — suprema 48
— interlobales (V. renalis) 246
— intervertebrales 160
— jejunales 247
— jugularis anterior 155
— — externa 154, 160, 161
— — interna 154, 160, 161
— labialis inferior 154
— — (scrotales) posteriores 305
— — superior 154
— lacrimalis 159
— laryngea inferior 47
— — superior 154
— lenticulostriatae 160
— lienalis 247, 251
— lingualis 154
— lumbales 45, 246
— — ascendentes 45, 244
— — — sinistrae 246
— maxillares 154
— mediana antebrachii 206
— — basilica 206
— — cephalica 206
— — colli 155
— — cubiti 206
— mediastinales 45, 46, 48, 49, 61
— meningae mediae 154
— mesenterica inferior 248, 250, 251
— — superior 247, 250, 251
— musculophrenicae 48
— nasales externae 154
— obliqua atrii sinistri (Marschalli) 34, 35

383

Venae obturatoriae 304, 309
— occipitalis 154, 155
— — interna 156
— ophthalmica inferior 159, 160
— — superior 158, 160, 161
— ovarica 244
— palatina externa 154
— palpebrales inferiores 154
— — superiores 154
— pancreaticae 247, 248
— pancreaticoduodenales 247
— paramediastinalis (V. pulmonalis inferior sinistra) 64
— parietales 155
— parotideae 154
— paraumbilicales 248
— pedis 307
— pedunculares 156
— pericardiacae 45, 46, 48
— pericardiacophrenicae 48
— peroneae 307
— petrosa 155
— pharyngeae 154
— phrenicae inferiores 243
— — superiores 46
— plantares 309
— pleurales 61
— polaris inferior, V_5 (V. lienalis) 248
— — superior, V_1 (V. lienalis) 247
— pontis 156
— poplitea 306
— portae 247, 251
— —, Pars transversa, V_4 248
— posterior ventriculi sinistri 34, 35
— prepylorica 248
— profunda clitoridis 305, 309
— — femoris 309
— — penis 305, 309

Venae pudendae externae 307
— — interna 305, 309
— pulmonales 60, 65
— — communis 61
— — inferior dextra 61, 62, 63
— — — sinistra 61, 64
— — media dextra sive sinistra 61, 64
— — superior dextra 60, 62
— — — sinistra 61, 63
— pyeloureterales (V. renalis) 246
— radiales 205
— rectalis superior 248
— renales 244, 246
— retromandibularis 154, 160, 161
— sacrales laterales 304
— — mediana 304
— saphena accessoria 307
— — magna 307, 309
— — parva 308, 309
— septi pellucidi 156, 161
— sigmoideae 248, 251
— stylomastoideae 154
— subclavia 48
— subcostalis 46
— sublingualis 154
— sublobulares (V. hepatica) 246
— submentalis 154
— supraorbitalis 154
— suprarenalis 244
— suprascapularis 155
— supratrochleares 154
— temporalis media 154
— — profundae 154
— — superficiales 154
— temporooccipitalis 155, 161
— testicularis 244
— — dextra 246

Vena thalamostriata 156, 160, 161
— thoracicae internae 48, 49, 50
— — — dextra 45
— — lateralis 205
— thoracoacromialis 48
— thoracoepigastricae 205
— tracheales 48
— transversae colli 48
— — scapulae 48
— thymicae 48
— thyroidea ima 47, 49
— — inferior 47
— — mediae 154
— — superiores 154
— tibiales anteriores 307
— — posteriores 307, 309
— transversae colli 155
— tympanicae 154
— ulnares 205
— umbilicalis 248, 342, 343
— — sinistra 342
— uterinae 305
— vertebrales 47, 160
— — anterior 48
— — accessoria 48
— vesicales 305
— vorticosae 159
Venen, subkutane, untere Extremitäten 305
—, untere Extremitäten, Eigentümlichkeiten 305
Venenklappen, untere Extremitäten 305
Venographie, Herzvenen 34
— des Neugeborenen 343
Venulae rectae (V. renalis) 246
— stellatae (V. renalis) 246
Vertebralisangiographie 143